TRAITÉ PRATIQUE

DE

GYNÉCOLOGIE

TRAVAUX DU Dr STÉPH. BONNET

Otite purulente après un accouchement, etc. (*Annales des mal. de l'oreille et du larynx*, septembre 1886).

Des kystes et abcès des glandes vulvo-vaginales. Revue générale (*Gaz. des hôpitaux*, 1888, n° 69).

Ablation, pendant la grossesse, des deux glandes vulvo-vaginales abcédées (*France médicale*, 1889, n° 38).

Rétention du placenta à terme; septicémie, etc. (*Nouv. Arch. d'Obstétrique et de Gyn.*, nov. 1890).

Métrite cervicale, Pathologie et thérapeutique du col utérin (en collaborat. avec A. Doléris, accoucheur des hôpitaux) (*Nouv. Arch. d'Obstétrique et de Gyn.*, janv., fév. et mars 1891).

Mode de préparation antiseptique des laminaires et éponges dilatatrices (*Bull. de la Soc. obstétricale et gynéc.*, 1892, p. 58).

Traitement chirurgical des fibromes utérins (*Nouv. Archiv. d'Obst et de Gyn.*, juin et juillet 1892).

Traitement chirurgical des suppurations pelviennes. Revue générale (*Gaz. des hôpitaux*, 1892, n° 7).

TRAVAUX DU Dr PAUL PETIT

Ovarite et kystes de l'ovaire (*Nouv. Arch. d'Obstétrique et de Gyn.*, juillet 1888).

De l'ovarite (*Nouv. Arch. d'Obst. et de Gyn.*, avril 1892).

Varicocèle de l'ovaire (*Nouv. Arch. d'Obst. et de Gyn.* et *Bull. de la Soc. obst. et gyn.*, 1891).

Diagnostic précoce de l'épithéliome utérin (*Bullet. de la Soc. obstét. et gynéc.*, 1889).

Hystérectomie vaginale pour début d'épithéliome endométritique (*Nouv. Arch. d'Obst. et de Gyn.*, nov. 1891).

Diagnostic histologique de l'endométrite (*Nouv. Arch. d'Obst. et de Gyn.*, 1889 et 1890).

De l'amputation sus-vaginale du col suivant le procédé de Schröder (*Nouv. Arch. d'Obst. et de Gyn.*, 1891).

Treize cas de curettage pour accidents post-partum (*France médicale*, novembre 1890).

Pseudo-hermaphrodisme (*Nouv. Archiv. d'Obst. et de Gyn.*, juin 1891).

Un cas de gynatrésie (*Nouv. Arch. d'Obst. et de Gyn.*, juin 1892).

Syphilide hypertrophique de la vulve (*Nouv. Arch. d'Obst. et de Gyn.*, janvier 1889).

Angiome du méat (*Bullet. de la Soc. anatom.*, 1890).

4672-93. — Corbeil. Imprimerie Ed. Crété.

TRAITÉ PRATIQUE

DE

GYNÉCOLOGIE

PAR

STÉPHANE BONNET

Ancien interne des Hôpitaux.
Membre de la Société obstétricale et gynécologique.

PAUL PETIT

Membre de la Société obstétricale et gynécologique. Membre correspondant de la Société anatomique.

INTRODUCTION

Par A. CHARPENTIER

MEMBRE DE L'ACADÉMIE DE MÉDECINE
PROFESSEUR AGRÉGÉ DE LA FACULTÉ DE MÉDECINE DE PARIS

Avec 297 figures intercalées dans le texte

DONT 90 TIRÉES EN 2 ET 3 COULEURS

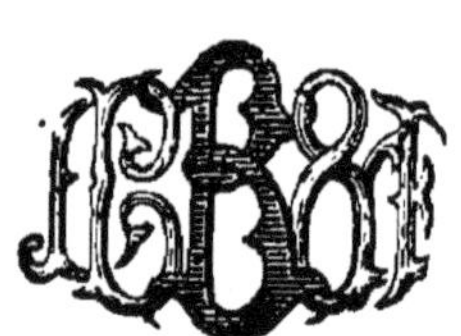

PARIS
LIBRAIRIE J.-B. BAILLIÈRE ET FILS
19, Rue Hautefeuille, près du Boulevard Saint-Germain

1894

INTRODUCTION

Si, il y a quelques années, les hommes qui voulaient étudier sérieusement la gynécologie étaient obligés de se rendre à l'Étranger, il n'en est heureusement plus de même aujourd'hui, et tous trouvent actuellement, dans nos hôpitaux et dans nos cliniques, un large champ d'instruction.

Après s'être, pendant un certain temps, tenus dans une sage réserve, réserve que l'on pouvait presque taxer de timidité, nos jeunes chirurgiens, mettant à profit les expériences tentées à l'Étranger, sont à leur tour devenus des maîtres, et à cette timidité dont on leur faisait un reproche, a succédé une audace qui ne semble plus devoir connaître de limites. — Oubliant, un peu trop selon moi, les principes de la chirurgie conservatrice, et entraînés malgré eux par leur habileté opératoire, ils ont presque négligé le côté clinique de la gynécologie, pour n'en plus voir que le côté essentiellement chirurgical, et bon nombre de malades ont payé d'une stérilité qu'on aurait pu leur éviter, ou même de la mort, les excès opératoires dans lesquels on est véritablement tombé depuis quelques années.

Ouvrez nos traités classiques de gynécologie : qu'y trouverez-vous? Une partie essentiellement scientifique, caractérisée par un luxe de descriptions anatomiques et anatomo-pathologiques; puis une partie exclusivement consacrée aux indications et aux procédés opératoires, qui ne le cède en rien, comme étendue, à la première.

Quant à la partie essentiellement clinique, elle reste pour ainsi dire dans l'ombre, de sorte que ces traités semblent faits exclusivement pour des savants et des chirurgiens purs, et non pour des praticiens modestes, qui, si désireux qu'ils soient de s'instruire, cherchent avant tout un moyen de soulager et de guérir leurs malades, dans les cas où l'intervention de la grande chirurgie n'est pas nécessaire.

Il manquait donc un livre qui fût à la portée de tous, et où l'on pût puiser un enseignement sérieux et suffisant pour les besoins courants de la clientèle. Ce livre existe aujourd'hui : c'est celui que nous présentons aux lecteurs, et dont nous sommes heureux de nous faire pour ainsi dire le parrain.

Il est l'œuvre de deux hommes qui, depuis une dizaine d'années, se sont exclusivement consacrés à l'étude de la gynécologie, et qui, quoique jeunes, ont déjà fait leurs preuves de cliniciens et d'opérateurs.

Élèves de M. le professeur Terrier et de M. le docteur Doléris, tous deux ont été attachés pendant plusieurs années à la clinique de ce dernier. Imbus des principes de ces deux maîtres en gynécologie, très au courant des recherches microscopiques, bactériologiques, et de tous les procédés opératoires, MM. Stéphane Bonnet et Paul Petit ont écrit un livre qui remplit les *desiderata* que nous signalions plus haut.

Habitués depuis longtemps à travailler ensemble, à échanger leurs idées, ils sont arrivés, malgré leur collaboration, à faire un livre qui semble dû à un seul et unique auteur, tant y règne le même esprit, tant y domine le même bon sens.

Le *Traité pratique de gynécologie* de MM. P. Petit et S. Bonnet est divisé en deux *Parties*, subdivisées elles-mêmes en un grand nombre de *Livres* et de *Chapitres*.

La *première Partie* comprend la *Pathologie* et les *Indications thérapeutiques*.

Le livre Ier est consacré à l'*Interrogatoire* des malades et à l'exposé des différents modes d'*exploration*, depuis le simple examen digital, jusqu'à la laparotomie exploratrice.

Puis les auteurs entrent dans leur sujet par un livre II intitulé : *Troubles fonctionnels*, comprenant l'étude de la menstruation et de tous les troubles qui peuvent l'accompagner : Aménorrhée, — Dysménorrhée, — Ménorrhagie, — Ménopause, etc., et se terminant par une étude très brève mais très complète de la stérilité et de ses causes.

Le livre III comprend l'étude des *Malformations génitales*. Les auteurs en ont naturellement rapproché les *Déformations*, et de celles-ci, les *Traumatismes* qui les engendrent. — C'est dans ce livre que nous trouvons les Thrombus de la vulve — les Déchirures du périnée — les Plaies de la vulve et du vagin — les Corps étrangers du vagin — les Fistules vaginales, — fécales — les Atrésies congénitales et acquises de la vulve et du vagin — Les Lésions traumatiques du corps et du col utérin — les Allongements et Hypertrophies du col — les accidents de Rétention, dus aux atrésies congénitales et acquises.

Un court chapitre, qui constitue le livre IV, comporte l'étude des *Lésions parasitaires* des organes génitaux, et conduit au livre V, qui est consacré à l'étude des *Lésions virulentes :* chancre simple, syphilides, etc. Comme pour les lésions parasitaires, les auteurs ne parlent des lésions virulentes qu'à titre de simple constatation, et pour venir en aide au diagnostic différentiel, renvoyant pour plus de détails aux traités spéciaux.

Le livre VI comprend les *Lésions inflammatoires*, et débute par un chapitre sur l'*Inflammation génitale* chez la femme, considérée dans son ensemble. A signaler spécialement les deux importants chapitres sur la *Métrite* et l'*Inflammation péri-utérine*, qui renferment des essais originaux et intéressants de classifications à la fois anatomiques et cliniques.

Le livre VII est consacré à une étude originale sur les *Lésions trophiques*, que les auteurs cherchent à différencier des lésions inflammatoires, synonymes pour eux des lésions bacillaires.

Le livre VIII traite des *Déplacements*, et nous attirons particulièrement l'attention sur l'étude d'ensemble du *Prolapsus pelvien* chez la femme.

Le livre IX traite des *Tumeurs*.

Le livre X, des *Troubles nerveux*.

Le livre XI, de la *Grossesse ectopique* et de l'*Hématocèle péri-utérine*.

Dans cette première partie de leur ouvrage, les deux auteurs se sont tout d'abord attachés à montrer qu'il était indispensable aux praticiens d'être sérieusement familiarisés avec le diagnostic et le traitement des affections génito-abdominales de la femme, pour pouvoir en apprécier la gravité, et satisfaire aux indications les plus urgentes, pour juger de la nécessité de l'intervention opératoire, et pour protéger au besoin leurs malades contre les hardiesses, parfois trop radicales, de la chirurgie moderne.

Ils ont ensuite cherché à montrer, et nous croyons qu'ils y sont pleinement arrivés, qu'il est une triple vérité qu'on ne doit jamais perdre de vue :

1° Que si l'habileté opératoire, la scrupuleuse observance de l'antisepsie, sont les deux garanties indispensables du succès, le diagnostic et le traitement médical doivent conserver tous leurs droits et toute leur valeur;

2° Qu'il y a autant, sinon plus de mérite, à sauvegarder un organe, qu'à l'enlever plus ou moins brillamment;

3° Enfin, que la conservation de cet organe, une fois guéri, présente pour les malades plus d'avantages que son ablation, même suivie de succès.

A propos de chaque affection gynécologique, MM. S. Bonnet et P. Petit se sont efforcés d'en énumérer les causes, et d'en développer le mécanisme.

S'appuyant particulièrement sur l'anatomie pathologique, ils ont cherché à faire un peu de jour dans toutes les obscurités et les incertitudes que laisse la lecture des livres étrangers.

Comprendre la pathogénie d'une affection dans ses modalités diverses, établir un diagnostic aussi précis que possible, en déduire une thérapeutique conservatrice, et ne recourir à une intervention *radicale* que lorsqu'elle est absolument indispensable, tel est le devoir du gynécologue sérieux et instruit, et c'est ce dont les auteurs se sont tout d'abord attachés à démontrer la nécessité.

La partie scientifique n'a pas pourtant été négligée, et si les auteurs ne sont pas entrés dans des détails aussi inutiles que fastidieux, ils ont montré qu'ils étaient au courant des travaux et des progrès les plus récents, et les ont brièvement résumés, au grand bénéfice de leurs lecteurs.

L'appareil génital de la femme formant un ensemble fonctionnel connexe, il est rare que, de ces éléments, un seul soit atteint, et qu'il n'y ait pas de retentissement sur les autres. Aussi les auteurs ont-ils pensé qu'il y avait avantage, au double point de vue clinique et nosographique, à étudier, dans leur ensemble, les différents troubles qui peuvent l'atteindre, plutôt que de s'exposer à des répétitions incessantes, en étudiant successivement chacun des organes qui le constituent, depuis la vulve jusqu'au péritoine. Mais tout en suivant cette méthode, ils n'ont pas oublié de signaler les particularités anatomiques et symptomatologiques qui permettent de localiser plus particulièrement la lésion dans tel ou tel organe, et de poser ainsi un diagnostic plus précis. Cela donne à leur livre un cachet d'originalité tout spécial, et en rend la lecture infiniment plus facile.

Tout en cherchant avant tout à rester des chirurgiens conservateurs, MM. Petit et Bonnet deviennent sans hésiter des opérateurs déterminés, quand cela est nécessaire. Ils le montrent bien dans la *deuxième Partie* de leur ouvrage, où ils exposent la *Technique opératoire*, depuis les procédés les plus simples de la gynécologie courante jusqu'aux interventions les plus complexes.

Ils débutent par un chapitre consacré à l'*Asepsie*, laissant de côté l'*Antisepsie*, qu'ils supposent connue de tous les lecteurs.

Puis ils étudient successivement l'*Anesthésie*, la *Réunion* et l'*Hémostase*, le *Massage* et l'*Électrisation*. — Naturellement, ils se sont bornés à des généralités, mais largement suffisantes pour montrer le bénéfice que les malades doivent tirer de ces différentes manœuvres.

Adoptant ensuite une classification spéciale des opérations gynécologiques, ils les divisent en :

1° Opérations *extra-péritonéales ;*

2° Opérations *trans-péritonéales*, c'est-à-dire qui exigent la simple ouverture de la séreuse, sans manœuvres intra-péritonéales ;

3° Opérations *intra-péritonéales;* celles-ci se rangent sous trois chefs : *Laparotomie antérieure*, *Laparotomie inférieure* qui, en France surtout, tend actuellement à se substituer, dans de nombreux cas, à la laparotomie antérieure, et enfin, *Laparotomie postérieure* ou *sacrée.*

MM. Bonnet et Petit se sont efforcés de mettre chaque genre d'opération au point actuel de la pratique chirurgicale, laissant de côté, avec intention, la description des méthodes surannées, et donnant au contraire tous les détails nécessaires à l'intelligence des procédés les plus usuels.

Dans le but de les faire mieux comprendre, ils en ont appuyé les descriptions par un certain nombre de planches en couleur, des plus démonstratives.

Sans se perdre dans un flot d'indications bibliographiques, et tout en rendant justice aux auteurs étrangers, ils ont surtout fait à la science française une large part, et montré quels progrès la gynécologie a faits en France au cours de ces dernières années.

Leur livre en est un exemple des plus probants. On peut lui faire quelques objections de détails, mais le fond reste intact : c'est une œuvre qui leur fait grand honneur, et que je ne saurais trop recommander à tous ceux qui veulent devenir des gynécologistes instruits, sages et prudents.

A. CHARPENTIER.

Paris, le 15 octobre 1893.

Nous n'avons pas à revenir sur le but ni l'esprit de ce livre, qui ont été magistralement exposés, dans les lignes qui précèdent, par M. le Dr Charpentier. Mais nous tenons à remercier ce maître éminent de son bienveillant *parrainage*, et des encouragements qu'il n'a cessé de nous donner au cours de ce travail.

Nous devons également un large tribut de reconnaissance à M. le Professeur Terrier, dont l'un de nous a été l'interne, et à M. Doléris, accoucheur des hôpitaux, qui nous a prodigué son fécond enseignement pendant les nombreuses années où nous avons été ses assistants.

M. le Dr Barthélemy, ancien chef de clinique à l'hôpital Saint-Louis, nous a fourni, sur les affections dermatologiques de la vulve et du vagin, de précieux documents dont nous n'avons pu donner qu'un trop court résumé : qu'il veuille bien recevoir nos plus sincères remercîments.

Nous ne saurions non plus oublier tous les chirurgiens qui nous ont facilité la connaissance de leurs procédés. Nous avons fait de notre mieux pour attribuer à chacun d'eux ce qui lui était dû.

M. Cassas a largement concouru à l'intelligence du texte, par l'exactitude et le fini de ses dessins : le lecteur saura, comme nous, rendre justice à son talent.

Paul Petit, Stéphane Bonnet.

TRAITÉ PRATIQUE
DE GYNÉCOLOGIE

PREMIÈRE PARTIE

PATHOLOGIE ET INDICATIONS THÉRAPEUTIQUES

LIVRE I

EXPLORATION

I. — Interrogatoire.

A. **Antécédents héréditaires.** — La notion des *antécédents héréditaires* n'offre, en général, qu'une importance secondaire, en gynécologie. Elle peut cependant présenter quelque intérêt en cas d'anomalies de conformation, de certaines tumeurs, de tuberculose, de névroses, etc.

B. **Antécédents personnels.** — Relativement aux *antécédents personnels*, l'interrogatoire portera plus spécialement sur les points suivants :

État génital avant la puberté. — Traumatismes, leucorrhée, etc.

Menstruation et écoulements pathologiques. — Époque des premières règles; périodicité, régulière ou non; durée habituelle et abondance; phénomènes généraux et symptômes douloureux dont elles sont l'occasion; leucorrhée, *præ.*, *post.*, ou *inter*-menstruelle; aménorrhée, ménorrhagies, métrorrhagies et leurs caractères. Age auquel est survenue la ménopause ; phénomènes locaux et généraux qui l'ont accompagnée; date et caractères des *dernières règles*. Écoulements muco-purulents, hydrorrhéiques, etc.; époque et mode de leur production; caractères, abondance, durée.

Époque des premiers rapports. — Leucorrhée, douleurs, phénomènes inflammatoires qui ont pu se manifester alors; sensations anormales, frigidité, difficulté ou douleur au coït; siège et caractères de cette douleur.

Grossesses. — Date, nombre, intervalle, histoire pathologique de chacune : accouchements à terme, naturels ou artificiels; traumatismes obstétricaux ou accidentels.

Avortements. — Nombre et date; cause réelle ou supposée; âge de la grossesse.

Suites de couches physiologiques ou compliquées : d'un simple mouvement fébrile (fièvre de lait), d'infection plus grave, de péritonite, d'hémorrhagies immédiates ou secondaires.

Allaitement, ses accidents. *Retour de couches.*

Maladies générales aiguës. — Fièvres infectieuses intercurrentes; maladies systématiques ou de voisinage; stigmates d'*affections chroniques*, telles que scrofule, chlorose, anémie, tuberculose, syphilis, névroses diverses, etc.

Professions. — Sédentaires, pénibles, intoxicantes, etc.

Ces renseignements généraux étant acquis, l'interrogatoire, visant particulièrement l'*affection locale actuelle*, portera sur l'époque et le mode de début, qui a été brusque ou insensible, et sur les symptômes subjectifs, savoir : *douleur*, *écoulements*, *phénomènes réflexes et de voisinage.*

Douleur. — *Siège :* hypogastrique, médiane, inguinale et d'un seul ou des deux côtés, abdominale, vulvo-vaginale; bien localisée, ou s'irradiant aux lombes, au sacrum, aux cuisses, aux jambes, aux flancs. *Caractères :* légère sensibilité, simple pesanteur compatible avec les occupations habituelles, ou, au contraire, aiguë, intense, spontanée ou provoquée et augmentée par les règles, par la marche, la pression, la fatigue, la position assise ou couchée, par le coït, la miction, la défécation. Elle est continue ou intermittente, avec ou sans paroxysmes, et de durée variable.

Troubles de voisinage et phénomènes réflexes. — *Les troubles de voisinage* portent sur la *vessie :* dysurie, pollakiurie, incontinence, rétention; sur *l'intestin :* constipation, obstruction, incontinence, dyschézie; sur les *uretères :* phénomènes de compression, oligurie, anurie, hydronéphrose; sur les *reins :* néphrites diverses; sur les *vaisseaux :* œdème; sur les *nerfs pelviens :* irradiations diverses. *Les phénomènes réflexes* consistent en : *troubles digestifs* (dyspepsie, vomissements, constipation); *circulatoires* (palpitations, souffles anémiques, arythmie, etc.); *respiratoires* (oppression); *nerveux* (névralgies, migraines, parésies, hystéro-névroses (Engelmann); *sensoriels*, troubles de l'accommodation, et même *psychiques* (mélancolie, irritabilité, manie, etc.). Ces troubles, suivant leur intensité, peuvent être méconnus ou négligés par la malade ou, au contraire, concentrer toute son attention. Mais avant de les rattacher à une affection gynécologique, on devra établir qu'ils ne sont pas sous la dépendance de lésions propres aux organes auxquels ils correspondent, et qu'ils se sont montrés et développés parallèlement aux lésions génitales que révélera l'examen.

II. — Examen local.

A. Position de la malade. — L'examen se pratique : la femme étant debout; couchée sur le côté; reposant sur les genoux et le tronc; allongée sur le dos; ou enfin dans la position de la taille.

a. *Position verticale.* — La malade est debout, les vêtements

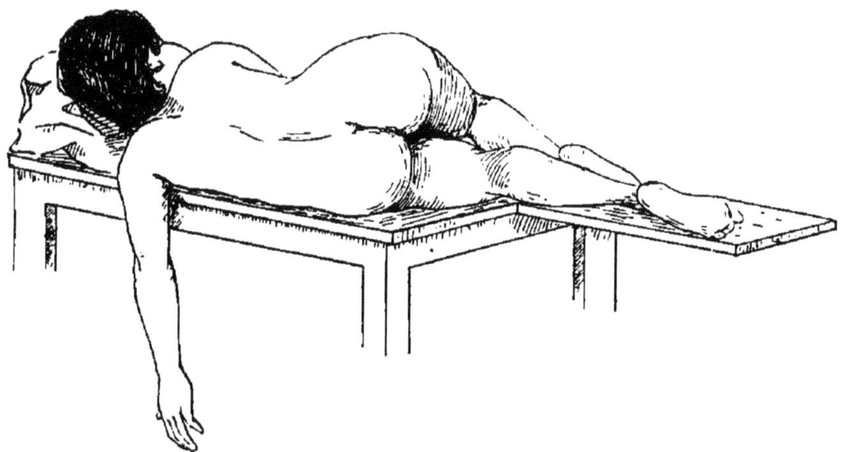

Fig. 1. — Décubitus latéral ou position de Sims (S. Bonnet et Paul Petit).

lâches, les cuisses légèrement écartées, et se tient sur l'escalier de la table gynécologique ou sur le même plan que l'explorateur. Dans ce cas, celui-ci met le genou droit à terre et pratique le toucher avec la main gauche, ou inversement, le coude appuyé sur sa cuisse restée horizontale. De l'autre main libre, il fixera la région lombaire ou pourra palper l'abdomen, s'il fait appuyer la malade contre un plan vertical résistant.

Cette position est d'un usage limité et ne donne que des renseignements insuffisants dans la plupart des cas. Elle est utile cependant pour apprécier le degré et les limites du prolapsus, au repos et pendant l'effort, et donne des notions sur la direction de l'utérus, sur le degré de résistance de la paroi abdominale, sur certaines hernies, etc.

b. *Décubitus latéral ou position de Sims* (fig. 1). — Cette attitude, très employée en Amérique et en Angleterre, nous est moins familière en France. La malade est placée sur le bord d'un lit, d'une table ordinaire ou à rallonge latérale, comme celle de Chadwick : elle repose sur le côté (gauche de préférence), le bras correspondant en abduction, la cuisse et la jambes inférieures en extension, la cuisse et la jambe supérieures fléchies. Dans la variété *latéro-abdominale* de cette position, les membres inférieurs ont la même disposition; mais le haut du corps repose, par un mouvement de torsion, sur son plan antérieur; les bras sont relevés au-dessus de la tête.

Debout derrière la malade, on peut pratiquer le toucher vaginal,

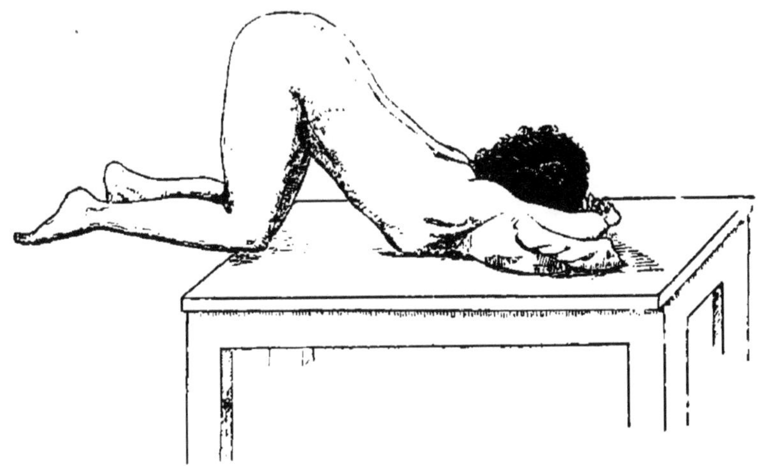

Fig. 2. — Position genu-pectorale (S. Bonnet et Paul Petit).

puis l'examen visuel, au moyen d'une valve de Sims déprimant le périnée et d'un écarteur soulevant la vessie. Dans cette position, la face palmaire du doigt répond naturellement à la paroi postérieure du vagin et peut explorer très loin le cul-de-sac correspondant, mais sa courbe est opposée à celle du conduit; de plus, il est difficile de combiner le palper au toucher.

Très utile pour certaines opérations vaginales et pour l'exploration, dans quelques cas particuliers (fistules, par exemple), le décubitus latéral n'est donc pas susceptible de généralisation.

c. *Position genu-pectorale ou genu-cubitale.* — La malade repose, d'une part, sur les genoux; d'autre part, sur le haut de la poitrine (fig. 2) ou sur les coudes; les cuisses sont perpendiculaires au bord de la table, le tronc cambré. L'opérateur se tient derrière, entre les jambes écartées.

Cette attitude neutralise la pression abdominale et favorise l'accès de l'air dans le vagin. Très favorable pour le diagnostic de certaines déviations, de l'allongement hypertrophique du col, du prolapsus; pour la réduction du prolapsus, de fibromes enclavés, de l'utérus rétrodévié, surtout au cours de la grossesse; pour certains pansements intra-utérins, etc., elle est, d'autre part, fatigante, et répugne aux malades ; elle est peu favorable au toucher profond et à l'administration du chloroforme; elle ne convient, comme la position de Sims, que dans des cas déterminés.

d. *Position dorsale simple.* — C'est celle de la femme qui doit être examinée sur son lit. La malade est étendue sur le dos, respirant librement, la tête horizontale ou peu élevée, les cuisses en abduction et légèrement fléchies, les bras étendus le long du corps, ou les mains disposées sous le siège pour relever le bassin. Pour l'exploration plus particulière du côté droit du bassin, la malade sera couchée sur le bord droit du lit et le toucher, pratiqué de la main droite; inversement, pour l'examen du côté gauche. Cette position convient seulement pour le toucher et le palper, isolés ou combinés, pour la percussion, la mensuration, l'auscultation, et suffit aux cas simples. S'il est nécessaire d'user du spéculum ou de l'hystéromètre, on aura recours à la position suivante :

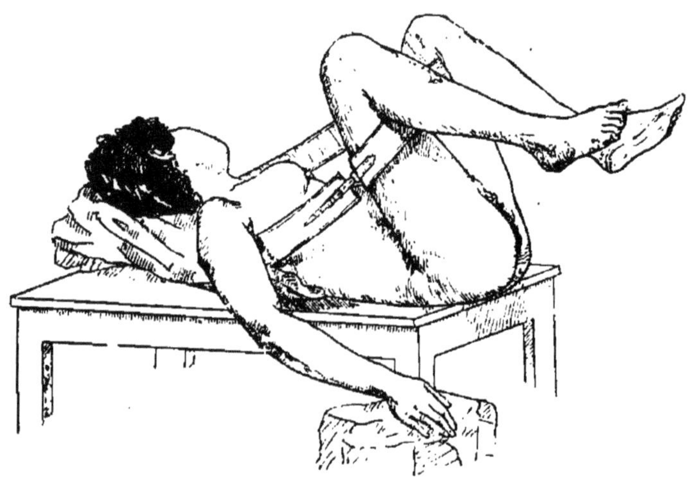

Fig. 3. — Position dorso-sacrée (Paul Petit et S. Bonnet).

e. *Position dorso-sacrée* (fig. 3). — C'est la plus généralement employée et celle qui convient à la majorité des examens. Pour la réaliser, on a imaginé une foule de fauteuils (fig. 4 et 5), de plates-formes, de tables. Nous signalerons seulement la plate-forme munie de pédales, en usage dans nos hôpitaux; les fauteuils à speculum, modèle Dupont (fig. 5) ou Eliaers et les tables portatives, pouvant servir également aux opérations et aux explorations gynécologiques.

Parmi celles-ci, la table pliante de Doléris (voir fig. 6 et 7), modifiée par nous, nous semble recommandable, en raison de sa légèreté, de ses faibles dimensions et de sa solidité. Des douilles

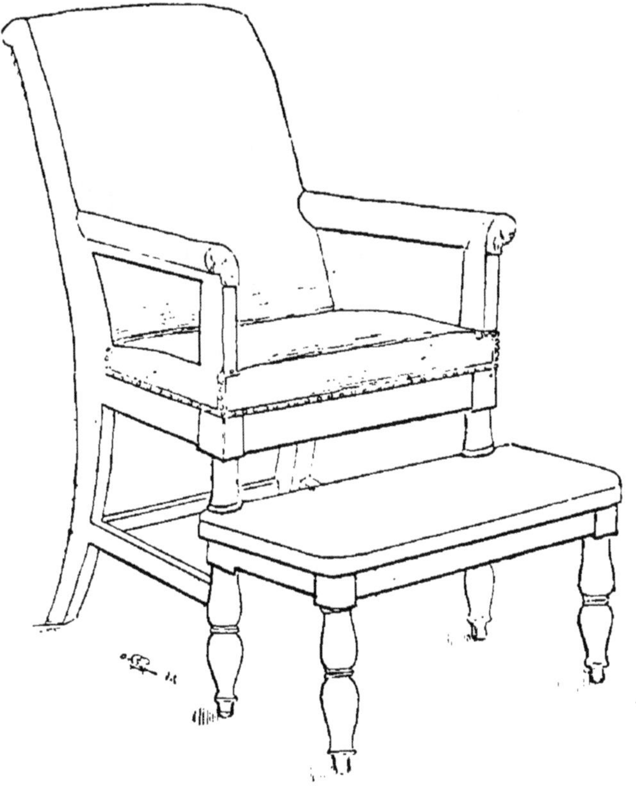

Fig. 4. — Ancien modèle de fauteuil gynécologique (Barthélemy) (1).

métalliques permettent d'y annexer, suivant les besoins: des étriers, pour les simples examens ou les pansements gynécologiques; des porte-jambes, analogues à ceux de Fritsch, pour les opérations de petite gynécologie, et des gouttières, pour les opérations abdominales.

Une table quelconque, rectangulaire et étroite, garnie d'un coussin dur, d'un petit matelas ou d'une couverture plusieurs fois

(1) Ce fauteuil servait à l'examen des vénériennes à Saint-Lazare. La malade y était inspectée assise, les jambes écartées.

repliée, le lit même de la malade, pourvu qu'il soit d'une hauteur et d'une résistance suffisantes, peuvent au besoin se prêter à la position dorso-sacrée.

Quel que soit l'appareil adopté, la malade y est couchée de telle sorte que son siège en dépasse un peu le bord; le tronc est horizontal, la tête et les épaules sont légèrement soulevées par un oreiller ou par le mécanisme de la table d'examen. Les pieds sont soutenus par les étriers dont on règle la longueur, de telle

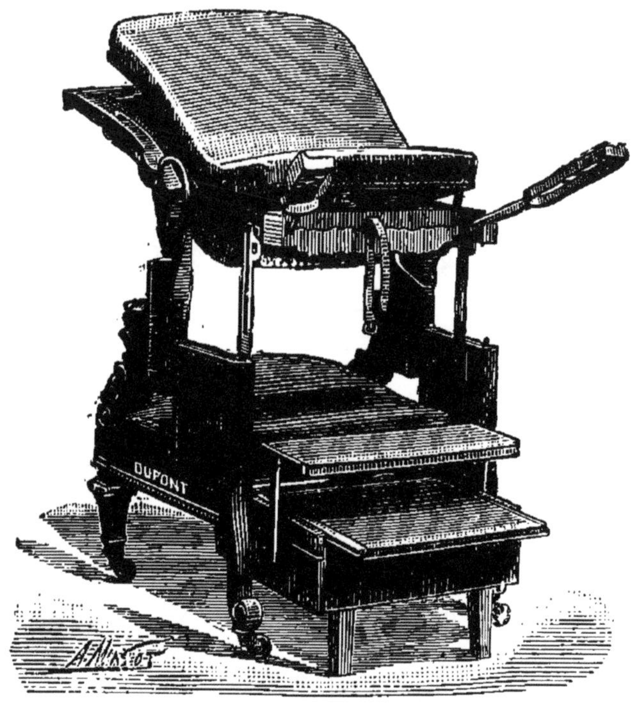

Fig. 5. — Fauteuil moderne de Dupont.

sorte, que les jambes soient fléchies à angle aigu sur les cuisses, et, celles-ci, à angle obtus sur l'abdomen, tout en étant écartées autant que possible. Si la malade est en travers du lit, les jambes sont maintenues relevées et fléchies par deux aides ou, à leur défaut, les pieds reposent à plat sur deux chaises écartées, exhaussées, au besoin, au moyen d'un tabouret. Dans tous les cas, la malade doit se sentir suffisamment à l'aise et soutenue pour n'être tentée de se livrer à aucun effort ou mouvement intempestif.

Dans cette attitude, les parois sont relâchées, et la pression abdominale, réduite au minimum; les cuisses ne sont pas assez fléchies pour empêcher le palper des régions inguinales, et leur écartement permet le libre accès du vagin aux instruments et à l'une ou l'autre main. C'est la position *de choix* pour pratiquer les divers touchers, le palper, l'examen au spéculum, le cathétérisme vésical et utérin, les pansements vaginaux ou utérins.

Mais, pour les opérations vaginales ou certains examens, on peut être gêné par les pédales ou par les pieds : on fait prendre alors *la position de la taille*, c'est-à-dire qu'on accentue au maximum la flexion des cuisses et des jambes. Deux aides sont placés latéralement à la malade et lui tournent le dos en maintenant sous leur aisselle le genou correspondant. Ils ont ainsi les deux mains libres pour prendre part à l'intervention.

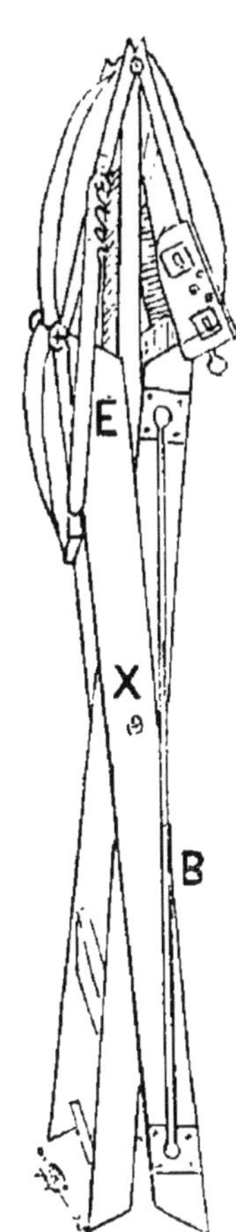

Fig. 6. — Table de Doléris modifiée par Paul Petit et S. Bonnet. La table est pliée.

A défaut de ces aides ou, du moins, pour leur laisser une plus grande liberté de mouvements, on a imaginé divers appareils destinés à maintenir les jambes dans la position voulue. Tels sont les porte-jambes de Fritsch, les béquilles de Clover, de von Ott, de Boureau, etc.

On peut improviser partout l'appareil suivant : Deux serviettes pliées en cravate sont nouées au-dessus du genou : une bande à pansement, un lien quelconque, est fixé à l'une d'elles, passé sous l'aisselle correspondante, puis sur l'épaule du côté opposé et vient se nouer sur l'autre serviette. On règle la tension au degré voulu. Nous nous servons d'une large sangle composée de trois pièces destinées à remplacer les serviettes et la bande intermédiaire et analogue à l'appareil de Clover, moins la béquille (fig. 3). Celle-ci consiste en une tige rigide, fixée aux deux genouillères et composée de deux parties qui s'engainent de manière à donner un écart plus ou moins grand. Ce perfectionnement, utile sans doute, complique l'appareil et n'est pas indispensable, à condition que la sangle soit bien tendue.

Position de Trendelenburg. — Enfin, il est parfois nécessaire de donner à la malade une position déclive qui refoule en haut le paquet intestinal et rende plus facile la palpation des organes pelviens. C'est la position *dorso-sacré déclive de Trendelenburg* (fig. 8), qu'on réalise au moyen d'un mécanisme spécial (table de Mariaud, de Péraire, etc.), ou en faisant soulever la malade par deux aides qui maintiennent ses jambes fléchies sur leurs épaules.

B. Inspection. — La vue renseigne sur les lésions cutanées, traumatiques, néoplasiques et même inflammatoires des organes génitaux externes ; sur leurs malformations, congénitales ou acquises, sur l'habitus extérieur de la malade (chlorotique, cachectique, etc.) ; sur l'état des seins ; sur certains caractères extérieurs des tumeurs ;

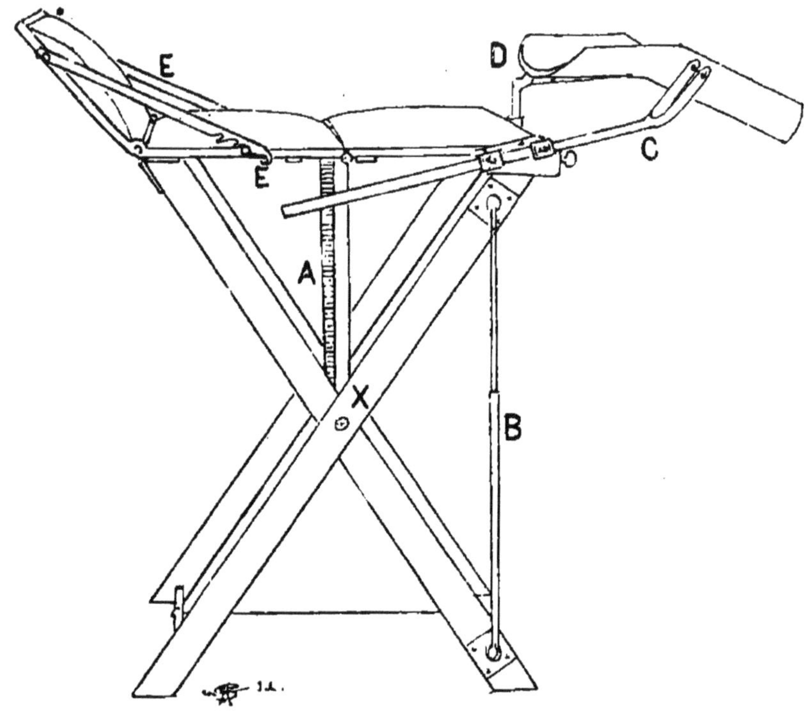

Fig. 7. — Table de Doléris modifiée par Paul Petit et S. Bonnet. La table est dépliée. — A, jambe de force ; B, tige à pompe servant également à renforcer le support en X C, étrier ; O, gouttière ; E, tige à crémaillère servant à fixer le dossier à l'inclinaison voulue.

sur l'état des parois abdominales (vergetures, stigmates de vésicatoires, de pointes de feu, cicatrices, etc.).

C. Mensuration. — Ce mode d'investigation trouve son emploi dans les tumeurs abdominales. Les mensurations les plus usitées sont celles des lignes xypho et omphalo-pubiennes, omphalo-iliaque antérieure et postérieure, celle de la circonférence du corps au niveau de l'ombilic et de la partie la plus saillante de la tumeur.

D. Palper abdominal. — La malade est dans le décubitus dorsal ou dans la position dorso-sacrée, les genoux légèrement fléchis et écartés, la tête faiblement relevée, et reposant, *sans contrainte*, sur un oreiller, les bras allongés naturellement le long du corps; elle respire régulièrement et profondément, la bouche ouverte, et doit avoir la vessie et le rectum vides. On se place sur le côté, ou entre les cuisses de la malade, si elle est sur un siège d'examen. Les mains trop froides provoquent des contractions réflexes qui gênent l'examen : il est donc bon de les chauffer à la température du corps. La palpation se fait, non avec la face palmaire de la main, mais avec la pulpe des doigts rapprochés et légèrement fléchis : on déprime doucement la paroi abdominale par une pression lente et progressive, exercée surtout pendant les inspirations profondes de la

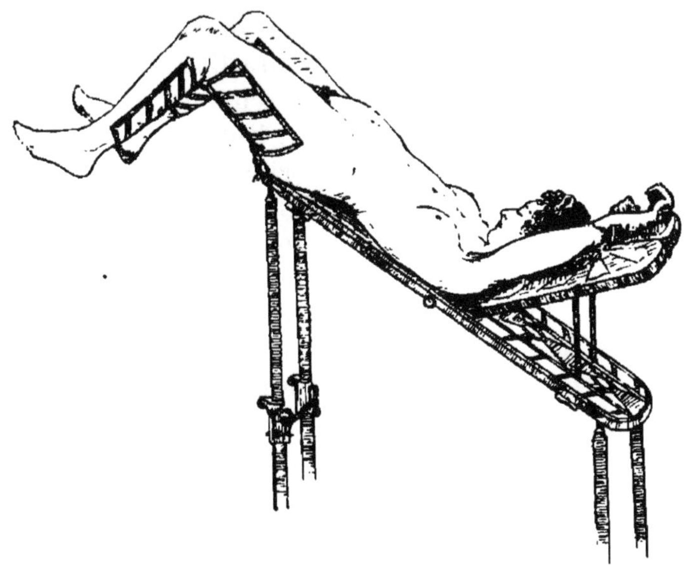

Fig. 8. — Position de Trendelenburg sur la table de Mariaud (S. Bonnet et Paul Petit).

malade, à laquelle on parle, pour détourner son attention ; les deux mains sont employées simultanément et disposées de manière à se renvoyer de l'une à l'autre les sensations perçues et à déterminer ainsi les limites, le volume, la consistance, la forme, le nombre des tumeurs. On explore successivement et méthodiquement chacune des régions abdominales.

Le *palper simple* n'est utile qu'en cas de tumeurs ou tuméfactions dépassant les limites supérieures du bassin. A moins de circonstances exceptionnellement favorables, il ne renseigne qu'insuffisamment sur l'état des organes pelviens.

Les conditions de l'examen et la précision de ses résultats varient du reste avec chaque malade. Il est *facile* et donne des résultats *précis*, lorsque les parois abdominales sont peu épaisses, relâchées par l'âge, ou par des grossesses répétées; que la douleur est nulle ou légère, la malade confiante, calme, et lorsqu'il s'agit d'une tumeur volumineuse et bien limitée. Mais il ne peut en être de même chez une nullipare jeune, nerveuse, timorée, à parois résistantes ou distendues par le météorisme, surtout en cas de tumeur peu volumineuse, profonde, mal limitée et douloureuse. Les difficultés sont grandes aussi lorsqu'il s'agit de femmes chargées d'embonpoint : chez elles cependant, on trouve souvent, au-dessus du pénil, un sillon transversal profond qui indique la voie à suivre pour le palper. La chloroformisation, jusqu'à résolution complète, est souvent nécessaire en pareille occurrence. Enfin, dans tout examen par le palper, on devra se tenir en garde contre certaines causes d'erreur : la réplétion de la vessie, la contraction ou la contracture des muscles droits, totale ou partielle, l'accumulation de matières ou de gaz dans un segment de l'intestin, l'adiposité de la paroi ou de l'épiploon, une tumeur pariétale, l'ascite, un rein flottant, etc., ont pu faire croire à des tumeurs d'origine génitale, et l'erreur a été poussée quelquefois jusqu'à la laparotomie.

E. Auscultation. — Rarement indiquée dans un examen gynécologique, elle doit toujours être utilisée cependant s'il y a soupçon de grossesse. Elle peut révéler, en outre, la présence de gros vaisseaux à la surface des tumeurs, les bruits de frottement déterminés par des aspérités ou des adhérences, le clapotement d'un liquide, les pulsations de l'aorte ou d'un anévrysme abdominal, etc.

F. Percussion. — Complément nécessaire du *palper*, la *percussion* permet de délimiter une tumeur et d'établir ses rapports avec l'intestin. La sonorité, se déplaçant dans les diverses positions de la malade, indique la présence d'un liquide non enkysté. La percussion est encore utile dans le prolapsus avec entérocèle, dans les hernies des grandes lèvres, etc.

G. Toucher. — L'exploration digitale se fait par le vagin, par le rectum, par la vessie ou par la cavité utérine.

a. *Toucher vaginal.* — C'est le moyen d'exploration le plus anciennement employé et l'un des plus généralement utiles. Il peut être pratiqué suivant les circonstances, dans l'une ou l'autre des positions déjà indiquées: mais le décubitus dorsal ou dorso-sacré convient le mieux à la majorité des cas. On fait ordinairement le toucher vaginal avec l'index seul ; nous préférons et recommandons l'usage de l'index et du médius réunis. Les mains sont aseptisées avec soin, surtout après un examen ou un contact suspects; les ongles doivent être ronds et coupés court ; la vessie et le rectum, vides.

Après s'être rendu compte de l'aspect de l'écoulement, s'il y en a, on donne soi-même une injection antiseptique. Pour l'exploration du vagin et du col, le choix de la main est indifférent et dépend de l'habitude de chacun. On se place entre les jambes de la malade ou à son côté, suivant qu'elle est dans le décubitus dorso-sacré ou allongée sur un lit.

L'index et le médius étant soigneusement enduits d'un corps gras, non liquide de préférence (vaseline ou axonge au sublimé 1/1000, au salol, à l'acide borique 1/10, à l'acide phénique 1/50, etc.), on se rend compte d'abord de l'état des organes externes : fourchette, périnée, urèthre, caroncules, glandes vulvo-vaginales, etc. Les deux doigts réunis sont ensuite conduits d'arrière en avant jusqu'à la fourchette, la dépriment et franchissent l'orifice vaginal. L'index est en avant; le médius appuie sur le périnée qu'il déprime; le pouce est en abduction le long du pli cruro-labial; les deux derniers doigts sont fortement fléchis et appuyés contre l'anus. On progresse ainsi, sans violence, par de petits mouvements de reptation, jusqu'au fond du vagin, notant, en passant, le degré de sensibilité de la muqueuse, ses aspérités, les brides cicatricielles, les dimensions apparentes du conduit, le prolapsus de ses parois et les tumeurs qui peuvent y faire saillie.

Arrivés au fond du vagin, les deux doigts, plus à l'aise, alors, pour se mobiliser, s'écartent, ciconscrivent le col et, par leurs sensations combinées, permettent d'apprécier sa forme, son volume, sa direction, sa consistance; le degré d'ouverture de l'*orifice externe ;* la présence ou l'absence de *déchirures*, leur siège, leur nombre, leur étendue, leur direction; l'*éversion*, les végétations, les kystes folliculaires du *museau de tanche;* l'abaissement de l'utérus, son degré de mobilité, etc. Passant ensuite dans les *culs-de-sac antérieur* et *postérieur :* ils apprécient leur profondeur relative ou leur effacement, la saillie qu'y font une tumeur ou des exsudats paramétritiques. Pour les *culs-de-sac latéraux*, le choix de la main n'est pas indifférent : il est préférable d'employer la main droite pour le côté droit et la main gauche pour le côté gauche; on pénètre ainsi beaucoup plus haut et l'on a l'avantage de toujours toucher avec la pulpe des doigts.

Toutes ces manœuvres doivent être exécutées progressivement, sans à-coup et sans pression violente.

Il est bon, l'examen terminé, de donner une nouvelle injection et de laisser, jusqu'au lendemain, un tampon antiseptique dans le vagin.

Le toucher avec deux doigts n'est ni plus pénible pour la malade, ni plus difficile, lorsqu'on en a une certaine habitude, très vite acquise du reste. L'hypéresthésie de la muqueuse, les tumeurs de la vulve, l'hypertrophie des petites lèvres, l'étroitesse congénitale ou acquise, la contracture de la vulve, etc., peuvent constituer autant d'obstacles au toucher. On arrivera généralement à les éluder en ne se servant que de l'index, en écartant de l'autre main les grandes et les petites lèvres, en déprimant longuement le périnée, jusqu'à vaincre toute sa résistance, en élevant le siège sur un coussin ou sur les poings de la malade, en appliquant préalablement un suppositoire opiacé, belladoné, ou mieux une solution de cocaïne. Au besoin, on aura recours à l'anesthésie chloroformique.

Chez les vierges, avec ou sans cocaïne ou chloroforme, on peut le plus souvent introduire l'index jusqu'au contact du col sans produire de déchirures, à condition d'y mettre beaucoup de douceur et de prudence.

Dans le *décubitus latéral ou latéro-abdominal*, le toucher se pratique avec la main droite, si la femme est couchée sur le côté gauche, et inversement.

b. *Toucher rectal.* — Conseillé pour la première fois par Holst, il est pratiqué avec l'index seul, exceptionnellement avec deux doigts. Le rectum est préalablement vidé et lavé, le doigt explorateur, nettoyé et graissé. Mundé recommande de combler avec du savon le sillon sous-unguéal. On franchit doucement le sphincter externe en reconnaissant, s'il y a lieu, les hémorrhoïdes, les polypes, les végétations, les rétrécissements, et on arrive bientôt à sentir, à travers la cloison recto-vaginale, la saillie que forme le col et qui peut être prise, par des débutants, pour une tumeur. Le col ainsi perçu semble plus volumineux que par le toucher direct. Pénétrant plus profondément, on explore, sur la ligne médiane, la face postérieure de l'utérus jusqu'à une hauteur variable suivant les cas, mais on ne parvient généralement pas à en atteindre le fond. Latéralement, on peut apprécier aussi le prolapsus et les lésions des annexes, ainsi que les tuméfactions du tissu cellulaire ou du cul-de-sac rétro-utérin.

Le toucher rectal est associé au toucher vaginal pour explorer la cloison, pour mesurer l'épaisseur du périnée, pour reconnaître la rectocèle et même des lésions de siège plus élevé. On se sert de l'index de chaque main, ou mieux de l'index et du pouce de la même main, de manière à laisser l'autre libre pour le palper.

Ce mode d'exploration est destiné à compléter ou à remplacer le toucher vaginal, lorsque celui-ci est impossible, comme chez les vierges à hymen étroit et résistant, ou en cas d'obstacle mécanique, d'atrésie, de spasme, etc.

Nous ne ferons que signaler, pour le proscrire comme dangereux et brutal, le procédé d'exploration manuelle de la cavité pelvienne de Simon (d'Heidelberg), qui consiste à introduire la main entière, et même l'avant-bras, dans l'intestin.

Le toucher rectal peut être rendu impossible par certaines lésions de l'anus : fissures, ulcérations, hémorrhoïdes, etc., et requérir l'emploi du chloroforme.

c. *Toucher vésical.* — Proposé en 1875 par Noeggerath, il n'est qu'exceptionnellement indiqué. Son application nécessite l'anesthésie et la dilatation préalable de l'urèthre : celle-ci s'obtient au moyen du doigt progressivement introduit, de dilatateurs mécaniques, celui de Guyon-Duplay, par exemple, ou de bougies graduées. Les incisions compliquent la manœuvre et ne sont pas indispensables. Il ne faut pousser la dilatation que jusqu'aux limites strictement suffisantes pour le passage du doigt, afin de réduire les chances de déchirure du col et d'incontinence consécutive. Dans la plupart des cas, d'ailleurs, le doigt peut être remplacé, sans dilatation préalable, par une sonde vésicale. Le toucher vésical est utile pour le diagnostic des petites tumeurs præ-utérines, de certaines malformations (absence de l'utérus, par exemple); pour le diagnostic et la réduction de l'inversion utérine et en cas d'impossibilité du toucher vaginal. On le combine ordinairement au toucher vaginal ou rectal.

H. Exploration bimanuelle. — En faveur, dès le commencement du dix-septième siècle, auprès des accoucheurs et des chirurgiens français, elle a été vulgarisée à l'étranger, à une date beaucoup plus récente, par Schultze (1864) et constitue, pour tous les gynécologues, le moyen d'investigation le plus précieux.

Elle consiste dans la combinaison du palper avec les divers touchers, particulièrement le toucher vaginal : les principes à lui appliquer sont les mêmes que pour chacun de ces procédés pris en particulier. La malade est dans le décubitus dorsal, ou mieux, dans la position sacro-dorsale, sur un siège d'examen, les cuisses modérément fléchies, la vessie et le rectum vides. Les conditions favorables ou contraires sont ici les mêmes que pour le simple palper; mais les difficultés sont beaucoup plus faciles à éluder et les renseignements obtenus, incomparablement plus précis.

L'index et le médius, ceux de la main gauche, par exemple étant introduits jusqu'au fond du vagin, à la rencontre du col, la main droite, appliquée sur la paroi abdominale, exerce déjà sur elle une légère pression afin de diminuer d'autant sa résistance réflexe ; puis, les deux doigts vaginaux fixant et élevant le col sans le dévier, on enfonce au-dessus du pubis, non le rebord cubital de la main abdominale, mais la pulpe des doigts réunis et modérément fléchis. Par des pressions, doucement progressives, on refoule peu à peu les téguments, en gagnant du terrain à chacune des expirations qu'on recommande à la malade de faire larges et régulières ; on arrive ainsi, dans les cas favorables, jusque sur la face postérieure

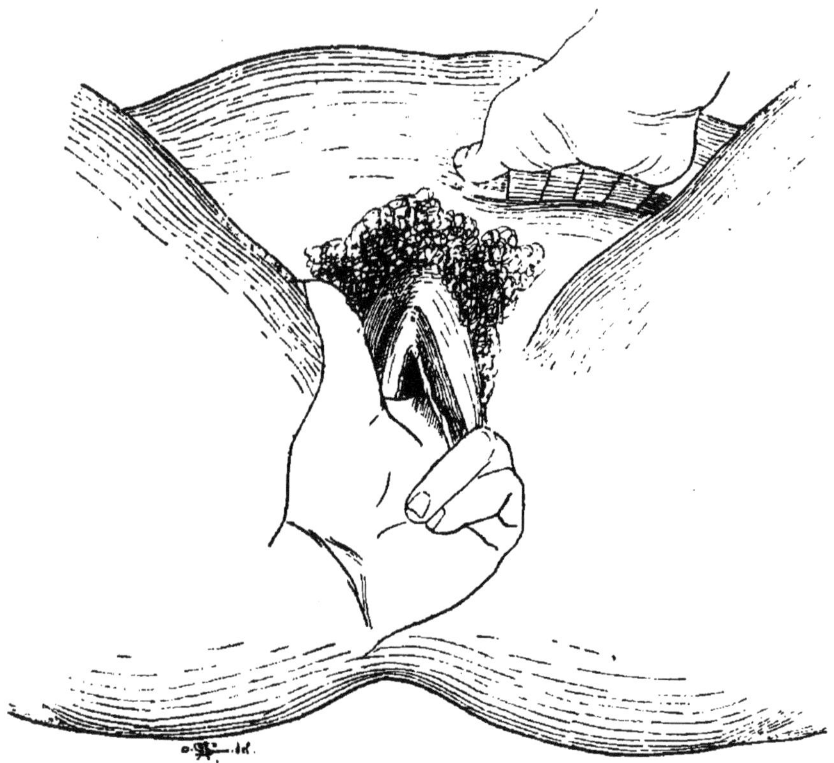

Fig. 9. -- Palper combiné du flanc gauche (S. Bonnet et Paul Petit).

de l'utérus, et l'organe étant alors saisi entre les deux mains, on peut facilement apprécier toutes ses modifications. Il faut faire en sorte, pendant ces manœuvres, de ne pas le déplacer, ce qui pourrait faire admettre une déviation qui n'existe pas, et savoir qu'au travers de la paroi, il semble plus volumineux qu'il n'est en réalité.

Lorsqu'on est suffisamment renseigné sur l'état de l'utérus lui-même, on glisse les doigts vaginaux le long du col, en déprimant, autant que possible, la voûte du cul-de-sac gauche. Cependant la main droite se porte au-dessus du pli inguinal correspondant.

déprime doucement la paroi et refoule en bas les annexes (fig. 9). Avec un peu d'habitude, et pourvu que l'épaisseur des tissus ne soit pas excessive, on arrive ainsi, dans les cas favorables, à sentir, entre les deux mains, la base du ligament large, l'ovaire, la trompe, même normale, la corne utérine et le ligament rond. On peut reconnaître, *a fortiori*, les petits noyaux ou les traînées de paramétrite, l'infiltration du ligament large secondaire à un néoplasme utérin, les tumeurs du ligament large, les déplacements, les tumeurs, inflammatoires ou autres, de la trompe et de l'ovaire, etc.

L'exploration de la moitié droite du bassin peut être faite, à la rigueur, sans qu'on change de main; mais il est préférable d'employer la main droite, pour le toucher, et la main gauche, pour le palper, en procédant du reste avec la même méthode.

Combiné au *toucher rectal* le palper, qui refoule les organes vers le doigt rectal, donne des renseignements précis sur la paroi postérieure de l'utérus et le cul-de-sac de Douglas.

On a conseillé un artifice grâce auquel les organes sont refoulés en haut et en avant et rendus, par là, plus accessibles au palper et au toucher vaginal combinés. Il consiste, la vessie étant vidée, à introduire dans le rectum un ballon de caoutchouc, qu'on gonfle au moyen de 200 ou 300 grammes d'eau (Ulmann, de Vienne).

Nous verrons que le palper peut être combiné avec d'autres moyens d'investigation : abaissement du col, cathétérisme, toucher intra-utérin.

I. Examen au spéculum. — L'emploi des spéculums permet l'exploration visuelle du vagin et de la partie vaginale du col; mais ces instruments sont encore plus utilisés pour le traitement que pour le diagnostic.

Nous les réduirons à trois types principaux : *spéculums tubulaires — à deux ou plusieurs valves dépendantes — univalves.*

a. *Spéculums tubulaires.* — Ils sont cylindriques ou en entonnoir, différemment calibrés et formés de diverses substances : bois, ivoire, celluloïde, porcelaine, verre transparent ou étamé, doublé ou non de gutta-percha, etc. Ils servent bien plus pour les pansements du col que pour l'exploration; aussi en a-t-on fait en matières inattaquables aux topiques. En bois ou en ivoire, ils protègent les parois du vagin contre la chaleur rayonnante du fer rouge porté sur le col.

Les plus généralement employés sont : en Allemagne, celui de Mayer, en verre mat ou en porcelaine; ailleurs, celui de Fergusson, en glace étamée, doublée d'une couche extérieure de gutta-percha.

L'un et l'autre sont des tubes cylindriques, évasés à l'extrémité vulvaire et coupés droit (Mayer), ou en bec de flûte (Fergusson) (fig. 10) à l'extrémité opposée. Cette dernière disposition est préférable, en raison de l'inégalité de profondeur des culs-de-sac antérieur et postérieur.

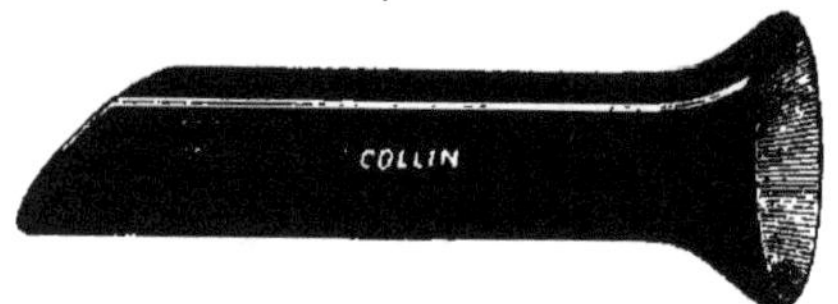

Fig. 10. — Spéculum de Fergusson.

Avant d'introduire le spéculum de Fergusson, on s'assure qu'il est d'un calibre approprié; il est bon de le chauffer légèrement et de l'enduire d'un corps gras antiseptique. On le saisit alors entre le pouce et les deux derniers doigts de la main droite, l'index et le médius allongés au-dessus, de manière à pouvoir presser, de haut en bas, sur la fourchette. Avec le pouce et l'index de la main gauche, on écarte les lèvres et on introduit obliquement l'extrémité en bec de flûte dans l'orifice vulvaire. Puis on la conduit doucement, le long de la paroi postérieure du vagin, en pressant fortement sur celle-ci, et en imprimant, au besoin, quelques mouvements de rotation à l'instrument, jusqu'à ce que le col, dont on a apprécié la situation par le toucher, vienne s'emboîter dans sa lumière. Le bord le plus saillant doit correspondre au cul-de-sac postérieur. Le segment cervical du col est alors parfaitement isolé, éclairé et accessible à l'œil et aux topiques. Mais si les parois du vagin sont bien préservées du contact des caustiques, elles échappent aussi à l'examen. Le cathétérisme de la cavité utérine ne peut, non plus, être fait, dans tous les cas, au travers de ce tube cylindrique, du moins avec un hystéromètre rigide.

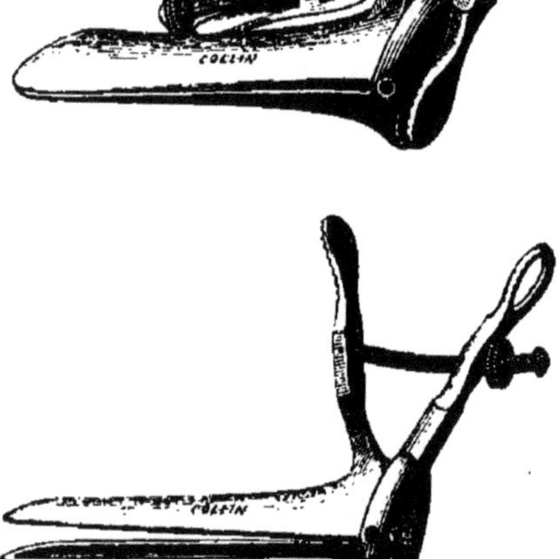
Fig. 11 et 12. — Spéculum de Cusco, fermé et ouvert.

b. *Spéculums plurivalves.* — Les instruments à valves dépendantes sont tous métalliques; à l'encontre des précédents, ce sont plutôt des instruments d'examen que de pansement.

Le plus généralement répandu, le plus simple et le plus pratique, est celui de Cusco (fig. 11 et 12), à deux valves, l'une supérieure et l'autre inférieure, en forme de bec de canard : c'est le spéculum de cabinet par excellence. Les leviers, dont le rapprochement produit l'écartement des valves, sont fixes ou pliants; cette dernière disposition rend l'instrument plus portatif, mais plus difficile à aseptiser et à manœuvrer. Les valves, solidement nickelées, ne doivent pas être trop longues. Elles peuvent être stérilisées facilement par ébullition ou immersion dans un bain antiseptique. On en construit de démontables pour faciliter le nettoyage.

Chaque opérateur saisit ce spéculum à sa manière : comme celui de Fergusson, à pleine main, ou bien par les leviers tenus écartés et dirigés, soit en bas, vers l'anus, soit en haut, vers le pubis. On présente le bec terminal obliquement par rapport à la vulve, dont le grand axe est perpendiculaire à celui du vagin, et qui se laisse franchir facilement, pour peu qu'on presse latéralement et en bas. Une fois l'orifice dépassé, on pousse à fond et horizontalement, en suivant la paroi postérieure jusqu'en arrière du col. On agit alors sur les leviers, en tâtonnant et en s'aidant de la vue, de manière que la valve antérieure, doublant la saillie du col, vienne se placer au-dessus de lui, la branche postérieure n'abandonnant pas le cul-de-sac postérieur. On termine en fixant, au moyen de la vis, les deux branches, au degré d'écartement nécessaire.

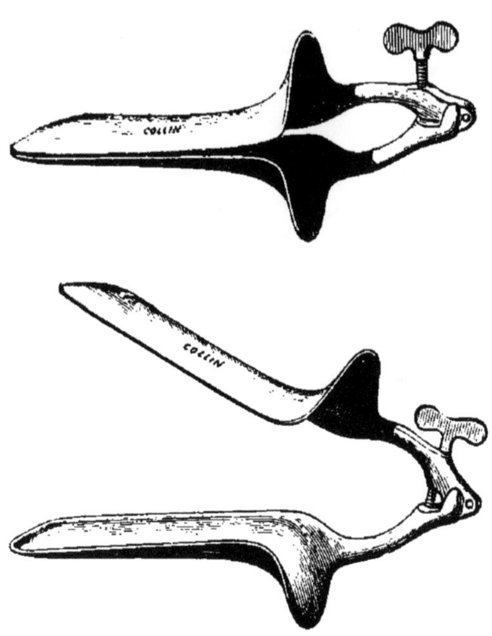

Fig. 13 et 14. — Spéculum de Collin à deux mouvements combinés.

Les parois latérales du vagin apparaissent entre les deux valves écartées et on peut faire l'exploration de toute la muqueuse du conduit, soit en mobilisant l'instrument latéralement, soit en le retirant sans le refermer complètement.

Le *spéculum cylindro-conique de Ricord*, à écartement latéral des valves, est utile en cas d'étroitesse ou d'hyperesthésie de la vulve : on peut au besoin lui ajouter un embout mousse et arrondi qui en facilite l'introduction. Collin (fig. 13, 14, 15, 16), Gemring et d'autres ont imaginé des instruments dont les deux valves peuvent s'écarter, non seulement au fond du vagin, mais aussi à leur extrémité vulvaire. Ingénieux, sans doute, et commodes pour certains traitements, à défaut d'aides, ils sont avantageusement remplacés, dans la pratique courante, par les valves indépendantes.

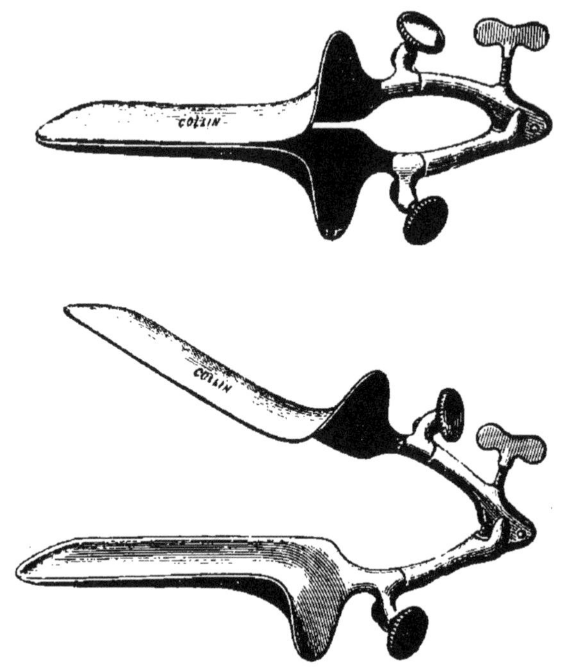

Fig. 15 et 16. — Spéculum à trois mouvements de Collin.

Les spéculums à valves multiples, d'un maniement compliqué et d'une utilité contestable, ne sont plus guère en usage aujourd'hui, et nous ne nous arrèterons pas à les décrire.

c. *Spéculums univalves.* — Ils ont pour type le *spéculum de Sims* (fig. 17), formé de deux valves en gouttière, de dimensions différentes, réunies par un manche commun et incurvé. Bien en main et d'un emploi commode dans la position latérale, il n'est guère pratique dans la position sacro-dorsale. C'est pour cela qu'on l'a rapidement modifié et qu'on lui préfère généralement des valves semblables, montées sur manche, ou *les valves de Simon* (fig. 18 et 19). Le dépresseur périnéal, dans le modèle de Simon, est représenté par un jeu de valves de rayon différent, un peu plus cambrées que celles de Sims, et susceptibles, comme elles, d'être montées sur un même manche. Celui-ci, en bois, ou mieux en métal, se termine par un crochet destiné à donner point

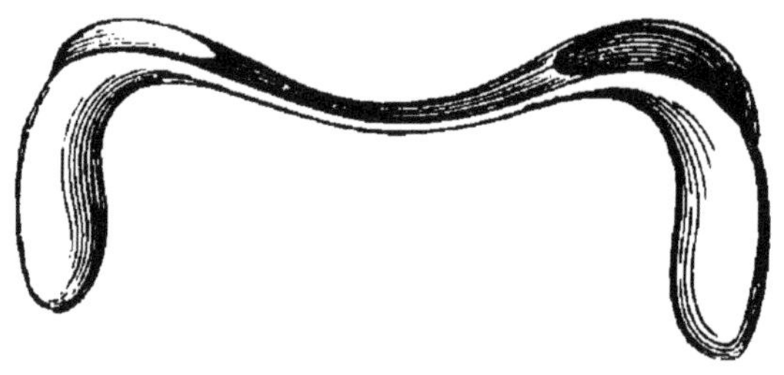
Fig. 17. — Valve de Sims.

d'appui au bord cubital de la main et à l'empêcher de glisser. Il existe de nombreuses variétés de cet instrument basées sur des modifications de longueur, de profondeur, de cambrure, et même de matière des valves. Ainsi en a-t-on fait en métal nickelé, pour l'examen, en gutta-percha ou en celluloïde, pour l'application de caustiques. Le manche est ordinairement plein ; il en est de creux, pour l'écoulement des injections : ce dernier perfectionnement ne nous semble pas très utile. Enfin on a fait des valves fenêtrées pour faciliter la vue de la muqueuse vaginale.

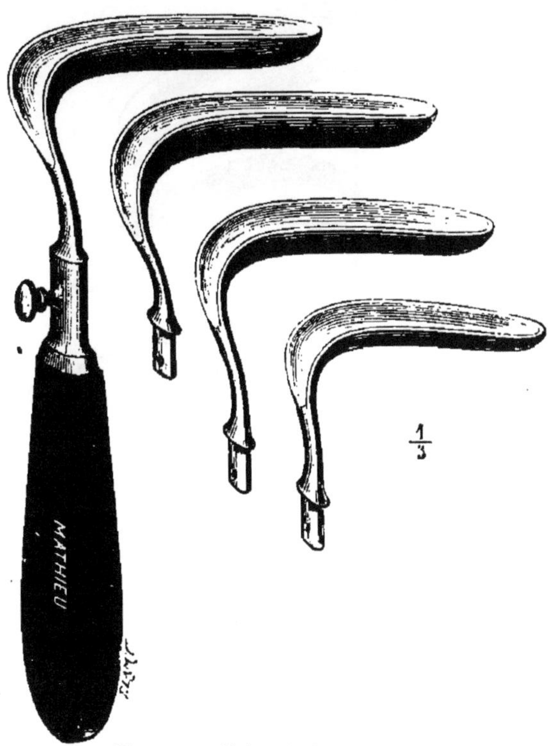

Fig. 18. — Valve de Simon montée.

On introduit ce spéculum comme les autres, en déprimant fortement la fourchette et le périnée, jusqu'au fond du cul-de-sac postérieur, de manière à asseoir le col dans sa concavité terminale.

La valve, destinée à relever la paroi antérieure du vagin, est plus courte et plate ; ses bords seuls sont légèrement renversés en dehors ; son extrémité est mousse et arrondie. Le manche qui la porte, également fixe ou mobile, fait avec elle un angle droit (fig. 20).

Pour introduire cet instrument, on dirige le manche en haut, et l'on glisse doucement la valve jusqu'au cul-de-sac antérieur, en suivant les bords du dépresseur préalablement introduit. Tenant alors à pleine main le manche des deux instruments, on les écarte aussi largement qu'il est nécessaire pour bien explorer le col. On peut, au besoin, faire déprimer aussi les parois latérales au moyen des écarteurs de divers modèles construits à cet effet (Hegar, Simon, Benckiser, Péan, etc.).

Pour un simple examen, sans aides, et même pour un pansement vaginal ou cervical, ces écarteurs latéraux sont inutiles. Les deux mains de l'opérateur suffisent à écarter les deux valves supérieure et inférieure et à les mobiliser dans tous les sens pour explorer complètement la surface du vagin. Au besoin, on fait maintenir, par la malade elle-même, le manche de la valve supérieure.

Ajoutons que, pour les opérations à pratiquer sur le col, et pour faciliter son abaissement, Simon a imaginé une valve, se montant sur le même manche que les autres, mais plus courte, plus plate et très élargie à son extrémité.

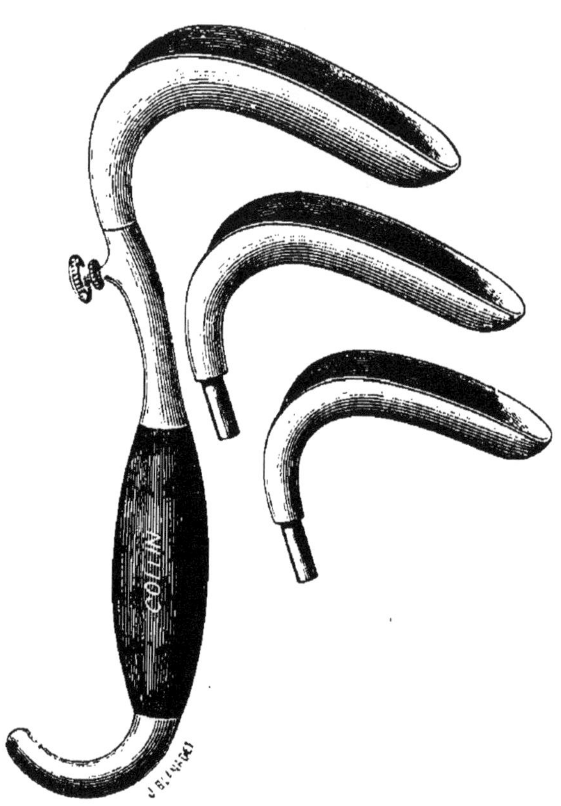

Fig. 19. — Valves de Simon.

Pour peu qu'on ait un ou deux aides à sa portée, les spéculums à valves indépendantes sont les meilleurs : plus simples, plus faciles à asepsier et à bien placer, ils permettent, mieux que tous les autres, la libre exploration du vagin, l'abaissement et l'examen du col et sont indispensables pour les opérations propres à ces organes.

L'unique reproche qu'on puisse leur adresser c'est de nécessiter, sauf pour un examen simple et facile, le concours d'un aide. Ce desideratum a suggéré à plusieurs gynécologues l'idée de fixer le dépresseur à la table d'examen et de lui adapter divers mécanismes susceptibles de l'élever, de l'abaisser ou de l'incliner à volonté. Le porte-spéculum de Fritsch est le prototype de ces appareils forcément compliqués, longs à bien placer, mal supportés par les malades et d'un nettoyage difficile. Dans le même but, on a songé à accrocher le manche du dépresseur, une fois mis en place, à un anneau fixé à la table, à le faire tenir seul en alourdissant le manche au moyen d'un poids, etc. Si ces artifices peuvent être utiles lorsque le périnée est résistant et intact, il n'en est plus de même avec une vulve béante et un périnée déchiré et affaissé, car, dans ces conditions, l'instrument glisse et tombe.

En résumé, comme spéculum de cabinet, celui de Cusco répond à peu près à tous les besoins. Mais, pour peu qu'on ait un aide sous la main, ou simplement une malade docile, on se servira, avec plus d'avantages encore, des valves indépendantes de Simon

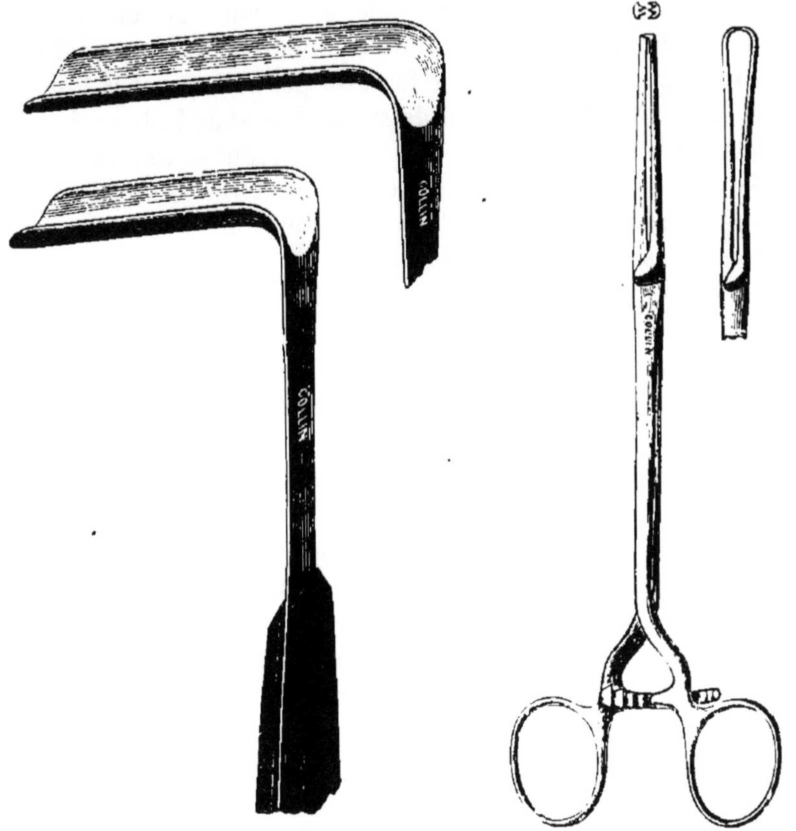

Fig. 20 et 21. — Valves en acier nickelé.

Fig. 22 et 23. — Fig. 22. Pince droite à deux griffes. — Fig. 23. Pince de Trélat.

ou d'un modèle analogue, surtout si on doit s'aider du moyen suivant :

J. Fixation et abaissement du col. — Ce procédé, recommandé par Hegar en 1874, rend de précieux services, tant pour l'exploration que pour les opérations à pratiquer sur l'utérus. On peut se servir, pour l'appliquer, d'un simple crochet, ou mieux, d'une pince-érigne à mors très fins et de 4 ou 5 millimètres de longueur qui se croisent au contact et se détachent à angle droit des branches : celles-ci se ferment à crémaillère (fig. 22 et 23).

On conduit l'instrument sur les doigts ou, en se guidant de l'œil, entre les deux valves de Simon, mises en place, et on saisit la lèvre antérieure du col. On retire alors la valve supérieure et on fait maintenir la pince par un aide, ou par la malade elle-même qui passe l'index dans un des anneaux. Suivant le degré de traction exercé, on fixe simplement le col, ou bien on l'abaisse jusqu'à la vulve.

On le rend ainsi très accessible à la vue, au doigt et aux instruments et, en pratiquant simultanément le toucher vaginal ou rectal, on peut explorer à l'aise la paroi postérieure et même, parfois, le fond de l'utérus, le cul-de-sac de Douglas, la base des ligaments larges et les annexes. On ne peut souvent pratiquer le cathétérisme utérin et, *a fortiori*, l'introduction d'une tente, sans cette manœuvre préalable. Enfin, il est indispensable d'y avoir recours pour toutes les opérations cervicales.

Elle est contre-indiquée en cas d'inflammation périmétritique aiguë ou si elle expose à rompre quelque collection.

Parfaitement inoffensive, dans la grande majorité des cas, pourvu qu'elle soit pratiquée sans violence et avec de rigoureuses précautions antiseptiques, elle est très bien supportée d'ailleurs, à moins que le col ne soit très enflammé ou la malade très nerveuse.

En cas d'hémorrhagie, toujours légère du reste, produite par la piqûre d'une veine variqueuse du col, on aura recours à une injection chaude, à la compression momentanée au moyen d'un tampon sec ou imprégné de perchlorure de fer au 1/3.

K. Cathétérisme. — a. *Cathétérisme de l'utérus.* — Après la vulgarisation de l'hystérométrie, vers le milieu de ce siècle, par Huguier, Simpson et Kiwisch, on en avait beaucoup usé et abusé. De cruels déboires rendirent les gynécologues plus circonspects et une réaction ne tarda pas à se faire (Scanzoni). Mais, depuis l'emploi des antiseptiques, on a su revenir, et sans excès, à ce moyen d'exploration, indispensable dans certains cas.

Les *sondes utérines* sont *rigides*, *malléables* ou *flexibles*. — Les premières servent au redressement de l'axe utérin et ne peuvent être utilisées pour l'exploration que si l'utérus est très perméable et non coudé.

La meilleure sonde exploratrice est une tige *malléable*, en cuivre doux, en argent, en étain, de 25 à 30 centimètres de longueur, de 3 millimètres environ de diamètre, terminée d'un côté par un bouton mousse et, de l'autre, par un manche cylindrique ou aplati. Elle est graduée en centimètres au moyen d'encoches peu profondes et faciles à nettoyer. L'hystéromètre de Sims (fig. 24) en est le type.

Pour pratiquer l'hystérométrie, on place la femme en position

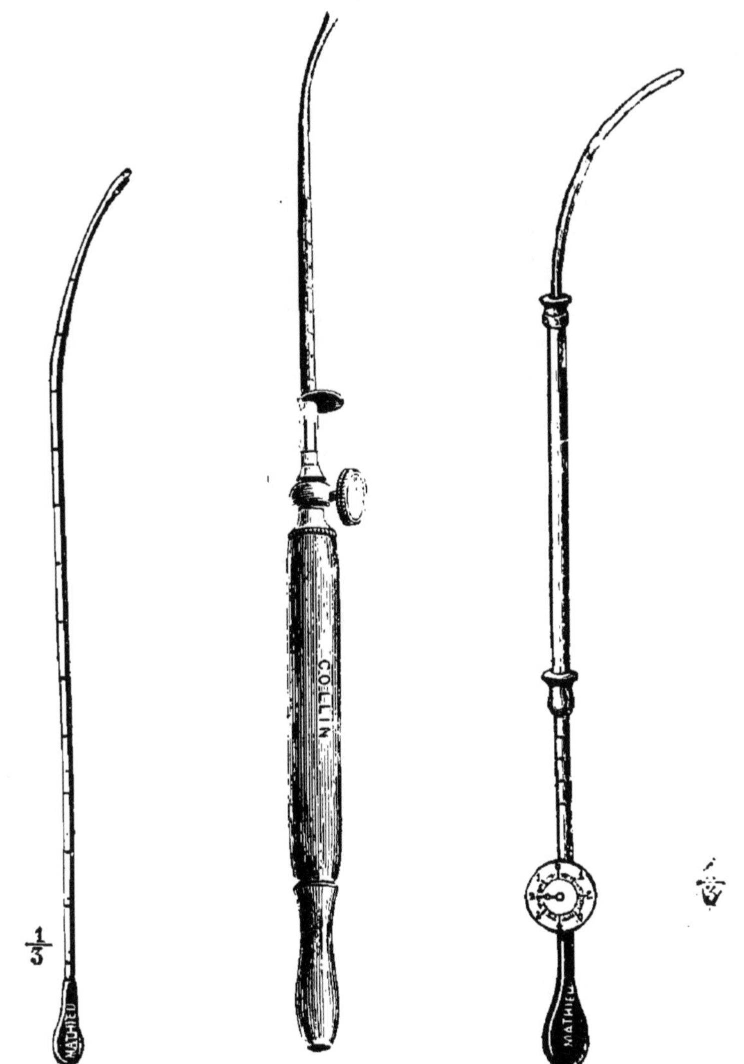

Fig. 24. — Hystéromètre de Sims. Fig. 25. — Hystéromètre de Collin. Fig. 26. — Hystérocurvimètre de Terrillon.

sacro-dorsale ; le vagin et le col doivent être soigneusement lavés ; il est également très prudent, surtout en cas de leucorrhée, de nettoyer, au moyen d'un applicateur entouré d'ouate créosotée, toute la surface accessible de la cavité cervicale. La sonde est rigoureusement désinfectée, et, d'après les indications fournies par l'exploration bimanuelle, on lui donne la courbure qui semble devoir convenir. Si l'utérus est en position normale, on conduit alors l'instrument, la concavité tournée en avant et le manche relevé, le long de la face palmaire des doigts vaginaux qui immobilisent le col dans l'axe du vagin et indiquent l'orifice externe. Lorsqu'on a franchi celui-ci, on abaisse l'extrémité extérieure de la sonde et on la pousse doucement jusqu'au fond de l'utérus, en lui imprimant, au besoin, de légers mouvements de latéralité, pour lui faire franchir, sans violence, les obstacles qu'elle peut rencontrer. Pour mesurer la longueur de l'utérus, on retire la sonde accompagnée de l'index qui marque, avec l'ongle, le niveau de l'orifice externe. On peut aussi faire l'hystérométrie à travers un spéculum, mais, de cette façon, elle n'est pas toujours possible.

Si l'utérus est rétrodévié, la sonde est introduite, la concavité en arrière, jusqu'au fond de l'organe, puis, si l'on veut opérer le redressement, on lui fait exécuter, pour ramener sa concavité en avant, une sorte de tour de maître, analogue à la manœuvre pratiquée quelquefois pour le cathétérisme de l'urèthre chez l'homme.

Difficultés. — Elles tiennent : 1° à l'*étroitesse du trajet :* il faut alors prendre une sonde plus fine, ou quelquefois plus grosse, lorsque l'obstacle consiste dans un épaississement de la muqueuse. Le spasme de l'orifice interne cesse ordinairement de lui-même, au bout d'un instant, pour peu qu'on appuie sans forcer et d'une manière continue.

2° Aux *déviations de l'utérus :* on les a constatées d'abord par l'exploration bimanuelle : s'il y a *antéflexion* aiguë, il faut exagérer la courbure de la sonde à son extrémité et relever très haut le manche dans le premier temps de l'introduction, : s'il y a *rétrodéviation*, on dirigera la courbure en arrière et non plus en avant. En cas de *latérodéviation*, le col peut être tout à fait excentrique : on le ramènera alors, autant que possible, avec les doigts, dans l'axe du conduit vaginal. Dans tous les cas, on facilitera beaucoup l'opération en fixant et en abaissant le col, de manière à redresser l'axe utérin et à empêcher l'organe de fuir sous la poussée de l'hystéromètre.

3° *Aux déviations de la cavité utérine.* — Pour y remédier, on a imaginé les *hystéromètres flexibles*, munis ou non de curseurs, de cadrans, etc. (Terrillon) (fig. 26). Le meilleur est encore une simple bougie uréthrale, de calibre approprié et de flexibilité modérée, tenue à la main ou montée sur un manche ou sur une pince. Cet instrument s'introduit facilement, contourne le relief des tumeurs et ne risque pas de léser la muqueuse. Pour obtenir la longueur de la cavité, on le retire avec une pince plate posée au niveau du museau de tanche, et l'on n'a qu'à reporter la portion qui a pénétré dans la cavité utérine sur l'hystéromètre gradué.

Résultats. — L'hystérométrie renseigne : 1° sur la *longueur générale* de l'utérus, sur la *longueur relative* du corps et du col, sur les *dimensions antéro-postérieures et latérales de la cavité du corps.* Dans un utérus sain, l'hystéromètre n'est guère mobilisable latéralement; il indique donc une augmentation de largeur de la cavité, lorsqu'on peut le déplacer facilement dans tous les sens.

2° Sur *l'épaisseur et la consistance des parois utérines*, lorsqu'on la combine avec le palper.

3° *Sur la direction de l'utérus*, qui peut avoir échappé au palper combiné au toucher, comme il arrive en cas de tumeurs, d'épaisseur considérable des parois, d'exsudats.

4° *Sur les états pathologiques de la muqueuse.* — A l'état sain, à part un certain degré de sensibilité de l'orifice interne, qui peut être assez prononcé chez les nerveuses, le cathétérisme, bien fait, ne doit produire aucune réaction : une vive douleur, une hémorrhagie indiquent une hyperhémie pathologique ou une lésion, localisée ou généralisée, de l'endométrium. Avec un peu d'habitude, on arrive à sentir une flexion, des fongosités, la saillie de brides scléreuses ou de tumeurs sous-muqueuses, etc.

5° Enfin, sur *la mobilité de l'utérus.*

Contre-indications. — La première est le *soupçon d'une grossesse.* Aussi, ne devra-t-on faire le cathétérisme qu'après s'être renseigné sur la date des dernières règles et avoir vérifié, par les autres moyens, l'état de l'utérus, si on a des raisons de craindre que la malade ne se trompe, ou cherche à tromper sur cette date. On sait de combien d'avortements s'est rendu coupable le cathétérisme intempestif.

La constatation d'un *processus inflammatoire aigu ou récent*, dans l'utérus ou à son voisinage, doit aussi faire rejeter ou ajourner ce mode d'exploration. Il sera également prudent de s'en abstenir à un premier examen, si la malade présente une leucorrhée suspecte et si l'on n'est pas outillé pour pratiquer extemporanément une désinfection suffisante des premières voies. Il vaut mieux alors prescrire des injections antiseptiques et remettre à une prochaine visite le complément d'examen.

Dangers. — Les dangers de l'hystérométrie se déduisent de ses contre-indications. L'introduction très prudente de la sonde utérine ne suffit pas toujours à provoquer l'avortement : on l'a même préconisé comme moyen de diagnostic de la grossesse au début. Mais nous ne pouvons appuyer cet audacieux conseil et recommandons au contraire l'abstention absolue s'il y a soupçon de gravidité.

La même réserve est nécessaire en cas d'inflammation aiguë, ne fût-elle justifiée que par la douleur utérine que produit le cathétérisme dans ces conditions.

On observe exceptionnellement la syncope ou le collapsus, au moment où la sonde traverse l'orifice interne; cet accident, qui ne survient guère que chez des femmes très nerveuses, est ordinairement sans conséquences.

Le passage de la sonde dans une trompe dilatée semble avoir été observé quelquefois (Jacobs). Mais, beaucoup plus souvent, on a traversé la paroi utérine avec une sonde trop mince ou manœuvrée sans précautions suffisantes. Des recherches de Liebman (de Trieste) tendent à montrer que, dans la moitié des cas, cet accident est facile. S'il est souvent inoffensif, comme prend plaisir à le démontrer Simon, il serait dangereux de s'y exposer avec un utérus septique ou un instrument suspect. Aussi, lorsque l'utérus est en état de subinvolution, mou, variqueux, est-il préférable de se servir de sondes molles.

b. *Cathétérisme des uretères.* — Le *cathétérisme et l'exploration des uretères* est d'un usage trop exceptionnel pour que nous en donnions ici la description. Nous renvoyons pour l'historique à Pawlik (1) (fig. 27) et, pour les procédés, à Sänger (2) et à Schultz (3), qui a bien résumé et exposé la question.

c. *Cathétérisme des trompes.* — De même, les tentatives de *cathétérisme méthodique des trompes* sont encore trop rares et trop personnelles pour que ce moyen, d'un emploi délicat et difficile, soit encore près d'entrer dans la pratique courante.

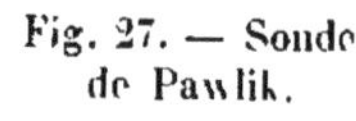

Fig. 27. — Sonde de Pawlik.

L. Dilatation exploratrice. — Le cathétérisme et le curettage explorateurs réduisent de beaucoup l'importance et l'usage de la dilatation comme moyen de diagnostic intra-utérin. Il est des cas, toutefois, où l'exploration avec le doigt ne peut être remplacée par

(1) Pawlik, *Langenbeck Archiv*, XXXIII, Hoft 3.
(2) Sänger, *Archiv für Gyn.* XXVIII, p. 54, et *Congrès de Leipsig*, 1886.
(3) D. Schultz, *Nouv. archiv. d'obst. et de gynécol.*, 1887, p. 205, 202.

aucune autre méthode. Ainsi en est-il, lorsqu'il s'agit de reconnaître certaines tumeurs sessiles ou pédiculées, leur siège et les dimensions de leur point d'implantion; lorsqu'il faut apprécier la consistance et l'épaisseur des parois de l'organe; différencier un fibrome pédiculé d'une inversion utérine, etc.

Suivant les besoins, la dilatation portera sur l'orifice externe, sur le trajet cervical ou sur la cavité utérine tout entière. Dans le premier cas, le débridement bilatéral du museau de tanche suffit. Si l'on veut arriver à l'orifice interne, l'incision doit être prolongée jusqu'à l'insertion vaginale et sera ensuite réparée au moyen d'un ou deux points de suture. L'exploration de la cavité cervicale peut encore être rendue possible extemporanément à l'aide des divers dilatateurs mécaniques que nous étudierons, ou, progressivement et lentement, par l'usage des tentes dilatatrices. Ce dernier moyen est le meilleur pour obtenir la large expansion de la cavité utérine tout entière (Voir 2e partie).

Quel que soit le procédé mis en œuvre, lorsqu'on a obtenu le degré de dilatation nécessaire, la malade étant placée dans la position sacro-dorsale, l'index d'une main est introduit dans le vagin jusque dans la cavité cervicale dont il explore les parois, puis poussé jusqu'au fond de l'utérus. Pour faciliter la manœuvre, l'autre main saisit le fond de l'organe et le refoule à la rencontre du doigt intra-utérin. Lorsque l'utérus est d'une grande mobilité ou difficilement accessible à la main abdominale en raison de l'épaisseur ou de la rigidité des parois, il est utile de faire maintenir le col par un aide au moyen d'une pince à abaissement. L'exploration doit être faite rapidement et aseptiquement, et on la fait suivre d'une injection intra-utérine et de la suture des surfaces cruentées, si on a pratiqué l'incision cervicale.

Enfin on a conseillé de compléter les données du toucher par l'exploration visuelle, en s'aidant de lampes, de réflecteurs, du miroir frontal ou de la lampe électrique de Trouvé, etc.

Le toucher intra-utérin reconnait les mêmes contre-indications que le cathétérisme : c'est-à-dire, soupçon de la grossesse, etc. La plupart du temps, on peut le remplacer par l'un des deux moyens suivants :

M. Curettage explorateur. — En présence d'une hémorrhagie utérine prolongée, irrégulière, compliquée, ou non, d'écoulement leucorrhéique et dont l'origine n'a pu être reconnue par les anamnestiques ou les moyens ordinaires d'investigation, l'examen direct de la muqueuse utérine peut être nécessaire, tant au point de vue du pronostic que du traitement à adopter. Pour se procurer un fragment de la muqueuse malade, on a recours au *curettage explorateur* (1).

Il est rare que, dans les cas où cette opération est indiquée, la cavité utérine ne soit pas facilement accessible. On se sert, pour la pratiquer, d'une étroite curette de Récamier, en forme de gouttière, ou d'une petite curette à boucle, légèrement incurvée, dont l'ouverture n'excède pas 4 à 5 millimètres. Certains opérateurs n'emploient que des curettes mousses ; avec des bords tranchants, on abrase plus rapidement, plus profondément et sans plus de danger le lambeau de muqueuse dont on a besoin.

On conduit l'instrument doucement, jusqu'au fond de l'utérus, puis on le ramène de haut en bas, en pressant sur l'une des parois. Si le lambeau abrasé est insuffisant, on recommence la même manœuvre sur la face opposée, sur le fond, sur les côtés de l'organe.

L'opération est peu douloureuse, en général, et ne détermine qu'un suintement sanguin négligeable. On peut, au besoin, la faire suivre d'une injection intra-utérine chaude, si la perméabilité de l'utérus le permet, injecter quelques gouttes de perchlorure de fer, ou mieux, tamponner avec une étroite bande de gaze iodoformée.

Nous nous contentons ordinairement d'un badigeonnage à la créosote pure, ou dédoublée de glycérine, et de l'application d'un tampon vaginal iodoformé.

Si, à première vue, l'aspect des lambeaux enlevés ne renseigne pas sur leur nature, l'examen histologique lèvera les doutes, et établira si on a affaire à de l'hyperplasie simple, à des débris ovulaires ou placentaires, à des polypes muqueux, à du fibrome sphacélé ou à l'une des variétés de néoplasies malignes susceptibles d'envahir la muqueuse interne.

A condition d'être pratiqué proprement et en dehors des états aigus, le curettage explorateur est d'une innocuité parfaite, et nul moyen d'exploration ne peut, dans un grand nombre de cas, donner des renseignements aussi précis.

N. Excision exploratrice. — L'excision exploratrice n'est applicable qu'à la portion vaginale du col ou, dans quelques cas, au vagin : permettant d'obtenir des fragments de tissus plus volumineux que ceux fournis par la curette, elle est beaucoup plus favorable à l'examen histologique.

On se rend maître de l'hémorrhagie par un attouchement au perchlorure de fer, au thermocautère, par un point de suture au

(1) Nous renvoyons, pour la technique générale du curettage, à la 2e partie.

catgut, ou, simplement, par le tamponnement antiseptique du vagin.

O. Ponction exploratrice. — On l'emploie en cas d'incertitude sur la nature d'une tumeur abdominale ou pelvienne. Elle se fait par la paroi abdominale ou par le vagin, au moyen de l'aiguille tubulée de l'appareil aspirateur de Potain ou de Dieulafoy (1).

Le liquide recueilli est du sang, du pus, ou de nature indéterminée. En ce dernier cas, l'examen chimique et microscopique donnera les renseignements voulus.

P. Laparotomie exploratrice. — L'incision de l'abdomen, dans un but de diagnostic, n'est justifiée qu'en dernière analyse, quand tous les autres moyens d'investigation laissent encore des doutes.

Il est vrai que le diagnostic des lésions pelviennes est souvent très délicat, impossible même à établir dans son intégrité, autrement que *de visu*. La laparotomie exploratrice n'est alors « que le premier temps d'une intervention plus complète, qui est la fin probable ou désirée de l'acte chirurgical ». (Richelot.) Mais il ne faut ouvrir le ventre que sur la garantie d'un diagnostic clinique aussi précis que possible.

La technique est la même que pour la laparotomie en général, et requiert le même luxe de précautions. L'incision devra être faite aussi petite que possible, quitte à être agrandie ensuite pour les besoins de l'opération curative.

(1) Se reporter, pour la technique, à la 2e partie.

LIVRE II

TROUBLES FONCTIONNELS

CHAPITRE PREMIER

TROUBLES DE LA MENSTRUATION

I. — Menstruation normale.

Avant de parler des troubles de la menstruation, nous croyons utile de donner un court aperçu de cette fonction, à l'état physiologique.

La *menstruation*, sans préjuger de sa *physiologie intime*, est caractérisée par l'*écoulement sanguin, périodique et temporaire, qui se produit chez la femme pubère.*

Puberté. — C'est vers quinze ans (de douze à seize) que, dans nos climats, se manifestent les premières règles, avec les autres symptômes de la *puberté*. La date de leur apparition tient à des causes générales ou individuelles : races, climat, latitude, rang social, mode d'éducation, d'alimentation, occupations habituelles, constitution, hygiène en général, etc. On a observé exceptionnellement l'écoulement menstruel dès la naissance ou, plus souvent, dans les premières années de la vie (*menstruation précoce*). Cette précocité semble sans influence sur l'évolution ultérieure de la fonction ; on aurait remarqué cependant une certaine coïncidence entre cette anomalie, d'une part, le cancer (P. Bernard), et le retard de la *ménopause*, d'autre part.

Ménopause. — Celle-ci survient vers quarante-six ans, en moyenne, ce qui implique, pour la vie génitale de la femme, une durée ordinaire de trente à trente-deux ans. Mais, ici encore, les exceptions ne sont pas rares de *cessation anticipée*, et, surtout, de *contination tardive*. Abstraction faite des métrorrhagies symptomatiques d'affections utérines, prises pour des règles et survenant au delà de l'âge habituel de la ménopause, il y a des faits incontestables et assez nombreux de règles véritables persistant jusqu'à cinquante-cinq, soixante et même soixante-dix ans (A. Emmet).

En pratique, ces écoulements tardifs, malgré leur apparente périodicité, doivent être considérés comme suspects.

On a vu, d'autre part, la ménopause *précoce* survenir à quarante, trente et même vingt-sept ans.

Quel est le mécanisme *physiologique* de la menstruation ?

Nous ne pouvons faire ici l'exposé ni la critique des théories émises à ce sujet. Nous dirons cependant que la théorie classique de l'ovulation (Négrier, Coste, Bischoff, etc.), avec ses dérivés et ses diverses interprétations (Pflüger, Löventhal, etc.), est fortement battue en brèche (Beigel, de Sinéty, L. Tait, etc.) ; on a même été jusqu'à nier toute corrélation entre l'ovulation et la menstruation (Reeves Jackson, L. Tait), ce qui est excessif.

Nous admettrons, pour le moment, avec de Sinéty, que « l'ovulation et le flux menstruel sont deux phénomènes ordinairement connexes, mais non liés nécessairement l'un à l'autre ».

Du reste, nulle des théories plus récentes n'a pu encore se substituer victorieusement à l'ancienne (1).

C'est la muqueuse du corps de l'utérus qui subit, pendant la menstruation, les modifications les plus profondes. Léopold les résume ainsi : hypertrophie et œdème congestif de la muqueuse ; modifications des glandes qui sont hypertrophiées, allongées, sinueuses ; les espaces lymphatiques sont dilatés ; tout le stroma est infiltré d'éléments embryonnaires et on trouve, à sa surface, des cellules géantes. L'issue des globules rouges se fait par diapédèse et par rupture du réseau vasculaire superficiel (de Sinéty). On a cru qu'il se produisait, à chaque époque, une desquamation totale ou superficielle de la muqueuse ; mais les recherches de Kündrat, Léopold, Maricke, de Sinéty, ont démontré qu'elle persiste dans toute son épaisseur. Il y aurait bien sécrétion exagérée de la muqueuse de l'utérus et des trompes, mais pas de modifications dégénératives (James Oliver).

(1) Celle qu'a récemment émise F. Byron Robinson (*Amer. Journ. of obst.* 1891, n° 9) mérite toutefois d'être signalée, en ce qu'elle explique. tout à la fois, l'écoulement du flux cataménial et sa périodicité.

D'après l'auteur, il existerait, dans les parois de la trompe et de l'utérus, de petits ganglions, qu'il appelle *ganglions automatiques de la menstruation* et qui, fonctionnellement analogues à ceux de Bidder, de Schmidt, de Ludwig, de Remack, aux plexus d'Auerbach et de Meissner, président au fonctionnement rythmique, périodique, de l'utérus et de la trompe. Son assertion est basée sur des expériences de physiologie comparée, et sur des recherches anatomiques. Les ganglions en question seraient parfois visibles avec une forte oupe ; les filets sympathiques qui en émanent se rendraient aux trompes et au corps de l'utérus, tandis que les filets dépendant du plexus sacré innerveraient plus spécialement le col.

La muqueuse tubaire subit des modifications identiques; celle du col utérin ne fait que sécréter davantage.

La *quantité de sang* qui s'écoule à chaque menstruation varie, pour chaque femme, et peut différer, chez la même, d'un mois à l'autre : on l'évalue à une moyenne de 100 à 300 centimètres cubes.

Au début et *à la fin* de la période, le sang est mélangé de mucus et présente une coloration moins vive. Dans la période d'*état*, il a les caractères du sang veineux ; chargé d'acide carbonique et additionné de mucus, il a peu de tendance à *se coaguler ;* néanmoins, s'il transsude abondamment et séjourne dans la cavité, il forme des caillots dont l'expulsion provoque des coliques. Son *odeur* spéciale est due aux altérations qu'il subit, grâce à la lenteur de son écoulement et à son mélange aux sécrétions vaginales ; cette odeur est, du reste, d'autant moins prononcée que la femme est plus soigneuse d'elle-même.

Le bon sens et l'observation ont depuis longtemps fait justice des préjugés anciens qui attribuaient au sang menstruel des propriétés nuisibles; cependant Barnes admet, en cas de rétention, une sorte de *toxémie menstruelle*, par résorption du sang altéré, et analogue à certains faits de fièvre puerpérale autogénétique.

Tout le système génital : ovaires, ligaments larges, vagin, vulve, seins, participe à la congestion menstruelle.

Au moment de la première menstruation, l'organisme subit des modifications profondes dont l'ensemble constitue *la puberté*. Le bassin s'élargit, les poils apparaissent sur le pubis ; les seins et le corps thyroïde se développent, etc.

L'apparition du sang peut se produire sans prodromes chez les jeunes filles bien équilibrées et les surprendre en pleine santé. Le plus souvent toutefois, et surtout dans les villes, elle est précédée de lassitude, de pesanteur pelvienne et lombaire, de céphalalgie, de bouffées de chaleur, de vertiges, de modifications dans l'humeur, de besoins plus fréquents d'uriner, de prurit vulvaire, de gonflement douloureux des seins, etc. Tous ces malaises s'atténuent dès que l'écoulement commence, ou bien persistent pendant toute sa durée.

Une fois établies, les règles reparaissent tous les vingt-huit ou trente jours, pendant toute la période génitale de la femme, avec le même cortège de signes généraux et locaux, plus ou moins marqués. Ceux-ci, dans leur ensemble, réalisent ce qu'on a appelé le *molimen menstruel* et justifient l'expression familière des femmes : « *Je suis indisposée.* »

Il n'est pas rare de voir se produire, à l'occasion de règles, parfaitement normales d'ailleurs, des manifestations cutanées périodiques, telles que des poussées d'herpès, d'acné, d'urticaire, de pemphigus, d'eczéma, d'érysipèle, etc., parfois aussi de l'amygdalite subaiguë (Genet), de la parotidite (Habran), un gonflement exagéré du corps thyroïde (Plet).

Pendant cette période, les femmes doivent éviter les changements brusques dans leur genre de vie habituel, les émotions vives, l'impression, locale ou générale, du froid, le coït, toute cause, même légère, d'infection, la muqueuse utérine se trouvant alors dans des conditions particulièrement favorables de *réceptivité*.

L'*aménorrhée*, dans sa signification la plus rigoureuse, est l'*absence complète de transsudation sanguine périodique par la muqueuse utéro-tubaire*. Cette définition exclut les cas de rétention du flux menstruel par obstacle mécanique.

L'aménorrhée est *physiologique* avant la puberté et après la ménopause, pendant la grossesse et la lactation.

Les hémorrhagies intermittentes qu'on observe parfois au début, ou même dans le cours de la gravidité, tiennent à une transsudation congestive ou à une lésion organique du col ou du corps de l'utérus, et n'ont jamais rigoureusement les caractères de périodicité, de durée, de quantité ou de qualité, des règles véritables. Celles-ci reparaissent, en général, vers le quarante-cinquième jour après l'accouchement, si la mère ne nourrit pas (*retour de couches*).

Pendant l'allaitement, les exceptions à l'aménorrhée normale sont beaucoup plus fréquentes : il n'est pas rare de voir des nourrices, très bonnes d'ailleurs, réglées à partir du sixième ou du huitième mois, ou même dès l'époque habituelle du retour de couches. Le lait, dans ces conditions, est seulement moins riche en matières grasses (Raciborski) et les chances de fécondation nouvelle sont accrues.

II. — Aménorrhée pathologique.

Étiologie et Pathogénie. — Les causes de l'aménorrhée *pathologique* relèvent : des organes génitaux, de l'état général ou du système nerveux.

a. *Causes d'origine génitale*. — L'aménorrhée *permanente et spontanée* tient ordinairement à un arrêt de développement de la totalité, ou d'une partie, de l'appareil génital.

Les *affections utérines* produisent plutôt des ménorrhagies ou de la dysménorrhée : l'aménorrhée peut cependant s'observer dans certaines formes scléreuses, et même fongueuses (Hunter), de métrite, et en cas de superinvolution.

De même, les affections *des ovaires* ne produisent guère l'aménorrhée que dans le cas de dégénérescence absolue.

La *suppression chirurgicale de la totalité des deux ovaires entraîne la ménopause artificielle immédiate ou à brève échéance :* telle est l'opinion généralement admise. Les faits, assez nombreux, de continuation momentanée ou définitive de la menstruation, après l'ablation bilatérale des ovaires, s'expliquent, soit par la présence d'un ovaire surnuméraire ou d'un fragment de tissu ovarien qui aurait échappé à l'exérèse, soit par la persistance de lésions utérines, soit par une sorte d'habitude organique, etc.

Pour ce qui est de la suppression fonctionnelle ou chirurgicale des *trompes*, il est impossible de rien conclure des observations diamétralement contradictoires qui ont été publiées (L. Tait, Lucas Championnière, etc.).

Les affections pelviennes, en général, ne produisent que rarement l'aménorrhée.

Enfin, on l'observe parfois, pendant un mois ou deux, après le curettage et, d'une façon définitive, après les cautérisations avec les bâtonnets de chlorure de zinc.

b. *Causes d'ordre général.* — Toutes les affections aiguës et chroniques susceptibles de retarder le développement des organes génitaux, de modifier l'état du sang, de débiliter profondément l'organisme, peuvent produire l'aménorrhée. Ainsi agissent, à des degrés divers : la *chlorose*, la scrofule, l'anémie, la tuberculose (au début comme à la période cachectique), les maladies typhoïdes, l'albuminurie, le diabète, les cachexies diverses, médicales ou chirurgicales, certaines intoxications (alcoolisme, morphinisme), l'obésité, la syphilis.

Il faut compter encore avec les défectuosités de l'hygiène : claustration, défaut d'air, de lumière et d'exercice, surmenage intellectuel ou physique, nourriture insuffisante ou changement brusque dans l'alimentation, etc., etc.

c. *Causes d'origine nerveuse.* — Elles agissent par inhibition ou par perturbation vaso-motrice et ne produisent ordinairement qu'un arrêt transitoire de l'écoulement menstruel.

Une émotion vive, quelle qu'en soit la nature, un refroidissement subit, portant sur les organes génitaux ou sur tout le corps, le shock opératoire, etc., déterminent parfois un arrêt brusque des règles en cours, ou bien, agissant en dehors de la période menstruelle, peuvent produire ultérieurement l'aménorrhée. L'hystérie, l'épilepsie, certaines formes d'aliénation mentale et de myélites comptent l'aménorrhée parmi leurs symptômes. Enfin elle peut avoir pour cause la suggestion directe ou une sorte d'autosuggestion, par crainte ou désir excessif d'une grossesse (Raciborski). Elle se borne le plus souvent, dans ces cas, à un simple retard.

Symptomes. — L'aménorrhée, à moins qu'elle ne soit congénitale, s'établit, suivant sa cause, insensiblement, par diminution progressive, puis arrèt de la fonction; ou brusquement, au milieu même d'une période.

Que le trouble soit permanent ou transitoire, l'époque menstruelle peut passer inaperçue, être signalée simplement par le *molimen menstruel*, ou donner naissance à des troubles éloignés et divers : exanthèmes cutanés ou muqueux, que nous avons énumérés déjà, nervosisme exagéré, allant jusqu'aux crises convulsives, perturbations sensorielles (Abadie, Dehenne, etc.), paraplégie (Bowee, etc.).

L'écoulement sanguin est parfois remplacé par des *sécrétions supplémentaires :* leucorrhée, diarrhée, galactorrhée (Jones), hyperhydrose.

Enfin, il peut se faire périodiquement, sur d'autres point du corps, des *règles déviées* (*menstruation vicariante*, *supplémentaire*). Les muqueuses, nasale, bronchique, gastrique, rectale, en sont le siège le plus fréquent. Exceptionnellement, on les a vues se produire par l'oreille, ou à la surface d'une tumeur, d'une plaie cutanée. Bien que beaucoup de cas de ce genre soient sujets à révision, il en est de trop bien observés pour être mis en doute.

Pronostic et marche. — L'aménorrhée n'est souvent qu'un simple retard de quelques années dans l'apparition des règles et tient alors à un retard de développement ; la menstruation s'établit ensuite régulièrement.

Permanente, elle n'est pas incompatible avec une santé d'ailleurs parfaite, ni même avec l'aptitude à la fécondation et à la gravidité. On a vu des femmes conduire à terme des grossesses successives sans avoir jamais été réglées et cesser alors, ou continuer, d'être aménorrhéiques.

Accidentelle, son pronostic varie avec sa cause : elle n'est souvent qu'un phénomène négligeable ou même heureux, *en soi*, dans les affections consomptives, mais indique toujours un trouble profond de l'économie.

D'origine *émotive*, elle est quelquefois de courte durée et peut cesser brusquement, comme elle est survenue, sous l'influence d'une cause analogue à celle qui l'a produite.

Diagnostic. — L'aménorrhée ne peut être confondue qu'avec la *rétention mécanique* des règles, par imperforation ou obstruction des voies génitales, cause d'erreur facilement écartée, d'ailleurs, par l'examen direct.

Chez une jeune femme ou une jeune fille, antérieurement bien réglée et d'ailleurs bien portante, la suppression des règles devra tout d'abord faire songer au *début d'une grossesse*, dont on recherchera les autres signes de probabilité.

La menstruation était-elle irrégulière et la femme, en puissance d'une affection chronique, le diagnostic peut être beaucoup plus difficile et l'on est parfois obligé d'attendre, pour accepter ou rejeter l'idée de la grossesse. Il ne faut pas oublier les faits de *grossesse nerveuse*, par désir excessif ou par crainte de la conception.

Si l'aménorrhée est réellement *pathologique*, il importe d'en déterminer la *cause*. La solution du problème est généralement facile. Le plus souvent, on se trouve en présence d'une jeune fille pâle, gracile, lymphatique ou nerveuse, présentant des stigmates de scrofule, mal nourrie ou mal logée, surmenée de travail physique ou intellectuel dans un atelier ou une pension. Le trouble menstruel tient alors, soit à un développement incomplet de l'appareil génital, ce qu'on peut vérifier par l'examen direct sous le chloroforme, soit au mauvais état général, soit à ces deux causes réunies.

Quand l'aménorrhée s'accompagne de symptômes pelviens, elle est associée à une lésion utérine ou péri-utérine, que les antécédents et l'exploration locale feront reconnaître.

Quant aux *déviations des règles*, pour être caractéristiques, elles doivent être périodiques et coïncider avec le molimen menstruel et l'absence d'écoulement sanguin par les voies génitales.

Traitement. — Il doit répondre, avant tout, aux indications *causales*. L'aménorrhée est-elle symptômatique d'une affection utérine ou péri-utérine? C'est à cette affection qu'il faut s'attaquer tout d'abord.

S'agit-il d'une jeune fille chlorotique, placée dans des conditions défectueuses d'hygiène, et présentant un défaut de développement ou d'activité de l'appareil utéro-ovarien ? On conseillera une bonne nourriture, les promenades au grand air, la gymnastique, l'hydrothérapie, le massage, les frictions alcooliques, les toniques (fer et arsenic), les inhalations d'oxygène, l'électricité statique (Bigelow).

Les emménagogues : rue, sabine, safran, apiol, acides oxalique et salycilique, oxalate de cérium, permanganate de potasse, etc., ne doivent être employés qu'avec ménagement.

Chez les femmes mariées, l'application intra-utérine de courants faradiques, ou mieux, continus, peut rendre des services.

Chez les pléthoriques ou les obèses : régime approprié, emménagogues, électricité, révulsifs sur la colonne vertébrale et sur les cuisses au moment présumé des règles, bains de pieds et bains de siège chauds, scarifications du col.

On pourra encore essayer du cathétérisme répété, de la dilatation, du curettage, des applications intra-utérines de teinture d'iode, des badigeonnages iodés du bas-ventre et du col.

Dans les cas d'affections consomptives, le traitement de l'aménorrhée se confond avec celui de la maladie principale.

Les emménagogues, les drastiques, les révulsifs sur les membres inférieurs, réussissent assez souvent contre l'aménorrhée *a frigore* ou d'origine émotive, qui peut cesser spontanément sous l'influence d'une émotion nouvelle.

Les excitations sexuelles suffisent parfois à hâter le développement de l'appareil génital et à régulariser son fonctionnement. Enfin, il est des cas parfaitement justiciables de la suggestion.

Il faut toujours tâcher de ramener par les moyens sus-indiqués, dans ses voies normales, le flux menstruel dévié vers une autre muqueuse ou vers la peau.

III. — Ménorrhagie.

La *ménorrhagie* est l'*excès, en durée ou en quantité, de l'écoulement menstruel* et diffère de la *métrorrhagie* en ce que celle-ci se produit à intervalles irréguliers.

Si l'on s'en rapporte au tableau de P. Dubois, on voit que la menstruation régulière peut durer de un à douze jours. En présence d'une telle variabilité, à l'état normal, il faut donc, pour apprécier le trouble menstruel, se baser sur une moyenne clinique spéciale à chaque malade, plutôt que sur une définition rigoureuse et générale.

Étiologie et Pathogénie. — Il n'y pas, à proprement parler, de *ménorrhagie essentielle :* on ne peut donner ce nom aux règles dont la durée dépasse la moyenne chez certaines femmes très bien portantes d'ailleurs.

La ménorrhagie tient à des causes *générales* ou *locales :*

a. *Causes générales.* — Ce sont toutes les maladies dyscrasiques : scorbut, purpura, maladie de Werloff, ictère grave, intoxications, mal de Bright, etc. ; celles qui entraînent des troubles circulatoires : maladies du cœur, du foie, des reins, tumeurs.

La *scrofule* prédispose les muqueuses en général, et la muqueuse utérine en particulier, à l'hyperplasie et aux transsudations sanguines.

L'invasion de certaines pyrexies, des pyrexies exanthématiques surtout, coïncidant avec le voisinage des règles, augmente la durée et l'abondance de celles-ci (métrostaxis, épistaxis utérine de Gubler dans la fièvre typhoïde).

La pléthore, la polysarcie, la chlorose, l'anémie, la tuberculose, etc., produisent, suivant les cas, ou alternativement, l'aménorrhée et les ménorrhagies.

Enfin, on a encore vu celles-ci provoquées par l'allaitement (Londe), la fatigue, les émotions et, en dehors de toute affection locale, par la venue de la puberté ou les premières excitations sexuelles.

b. *Causes locales.* — Les affections utérines et péri-utérines, prises dans leur ensemble ont, comme symptôme à peu près constant, la ménorrhagie et la métrorrhagie, qu'il s'agisse d'action réflexe, de stase veineuse, ou d'une modification pathologique de la muqueuse utérine. On peut dire que les deux tiers des cas sont de cette dernière catégorie.

Symptômes. — Le sang, plus copieusement excrété, a plus de tendance à se coaguler et l'expulsion des caillots provoque des coliques. La durée et l'abondance de l'écoulement sont, du reste, éminemment variables chez les différentes femmes et, chez la même, aux diverses époques. Il peut arriver à constituer en lui-même une véritable maladie périodique et produire l'anémie, avec toutes ses conséquences, d'autant plus qu'il s'associe souvent à des métrorrhagies. Parfois, au contraire, il joue le rôle d'une saignée favorable : ainsi en est-il chez les pléthoriques et les cardiaques.

Il n'y a pas d'*anatomie pathologique* propre à la ménorrhagie. On se reportera donc, pour chaque cas particulier, aux lésions de l'affection en cause. Le plus souvent, il y a coexistence d'endométrite.

Pronostic. — Il est évidemment subordonné à la protopathie. Cependant, les ménorrhagies aggravent quelques-unes des maladies qui leur donnent naissance, comme la chlorose et l'anémie. De plus, elles diminuent l'aptitude à la fécondation et prédisposent à l'avortement.

Diagnostic. — Il n'y a vraiment ménorrhagie que si l'écoulement sanguin exerce, par son abondance, une influence fâcheuse sur la santé et s'il se reproduit périodiquement.

Lorsque la ménorrhagie est associée aux métrorrhagies, les

malades elles-mêmes ne sont pas toujours en état de reconnaître l'époque réelle de leurs règles.

Le diagnostic doit être avant tout *étiologique*. C'est vers l'utérus que se dirigeront d'abord les investigations et, dans l'immense majorité des cas, on trouvera, dans cet organe ou ses annexes, la cause de la ménorrhagie. Si l'examen local reste négatif, on recherchera l'affection générale à incriminer.

Traitement. — a. *Le traitement actuel* a pour but de parer aux dangers immédiats ou prochains d'une perte excessive. Dans ce but, on conseille : le repos absolu, dans le décubitus dorsal, la tête basse et le siège élevé ; les irrigations vaginales froides, à condition qu'elles soient continues, ou mieux, chaudes (40 à 48°), prolongées et répétées, additionnées, au besoin, de perchlorure de fer ; l'application d'une vessie de glace sur l'abdomen ; l'ergot, par la bouche, ou ses dérivés, en injection hypodermique ; l'infusion de feuilles de digitale (10 centigr. pour 1 litre d'eau en vingt-quatre heures (Gallard) ; l'extrait fluide d'Hydrastis canadensis, l'antipyrine, le perchlorure de fer, etc. (voir : *Traitement des fibromes*).

Si ces moyens sont insuffisants, on peut recourir au tamponnement vaginal antiseptique et méthodique, à la dilatation utérine qui donne parfois, dès la première laminaire, un résultat inespéré et pourra servir de premier temps à un tamponnement intra-utérin ou à l'application de topiques hémostatiques dans la cavité utérine. On peut pratiquer, dans les cas graves, la ligature médiate et temporaire des artères utérines, à travers les culs-de-sac du vagin.

Ce n'est que très exceptionnellement, après échec des moyens précédents et des opérations intra-utérines, et pour des ménorrhagies symptomatiques de lésions sérieuses, que peut être autorisée l'intervention radicale de l'hystérectomie vaginale ou de la castration.

b. Le traitement *préventif* se confond avec celui de l'affection principale.

IV. — Dysménorrhée.

Le terme *dysménorrhée* signifie : *menstruation difficile* et s'applique, d'une manière générale, aux cas où les malaises ordinaires de la menstruation prennent une intensité morbide.

Étiologie et pathogénie. — Nos connaissances sur la physiologie de la menstruation normale ne nous permettent encore que des hypothèses sur le mécanisme intime de certaines dysménorrhées. Ainsi en est-il pour celles qui ont leur origine en dehors de l'utérus, soit dans les lésions annexielles, soit dans les maladies générales. D'autres, au contraire, s'expliquent facilement par une lésion de l'utérus. On peut donc, pour simplifier les anciennes divisions, un peu confuses, et, sans préjuger du mécanisme pathogénique, admettre trois variétés cliniques de dysménorrhée : la dysménorrhée d'*origine annexielle*, d'*origine utérine* et de *cause générale*. Ces trois variétés sont, du reste, souvent associées.

a. *Dysménorrheé annexielle* (*ovarienne*). — Le retard dans le développement des ovaires, ou le défaut de parallélisme dans l'évolution de l'utérus et des annexes; toutes les affections des ovaires et des trompes; l'inflammation, récente ou ancienne, du péritoine pelvien, par l'influence secondaire qu'elle exerce sur ces organes (périovarite et périsalpingite) ; le varicocèle pelvien; toutes les tumeurs et tuméfactions avoisinant l'utérus : toutes ces causes, par le trouble qu'elles apportent, directement ou secondairement, à l'ovulation régulière, produisent une exagération ou une perturbation dans l'éréthisme de l'ovaire ou de l'utérus et, par suite, déterminent la dysménorrhée.

b. *Dysménorrhée utérine* (*mécanique*, *obstructive*). — Elle dépend d'un obstacle, permanent, passager ou intermittent, apporté à l'écoulement du sang. Le spasme de l'orifice interne (M. Duncan) (*d. spasmodique*); la sténose congénitale ou acquise du col (cautérisations, tumeurs cervicales) ; les déviations, surtout les flexions et, en particulier, l'antéflexion, souvent associée au développement incomplet de l'organe, à la sténose du col et à l'hypeesthésie de la muqueuse; les diverses variétés de *métrites*, en raison de l'hypertrophie de la muqueuse et de la surabondance de l'exsudation sanguine, ou bien, par la perte d'élasticité du tissu utérin et par les compressions nerveuses qui en résultent (*forme scléreuse*, *atrophie de l'utérus*); les tumeurs diverses (fibrome, cancer, polype intra-utérin), surtout celles qui siègent au voisinage de l'orifice interne et l'obstruent : ces diverses causes agissent, soit en diminuant le calibre du conduit cervico-utérin, soit en produisant un afflux de sang subit et disproportionné avec la voie d'écoulement, d'ailleurs normale. Les deux mécanismes vont, d'ailleurs, souvent de pair, de même que les lésions dont ils dépendent.

c. *Dysménorrhée de cause générale*. — Toutes les maladies générales capables de produire l'aménorrhée peuvent donner lieu, par des mécanismes divers, à la dysménorrhée.

Quant à la *dysménorrhée membraneuse*, c'est en réalité une forme de pseudométrite que nous étudierons ailleurs.

Les douleurs intermenstruelles, accompagnées, parfois, d'un

léger écoulement sanguin, et décrites sous le nom de *dysménorrhée intermenstruelle*, en France, de *Mittelschmerz* en Allemagne, ne sont qu'un symptôme de métrite.

Symptômes. — *Douleur* et *irrégularité de l'écoulement menstruel:* tels sont les deux symptômes caractéristiques de la dysménorrhée transitoire ou définitive : ils s'établissent, dès la première menstruation, ou à une époque quelconque de la vie.

La *douleur*, dans les formes liées à une lésion annexielle, apparait, d'ordinaire, plusieurs jours avant l'écoulement, pour cesser ou s'amoindrir en même temps qu'il s'établit. Elle siège dans tout le bas-ventre, mais principalement au niveau des ovaires, et présente des irradiations multiples. Ses caractères se confondent avec ceux des lésions péri-utérines que nous décrirons ailleurs.

Lorsqu'elle est d'origine mécanique, elle se présente avec les caractères de coliques utérines intermittentes ou, plus souvent, continues avec exacerbations, et tellement intenses, parfois, que les malades se tordent et gémissent. Ces coliques débutent souvent aussi avant l'apparition du sang, et cessent alors, ou se continuent pendant un, deux jours, quelquefois même pendant toute la durée des règles. Elles peuvent augmenter progressivement d'intensité, à mesure que se fait plus abondante la transsudation ou la rétention du sang.

L'apyrexie est complète, à moins de réveil de lésions péri-utérines.

L'écoulement se fait péniblement, goutte à goutte ou s'accompagne de caillots, qui sont expulsés après une colique; il peut y avoir un arrêt de plusieurs heures, d'une journée. La durée totale des règles est prolongée ou considérablement abrégée.

On conçoit, étant données la diversité et la complexité des causes de la dysménorrhée, que son tableau clinique varie, pour ainsi dire, avec chaque malade. Elle s'accompagne parfois de ménorrhagie; dans d'autres cas, l'aménorrhée lui succède ou alterne avec elle.

Il n'est pas rare qu'elle s'accompagne, comme l'aménorrhée, de troubles nerveux réflexes ou psychiques, plus ou moins graves, soit transitoires (crises convulsives, hystériques ou épileptiques, nausées, vomissements, etc.); soit durables (troubles sensoriels, parésies diverses, hypochondrie, aliénation chez des prédisposées). L'hystérie, cause fréquente de dysménorrhée, peut aussi se développer sous son influence. Comme dans l'aménorrhée, on peut observer des exhalations sanguines ectopiques.

Enfin, la stérilité est fréquente (dans la moitié des cas, Sims) et un grand nombre des lésions organiques en cause produisent l'avortement.

Le mariage fait souvent disparaître la dysménorrhée lorsqu'elle tient à un retard de développement, tandis qu'il l'aggrave si elle dépend de lésions utérines ou péri-utérines.

Diagnostic. — La *névralgie lombo-abdominale* avec point utérin, exaspérée par la congestion menstruelle, est la seule affection qui puisse être prise pour la dysménorrhée véritable. Le diagnostic se fera, en dehors des périodes, par la constatation des points douloureux d'élection, notamment celui qui siège à l'union du corps et du col.

Il est souvent possible de reconnaître si le trouble est d'origine annexielle ou utérine. Dans la première hypothèse, il est rare qu'on n'observe pas, dans l'intervalle des règles, des douleurs pelviennes et les signes physiques d'une pelvipéritonite ancienne, d'une ovaro-salpingite, etc.; de plus, les douleurs dysménorrhéiques sont plus précoces par rapport à la période, et ont une localisation et une forme particulières.

Dans le second cas, la *colique utérine* est assez caractéristique; de plus, les douleurs n'apparaissent, avec quelque intensité, qu'à l'occasion des règles et peuvent manquer absolument dans leur intervalle. L'examen direct permet, du reste, de reconnaître, dans majorité des cas, la nature de l'obstacle qui contrarie l'écoulement.

S'il y a intégrité complète de tout l'appareil génital, on cherchera, dans l'état général actuel ou dans les antécédents, l'explication du trouble menstruel.

Traitement. — Il est *symptomatique* ou *curatif*.

a. *Traitement symptomatique*. — Au moment des époques, on combattra les manifestations douloureuses par des cataplasmes ou lavements laudanisés, le bromure, la teinture de Cannabis indica, le Viburnum, le piscidia, etc.; par des lavements de chloral, de valériane, de musc, d'asa fœtida; par des suppositoires à la morphine, à l'extrait de belladone ou de jusquiame, etc. ; au besoin, par des injections hypodermiques de morphine, des inhalations d'éther ou de chloroforme, des injections chaudes, des scarifications du col, etc. L'antipyrine ne sera administrée que dans le cas où la dysménorrhée se complique de ménorrhagie. La suggestion peut être tentée et a donné des succès (Kobylinsky).

Les emménagogues, énumérés à propos de l'aménorrhée, peuvent également trouver ici leur indication et seront administrés quelques jours avant les règles : le permanganate de potasse, en pilules, à la dose de 15 à 60 centigrammes, jouit d'une grande vogue en Angleterre où on le considère comme un régulateur précieux de la menstruation.

Le traitement diététique et hygiénique, au cours et dans l'intervalle des règles, répondra aux indications particulières de chaque cas; il peut être curatif à lui seul, s'il s'agit d'un mauvais état général ou d'un retard dans le développement génital. Enfin, le mariage ou la fécondation sont parfois le signal de la guérison.

b. *Traitement curatif.* — Le *traitement curatif* est ordinairement chirurgical et varie avec l'indication causale.

1° *Traitement des lésions utérines et périutérines.* — La dilatation progressive, la galvano-caustique négative, l'incision bilatérale du col, la stomatoplastie, le curettage, les applications intra-utérines de teinture d'iode, le redressement orthopédique ou chirurgical des déviations, l'excision de polypes, l'énucléation d'un petit fibrome, constitueront, suivant les cas, le traitement de choix de la dysménorrhée utérine. (Voir : *Métrite, déviations, sténose du col*, etc.)

Les lésions péri-utérines (périmétrite, ovaro-salpingite, tumeurs, etc.), s'accompagnent, en dehors de la dysménorrhée, de symptômes propres qui requièrent souvent, par eux-mêmes, un traitement spécial. La dysménorrhée existe-t-elle seule, c'est en grande partie sur son intensité et sa ténacité qu'on se guidera pour choisir entre le traitement palliatif et le traitement radical.

2° *Castration ovarienne* (Battey) *et utérine* (Péan). — La gravité des symptômes nerveux et psychiques qui compliquent quelquefois la dysménorrhée (épilepsie menstruelle, hystérie, manie), a fait agiter la question de produire la ménopause artificielle, en dehors de toute lésion génitale apparente. Battey et Hégar, simultanément, puis L. Tait et, à sa suite, bon nombre de chirurgiens ont résolu la question par l'affirmative, avec des résultats très différents, et, trop souvent, d'une manière abusive (1).

L'opération de Battey (*oophorectomie, ovariotomie normale, castration*) fait disparaître la dysménorrhée, mais non toujours les autres accidents, généraux ou locaux, auxquels elle s'adresse ; l'heureux effet obtenu peut n'être du reste que temporaire et on a pu obtenir aussi bien par le simple simulacre de l'opération. Enfin, malgré les garanties actuelles de la chirurgie, cette opération comporte toujours un certain aléa et stérilise irrémédiablement la malade.

Cependant, elle compte à son actif des succès brillants et certains, et les accidents dysménorrhéiques sont tels, parfois, qu'aucun autre moyen ne saurait en avoir raison. Hégar voudrait que la castration fût restreinte aux cas de lésions ovariennes dûment constatées; mais cette constatation n'est pas toujours possible et il est

(1) Pichevin, *Les abus de la castration*. Thèse Paris, 1889.

plus difficile encore d'apprécier si la fonction est annihilée. D'autre part, une grossesse, chez cette dégénérée, aura-t-elle une heureuse issue ? Est-elle désirable ? (W. Goodell). Ne doit-on pas se tenir pour satisfait que l'ablation des annexes ne supprime pas l'appétit sexuel ?

En présence de ces arguments contradictoires, et de la dissemblance des cas, il est difficile de formuler une règle générale de conduite.

Dans tous les cas, ce ne sera qu'après avoir épuisé la série des traitements conservateurs qu'on devra se poser la question de la castration. La solution dépendra alors de l'examen consciencieux et sans parti pris de chaque cas particulier et de l'analyse pondérée des symptômes rationnels plutôt que des signes physiques (Pozzi).

Péan estime supérieure à la castration ovarienne, la *castration utérine vaginale*, comme supprimant plus sûrement le point de départ des réflexes à combattre, et Pozzi, s'appuyant sur deux succès, admet, comme Brennecke, que l'hystérectomie entraîne une atrophie rapide des ovaires. Cependant Grammatikati a vérifié expérimentalement, sur des lapines et sur la femme, ce fait, soupçonné déjà par Hofmeier, que les ovaires restent en plein fonctionnement après la suppression de l'utérus. Après la castration ovarienne, le centre lombaire ne fonctionne plus qu'automatiquement et s'éteint bientôt ; après l'hystérectomie, au contraire, si on laisse les ovaires en place, on observe non seulement le *molimen menstruel*, ainsi que le fait a lieu souvent (50 p. 100 des cas, Glaevecke), après la castration, mais encore des troubles graves et de longue durée. Comme conséquence pratique, Grammatikati conseille, dans l'hystérectomie, de supprimer les ovaires chez les femmes jeunes. Après la ménopause, ce complément d'opération est indifférent.

V. — Troubles de la ménopause.

La menstruation cesse, comme nous l'avons dit, entre quarante-cinq et cinquante ans : l'écoulement devient de moins en moins abondant, manque quelquefois, puis se supprime définitivement sans autre trouble, d'ailleurs. Cette suppression peut reconnaître comme cause occasionnelle un refroidissement, une impression morale vive.

Une fois la ménopause effectuée, les muqueuses génitales pâlis-

(1) Grammatikati, *Vratch*, 1872, n° 1.

sent, la vulve se flétrit, les poils blanchissent et tombent, les mamelles s'affaissent. Un processus d'atrophie par sclérose envahit l'appareil génital tout entier.

Cette période de transition n'est pas sans déterminer quelques troubles parallèles à ceux qui ont signalé l'établissement de la puberté (*âge critique*). Chez les femmes bien portantes par ailleurs, ils sont légers et éphémères, et disparaissent après les dernières menstruations; mais lorsque existe une tare pathologique, on peut les voir prendre une importance sérieuse.

a. *Troubles utérins.* — On observe assez souvent, dans les derniers mois, des ménorrhagies, succédant ou non à une période d'aménorrhée, et de véritables métrorrhagies. Celles-ci sont liées à un simple trouble circulatoire, à de l'endométrite, à un polype passé inaperçu, ou sont symptomatiques d'un début de dégénérescence maligne. Il en est de même des hémorrhagies, qu'on a vues survenir quelquefois, même avec un semblant de périodicité, plusieurs années après la ménopause.

On ne manquera pas de faire, dans ces cas, un examen local : l'importance du diagnostic l'impose.

Si elles sont d'origine congestive, ou liées à la métrite, ces hémorrhagies sont peu inquiétantes et cesseront bientôt spontanément. Symptomatiques du cancer, elles ont naturellement un pronostic tout autre ; toutefois, la précocité du diagnostic sera le meilleur élément de succès du traitement.

b. *Troubles circulatoires.* — Du côté de l'appareil circulatoire, on observe des congestions viscérales (pulmonaire, hépatique), l'hémorrhagie cérébrale, les hémorrhoïdes, l'hématurie, un retour de règles déviées, etc., des sueurs ou de la galactorrhée périodiques.

c. *Troubles de nutrition.* — La ménopause peut être le signal de la pléthore et de l'obésité, du rappel de la scrofule (Trousseau) et de la chlorose (Barié), des premières manifestations de la goutte et du rhumatisme chronique (Charcot).

d. *Troubles nerveux.* — Du côté du système nerveux : vertiges, étouffements, palpitations, bouffées de chaleur, névralgies diverses et de l'ovaire en particulier (L. Tait). Comme à l'autre extrémité de la vie génitale, on observe parfois des *grossesses nerveuses* qui s'expliquent par un réveil du sens génésique, et coïncident avec un commencement d'embonpoint (Charpentier). Des troubles plus graves peuvent encore se montrer : paraplégie, recrudescence ou apparition de manifestations hystériques, épileptiques (Barié) et de psychoses diverses, chez les dégénérées ou les héréditaires.

Enfin les exanthèmes menstruels prennent souvent une nouvelle vigueur et peuvent, dès lors, devenir chroniques.

Il est de règle physiologique que la ménopause marque le terme de la vie génitale, sinon sexuelle, de la femme. Quelques faits exceptionnels prouvent cependant que la stérilité n'est pas toujours définitive : on a vu des grossesses survenir deux ans (Deshayes) trois ans (Lemoine), six ans (Puech), et même douze ans (Renaudin), après la cessation des règles.

Il n'y a pas de traitement général des accidents de la ménopause : chacun d'eux présente ses indications propres. Toutefois, on diminuera leurs chances d'apparition par une hygiène convenable : alimentation légère, laxatifs, exercice au grand air, abstention de travaux excessifs, de trop grande tension cérébrale, grande modération dans les relations conjugales, etc.

CHAPITRE II

TROUBLES DE LA COPULATION.

Chez la femme, comme chez l'homme, s'observent des anomalies fonctionnelles ou anatomiques qui entravent, d'une façon absolue ou relative, l'accomplissement de l'acte sexuel ou son but : la fécondation.

Les unes sont relatives à l'appétit sexuel, qui est nul (*anaphrodisie*), ou excessif (*nymphomanie*) ; les autres, à l'acte lui-même qui, du fait de la femme, peut être impossible ou difficile (*dyspareunie*).

L'*anaphrodisie* et la *nymphomanie* sont, le plus souvent, des troubles d'origine centrale et nous renvoyons, pour leur étude complète, aux traités de médecine mentale. Leur point de départ peut cependant être génital et comme, d'autre part, le gynécologue est parfois consulté à leur sujet, nous en donnerons un rapide aperçu.

I. — Anaphrodisie.

L'*anaphrodisie* diffère de l'*impuissance* en ce qu'elle n'est pas un obstacle à la copulation ; la *stérilité* n'en est nullement la conséquence nécessaire.

Elle est caractérisée par le défaut de désirs vénériens ou l'absence des sensations spéciales que procure l'acte. Elle est complète ou relative et analogue à la *frigidité* chez l'homme.

ÉTIOLOGIE. — a. *Causes générales*. — Toutes les maladies aiguës ou chroniques aboutissant à une débilitation excessive de l'organisme : fièvres graves, hémorrhagies profuses, diabète, diarrhée chronique, surmenage, etc., peuvent diminuer ou abolir l'appétit sexuel. Cet effet secondaire est généralement passager. L'obésité, le lymphatisme, ont une certaine influence. Avant la puberté, l'appétit sexuel n'est pas encore éveillé et après la ménopause, il disparaît généralement : les exceptions d'âge abondent cependant.

b. *Causes d'origine nerveuse.* — Les névroses, l'*hystérie* en premier lieu (par ses troubles psychiques ou par l'anesthésie locale qu'elle engendre), l'épilepsie, l'hypochondrie ; les psychoses dépressives, certaines myélites, la paraplégie, l'atrophie cérébrale, etc., sont les causes les plus fréquentes et les plus effectives de l'*anaphrodisie complète*. Les excès d'onanisme ou de coït, le saphisme, aboutissent au même résultat, par l'épuisement nerveux, la dépravation du sens ou la débilitation générale qu'ils entraînent. Les émotions morales dépressives agissent pour un temps. Enfin l'antipathie individuelle a une importance étiologique et sociale qui n'est pas à négliger.

c. *Causes génitales.* — Le point de départ du réflexe vénérien n'est ni unique, ni identique pour toutes les femmes. Le clitoris et les bulbes du vagin en sont le siège ordinaire, et le plus impressionnable ; mais il se localise aussi sur toute la muqueuse vulvo-vaginale, sur l'utérus, les ovaires, les seins même. Des lésions locales diverses peuvent donc déterminer l'anaphrodisie. Cependant, dans la plupart des observations d'hystérectomie ou d'ablation des annexes, poursuivies dans ce sens, il ne semble pas que la suppression de l'utérus ou des ovaires ait entraîné l'abolition des désirs ni de l'éréthisme vénériens.

Le développement rudimentaire ou exagéré du clitoris ne semble pas avoir une grande influence ; son absence complète coïncide avec d'autres malformations qui impliquent la dyspareunie plutôt que la frigidité ; sa paralysie, liée à des lésions du plexus sacré ou du honteux interne, est plus effective : à ce titre peuvent agir, par compression ou dégénérescences secondaires, les différentes affections pelviennes. La rupture du constricteur du vagin, les dimensions excessives du conduit vaginal, ou sa disproportion avec l'organe mâle, les traumatismes accidentels ou obstétricaux, la sclérose des bulbes et de la muqueuse du vagin, les anciens catarrhes, etc., sont autant de causes plus ou moins actives du trouble en question.

Diagnostic. — L'anaphrodisie peut être congénitale et complète. Elle tient alors soit à l'absence ou au développement incomplet des organes génitaux, ce que l'examen local, sous le chloroforme, permettra généralement de reconnaître ; soit à une anomalie de développement (atrophie cérébrale), à un trouble fonctionnel (névroses, psychoses), ou inflammatoire, des centres nerveux (paraplégie, paralysies d'origine centrale). L'anaphrodisie n'a alors qu'une importance secondaire et il est facile de la rattacher aux autres symptômes de l'affection nerveuse. Dans l'hystérie, elle n'est pas toujours définitive et peut disparaître, sans motif apparent, ou au contact d'un autre homme. Il en est de même pour la frigidité d'origine antipathique, qui peut n'exister qu'à l'égard du mari.

A la suite des maladies générales graves, il ne s'agit ordinairement que d'une diminution, ou d'une abolition passagère, du sens génital. L'étude des antécédents et les résultats d'un traitement approprié permettront de la rattacher à sa véritable cause ; le retour des désirs vénériens est alors d'un pronostic favorable pour la maladie principale.

En l'absence de causes générales ou nerveuses, l'examen gynécologique permettra de rapporter l'anaphrodisie à une malformation, à un traumatisme, à une lésion inflammatoire ou néoplasique de l'appareil génital ou du bassin. L'anaphrodisie, dans ces cas, est plus ou moins associée à la dyspareunie.

Son *pronostic* est nécessairement dépendant de sa cause. L'anaphrodisie simple n'empêche ni le coït, qui est alors purement passif, ni la fécondation ; elle est cependant une cause relative de stérilité.

Traitement. — Il varie avec chaque donnée étiologique et nous ne pouvons ici entrer dans le détail de ses indications. Les substances dites aphrodisiaques sont généralement inutiles et souvent nuisibles; la suggestion peut être employée avec succès dans certains cas; on conseillera le repos génital en cas d'abus antérieurs. Le traitement chirurgical de certaines lésions locales peut faire disparaître radicalement le trouble en question. Ainsi en est-il de la périnéorrhaphie et des colporraphies qui, en restaurant le constricteur et en rétrécissant le vagin, rendent plus intime le contact de la muqueuse avec l'organe mâle.

II. — Nymphomanie.

La *nymphomanie* consiste dans une exaltation morbide de l'appétit vénérien et un irrésistible besoin de le satisfaire. Elle diffère de l'*érotomanie* (Esquirol), qui est un trouble purement intellectuel ou moral, en ce qu'elle est purement charnelle : les deux variétés peuvent du reste s'associer. C'est la *fureur utérine*, l'*hysteria libidinosa* des anciens, et l'analogue du *satyriasis*, chez l'homme. L'onanisme et le saphisme en sont une expression et peuvent l'engendrer.

Étiologie. — Ce trouble est le plus souvent d'origine cérébrale; mais il peut avoir aussi son point de départ dans le système génital : d'où deux ordres de causes, souvent combinées :

a. *Causes cérébrales.* — On observe la nymphomanie : au début de la paralysie générale, dans les périodes d'excitation de l'épilepsie, de l'hystérie, de l'idiotie et d'autres vésanies, dont elle constitue un symptôme plus ou moins important. Elle peut dépendre aussi, chez des personnes à imagination trop vive, des causes diverses d'excitation cérébrale : lectures ou conversations érotiques, fréquentation des bals, du théâtre, isolement et désœuvrement, attachement romanesque, etc. (Foville fils). Elle est parfois contagieuse dans les agglomérations féminines.

b. *Causes génitales.* — Les unes sont *fonctionnelles*, comme les excès de masturbation ou de coït normal (cause et effet), la continence, succédant à l'habitude des plaisirs vénériens (veuvage), l'éréthisme produit par le molimen menstruel ou les premiers rapprochements. D'autres sont *pathologiques*, et *mécaniques*, en quelque sorte : dermatoses ou affections prurigineuses de la vulve, développement exagéré du clitoris et des petites lèvres, parasites (oxyures, pediculi, ascarides), abus des lavements et des drastiques.

Les diverses affections de l'appareil génital peuvent aussi produire l'exaltation du sens génésique (Foville fils).

Parmi les aphrodisiaques, la cantharide semble plus particulièrement capable d'agir dans le même sens.

Bien que plus spéciale à la période d'activité génitale, la nymphomanie peut s'observer exceptionnellement dans l'enfance et la vieillesse. Les climats chauds, les tempéraments sanguins, le désœuvrement, etc., sont autant de causes prédisposantes, mais d'une influence très relative.

Symptomes et diagnostic. — Lorsque la nymphomanie reconnaît pour cause un prurit local, elle peut tout d'abord être dominée ou dissimulée sous l'empire de la volonté ; mais la perturbation nerveuse survit souvent à la cause accidentelle et se comporte comme si elle était d'origine cérébrale. « La satisfaction du besoin vénérien devient l'unique objectif des pensées de la malade ; toutes ses sensations retentissent voluptueusement sur les organes sexuels ; l'éréthisme persiste jusque dans le sommeil, et se manifeste par des rêves lascifs » (Foville fils). Toute pudeur disparait, et si les malheureuses ne peuvent se livrer à l'acte naturel, elles se rejettent sur les ressources variées du saphisme et de la masturbation qu'elles arrivent parfois à préférer, même dans le mariage.

Primitive ou secondaire, la nymphomanie exerce ordinairement une influence profonde sur l'état mental. L'état général est très variable; la malade peut garder longtemps les apparences d'une santé florissante ou, tout au contraire, la déchéance physique suit de près la déchéance morale.

Localement, on a signalé un développement exagéré, congénital ou acquis, du bassin (Alibert), du clitoris et des petites lèvres. Les muqueuses génitales sont le siège de rougeurs, d'excoriations et d'un suintement plus ou moins profus. Les malades éprouvent des sensations de plénitude, de pesanteur, de brûlure qui influent sur la marche.

Pronostic. — Si elle est d'origine locale et accidentelle, la nymphomanie, pourvu qu'elle ne soit pas trop invétérée, peut disparaître par le traitement de la cause. D'une manière générale, son pronostic varie avec sa nature et avec le degré du désordre cérébral. Le mariage peut y mettre un terme, et il en est de même d'un traitement moral bien dirigé, lorsque le trouble est modéré, et que l'équilibre organique n'est pas compromis par ailleurs. Les cas invétérés impliquent un pronostic plus sérieux : débilitation générale pouvant conduire à une mort prématurée ou, tout au moins, stérilité, impossibilité de la vie conjugale, avortement, et, pendant la période menstruelle, hémorrhagies de l'ovaire, hématocèle, poussées de périmétrite.

Traitement. — Le traitement le plus efficace est celui de la cause et relève, dans la plupart des cas, de la thérapeutique mentale. En dehors des cas excessifs, justiciables du régime des maisons de santé, on peut conseiller, avec plus ou moins de chances de succès, les distractions, les voyages, une occupation régulière, l'hydrothérapie, les bains de siège, les ablutions froides, un régime léger, la suggestion, etc. En dehors du bromure de potassium, souvent utile, les anti-aphrodisiaques peuvent être rangés, à côté des aphrodisiaques, parmi les moyens empiriques et surannés.

Il y a une trentaine d'années, Baker Brown a essayé de remettre en honneur l'opération orientale de la *clitoridectomie*, comme traitement de certaines névroses, et de la nymphomanie en particulier. On connaît l'accueil que fit à cette ouverture la Société obstétricale de Londres. Il ne semble pas en effet que la suppression chirurgicale du clitoris, non plus que celle des ovaires, entraine la perte de l'instinct génésique.

La clitoridectomie, de même que la nymphotomie, peut être indiquée toutefois dans certains cas d'exagération de développement de ces organes, lorsque cette hypertrophie est un obstacle à la copulation, ou s'il est bien prouvé qu'elle soit le point de départ de la nymphomanie.

La névrotomie du honteux interne, faite jadis par Mance et par Simpson, dans le vaginisme, serait plus rationnelle et sans doute tout aussi efficace.

III. — Dyspareunie.

Le mot *dyspareunie*, introduit, croyons-nous, par Barnes, dans la terminologie gynécologique, signifie, dans son acception la plus large : *difficulté dans l'accomplissement du coït*. Les auteurs anglais l'emploient dans le sens plus restreint de : *douleur provoquée par le coït* et, plus particulièrement, lorsque cette douleur est symptomatique d'une affection des organes génitaux internes.

Par analogie avec la dysménorrhée, nous accepterons la première de ces définitions qui nous parait la plus juste.

ÉTIOLOGIE. — La dyspareunie est donc *anatomique* ou *symptomatique*.

a. *Dyspareunie anatomique*. — La première est caractérisée par l'impossibilité physique de l'intromission et reconnait pour causes : la disproportion, l'absence, l'imperforation des organes, par malformation congénitale ou acquise (sténoses vulvo-vaginales, cicatrices, prolapsus, tumeurs obstruant le vagin, etc.). (Voir *Malformations*.)

b. *Dyspareunie symptomatique*. — La seconde peut s'observer dans un grand nombre d'affections génitales : décollement marginal (Munde) ou déchirure anormale de l'hymen, traumatismes ou inflammation de la vulve et du vagin, métrites, lésions du col, prolapsus des ovaires, inflammations des annexes et du péritoine pelvien, tumeurs du bassin.

Dans cette variété, les organes, bien conformés d'ailleurs, ne s'opposent pas à l'intromission ; mais la douleur, les mouvements de défense ou les contractures qu'elle provoque, rendent le coït difficile ou impossible. Nous étudierons plus loin le *vaginisme*, qui reconnait en partie la même étiologie, et qui est lui-même un facteur par excellence de la dyspareunie.

SYMPTOMES. — Dans les formes anatomiques, le coït est *impos-*

sible, difficile ou *dévié*. Il est impossible dans le prolapsus complet, dans l'imperforation, l'absence ou l'obstruction du vagin, etc., en cas de tumeurs de la vulve. Parfois cependant, l'intromission peut se faire, mais *incomplètement* (cloisonnement, tumeurs, cicatrices), ou *difficilement*, et par certains artifices (vulve trop en avant ou trop en arrière). Enfin les efforts réitérés de la copulation creusent parfois des *fausses routes* (urèthre, fistule, tissu cellulaire circumvaginal). La douleur n'est, dans ces cas, qu'un phénomène accessoire, en rapport avec le traumatisme et, par conséquent, variable de caractères et d'intensité. L'obstacle mécanique est tout.

Dans la dyspareunie *symptomatique*, au contraire, c'est par la *douleur* qu'il provoque, que l'acte sexuel est rendu difficile ou impossible. Le siège de cette douleur et ses caractères sont subordonnés au siège et à la nature de la lésion causale. La défloration, l'inflammation des caroncules, des glandes vulvo-vaginales, certains exanthèmes, toutes les inflammations et les traumatismes de la vulve et du vagin, produisent une hyperesthésie qui, sans toujours se compliquer de vaginisme, est telle, que le contact d'un corps étranger est insupportable.

La dyspareunie d'origine utérine revêt souvent le caractère de coliques et peut s'accompagner d'hémorrhagies.

Trélat, Hildebrandt, Revillout, Budin ont décrit un *vaginisme supérieur*, caractérisé par la contracture des faisceaux internes du releveur de l'anus, sous l'influence d'affections utéro-ovariennes, de certaines ulcérations douloureuses du col, en particulier (Trélat). Avec Pozzi, nous pensons qu'il s'agit simplement ici de phénomènes douloureux, avec mouvements réflexes de défense, constituant une variété de dyspareunie différente du vaginisme proprement dit.

Dans les affections des annexes et du péritoine pelvien, la douleur au coït est presque constante, plus ou moins intense, localisée, ou s'irradiant aux lombes et aux cuisses, et survivant, de plusieurs heures à plusieurs jours, à la consommation de l'acte. Il en est particulièrement ainsi pour le prolapsus de l'ovaire (1), surtout s'il est malade : la douleur est bien localisée et identique à celle que provoque le toucher ; elle apparaît subitement, à l'occasion du coït ; elle est vive, aiguë, nauséeuse, intolérable, peut produire une défaillance et s'irradier le long du nerf génito-crural. Elle peut faire défaut dans certaines attitudes et se produire seulement à l'occasion de la défécation.

(1) Vallin, *Thèse Paris*, 1887.

Diagnostic. — L'étude des antécédents, les caractères, le siège de la douleur et l'examen local permettront, dans ces diverses éventualités, de rattacher la dyspareunie à sa véritable cause.

Pronostic. — La dyspareunie est un symptôme et n'a de valeur que par sa cause; mais elle peut entraîner, par elle-même, des conséquences graves. Elle peut conduire à l'hypochondrie, à la folie, au suicide, et il n'est pas nécessaire d'insister sur ses résultats au double point de vue de la stérilité et de l'union conjugale.

Ces divers troubles : *anaphrodisie*, *nymphomanie*, *dyspareunie*, prêtent, en outre, à des considérations médico-légales dans lesquelles nous ne pouvons entrer.

Traitement. — Il ne peut être question de traitement unique. En traitant convenablement les diverses affections génitales en cause on combattra indirectement la dyspareunie.

Cependant l'examen minutieux de tel cas particulier pourra permettre de donner à la femme ou au mari des conseils propres à atténuer la douleur du coït ou à éluder sa difficulté.

CHAPITRE III

STÉRILITÉ.

La *stérilité* est *l'inaptitude, congénitale ou acquise, passagère ou définitive, absolue ou relative, à la fécondation.*

Il n'est pas de question aussi compréhensive que celle-ci, puisqu'elle embrasse toute la pathologie génitale et bon nombre d'affections générales des deux sexes.

Nous n'envisagerons ici la stérilité que chez la femme. La complexité de ses organes et son rôle dans la conception impliquent, *a priori*, l'existence d'un plus grand nombre de causes d'infécondité chez elle que chez l'homme, et beaucoup d'auteurs lui en imputaient les neuf dixièmes des cas. Des statistiques récentes lui sont plus favorables et ont établi que le mari est coupable 35 fois (Kehrer), 40 fois (Lier et Ascher), et même 57 fois, sur 100 (Nœggerath). Quelle que soit la proportion relative aux deux sexes, la fréquence absolue de la stérilité est grande : elle atteindrait un dixième des ménages.

Les *conditions physiologiques* que doit réaliser l'organisme féminin, pour assurer la fécondation, peuvent être ainsi résumées : *d'une part, ovulation normale, migration facile de l'ovule jusque dans la cavité utérine, aptitude de l'endométrium à assurer son implantation et son développement; d'autre part, absence d'obstacle à la migration du spermatozoïde, d'une vitalité d'ailleurs normale, jusqu'à sa fusion, en un point variable, avec l'ovule.*

Le défaut d'une ou plusieurs de ces conditions *nécessaires* entraînera la stérilité. Il faut encore que l'état général soit compatible avec la fonction; mais l'intromission du pénis, non plus que la sensation voluptueuse chez la femme, n'est pas indispensable.

Étiologie et pathogénie. — On peut diviser les causes de la stérilité en causes *générales* et causes *locales* — celles-ci sont de beaucoup les plus nombreuses (quatre cinquièmes des cas au moins) et les plus importantes.

a. **Causes générales**. — La stérilité est la règle, sauf exceptions, après la ménopause. Les mariages précoces (avant vingt ans) (Duncan), ou tardifs, y prédisposent. Kiwish a signalé une stérilité relative après trente-cinq ans; elle serait due à la sclérose prématurée des ovaires. Certaines époques de l'année, variables pour chaque femme, seraient plus favorables que d'autres à la procréation (Cohnstein).

Les *causes pathologiques* comprennent : les *causes débilitantes :* fièvres graves, excès sexuels de toute nature, consanguinité, mais seulement s'il existe une tare pathologique chez les ascendants, hérédité, excès ou insuffisance d'alimentation; des *dyscrasies* ou *dystrophies diverses :* obésité, anémie, chlorose, syphilis, tuberculose, cancer, diabète, albuminurie; les *intoxications :* alcool, sulfure de carbone, tabac, opium, abus du thé, du tannin, des sulfureux, du bromure et de l'iodure de potassium, etc. Certains tempéraments sont moins aptes que d'autres à la fécondation; la frigidité, la nymphomanie, l'antipathie entre époux, lui sont défavorables. Il en est de même des pratiques mises en œuvre au début du mariage pour se soustraire à l'assujettissement d'une maternité trop prompte, ou pour sacrifier aux doctrines de Maltus.

La stérilité qui résulte de ces diverses causes est ordinairement temporaire et relative, et associée à des troubles menstruels, indices d'une nutrition viciée et d'une ovulation imparfaite.

b. **Causes locales**. — Ce sont celles qui dépendent vraiment du domaine gynécologique. Il est difficile de les classer régulièrement : plusieurs d'entre elles sont souvent associées sans qu'il soit possible d'apprécier leur influence respective. Nous les diviserons, avec Charpentier, d'après l'obstacle qu'elles apportent : 1° à *l'ovulation*; 2° à la *migration de l'ovule;* 3° à la *nidation du spermatozoïde;* 4° à sa *migration*.

1° *Troubles de l'ovulation*. — L'*absence des ovaires*, anomalie exceptionnelle, et associée à d'autres malformations tératologiques, leur arrêt de développement, la castration bilatérale, sont des causes de stérilité absolue. La sclérose des deux organes, l'épaississement qui en résulte du côté des parois folliculaires et de la couche albuginée ; les adhérences de la péri-ovarite, les dégénérescences diverses, agissent en troublant plus ou moins l'ovulation, et cela, dans des limites très variables et impossibles à prévoir : on voit la menstruation se faire très régulièrement et des grossesses survenir, avec des ovaires kystiques ou semblant totalement dégénérés.

2° *Obstacles à la migration de l'ovule.* — Deux conditions sont nécessaires à la migration normale de l'ovule : l'adaptation du pavillon de la trompe à la surface de l'ovaire, au moment de la ponte, et l'intégrité du conduit tubaire.

Les déplacements de l'ovaire et de la trompe, toutes les affections qui modifient l'épithélium de celle-ci, qui dévient ou obturent sa lumière, sont autant d'obstacles à la progression de l'ovule. Mais le plus fréquent de beaucoup réside dans les exsudats pelviens périoophoro-salpingitiques. Cette cause peut être invoquée dans les quatre cinquièmes des cas de stérilité acquise.

Nous étudierons ailleurs la part de la blennorrhagie dans la pathologie génitale de la femme : c'est une cause puissante d'inaptitude à la fécondation (Nœggerath) en raison des lésions utérines, et surtout *péri-utérines*, qu'elle produit.

Il est bien entendu que, pour déterminer la stérilité absolue, les affections que nous venons de passer en revue doivent être bilatérales, qu'elles sont susceptibles de modifications heureuses, suffisantes pour permettre la grossesse, sans que la symptomatologie ait sensiblement varié.

3° *Obstacles à l'ingravescence.* — Les diverses variétés de *métrite*, l'excès ou l'insuffisance de l'involution post-puerpérale, les *tumeurs utérines* et les *dégénérescences malignes* de la muqueuse, peuvent s'opposer à l'implantation ou au développement de l'ovule fécondé et arrivé dans la cavité utérine.

4° *Obstacles à la migration des spermatozoïdes.* — Les uns sont mécaniques ; les autres sont d'ordre chimique, c'est-à-dire que, par sa nature, le milieu dans lequel sont déversés les zoospermes, est contraire à leur vitalité.

Obstacles mécaniques. — Ils siègent à la vulve, dans le vagin ou dans l'utérus.

A la *vulve* et dans le *vagin*, ce sont toutes les causes de la dyspareunie : imperforation de l'hymen, de la vulve, du vagin, malformations du clitoris, hermaphrodisme, kystes et abcès des glandes de Bartholin, éléphantiasis vulvaire, accumulation de tissu adipeux dans les grandes lèvres, absence, cloisonnement ou cicatrices du vagin, fistules, vaginisme. L'amplitude excessive du vagin, de même que la sténose, provoque parfois des *fausses routes;* le prolapsus de ses parois, de la paroi postérieure surtout, avec déchirure du périnée et béance de la vulve, est tel parfois, que le sperme s'écoule au dehors et n'arrive pas au contact du col. Dans d'autres cas, le conduit vaginal est le siège d'un éréthisme excessif qui se manifeste après le coït et rejette le sperme hors de la vulve.

Du côté de l'*utérus :* la sténose du col, congénitale ou acquise (cautérisations de toute nature), son obstruction par un bouchon muqueux, son hypertrophie et ses déviations; la conicité, associée ou non à l'antéflexion, au défaut de développement et au catarrhe; la sténose spasmodique de l'orifice interne et de l'ostium tubaire (Steinbach); les polypes, les végétations cancéreuses, les tumeurs fibreuses; les arrêts de développement (utérus fœtal, infantile, pubescent) ou les malformations congénitales; la fusion des parois, comme il arrive parfois à la suite de cautérisations au chlorure de zinc; les diverses métrites qui agissent par la leucorrhée ou les ménorrhagies dont le courant entraîne les spermatozoïdes; enfin, les déplacements, et surtout les flexions, sont autant de causes possibles de stérilité.

La théorie de l'aspiration du sperme par le col (Roubaud) n'est rien moins que prouvée; aussi le défaut d'excitabilité de l'organe ne peut-il figurer dans l'étiologie de la stérilité.

Ces diverses causes sont, du reste, de valeur très différente : si la fécondation est impossible en cas d'absence, d'imperforation ou d'arrêt de développement des organes, elle n'est que difficile avec les sténoses, les déplacements, la métrite.

Lorsque l'ovulation se fait normalement et que l'écoulement menstruel triomphe de l'obstacle, il y a toujours lieu d'espérer que le spermatozoïde fera de même. Les versions et les flexions, le prolapsus, l'amplitude excessive des culs-de-sac, la conicité et l'hypertrophie du col diminuent sans doute, mais ne suppriment pas absolument, les chances de fécondation. D'autre part, les obstacles au coït régulier n'impliquent pas nécessairement la stérilité : les zoospermes, déposés à la vulve, en dehors même de l'hymen et sans défloration, peuvent progresser et atteindre leur but.

Obstacles de nature chimique. — On sait que les spermatozoïdes se comportent différemment suivant le milieu dans lequel ils se trouvent : le froid (au-dessous de +10°), la chaleur (au-dessus de 50°), les acides, chlorhydrique (1/2000), acétique (1/600), le sublimé (1/10 000), l'acide phénique, l'alcool, l'éther, le chloroforme, la créosote, l'eau pure elle-même, etc., surtout à une basse température, abolissent instantanément leur vitalité. Les solutions alcalines, au contraire, la prolongent ou l'augmentent.

On voit donc quelle influence peuvent avoir les ablutions ou injections *post coïtum*.

Le mucus de l'utérus étant alcalin, on comprend qu'on ait trouvé des zoospermes encore mobiles, au bout de cinq à douze jours, dans la cavité utérine. Les sécrétions normales du vagin, très légèrement acides, exerçent au contraire, sur eux, une action fâcheuse : dans ce milieu, ils perdent leurs mouvements au bout de dix à douze heures, et beaucoup plus tôt, si l'acidité est accrue par un processus pathologique. La leucorrhée symptomatique de toute vulvo-vaginite peut donc être une cause suffisante de stérilité.

Diagnostic. — En présence d'un cas de stérilité, le premier soin est de déterminer si c'est le mari qui est responsable (épididymite double, hypospadias, absence des spermatozoïdes dans le sperme ou défaut de vitalité de ces éléments). On s'informera ensuite s'il n'y a eu ni grossesse antérieure, ni avortement, si la femme est en âge d'être fécondée. L'interrogatoire et l'examen direct permettront facilement de reconnaitre chez elle un vice de conformation incompatible avec le coït et la fécondation.

Souvent, le début du mariage a été marqué par des troubles variés, leucorrhée, ménorrhagies, douleurs hypogastriques, etc. qui permettent de faire le diagnostic rétrospectif de l'infection blennorrhagique. Dans d'autres cas, on constatera des troubles menstruels d'origine congénitale, indices d'un développement imparfait du système utéro-ovarien et liés à un état général défectueux, tel que la chlorose, l'anémie, la scrofule. Dans ces cas, l'examen direct fera le plus souvent constater la conicité et l'atrésie du col, l'antéflexion et le catarrhe de l'utérus, plus rarement une rétrodéviation ou le prolapsus des annexes.

S'il y a eu grossesse antérieure, c'est ordinairement aux suites de l'accouchement ou de l'avortement qu'il faut imputer la stérilité.

Poussant plus loin l'analyse, on s'efforcera de déterminer s'il s'agit de troubles d'ovulation, de migration, d'imprégnation ou de nidation de l'ovule. Pour cela, on se basera sur les accidents puerpéraux qui ont suivi l'accouchement ou l'avortement, sur l'histoire d'une pelvi-péritonite antérieure, sur l'analyse des troubles menstruels, — la fécondité est d'autant moindre que la menstruation est plus irrégulière, — sur les douleurs pelviennes, sur la constatation directe d'un déplacement des annexes ou de l'utérus.

La béance excessive de la vulve, avec prolapsus vaginal, ou le nervosisme de la malade, autoriseront à penser que le sperme n'est pas retenu, et à attirer sur ce point l'attention de l'intéressée.

Enfin le résultat négatif d'un examen local complet, concordant avec la constatation d'un état général défectueux, permettra d'imputer la stérilité à une intoxication, à une affection cachectisante dont on recherchera la nature. Ce n'est qu'après exclusion de toutes les autres causes qu'on pourra songer à la *stérilité relative* proprement dite, c'est-à-dire à une sorte d'incompatibilité physiologique des deux conjoints.

Pronostic. — La variété des causes que nous avons énumérées explique suffisamment la variabilité du pronostic. Nous avons déjà indiqué, à propos de chaque groupe de ces causes, leur importance relative. La stérilité est définitive lorsque les organes essentiels font défaut (absence congénitale, ablation chirurgicale), en cas d'impuissance fonctionnelle irrémédiable. Elle est facilement curable lorsque l'affection causale est unique et simple, comme l'imperforation de l'hymen, la vaginite, l'endométrite. Mais il n'en est pas de même dans les lésions complexes (métrite avec ovaro-salpingite, perimétrite, déplacements).

Traitement. — a. *Traitement local.* — Il s'adresse aux causes diverses de la stérilité. Nous renvoyons donc aux chapitres relatifs aux malformations, aux inflammations du vagin, de l'utérus, du bassin, etc.).

L'incision de l'hymen, un simple cathétérisme de l'utérus, quelques pansements cervicaux ou intra-utérins, la dilatation, la stomatoplastie, sont parfois suivis, à bref délai, d'une grossesse. En cas de déviation simple, ou de disposition particulière du vagin, on peut conseiller, pour le coït, telle ou telle attitude qui facilitera au sperme l'accès du col et, pour éviter son issue prématurée, une fois l'acte accompli, l'immobilité au lit. Une injection alcaline préalable neutralisera l'acidité du milieu vaginal et augmentera la vitalité des spermatozoïdes (de Sinety, d'après Kölliker, recommande comme particulièrement active, la formule suivante, sucre 150; KO ou NaO 1, eau 1000).

On recommandera le repos génital pendant un certain temps et les rapports auront lieu, de préférence, durant les deux ou trois jours qui précèdent ou qui suivent immédiatement les règles. L'influence de certaines saisons, ou de l'époque correspondant à une conception antérieure, a été invoquée comme favorable (Cohnstein) : on ne peut guère, en pratique, compter sur cette chance problématique.

b. *Traitement général.* — Le traitement général joue un rôle préventif chez les jeunes filles chlorotiques, anémiques, mal réglées, et peut être curatif, dans des conditions analogues, chez la jeune femme. S'il n'y a qu'un simple retard dans le développement de l'appareil génital, une hygiène appropriée, des toniques, l'exercice au grand air, les premiers rapprochements même, hâteront la maturation de l'organisme.

On traitera l'obésité et les diverses diathèses par un régime convenable et par l'hydrothérapie thermo-minérale.

Dans les états cachectiques avancés (tuberculose, cancer, etc.), il y a, au contraire, intérêt à ne pas favoriser la fécondation.

c. *Fécondation artificielle.* — Tentée, pour la première fois, avec succès, sur une chienne, par Spallanzani, en 1767, sur la femme, par Girault (1), en 1838, et depuis, par bon nombre de gynécologues, cette pratique a été longtemps tenue en suspicion. La Société de médecine légale, dans sa séance du 10 décembre 1883, lui a donné sa consécration, dans des conditions déterminées et à titre exceptionnel.

D'une manière générale, on ne pratiquera la fécondation artificielle que sur la demande des intéressés et après s'être assuré de la vitalité et du nombre des spermatozoïdes du mari, de la bonne conformation de l'appareil génital de la femme, de l'absence de toute lésion utérine ou péri-utérine dangereuse ou incompatible avec la marche régulière d'une grossesse, de la régularité de la menstruation et du défaut de tare constitutionnelle grave chez l'un ou l'autre des deux conjoints (tuberculose, syphilis, cancer, épilepsie, etc.).

En cas d'affection génitale légère (endométrite, vaginite), l'opération ne serait faite qu'après traitement préalable. Le moment le plus favorable est celui qui suit ou précède immédiatement la période menstruelle. On sera autorisé à renouveler plusieurs fois la tentative ; mais, après cinq ou six échecs, il n'y a pas lieu, croyons-nous, de conserver beaucoup d'espoir de succès (2).

(1) *Étude sur la génération artificielle dans l'espèce humaine*, 1869. Voir aussi : Courty, *Traité pratique des maladies de l'utérus;* Pajot, *Archiv. génér. de méd.* t. IX ; Leblond, *Traité élém. de chirurgie gynécol.*, 1878. etc.

(2) Voir pour la technique, à la 2e partie.

LIVRE III

MALFORMATIONS, LÉSIONS TRAUMATIQUES ET DÉFORMATIONS

Les malformations constituent une classe pathologique à part. Il est naturel d'en rapprocher les déformations, et, de celles-ci, les traumatismes qui, généralement, les engendrent.

CHAPITRE PREMIER

MALFORMATIONS.

De chaque côté de la ligne médiane de l'embryon, se développe l'*éminence génitale*, subdivisée en deux saillies, l'une externe ou *pli uro-génital*, dans laquelle se forment, d'avant en arrière : le *canal de Müller*, le *corps de Wolff* et le *rein* avec l'*uretère* : l'autre, interne, ou *éminence sexuelle*, dans laquelle se développe l'ovaire.

Ces trois organes : *canal de Wolff*, *canal de Müller* et *uretère* aboutissent, en bas, au cloaque (le premier, en avant, le second, au milieu et le troisième, en arrière), entre l'embouchure de l'allantoïde et celle du rectum. En haut, le canal de Wolff et le rein se terminent dans l'épaisseur du feuillet moyen, et le canal de Müller débouche dans la cavité pleuro-péritonéale.

Les corps de Wolff, qui remplacent transitoirement les reins, sont formés, chacun, d'un conduit principal, *conduit excréteur*, sur lequel se branchent perpendiculairement des tubes secondaires qu aboutissent à des glomérules analogues aux glomérules rénaux. Chez l'homme, la portion supérieure du corps de Wolff constitue l'*épididyme*, et le canal excréteur devient le *canal déférent* ; la portion inférieure seule s'atrophie et devient le *corps de Giraldès*.

Chez la femme, le corps de Wolff s'atrophie en entier, et devient le *corps de Rosenmüller*.

Celui-ci, compris dans l'aileron de la trompe, se distingue en *époo-*

phore (Waldeyer) et *paroophore* (Waldeyer) ou *parovarium* (His).

L'*époophore* représente la portion supérieure du corps de Wolff. Il est constitué par une vingtaine de canalicules qui, naissant au voisinage du hile de l'ovaire, par une extrémité arrondie, se dirigent vers la trompe et se jettent ordinairement dans un canal commun qui lui est parallèle. Celui-ci fait partie du *canal de Gartner*, ou débris du canal excréteur du corps de Wolff, qui longe la paroi latérale de l'utérus, immédiatement en dedans de l'artère utérine, dont il a à peu près le diamètre (Pilliet), et se continue jusqu'au voisinage du méat urinaire. Les tubes verticaux de l'époophore sont tapissés d'épithélium prismatique cilié et le canal de Gartner, d'épithélium à cellules cylindriques.

Le *paroophore* ou *parovarium* correspond à la portion inférieure du corps de Wolff. Il est constitué par des corpuscules arrondis, disséminés entre les tubes verticaux de l'époophore et revêtus, à leur intérieur, d'épithélium cylindrique.

Les canaux de l'époophore se continuent, au niveau du hile de l'ovaire, avec des débris des canaux séminifères qui pénètrent dans l'organe sous forme de cordons pleins, de tubes creux ou d'un corps réticulé plexiforme, et se mettent souvent en rapport avec un réseau semblable qui recouvre la surface de l'ovaire (Pilliet).

Nous insistons, avec intention, sur ces détails qui trouvent ici leur place, et qui nous seront indispensables pour l'étude pathogénique des kystes du ligament large et du vagin.

I. — Malformations des organes génitaux profonds

Les deux canaux de Müller, qui ne sont représentés, chez l'homme, que par l'utricule protastique, donnent naissance aux trompes, dont les pavillons correspondent aux orifices embryonnaires des conduits, à l'utérus et au vagin qui, primitivement, sont doubles. Le dédoublement se fait de la profondeur à la superficie.

Les malformations de l'utérus et du vagin proviennent : 1° d'une *insuffisance de développement*, absolue ou relative, des canaux de Müller; 2° d'un *défaut de fusionnement*, total ou partiel, de ces mêmes organes ; 3° de *l'avortement* de l'un d'eux.

1° Malformations par insuffisance de développement des deux canaux de Müller.

A. Utérus. — L'*absence complète de l'utérus* est extrêmement rare, si même elle existe ; on la confond avec l'*état rudimentaire*. Dans l'*utérus bipartitus*, le col existe et le corps est réduit à une bandelette qui s'étend de l'une à l'autre trompe et représente des cornes rudimentaires. Il faut signaler encore l'*absence* ou le *développement incomplet* du col.

L'*utérus infantile* (fig. 28) présente un corps très petit, et un col deux ou trois fois plus long (comme au moment de la naissance), conique ou tapiroïde, un orifice externe ordinairement sténosé (fig. 29), et une longueur totale ne dépassant guère 4 centimètres.

L'*utérus fœtal* représente un état un peu moins avancé que l'utérus infantile et ne s'en distingue que par un détail de peu d'importance : l'extension des plis de l'arbre de vie jusqu'au fond de l'organe.

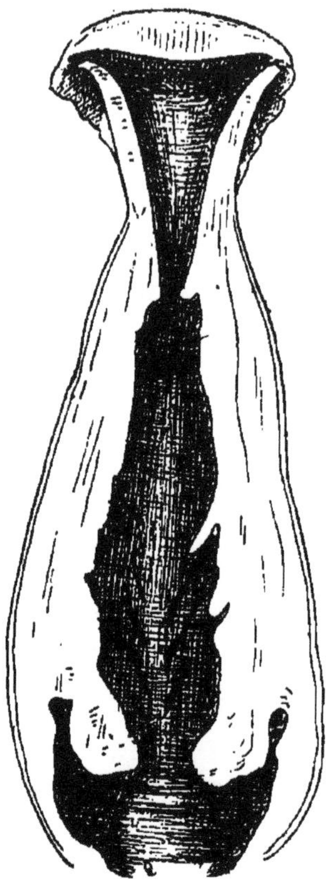

Fig. 28. — Utérus infantile (d'après Schrœder).

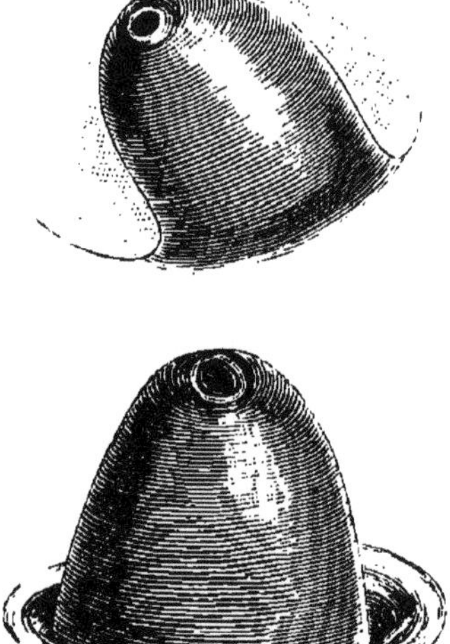

Fig. 29. — Col conique avec sténose de l'orifice externe.

L'*utérus pubescent* est dû à un arrêt de développement au cours de l'enfance. L'organe tout entier est plus petit, plus mince qu'à l'état normal.

B. Vagin. — Le *développement rudimentaire* du vagin ne diffère de l'*absence complète* de ce même organe que par l'existence de traînées conjonctives suivant son trajet. Ces deux malformations, qui, au point de vue des dangers opératoires, méritent d'être distinguées, sont totales ou partielles. C'est la partie inférieure du vagin qui existe le plus souvent, sous forme d'un cul-de-sac de 2 ou 3 centimètres de long admettant à peine le doigt. Pozzi pense qu'il faut voir, dans cet état, la persistance ou l'allongement anormal du canal vestibulaire. Parfois, c'est la partie médiane du vagin qui manque : Schröder veut y voir l'oblitération de l'un des conduits de

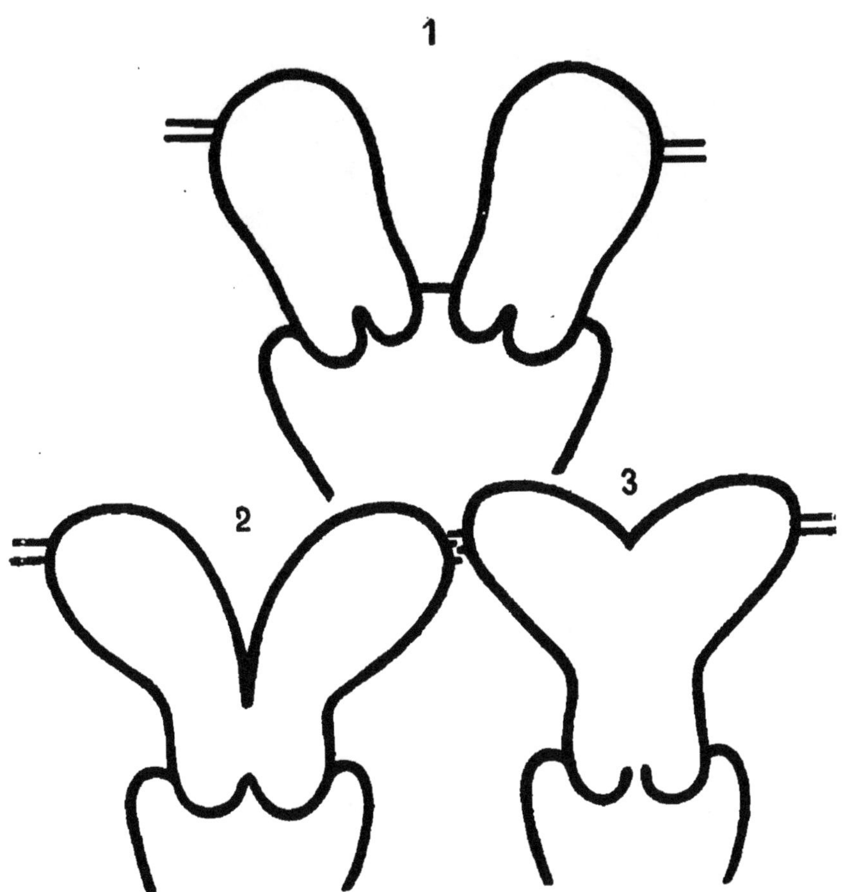

Fig. 30. — Malformations utérines par défaut de fusionnement des conduits de Müller (schéma d'après Auvard). — 1, Utérus didelphe ; 2, Utérus bicorne unicervical ; 3, Utérus arqué.

Müller vers le bas, et de l'autre, vers le haut. Pour Pozzi, il y aurait plutôt arrêt de développement du vagin à sa partie inférieure et persistance du canal vestibulaire.

Les atrésies ou sténoses transversales de l'utérus et du vagin ne sont probablement que des arrêts de développement très localisés, survenant avant ou après la canalisation des conduits de Müller.

2° Malformations par défaut de fusionnement des canaux de Müller.

A. Vagin double et utérus biloculaire. — Le *cloisonnement longitudinal du vagin*, par défaut de fusionnement des canaux de

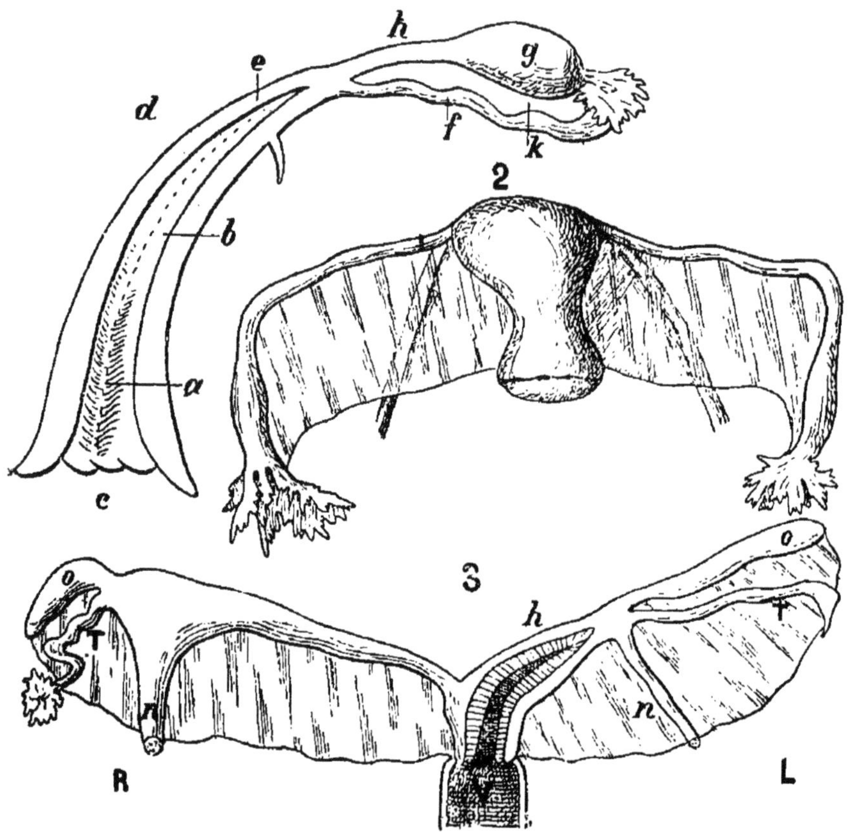

Fig. 31. — 1, Utérus infantile unicorne gauche (schéma d'après P. Müller). — *a*, Portion cervicale; *b*, Corps; *cd*, Axe longitudinal du corps du fœtus ; *e*, Sommet de la cavité utérine; *ce*, Axe longitudinal du corps de l'utérus; *f*, Trompe; *g*, Ovaire; *h*, Ligament de l'ovaire; *k*, Parovarium. — 2, Obliquité congénitale de l'utérus. Développement incomplet du côté droit (schéma d'après Tiedemann). — 3, Utérus unicorne (schéma d'après Schröder). — R, Côté droit; L, Côté gauche; la corne gauche (*h*) est normalement développée et communique avec la cavité utérine. La corne droite se présente sous la forme d'une bandelette allongée ; son point de jonction avec la trompe est indiqué par l'insertion du ligament rond qui est hypertrophié ; *r*, Ligament rond ; O, Ovaire; T, Trompe; V, Vagin.

Müller, coïncide ordinairement avec la *bilocularité* de l'utérus, due à la même cause.

La cloison est totale ou partielle. Si l'un des vagins, incomplètement développé, n'aboutit pas à l'extérieur, il prend le nom de *vagin borgne latéral.*

La *duplicité de l'orifice du col* se rapporte évidemment à un défaut partiel de résorption.

B. Utérus didelphe, etc. — L'utérus *didelphe*, l'utérus *bicorne unicervical* et l'*utérus arqué* ne peuvent être dus qu'à un défaut de rapprochement et de fusion des canaux de Müller (fig. 30).

3° Malformations par avortement de l'un des conduits de Müller.

A. Utérus unicorne et vagin unilatéral. — L'avortement de l'un des conduits de Müller aboutit à la formation de l'*utérus unicorne* (fig. 31) et du *vagin unilatéral.*

B. Utérus avec corne rudimentaire. — L'utérus unicorne se rapproche de l'*utérus avec corne rudimentaire.* Cette expression n'a trait qu'au calibre, car la corne avortée est ordinairement plus longue que l'autre ; il n'y a pas de corps utérin.

C. Développement incomplet unilatéral. — Le développement *incomplet unilatéral*, qui se rapproche plus de l'état normal que l'utérus unicorne, donne lieu à la latéroversion congénitale (fig. 31, n° 2).

II. — Malformations des organes génitaux externes.

Le *cloaque* est un renflement voisin de l'extrémité caudale de l'embryon, auquel aboutit l'intestin, en arrière, l'allantoïde, en avant (fig. 32, n° 1).

Le cloaque est d'abord interne. Au milieu, s'ouvrent le canal de Wolff, le canal de Müller et l'uretère, d'abord par un orifice commun, puis par des orifices distincts qui se succèdent d'avant en arrière.

Vers la sixième semaine, apparaît extérieurement, dans la région correspondant au cloaque, le *tubercule génital* entouré d'un repli, le *repli génital.* La tubercule génital se creuse d'un sillon, *sillon génital*, qui se porte à la rencontre du cloaque interne et, s'ouvrant à son intérieur, constitue le *cloaque externe* (fig. 32, n°s 1 et 2).

Puis le cloaque est divisé de haut en bas, par la progression de l'éperon périnéal, en *anus* et *sinus uro-génital.* Celui-ci se segmente à son tour, à sa partie supérieure, en *canal de l'urèthre* et *ouverture du vagin*, et sa partie inférieure prend le nom de *canal vestibulaire* (fig. 32, n°s 3, 4 et 5).

Le *repli génital* constitue les grandes lèvres (fig. 33) ; le *tubercule génital*, le clitoris. Chez l'homme, les bords du sillon génital se soudent pour former la portion pénienne de l'urèthre. Chez la femme, ils restent séparés en arrière pour constituer les petites lèvres, les bulbes du vagin et l'hymen, dont l'ensemble représente le bulbe chez l'homme; en avant, ils se soudent au niveau du *gland du clitoris;* à leur partie moyenne, ils avortent, d'où l'ab-

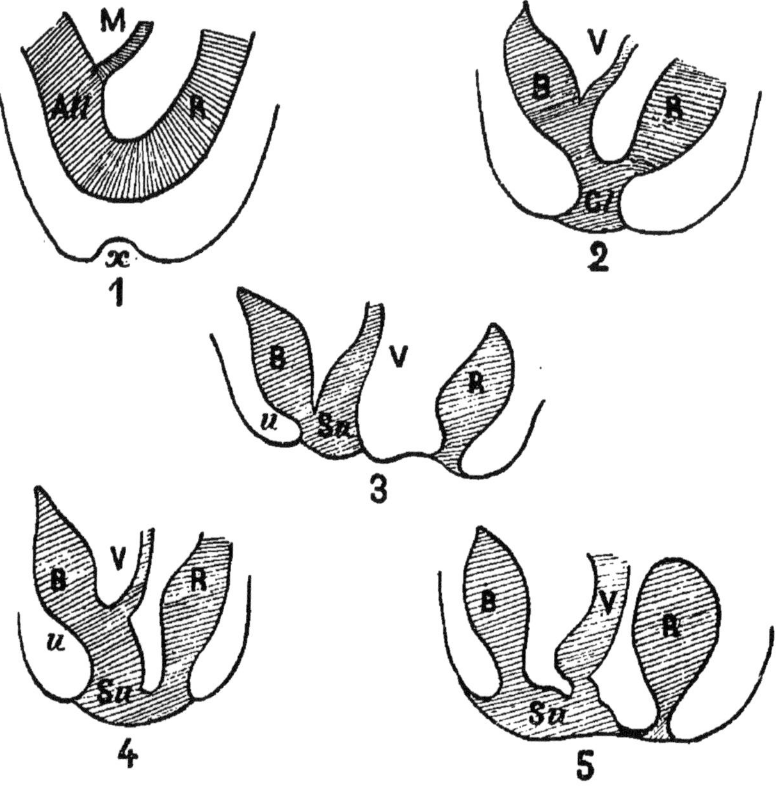

Fig. 32. — Développement des organes génitaux externes (schéma d'après Schroder). — 1, R, Rectum continu avec ; *All*, allantoïde (vessie) et M. canal de Müller (vagin) ; *x*, dépression de la peau au-dessus du tubercule médian : elle progresse en dedans. — 2, La dépression gagne en dedans, et devenant continue avec le rectum et l'allantoïde, ferme le cloaque *cl*. — 4, Le cloaque se partage en sinus uro-génital, S*u*, et R, rectum avec l'anus, par l'abaissement de la cloison périnéale. Les canaux de Müller sont réunis pour former le vagin V, en arrière de la vessie B, et de l'orifice de l'urèthre *u*. — 3, Le périnée est complètement constitué. — 5, La partie supérieure du sinus uro-génital se resserrant pour former l'urèthre, la partie inférieure persiste et forme le vestibule S*u*, auquel aboutissent l'urèthre et le vagin.

sence de *portion clitoridienne* de l'urèthre. Leurs vestiges, très visibles chez les petites filles, sont représentés par la *bride masculine* qui se porte du méat urinaire au clitoris, et par l'*hymen uréthral* qui entoure le méat.

Hymen vrai, hymen uréthral et bride masculine, en continuité directe, d'arrière en avant, constituent l'*appareil hyménal* (Pozzi).

Nous verrons plus loin que l'existence de l'hymen uréthral explique facilement la genèse des polypes vasculaires du méat et leur identité de structure avec l'*hypertrophie simple* et le *prolapsus* de la muqueuse uréthrale.

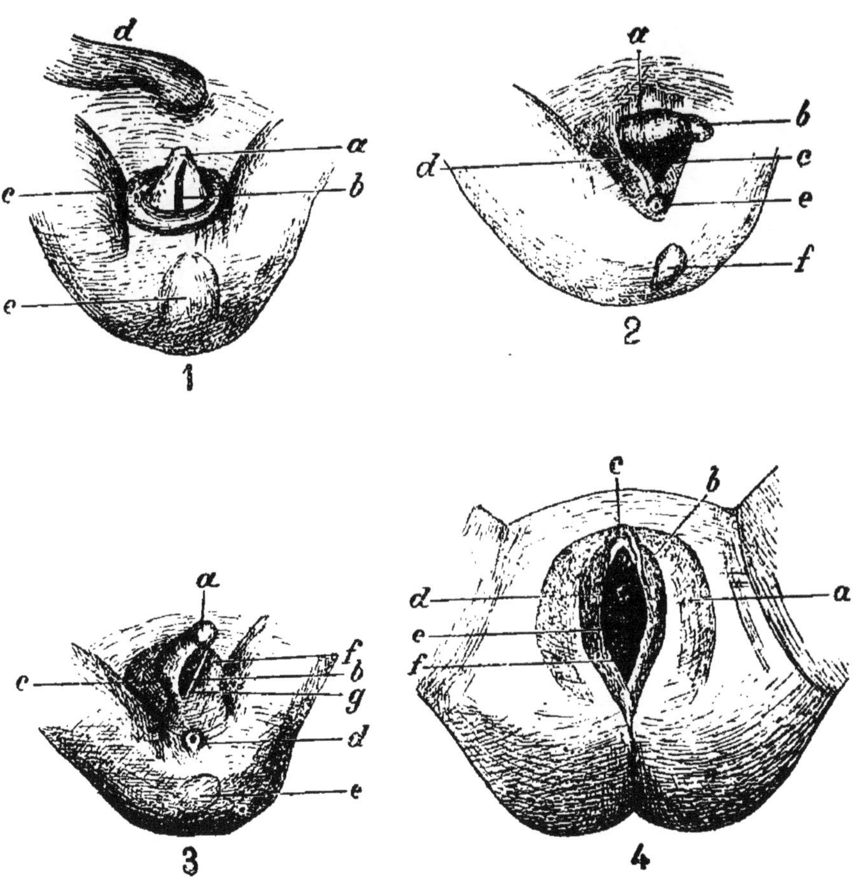

Fig. 33. — Développement des organes génitaux externes (d'après Ecker). — *Type indifférent :* 1 (embryon de $0^{m},020$) ; *a*, Gland ; *b*, Sillon génital ; *c*, Plis génitaux externes (grandes lèvres ou plis scrotaux) ; *d*, Cordon ombilical ; *e*, Extrémité caudale et tubercule coccygien. — 2 (embryon de $0^{m},027$) ; *a*, Tubercule génital ; *b*, Gland ; *c*, Sillon génital ; *d*, Plis génitaux externes (grandes lèvres ou plis scrotaux) ; *e*, Anus ; *f*, Extrémité caudale du tubercule coccygien. — *Type féminin :* 3 (embryon de $0^{m},031$) ; *a*, Gland du clitoris ; *b*, Sillon génital ; *c*, Plis génitaux externes (grandes lèvres) ; *d*, Anus ; *e*, Extrémité caudale et tubercule coccygien ; *f*, petites lèvres ; *g*, Sinus uro-génital. — 4 (embryon du commencement du 6e mois) ; *a*, Plis génitaux externes (grandes lèvres) ; *b*, petites lèvres ; *c*, prépuce du clitoris ; *d*, ouverture de l'urèthre ; *e*, ouverture du vagin ; *f*, hymen.

L'absence ou l'arrêt de développement du tubercule génital aboutit à l'*absence* ou à l'*état infantile de la vulve*. Cette malformation, facile à reconnaître, a une grande importance au point de vue clinique, attendu qu'elle coïncide ordinairement avec un arrêt de développement des organes génitaux internes.

L'absence de développement et de fissuration du tubercule génital aboutit à l'*absence de vulve, avec atrésie du vagin et de l'urèthre*

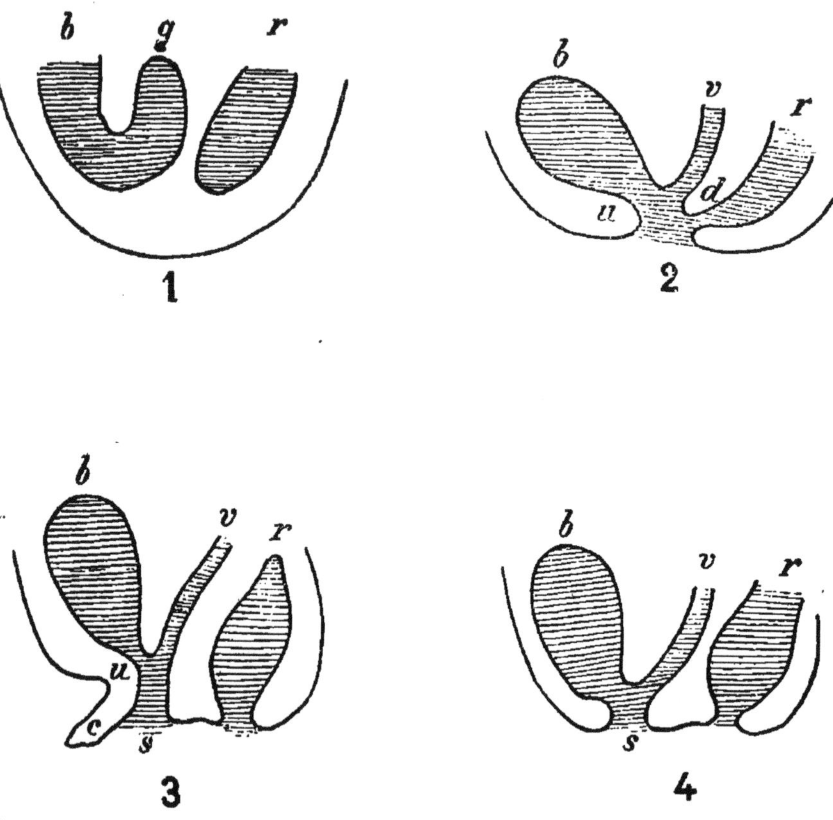

Fig. 34. — Malformations des organes génitaux externes (schéma d'après schroder). — 1, Atrésie complète de la vulve. L'allantoïde s'est séparée du rectum *r* ; la vessie *b* et le canal génital *g* sont distendus par l'urine. — 2, Sténose ano-vulvaire. Le périnée *d* ne s'est pas formé et le cloaque persiste ; la vessie *b*, le vagin *v* et le rectum *r* aboutissent à ce cloaque commun ; *u*, urèthre. — 3, Hypospadias chez la femme, 1er degré coïncidant avec une hypertrophie du clitoris ; *s*, Sinus uro-génital persistant auquel succède un long canal vestibulaire ; *u*. Urèthre, et *v*, Vagin s'ouvrant dans le canal vestibulaire ; *c*, clitoris hypertrophié. — 4, Hypospadias proprement dit chez la femme. L'allantoïde tout entière s'est transformée en vessie *b*, celle-ci s'abouche directement, sans l'intermédiaire d'un urèthre, dans le sinns uro-génital *s*, c'est-à-dire dans le vestibule ; *v*, Vagin ; *r*, Rectum.

(fig. 34, nº 1). Suivant qu'il y a, ou non, cloisonnement du cloaque, les trois conduits, urèthre, vagin et anus, communiquent entre eux, ou non. Il peut y avoir simplement : *absence des grandes lèvres, absence ou hypertrophie des petites lèvres* (fig. 35) (tablier des Hottentotes), *hypertrophie du clitoris*, suivant que la malformation porte isolément sur le repli génital, sur la partie postérieure ou sur la partie antérieure du sillon génital.

La seule absence de cloisonnement du cloaque donne lieu à la *sténose ano-vulvaire* ou *vestibulaire*, ainsi nommée d'après l'étroitesse du conduit unique par lequel urèthre, vagin et anus débouchent à l'extérieur (fig. 34, n° 2). Comme le fait remarquer Pozzi, l'hymen vaginal n'étant qu'un vestige du *corps spongieux* de l'homme, il n'y a pas lieu de s'étonner de la grande variété de sa forme, de son

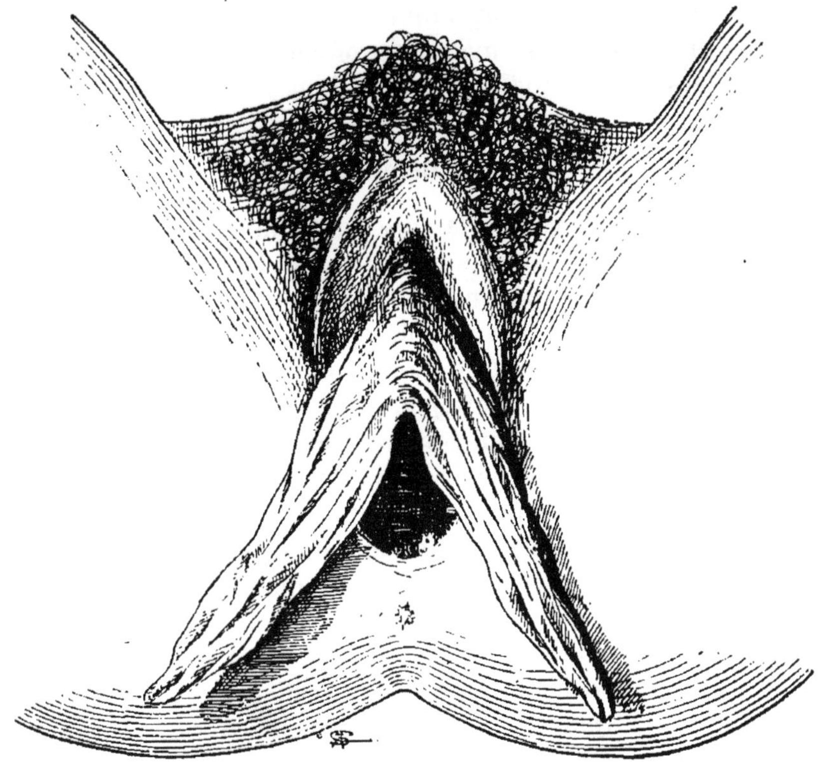

Fig. 35. — Hypertrophie des petites lèvres (S. Bonnet et Paul Petit).

épaisseur, et de sa consistance. L'imperforation de l'hymen existe, mais est assez rare ; on la confond ordinairement avec l'atrésie du vagin par imperforation ou accolement de ses parois : la tumeur, formée par l'accumulation de sang ou de sécrétions, au-dessus de l'osbtacle, venant s'appliquer contre l'hymen, en bouche l'orifice et se confond en apparence avec lui.

L'hymen uréthral peut être également assez développé pour obturer complètement le méat (Pozzi).

Le canal vestibulaire qui, peu à peu, doit se tasser, s'effacer, peut être conservé. Il en résulte la formation d'un *faux hypospadias* ou d'un *hypospadias proprement dit*, suivant qu'il y a, ou non, formation d'un urèthre (fig. 34, n°s 3 et 4).

L'*épispadias* est dû à un défaut d'occlusion de la partie antérieure du canal de l'urèthre et de la vulve. Le clitoris, dans ce cas, est ordinairement bifide.

III. — Hermaphrodisme.

Au point de vue enbryogénique, l'hermaphrodisme pourrait se départir entre les malformations profondes et superficielles ; mais il est préférable de l'étudier à part et dans son ensemble.

1° Hermaphrodisme vrai.

L'*hermaphrodisme vrai*, à la fois anatomique et physiologique, (c.-à-d. impliquant, pour le sujet en cause, la faculté de se reproduire par ses propres moyens), n'existe pas.

Un petit nombre de faits, dernièrement relevés par Jouin, semblent tout d'abord démontrer qu'il n'en est pas de même de l'*hermaphrodisme purement anatomique*, qui comprendrait deux variétés : l'*hermaphrodisme latéral*, qui comporterait l'existence d'un testicule et d'un ovaire; et l'*hermaphrodisme transversal*, dans lequel les organes génitaux externes appartiendraient à la femme et les organes génitaux internes à l'homme, ou *vice versâ*. Mais les prétendus faits d'hermaphrodisme *latéral* manquent de la preuve anatomique : en effet, les cas dans lesquels on a cherché à la faire doivent inspirer des doutes, étant données les grandes analogies de structure de l'ovaire et du testicule au début de leur développement. Quant à l'hermaphrodisme *transversal*, si l'on interprète comme il faut les simples apparences, il rentre, en réalité, dans le *pseudo-hermaphrodisme*.

2° Pseudo-hermaphrodisme.

Le *pseudo-hermaphrodisme* comprend l'*androgynie*, la *gynandrie* et le *pseudo-hermaphrodisme par hypospadias périnéo-scrotal* (Pozzi).

A. Androgynie. — Les *androgynes* sont des hommes cryptorchides, avec pénis peu développé et hypertrophie des seins.

B. Gynandrie. — Dans la *gynandrie*, les organes sont, en réalité, ceux d'une femme : le clitoris hypertrophié simule la verge, et les lèvres soudées, le scrotum.

C. Pseudo-hermaphrodisme par hypospadias périnéo-scrotal. — Dans le *pseudo-hermaphrodisme par hypospadias périnéo-scrotal* (fig. 36), il s'agit d'organes mâles dans lesquels il y a eu : 1° défaut de développement de la portion spongieuse de l'urèthre, remplacée par

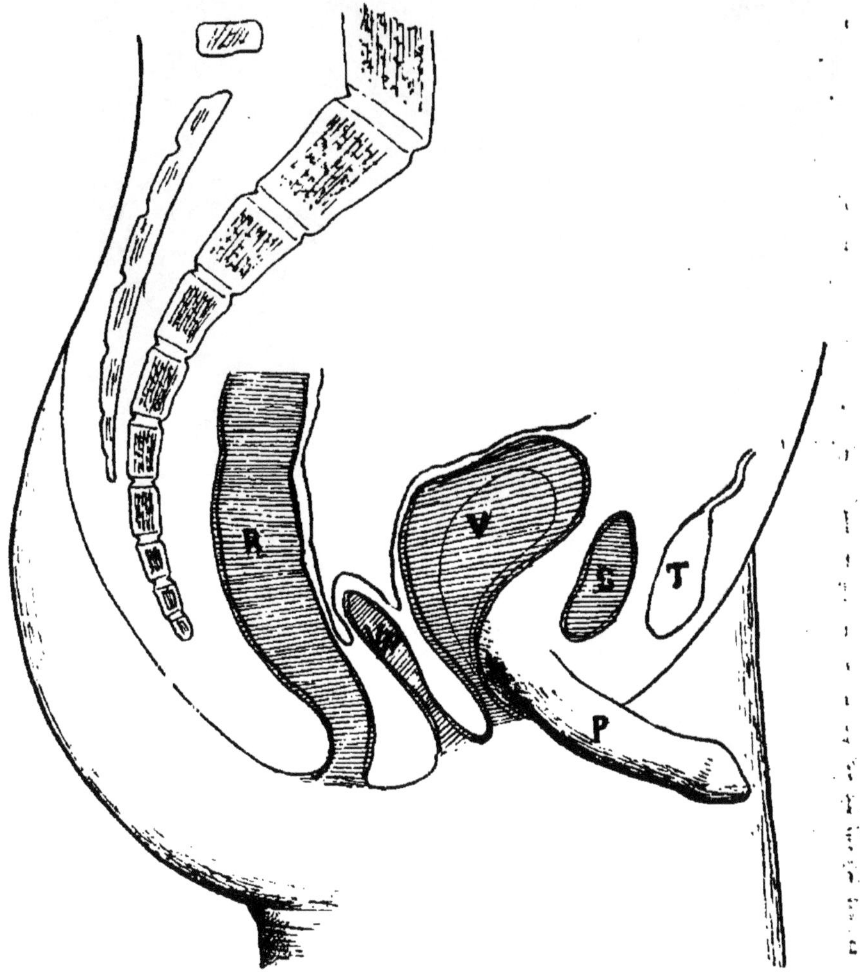

Fig. 36. — Pseudo-hermaphrodisme par hypospadias, périnéo-scrotal (schéma d'après Sweifel). — T, Testicule ; S, Symphyse pubienne ; V, Vessie ; Vp, Vésicule prostatique (pseudo-vagin) ; P, pénis ; R, rectum.

des petites lèvres et un appareil hyménal ordinairement bien formé, surtout en ce qui concerne la bride masculine ; 2° développement anormal des conduits de Müller qui, au lieu de se borner à former l'utricule prostatique, donnent, soit un simple cul-de-sac vaginal, soit un vagin avec utérus et oviducte. La verge peut être assez développée. L'habitus extérieur, la démarche, les appétits sexuels sont ceux d'un homme. Nous reproduisons ici le facies et les or-

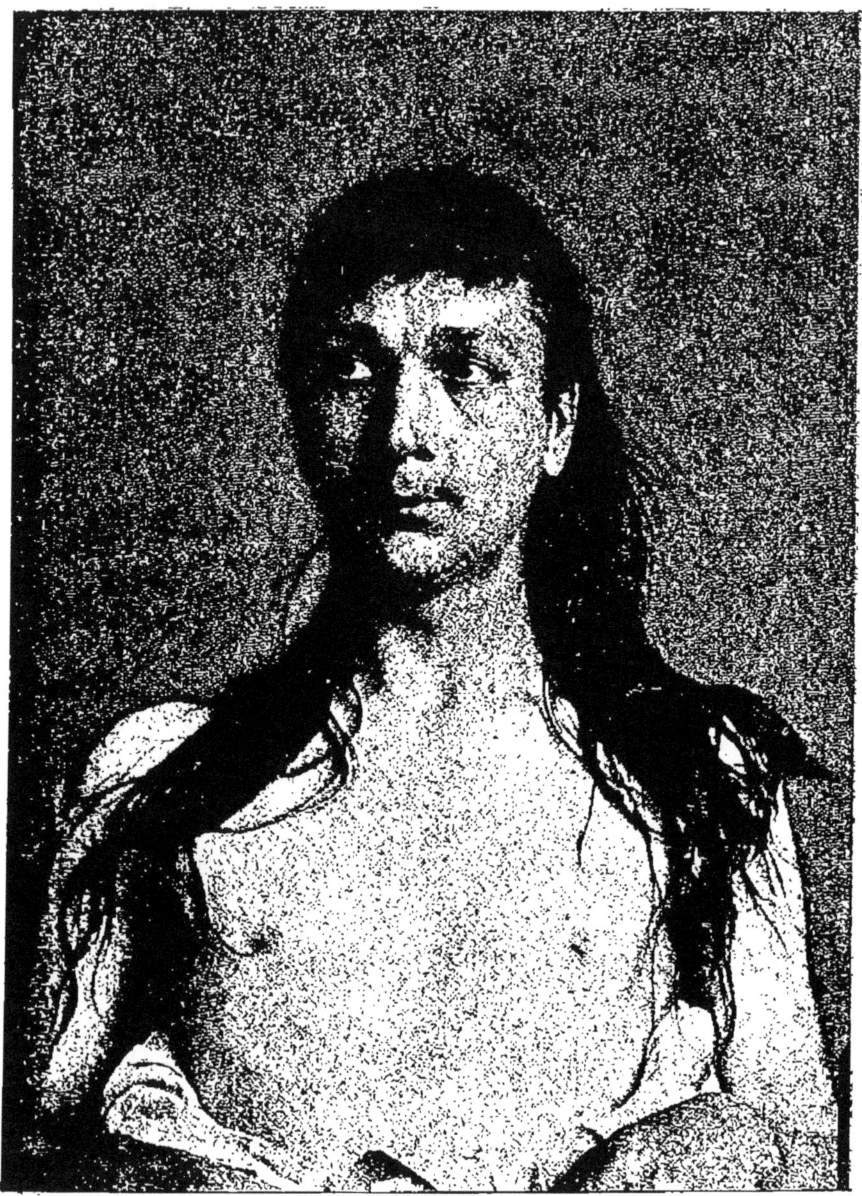

Fig. 37. — Pseudo-hermaphrodite par hypospadias périnéo-scrotal (S. Bonnet et Paul Petit) (1).

ganes (fig. 37 et 38) d'un sujet de ce genre, qui avait, comme fille

(1) Paul Petit, *Nouv. Arch. d'Obst. et de Gynécol.* 1891.

de brasserie, des rapports masculins avec ses compagnes; il y avait même gagné la syphilis.

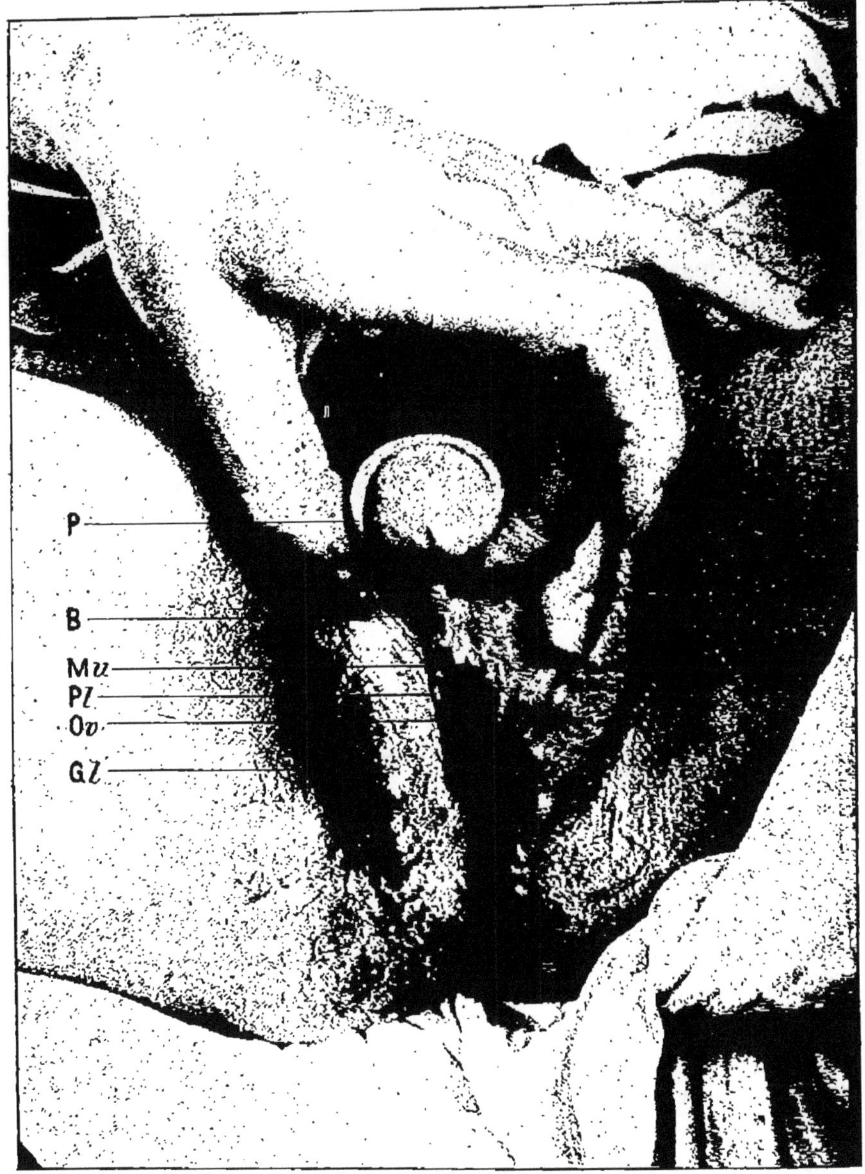

Fig. 38. — Organes génitaux externes. — P, Pénis relevé ; B, Bride masculine ; Mu, Méat urinaire ; Pl, Petites lèvres ; Ov, Orifice vulvaire ; Gl, Grandes lèvres couvertes de syphilides papuleuses (S. Bonnet et Paul Petit).

Diagnostic. — Pour faire le diagnostic des malformations profondes, on utilisera plus particulièrement, sans que nous ayons à y insister davantage, le toucher rectal combiné à la palpation abdominale, ou le toucher recto-vésical. Au besoin, on aura recours à l'anesthésie chloroformique.

Les sténoses et atrésies congénitales, ou bien sont incompatibles avec la vie, ou bien donnent lieu à des accidents de rétention (voy. chap. IV), à la dysménorrhée, à la stérilité, comme les sténoses et atrésies acquises (voy. chap. III).

Traitement. — En cas d'absence du vagin, on peut être autorisé, soit pour rétablir la communication avec l'utérus, soit simplement pour permettre le coït, à creuser un conduit artificiel (voy. 2e partie).

Les cloisons et brides vaginales nécessitent le même traitement que les déformations analogues survenues après la naissance (voy. chap. II).

L'hypertrophie des lèvres et du clitoris exige parfois l'amputation. Ce qui convient le mieux pour l'imperforation de l'hymen, c'est l'excision de la membrane, suivie de l'application d'un surjet au catgut fin.

A l'hypertrophie cervicale compliquée de sténose, on opposera la résection anaplastique du col qui, tout en raccourcissant l'organe, devra lui donner un orifice plus large.

CHAPITRE II

LÉSIONS TRAUMATIQUES ET DÉFORMATIONS DES ORGANES GÉNITAUX EXTERNES ET DU VAGIN.

I. — Thrombus de la vulve.

Dénommée encore *hématome*, *hématocèle* de la vulve, cette affection est caractérisée par *un épanchement sanguin, infiltré ou collecté dans le tissu cellulaire de la vulve et du vagin.*

Étiologie et pathogénie. — a. *Causes prédisposantes.* — Bien plus fréquent pendant la grossesse, et surtout à l'occasion du travail, le thrombus s'observe aussi en dehors de l'état puerpéral.

Au cours de cette période, les modifications du sang, la gène circulatoire, la multiparité, une fragilité congénitale de l'appareil vasculaire, l'étroitesse du vagin, les déformations du bassin, sont autant de *causes prédisposantes* à l'accident en question.

Les primipares sont plus exposées aux épanchements intra-pelviens (Perret).

La préexistence de varices n'est pas nécessaire : elles s'accompagnent même rarement d'hématome (2 fois seulement sur 43. Perret) dont la fréquence absolue n'est pas, du reste, très considérable (1 sur 2000 accouchées).

b. *Causes déterminantes — Pendant la grossesse*, l'hématome peut se produire spontanément; mais, en général, il reconnait pour cause une violence extérieure ou un effort (toux, vomissements, défécation, ébranlements locaux, voiture, etc.).

C'est *au moment du travail* qu'il s'observe le plus souvent, sous l'influence d'un froissement, d'un décollement du vagin par la tête fœtale, de la longueur du travail, du volume excessif de la tête, de la brutalité ou de la répétition excessive du toucher, d'une maladroite application de forceps ou des efforts d'expulsion.

A la stase sanguine, à la dilatation avec amincissement des vaisseaux, succède la rupture d'un ou plusieurs de ceux-ci, facilitée par la laxité des tissus. Mais l'épanchement n'apparaît souvent qu'*après la délivrance*, soit que la pression de la tête fœtale ait déterminé la formation d'un caillot qui se déplace plus tard (Deneux) ; soit que les parois vasculaires, comprimées et mortifiées, ne se rompent que secondairement (Dubois).

En dehors de la gravidité, le thrombus succède à un traumatisme quelconque : chute sur la vulve, coup de pied, piqûre, morsure, coït brutal, viol répété par plusieurs (cas de médecine légale); plus rarement, à la suite d'un effort : éternûment, quinte de toux, vomissement, action de soulever un fardeau, etc., et encore faut-il supposer une altération préalable des vaisseaux.

Anatomie pathologique. — L'épanchement se fait dans le tissu cellulaire de la grande lèvre, et plus souvent à droite; il peut y rester localisé (thrombus vulvaire proprement dit), ou s'étendre, suivant le plan cellulaire intéressé, au vagin, au périnée, aux fesses, à la face antérieure des cuisses et de la paroi abdominale, dans le tissu cellulaire profond du bassin et même de l'abdomen. Ces cas compliqués sont exceptionnels : l'extension la plus fréquente se fait à la petite lèvre et au côté correspondant du vagin.

Les vaisseaux sont souvent variqueux et amincis et on ne peut généralement trouver sur l'un d'eux qu'une perforation très étroite et unique. Le sang infiltre les mailles du tissu cellulaire ou se collecte dans un dédoublement de la lèvre. D'abord liquide, il se coagule ensuite et les caillots, par résorption du sérum, peuvent acquérir une grande dureté et s'enkyster. C'est ordinairement le sang veineux qui fait les frais de l'épanchement; cependant, d'après les expériences de Perret, il pourrait se mélanger de sang artériel.

La résorption se fait en totalité, ou bien on voit survenir le sphacèle, la suppuration.

A l'ouverture spontanée peut succéder une fistule vagino-périnéale ou vagino-rectale (Lwof).

Symptomes. — La *douleur*, due à la distension des tissus, précède souvent l'apparition de la tumeur, et varie de caractères et d'intensité avec la rapidité et l'abondance de l'hémorrhagie. Elle est ordinairement subite, vive, aiguë, quelquefois sourde, gravative, profonde. C'est au niveau de la grande lèvre qu'elle est perçue avec le plus d'intensité, mais elle peut s'irradier à l'hypogastre, aux régions lombaire, crurale, etc., et s'accompagner de ténesme vésical et rectal, de dysurie, de crampes, de sensations de fourmillement, de rétention de l'urine et des lochies.

La *tumeur* apparaît rapidement et en même temps que la douleur, ou ne se développe que graduellement, en douze ou vingt-quatre heures; elle peut acquérir le volume du poing, d'une tête de fœtus à terme. Elle envahit la grande lèvre, et forme une masse violacée, quelquefois incolore du côté de la peau et noirâtre ou bleuâtre, du côté de la muqueuse, de consistance élastique ou fluctuante, suivant son degré de tension; elle est arrondie et bien limitée, si elle est de petit volume, ou se diffuse vers le vagin et les tissus voisins. Elle présente parfois le signe de la crépitation sanguine.

L'infiltration peut s'étendre au périnée, aux fesses, aux cuisses, etc., et se révèle par des taches ecchymotiques. La saillie que forme la tumeur dans la moitié correspondante du vagin en comble la lumière et se constate au toucher.

Marche et terminaisons. — L'hémorrhagie s'arrête et constitue un épanchement localisé; ou bien elle se continue dans la profondeur.

La collection peut se rompre du côté de la muqueuse, sous la poussée progressive du sang épanché, et l'hémorrhagie qui en résulte peut être mortelle. Enfin il peut y avoir sphacèle limité ou extensif, du fait seul de la tension de la paroi ou du traumatisme générateur, et l'hémorrhagie se reproduit secondairement. Mais ces éventualités ne sont guère à redouter que dans l'état puerpéral.

Lorsque l'épanchement est modéré, il se résorbe, dans sa partie liquide d'abord, puis par désintégration du caillot; ou bien il se transforme en un kyste de la grande lèvre, dont le contenu offre les caractères chimiques et microscopiques d'un kyste hématique.

Les parois de la poche sont-elles contuses et ulcérées, elles peuvent livrer passage aux germes de la suppuration ; d'où abcès, phlegmon plus ou moins étendu, septicémie rapidement grave, favorisée par l'état puerpéral et la richesse vasculaire de la région.

Diagnostic. — Les conditions dans lesquelles apparaît la tumeur (pendant la grossesse ou le travail, à la suite d'un traumatisme, d'un effort), son siège, sa coloration, sa consistance, la rapidité de sa formation, la préexistence de varices, l'hémorrhagie externe qui parfois la complique, etc., ces divers caractères rendent le diagnostic facile et éloignent vite l'idée de *hernie*, de *prolapsus vaginal* ou *utérin*, etc.

Pronostic. — D'une manière générale, il est subordonné au volume de la tumeur, c.-à-d. à l'abondance de l'hémorrhagie, et à la nature des complications. Il est plus grave dans la période puerpérale, qu'en dehors d'elle ; avant l'accouchement qu'après la délivrance. L'hémorrhagie, interne ou externe, primitive ou secondaire, est quelquefois rapidement mortelle. Toutefois les documents de la période préantiseptique (Deneux (1830) : sur 62 cas, 22 morts pour la mère, 61 pour l'enfant ; Girard (1874), 24 morts sur 120, etc.), n'ont guère de valeur aujourd'hui, étant donnée la rareté de l'infection puerpérale, les perfectionnements de l'hémostase et la hardiesse plus grande de la chirurgie.

Il n'en est pas moins vrai que la tumeur peut être une cause mécanique de dystocie, et qu'un état d'anémie plus ou moins sérieux peut succéder à son apparition.

Traitement. — a. *Pendant la grossesse* — Attendre et n'intervenir que si le thrombus se rompt spontanément (Charpentier).

b. *Pendant le travail.* — Attendre encore et terminer le plus rapidement possible l'accouchement avec le forceps, de préférence à la version (Charpentier).

c. *Après la délivrance.* — Après la délivrance, comme en dehors de la puerpéralité, n'intervenir que si l'on ne peut espérer la résolution, ou s'il y a imminence ou existence de l'infection.

Dans tous les cas, on essaiera de modérer l'épanchement au moyen d'applications froides et astringentes, de la compression et de l'immobilité.

Si la tumeur est rompue ou en imminence de rupture, si elle s'oppose mécaniquement à l'accouchement, si en raison de son volume, de sa distension, de l'état de ses parois, on ne peut espérer sa résolution, il faut intervenir : immédiatement, si le danger est immédiat; dès que l'hémorrhagie est arrêtée, et en faisant, au préalable, de l'antisepsie, dans le cas contraire.

Si la tumeur est aseptique et limitée, inciser largement, débarrasser la cavité des caillots, mettre, si l'on peut, des ligatures perdues sur les vaisseaux qui donnent; puis, si les parois de la cavité ne sont pas trop anfractueuses, la fermer, sans drainage, au moyen de sutures profondes et superficielles, ou mieux, avec une suture continue au catgut, à plusieurs plans, qui assurera à la fois l'hémostase et la réunion.

Si la plaie est infectée, ou ses parois sphacélées, la déterger, après incision, aussi largement que possible, au moyen de lavages avec une solution de sublimé au 1/1000 ou d'acide phénique au 1/20, puis tamponner à la gaze iodoformée ou suturer en laissant un drain.

Dans les cas de très larges foyers, on pourrait, qu'il y eût ou non suppuration, assurer le drainage au moyen d'une contre-ouverture pratiquée, suivant les cas, à la fesse, à la cuisse, etc.

II. — Déchirures du périnée.

Étiologie et Pathogénie. — Les déchirures du périnée sont très rarement apuerpérales (chute à califourchon, coup de fourche, etc.). Elles reconnaissent pour cause presque exclusive l'accouchement spontané ou les interventions obstétricales. Leur étiologie est donc du ressort de l'obstétrique et doit être recherchée, pour l'accouchement spontané, dans les anomalies du bassin et des voies d'expulsion maternelles, de la force expultrice, ou de la présentation fœtale. Les déchirures, produites pendant les manœuvres obstétricales, sont imputables soit à l'impéritie de l'opérateur, soit à la défectuosité des instruments. Il en est enfin d'inévitables (1).

Anatomie pathologique. — Au point de vue de leur profondeur, les déchirures périnéales sont *partielles* ou *complètes* (Gaillard Thomas) et chacune de ces variétés compte deux degrés.

a. *Ruptures partielles.* — A son *premier degré*, la *rupture partielle* est *superficielle* et n'intéresse que la fourchette.

Au *deuxième degré*, elle comprend les tissus sous-cutanés, mais s'arrête au sphincter anal ou n'intéresse que ses fibres superficielles, sans compromettre son action physiologique.

(1) Voir, pour le détail étiologique et la pathogénie : Bonnaire, *Du périnée obstétrical* (*Gaz. des Hôpitaux*, 1891, n° 35).

b. *Rupture complète.* — Dans la rupture *complète, au premier degré*, le sphincter anal est intéressé dans toute son épaisseur, sans participation de la cloison recto-vaginale.

Au *deuxième degré* (*rupture totale* (Terrillon)) la cloison recto-vaginale elle-même, en même temps que le sphincter, est déchirée sur une hauteur plus ou moins considérable (fig. 29).

On a observé exceptionnellement la *déchirure de la cloison*

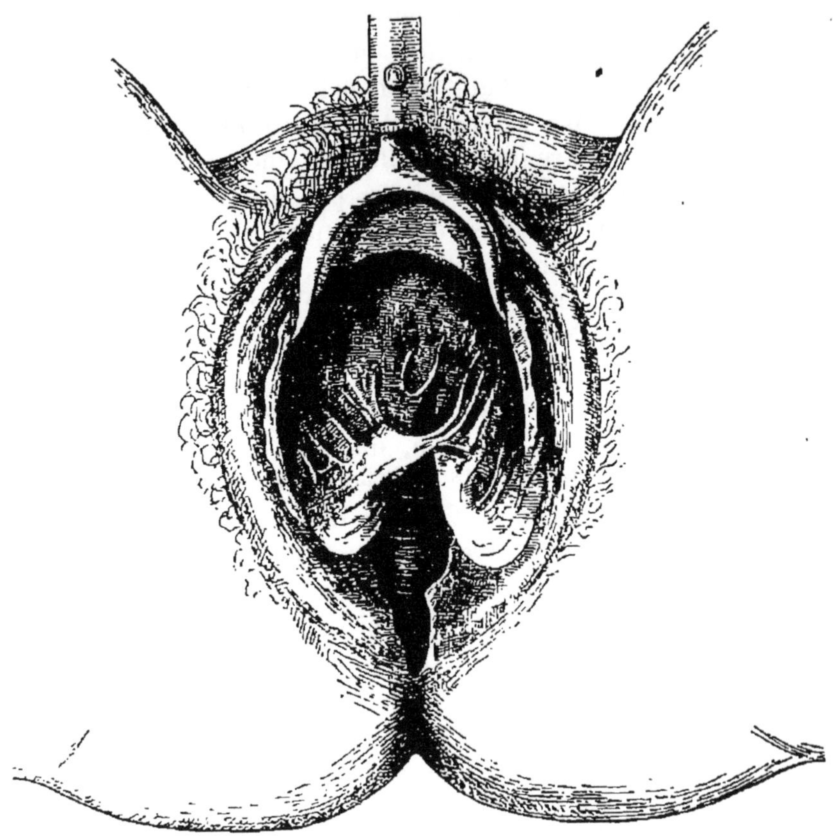

Fig. 30. — Rupture complète du périnée intéressant la cloison recto-vaginale (d'après Pozzi).

et la *rupture centrale du périnée*, avec intégrité de la vulve. Par contre, il n'est pas rare de rencontrer, sans lésion apparente, un *affaiblissement du périnée*, qui semble dû à la paralysie par distension ou à la rupture sous-tégumentaire des muscles de la région.

Dans les déchirures partielles, cicatrisées, la vulve est béante, grâce à l'élargissement de sa commissure postérieure. Le repli cutanéo-muqueux de la fourchette est remplacé par du tissu cicatriciel lisse qui remonte souvent d'un côté ou de l'autre de la colonne postérieure du vagin, à gauche principalement.

Dans les cas de rupture complète, au 1er *degré*, les orifices anal et vulvaire ne sont plus séparés que par la cloison recto-vaginale, sur le bord de laquelle apparaissent souvent des replis de la muqueuse gonflée d'hémorrhoïdes. Une petite dépression marque parfois, de chaque côté de l'orifice anal, la limite des deux bouts rétractés du sphincter.

Si la déchirure intéresse la cloison recto-vaginale (2e *degré*), elle se présente sous forme d'une fente ogivale allongée, remontant plus ou moins haut, quelquefois tout près du col : ses bords amincis sont attirés, en haut et en dehors, par la rétraction des fibres du releveur. Des brides cicatricielles sont parfois jetées sur elle d'un bord à l'autre (fig. 39). Elle peut encore être bifide à son angle supérieure, épaissie ou déviée par les cicatrices. Les deux cavités, rectale et vaginale, se confondent en un cloaque.

Lorsque les déchirures sont profondes, elles coexistent ordinairement avec des lacérations du col, quelquefois avec des fistules vaginales et, lorsqu'elles sont anciennes, avec la métrite, avec le prolapsus du vagin et de l'utérus.

Symptômes. — Les symptômes subjectifs varient, non seulement avec le degré de la lésion, mais encore avec son ancienneté, avec l'âge de la malade et avec le degré de tonicité de ses tissus. En cas de rupture partielle, la malade éprouve une sensation de béance de la vulve, est moins apte à l'effort, à la marche, et se plaint de douleurs vagues, imputables aux troubles de la statique pelvienne. Les déchirures du périnée sont, en effet, le plus important facteur du *prolapsus génital*, et nous renvoyons à ce chapitre pour l'étude de leur rôle pathogénique et de leurs conséquences éloignées (1).

Indépendamment des troubles secondaires de statique, les déchirures *complètes* s'accompagnent de l'incontinence des gaz et des matières fécales liquides; les matières solides elles-mêmes, s'échappent involontairement, par le cloaque recto-vaginal, lorsque la déchirure intéresse la cloison. Par contre, si quelques fibres du sphincter sont conservées, la malade peut, au repos, retenir gaz et matières ; mais le moindre effort suffit à provoquer l'incontinence.

Diagnostic. — L'examen direct permet facilement de reconnaître la lésion et son degré.

Parfois la vulve n'est pas déformée, la fourchette même est con-

(1) Voir livre VIII.

servée, et la distance qui la sépare de l'anus semble normale : cependant la malade accuse des sensations de ptose abdomino-pelvienne. Si alors, d'un doigt introduit dans le vagin, on déprime la paroi postérieure, on n'éprouve pas la résistance réactionnelle qu'oppose un périnée normal ; la paroi cède de suite à la pression. De plus il suffit d'introduire l'index dans le rectum et le pouce dans le vagin et de saisir entre ces deux doigts le corps périnéal, pour voir qu'il est réduit aux téguments, que les plans musculaires n'existent plus. Il y a eu *effondrement, affaiblissement du périnée*, sans déchirure tégumentaire.

Pronostic. — Indépendamment de la pénible infirmité que constitue l'incontinence des gaz et des matières, en cas de rupture complète, les déchirures du périnée, à tous les degrés, rendent les malades impropres aux travaux fatigants, prédisposent aux inflammations génitales et les entretiennent, favorisent la subinvolution et jouent un rôle primordial dans la pathogénie du prolapsus avec ou sans rétro-déviation.

Traitement. — Voir *Prolapsus*, liv. VIII.

III. — Plaies de la vulve et du vagin.

En raison de leur fréquente association clinique, nous décrirons concurremment les lésions traumatiques de la vulve et du vagin.

Étiologie. — a. *En dehors de l'accouchement.* — La *défloration*, consentie ou à la suite de viol, peut entraîner la déchirure marginale, l'arrachement, la rupture de l'hymen. Les *tentatives de viol*, le *coït* brutal ou disproportionné (pratiqué sur des enfants ou des vieilles femmes, dont les organes sont insuffisamment développés ou atrophiés), peuvent être suivis d'excoriations, de contusions, de déchirures de la vulve, du vagin, de la cloison recto-vaginale, du cul-de-sac de Douglas même. Les attouchements violents, les tentatives d'introduction de corps étrangers, les manœuvres d'avortement, etc., tous les *traumatismes accidentels* : chute sur un corps dur, pointu ou tranchant, coup de corne, canule de verre brisée, etc., agissent de même. On a vu la déchirure spontanée se produire à l'occasion d'une simple chute (Gotthardt).

Les *traumatismes chirurgicaux* : épisiotomie, débridements, pression excessive d'une valve, d'un instrument quelconque, efforts dans les tentatives de réduction de l'utérus dévié, extraction d'une tumeur, etc., peuvent produire toutes les variétés de plaies vulvo-vaginales. Les contusions sont plus en rapport avec le thrombus.

b. *Au moment de l'accouchement.* — L'hymen persiste parfois, soit que la défloration n'ait pas été consommée, soit que la déchirure physiologique se soit cicatrisée (Brouardel) : dans ce cas, la tête fœtale peut l'arracher d'un côté ou de l'autre, ou bien, la déchirure qu'elle produit s'étend à tout le pourtour vulvaire.

Les excoriations superficielles de la vulve ou du vagin et la déchirure de la fourchette sont presque la règle chez les primipares.

Indépendamment des déchirures périnéales, les ruptures du vagin peuvent se produire isolément et spontanément, c'est-à-dire, sous l'action simple de la tête fœtale, ou à l'occasion d'une intervention : version, forceps, céphalotripsie.

Anatomie pathologique. — Le siège, l'étendue, la direction, la nature de la lésion, varient nécessairement avec les conditions du traumatisme et la nature de l'agent vulnérant.

Les plaies vulvaires ne sont généralement pas très étendues.

Celles du vagin peuvent ne porter que sur la muqueuse, ou bien, intéressant toute l'épaisseur des cloisons, le font communiqur avec le rectum, la vessie, la cavité pelvi-abdominale.

D'origine obstétricale, elles affectent toutes les directions et comportent tous les degrés. Dans l'accouchement spontané, elles sont ordinairement transversales et le vagin peut être détaché dans toute l'étendue de son pourtour (Charpentier).

La mortification des parois détermine, au moment de la chute des eschares, diverses fistules que nous étudions plus loin, ou devient une cause d'atrésie et de déformations.

Symptomes. — L'*hémorrhagie* est la conséquence ordinaire de ces traumatismes : son abondance varie avec l'étendue et le siège de la plaie.

L'hymen présente parfois, dans sa structure, une sorte de tissu érectile (Henle) : en dehors même de cette particularité, sa rupture peut être accompagnée d'une hémorrhagie inquiétante. Toutes les plaies qui intéressent le bulbe et la racine du clitoris, saignent toujours beaucoup. L'hémorrhagie est particulièrement abondante dans les traumatismes qui surviennent pendant la grossesse ou l'accouchement, en raison de l'hypervascularité gravidique. Elle peut se reproduire secondairement, au moment de la chute des lambeaux mortifiés. Ordinairement externe, elle peut aussi se faire dans la cavité pelvienne.

La *douleur*, variable avec la nature du traumatisme, est généralement plus vive, lorsqu'il porte sur la vulve, et en dehors de l'accouchement.

Pronostic. — Les plaies de la vulve sont ordinairement moins graves que celles du vagin : les unes et les autres peuvent cependant entraîner, immédiatement ou secondairement, une hémorrhagie sérieuse et même mortelle, si l'on tarde à intervenir.

On s'explique facilement, d'après l'état d'asepsie ou d'infection de l'agent vulnérant et de la plaie, qu'une simple piqûre détermine parfois des suppurations et des accidents septicémiques graves, tandis que des traumatismes profonds, ayant ouvert le péritoine pelvien, se réparent rapidement, même en l'absence de traitement antiseptique.

La perforation du cul-de-sac de Douglas se complique parfois de l'issue d'une plus ou moins grande quantité d'intestin, qu'il n'est pas toujours possible de réduire, et dont le sphacèle peut entraîner la mort ou la formation d'un anus vaginal (Mac Keever).

La perforation des cloisons recto et vésico-vaginales donne lieu à des fistules difficilement réparables.

L'utérus participe souvent à ces traumatismes; enfin la péritonite et la septicémie sont des complications imminentes.

Diagnostic. — L'examen doit être fait aseptiquement, avec beaucoup de prudence, et doit tendre à reconnaître le siège, le nombre, l'étendue, la direction et la profondeur des plaies.

Dans beaucoup de cas, le principal intérêt du diagnostic est d'ordre médico-légal.

Traitement. — La prophylaxie des déchirures obstétricales est enseignée dans les traités spéciaux; mais ces déchirures sont parfois inévitables.

Le traitement de l'hémorrhagie n'offre rien de spécial.

Après avoir réalisé l'asepsie de la surface cruentée, réduit, s'il y a lieu, les organes herniés, réséqué les lambeaux flottants, égalisé les bords de la plaie, on les affronte, puis on les réunit par des sutures au crin de Florence ou à la soie.

Le pansement consiste en un tamponnement à la gaze iodoformée, maintenu par un bandage en T.

IV. — Brûlures.

Étiologie. — Les brûlures par conflagration sont rares à la région vulvo-vaginale, qui est protégée par sa situation même. On peut y observer, par contre, les effets d'une injection trop chaude, du rayonnement du cautère actuel, ou ceux des caustiques chimiques : chlorure de zinc, nitrate d'argent, caustiques acides.

Symptômes. — L'*anatomie pathologique* et les *symptômes* sont les mêmes que pour les brûlures en général. Ils présentent toutefois quelques caractères propres à la région. Lorsque la lésion dépasse les limites du simple érythème, il se forme, grâce à la laxité des tissus, un *œdème* considérable qui, en dehors même de lésions concomitantes de la vessie et du rectum, peut être cause de dysurie et de dyschésie.

La *douleur* est intense. A la chute des eschares, il peut se produire, comme à la suite des autres traumatismes, des hémorrhagies, des fistules, des suppurations graves, et, plus tard, des rétractions cicatricielles.

Pronostic. — Le pronostic est subordonné au degré de la brûlure, à son étendue, aux complications prochaines, et à la manière dont évoluera la réparation.

Traitement. — C'est celui des brûlures en général. Les pansements doivent être antiseptiques, analgésiques et, autant que possible, occlusifs : tamponnement à l'ouate iodoformée, applications de pommades à base d'antipyrine, d'acide borique et d'iodoforme (Reclus), etc.

Toute l'attention du chirurgien tendra, en outre, à *surveiller la cicatrisation et à la diriger*, de manière à sauvegarder le calibre du conduit vulvo-vaginal et à prévenir les fistules.

V. — Corps étrangers du vagin.

Étiologie. — On a signalé, dans le vagin, la présence des corps étrangers les plus variés, introduits, les uns dans un but thérapeutique, comme les pessaires, et les autres, par curiosité lubrique, ou pour prévenir la fécondation, tels que : épingles à cheveux, étuis, crayons, flacons, pots de pommade, bobines, légumes, tampons, éponges, fragments de canule, de thermomètre, hanneton (Schröder), et bien d'autres encore. Ces objets sont introduits directement par la vulve ou, exceptionnellement, par le rectum ou la vessie, après perforation des cloisons correspondantes.

Par leur nature même ou les aspérités de leur surface, ils peuvent déterminer des accidents immédiats de traumatisme ou d'infection (des sangsues, par exemple, ont provoqué des hémorrhagies redoutables), ou produire, par leur long séjour, des troubles variés.

Symptômes. — Les accidents immédiats : douleur, hémorrhagies, sont inconstants et très variables.

Les *accidents tardifs* dépendent de la nature des corps étrangers et de la durée de leur séjour. La tolérance du vagin à leur égard est parfois extraordinaire : des pessaires, notamment, ont été gardés jusqu'à cinq, dix, vingt-cinq ans. Une bobine a pu séjourner vingt-deux ans dans le vagin d'une femme sans laisser soupçonner sa présence par deux maris successifs (obs. de Pearse) (1).

Le plus souvent, il est vrai, surviennent des lésions diverses. Le corps est-il mousse et incorruptible, comme un pessaire de bois, de métal inoxydable, de gomme, etc., la pression qu'il exerce produit, suivant son degré, soit un *simple épaississement de l'épithélium* vaginal, soit des *ulcérations*, des *bourgeonnements*, qui arrivent à encapsuler, en tout ou en partie, le corps étranger et à rendre le diagnostic et l'extraction très difficiles.

Des *fistules* urinaires ou fécales peuvent se produire à la longue.

Les corps étrangers du vagin s'entourent quelquefois, comme ceux de la vessie, d'une gangue calcaire qui les isole, émousse leurs angles et les rend plus tolérables. Cette *calcification* est surtout fréquente en cas de fistule vésicale. Les calculs vaginaux reconnaissent généralement cette origine, à moins qu'ils ne proviennent de la vessie, après ulcération de la cloison, ou qu'ils ne soient que des noyaux fibreux calcifiés venus de l'utérus.

L'irritation inflammatoire produite par un corps de petit volume, une aiguille, une épingle à cheveux, par ex., peut en faciliter la *migration* loin de son siège initial [exemple d'une épingle à cheveux accolée à la poche d'un pyo-salpinx (Pozzi)].

Les corps poreux ou putrescibles : tampons, éponges, végétaux, s'ils ne produisent pas toujours, comme les autres, des phénomènes de compression, exposent davantage aux *accidents infectieux*.

La *vaginite*, la *métrite* cervicale et corporéale, avec toutes ses complications annexielles et pelviennes, des *phlegmons* et des *abcès*, la *péritonite* et la *septicémie*, peuvent être la conséquence, prochaine ou tardive, de la présence de corps étrangers dans le vagin.

Dans les cas les plus bénins, il y a toujours une *leucorrhée* plus ou moins abondante.

Enfin l'irritation, même aseptique, mais prolongée, relevant d'un corps solide, peut produire, à défaut d'ulcérations, une hypertrophie fibreuse localisée, des rétrécissements circulaires et des oblitérations presque complètes du conduit vaginal (Breisky).

Des troubles nerveux et psychiques sont fréquemment signalés dans les observations de ce genre : ils sont secondaires ou primi-

(1) Pearse : *Brit. med. Journal*, 1873.

tifs, et concordent, en ce dernier, cas avec la dépravation du sens génital qui a présidé à l'accident.

Diagnostic. — L'absence, ou la fausseté voulue des renseignements fournis par la malade ; le petit volume, la migration ou l'enchatonnement de l'objet ; la prédominance symptomatique des complications ; le rétrécissement des parois, rendent parfois le diagnostic difficile et peuvent faire *méconnaître* la cause réelle des accidents.

La fétidité de l'écoulement, les hémorrhagies et le bourgeonnement de la muqueuse du vagin ou du col peuvent faire songer à une *tumeur maligne*.

Mais, dans la plupart des cas, un examen soigneux par le toucher vaginal ou rectal, permettra de découvrir le corps du délit.

Traitement. — Il consiste dans l'extraction du corps étranger et, au besoin, dans la réparation des désordres qu'il a produits.

On ne peut donner, à ce sujet, que des indications très générales, chaque cas particulier comportant sa technique spéciale.

L'objet est-il libre et de petit volume, de larges irrigations, avec ou sans spéculum, l'emploi du doigt, d'une pince, suffisent à l'extraire. Est-il gros, arrondi, mousse, mais solide, il peut être enlevé avec une pince à faux germe ou un petit forceps. On peut être amené à le fractionner, à le térébrer, pour en réduire le volume (calculs, corps calcifiés, etc.). S'il présente des aspérités accrochées à la paroi, on tâchera de les dégager avec le doigt, ou avec un gros spéculum cylindrique, puis on fera l'extraction avec une pince à mors, à griffes, etc.

Si le corps est enchatonné, retenu ou masqué par des brides, on incisera d'abord celles-ci, puis on le mobilisera en s'aidant, au besoin, d'un doigt introduit dans le rectum.

L'extraction terminée, il y a lieu de se rendre un compte exact des lésions concomitantes : déchirures vaginales, fistules, ulcérations, bourgeonnements, métrite, etc., et de leur appliquer, séance tenante, le traitement approprié.

VI. — Fistules vaginales.

En raison de ses rapports anatomiques, le vagin peut être en communication anormale, directe ou indirecte, d'une part, avec les voies urinaires ; d'autre part, avec l'intestin. L'orifice, ou le trajet de communication, a reçu le nom de *fistule*. Il y a des *fistules urinaires* et des *fistules fécales*.

6**

1° Fistules urinaires.

Étiologie et pathogénie. — On a divisé les fistules urinaires en *puerpérales* et *non puerpérales*.

Les premières reconnaissent pour cause, dans la grande majorité des cas, la mortification, par compression prolongée, d'une partie des tissus interposés entre la tète fœtale et le pubis.

L'étroitesse du bassin, le volume disproportionné de la tête, l'inertie utérine, les présentations de l'épaule, les occipito-postérieures, la réplétion de la vessie, la débilitation générale de la femme, etc., sont autant de *causes prédisposantes*.

La longue durée de la pression est un facteur beaucoup plus important que son intensité : aussi, malgré l'opinion de Landau, peut-on incriminer le défaut ou le retard, plutôt que la précocité, de l'intervention dans les accouchements de longue durée. Ce n'est qu'exceptionnellement, et en cas de violences excessives, que les manœuvres du forceps, du céphalotribe, de la version, ont pu produire des fistules, soit en exagérant la compression, soit en perforant directement la cloison (cuillère du forceps, esquilles). La zone de tissus, qui a été le siège de la pression maxima, se nécrose et la fistule se révèle lors de la chute des eschares, c'est-à-dire, du troisième au huitième jour, en général.

En *dehors de l'accouchement*, les perforations reconnaissent pour causes : un traumatisme accidentel (chute sur un corps pointu, par ex.); la pression prolongée d'un corps étranger vaginal (pessaire), ou vésical (calcul). — Baker Brown et Diffenbach ont observé chacun un cas de perforation par un calcul vésical, pendant l'accouchement; — un cathétérisme maladroit ou brutal; une ulcération progressive de la paroi, en cas de vieille cystite; un abcès de la cloison; un accident opératoire (hystérectomie vaginale, extraction de tumeurs); un coït brutal (Massalitinoff).

Quelques fistules sont créées provisoirement par le chirurgien, dans un but thérapeutique. Enfin il en est qui peuvent résulter d'un travail ulcératif, de nature spécifique, se faisant de la vessie vers le vagin (L. Tait), ou du vagin vers la vessie (cancer, tuberculose, syphilis), ou encore, de l'évolution d'une inflammation pelvienne (suppurations ouvertes dans la vessie et le vagin). Ce ne sont alors que des lésions accessoires d'une affection plus importante.

Nous n'avons en vue, ici, que les fistules traumatiques et cicatricielles.

Division. — Le plus souvent, c'est le bas-fond de la vessie qui est lésé, du fait de sa compression entre le bord postérieur et supérieur du pubis et la tête déjà dégagée du col. Cependant, les lésions, puerpérales ou autres, peuvent intéresser la lèvre antérieure du col utérin, l'urèthre et les uretères, d'où les variétés suivantes :

1° *Fistules vésico-vaginales simples.*

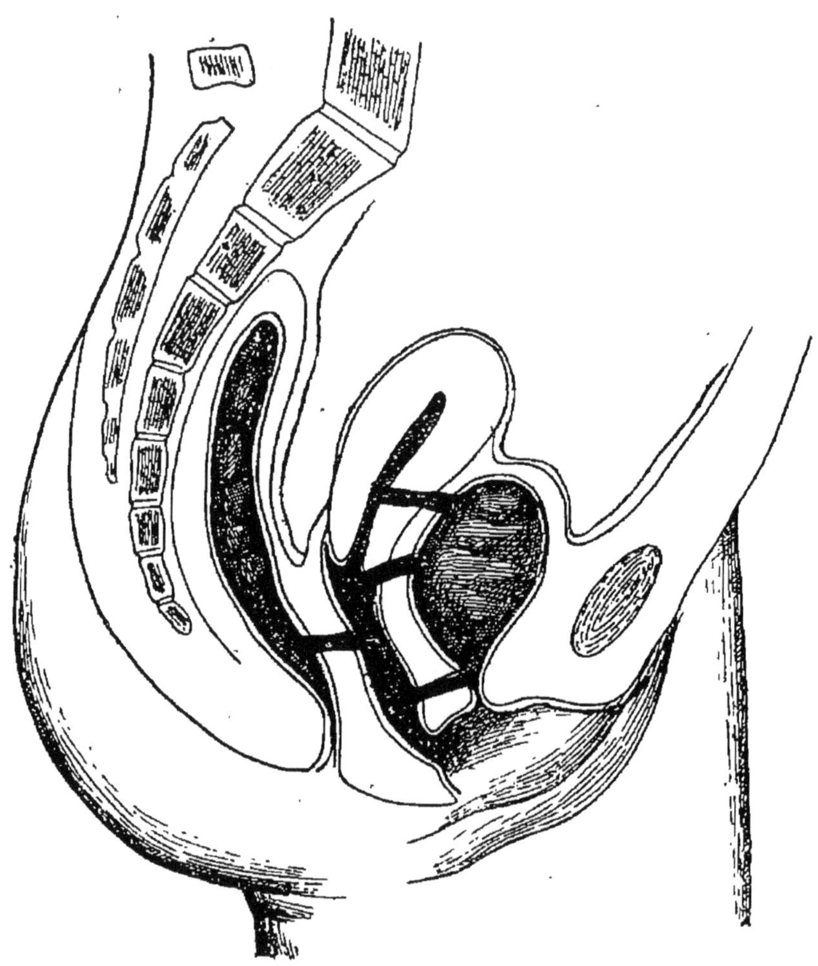

Fig. 40. — Fistules vaginales (d'après de Sinety).

2° *Fistules vésico-uretéro-vaginales.*

3° *Fistules vésico-cervico-vaginales, superficielles* et *profondes.*

4° *Fistules vésico-cervicales.*

5° *Fistules uréthro-vaginales.*

6° *Fistules uretéro-cervicales.*

7° *Fistules uretéro-vaginales.*

Plusieurs de ces variétés peuvent se combiner, soit entre elles, soit avec les fistules fécales.

Anatomie pathologique. 1° **Fistules vésico-vaginales.** — Ce sont de beaucoup les plus fréquentes. Elles *siègent* en un point plus ou moins élevé, ordinairement à 1 ou 2 centimètres du col utérin, quelquefois à son niveau, sur la voûte du cul-de-sac vaginal, à la partie moyenne de la cloison ; ordinairement sur la ligne médiane (Deroubaix), mais quelquefois en dehors et, dans ce cas, plus souvent à gauche (Simon). Elles correspondent, en général, au bas-fond de la vessie. Le plus souvent transversales, lorsqu'elles sont d'origine puerpérale, elles peuvent, d'ailleurs, affecter toutes les *directions*.

La *forme* en est arrondie ou ovalaire, plus rarement semi-lunaire : ou encore quadrangulaire ou triangulaire, à angles arrondis, si l'orifice est de grandes dimensions.

Leur *étendue* varie depuis un simple pertuis admettant à peine une soie de sanglier, jusqu'à la destruction presque complète de la cloison (*cloaque uro-génital*, Deroubaix) : les perforations les plus ordinaires ont de 1 à 3 centimètres d'étendue.

Le *trajet*, direct, ou légèrement oblique, est toujours très court, souvent limité aux deux orifices, et infundibuliforme, son plus grand diamètre correspondant à l'ouverture vaginale.

Les *bords* varient d'aspect avec l'origine et l'âge de la fistule : souples et épais d'abord, ils deviennent plus tard, par rétraction inodulaire, scléreux, durs et tranchants. Un liséré, parfois reconnaissable à la vue, marque la limite des deux muqueuses ; celle du vagin tend à faire *entropion* (Verneuil), tandis que celle de la vessie, dans les fistules un peu larges, fait hernie vers le vagin sous forme d'un bourrelet velouté, d'un rouge vif. Dans les larges perforations, toute la muqueuse vésicale s'invagine sous forme de tumeur fongueuse.

Par suite du travail inflammatoire qui a présidé à l'élimination des eschares, les bords de la fistule peuvent adhérer au squelette pubien, ce qui complique le traitement opératoire.

Lésions secondaires. — La *vessie*, qui n'a plus à se dilater, se rétrécit ; ses parois se rétractent, s'épaississent et se sclérosent ; la muqueuse, devenue accessible à l'air, s'enflamme ; l'urine s'altère, devient irritante et donne lieu à des précipités calcaires.

L'*urèthre* peut être dévié, rétréci, oblitéré même en cæcum (Freund).

Les *uretères*, dans certaines fistules, sont dilatés, enflammés, et, par voie ascendante, l'infection peut gagner les reins.

Le *vagin* présente toujours des altérations plus ou moins profondes. Tant que l'urine reste aseptique, il en supporte assez bien le contact : l'épithélium s'épaissit et présente alors un aspect lisse, pâle, comme cutané. Dans le cas contraire, la muqueuse est rouge ou violacée, présente des ulcérations incrustées ou non de sels uriques, des végétations, des condylomes qui peuvent se développer jusque sur la peau des cuisses.

Mais les lésions les plus importantes sont celles qui résultent de l'*involution cicatricielle* des tissus intéressés par le traumatisme de l'accouchement. La paroi vaginale antérieure est raccourcie : il existe des brides inodulaires, des rétrécissements irréguliers ou circulaires, siégeant en amont ou en aval de l'orifice fistuleux et capables de produire l'oblitération complète.

Enfin, le traumatisme et la réaction inflammatoire consécutive ont parfois été assez profonds pour intéresser le périoste, d'où adhérence intime de la vessie et du vagin aux branches ischio-pubiennes.

L'*utérus* est souvent lésé : le col peut être déchiré, déchiqueté; la métrite est la règle dans les fistules anciennes et il n'est pas rare d'observer des complications inflammatoires ascendantes du côté du parametrium et des annexes.

C'est après la chute des eschares, que l'orifice fistuleux présente ses plus grandes dimensions; au fur et à mesure des progrès de l'involution, il se rétrécit jusqu'à oblitération complète, ou prend peu à peu ses dimensions minima et définitives.

2° **Fistules vésico-uretéro-vaginales.** — Si la fistule siège latéralement, à l'union du tiers supérieur et du tiers moyen du vagin, il peut se faire que l'uretère s'ouvre, en même temps que la vessie, dans la solution de continuité et donne lieu à la variété de fistule *vésico-uretéro-vaginale*, qui ne présente d'autre particularité que l'accessibilité de l'orifice uretéral par la fistule.

3° **Fistules vésico-cervico-vaginales.** — Jobert a décrit des fistules *vésico-utéro-vaginales superficielles* et *profondes*, que Pozzi appelle *juxta-cervicales*. Elles siègent au niveau de l'insertion du vagin sur le col utérin et ne sont, en réalité, que des fistules vésico-vaginales, dont l'orifice est formé, dans sa demi-circonférence postérieure, par la lèvre antérieure du col, intacte ou peu altérée (*fistules superficielles*), ou complètement détruite (*fistules profondes*).

4° **Fistules vésico-cervicales.** — Dans les *fistules vésico-cervicales* proprement dites, la communication se fait directement, de la vessie dans la cavité cervicale, par un trajet creusé dans l'épaisseur de la lèvre antérieure.

L'orifice vésical siège sur le trigone ou sur la partie moyenne du bas-fond : l'orifice utérin, plus ou moins élevé, est au-dessus de l'insertion vaginale et de l'orifice externe. La longueur du trajet dépend de l'épaisseur de la lèvre et peut être sinueux.

La portion vaginale du col présente toujours des lésions plus ou moins marquées : elle est ramollie, ulcérée, déchiquetée, transformée en moignons irréguliers, et l'utérus lui-même est enflammé, fixé par des cicatrices paramétritiques ; l'écoulement de l'urine se fait sur la lèvre postérieure.

Ces fistules, toujours très petites, ont le maximum de leurs dimensions peu à près l'accouchement : elles diminuent de diamètre grâce à la rétraction involutive post-puerpérale : beaucoup passent inaperçues et guérissent spontanément (Martin).

5° **Fistules uréthro-vaginales.** — Les fistules de cette variété ne se produisent, par compression, que si la vessie, distendue par l'urine, a été fortement repoussée en haut au moment de l'issue de la tête ; or, ce mécanisme est rare.

Elles succèdent plus souvent à des traumatismes directs, obstétricaux (forceps, esquilles), accidentels ou chirurgicaux (colporrhaphie chez des femmes maigres, Martin). Ordinairement associées à une fistule vésico-vaginale, et séparées d'elle, quelquefois, par une portion oblitérée du canal, elles peuvent siéger en un point quelconque de la paroi postérieure de l'urèthre et l'intéresser sur une plus ou moins longue étendue.

Les bords de ces fistules sont assez souvent très rétractés et adhérents au pubis. Le col vésical peut être compris dans la solution de continuité, ce qui lui donne une gravité particulière (*fistules uréthro-cervico-vaginales*, Verneuil).

6° **Fistules uretéro-cervicales.** — Elles sont rares : Hegar et Kaltenbach n'ont pu en réunir que neuf observations. Elles se produisent pendant l'accouchement ou à la suite d'opérations sur le col, lorsque les rapports de l'uretère ont été dénaturés par une inflammation péri-utérine ; ou encore, pendant l'opération d'une fistule vésico-vaginale (Bozeman).

Le trajet, qui intéresse toute l'épaisseur de la lèvre antérieure du col, comme dans la variété vésico-cervicale, est situé latéralement et, plus souvent, à gauche (6 fois sur 9, Hegar).

7° **Fistules uretéro-vaginales simples.** — Comme la précédente, cette variété est rare (Alquié, Simon, Panas, Landau, Bandl en ont cité des observations). Ces fistules sont, le plus souvent, combinées à des perforations vésico-vaginales qui persistent, ou qui ont pu se combler, la combinaison uretéro-cervicale persistant seule.

Le col est toujours plus ou moins détruit ; l'uretère s'ouvre latéralement, à 1 ou 2 centimètres de l'orifice externe, au sommet d'un petit bourgeon rose vif, souvent difficile à atteindre, en raison des déformations cicatricielles du vagin qui le masquent.

Les lésions concomitantes de la vessie, de l'urèthre, du vagin, de l'utérus, des uretères et des reins, sont les mêmes, dans ces diverses variétés, que dans la fistule vésico-vaginale type. Toutes peuvent se combiner et s'associer, dans les grands délabrements, avec les fistules fécales.

Symptomes communs. — Ils se résument dans l'écoulement de l'urine par la vulve et ses conséquences.

Cet écoulement est contemporain du traumatisme ou, plus souvent, ne s'est montré que dans le courant de la première semaine *post partum*, c'est-à-dire, après la chute des eschares de compression. Il est continu ou intermittent et représente la totalité, ou une partie seulement, de l'urine excrétée, le reste s'écoulant par miction volontaire.

Il peut se suspendre, dans la position couchée, si la fistule siège près de l'urèthre, ou, dans la position verticale, si elle intéresse le bas-fond. L'adduction des cuisses peut l'interrompre momentanément. L'urine est tantôt normale, tantôt trouble et ammoniacale. Sous l'influence de son action irritante, la vulve et le vagin s'enflamment et mélangent leurs sécrétions à l'urine. On peut même observer des abcès vulvaires et des adénites inguinales. La face interne des cuisses est le siège d'un érythème souvent prurigineux.

Les malades, malgré leurs soins, exhalent une odeur urineuse caractéristique. Cette infirmité, qui les force à s'isoler, entraîne souvent de fâcheuses conséquences morales. La santé générale peut se maintenir bonne pendant longtemps ; mais il faut compter avec la possibilité de complications inflammatoires du côté des reins et du bassin.

L'aménorrhée n'est pas rare, dans les cas de fistules anciennes ; la stérilité n'est cependant pas fatale. La constipation, l'anémie, sont aussi des conséquences ordinaires de la lésion.

Diagnostic. — La confusion avec l'*incontinence d'urine* n'est possible que dans les premiers jours qui suivent l'accouchement : l'incontinence tient à la paralysie traumatique du col ou du corps de la vessie. On fait le diagnostic, avec un peu d'attention, en vidant la vessie si elle est distendue et regorge ; si elle est vide, en y pratiquant une injection de liquide coloré et aseptique (lait stérilisé, eau bouillie teintée d'une couleur d'aniline). Ce moyen classique est précieux pour découvrir les fistules minimes qui échappent au doigt ou à la vue.

Le toucher suffit pour reconnaître les larges perforations *vésico-*

vaginales et pour en apprécier les caractères importants. Lorsque la fistule est de petites dimensions, le toucher doit être combiné avec le cathétérisme vésical. Mais ce moyen n'est pas toujours suffisant; il faut alors s'aider de la vue, et, dans certaines conditions, le diagnostic du siège de la fistule est d'une grande difficulté. La position génu-pectorale est la plus favorable pour y arriver. On devra s'assurer d'abord d'un bon éclairage, déprimer le périnée au moyen d'une valve de Sims et, les parois latérales, avec des écarteurs. Il est parfois nécessaire de déplacer, avec des crochets, ou d'inciser des brides cicatricielles, ou encore de dilater des sténoses qui masquent la perforation. La voie étant ainsi préparée, on étanche le vagin avec un tampon, et on voit généralement sourdre l'urine du centre d'un petit bourgeon, dans lequel on peut faire pénétrer un stylet. Le diagnostic peut alors être contrôlé par le cathétérisme vésical ou l'injection colorée.

Dans les fistules vésico-cervicales proprement dites, après avoir asséché le vagin, on voit l'écoulement se faire par le museau de tanche. Une injection vésicale colorée suit la même voie; enfin une sonde, introduite dans la vessie et convenablement dirigée, viendra au contact du cathéter ou du doigt, introduits dans la cavité cervicale, préalablement dilatée, s'il y a lieu.

Si la fistule est *uretérale* pure, il ne s'écoule spontanément que la moitié de l'urine excrétée (Bérard); le reste est émis par miction volontaire : l'injection vésicale ne ressort ni par le vagin, ni par le col. Ce signe distingue la variété *vésico-cervicale* de la fistule *uretéro-cervicale*.

La fistule *uretéro-vaginale* est caractérisée, en outre, par la présence d'un petit bourgeon latéral, situé à 1 ou 2 centimètres du col, et au travers duquel on peut faire pénétrer profondément, dans la direction du rein, la sonde de Pawlik. L'écoulement a lieu souvent par jet intermittent.

Le cathétérisme de l'uretère est le meilleur moyen de diagnostic, dans les cas de *fistules uretéro-vésico-vaginales;* de plus, l'occlusion momentanée de l'orifice uretéral détermine les symptômes de l'hydronéphose aiguë. L'urine, recueillie par cathétérisme de l'uretère ouvert, présente un poids spécifique moindre que celle qui provient de l'autre rein (Schatz). Ces cas sont souvent d'un diagnostic très délicat, et exigent des recherches minutieuses.

Les *fistules uréthrales* sont faciles à reconnaître par l'examen direct et le cathétérisme : de plus, à moins qu'elles ne siègent sur le col vésical, l'urine est retenue dans la vessie, et ne s'écoule dans le vagin qu'au moment de la miction.

Dans tous les cas, on devra faire, en même temps, le diagnostic des lésions accessoires : adhérences de la fistule et des tissus au squelette pubien, oblitération de l'urèthre, sténoses, déformations, brides du vagin, lésions inflammatoires de la vessie, des uretères, des reins, de l'utérus et de ses annexes.

Pronostic. — On doit envisager le pronostic au double point de vue des conséquences de la lésion et de sa curabilité.

Les fistules uro-génitales constituent plutôt une infirmité pénible qu'une maladie grave, et ne sont pas, en général, incompatibles avec un bon état de santé.

Il faut compter cependant avec les complications possibles que nous avons signalées, notamment du côté des reins, et qui sont plus à redouter dans les variétés uretérales et utérines. La stérilité et les avortements sont une conséquence fréquente de cette infirmité.

Au point de vue de l'opérabilité, le pronostic s'est singulièrement amélioré, grâce à l'antisepsie et au perfectionnement des procédés opératoires et des sutures.

Beaucoup de fistules guérissent spontanément, au début, et la plupart diminuent notablement de dimensions par suite de l'involution post-puerpérale et de la rétraction inodulaire. Les fistules vésico-vaginales, et surtout vésico-utérines, bénéficient particulièrement de ce processus. On a vu, en outre, guérir, par bourgeonnement, des fistules datant de plusieurs années; mais cette terminaison est exceptionnelle.

Les variétés uretérales et utérines sont plus graves et exposent davantage à l'insuccès opératoire. Les adhérences des bords de la fistule, avec les parois du vagin et de la vessie, rendent beaucoup plus difficiles et plus infidèles les manœuvres opératoires.

Les brides cicatricielles et les sténoses peuvent parfois déterminer une pseudo-guérison, en obturant l'orifice fistuleux ou en s'opposant à l'écoulement de l'urine par la vulve; mais, le plus souvent, elles ne constituent qu'une difficulté opératoire de plus.

Les déchirures uréthrales sont souvent difficiles à obturer.

D'une manière générale, les chances de succès sont subordonnées à l'étendue et au siège de la fistule, à l'état de ses bords, aux complications de chaque cas particulier, et à l'état général des malades.

Traitement. — Il est exclusivement chirurgical, et ne comporte guère de contre-indication que pour les fistules cancéreuses ou tuberculeuses. Les perforations syphilitiques peuvent être oblitérées avec succès après l'emploi du traitement spécifique.

Les fistules peuvent être opérées en tout temps et à tout âge, même pendant la grossesse. Du reste on n'a pas toujours le choix du moment favorable (Hegar et Kaltenbach). Néanmoins, les chances de succès seront accrues, si la fistule est récente ; si on opère en dehors de la grossesse, vers la sixième ou huitième semaine après l'accouchement (c'est-à-dire, lorsque l'écoulement lochial et l'involution sont terminés), et peu de jours après les règles; enfin lorsque la malade est jeune et que les tissus sont bien vasculaires et vivaces.

Au début, et s'il s'agit de petites perforations, on peut tâcher d'en obtenir la guérison spontanée en combinant l'emploi de la sonde à demeure et le tamponnement vaginal.

Le *traitement opératoire* est *direct* ou *indirect*.

Direct, il consiste dans l'oblitération de la fistule par *cautérisation*, par *réunion immédiate secondaire* ou par *avivement et suture*.

Indirect, il a pour but de dériver l'écoulement anormal de l'urine, en oblitérant le vagin (*colpocléisis*), ou l'utérus (*hysterocléisis*); en créant une fistule recto-vaginale (*opération de Rose*); ou en supprimant le rein correspondant à une fistule uretérale.

a. *Traitement direct : 1° Fistules vésico-vaginales et uréthro-vaginales.* — La *cautérisation* simple, ou suivie de la suture des bourgeons charnus (*réunion immédiate secondaire*), peut être tentée, en raison de sa simplicité, en cas de perforations minimes.

L'*avivement, suivi de la suture*, est le traitement de choix pour les fistules de moyenne dimension, les plus fréquentes. Il convient aussi aux *fistules juxta-cervicales* et *vésico-cervicales*.

Lorsque l'oblitération est impossible (dimensions excessives, inaccessibilité, lésions complexes du vagin), on sera obligé de recourir au *colpocléisis*, malgré la difficulté ou l'impossibilité du coït, la stérilité et, parfois, les troubles menstruels, qui en résultent.

Si la fistule porte sur le sphincter vésical, et qu'on ne puisse le reconstituer, à l'oblitération du vagin on associera la création d'une fistule vésico-rectale artificielle (Rose).

2° *Fistules vésico-cervicales.* — Petites, elles peuvent guérir par cautérisation : lorsqu'elles ne peuvent être oblitérées ainsi, ou directement, par avivement et suture, elles sont justiciables de l'*hystérocléisis :* on agrandit, au besoin, le trajet de communication, pour prévenir les accidents éventuels de rétention menstruelle.

Dans les *fistules juxta-cervicales profondes*, si le moignon de la lèvre antérieure du col ne peut se prêter directement à l'avivement et à la suture, on peut faire l'*hystérocléisis*, en suturant la lèvre postérieure au bord vaginal de la fistule.

3° *Fistules uretérales.* — C'est dans le cas de *fistules uretérales*, simples, ou associées aux fistules viscérales, que le traitement rencontre le plus de difficultés.

Si la fistule est vaginale et simple, on tentera, après création d'une fistule vésicale, d'aboucher l'uretère dans la vessie, et de traiter ensuite la perforation artificielle, ou d'oblitérer le vagin.

La création d'une fistule vésico-vaginale, suivie de colpocléisis (Simon et Hahn), ou l'extirpation du rein correspondant (Credé Zweifel, Treub), sont les deux procédés à discuter en présence de la fistule *uretéro-cervicale.* L'extirpation du rein est surtout indiquée s'il est le siège d'une néphrite ascendante; mais il faut s'assurer préalablement du bon état de l'autre organe.

b. *Traitement indirect.* — Enfin, dans toutes les variétés de la fistule vésico-vaginale, si son oblitération directe est impossible, en raison de ses dimensions (fistules vésico ou uréthro-vaginales), ou de son inaccessibilité (fistules cervicales avec lésions profondes du vagin), on aura recours au traitement indirect par oblitération de la vulve (*épisiocléisis*), du vagin (*colpocléisis*), de l'utérus (*hystérocléisis*), en combinant, au besoin, l'une de ces opérations avec la création d'une fistule vésico-vaginale ou recto-vaginale (opération de Rose), si l'urèthre est oblitéré.

2° Fistules fécales.

Les fistules fécales sont caractérisées par la communication, soit du rectum (*fistules recto-vaginales*), soit de l'intestin grêle (*fistules entéro-vaginales*), avec le vagin.

1° Fistules recto-vaginales.

Étiologie et pathogénie. — Nous n'étudierons ici que les perforations anciennes, cicatricielles, de la *cloison recto-vaginale.* Les communications anormales qui peuvent résulter de l'ouverture, à la fois dans le rectum et dans le vagin, d'une collection purulente du bassin, font partie des complications des suppurations pelviennes.

Moins fréquentes que les fistules antérieures, les fistules recto-vaginales résultent rarement de la chute d'une eschare produite par la pression de la tête fœtale. Elles succèdent ordinairement, soit à une déchirure complète du périnée, qui ne s'est cicatrisée que dans sa partie inférieure, soit à un traumatisme instrumental direct (forceps, crochet); elles sont déterminées plutôt par trop grande tension des tissus que par pression prolongée (Schauta).

En dehors de l'accouchement, elles reconnaissent pour causes :

un traumatisme anal ou vaginal (canule, corps étranger pointu); un échec opératoire (colporrhaphie postérieure, périnéorrhaphie, hystérotomie vaginale, extirpation de tumeurs); le long séjour d'un corps étranger dans le rectum ou le vagin (pessaire); la compression exercée par des matières fécales dures accumulées dans une poche de rectocèle (Scanzoni); l'ouverture simultanée, dans les deux cavités, d'un abcès de la cloison, d'une bartholonite suppurée (Gusserow); des ulcérations de diverses natures, particulièrement au-dessus d'un rétrécissement du rectum; un premier coït (Braxton Hicks, Smyly, etc.).

Anatomie pathologique. — Au point de vue de leur *siège*, on divise les fistules rectales en : a. *recto-vulvaires* ou *ano-vestibulaires*, lorsqu'elles s'ouvrent sur la fourchette, immédiatement en avant de l'insertion de l'hymen ; b. *inférieures*, si elles siègent à l'union de la cloison recto-vaginale et du triangle périnéal ; c. *supérieures*, si elles intéressent la moitié supérieure de la cloison; celles-ci occupent quelquefois le cul-de-sac postérieur, très près du museau de tanche (Verneuil, 1882).

Leurs dimensions, variables, du reste, n'excèdent généralement pas 1 à 2 centimètres.

Elles sont ordinairement réduites à un simple pertuis, lorsqu'elles sont recto-vulvaires, et peuvent d'ailleurs affecter tous les degrés, jusqu'à la destruction complète de la cloison. Les grandes pertes de substance s'observent surtout dans les variétés supérieures.

Le trajet est ordinairement direct et très court; il semble que la cloison ait été perforée à l'emporte-pièce (Monod); ou bien, il est canaliculé, oblique, et les deux orifices ne se correspondent pas. Ces orifices sont arrondis ou ovalaires, à grand diamètre longitudinal ou transversal. Leurs bords sont minces, généralement cicatriciels, durs, scléreux : les deux épithéliums dénaturés, épidermisés, se continuent sans interruption, en raison de la minceur de la cloison. Il n'est pas rare de voir la muqueuse rectale adhérente faire hernie à travers l'orifice, vers le vagin ; on a même vu l'S iliaque s'engager à travers une vaste perforation, en contractant aussi adhérence avec ses bords (Winckel).

Les lésions accessoires : vaginite, cicatrices, adhérences du vagin, s'observent, dans ces cas, comme dans les fistules vésicales : celles-ci peuvent compliquer les fistules fécales et les orifices respectifs se trouvent parfois reliés par des brides cicatricielles.

Symptômes. — Épanchement des gaz et des matières dans le vagin et vaginite secondaire : telles sont les symptômes des fistules recto-vaginales.

Lorsque la fistule est réduite à un simple pertuis ou que son trajet est oblique, les gaz seuls peuvent s'échapper. Lorsqu'elle a des dimensions moyennes, la dérivation des matières ne se fait que si elles sont liquides, et d'une façon intermittente. Dans les grandes déchirures, les matières passent, en totalité ou en partie, par le vagin.

Quelque soin qu'on y mette, on ne peut guère éviter la vulvo-vaginite, la métrite, les érythèmes, etc.

Diagnostic. — Au simple toucher, on peut reconnaitre une fistule un peu étendue. Si elle est de petite dimension, il faut placer la malade dans le décubitus latéro-abdominal ou dorso-sacré et éclairer la paroi vaginale postérieure au moyen d'une valve de Sims, ou d'écarteurs : il est rare que l'orifice échappe alors à la vue : on y introduit un stylet par le vagin, et, au moyen d'un doigt placé dans le rectum, on peut explorer le trajet. Si celui-ci est oblique, et recouvert d'un opercule de muqueuse, un lavement coloré suffira à lever les doutes.

Pronostic. — Ces fistules constituent une infirmité cruelle et d'un traitement difficile, surtout en cas d'adhérences et de déformations vaginales. Les difficultés tiennent, en outre : à la minceur de la cloison ; à la différence de constitution des deux lèvres de la fistule, lorsqu'elle s'ouvre au point de jonction de la cloison recto-vaginale et du triangle périnéal (Simon) ; au siège, parfois élevé, de l'ouverture ; au contact incessant des gaz et des matières.

Petites et récentes, elles peuvent guérir par bourgeonnement spontané ou après cautérisation de leurs bords ; mais, si elles sont étendues et cicatricielles, on ne doit plus compter sur la cure spontanée et il n'y a d'espoir que dans une restauration chirurgicale.

Traitement. — Il n'y a pas de méthode opératoire universellement applicable au traitement des fistules recto-vaginales.

La cautérisation et la suture secondaire de Verneuil donnent de nombreuses déceptions et ne peuvent être tentées que dans un nombre de cas limité.

L'*oblitération simple*, par voie directe, vaginale ou rectale, et la *colpopérinéorrhaphie* précédée, ou non, de la section recto-vaginale, sont les deux méthodes le plus généralement employées.

Les indications de chacune d'elles sont subordonnées à l'état du vagin et du périnée, et surtout au siège de la fistule. Quant aux procédés opératoires, ils s'inspirent de chaque cas particulier.

Lorsque la fistule est *ano-vulvaire*, elle est assimilable aux fistules *ano-périnéales*.

Aux variétés *recto-vulvaire* et *recto-vaginale inférieure*, ne dépassant pas la limite supérieure du triangle périnéal, on opposera le *dédoublement* ou la *section recto-vaginale, avec périnéorrhaphie immédiate* (Richet, Simon, Labbé, Le Dentu, Verneuil, Trélat, Pozzi, Picqué, etc.), « qui élargit le champ opératoire, met franchement à découvert le trajet de la fistule, facilite son avivement et sa réunion » (Gross). Cette méthode est applicable, que le périnée soit intact ou qu'il soit déchiré : dans le premier cas, la réunion est facile ; dans le second, on fait une restauration utile à la statique pelvienne. L'opération se réduit donc à une colpopérinéorrhaphie.

Lorsque le périnée est intact et la fistule petite, on peut cependant tenter la réunion par *avivement direct.* Pour les *fistules supérieures*, si la section recto-vaginale doit produire un délabrement trop considérable, on aura recours à l'oblitération directe, par avivement vaginal ou rectal, ou par autoplastie.

Dans les cas de large perforation, lorsque l'occlusion directe est impossible, on pourra, à l'exemple de Simon, suturer la lèvre postérieure de la fistule à la lèvre antérieure du col ; le sang menstruel sera alors déversé dans le rectum.

Quant aux fistules siègeant sur la partie *moyenne* de la cloison, on choisira entre l'occlusion directe (Simon, Monod, Reclus, etc.), et la voie périnéale, avec section directe, ou mieux, dédoublement (Pozzi, L. Tait), en se guidant sur l'état du périnée, des bords de la fistule et du vagin.

Terrier a employé une fois la *voie sacrée*, dans un cas de fistule due à l'ouverture simultanée, dans le vagin et le rectum, d'une collection purulente du cul-de-sac de Douglas.

2° **Fistules entéro-génitales.**

Étiologie et pathogénie. — Les communications entre l'intestin (à l'exclusion du rectum) et le vagin sont rares. Elles résultent : soit de la rupture du cul-de-sac vaginal pendant l'accouchement, suivie de l'issue d'anses intestinales qui se trouvent étranglées et se sphacèlent ; soit de traumatismes directs, chirurgicaux (hystérectomie vaginale) ou accidentels ; soit encore de l'ouverture simultanée, dans l'intestin adhérent au cul-de-sac de Douglas et dans le vagin, d'une suppuration pelvienne.

Les fistules *entéro-utérines* reconnaissent un mécanisme analogue.

Anatomie pathologique. — L'orifice fistuleux siège dans le cul-de-sac postérieur du vagin, exceptionnellement dans le cul-de-sac antérieur (Kreitzmann, Dahlmann), et correspond à la partie terminale de l'iléon, quelquefois à l'S iliaque.

Il est très large et divisé par un éperon plus ou moins prononcé (*anus vaginal contre nature*) en deux segments dont l'inférieur se rétracte et se rétrécit graduellement jusqu'à oblitération complète (Casamajor). Ou bien, il est représenté par un simple pertuis creusé sur un seul côté de la paroi intestinale (*fistules entéro-vaginales proprement dites*). Dans tous les cas, l'intestin est fixé au fond du cul-de-sac par des adhérences péritonéales et l'orifice est bordé par un bourrelet de la muqueuse intestinale herniée.

Le vagin et l'utérus présentent les mêmes lésions que dans les autres fistules.

Symptômes. — Les matières apparaissent dans le vagin, de une à trois heures après le repas, sous l'aspect d'une purée d'aliments incomplètement digérés et teintés en jaune verdâtre par la bile. Leurs caractères, comme le moment exact de leur apparition, varient du reste avec le niveau de la perforation intestinale.

Elles s'écoulent en totalité, ou en majeure partie, en cas d'*anus vaginal;* partiellement, lorsqu'il y a simple fistule. Les troubles menstruels sont les mêmes que dans les variétés précédentes.

Diagnostic. — Les larges fistules et les particularités de leurs orifices se reconnaissent au toucher. L'examen direct, à la vue et à l'aide d'une bougie flexible ou d'un stylet, est nécessaire pour les plus petites. Le toucher rectal, combiné à ce dernier moyen, démontrera que la perforation ne répond pas au rectum. Un lavement coloré ne ressort pas par l'orifice vaginal, lorsque la perforation intéresse l'intestin grêle.

Les matières, provenant de l'*iléon*, sont liquides, peu odorantes, teintées en jaune ou en vert, contiennent des débris d'aliments et apparaissent deux ou trois heures après le repas.

Issues de l'S *iliaque*, elles sont plus solides, plus *stercorales* et plus tardives, relativement à l'heure de l'ingestion alimentaire. En cas d'orifice double, c'est par le *bout supérieur* qu'on peut les voir couler; de plus, le cathétérisme, prudemment conduit, permet d'apprécier la direction des deux segments de l'anse perforée et la perméabilité de son bout inférieur. Ce n'est que dans un examen superficiel qu'on pourrait prendre l'orifice du col pour celui de la fistule.

En cas d'absence d'ouverture vaginale, on cherchera à surprendre l'écoulement par le col utérin, et l'on pourra reconnaître, après dilatation, le siège de la perforation sur le fond ou sur la paroi postérieure de l'utérus.

Pronostic. — Les petites fistules tendent à la guérison spontanée (Breisky) : on a même vu se fermer de larges ouvertures provenant du sphacèle d'une anse intestinale (L.-H. Petit). Mais, le plus souvent, la lésion est définitive et constitue une infirmité, souvent incurable, qui conduit les malades à la cachexie, par insuffisance d'assimilation.

Traitement. — Des soins de propreté suffisent parfois à la guérison d'une fistule minime et récente; ils sont nécessaires, dans tous les cas, pour atténuer les inconvénients sociaux et l'irritation vaginale attenant à l'écoulement.

Quant au traitement opératoire, il ne comporte pas de méthode unique et n'est que trop souvent suivi d'insuccès.

Contre les fistules proprement dites, on essayera la cautérisation ou l'oblitération directe.

Contre l'anus vaginal, on s'inspirera de l'un ou l'autre des procédés qui ont été employés dans certains cas particuliers.

Dans tous les cas où une tentative opératoire par le vagin est impossible, ou a donné un échec, et dans les fistules entéro-utérines, on est autorisé à faire la laparotomie et l'entérorrhaphie.

Enfin, on aura la ressource extrême d'obturer le vagin et l'utérus après avoir créé, au-dessus du colpocléisis, une large ouverture qui dérive les matières vers le rectum. (Voir Deuxième partie).

VII. — Atrésie et sténose acquises de la vulve et du vagin.

Étiologie et pathogénie. — Les lésions provoquées par un *accouchement laborieux* sont la cause la plus ordinaire de ces déformations. Viennent ensuite les *traumatismes accidentels* ou *chirurgicaux :* corps étrangers, brûlures, injections caustiques, cautérisations actuelles, viol; les *ulcérations*, spécifiques ou produites par le long séjour d'un corps étranger; les *gangrènes*, consécutives aux fièvres graves, rougeole, scarlatine, variole, choléra, fièvre typhoïde; les *suppurations péri-vaginales;* l'*esthiomène;* la *vaginite* même (Simpson, Hildebrandt). L'*atrophie sénile* peut aller jusqu'à l'oblitération complète (Chaput).

Ces diverses causes agissent, soit en produisant une perte de substance suivie de cicatrices ou d'affrontements vicieux (traumatismes obstétricaux ou autres, gangrènes, ulcérations); soit en déterminant une sclérose rétractile (vaginite, péri-vaginite disséquante, régression sénile).

Anatomie pathologique. — Le calibre du conduit vulvo-vaginal est complètement oblitéré (*atrésie*), ou plus ou moins rétréci (*sténose*).

L'atrésie acquise est rare et suppose des lésions profondes. Rarement aussi les cicatrices siègent à la vulve (gangrènes, traumatisme accidentel, brûlures); le plus souvent, elles intéressent le fond du vagin et coexistent avec des déformations du col. Elles présentent des brides irrégulièrement tendues, dans le sens transversal ou oblique, faisant relief sous forme d'un croissant, d'un anneau complet ou d'un diaphragme perforé au centre. Ces brides, uniques ou multiples, diversement anastomosées, obturent complètement le conduit ou laissent un passage plus ou moins libre aux sécrétions. Généralement, dans l'atrophie sénile, le vagin, sans être oblitéré, est réduit à un canal infundibuliforme et inextensible.

La métrite est fréquente, qu'elle soit consécutive à la cause qui a produit la déformation elle-même, ou qu'elle résulte de l'obstacle apporté au drainage de l'utérus. Le col peut être dévié par une cicatrice vaginale, et une communication existe souvent entre le vagin et la vessie ou le rectum (Voir *Fistules vaginales*).

Symptômes. — Ils sont subordonnés au degré de la lésion et à son siège. L'atrésie complète donne lieu à des accidents de rétention que nous étudierons plus loin. Lorsque la sténose est légère ou siège très haut, le coït reste possible et retarde même la marche progressive de la coarctation; il devient impossible si la lésion est accentuée et siège à la vulve.

Sans que l'obturation soit absolue, l'orifice d'un anneau cicatriciel peut être si étroit, ou si bien masqué par une bride, que l'écoulement menstruel devient très difficile, et il se produit, sinon de la rétention complète, au moins de la dysménorrhée mécanique. On comprend aussi que ledit orifice puisse être très difficile à découvrir.

La lésion n'est pas douloureuse par elle-même; mais elle peut déterminer des douleurs pelviennes réflexes, des métrorrhagies, et rend les tentatives d'exploration ou de coït très pénibles.

Sa *marche* est d'ailleurs progressive, la rétraction inodulaire s'accentuant avec les progrès de l'âge et l'éloignement des rapports sexuels.

Pronostic. — Il est évident que les deux grands dangers à craindre, *dystocie* et *rétention* menstruelle, disparaissent après la ménopause. Mais si la lésion peut passer inaperçue des malades, dans les cas légers, elle offre, par contre, lorsqu'elle est plus prononcée, de grandes difficultés de traitement Elle n'empêche pas absolument la fécondation, mais peut causer des accidents sérieux au moment de l'accouchement.

Diagnostic. — La consistance des cicatrices, jointe aux déformations du col, à un écoulement de vaginite ou à des métrorrhagies, pourrait parfois faire croire à un *cancer du col;* de même, l'*atrophie sénile* pourrait peut-être en imposer pour une *infiltration néoplasique des parois.* Cependant un examen un peu approfondi, la marche de l'affection et, au besoin, le contrôle du microscope suffiront à lever les doutes.

Le *vaginisme* a des signes trop caractéristiques pour prêter longtemps à la confusion.

TRAITEMENT. — Les *atrésies* acquises sont comparables aux atrésies congénitales, au double point de vue des indications du traitement et du mode opératoire.

Quant aux *sténoses*, on peut être appelé à les combattre dans trois circonstances différentes (Pozzi) : *en dehors de la grossesse ; pendant la grossesse; au moment de l'accouchement.*

a. *En dehors de la grossesse,* l'intervention a pour but de permettre le coït et de remédier aux accidents de rétention et aux troubles réflexes.

Les moyens à employer diffèrent avec le siège, le degré et l'épaisseur des cicatrices. La *dilatation* simple, brusque ou progressive, n'a qu'un effet passager. On peut cependant y recourir à titre palliatif. En cas de sténose généralisée, de degré modéré, le moyen le plus efficace consiste à apprendre à la malade à se passer elle-même, chaque jour, un mandrin de volume approprié (bougie d'Hégar par exemple), qu'elle doit laisser en place pendant un certain temps.

La *section radiée des brides,* jusqu'à leur insertion sur la muqueuse, convient aux rétrécissements annulaires : on la fera suivre d'une dilatation, continuée jusqu'à cicatrisation, avec des pessaires cylindriques.

L'excision de tout le tissu cicatriciel, suivie de suture lorsque la cicatrice est limitée, ou d'autoplastie, lorsqu'elle est étendue, est le mode de traitement le plus sûr, mais n'est pas toujours possible.

b. *Pendant la grossesse.* — En tenant compte du ramollissement et de la dilatabilité des tissus au moment du travail, on cherchera à se rendre compte, autant que possible, si, après dilatation ou section des brides, l'accouchement à terme deviendra possible. Sinon, on n'hésitera pas à provoquer l'accouchement prématuré, ou même l'avortement, plutôt que d'exposer la malade à une rupture de l'utérus ou du vagin.

c. *Au moment de l'accouchement.* — Si la dilatation, au moyen des divers dilatateurs, ne suffit pas, on pourra la faire précéder d'incisions faites sur l'obstacle, sauf à réparer, dans la suite, les désordres produits.

Le crâniotomie, dans ces conditions, est d'exécution difficile et dangereuse : il vaudrait donc mieux peut-être, dans bien des cas, étant donnés les succès de la chirurgie abdominale, lui préférer d'emblée l'opération césarienne, ou l'amputation de Porro (Pozzi).

CHAPITRE III

LÉSIONS TRAUMATIQUES ET DÉFORMATIONS DE L'UTÉRUS.

I. — Lésions traumatiques.

Les ruptures du corps de l'utérus, spontanées, ou consécutives à une intervention, au moment de l'accouchement, sont du ressort de l'obstétrique : nous ne nous occuperons ici que des traumatismes accidentels de cette même région. Par contre, bien que reconnaissant presque exclusivement pour cause l'accouchement, les déchirures du col forment un chapitre important de la gynécologie.

1° Lésions traumatiques du corps de l'utérus.

Étiologie et pathogénie. —. Un traumatisme peut porter sur l'utérus, en état de gestation ou de vacuité, et agir de *dehors en dedans* ou de *dedans en dehors* (Delbet).

A l'état de vacuité, protégé qu'il est par le squelette pelvien, l'utérus n'est guère accessible, isolément, aux traumatismes *du dehors*. Lorsqu'il est atteint, c'est généralement au milieu de désordres tels, que sa lésion n'est qu'accessoire.

Est-il gravide ou augmenté de volume par une tumeur, il peut être lésé ou rupturé, la paroi abdominale restant intacte (violente contusion abdominale), ou étant elle-même perforée (projectiles, coups de corne, instruments piquants ou tranchants).

Les lésions les plus fréquentes sont produites de *dedans en dehors* et ne s'observent guère que dans deux conditions: *tentative criminelle d'avortement* (perforation par l'aiguille employée) ; ou *accident chirurgical.*

Dans ce dernier cas, il s'agit généralement de l'excision d'un polype ou de l'énucléation d'un fibrome : la paroi utérine, inversée ou amincie au niveau du point d'implantation de la tumeur, est comprise dans la section du pédicule, ou cède sous les efforts de l'exérèse.

La perforation par une curette, un hystéromètre, n'est guère à redouter que dans un utérus cancéreux ou puerpéral, ou en cas de fibrome dégénéré.

En dehors de ces conditions, l'utérus vide présente une épaisseur et une contractilité *défensive* qui le préservent suffisamment contre ces instruments, à moins de brutalité ou de grande inexpérience de la part de l'opérateur.

De même, pour qu'une laminaire puisse traverser la paroi utérine, il faut, soit un ramollissement exceptionnel de l'organe, soit un enclavement de la tente. Le fait d'une perforation produite par une injection intra-utérine, cité par Gebhard (1), doit être unique.

Anatomie pathologique. — En cas de traumatisme *externe*, les lésions sont très variables. La rupture est complète, c'est-à-dire pénètre jusque dans la cavité utérine, ou bien la plaie n'intéresse qu'à divers degrés l'épaisseur de la paroi.

La direction, le nombre, la profondeur des déchirures, l'état de leurs bords sont subordonnés à la nature du traumatisme. Des corps étrangers (projectiles, débris de vêtements) peuvent pénétrer dans l'organe. Il est rare que le fœtus, dans un utérus gravide, reste indemne.

La perte de substance produite par l'excision de la base d'implantation d'un fibrome est plus ou moins large, conoïde, à sommet péritonéal, et la plaie se rétrécit par suite de la rétraction des tissus. On reconnait le fragment utérin enlevé à son revêtement séreux.

Les perforations produites par la curette ou l'hystéromètre sont toujours très étroites et difficiles à retrouver à l'autopsie, attendu qu'elles sont rapidement comblées par un caillot et par la rétraction musculaire.

Symptômes et pronostic. — Une hémorrhagie immédiate et des accidents rapides de péritonite : tels sont les phénomènes qu'on doit redouter après un traumatisme de l'utérus. Ils sont cependant loin d'être constants et de gravité très variable. Tout dépend de l'étendue de la lésion et de l'état d'asepsie ou d'infection du milieu.

Un large traumatisme d'origine extérieure produit ordinairement une vive douleur, une syncope, tous les symptômes de l'hémorrhagie interne : la mort survient par anémie aiguë ou péritonite rapide. On a cependant vu plusieurs fois la guérison survenir, et même la grossesse continuer, après une perforation de l'abdomen et de l'utérus par un coup de corne.

Si elle est moins grave et ne comporte qu'une déchirure par-

(1) Gebhard : *Zeit. f. Geb. und Gyn.*, t. XXI, p. 2.

tielle, la lésion pourra guérir après une série d'accidents plus ou moins sérieux. Dans tous les cas, l'avortement ne peut guère être évité. Connor a signalé des fistules utéro-abdominales résultant de faits de cet ordre.

L'ouverture de l'utérus, pendant l'extraction d'un fibrome, est signalée par l'apparition brusque du sang dans le champ opératoire. Il peut encore se produire une hernie de l'épiploon ou d'une anse intestinale. L'hémorrhagie peut être rapidement mortelle si on n'intervient immédiatement.

La perforation par une aiguille, une curette, une sonde, provoque, chez la malade, une douleur aiguë, écœurante, et donne à l'opérateur une sensation caractéristique de résistance vaincue, en même temps que l'instrument s'enfonce brusquement à une grande profondeur, tout en se mouvant librement en tout sens.

Les observations abondent de faits de perforation, au cours du curettage, qui n'ont été suivis d'aucune conséquence fâcheuse, pas même d'hémorrhagie. Cette innocuité, que Simon aimait à prouver en perforant intentionnellement l'utérus avec une sonde, et sur laquelle sont encore basés certains procédés d'hystéropexie, suppose une asepsie parfaite de l'instrument et du milieu utérin. Elle s'explique aussi par le rapprochement des fibres musculaires aussitôt après le passage de l'instrument.

Diagnostic. — Une blessure de l'utérus, coïncidant avec une plaie non pénétrante de la paroi abdominale, est facilement méconnue, les symptômes graves, tels que le collapsus, pouvant être imputés à la lésion d'un autre organe. On sera cependant en droit de la soupçonner si l'utérus, gravide ou hypertrophié, dépasse le pubis et s'il se fait une hémorrhagie extérieure par le col. Si la plaie est pénétrante, ses rapports faciliteront le diagnostic. Mais, dans bien des cas, on ne peut reconnaître le siège exact de la lésion qu'après laparotomie exploratrice.

La perforation par la curette ou l'hystéromètre se reconnaît, en général, facilement, au moment même où elle se produit. Cependant un utérus atone, flasque, peut s'allonger considérablement sous la pression de l'instrument sans se laisser entamer (Doléris). Il peut encore se faire que l'on pénètre dans l'orifice béant d'une trompe.

Traitement. — Lorsqu'un traumatisme abdominal permet de soupçonner une lésion profonde de l'utérus, la *laparotomie* s'impose : suivant la profondeur ou l'étendue des déchirures, on se contentera de suturer la plaie ou bien l'on fera l'hystérectomie abdominale.

En cas d'accidents péritonitiques, quelle que soit l'origine, extra ou intra-utérine, du traumatisme, la laparotomie est encore l'opération de choix et la suprême ressource.

Une *large perforation de l'utérus*, au cours de l'ablation d'un polype ou de l'énucléation d'une tumeur, comporte la ligature immédiate et provisoire des utérines, suivie de suture de la perforation, si elle est suffisamment accessible; ou mieux, l'hystérectomie vaginale immédiate (Werth). En pareille occurrence, Sänger a pratiqué avec succès la laparotomie.

Pour les *petites perforations* par l'hystéromètre ou la curette, si elles surviennent au cours d'un curettage pour métrite banale, on s'abstiendra de toute injection intra-utérine de nature toxique, qui pourrait passer dans le péritoine et produire des accidents graves, et l'on se contentera de tamponner l'utérus à la gaze iodoformée, tout en se tenant prêt à intervenir par l'abdomen, s'il se produisait des symptômes de péritonite.

Si l'accident s'est produit dans un utérus *franchement septique* (endométrite puerpérale, cancer, sphacèle de fibrome, rétention de débris placentaires putréfiés, etc.), faut-il attendre l'éclosion des accidents, avec le faible espoir qu'ils ne se montreront pas? Étant données la rapidité de leur allure et leur gravité, nous conseillons plutôt l'intervention immédiate, c'est-à-dire, suivant les cas, la laparotomie ou l'hystérectomie vaginale, avec drainage.

2° Lésions traumatiques du col de l'utérus.

Étiologie et pathogénie. — Les traumatismes du col sont rarement accidentels ou d'origine chirurgicale : discision, section bilatérale haute mal réparée, perforation complète ou incomplète d'une lèvre par une laminaire, lacération par un dilatateur mécanique, etc.

Presque toujours, ces traumatismes dépendent de l'accouchement et consistent dans une déchirure latérale, portant sur un seul côté de l'organe ou sur les deux à la fois.

Étudiées déjà par Bernutz, Roser, les *lacérations* du col ont pris, depuis 1860, en Amérique surtout, sous l'influence d'Emmet, une importance pathogénique exagérée. Emmet a été jusqu'à avancer que la moitié au moins des affections utérines, chez les femmes ayant enfanté, étaient sous leur dépendance.

Elles surviennent, non seulement dans les accouchements à terme, mais aussi dans l'avortement, même à deux mois (Pozzi). Munde a trouvé, sur 2,500 femmes ayant accouché, 612 déchirures, dont 280 seulement étaient justiciables d'un traitement ; leur proportion, relativement aux autres cas gynécologiques, a été évaluée à environ 18 p. 100 (Munde, Goodell, Davenport); 13 p. 100 (Baker, Sänger).

Les accouchements spontanés les produisent par un double mécanisme : par effraction, éclatement, lorsque l'expulsion est très rapide; par compression, lorsque, au contraire, elle est très lente. Ce mécanisme, pour Emmerson, serait le plus fréquent.

Les processus inflammatoires anciens, spécifiques ou autres, réalisent certainement une cause prédisposante active, en diminuant la souplesse et la dilatabilité du col (Wylie) et, par là, serait justifiée, dans une certaine mesure, la proposition de Schröder, à savoir que la métrite cause la déchirure, au lieu d'en être l'effet.

Anatomie pathologique. — Les déchirures *bilatérales* sont les plus fréquentes (91 p. 100, Slawjansky); viennent ensuite les *unilatérales*, plus communes à gauche; puis les déchirures *multiples* ou *étoilées*, les déchirures *postérieures* et, enfin, les *antérieures*.

Les déchirures siègent donc rarement en dehors des commissures, points faibles de l'anneau musculaire. Parfois même, celles qui semblent situées en avant ou en arrière sont, en réalité, latérales; cette apparence est due à une sorte de torsion de l'organe sous l'action d'une paramétrite coexistante, et disparaît en même temps que l'on corrige la déviation (1). Dans certains cas il peut y avoir, sans déchirure extérieure, comme dans la rupture sous-muqueuse du plancher périnéal, rupture ou paralysie des fibres circulaires du col (Munde). Dans ces cas, l'orifice externe est flasque et béant, les parois du col sont amincies et sa cavité peut être suffisamment large pour admettre la phalange de l'index.

Relativement à leur *profondeur*, on a divisé les lacérations proprement dites en trois degrés. *Le premier degré* (fig. 41, 2) consiste en une simple encoche qui déforme à peine le col et agrandit seulement l'orifice externe dans le sens traversal. *Au deuxième degré*, la déchirure intéresse toute la hauteur de la portion vaginale du col et s'arrête au cul-de-sac vaginal (fig. 42, 3). *Au troisième degré*, bien qu'à la vue elle ne dépasse pas le cul-de-sac, elle remonte en réalité plus haut, comprenant une partie, ou même la totalité, de la portion sus-vaginale du col, le vagin et même le tissu cellulaire péri-utérin (fig. 42, 4).

Dans un *milieu parfaitement aseptique*, les lèvres de la déchirure, surtout si elle est peu étendue, se réunissent par première intention et il n'en reste d'autre trace qu'une encoche, sans cicatrice

(1) Doleris et S. Bonnet, *Nouv. Archiv. d'obst. et de gynécol.*, janv., fév., mars, 1891.

appréciable; ou bien, soit que le traumatisme soit très prononcé, soit qu'une cause mécanique empêche la juxtaposition exacte des surfaces, la cicatrisation se fait isolément, mais aseptiquement, sur chacune d'elles. L'épidermisation procède par extension de l'épithélium pavimenteux cervico-vaginal, sans suppuration et sans complication inflammatoire.

Dans un milieu septique, au contraire, quelque atténuée que soit la septicité, et quel que soit le degré de la déchirure, la cicatrisation se fait isolément sur chaque lèvre par un processus de réparation secondaire. Mais, comme la plaie est angulaire, il y a toujours un certain degré de réunion des deux lèvres au sommet de l'angle, et la profondeur de la déchirure en est diminuée d'autant. La trans-

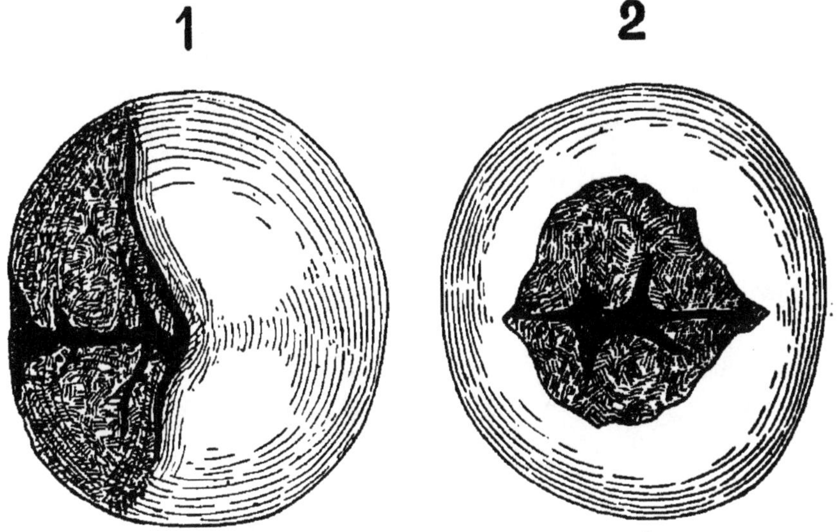

Fig. 41. — 1, déchirure unilatérale du col. — 2, déchirure bilatérale au 1er degré.

formation du tissu de réparation en tissu fibreux rétractile constitue, au sommet de cet angle, un noyau cicatriciel (cheville, clou cicatriciel d'Emmet), dur, arrondi, qui englobe muqueuse, musculeuse, vaisseaux et nerfs, pousse des prolongements dans le tissu utérin, peut s'étendre en haut et en dehors du col, jusque dans le paramétrium, et se continue inférieurement avec la bandelette cicatricielle qui limite chacune des lèvres divergentes de la lacération.

En cas de *réparation aseptique*, la muqueuse intra-cervicale reste saine, et, si elle se montre au dehors, c'est avec ses caractères normaux et grâce à l'écartement mécanique des lèvres. Dans la seconde alternative, il y a toujours un certain degré d'endocervicite, que celle-ci soit primitive, ou qu'elle soit contemporaine de la déchirure. La muqueuse hypertrophiée s'extériorise en *ectropion* et cet ectropion est poussé à l'extrême par l'*éversion* des lèvres lacérées. Ectropion, éversion et inflammation, avec ou sans hyperplasie kystique, se combinent à des degrés divers pour réaliser le maximum des lésions et des déformations du col que nous étudierons ailleurs (Voir *Métrite*).

Symptômes. — Hormis l'hémorrhagie primitive qui peut en résulter, la déchirure du col n'a pas de symptomatologie propre.

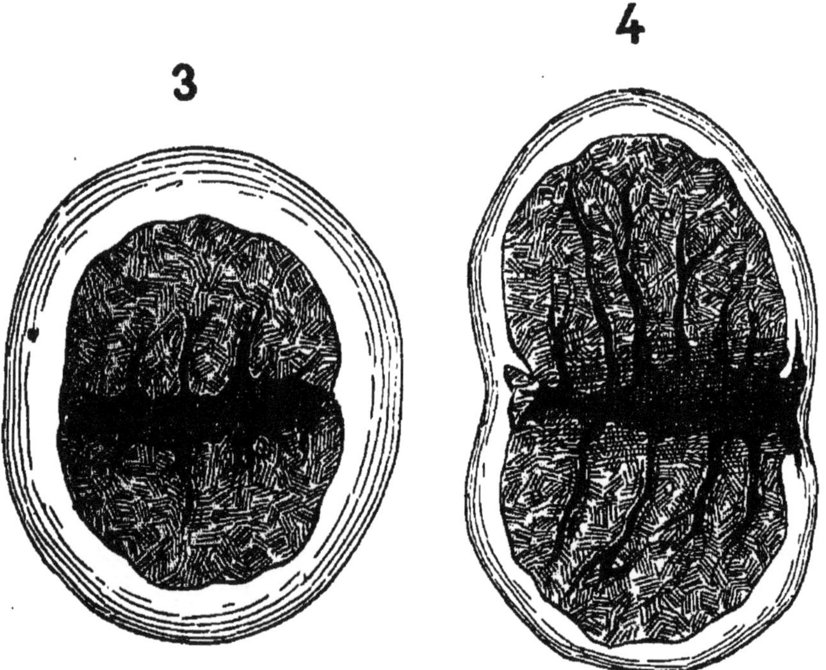

Fig. 42. — 3, déchirure bilatérale au 2e degré. — 4, déchirure bilatérale au 3e degré.

Cette proposition qui, de prime abord, peut sembler paradoxale, eu égard à l'importance attribuée par Emmet à cette lésion, est cependant exacte, si on fait abstraction de la complication *métrite*.

Le rôle de la déchirure est accessoire et purement pathogénique. On l'a accusée de produire la subinvolution, les déviations, la paramétrite, les kystes glandulaires, les troubles nerveux et réflexes les plus variés et les plus inattendus, la stérilité, l'avortement, le cancer même (Breisky), enfin, et surtout, la métrite et toutes ses conséquences.

Mais, en réalité, son rôle se réduit à ceci : elle favorise, dans une certaine mesure, l'inflammation de l'endométrium cervical, en le rendant plus accessible aux causes extérieures d'irritation et aux agents pathogènes; si elle dépasse les limites du vagin, elle ouvre une porte à l'inflammation du tissu cellulaire péri-utérin, d'où paramétrite juxta et latéro-utérine, déviations et rétrodéviations par propagation aux ligaments utéro-sacrés (Sänger), etc. Le nodule cicatriciel est parfois directement douloureux et peut devenir un point hystérogène chez des prédisposées. Enfin, pour ce qui est de la grossesse, Nœggerath et Germonius prétendent que les déchirures la favorisent et que les utérus lacérés avortent moins que les autres; tandis que, pour Sänger et les Américains, la stérilité ou les avortements sont la conséquence ordinaire de la déformation.

La vérité est, sans doute, entre ces deux opinions extrêmes : si la déchirure est profonde et la métrite invétérée, la fécondation sera difficile et l'avortement fort à craindre; mais nous verrons que la métrite sans lacération peut produire, à elle seule, les mêmes effets. Si la déchirure n'est pas compliquée d'inflammation, si elle élargit l'orifice externe et corrige la difformité d'un col conique, elle augmentera les chances de fécondation, sans influer en rien sur la durée de la grossesse. Enfin, c'est la métrite seule, et non la lacération, qui peut prédisposer au cancer.

Pronostic. — Le pronostic nous semble donc infiniment moins chargé que ne le disent Emmet et ses élèves : il est entièrement subordonné à l'élément *infection* et nous avons vu dans quelle mesure.

Diagnostic. — Les lacérations sont plus faciles à reconnaître au toucher qu'à la vue.

Au premier degré, le col est à peine déformé, il est seulement plus cylindrique, son sommet étant élargi, comme aplati; l'orifice du museau de tanche, au lieu d'être circulaire, est représenté par une fente à direction transversale, limitée, d'un côté ou des deux à la fois, par une encoche légère. Dans les degrés plus prononcés, les lèvres se disjoignent à une hauteur variable. Le doigt explorateur les écarte et peut se rendre compte du nombre, du siège et de la hauteur des déchirures.

S'il y a simple traumatisme, sans inflammation, les lèvres du col restent souples, accolées l'une à l'autre, et ne divergent que sous l'action du doigt, des valves du spéculum ou de la pince qui les écarte. Lorsqu'il y a, en même temps, cervicite, elles sont spontanément divergentes, en *éversion;* le doigt et l'œil rencontrent directement, non plus la muqueuse cervico-vaginale à épithélium parvimenteux, mais la muqueuse intra-cervicale étalée par l'éversion. Si l'inflammation est encore limitée à cette muqueuse, les lèvres du col conservent une certaine souplesse qui permet de les rapprocher au fond du spéculum, au moyen de pinces à griffe, et de reconstituer ainsi la forme de l'organe. Mais si l'inflammation est ancienne et profonde, ce rapprochement n'est plus possible : les lèvres sont, non seulement divergentes, mais épaissies et incurvées en dehors, comme des lèvres de nègre, et fixées dans cette attitude par le processus de sclérose (col en *massue*, en *battant de cloche*). Dans ces conditions, on pourrait parfois méconnaître la lésion si le doigt ne percevait, aux commissures de l'orifice, un noyau cicatriciel dur, souvent douloureux, indice certain d'une déchirure ancienne.

Il est parfois nécessaire de dilater le col pour apprécier, à l'aide du toucher intra-cervical, les limites auxquelles remonte le tissu cicatriciel dans le paramétrium, au-dessus des culs-de-sac vaginaux.

Traitement. — Les déchirures du col nécessitent-elles un traitement, à quel moment doit-on l'appliquer et quel mode d'intervention faut-il choisir ?

a. *Déchirures récentes.* — Kollock, Jewett, Dudley, sont partisans de la suture *primitive*, dans tous les cas. Lorsque la déchirure est profonde, elle s'accompagne d'hémorrhagie sérieuse et la suture est le meilleur moyen hémostatique à lui opposer. Si l'on se place au point de vue des complications inflammatoires et que le milieu soit aseptique, il est inutile d'attendre, comme le veut Boldt, la fin des lochies ; leur écoulement ne peut compromettre la réunion primitive. Si la plaie est quelque peu contuse (Coe), on peut la régulariser. Du reste, la vascularité des tissus est telle, qu'il suffit du plus léger rapprochement des surfaces avivées, au moyen d'un ou deux fils, pour en assurer la réunion.

Si le milieu est suspect, on en fera tout d'abord l'asepsie. Lorsque la déchirure est peu profonde et ne saigne pas, il suffit de réaliser et de maintenir cette condition : la réunion spontanée aura ainsi toutes chances de se faire.

b. *Déchirures anciennes.* — Relativement aux *déchirures anciennes*, l'opportunité de l'intervention dépend des symptômes observés. La déformation, en soi, demeure silencieuse et n'est généralement pas soupçonnée des malades. Il n'y aurait lieu de la corriger, pour elle-même, que dans le cas, assez difficile à juger du reste, où on pourrait la croire capable d'entraîner l'avortement. De nombreux faits ont démontré l'innocuité de l'opération pendant la grossesse, pourvu qu'elle soit faite aseptiquement.

Lorsqu'il y a complication de métrite, l'intervention s'impose (voir livre VI).

II. — Atrésie et sténose acquises.

Étiologie et pathogénie. — Si on les compare aux sténoses liées à des arrêts de développement, ces déformations sont relativement rares. Elles reconnaissent pour causes : des pertes de substance produites par les traumatismes obstétricaux ou accidentels, la métrite cervicale, les pessaires, le prolapsus, et surtout, les cautérisations prolongées et répétées au nitrate d'argent, au thermo-cautère, au chlorure de zinc, etc. Celles-ci agissent, soit en produisant des eschares, auxquelles succède un tissu de cicatrice rétractile, soit en déterminant la sclérose de toute l'épaisseur de l'organe et, le plus souvent, par ce double processus. Les replis de la muqueuse hypertrophiée peuvent aussi faire valvule, ou bien, sous l'influence des cautérisations, ils s'avivent et se soudent d'une face à l'autre, de manière à faire un diaphragme obturateur partiel ou complet.

Les amputations du col, en masse, au moyen de l'anse galvanique ou de l'écraseur, étaient souvent suivies de sténose. De même, dans l'amputation à lambeaux inégaux, de Schröder, si les deux lèvres de la perte de substance ne sont pas très exactement affrontées, il en résulte un bourrelet cruenté qui se cicatrise par bourgeonnement et rétrécit l'orifice. C'est là un accident assez fréquent, depuis la vulgarisation de ce procédé. On a même vu l'obturation complète, par réunion des deux lèvres, résulter d'une application défectueuse des sutures. Les autres opérations sur le col telles que : la trachélorrhaphie, l'ablation des polypes, l'abrasion de la muqueuse au bistouri suivie d'hémostase au thermocautère, etc., peuvent être également l'origine d'un rétrécissement.

Nous ne parlerons pas ici de l'atrophie sénile, ni des tumeurs, malignes ou non, des flexions utérines, qui peuvent obturer mécaniquement la lumière de l'utérus.

Ces diverses causes agissent sur l'orifice externe et sur une plus ou moins grande hauteur de la cavité cervicale, en intéressant, ou non, l'orifice interne. On comprend que, contrairement à la sténose congénitale, les lésions qui en dépendent s'observent plus souvent chez des femmes qui ont accouché ou avorté.

Anatomie pathologique. — Le col est simplement rétréci (*sténose*), ou l'occlusion en est complète (*atrésie*). La lésion porte, dans la majorité des cas, sur l'orifice externe seul, ou empiète plus ou moins au-dessus de lui. Elle peut se montrer sur un col qui a été déchiré autrefois et dont les lèvres sont maintenues définitivement éversées par un processus de sclérose, de telle sorte que l'orifice rétréci n'est plus celui du museau de tanche, mais un orifice nouveau reporté plus haut, à une distance variable. Le col, étant toujours le siège d'un processus inflammatoire plus ou moins accusé, n'est pas conique, comme dans les variétés congénitales, mais présente tous les types de déformation consécutive aux traumatismes obstétricaux et à la métrite. Le degré de la sténose varie et, à côté de son élément cicatriciel fixe, il faut tenir compte du gonflement de la muqueuse. Au-dessus du rétrécissement, la cavité cervicale est ordinairement dilatée, pleine d'un mucus généralement dense et adhérent. Les lésions d'endométrite et de sclérose sont la règle, qu'elles soient primitives ou secondaires. A la suite de cautérisations profondes, notamment au chlorure de zinc, les deux parois utérines peuvent se souder complètement sur une hauteur plus ou moins grande, au-dessus même des limites du col. Les cas de ce genre ne sont pas rares actuellement, et il nous a été donné d'en observer récemment deux dans lesquels l'utérus était transformé en un bloc fibreux et imperforé.

Le rétrécissement de l'orifice interne peut exister seul; mais il est, le plus souvent, associé à une flexion et à la sténose de l'orifice externe. Les lésions ascendantes, d'ordre mécanique et inflammatoire, varient avec le degré et le siège de la lésion.

Symptomes. — a. *Atrésie.* — Dans l'*atrésie*, les symptômes fonctionnels sont nuls après la ménopause, à moins d'infection de la cavité utérine, auquel cas se manifestent des signes de rétention et de purulence des sécrétions (*pyomètre*). Mais, pendant la période génitale, il y a exsudation sanguine avec *phénomènes de rétention*, ou bien l'*aménorrhée est absolue*. Dans ce dernier cas, le molimen menstruel peut persister en déterminant, à chaque époque, une exagération considérable des douleurs.

A l'examen physique, le cathétérisme de l'utérus est impossible : l'orifice externe est obturé, souvent remplacé par une petite dépression; quelquefois même on ne peut en trouver de traces.

b. *Sténose.* — La *sténose* est une cause fréquente de dysménorrhée, variable, du reste, d'intensité et de caractères, et subordonnée moins au degré de la coarcation qu'à l'abondance et au mode d'écoulement du flux menstruel. (Voir *Dysménorrhée.*)

Aux douleurs périodiques s'ajoutent ordinairement les phénomènes de la métrite et souvent ceux des lésions annexielles. Puis les règles finissent par diminuer de quantité, et il n'est pas rare d'observer la ménopause précoce.

La *stérilité*, sans être fatale, reconnaît comme facteurs, non seulement la lésion elle-même, mais la métrite coexistante et l'*engouement muqueux* de la cavité cervicale (Pozzi). Au moment de l'accouchement, il peut y avoir dystocie par rigidité de l'orifice.

Enfin, il faut encore compter avec des troubles réflexes du côté du système nerveux et de l'appareil digestif.

Pronostic. — Le pronostic peut donc être très sérieux, la lésion, si elle est irréparable, impliquant la suppression de l'utérus ou des annexes.

Diagnostic. — Indiqué déjà par les anamnestiques et l'existence de l'aménorrhée ou de la dysménorrhée, il sera complété par l'examen direct, au toucher, au spéculum et à l'hystéromètre. Le doigt explorateur renseigne sur les dimensions et la consistance de l'orifice rétréci. Le contact en est quelquefois très douloureux (L. Tait). L'hystéromètre ordinaire, rencontrant un obstacle infranchissable ou difficile à vaincre, on aura recours à une fine bougie élastique ou, au contraire, à une sonde métallique mousse et volumineuse, si l'obstacle est représenté par des replis de muqueuse. Délicatement maniés, ces instruments permettront d'apprécier le degré de la sténose, son siège, la dilatation de la cavité en amont de l'obstacle, les brides cicatricielles qui peuvent la traverser.

C'est encore avec l'hystéromètre qu'on distinguera le mieux la sténose de l'orifice interne de la flexion simple et du spasme sans lésion. Celui-ci, du reste, peut se surajouter. Dans tous les cas, il ne faut pas chercher à forcer l'obstacle, mais attendre patiemment qu'il cède, en exerçant une pression continue et légère sur la sonde dont on modifie la courbure en tel ou tel sens.

Il peut être bon de faire préalablement la dilation de l'utérus pour reconnaître les rétrécissements et les distinguer de l'obstruction causée par une tumeur.

Nous avons déjà étudié les sténoses congénitales, malformations dues à un arrêt de développement. Les anamnestiques, joints aux caractères physiques de chaque cas particulier, suffisent à les distinguer des déformations acquises de même apparence.

Traitement. — a. *Atrésie.* — En cas d'*atrésie, avec accidents de rétention*, si l'occlusion siège au niveau ou un peu au-dessus de l'orifice externe, il faut ponctionner, agrandir l'ouverture et la maintenir dilatée pendant un certain temps.

S'il y a soudure partielle des parois et aménorrhée complète, on peut essayer, par des séances répétées d'électrolyse négative, suivies de dilatation progressive et prolongée, de perméabiliser la portion obturée. Nous avons, par ce procédé, réussi deux fois à reconstituer une cavité et à faire disparaitre des douleurs intolérables. En cas d'échec, et si la soudure est totale, il faudra faire l'hystérectomie vaginale ou la castration.

b. *Sténose.* — Les moyens à opposer à la *sténose* varient avec son siège et son degré. La *dilatation simple*, rapide ou progressive, ne donne qu'un résultat momentané, dans les rétrécissements acquis : la coarctation se reproduit bientôt. Pratiquée immédiatement avant les règles, elle peut cependant atténuer la dysménorrhée.

Si l'obstacle siège à l'*orifice interne*, ou plus bas, dans la cavité, l'électrolyse négative, à courant faible et en séances prolongées, peut rendre des services.

Le procédé le plus en usage consiste à pratiquer des sections multiples sur le rétrécissement et à maintenir la dilatation jusqu'à cicatrisation, au moyen d'une tige d'ébonite ou de verre (L. Tait, Thomas).

Contre la *sténose de l'orifice externe*, on fera, suivant les cas, l'*incision bilatérale*, plus ou moins haute, du museau de tanche, en s'opposant à la réunion des surfaces cruentées ; ou la *stomatoplastie*, soit d'après le procédé biconique de Simon-Markwald, soit d'après celui de Schröder, si l'on veut traiter en même temps l'endométrite coexistante.

III. — Allongements et hypertrophies du col.

Depuis le mémoire de Huguier (1859), on reconnait à l'*allongement hypertrophique du col* une entité propre et distincte du prolapsus. Mais cette affection est loin d'avoir l'unité et la simplicité qu'impliquait sa première description ; elle comprend, au contraire, des états pathologiques variés et répond à une origine complexe.

Il y a, tout d'abord, lieu de diviser le col, division admise par Huguier lui-même, en portions *sus-vaginale*, *sous-vaginale* (*portio* des Allemands) et même, *moyenne* (Crevet, Schröder). Celle-ci, sus-vaginale en avant, sous-vaginale en arrière, est limitée par deux plans fictifs passant, l'inférieur, par le cul-de-sac antérieur du vagin, le supérieur, par le cul-de-sac postérieur, plus élevé.

L'allongement, isolé ou associé à des degrés divers, de ces trois segments, est *primitif* ou *secondaire*, ce qui revient à dire, dans la majorité des cas, qu'il est *congénital* ou *acquis*. Toujours *hypertro-*

phique au début, il peut aboutir à l'*atrophie* de la portion allongée, au moins dans les deux segments supérieurs.

1° Allongement hypertrophique et allongement atrophique des segments sus-vaginal et moyen du col.

Étiologie et pathogénie. — Il est possible que cette déformation soit *primitive*, c'est-à-dire, congénitale, ou qu'elle résulte d'une

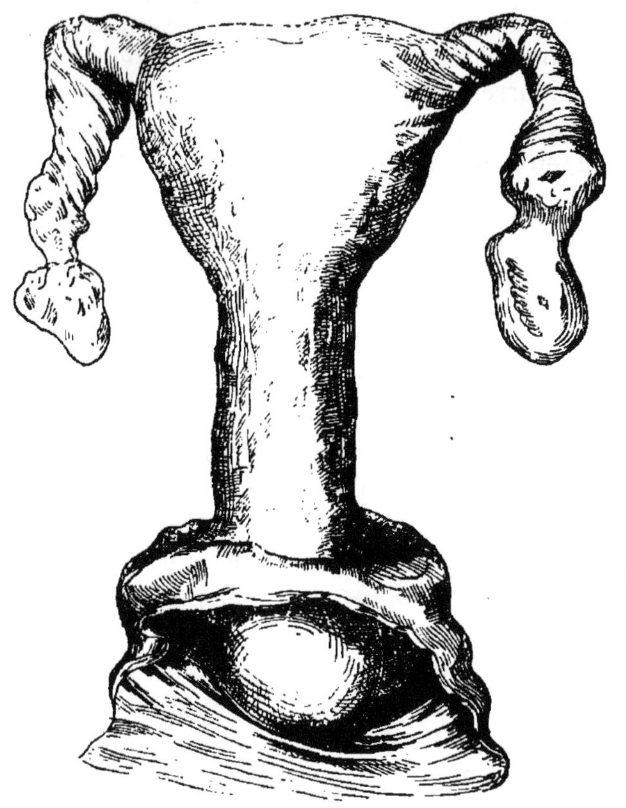

Fig. 43. — Allongement atrophique du segment sus-vaginal du col (d'après Barnes).

subinvolution localisée : c'est ainsi que la comprenait Huguier. Dans ce cas, elle est généralement associée à l'allongement sous-vaginal. Le fond de l'utérus n'est pas abaissé ; le périnée et les parois vaginales sont résistants : seuls, les culs-de-sac sont inversés. On doit donc admettre, au moins pour les vierges, que cette inversion est secondaire à l'allongement.

C'est dans cette forme qu'on pourrait peut-être faire intervenir l'influence des diathèses à tendance fibreuse.

Mais, dans l'immense majorité des cas (Virchow, Schröder, etc.), l'allongement est subordonné au prolapsus, sinon de l'utérus, au moins du vagin, et associé ou non à l'inflammation (voir *Prolapsus*).

Le prolapsus des deux parois vaginales entraîne l'allongement de tout le segment sus-vaginal et les deux culs-de-sac s'inversent. L'abaissement isolé de la paroi antérieure entraînerait l'allongement du segment moyen : le cul-de-sac antérieur s'efface, tandis que le postérieur subit un accroissement relatif. L'allongement est attribué, soit à la traction mécanique exercée par le vagin procident, soit aux troubles circulatoires et trophiques qui résultent du prolapsus et de l'involution imparfaite, soit à un processus inflammatoire chronique (Gallard) : ces divers facteurs doivent, sans doute, agir concurremment et à des degrés variables.

Anatomie pathologique. — Au début, il y a hypertrophie par congestion et, en même temps, par prolifération d'éléments jeunes ; puis il se produit, à la longue, un processus de sclérose qui débute par la gaine des vaisseaux et aboutit à l'atrophie du segment allongé (Olivier) (fig. 43).

Symptomes. — Les *symptômes fonctionnels* se confondent avec ceux du prolapsus génital. L'allongement sus-vaginal ou moyen du col se distingue toutefois du prolapsus utérin par l'exploration physique. Le col descend jusqu'à la vulve ou la dépasse, tandis que le fond de l'utérus est à sa hauteur normale ou n'est que peu abaissé. Parfois la tumeur semble réductible par pression ; mais, en réalité, le col ne fait que s'incurver, s'infléchir en col de cygne, lorsqu'il est repoussé de bas en haut. Les doigts sentent à travers les parois inversées du vagin, non le sphéroïde utérin, mais un gros cordon cylindrique et dur ; enfin, l'hystérométrie peut indiquer une longueur de 10, 15 et même 20 centimètres.

Traitement. — Il consiste dans l'amputation sus-vaginale ou, simplement sous-vaginale, du col, et ne sera, dans la plupart des cas, que le premier temps de la série opératoire destinée à corriger le prolapsus coexistant.

2° Hypertrophie de la portion sous-vaginale du col.

Étiologie et pathogénie. — L'hypertrophie *acquise* du segment sous-vaginal du col est, de beaucoup, la déformation utérine la plus fréquente (fig. 44). Elle dépend ordinairement de l'inflammation combinée, ou non, avec les déchirures (voir *Métrite du col*).

Elle peut aussi relever de la *subinvolution* et, en ce cas, est souvent plus accentuée sur une lèvre que sur l'autre (voir *Subinvolution*).

Reste l'hypertrophie *primitive*, qu'on pourrait appeler *essentielle* plutôt que *congénitale*, car ce n'est pas à la naissance, mais au moment de la puberté, que son développement commence.

Comme dans l'hypertrophie du clitoris et des petites lèvres, il est probable que les excitations masturbatrices jouent un rôle dans la production de ce trouble trophique (Schröder). Certains états constitutionnels ne sont pas sans influer sur lui. Enfin, on l'observe plus

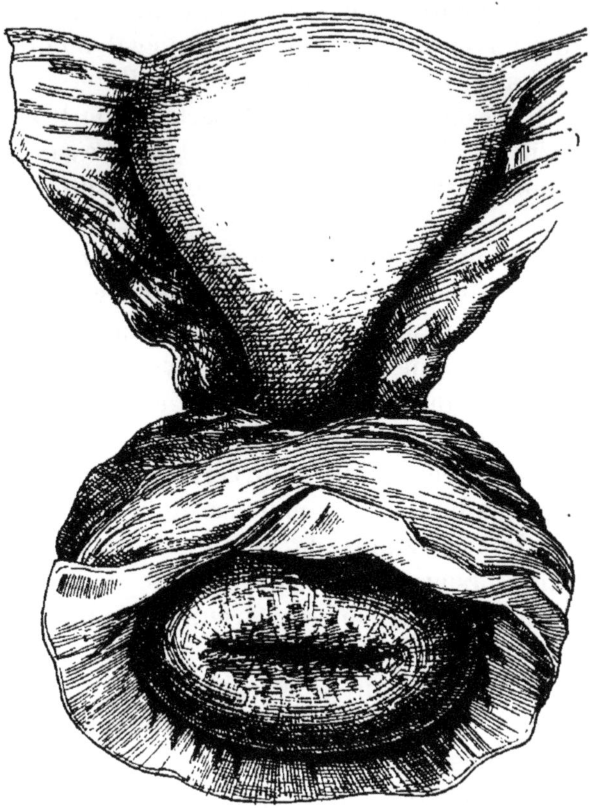

Fig. 44. — Hypertrophie de la portion sous-vaginale du col avec élongation légère du segment sus-vaginal (d'après Courty).

spécialement chez les jeunes filles et les jeunes femmes nullipares.

Anatomie pathologique. — Cette dernière variété est caractérisée, histologiquement et macroscopiquement, par la régularité de l'allongement et par l'hyperplasie proportionnée des éléments normaux du col. La muqueuse intra-cervicale est saine et son accroissement ne se fait qu'en surface, dans la mesure nécessaire pour tapisser le segment allongé : il n'y a ni hypertrophies glandulaires ni inclusion de kystes. La proportion du tissu conjonctif et des fibres musculaires reste normale : celles-ci sont seulement hyperplasiées et allongées.

Le col se développe en longueur plutôt qu'en diamètre : c'est donc moins de l'hypertrophie que de l'élongation, et cette élongation est régulière. Le segment vaginal prend une forme cylindrique, cylindro-conique, se renfle en *massue*, en *battant de cloche;* il est dur, ferme, uniquement tapissé par la muqueuse cervico-vaginale. L'orifice externe, généralement sténosé, occupe le sommet du cône ou se trouve légèrement reporté en avant ou, plus souvent, en arrière, lorsque l'hypertrophie intéresse inégalement les deux lèvres : le col est alors comme taillé en bec de flûte.

L'allongement, très variable, est tel parfois que le col affleure ou dépasse la vulve : il peut présenter alors des excoriations ou, au contraire, une cutisation de sa surface, par suite des frottements extérieurs.

Ces lésions sont souvent associées à une déviation de l'organe, particulièrement à l'antéflexion, ou à un certain degré de prolapsus.

Symptomes. — Ils sont nuls ou, en plus grande partie, subordonnés aux lésions connexes. Ainsi, la dysménorrhée est fréquente, mais doit être imputée à la sténose et à l'antéflexion qui compliquent souvent la situation. Les ménorrhagies ou les métrorrhagies, la leucorrhée, indiquent un certain degré de congestion ou même d'inflammation de la muqueuse. A la lésion elle-même sont imputables les sensations de pesanteur douloureuse et la *dyspareunie*. Enfin, lorsque la tumeur cervicale dépasse la vulve, elle est exposée aux traumatismes extérieurs, produit de la gène et devient plus sensible.

Pronostic. — Cette affection ne rétrocède pas : elle peut être cause de stérilité et prédispose à l'inflammation, mais ne comporte pas, en elle-même, d'autre gravité.

Diagnostic. — Le toucher et le spéculum permettent facilement de reconnaître l'allongement sous-vaginal du col. Au palper combiné, le fond de l'utérus est à son niveau normal, la tumeur est irréductible et les culs-de-sac du vagin ont plutôt une profondeur exagérée, ce qui permet de distinguer la lésion en cause du *prolapsus* et de l'*inversion*.

L'existence d'un orifice par lequel on voit sourdre une goutte de mucus, la continuité de la tumeur avec le globe utérin demeuré en place, éliminent encore l'idée d'une *inversion* ou d'un *polype fibreux*.

L'hypertrophie *inflammatoire* se reconnaît aux autres signes de la métrite et à la consistance inégale de la tuméfaction.

Enfin, la conservation des culs-de-sac du vagin, les données de l'hystérométrie combinée au palper ou au toucher, donnent le moyen de distinguer l'hypertrophie des deux segments, sus et sous-vaginal, ou leur association.

Traitement. — Il consiste dans l'amputation du col, d'après le procédé de Simon ou celui de Schröder, suivant qu'il y a, ou non, complication d'endocervicite.

CHAPITRE IV

ACCIDENTS DE RÉTENTION DUS AUX ATRÉSIES CONGÉNITALES ET ACQUISES.

Étiologie et pathogénie. — Toutes les gynatrésies, qu'elles soient congénitales ou acquises, n'entraînent pas forcément des accidents de rétention. Il faut évidemment, pour que ceux-ci se produisent, que les organes génitaux internes aient un développement normal et un fonctionnement actif; que l'exhalation menstruelle ait lieu ou qu'il se produise une hypersécrétion pathologique des muqueuses situées en amont de l'obstacle.

D'autre part, un degré considérable de *sténose* peut donner lieu à ces mêmes accidents (de Sinéty).

Le liquide retenu est presque toujours du sang, rarement du mucus ou du pus; dans ce dernier cas, la suppuration n'est que bien exceptionnellement *primitive* (cas de Rheinstaedter); lorsque l'atrésie s'est produite peu après l'accouchement, il peut s'agir de rétention des lochies (Puech).

Les vices de conformation en cause sont, par ordre de fréquence, l'imperforation de la vulve, les atrésies cervicales, le cloisonnement du vagin, l'atrésie de la trompe.

L'obstacle siège-t-il à la vulve ou à la partie inférieure du vagin, le liquide est retenu dans la cavité vaginale.

La rétention dans la cavité utérine est primitive ou se produit secondairement à la distension du vagin.

De même, la rétention intra-tubaire se développe isolément ou par distension ascendante du conduit génital.

Anatomie pathologique.

1° Rétention du sang. — a. *Hématocolpos.* — Les parois du vagin sont refoulées dans tous les sens et distendues par le sang : la membrane obturatrice, mince et transparente lorsqu'elle est représentée par l'hymen (fig. 45), est plus épaisse si elle consiste en une cloison vaginale. En ce dernier cas, elle peut être accolée à l'hymen, représenté alors par un bourrelet circulaire, et virtuellement séparé d'elle par un sillon plus ou moins profond (Dohrn).

Si le vagin est cloisonné au-dessus de l'obstacle vulvaire, il existe naturellement deux cavités. Courty a pu réunir plusieurs observations de ce genre.

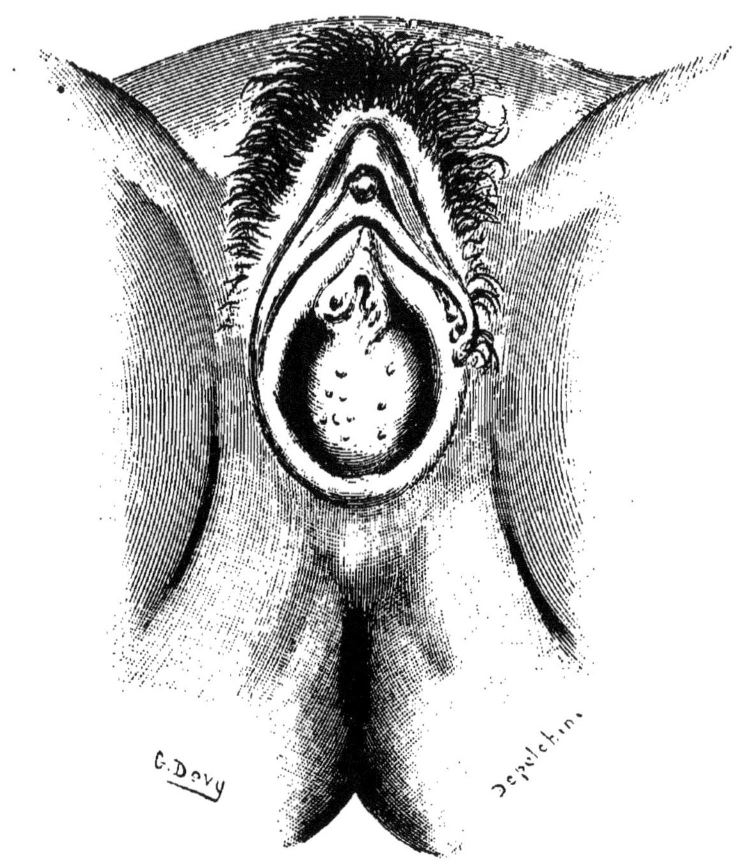

Fig. 45. — Hymen imperforé distendu par le sang des règles accumulé dans les voies génitales (Gallard).

Dans les cas simples et récents, la rétention liquide ne dépasse pas les limites du vagin. Mais lorsque l'imperforation siège assez haut, ou que la portion inférieure du conduit vaginal fait défaut, le canal cervical ne tarde pas à participer à la distension; ses parois, refoulées et amincies, se confondent avec celles du vagin, et les deux cavités n'en forment bientôt plus qu'une seule. L'orifice interne résiste longtemps : ce n'est que dans les cas anciens que la dilatation gagne, de bas en haut, la cavité utérine, et un détroit, correspondant à l'orifice interne marque ordinairement la limite des deux tumeurs.

Dans l'hématocolpos simple ou cervico-vaginal, le corps utérin est soulevé en haut et en avant de la tumeur ; la vessie et le rectum sont aplatis dans le sens antéro-postérieur contre les parois du bassin.

b. L'*hématométrie* pure suppose l'absence du vagin ou l'atrésie de l'un des orifices de l'utérus. Lorsque l'obstacle porte sur l'orifice externe, la rétention se fait d'abord dans la cavité cervicale, puis elle force l'orifice interne et toute la cavité utérine est transformée en une poche ovoïde, unique ou divisée par un étranglement, en forme de sablier. Les parois de l'organe sont hypertrophiées dans la plupart des cas; parfois, cependant, lorsque la dilatation s'est faite rapidement, elles sont amincies (Scanzoni, Veit). Si c'est l'orifice interne ou toute la cavité cervicale qui est imperméable, la cavité du corps seule se dilate sphériquement, et le col conserve ses dimensions.

Les rapports avec les viscères et les parois de l'abdomen varient avec le volume que prend la tumeur.

c. L'*hématosalpinx* de rétention résulte bien rarement du reflux du sang utérin et semble uniquement constitué, le plus souvent, par l'exhalation menstruelle propre à la trompe. On a presque toujours constaté l'imperméabilité de l'orifice utérin, que l'hématosalpinx fût isolé ou associé à l'hématomètre. Le mésosalpinx n'ayant qu'une extensibilité très limitée, le conduit tubaire se développe surtout aux dépens de sa surface libre : il en résulte des bosselures, des circonvolutions, des inflexions même, qui vont jusqu'à obturer, en certains points, la lumière du conduit; la tumeur, qui peut acquérir d'énormes dimensions, se trouve ainsi divisée en plusieurs poches isolées ou séparées par des détroits. L'orifice abdominal est ordinairement obturé; mais si le liquide épanché trouve un pertuis ou force l'obstacle, ou bien il s'écoule en petite quantité et détermine des poussées de *périmétrite*, ou bien il fait irruption en grande abondance et donne lieu à l'*hématocèle intra-péritonéale*. L'un ou l'autre de ces accidents peuvent résulter aussi de la rupture de la poche. Celle-ci a presque toujours contracté des adhérences avec les parois abdominales ou les viscères voisins.

Le sang retenu est profondément modifié, épaissi, de la couleur et de la consistance du goudron. Sa quantité, très variable d'ailleurs, augmentant à chaque période menstruelle pour diminuer dans l'intervalle, est toujours inférieure à la quantité qui se serait écoulée au dehors pendant le temps qu'a duré la rétention (Schröder).

2° Rétention de pus. — Le sang peut subir la transformation purulente (*pyocolpos*, *pyométrie*, *pyosalpinx*), soit spontanément, lorsque l'atrésie est survenue au-dessous d'une partie enflammée, ou qu'elle est constituée par des végétations cancéreuses ; soit à la suite d'une ponction, ce qui est plus fréquent. Quelquefois la décomposition du contenu peut amener la formation de gaz (*physométrie*).

3° Rétention de mucus. — L'*hydrométrie*, c'est-à-dire la rétention d'un liquide hypersécrété, séreux ou muqueux, limpide ou teinté, ne s'observe guère qu'après la ménopause. Elle est assez fréquente (25 p. 100, Hennig), et l'atrésie sénile, dont elle dépend, siège le plus souvent à l'orifice interne. Les parois utérines sont, dans ce cas, plutôt amincies qu'hypertrophiées et la muqueuse prend l'aspect lisse d'une séreuse (Schröder).

Les cas d'*hydrocolpos* (accumulation de mucus dans le vagin) sont tout à fait exceptionnels et ont été observés surtout chez des nouveau-nés (Godefroy, Breisky, Veit).

Symptomes. — Si l'atrésie est congénitale, les accidents de la rétention sanguine apparaissent au moment de la puberté ; si elle est acquise, au moment des premières règles qui suivent l'accident, ou après une période de dysménorrhée progressive. Dans le premier cas, la jeune fille éprouve d'abord une sensation de pesanteur, de gène dans le bassin, puis des douleurs lombaires irradiées vers le pubis, le périnée, les cuisses ; mais nul écoulement ne se montre. Ces symptômes durent quelques jours, puis disparaissent pour se reproduire, les mois suivants, avec une intensité croissante, en même temps que leur durée se prolonge. La douleur finit par être continue, avec exacerbations périodiques, consistant en coliques utérines et phénomènes de compression recto-vésicale. Ce n'est parfois qu'à l'occasion de la rétention d'urine que le médecin est consulté.

Le maximum de ces symptômes est beaucoup plus rapidement atteint lorsque l'atrésie est acquise.

En même temps, se montre, à la région hypogastrique, une tumeur médiane, rénitente, peu sensible à la pression. Peu apparente d'abord, elle augmente avec chaque molimen menstruel, diminue ensuite incomplètement et, par une marche plus ou moins régulière, mais progressive, peut arriver à distendre la vulve et à dépasser l'ombilic. Parfois, au contraire, la tumeur est nulle ou très minime : c'est ce qui arrive lorsque la transsudation menstruelle est peu abondante, lorsqu'il y a déviation complémentaire des règles ou lorsque l'aménorrhée véritable finit par survenir.

Les symptômes de l'hydrométrie, beaucoup moins intenses, se bornent à des coliques utérines : ils peuvent même faire totalement défaut. Pour ceux de la rétention purulente, nous renvoyons aux abcès pelviens.

Marche et terminaisons. — Dans l'atrésie acquise ou congénitale, il peut arriver, par le fait d'hémorrhagies supplémentaires ou d'une ménopause anticipée, que les accidents de la rétention sanguine disparaissent, mais il ne faut guère compter sur cette éventualité exceptionnelle.

Plus souvent on verra survenir des troubles digestifs, des vomissements, qui contribueront à conduire la malade à l'hecticité et à la mort.

Du côté de la tumeur, plusieurs terminaisons peuvent s'observer, avec des conséquences variables :

L'obstacle se rompt, par suite de sa distension excessive ou sous l'influence d'un effort; ou bien, il est détruit par gangrène, et le sang s'échappe à l'extérieur. Cette terminaison, qui s'observe surtout en cas d'imperforation de l'hymen, d'atrésie congénitale ou acquise du col, sera favorable si, par des soins appropriés, on empêche l'obstacle de se reformer et si l'on dirige antiseptiquement l'évacuation de la poche. A défaut de soins, l'atrésie peut se reproduire, ou des accidents infectieux se développent.

Si l'obstacle est trop résistant, c'est l'organe distendu qui peut se rompre (vagin, utérus, trompes). La rupture spontanée, ou provoquée par une exploration trop violente, par la décompression brusque des parois de la trompe, dans une évacuation trop rapide, s'effectue dans le *péritoine*, d'où *péritonite* ou *hématocèle*, avec leur marche ultérieure et leur pronostic respectifs ; dans une *cavité voisine :* vessie, rectum, intestin; exceptionnellement dans l'estomac (Puech), dans le tissu cellulaire du bassin (perforation de la fesse gauche dans un cas de Graf). La guérison ne survient alors que bien rarement; la poche se vide mal, souvent suppure, et les accidents de rétention se renouvellent, en s'aggravant, à l'époque suivante.

Pronostic. — Il est donc naturel de conclure à la gravité de ces accidents : les terminaisons heureuses ne sont guère à attendre qu'en cas d'exsudation sanguine médiocre, permettant d'espérer une ménopause précoce, ou au voisinage de la ménopause normale. Autrement, il faut compter avec les ruptures, la suppuration, la péritonite qui peut survenir, même en l'absence de toute solution de continuité. D'une manière générale, le pronostic est d'autant plus sérieux que l'obstacle siège plus haut. L'intervention elle-même, indépendamment des difficultés qu'elle rencontre souvent, n'est pas dépourvue de dangers : nous avons vu que la rupture des trompes est facile pendant l'évacuation de la tumeur utérine et la suppuration complique vite l'insuffisance du drainage ou un défaut de propreté. Néanmoins le pronostic opératoire est aujourd'hui singulièrement amélioré : on a même publié un assez grand nombre de cas de grossesses survenues après guérison.

Diagnostic. — Le retour périodique du molimen menstruel, sans écoulement sanguin, chez une jeune fille, au moment de la puberté, ou l'aménorrhée douloureuse survenant chez une femme qui a subi un traumatisme génital, doivent tout d'abord faire songer à une atrésie. Le diagnostic se confirme si on constate la présence d'une tumeur pelvienne, médiane et rénitente, dont le développement ou l'accroissement a coincidé avec les époques menstruelles.

Restent à établir le siège anatomique de l'ectasie et la nature de l'obstacle.

Lorsque celui-ci siège à la vulve ou à la partie inférieure du vagin, il est aisé de le reconnaitre. Le toucher vaginal n'est pas possible; le périnée est distendu par une tumeur qui écarte les lèvres de la vulve et dont on peut apercevoir, par transparence, la coloration rougeâtre ou bleuâtre. Si l'imperforation siège plus haut, le segment inférieur du vagin est, ou non, perméable. Dans le premier cas, on peut, avec le doigt ou une sonde, en s'aidant au besoin du toucher rectal, se rendre compte du siège et, jusqu'à un certain point, de l'épaisseur de la cloison. Dans le second cas, c'est au toucher rectal, seul ou combiné avec le cathétérisme vésical et le palper, qu'on aura recours.

S'il s'agit d'obstacle vulvaire ou vaginal, c'est à l'*hématocolpos* qu'on a affaire, du moins primitivement. En haut et en avant de la tumeur liquide, dont il faut parfois rechercher le fond jusqu'à l'ombilic et au-dessus, on trouve une petite tumeur dure contrastant, par sa consistance, avec la tumeur principale, et qui n'est autre que le corps de l'utérus. Il est difficile d'apprécier si la dilatation intéresse aussi la cavité cervicale; mais cette distinction n'a guère d'importance pratique. L'absence de l'utérus en haut de la tumeur, les grandes dimensions de celle-ci, l'ancienneté du cas, feront supposer que la dilatation porte sur tout l'utérus en même temps que sur le vagin.

L'*hématométrie pure* est plus difficile à diagnostiquer : cependant la forme sphérique de l'organe, la consistance spéciale que donne la tension extrême de ses parois, sont assez caractéristiques. Les manœuvres du palper doivent toujours être pratiquées avec beaucoup de ménagement pour ne pas provoquer la rupture des trompes.

Si l'*orifice externe* est oblitéré, le doigt constate, en même temps que son imperforation, l'effacement complet du col ; tout cathétérisme est impossible.

Lorsque le col garde ses dimensions et que l'obstacle *siège à l'orifice interne*, les chances d'erreur sont plus grandes : cependant le cathétérisme, d'une part, les anamnestiques, d'autre part, et la consistance de la tumeur, assurent généralement le diagnostic. La *grossesse*, un *polype*, un *fibrome sous-muqueux* ou *kystique*, le *cancer du corps de l'utérus*, ont une marche et des signes physiques différents. Il en est de même de l'*hématocèle* : cependant les deux tumeurs peuvent coexister après effraction d'une trompe distendue. De même l'hématométrie peut être due à des néoplasmes qui donnent lieu à des hémorrhagies intra-utérines.

L'*hématosalpinx* a ses signes propres que nous indiquerons ailleurs.

L'*hydrométrie* est rare et ne s'observe guère qu'après la ménopause ; la tumeur ne prend jamais un grand développement et ses symptômes sont très atténués, relativement à ceux de l'hématométrie. La forme régulièrement globuleuse de l'utérus distendu, sa consistance élastique, l'absence de tout écoulement et l'impossibilité du cathétérisme la distinguent de la métrite, des fibromes insterstitiels et des tumeurs malignes. Dans les cas où le diagnostic reste douteux, Pozzi conseille de recourir à la laparatomie exploratrice, comme moins dangereuse que la ponction. On peut alors refermer le ventre et opérer par le vagin, comme l'a fait Slavjansky.

La *transformation purulente* ne se produit guère qu'après une évacuation incomplète, spontanée ou opératoire, et s'annonce par les phénomènes fébriles habituels.

Les accidents de rétention, dans les cas de *duplicité du canal génital*, méritent une mention spéciale. Nous avons vu quelles peuvent être les variétés de cette malformation. L'oblitération peut porter sur les deux côtés du canal, totalement ou partiellement dédoublé, et amener l'hématocolpos ou l'hématométrie doubles dont les signes et la marche se confondent avec ceux des cas ordinaires. Le plus souvent, l'oblitération n'est qu'unilatérale et porte sur un côté du vagin ou sur l'utérus.

Les accidents apparaissent encore au moment de la menstruation avec des caractères et une périodicité analogues à ceux que nous avons décrits ; mais ils peuvent ne se montrer qu'après plusieurs périodes régulières et lorsque l'afflux sanguin devient plus considérable. Ce qui les distingue, c'est la coïncidence d'un écoulement sanguin. Les règles varient du reste; ordinairement normales, elles peuvent être nulles ou surabondantes. La santé générale est beaucoup plus tardivement influencée et la fécondation est possible du côté perméable.

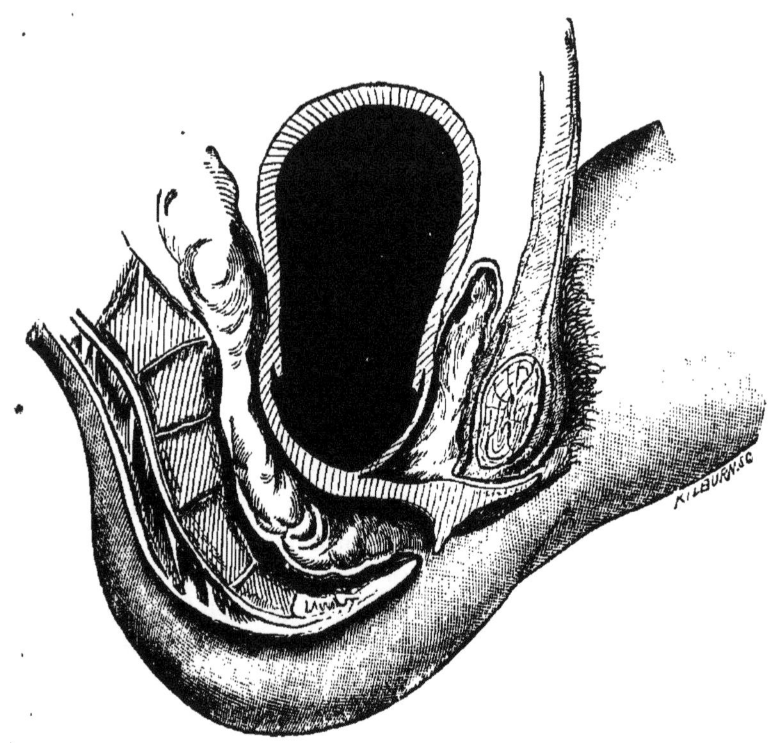

Fig. 46. — Absence du vagin.

L'hématocolpos forme une tumeur allongée, cylindrique, élastique, située plus souvent à droite, perceptible par le côté perméable du vagin, décrivant, la plupart du temps, un trajet demi-spiroïde d'avant en arrière et de bas en haut (Breisky) : sa partie supérieure est coiffée par la corne utérine correspondante, ou bien celle-ci prend part à la distension. Le cul-de-sac vaginal du côté de la tumeur est impénétrable au doigt (fig. 46).

Dans l'hématométrie unilatérale, la tumeur est plus élevée, intimement accolée à l'utérus, tendue, élastique, et refoule en bas le cul-de-sac vaginal. Le vagin est libre.

Les terminaisons fâcheuses déjà indiquées dans les cas précédents peuvent encore s'observer ici. Cependant le pronostic est meilleur, grâce à deux conditions qui se réalisent assez souvent : la rupture se fait fréquemment à l'extérieur, aux dépens de la cloison qui sépare les deux moitiés du vagin ou de l'utérus ; c'est là une terminaison favorable, pourvu que l'évacuation se fasse librement et qu'on prévienne l'infection de la poche. Ou bien, l'exhalation sanguine se fait tout entière du côté perméable après avoir cessé dans la corne rudimentaire ; la tumeur reste alors stationnaire ou finit par se résorber.

Le *diagnostic* est en général facile, en cas d'hématocolpos latéral, pour peu que l'on songe au vice de conformation qui en est le point de départ. Le siège de la tumeur, ses caractères spéciaux, son mode de développement, sont assez caractéristiques. Une *cystocèle* se reconnaîtrait par le cathétérisme vésical ; un *kyste du vagin*, par ses dimensions moindres ; un kyste de la *glande de Bartholin*, remontant très haut, par le dédoublement de la grande lèvre. Un *thrombus vaginal* est moins bien limité et se développe surtout après l'accouchement ; l'*entérocèle* a une consistance molle, non fluctuante, toute spéciale, etc.

En cas d'hématométrie unilatérale, avec vagin unique, la tumeur liquide est nettement circonscrite, accolée à l'utérus ou même courbée en sens inverse : le cul-de-sac vaginal correspondant est complètement effacé et l'orifice externe du col peut affecter la forme d'un fer à cheval ouvert du côté de la tumeur (Schröder).

Si la rétention se produit dans une corne rudimentaire, le diagnostic peut être très difficile et exige une exploration des plus soigneuses ; souvent on ne pourra la distinguer, que par exclusion, d'un fibrome pédiculé ou inclus dans le ligament large, d'une collection tubaire, d'un ovaire kystique et adhérent, etc. Une grossesse peut coexister dans la cavité utérine perméable et augmenter encore les difficultés.

Traitement. — Exclusivement chirurgical, il doit être appliqué le plus tôt possible et tendre, tout à la fois, à l'évacuation de la tumeur et à la suppression de l'obstacle.

Lorsque l'imperforation est hyménéale, vulvaire, ou rétrovulvaire, que la dilatation occupe le vagin seul ou gagne l'utérus, lorsque la tumeur, en un mot, fait saillie à la vulve, elle doit être ponctionnée d'abord, avec un bistouri ou un gros trocart, de manière que l'évacuation se fasse lentement, puis on agrandira l'ouverture et on assurera sa perméabilité.

Le traitement est le même, si la membrane obturatrice siège plus haut, pourvu qu'elle soit mince.

Lorsque le vagin manque, en totalité ou en partie, l'opération, beaucoup plus délicate, consiste à créer un vagin artificiel et à atteindre la tumeur par la voie périnéale.

La *ponction par le rectum* (Baker Brown, Boyer, Dubois, Scanzoni) doit être rejetée. La *ponction par la vessie* (Simon, Spiegelberg), pratiquée au-dessous du cul-de-sac péritonéal, peut être employée comme pis aller, mais expose aussi à l'infection. Pozzi conseille de préférence la voie *para-sacrée* ou *para-rectale*.

En cas d'*hématométrie*, lorsque l'oblitération siège à l'orifice externe, ponctionner au niveau de la dépression ostiale, si elle est indiquée, sinon, un peu en arrière du centre du col ; on agrandira ensuite l'orifice.

Si c'est l'orifice interne qui est obturé : dilater préalablement le trajet cervical et, si l'ouverture ne se fait pas spontanément, la pratiquer au moyen d'une sonde ou d'un trocart.

Dans tous les cas, on laissera la tumeur se vider lentement, sans exercer de pressions sur le ventre ; on assurera le drainage de la cavité et on pratiquera ensuite le curettage. Il sera bon de maintenir la perméabilité du trajet, soit par des séries de dilatations, soit au moyen d'une tige de verre ou d'ébonite qu'on maintiendra quelques jours en place.

L'*hématosalpinx*, s'il est facilement accessible par le vagin, sera traité par la salpingotomie vaginale. Dans le cas contraire, on aura recours à la laparatomie : en cas de rupture, celle-ci s'impose sans délai.

C'est encore la laparatomie qui est la méthode de choix (Pozzi) pour le traitement de la rétention dans une *corne rudimentaire* de l'utérus : on pratiquera alors, soit l'ablation de la tumeur, soit la suture de la poche à la paroi abdominale. L'hystérectomie est justifiée, dans certains cas d'*utérus bicorne*, lorsque le contenu de la tumeur, de consistance trop solide, ne peut être évacué par le vagin.

Enfin, en cas d'*hématocolpos latéral*, on préférera à l'incision parcimonieuse, conseillée par Schröder, la résection, aussi complète que possible, de la cloison, afin de transformer le vagin double en un canal unique (Pozzi).

LIVRE IV

LÉSIONS PARASITAIRES

1° ENTOPHYTES

Muguet.

Le *muguet* de la muqueuse vaginale (*Oidium albicans*) s'obse[illegible] non seulement aux âges extrêmes de la vie et dans les [illegible] cachectiques, mais encore chez des femmes bien portantes, [illegible] vingt-cinq à trente-cinq ans et, particulièrement, sous l'influence [illegible] la grossesse (de Sinéty).

Il se présente sous forme d'îlots grisâtres, tranchant, par [illegible] coloration, sur le fond rouge violacé de la muqueuse; ou [illegible] sous forme de larges plaques blanches.

Les *symptômes*, parfois très peu marqués, consistent en une [illegible] sation de chaleur, de cuisson, de fourmillement, exagérée, surto[illegible] nuit, après la miction, la marche, le coït (de Sinéty). Le pru[illegible] parfois insupportable et le sommeil impossible.

Il ne semble pas que la contagion se fasse jamais à l'h[illegible] par les rapprochements sexuels: et, en dehors des cas [illegible] tomatiques d'un état de cachexie, l'affection ne présente [illegible] gravité.

Le *diagnostic*, si jamais il était douteux, serait précisé par [illegible] men microscopique.

Le *traitement* consiste en badigeonnages au moyen d'une [illegible] tion de nitrate d'argent au 1/20, de sublimé au 1/1000, de s[illegible] de cuivre au 1/50 (Gasser) et en lavages alcalins.

Acné varioliforme.

Barthélemy a attiré l'attention sur la fréquence, à la vulve, de l'*acné varioliforme* (*Molluscum contagiosum* des Allemands), en particulier chez les prostituées. Cette lésion, d'origine *psorospermique*

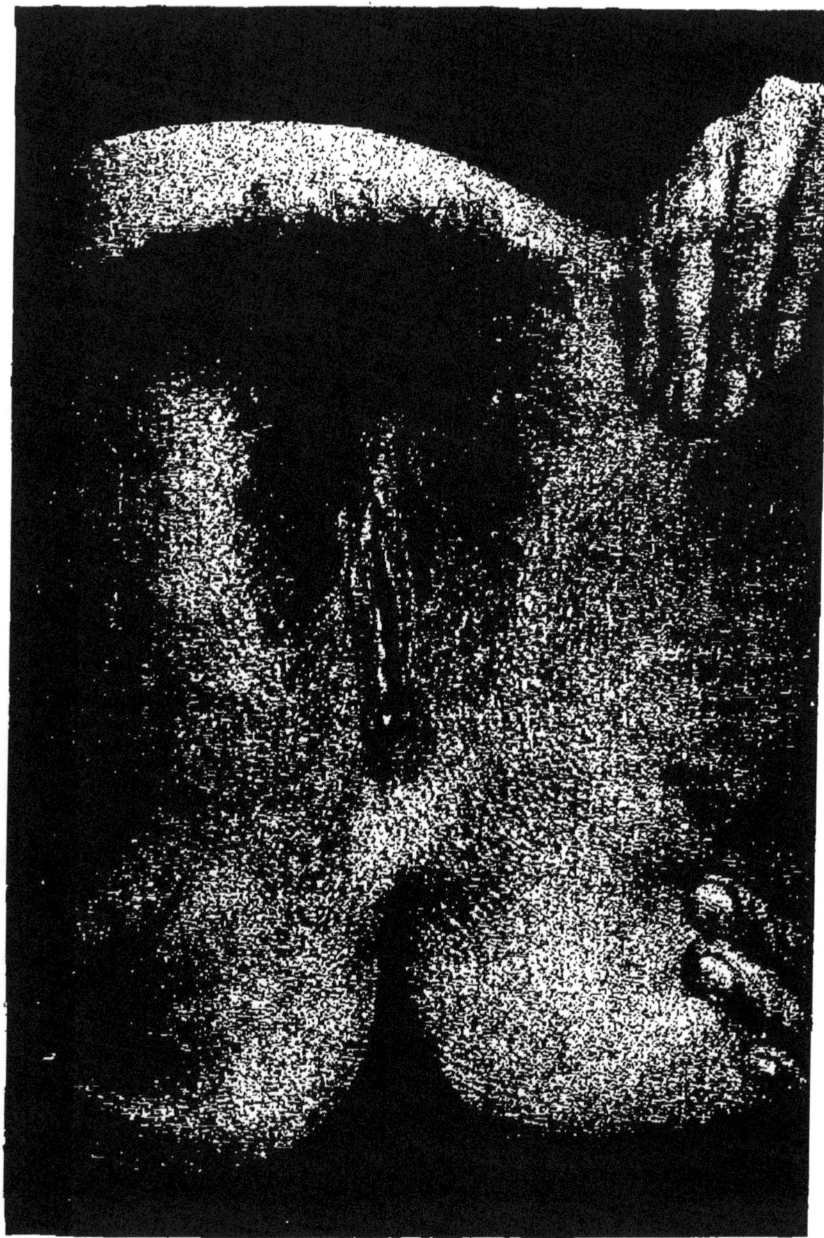

Fig. 47. — Acné varioliforme (Barthélemy).

(Renaut et Darier), a son siège dans les glandes sébacées de la face externe des grandes lèvres et des régions voisines (fig. 47).

Elle se présente sous forme de petites tumeurs arrondies, lisses, brillantes, perlées, plus transparentes que les verrues simples, avec lesquelles elles ont toujours été confondues jusqu'ici. Ces éléments, qui se présentent au nombre de 5, 15, 20 à la fois, ont d'abord une consistance ferme et peuvent atteindre le volume d'une lentille, voire même d'un pois. Ils peuvent s'enflammer, rougir, devenir douloureux et suppurer, ou bien, ils restent insensibles et stationnaires; mais ils *ne rétrocèdent jamais* (fig. 47).

Le mieux est de les traiter par le raclage ou l'excision, suivis de badigeonnage de la plaie à la teinture d'iode, ou mieux, au nitrate d'argent.

Actinomycose.

On connait un cas d'actinomycose de la trompe (Zemann). Le conduit était dilaté et rempli de pus dans lequel nageaient des masses d'actinomycètes.

Pelade, Tricophytie, Favus.

On a signalé, à la vulve, la *pelade*, qui peut exister en même temps au pubis et raser tous les poils, voire même, la *tricophytie*. le *favus*, etc.

2° ENTOZOAIRES

Trichomonas.

Certains infusoires, le *Trichomonas vaginalis*, notamment, qui ont été assez souvent trouvés dans les sécrétions vaginales, ne semblent avoir aucune importance pathologique.

Oxyures.

Les *oxyures vermiculaires* émigrent parfois de l'anus à la vulve et dans le vagin, et causent un prurit intense. La leucorrhée et la vaginite peuvent résulter de leur présence et surtout des manœuvres de grattage.

Des injections d'infusion de tanaisie ou de sublimé, des tampons imprégnés de glycérine phéniquée ou d'onguent mercuriel, ont assez rapidement raison de ces parasites et des lésions inflammatoires secondaires.

Éléphantiasis.

Très rare dans nos climats, l'*éléphantiasis* de la vulve (éléphan-

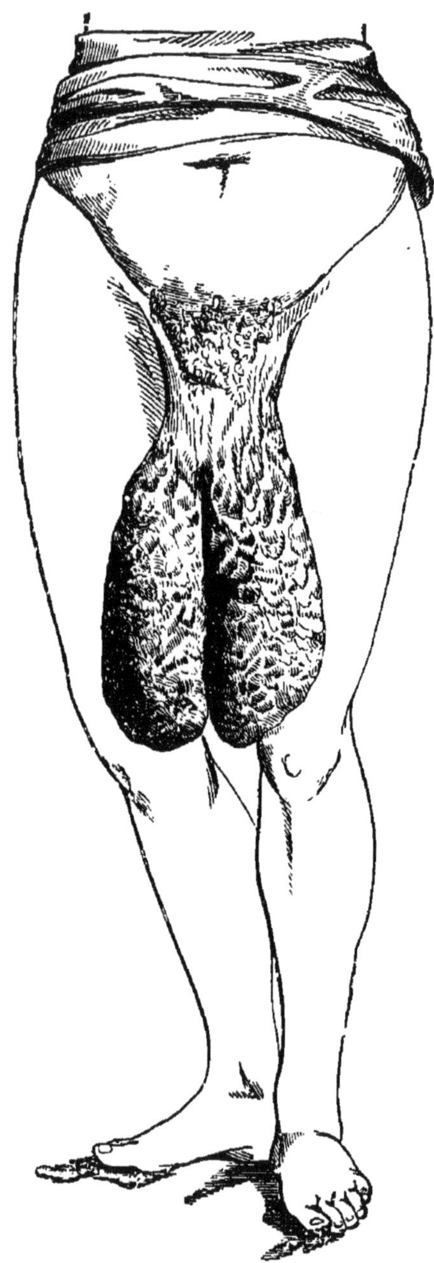

Fig. 48. — Éléphantiasis de la vulve.

tiasis des Arabes), dû à la présence, dans le sang, de la *Filaria san-*

guinis hominis, détermine une augmentation de volume considérable des grandes lèvres (fig. 48), à laquelle participent, tout à la fois, l'hypergenèse du tissu conjonctif et les ectasies lymphatiques. Le diagnostic ne saurait guère être discuté.

Le seul traitement rationnel consiste dans l'ablation au bistouri, suivie de suture.

Kystes hydatiques.

Le kyste hydatique a été rencontré, au voisinage immédiat du vagin ou dans son intérieur, par Hil, Ebridge, Porak, etc., dans l'utérus, par Rokitansky, Graily Hewit, Bisch. On l'a également signalé dans l'ovaire.

Sangsues.

Il est parfois arrivé que des sangsues, appliquées sur le col, se soient introduites dans la cavité utérine.

Une simple injection intra-utérine d'eau salée suffit à les expulser.

LIVRE V

LÉSIONS VIRULENTES

Comme nous venons de le faire pour les lésions parasitaires, nous ne parlerons des lésions virulentes qu'à titre de simples constatations, ou pour venir en aide au diagnostic différentiel, renvoyant, pour plus de détails, aux traités spéciaux.

I. — CHANCRE SIMPLE

Le *chancre simple*, ou *chancrelle*, de la vulve est douloureux et ne passe pas inaperçu. Tandis que le chancre syphilitique est *superficiel* et *érosif*, le chancre simple est *ulcéreux* et plus *profond;* ses bords sont déchiquetés, irréguliers, décollés; sa surface est jaune, anfractueuse, *alvéolaire*, et sécrète abondamment. Le chancre simple est *multiple;* on en a compté jusqu'à soixante-dix, les uns développés et anciens, les autres récents et encore petits. Dans les cas graves, cette lésion peut se compliquer d'un phagédénisme très développé et très tenace. On la confond très souvent avec l'*herpès*, dont nous donnerons plus loin les caractères (liv. VII).

En cas de doute, on aura recours à l'*inoculation*, mais comme le résultat de cette épreuve se fait attendre environ quarante-huit heures, on pourra toujours, en attendant, tirer quelque indice de l'examen microscopique qui dénotera, à la surface de l'ulcère, s'il s'agit bien de chancrelle, une profusion de fibres élastiques.

Le chancre simple se rencontre aussi, mais d'une façon exceptionnelle, dans le vagin et à la surface vaginale du museau de tanche, et prend, en ce dernier point, les caractères d'une ulcération plate, blanchâtre, grenue à la façon d'une cerise pelée (Fournier), nettement limitée par un bourrelet saillant. On se gardera de le prendre pour l'ulcération herpétique qui peut se développer dans cette même région, pour l'ulcération cancéreuse, l'érosion simple ou l'ectropion de la métrite.

II. — LÉSIONS SYPHILITIQUES

1° Chancre syphilitique.

Le *chancre syphilitique* se présente à la vulve sous les formes

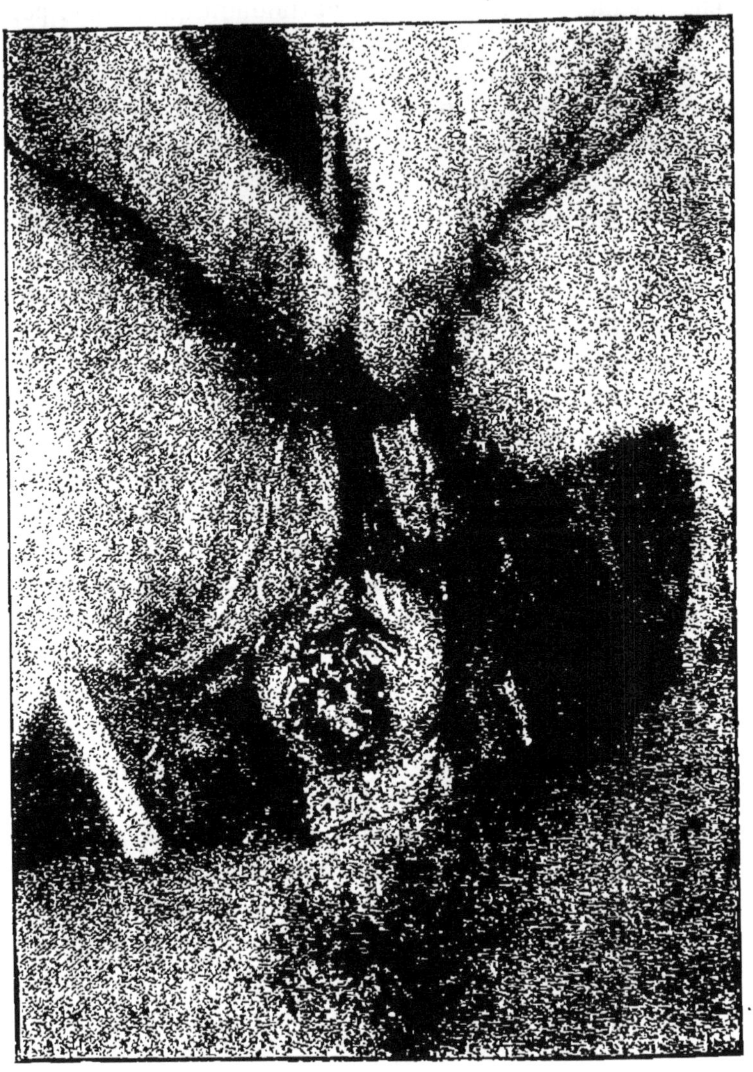

Fig. 49. — Chancre syphilitique du col, à forme ulcéreuse, au 18e jour (Barthélemy).

érosive, ulcéreuse, phagédénique. Le chancre *érosif* peut ne pas dépasser les dimensions d'une lentille, et l'on conçoit que les femmes qui en sont atteintes et n'en souffrent pas, puissent, de bonne foi, se croire indemmes d'une maladie sérieuse. Elles se figurent parfois n'être atteintes que d'une irritation simple ou herpétique, consécutive aux règles, par exemple, ou aux coïts répétés et difficiles.

Nous rappellerons, comme caractères principaux : la sécheresse relative et l'aspect lisse, vernissé de l'ulcère, sa superficialité, sa couleur lardacée ou maigre de jambon, l'induration parcheminée qui lui est sous-jacente et lui survit, gardant ainsi sa trace, l'engorgement ganglionnaire multiple et indolent qui l'accompagne, le petit nombre, sinon l'unicité, des lésions.

Le chancre syphilitique du col est très rare, mais encore faut-il savoir qu'il peut exister. Pichevin a dernièrement signalé un fait dans lequel la main du chirurgien ne fut arrêtée que par la disparition rapide de la lésion et l'arrivée de la roséole : on avait cru à un début de cancer. Cette erreur doit cependant être évitée, étant donnés les caractères très précis de la lésion. Voici, tels que nous les avons notés sur une malade de Barthélemy, les caractères du chancre *érosif* : ulcération unique, sèche, tout en surface, siégeant à la surface vaginale du museau de tanche et non loin de l'orifice externe, recouverte, au centre, d'une couenne grisâtre et adhérente, couleur maigre de jambon à la périphérie, se continuant brusquement et de niveau, suivant une ligne festonnée, avec l'épithélium vaginal, reposant enfin sur une induration cartilagineuse, peu épaisse, bien localisée, donnant la sensation d'un bouton de loto. Le chancre à forme *ulcéreuse* est beaucoup plus rare (fig. 49).

Le chancre syphilitique, au lieu de siéger à la surface vaginale du col, peut aussi pénétrer à l'intérieur du canal cervical ou même s'y développer exclusivement (Mauriac), donnant ainsi lieu à des phénomènes d'endométrite aussi éphémères, d'ailleurs, que l'accident générateur.

Sa localisation au vagin est exceptionnelle.

L'excision du chancre syphilitique est à conseiller dans les cas où l'on peut supposer avoir fait le diagnostic avant la diffusion du virus. Peut-être est-ce aussi une façon d'atténuer l'infection. En tout cas, c'est une chance à tenter, bien que les cas probants de réussite soient encore à constater.

2° Syphilides secondaires.

Les syphilides *érosives* de la vulve sont multiples, lisses, rouges et tuméfiées au bord; blanches, grises ou jaunâtres au centre.

Les syphilides *ulcéreuses* se reconnaissent surtout à leur aspect circiné.

Les syphilides *papuleuses* sont arrondies, aplaties, néoplasiques, en forme de *pastilles;* à surface sèche ou croûteuse, sur la peau des grandes lèvres; ulcérées, suintantes ou grisâtres, aux petites lèvres; isolées ou confluentes. On distingue les variétés : *papuleuse, papulo-érosive, papulo-ulcéreuse, papulo-hypertrophique, en nappe.* Leur odeur est forte et souvent assez caractéristique pour permettre le diagnostic sans examen approfondi (Barthélemy).

Nous donnons ci-joint (fig. 50) la coupe histologique de l'une des végétations d'une syphilide papulo-hypertrophique confluente de l'entrée du vagin, qui fut d'abord qualifiée du nom vague d'*esthiomène*, et qui, par sa marche ultérieure et les résultats complets du traitement spécifique, démontra, jusqu'à l'évidence, sa véritable nature. Nous ferons remarquer combien cette figure se rapproche de celles de Thin, qui sont données dans le traité de Pozzi, comme se rapportant à l'esthiomène. Nous insisterons particulièrement sur la conservation générale du calibre des vaisseaux, malgré les manchons de cellules embryonnaires qui les entourent, et qui, en certains points, constituent de véritables nodules. Ce fait est d'autant plus intéressant que la malade niait la syphilis, et qu'on ne put en découvrir chez elle de manifestation probante. Or, la tumeur, abrasée au thermocautère par Doléris, récidiva, donnant lieu à une perforation de la cloison recto-vaginale, et l'opérateur, ayant eu recours au traitement mixte, obtint un succès complet.

Les syphilides secondaires du vagin, étudiées par Martineau, Fournier, Prieur, Balzer, sont éminemment redoutables pour la diffusion de la syphilis et, d'autant plus importantes à reconnaître, qu'il n'existe souvent pas d'autres syphilides en d'autres points du corps. Elles sont parfois à peine marquées, et le spéculum seul, systématiquement appliqué, permettra de les découvrir, d'en noter la fréquence proportionnelle. L'ampoule du vagin est leur siège d'élection. La forme *papuleuse* est la plus commune ; mais on rencontre aussi la forme *érosive*, qui se présente comme des macules ou des stries à surface rougeâtre ou blanchâtre (Balzer). Les papules et les érosions sont isolées ou agminées, et guérissent assez vite. On ne peut guère les confondre qu'avec des végétations aplaties ou des chancres simples. Les syphilides ulcéreuses sont beaucoup plus rares.

A la surface vaginale du museau de tanche, les syphilides érosives et ulcéreuses, qui prêteraient plus facilement à l'erreur, sont très rares, et la syphilide papuleuse est là, comme ailleurs, absolument typique.

Le virus syphilitique pourrait encore s'exercer sur la totalité de l'utérus et, en particulier, sur sa muqueuse interne, de façon à créer un ensemble morbide spécial. D'après Léon Bonnet (1), dont les observations ont porté sur un grand nombre de femmes, cette pseudo-métrite apparaîtrait à la période secondaire. De forme éminemment congestive, elle donnerait lieu à un flux catarrhal abondant,

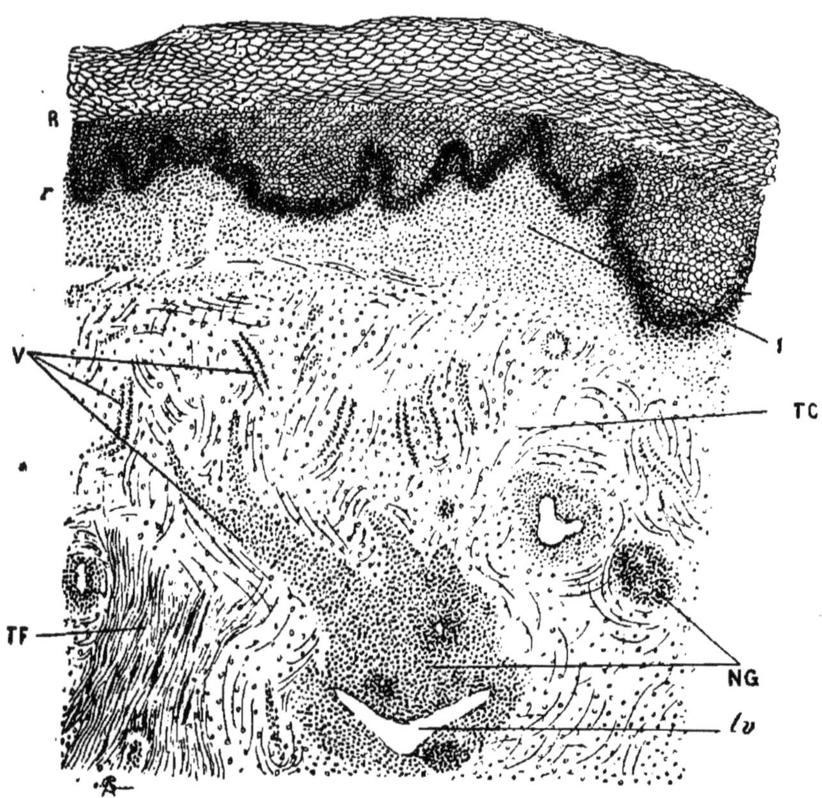

Fig. 50. — Syphilide papulo-hypertrophique de la vulve et du vagin. — R, revêtement d'épithélium pavimenteux ; *r*, couche basale de ce revêtement, envahi par les cellules de la couche embryonnaire sous-jacente *i* ; *v*, vaisseaux entourés de manchons de cellules rondes ; *lv*, lumière vasculaire ; NG, nodules gommeux ; TC, tissu conjonctif infiltré de cellules rondes ; TF, tissu fibreux (2) (Paul Petit et S. Bonnet).

jamais purulent, comme dans la blennorrhagie, aurait une évolution rapide, disparaissant pour reparaître parfois, à la faveur des accidents secondaires, mais ne pourrait donner lieu au contage. Léon Bonnet ne donne malheureusement aucun détail macroscopique ou histologique à l'appui de son opinion, d'ailleurs très discutable.

(1) Léon Bonnet, *Métrite chez les syphilitiques* (Thèse de Paris, 1887).
(2) Paul Petit, *Nouvelle Arch. d'obst. et de gynéc.*, janv. 1889.

3° Syphilides tertiaires.

Les ulcérations gommeuses, avec leurs bords taillés à pic, durs, circinés, hémicerclés ou en arcades, se rencontrent : à la vulve, où elles font partie de ce faux groupe de l'*esthiomène*, sur lequel il faut actuellement passer condamnation; dans le vagin, où elles peuvent déterminer des fistules recto-vaginales; à la surface vaginale du col (1). Il est facile de les confondre avec l'épithélioma.

Doléris a insisté sur la fréquence de la sclérose du col chez les syphilitiques, et sur ses conséquences au point de vue obstétrical. D'après Heitzmann, la syphilis donnerait lieu, dans le parenchyme utérin, à la prolifération de la tunique interne des vaisseaux, et Gyl Wylie (2) insiste sur la ténacité de la métrite chez les femmes syphilitiques.

La syphilis de l'ovaire, indépendamment de ses lésions tertiaires, infiltration conjonctive et gomme, se manifesterait d'une façon plus précoce et sous forme de *folliculite* (Ivanovsky).

Enfin, on connaît deux cas de gommes de la trompe (Bouchard et Lépine, Boldt).

Fournier a indiqué, dans des pages magistrales (3), le langage à tenir à une femme qui vient consulter pour syphilis, si on veut l'amener au traitement voulu, tout en évitant des complications conjugales et extra-conjugales. Au lieu des barbares cautérisations, si usitées autrefois pour les syphilides, il a préconisé les bains, les lavages, les irrigations avec le sublimé faible, la liqueur de Labarraque, les simples badigeonnages avec le nitrate d'argent de 1 p. 100 à 1 p. 30, et, surtout, l'application permanente de poudres sèches et isolantes, talc, oxyde de zinc, etc.

Pour le traitement général, se reporter aux traités spéciaux.

III. — LÉSIONS VIRULENTES DIVERSES

Signalons encore la présence, à la vulve, des érythèmes scarlatineux, rubéoliques, des pustules de la variole.

(1) Voir les beaux moulages du musée de l'hôpital Saint-Louis et de la collection particulière du professeur Fournier, — et Fournier, *Leçons sur les syphilides tertiaires. Lourcine*, 1877.

(2) Gyl Wylie, *Diseases of the Fallopians tubes* (*Medical Record*, 24 janvier 1885).

(3) Fournier, *Syphilis chez la femme* (*Leçons de Lourcine*); *Un point de pratique* (*Bull. méd.*, 25 nov. 1891).

LIVRE VI

LÉSIONS INFLAMMATOIRES

CHAPITRE PREMIER

INFLAMMATION GÉNITALE CHEZ LA FEMME EN GÉNÉRAL

L'inflammation proprement dite, ou *bacillaire*, des voies génitales de la femme, est essentiellement progressive et, le plus souvent, ascendante, partant de la vulve pour aboutir au péritoine. Il y a cependant lieu de considérer à part la vulvite, la vaginite, la métrite, etc., pour en faciliter l'étude. Mais avant de faire ce travail d'analyse, il nous paraît indispensable, au point de vue de la clinique, d'embrasser, dans son ensemble, l'histoire naturelle de l'infection. Cette étude abrégera, du reste, les descriptions et évitera les redites.

ÉTIOLOGIE

Des microbes, qui semblent pourtant d'espèce très différente, peuvent être assez difficiles à distinguer les uns des autres, donner lieu à des lésions à peu près semblables, provenir d'une source unique, évoluer simultanément ou se succéder sur le même terrain, de façon à créer des infections mixtes, dans lesquelles il est bien ardu d'établir la part respective de chacun d'eux. Ces grandes difficultés du problème de l'infection se rencontrent au plus haut point en gynécologie, particulièrement en ce qui concerne la blennorrhagie.

Le gonococcus de Neisser (1879), déjà décrit par Hallier, d'Iéna (1872), représente actuellement l'élément le plus particulièrement contagieux des écoulements génitaux; chez la femme, on l'a rencontré dans les sécrétions de la vulvo-vaginite, de la métrite, de la salpingite. Comme nous le verrons, les caractères assignés à ce microbe prêtent beaucoup à la discussion. On admet, cependant, que le groupement, par colonies intra-cellulaires, de nombreux éléments, de vingt à trente, suffit à le différencier.

Introduit dans l'urèthre sain, il y reproduit la blennorrhagie aiguë (Bokai, Bockhardt, Wertheim, Prayer). Sa *nature pathogène* n'est donc pas douteuse. Mais il n'en est pas de même de sa *spécificité*. Eraud a en effet découvert, dans le pus de l'uréthrite, un *diplocoque staphylocoque* de groupement morphologique différent, qui se comporte absolument de la même façon vis-à-vis de la culture et de la méthode de Roux, et donne une diastase à réactions vitales identiques.

L'*infection septique* est ordinairement due au *Streptococcus pyogenes* de Rosenbach. Les *Staphylococcus aureus*, *albus*, semblent intervenir plus rarement d'une façon primitive; Bumm les a pourtant rencontrés à l'état de pureté dans quelques cas assez légers d'infection puerpérale.

La *tuberculose* génitale est assez rare et, le plus souvent, secondaire.

Enfin, il faut encore compter : avec les *saprophytes*, c'est-à-dire des germes qui, incapables de nuire aux tissus normaux, à la surface desquels ils vivent en parasites, n'attendent, pour évoluer, qu'une modification favorable du milieu; avec certains microbes pathogènes dont l'intervention est très rare, comme le *pneumocoque* (salpingite), et avec d'autres dont la différenciation n'est pas encore très précise (bacille et coccus de Péraire dans la métrite), ou reste à faire.

Quant aux maladies générales infectieuses, beaucoup pensent encore que leur influence, sur le système génital, se borne à diminuer sa résistance, ou que, si elles exercent une action locale, ce n'est que de l'extérieur vers l'intérieur, par l'intermédiaire d'infectieux secondaires (maladies éruptives). Cependant, d'après les travaux de Slavjasnki, Massin, leur action serait beaucoup plus directe, et donnerait lieu à des troubles assez particuliers : endométrite hémorrhagique d'une intensité toute spéciale; formation, dans l'ovaire, de kystes folliculaires sanguins, remarquables par leur nombre et leur petit volume.

Gottschalk et d'autres ont avancé que l'*influenza* détermine assez souvent une endométrite hémorrhagique aiguë, et qu'il se produit, à son *occasion*, des poussées inflammatoires autour de l'utérus. Nous avons observé des faits semblables.

Le gonocoque peut se mélanger à des microbes divers, staphylocoques, streptocoques, microbes indéterminés, qui peuvent reconnaître, comme voies d'apport, le coït seul, le traumatisme, le doigt de l'accoucheur; ou bien, il ne fait que leur ouvrir la voie. Il peut y avoir, de même, combinaison de la tuberculose à tel autre agent infectieux. Ainsi se trouvent constituées des infections *mixtes* ou *successives*.

A une période plus ou moins avancée de telle inflammation gynécologique, le microbe générateur ne se retrouve plus, ou, du moins, est en si petit nombre, que son rôle devient douteux (gonocoque, bacille tuberculeux, streptocoque). Cela est d'autant plus vrai qu'on s'élève davantage dans les voies génitales. Il peut se faire que la disparition ne soit qu'intermittente, chaque poussée nouvelle étant due sans doute au développement de germes *persistants*, alors que les conditions de milieu deviennent favorables. Ainsi Reymond a-t-il constaté la présence intermittente du gonocoque à l'occasion des règles (1). Mais il est possible aussi que la disparition des germes soit bien réelle ou que, par la diminution de leur nombre et l'atténuation de leur virulence, ils deviennent négligeables. On ne peut expliquer autrement l'innocuité du pus de certains abcès qui viennent à crever dans le ventre. D'où le précepte formel, trop souvent négligé, de *toujours laisser s'apaiser une inflammation péri-utérine* avant de l'attaquer chirurgicalement, *à moins d'urgence ou d'accessibilité facile d'une collection liquide.*

PATHOGÉNIE

a. Causes prédisposantes.

I. Causes anatomiques.

Le vagin, assez pauvre en glandes, pourvu d'un revêtement épais d'épithélium pavimenteux, est dans de bonnes conditions pour résister à l'action des germes, ce qui explique qu'assez souvent, et en particulier dans la blennorrhagie, il puisse les conduire jusqu'à l'utérus sans être lui-même intéressé.

L'utérus, au contraire, est tout disposé pour contracter l'infection, la garder et la transmettre au voisinage. Qu'il nous suffise d'attirer l'attention sur le peu de cohésion et la minceur du revêtement épithélial, le réseau villeux de l'arbre de vie, la confluence et la ramification des glandes du col, la richesse des réseaux lymphatiques périglandulaires et périvasculaires. N'étaient certaines conditions de défense que nous ne faisons qu'entrevoir : composition chimique des sécrétions, diapédèse active, contraction tonique du muscle, et en particulier des sphincters isthmique et utéro-tubaire

(1) Charrier, *Péritonite blennorrhagique chez la femme* (*Ann. de gyn.*, sept. 1892).

qu'il faudra toujours se garder de forcer par un cathétérisme intempestif..., l'infection utérine, déjà si fréquente, le serait certainement encore davantage.

La trompe qui, au point de vue embryogénique, n'est que la continuation de l'utérus, est placée, au point de vue qui nous occupe, dans des conditions analogues.

Quand à l'ovaire, il est accessible, par la plus grande partie de sa surface, aux produits septiques directement venus de la trompe; mais l'infection d'origine vasculaire, en particulier celle qui vient du col utérin, semble avoir pour lui une importance plus grande que pour tout le reste de l'appareil génital, ce qui s'explique facilement par son extrême richesse en vaisseaux.

II. Causes physiologiques.

Il faut tenir le plus grand compte des modifications apportées par les crises physiologiques, *menstruation*, *coït*, *état puerpéral*, *ménopause*.

1° Menstruation.

La *menstruation* n'agit pas seulement en déterminant la *congestion*, l'*effraction du revêtement muqueux*, la *confluence* et la *stagnation des liquides*, mais aussi, et surtout peut-être, en créant un *bon milieu de culture*. Le fait est surtout probable pour le *gonocoque*, lequel ne se cultive bien, on le sait, que dans le sérum du sang humain; Reymond a en effet constaté, comme nous l'avons dit, chez plusieurs femmes, que les gonocoques se multipliaient beaucoup au moment des règles, alors que, dans la période intermenstruelle, il était impossible de les déceler. Cette constatation explique, mieux que la *congestion*, la contagion intermittente par une même femme, les poussées de pelvi-péritonite au moment des règles (*pelvi-péritonite menstruelle* de Bernutz), et les récidives, à leur suite, d'écoulements franchement blennorrhagiques ou leucorrhéiques.

2° État puerpéral.

L'épithète de *puerpérale* donnée à l'infection, n'est actuellement admissible qu'à cette condition expresse: qu'elle n'implique nullement la *spécificité* des agents en cause par rapport à la *circonstance* et à l'*organe attaqué*. Ainsi le streptocoque produit-il tout aussi bien l'érysipèle que l'infection puerpérale (érysipèle des nouveau-nés) et peut-il s'attaquer primitivement à l'utérus en dehors de la puerpéralité (Chantemesse). Ce qui est spécifique, c'est l'ensemble des conditions favorables créées par la puerpéralité : dépouillement de la muqueuse, phénomènes involutifs, traumatismes, état des humeurs.

3° Ménopause.

La *ménopause* détermine, dans les organes génitaux, des métamorphoses qui, d'elles-mêmes, en s'exagérant, peuvent devenir pathologiques et, dans tous les cas, favorisent le travail des microorganismes, surtout dans les voies inférieures, en lui donnant des allures toutes spéciales.

4° Coït.

Le coït en lui-même ne peut nuire que par sa violence et sa répétition exagérée.

III. Causes pathologiques.

C'est surtout par l'intermédiaire de la congestion ou de la stagnation des liquides qu'agissent la plupart des causes prédisposantes locales d'ordre pathologique : tumeurs, déviations, sténoses, modifications passagères ou permanentes (varicocèle pelvien) du système vasculaire, refroidissement. Les traumatismes favorisent le passage des germes, soit en ouvrant les vaisseaux, soit en déchirant des sphincters qui rétrécissent au point voulu le canal génital (déchirures du périnée, déchirures du col, ruptures sous-musculaires au niveau de l'isthme). La rétention de débris ovulaires fournit un milieu de culture aux germes pathogènes et aux saprophytes.

Les diathèses, si elles ne peuvent produire l'inflammation véritable, contribuent aussi à la favoriser et à l'entretenir.

b. Différents modes de contagion.

I. Contagion en général.

1° Hétéro-infection.

L'*hétéro-infection*, c'est-à-dire l'infection par des germes directement venus du dehors, est beaucoup plus fréquente que l'*auto-infection*.

Le terrain étant préparé, les microorganismes sont introduits dans les voies génitales par le coït, la masturbation, une intervention septique (cathétérisme, doigt de l'accoucheur, etc.) ou par quelque circonstance accessoire, telle que l'emploi de l'éponge ou d'une eau impure, de linges souillés, pour la toilette génitale.

L'infection *vénérienne* ne reconnait pas comme seul agent le gonocoque. Il est avéré que le coït peut donner la tuberculose et on a trouvé, aussi bien dans l'urèthre de l'homme que dans celui de la femme, des microorganismes divers, microbes pyogènes et autres (Giovannini, Legrain, Jullien), qui pourraient bien se transmettre de cette façon. Ainsi Legrain a rencontré, comme seul élément spécifique d'une uréthrite masculine, le *Micrococcus pyogenes aureus*, alors que la femme soupçonnée venait d'avoir un phlegmon (?) péri-utérin.

2° Auto-infection.

L'*auto-infection* se fait par l'intermédiaire du sang ou par des saprophytes, c'est-à-dire, comme nous l'avons dit, des germes qui, après avoir vécu un certain temps sur la muqueuse génitale sans lui nuire, deviennent agressifs par l'intervention de causes prédisposantes. Il faut distinguer : 1° les *saprophytes vrais*, qui ne peuvent nuire que s'ils rencontrent des tissus déjà malades ou caducs (débris placentaires, fibreux, sphacélés, etc.). Ces bacilles ou coccus déterminent, sur les milieux nutritifs, tantôt de la putréfaction, tantôt des ptomaïnes non fétides dont la résorption donne cependant lieu à de la fièvre et à d'autres accidents d'intoxication; 2° les *saprophytes d'occasion*, ou germes pathogènes à virulence atténuée.

Des recherches de Winter, Gœnner, Péraire, il ressort qu'à l'état normal, le col utérin et le vagin renferment, en grand nombre, ces deux sortes de microorganismes. Cette notion a une grande importance et doit nous engager à soigner minutieusement l'asepsie vagino-cervicale avant toute manœuvre sur le corps de l'utérus.

II. Modes particuliers de contagion.

Gonocoque. — Il parait avéré que les gonocoques peuvent aborder les voies génitales, surtout celles de la petite fille, de toute autre façon que par le coït (Vibert et Bordas); et, s'il faut en croire Lutsgarten et Mannaberg, il ne faudrait même pas espérer trouver dans tous les cas son mode prochain de transmission, car il pourrait exister à l'état de saprophyte. Les faits de Strauss, qui dit avoir observé une uréthrite à gonocoques chez un enfant, uniquement du fait de la masturbation, de de Amicis, qui obtint un écoulement du même genre avec une injection d'ammoniaque, viennent à l'appui de cette opinion, qui mérite pourtant d'être confirmée (Jullien).

Infection septique. — L'*infection septique* se produit surtout à l'occasion d'un traumatisme (accouchement, opération, etc.), mais, comme nous l'avons dit, il est possible, qu'à titre exceptionnel, elle reconnaisse comme voie d'apport, le coït.

Tuberculose. — La *tuberculose secondaire* des organes génitaux se fait par la voie circulatoire (bacille provenant d'organes éloignés) ou par continuité de tissus (transmission de la tuberculose péritonéale). Dans ce dernier cas, les germes semblent pénétrer la trompe aussi bien par sa périphérie que par le pavillon et, de là, gagnent l'utérus. La *tuberculose primitive*, qui frappe d'abord le col, se transmet par des instruments, par des linges souillés ou par le sperme (Verneuil et Verchère).

ANATOMIE PATHOLOGIQUE

Bumm pensait naguère que la gonococcose, ainsi que dirait Verneuil, était une inflammation superficielle des muqueuses, que, sous son influence, les épithéliums cylindriques devenaient rapidement pavimenteux, et qu'à partir de ce moment les germes, ne pouvant plus les pénétrer, ne pullulaient que dans les sécrétions. Il niait absolument que le gonoccoque pût produire la pelvi-péritonite et le phlegmon.

Mais, depuis les travaux de Wertheim, qu'il a contrôlés, son opinion s'est complètement modifiée.

Wertheim a en effet obtenu, par l'injection intra-péritonéale de cultures pures de gonocoques, une forme sèche de pelvi-péritonite que nous étudierons plus tard, et l'examen histologique de la paroi abdominale lui a démontré que les microorganismes avaient pénétré, à travers l'épithélium plat, dans les espaces lymphatiques. De plus, il a pu provoquer sur lui-même un abcès sous-cutané à gonocoques. Ces germes rentreraient donc dans la catégorie des microbes pyogènes.

Le mot *blennorrhagie* veut dire, en langage courant, *écoulement vénérien de nature spécifique ;* mais les écoulements, dits vénériens, pouvant reconnaître des causes multiples et se produire par tout autre mécanisme que le coït, ou bien il faut rendre à ce terme sa signification primitive et générale d'écoulement muco-purulent des voies génitales (βλέννα, ῥήγνυμι) ; ou bien, ce qui vaut mieux et correspond aux tendances actuelles, il faut en faire le synonyme de *gonococcose.*

Quoi qu'il en soit, il est certain que, la syphilis, la chancrelle et la tuberculose étant mises à part, le *coït virulent* joue un grand rôle dans les inflammations, tant extérieures que profondes, du système génital de la femme. A ce point de vue, la gonorrhée est plus à craindre que l'infection aiguë qui, par sa brutalité, éloigne les malades des rapports sexuels. Nöggerath, à part quelques exagérations, a bien fait la lumière sur ce point et, depuis ses travaux, la plupart des gynécologues sont tombés d'accord sur la fréquence des désastres produits, chez des femmes récemment mariées, par l'approche de maris gonorrhéiques qui pensent être guéris ou *veulent* le croire. Les prétendus accidents rapportés au voyage de noces ou à l'initiation de la vie conjugale ne reconnaissent généralement pas d'autre cause qu'une *uréthrite postérieure.*

La *leucorrhée* correspond, dans notre esprit, à ce qu'est la *blennorrhoïde* de Diday chez l'homme, c'est-à-dire, à un écoulement sans gonocoques, reconnaissant comme origine première l'intervention de ceux-ci ou des microbes pyogènes, mais ne contenant plus que des microbes de virulence très modérée, streptocoques, staphylocoques ou bacilles indéterminés.

Nous avons déjà dit que si l'*infection puerpérale* n'existait pas, à proprement parler, la notion de l'*état puerpéral* gardait toute sa valeur en tant que cause prédisposante. De même, les conditions créées par l'accouchement donnent à l'inflammation une physionomie particulière que nous chercherons à dégager.

La tuberculose génitale est *vulvo-vaginale*, *tubo-utérine*, ou encore, mais beaucoup plus rarement, *cervicale* ou *vagino-cervicale.* La forme vulvo-vaginale était naguère comprise dans le faux groupe de l'*esthiomène.*

Il est certainement assez défectueux de prendre, comme bases principales d'une classification, les phases diverses d'un même processus, à l'état aigu ou chronique ; mais elles seules nous permettent, à l'heure actuelle, une étude d'ensemble et qui s'accorde avec la clinique. Tout au plus pourrons-nous établir à la suite, pour la vulvo-vaginite et la métrite, un groupement incomplet, appuyé à la fois, sur l'étiologie, l'anatomie et la clinique, et qui sera comme l'amorce de la classification attendue.

SYMPTOMES ET DIAGNOSTIC

a. En général.

Il est relativement rare que le gynécologue se trouve en présence de phénomènes inflammatoires véritablement aigus. En dehors de la période de transformation purulente de l'exsudat, ou des périodes de revivification des germes par un refroidissement, la menstruation, etc., telle suppuration étendue du petit bassin pourra ne donner lieu qu'à une fièvre très modérée, ou même nulle par intervalles. Quant à l'élément douleur, auquel on attache le plus souvent une grande importance pour la détermination opératoire, il ne peut, réduit à lui-même, qu'induire en erreur. Aussi, pour les organes profonds qui ne présentent pas de phénomènes *objectifs*, troubles sécrétoires ou autres, faut-il s'en rapporter surtout aux *antécédents* (fièvre, frissons, etc.) et aux multiples ressources de l'examen indirect qui, le plus souvent, quoi qu'on en dise, permettra de serrer de près le diagnostic avant l'ouverture du ventre. De plus, si l'on soupçonne une suppuration profonde, on tirera de précieux indices du facies, de l'amaigrissement, de l'état de la langue (sécheresse, fuliginosité), de l'anorexie, de la diarrhée, des sueurs nocturnes. Mais tous ces signes n'ont qu'une valeur *positive*, et encore à la condition qu'ils ne se puissent rapporter à aucune autre lésion organique.

b. Particularités dépendantes des infectieux.

Gonocoque. — Le diagnostic bactériologique de la blennorrhagie n'a raison d'être que dans les cas douteux, et en particulier dans les dispensaires, avant de rendre les filles publiques à la circulation. Le gonocoque se reconnaît à son habitat intra-cellulaire, par groupes de nombreux éléments, vingt à trente (Jullien), à sa forme légèrement aplatie sur une face, à sa décoloration par la méthode de Gram (Roux, de Lyon), aux difficultés de sa culture qui ne réussit guère que dans le sérum du sang humain. Mais ces signes distinctifs, pris en particulier ou dans leur ensemble, sont encore discutables, et ne font pas foi en médecine légale. En pratique, on se contente généralement de constater le groupement intra-cellulaire après coloration au violet de gentiane ou au bleu de méthyle.

En clinique courante, il suffit ordinairement, pour dépister la blennorrhagie, des renseignements anamnestiques : genèse de la maladie par le coït, aveux du mari ; et de la physionomie générale de l'inflammation, qui se résume dans le tableau suivant : écoulement uréthral, et, dans les cas où il manque, rougeur et bouffissure du méat (Eraud), parfois épaississement de l'urèthre dû à l'inflammation interstitielle, suppuration des follicules pré-uréthraux et péri-uréthraux (Martineau), *macules gonorrhéiques*, ou taches d'un rouge sombre à l'orifice des glandes de Bartholin (Sänger) — bartholinite — condylomes vulvaires et périvulvaires — vaginite verruqueuse — piqueté rouge de la muqueuse vaginale — écoulement purulent abondant au niveau du col, surtout quand il ne s'accompagne pas d'éversion muqueuse.

Tuberculose. — Nous verrons, à propos de chacune des localisations de la tuberculose, les difficultés que peut présenter son diagnostic clinique. En cas de doute, il faut avoir recours à l'examen histologique, et, mieux encore, à l'inoculation des liquides pathologiques dans la cavité péritonéale du cobaye. Après douze jours, on peut ouvrir l'animal et la preuve est faite (Daurios).

Infection puerpérale. — Quant aux infections puerpérales chroniques, on les diagnostiquera aux antécédents, aux traumatismes causés par l'accouchement, aux troubles de subinvolution.

MARCHE

a. **En général.**

Débutant par la vulve, le vagin ou l'utérus, l'inflammation se propage en surface, suivant la muqueuse, en profondeur, par l'intermédiaire des vaisseaux, ou encore par ces deux voies à la fois.

Dans l'utérus et la trompe, elle commence ordinairement par la surface de la muqueuse, pour s'étendre de là au fond des glandes, au derme muqueux, puis au muscle, sous forme de traînées périvasculaires.

L'inflammation de l'ovaire a, le plus souvent, son point de départ dans une péritonite localisée, provoquée par des exsudats tubaires, et l'altération gagne de la périphérie au centre. Mais la péri-ovarite peut manquer, et le point de départ de la prolifération siège alors dans l'épaisseur même de l'organe, autour des vaisseaux et des ovisacs.

Le stade franchement aigu des inflammations génitales, quand il existe, est ordinairement fort court et peut passer inaperçu. Leur développement est, en général, insidieux, et le plus souvent le gynécologue n'est appelé à traiter que des états chroniques sur lesquels viennent s'enter, de temps à autre, des poussées subaiguës.

b. Particularités dépendantes des infectieux.

Gonocoque. — La blennorrhagie a pour caractéristiques évolutives sa propagation rapide par la voie muqueuse, sa ténacité et le contraste fréquent de sa bénignité apparente avec la gravité des complications qu'elle entraîne.

Les auteurs ne sont pas d'accord sur ses modes d'invasion chez la femme.

Cependant, il paraît probable que la vaginite peut manquer, et que l'infection de l'utérus peut être le résultat d'une inoculation directe. Même dans des cas aigus, le processus peut s'arrêter à l'orifice interne, et demeurer, dans la suite, longtemps cantonné dans la cavité cervicale et l'urèthre. Dans ces cas, il est probable que la matrice était préalablement saine (Boulongier), l'orifice interne non forcé (Eraud), la période menstruelle assez éloignée ; tandis que, si la blennorrhagie se greffe sur une métrite ancienne, si la menstruation survient, ou encore si, au cours d'une blennorrhagie chronique,les microbes pyogènes prennent le dessus, l'inflammation s'étend volontiers vers le corps de l'utérus ou la trompe. Dans ces conditions, le stade vagino-cervical peut ne pas dépasser une douzaine de jours.

L'inflammation péri-utérine aiguë, propre à la *blennorrhagie pure*, semble comprendre à la fois les annexes, le péritoine et le tissu cellulaire voisin, d'où le *volume considérable* de la tuméfaction ; mais elle ne dépasse pas le stade exsudatif, et peut disparaître assez vite et très complètement.

Il faut savoir que les blennorrhagies utérines, même légères en apparence, peuvent se transmettre, sans fracas, à la trompe. L'oblitération qui résulte de ces salpingites insidieuses explique la stérilité de bien des femmes mariées, et peut-être la rareté relative des accidents péritonitiques chez les prostituées qui ont un certain temps de service.

Mais il est également vrai que, depuis Nöggerath, la fréquence de la salpingite gonorrhéique a été quelque peu exagérée : dans cinquante-trois cas de gonorrhée suivis par Bumm, depuis le début jusqu'au cinquième mois, le col a été infecté 75 f. p. 100, la cavité utérine 15 f. p. 100, et la trompe, seulement 3,5 f. p. 100.

Streptocoque. — L'infection aiguë à streptocoques se propage de préférence par la voie des vaisseaux, et donne lieu à des lésions simplement exsudatives (érysipélateuses) ou suppuratives. A l'état puerpéral, c'est le plus généralement ce dernier processus qui a lieu, avec une forme rapidement extensive, et le phlegmon suppuré du ligament large, d'ailleurs si rare, ne reconnaît probablement que cette origine.

Staphylocoques et saprophytes. — Les staphylocoques, les saprophytes, ont une action plus atténuée, plus limitée, et semblent incapables de traverser la paroi utérine, comme le fait le streptocoque (Widal).

Bacille tuberculeux. — La tuberculose débute ordinairement par la trompe, pour s'étendre de là aux ovaires et plus rarement à l'utérus. Dans ce dernier cas, elle peut rester longtemps localisée au fond de l'organe, au voisinage des cornes, et s'arrête en général à l'orifice interne. Il est probable que la tuberculose d'origine sexuelle se comporte comme la tuberculose provoquée par injection vaginale de culture, et qu'il faut lui attribuer les cas débutant par la muqueuse intra-cervicale. De même, l'on comprend qu'elle puisse se localiser sur la surface vaginale du museau de tanche, à la faveur d'une effraction du revêtement pavimenteux. Comme Jouin, nous sommes convaincus que la tuberculose utérine passe ordinairement inaperçue, surtout à ses débuts, mais nous ne pouvons partager l'opinion de cet auteur sur la fréquence de la maladie.

TRAITEMENT

a. Prophylaxie.

La prophylaxie des inflammations génitales, chez la femme, comprend surtout : des soins réguliers de toilette externe en temps normal; l'antisepsie bornée à la vulve et au vagin, ou étendue à l'utérus, dans les suites de couches, suivant l'importance de l'intervention, le degré du traumatisme, la salubrité du milieu.

Dans l'antisepsie prophylactique de l'utérus puerpéral, il faut comprendre le curettage, en cas de rétention des membranes, employé préventivement, avant tout symptôme de septicémie (Doléris). L'extension de cette pratique, vaillamment soutenue par son auteur, aurait certainement pour résultat de supprimer bon nombre de métro-salpingites qui, pour avoir souvent un début peu apparent, n'en sont pas moins imputables à la négligence absolue ou relative de l'accoucheur.

Comme soins préventifs ou abortifs de la blennorrhagie, on conseillera les lavages au sublimé à 1/1000 (Sänger). — Enfin, on doit savoir que la tuberculose peut être provoquée par le coït; mais on aura surtout à se prémunir, pour les voies génitales aussi bien que pour les voies supérieures, contre le contact des objets souillés par la malade elle-même ou par son mari.

b. Traitement curatif.

1° Inflammation aiguë.

Dans les *inflammations aiguës*, le traitement *curatif* comprendra : 1° L'*antisepsie* à dose suffisante, mais plus faible que pour les états chroniques, dans la crainte des excoriations et de l'absorption, surtout si l'on a recours au sublimé. 2° Les *antiphlogistiques* [dérivation intestinale répétée tous les trois ou quatre jours à petite dose : applications glacées, révulsifs; injections (40° à 45° pour les états aigus, 45 à 50° pour les états subaigus), vaginales, intra-utérines ou rectales, suivant le siège et l'étendue des lésions; tampons imprégnés de topiques à base de glycérine]. 3° Les *calmants* : chloral, antipyrine, morphine et, de préférence, opium à doses fractionnées; mais on devra surtout compter, pour la sédation des douleurs, sur l'action secondaire de la glace et de l'eau chaude. 4° Le *repos* général et local, et une alimentation à la fois légère et réparatrice, consistant surtout en aliments liquides. L'intervention chirurgicale n'est généralement admise que dans le cas de suppuration ou d'imminence de septicémie.

2° Inflammation chronique.

Dans les *inflammations chroniques*, la thérapeutique *locale* deviendra beaucoup plus active. Mais on ne saurait trop insister, en présence de la faveur dont jouit la castration utéro-ovarienne, sur les grandes chances que l'on a de mener à bien, sans ablation d'organe, des lésions inflammatoires, même chroniques, pour peu qu'elles n'aient pas dépassé certaines limites de virulence ou de durée, et qu'on leur applique, avec persévérance et méthode, les multiples ressources de la thérapeutique conservatrice.

Il est évident qu'on ne négligera jamais le traitement diathésique, et que l'on mettra tous ses soins à relever l'état général, en insistant sur l'hydrothérapie (douches, bains salés), le massage et une hygiène appropriée.

CHAPITRE II

VULVO-VAGINITE

ÉTIOLOGIE ET PATHOGÉNIE

La vulvo-vaginite est le plus souvent d'origine *blennorrhagique.* Mais il faut aussi compter, en dehors même de l'état puerpéral, avec les microbes *septiques* qui, associés ou non avec les microbes de la putréfaction ou autres, venus du dehors, engendrent sans doute ces vulvo-vaginites de cause encore *indécise*, mais certainement *non gonococciennes,* que Comby a particulièrement étudiées chez les petites filles.

La *tuberculose* engendre l'une des espèces du faux groupe de l'*esthiomène.* Il est prouvé que la tuberculose vulvaire a pu succéder à des contaminations directes, par exemple à des lavages dans une cuvette où crachait un phtisique (cas de Bar, Gaucher, Barthélemy).

Le *bacille diphtéritique* peut produire, à la vulve et dans le vagin, ses fausses membranes caractéristiques.

Sous le nom de vulvite *aphteuse*, Parrot a décrit une affection vulvaire, plus particulière au jeune âge, se rattachant aux fièvres éruptives et le plus souvent à la rougeole.

Les vaginites liées aux *fistules* constituent, au point de vue étiologique, une catégorie toute spéciale que nous avons déjà étudiée.

Enfin la *gangrène* de cause inflammatoire se rattache à l'infection puerpérale, à la vulvite aphteuse, à la pustule maligne, aux plaies infectées quelconques.

Nous renvoyons au chapitre Ier pour toutes les notions relatives aux causes prédisposantes et aux modes de transport des germes.

Après avoir vécu de sa vie propre et engendré la métrite, la vaginite est ordinairement entretenue par cette dernière lésion, sur laquelle on devra donc concentrer les efforts de la thérapeutique.

On désigne sous les noms de *vaginite emphysémateuse*, *pachyvaginite kystique*, *colpohyperplasie kystique* (Winckel), *emphysème vaginal* (Herman), une affection assez rare du vagin, rencontrée plus particulièrement au cours de la grossesse, et dont l'origine est assez discutée. L'infiltration gazeuse se ferait, d'après C. Ruge, dans les mailles du tissu conjonctif et, d'après Chiari, dans les capillaires du système lymphatique obturé par l'endothélium tuméfié. Näcke

(3 cas) pense qu'il se produit d'abord de petites fissures du vagin et que l'air pénètre dans ces fissures dont les bords se rejoignent par la suite. Eppinger, Chenevière (3 cas) adoptent aussi la théorie de l'emphysème. Schröder, Herman croient qu'il y a décomposition de la sécrétion des follicules. Pour Zweifel, il y a simplement obturation de leur conduit excréteur. Eisenlohr et, après lui, Klein, ont trouvé à la coupe de petits bacilles qui, cultivés sur l'agar et la gélatine, y développaient des gaz.

ANATOMIE PATHOLOGIQUE

La vulvo-vaginite est aiguë ou chronique, bornée à la muqueuse ou étendue au tissu cellulaire voisin ; cette dernière forme est très exceptionnelle, si l'on met à part le simple œdème de voisinage. Il y a également matière à différencier les variétés blennorrhagique, septique, aphteuse, diphtéritique, tuberculeuse, en s'appuyant à la fois sur l'élément étiologique et sur les lésions.

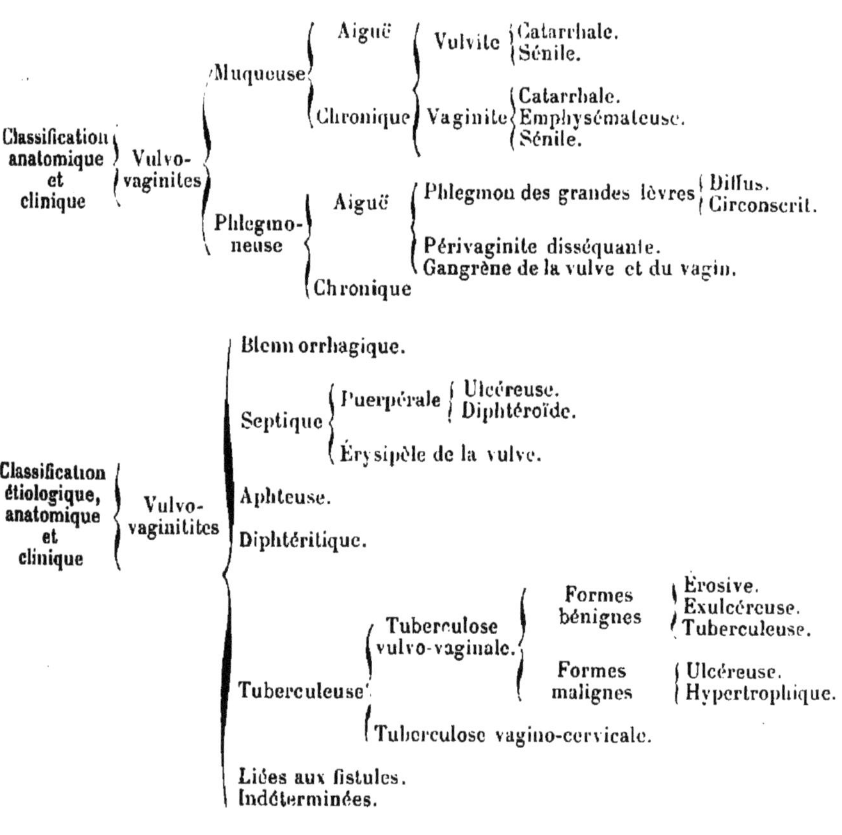

a. Formes anatomiques et cliniques.

I. Vulvo-vaginite muqueuse.

La vulvite *catarrhale aiguë* s'accompagne toujours d'un certain degré d'œdème qui se rattache parfois à des lymphangites réticulées ou en nappe. La bartholinite, ou inflammation des glandes de Bartholin, qui en dépend, peut être bornée au conduit excréteur ou étendue au corps même de la glande. Huguier distinguait l'abcès glandulaire lui-même en abcès *parenchymateux* et abcès *interfollicullaire* ou *granuleux*, suivant que le pus occupe les acini glandulaires eux-mêmes ou le tissu interstitiel. Les fistules qui succèdent à l'ouverture de ces abcès peuvent être très variées comme nombre, direction et anastomoses.

La *vulvite sénile* n'est qu'une dépendance de la vaginite de même origine.

La vaginite *catarrhale* est caractérisée par l'hyperémie et la prolifération embryonnaire du derme muqueux, par l'hypertrophie des papilles, par l'épaississement ou, au contraire, la disparition du revêtement épithélial au niveau des papilles. Suivant qu'il y a ou non fusionnement de leurs saillies, la vaginite est *simple* ou *granuleuse* (Ruge) ; leur hypertrophie peut être telle qu'elles arrivent à produire de véritables végétations (ou *papillomes*).

La vaginite *emphysémateuse* est caractérisée par des nodules pouvant atteindre la grosseur d'un pois, renfermant des gaz constitués, d'après Zweifel, par la triméthylamine et qui seraient épanchés normalement par les glandes vaginales. Un certain nombre de ces vésicules pourraient aussi contenir un liquide séreux ou sanguinolent (Winckel).

Dans la vaginite *sénile*, ou mieux, à *type sénile* (car on peut rencontrer cette forme de vaginite avant la ménopause), on rencontre des granulations et des ulcérations superficielles, liées à l'atrophie de la muqueuse, et qui aboutissent à la formation d'adhérences, et même à l'oblitération complète du conduit.

II. Vulvo-vaginite phlegmoneuse.

Le *phlegmon aigu des grandes lèvres* est *circonscrit* ou *diffus*. Celui-ci est en rapport avec l'érysipèle et ne mérite pas de description spéciale. Le phlegmon circonscrit n'est le plus souvent que l'extension de la bartholinite (fig. 51). Exceptionnellement le pus se localise aux petites lèvres.

Sous le nom de *péri-vaginite phlegmoneuse disséquante*, on a décrit une affection très rare et qui consiste dans la suppuration du tissu cellulaire péri-vaginal.

La *gangrène* de la vulve et du vagin ne présente rien de particulier.

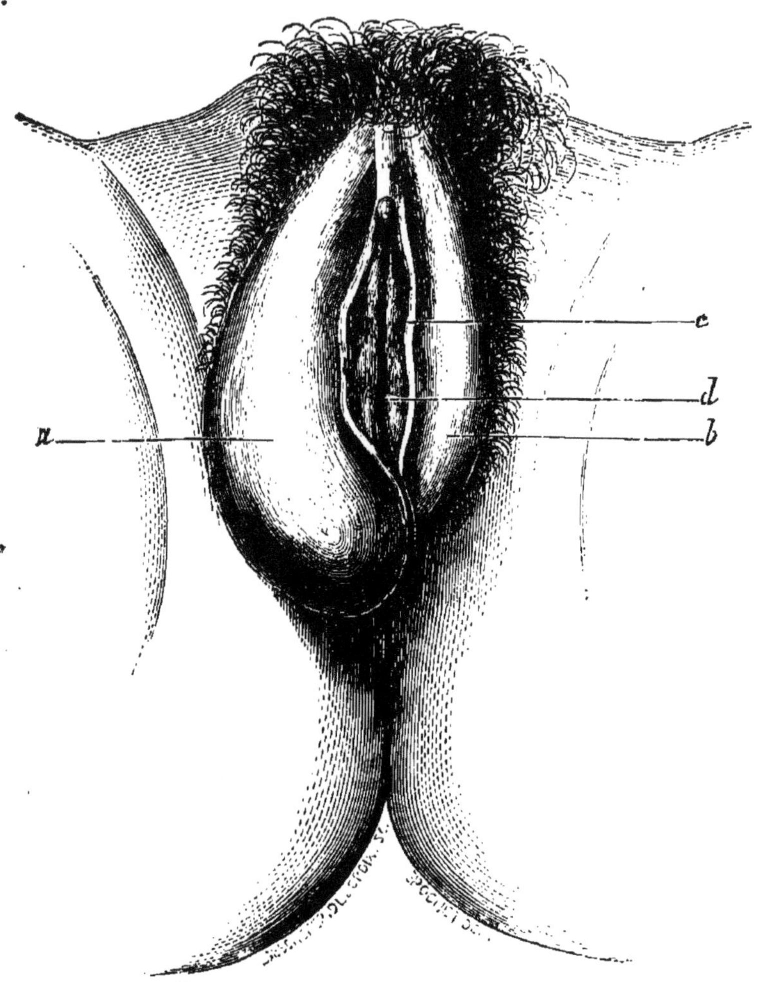

Fig. 51. — Phlegmon des grandes lèvres.

A la suite de lésions quelconques, cutanées ou muqueuses, de longue durée, les tissus de la vulve subissent une hypertrophie conjonctive accompagnée d'œdème et plus ou moins généralisée.

b. Formes étiologiques, anatomiques et cliniques.

Vulvo-vaginite blennorrhagique. — Elle ne se distingue des autres formes de la vulvo-vaginite commune que par la présence du gonocoque.

Vulvo-vaginite septique. — La forme *puerpérale* présente deux variétés principales : la variété *ulcéreuse* et la variété *diphtéroïde.*

L'*érysipèle* de la vulve n'offre, au point de vue anatomique, rien de particulier.

Vulvite aphteuse. — Débute par des vésicules semblables à des aphtes auxquelles succèdent des ulcères.

Vulvo-vaginite diphtéritique. — Doit être distinguée de la *vaginite croupale* ou *diphtéritique* des Allemands, nom qui s'applique simplement à une escharification diphtéroïde banale.

Vulvo-vaginite tuberculeuse. — Il y a lieu de distinguer la *vulvo-vaginite proprement dite* et la *vagino-cervicite.*

La tuberculose vulvo-vaginale est actuellement bien démontrée par le résultat des inoculations et la recherche du bacille faite avec succès par Cornil, Zweigbaum, Fernet, Viatte, etc. Il faut cependant savoir qu'on peut ne trouver, dans les hypertrophies conjonctives, malgré des examens minutieux et prolongés, ni cellules géantes, ni foyers caséeux, ni bacilles de la tuberculose, mais des proliférations péri-vasculaires et des nodules embryonnaires assez semblables à des gommes syphilitiques.

Les tubercules de la surface vaginale du col siègent au-dessous de l'épithélium pavimenteux et sont constitués par des cellules géantes entourées de cellules rondes.

SYMPTOMES ET DIAGNOSTIC

a. **Formes anatomiques et cliniques.**

I. **Vulvo-vaginite muqueuse.**

Le type de la vulvo-vaginite *catarrhale* est la vulvo-vaginite blennorrhagique que nous décrivons plus bas.

La vulvo-vaginite *sénile* est caractérisée par des ulcérations, avec amincissement de la muqueuse, atrésie du conduit, et parfois, formation de brides. Elle s'accompagne de leucorrhée et de cuisson qui peut être très vive.

Les saillies de la vaginite *emphysémateuse* peuvent échapper facilement à l'examen. Elles sont dures et sèches au toucher. Quand elles offrent un certain volume et qu'on vient à les piquer, elles s'affaissent avec un petit bruit sec, ou bien, si l'on a eu le soin de verser, au préalable, de l'eau dans le spéculum, on voit une petite bulle de gaz apparaitre à la surface du liquide. Ces saillies peuvent s'accompagner d'un écoulement qui disparait avec elles.

II. Vulvo-vaginite phlegmoneuse.

Le *phlegmon diffus* des grandes lèvres et la *gangrène* vulvo-vaginale n'offrent rien de particulier au point de vue du diagnostic. Comme nous l'avons dit, le *phlegmon circonscrit* est le plus souvent lié à la bartholinite.

La *périvaginite disséquante* est une affection extrêmement rare que l'on reconnaîtra à la fluctuation périvaginale et à la coexistence d'un phlegmon pelvien

b. Formes étiologiques, anatomiques et cliniques.

I. Vulvo-vaginite blennorrhagique.

1° Vulvite.

A. Vulvite aiguë. — Dans la forme aiguë de la vulvite blennorrhagique, la muqueuse, tuméfiée, uniformément plus rouge qu'à l'état normal et piquetée de points plus rouges encore, souvent excoriée, est, au début, le siège d'un prurit assez prononcé, qui se transforme bientôt en cuisson ou en douleurs vives. Entre les parties tuméfiées, suinte un liquide jaune verdâtre qui, par son contact avec la peau, y détermine une dermite intertrigineuse et eczématoïde, pouvant occuper toute la région qui s'étend de l'anus au pubis. Il y a presque toujours, au début de la vulvite aiguë, des érosions et de petites élevures purulentes et jaunâtres, dénommées herpès, bien qu'à proprement parler ce soient des pustulettes gorgées des microbes de la suppuration (Barthélemy). Le méat uréthral est gonflé, douloureux; la muqueuse de l'urèthre est rouge, boursouflée, granuleuse et facilement saignante. En pressant sur la face inférieure du conduit et sur les follicules péri-uréthraux, on fait sourdre un liquide identique à celui de la vaginite, mais souvent plus épais et plus irritant. Les douleurs de la miction sont beaucoup moins vives que chez l'homme, mais existent incontestablement. L'adénite inguinale est fréquente, mais suppure rarement.

Les glandes vulvo-vaginales, déjà kystiques ou non, sont souvent intéressées, symétriquement ou l'une après l'autre; l'infection peut se localiser à leur conduit excréteur, ou gagner la profondeur de leurs culs-de-sac. Dans le premier cas, il peut n'y avoir qu'un suintement purulent exagéré par la pression, ou bien il se produit une inflammation aiguë formant tumeur et pouvant aboutir à un abcès qui ne dépasse pas le volume d'une noix.

Au début, la malade éprouve une sensation de démangeaison, de cuisson, au niveau de la petite lèvre ; celle-ci est rouge, chaude, et l'orifice de la glande est entouré d'un cercle plus vivement coloré. Bientôt le conduit se dessine et se gonfle, entraînant la tuméfaction et le déplissement de la nymphe : la tumeur est constituée. Elle présente les mêmes caractères de siège et de volume que les kystes du conduit avec, en plus, ceux de l'inflammation, c.-à-d., douleur, coloration intense de la muqueuse et chaleur de la région. En quatre ou cinq jours, le pus s'est formé, et la pression le fait sourdre par l'orifice ; ou bien, si celui-ci est obturé, il se fait jour spontanément et dans son voisinage : l'ouverture se fait ordinairement à la base et à la face interne de la petite lèvre, quelquefois sur son bord libre, jamais à sa face externe, d'après Huguier.

Avant ou après l'évacuation du pus, l'inflammation peut gagner le corps de la glande, rester localisée à son parenchyme ou s'étendre au tissu interfolliculaire (*abcès parenchymateux* et *abcès granuleux* de Huguier). Dans ces cas, la douleur est plus profonde, plus intense, lancinante, s'irradie vers le périnée, le rectum, l'ischion, le pubis, l'aine ; il peut y avoir un peu de fièvre et d'embarras gastrique. La grande lèvre est rouge et gonflée, d'abord dans son ensemble ; puis apparait, à sa face interne, une saillie qui efface le pli nympho-labial, occlut le vagin, et se porte en bas vers la fourchette et l'ischion : ses dimensions peuvent atteindre celles d'un œuf de poule. La grande lèvre, comme allongée par en bas, est œdémateuse et tendue. Au bout de quelques jours, elle devient fluctuante dans sa profondeur. Le pus se forme vite, en effet, et se fait jour : rarement par le conduit excréteur, ordinairement dans son voisinage et, assez souvent, par plusieurs orifices communiquant entre eux. Il est épais, filant, jaune ou verdâtre, parfois strié de sang, et inodore dans les cas aigus. Après ouverture naturelle, il reste un trajet fistuleux ; ou bien, celui-ci s'obture et l'abcès récidive : la résolution ou la guérison spontanée et définitive sont exceptionnelles.

L'inflammation peut dépasser les limites de la glande et envahir la grande lèvre ; c'est même la cause presque unique des suppurations de celle-ci. Les aponévroses, qui forment une loge à l'organe, ne présentent pas non plus, par ailleurs, une barrière infranchissable au pus qui, malgré l'opinion de Huguier, A. Guérin, Courty, etc., peut les perforer, acquérir au voisinage du rectum une odeur fétide, s'ouvrir une voie vers le périnée ou le rectum;

et donner lieu à des fistules *vulvo-périnéales*, *recto-vulvaires*, *recto-vulvo-périnéales;* mais c'est là une complication rare.

B. Vulvite chronique. — A l'état chronique, les lésions se cantonnent dans l'urèthre, dans les glandes de Bartholin et dans les follicules glandulaires disséminés sur le vestibule, à la base des petites lèvres, autour de la fourchette.

La *folliculite vulvaire blennorrhagique* (Martineau) se manifeste, à une première poussée aiguë, par le pointillé rouge dont nous avons parlé, et, à l'état chronique, par des saillies de coloration analogue, du volume d'une tête d'épingle à celui d'un petit pois, qui se voilent d'une gouttelette de pus sous la pression. Un stylet fin permet d'accéder, par le centre de ces saillies, dans de petites cavités de 1 à 2 millimètres de profondeur, qui peuvent se transformer en fistules borgnes externes ou complètes. Les follicules de la fourchette s'ouvrent vers la muqueuse anale; les follicules péri-uréthraux (Martineau), dans l'urèthre, le vagin, le vestibule; les follicules intra-uréthraux, vers le vagin, créant ainsi, à une certaine période de leur évolution, une variété d'uréthrocèle.

A la forme aiguë de la bartholinite peut succéder la *forme chronique* qui, souvent aussi, s'établit d'emblée. Cette dernière a été bien décrite, comme localisation rebelle de la gonorrhée, par Hamonic, et a fait le sujet de la thèse de R. Fauvel. Huguier l'appelait *hypersécrétion purulente*, et cette dénomination est parfaitement descriptive. En effet, il n'y a pas ici de phénomènes généraux; la tumeur manque ou consiste dans une simple induration hypertrophique de la glande; la muqueuse est rouge, il est vrai, mais par irritation due au contact du pus. Celui-ci est séreux, acide, jaune verdâtre ou lactescent; il apparaît dès qu'on écarte les petites lèvres ou qu'on presse sur la glande ou sur son conduit, et s'échappe, soit par l'orifice normal marqué d'une tache rouge sombre (macule gonorrhéique de Sänger), soit par une ouverture fistuleuse.

C'est là une forme tenace, qui ne guérit pas seule, et qui est susceptible de poussées aiguës. De nature à peu près exclusivement spécifique, elle constitue un dernier rempart de la blennorrhagie qui a pu disparaître de ses autres localisations, et rend dangereuse une femme en apparence saine.

Dans l'uréthrite chronique, il n'y a pas de chémosis marqué, mais une simple rougeur de la muqueuse avec béance paralytique du méat et suintement séro-purulent à la pression. L'uréthrite existe, pour ainsi dire, toujours. Sur 2000 cas, Martineau ne l'a pas vu manquer une fois et Steinschneider en fait la localisation primitive du mal.

2° Vaginite.

A. **Vaginite aiguë.** — La vaginite aiguë, d'origine blennorrhagique, se reconnait à une rougeur intense de la muqueuse, accompagnée de boursouflement de ses replis et de saillie des papilles, avec écoulement d'abord verdâtre, puis jaunâtre, sensation de prurit ou de brûlure dans le vagin, douleur vive et contracture à l'introduction du doigt, ténesme anal.

B. **Vaginite chronique.** — A l'état chronique, la blennorrhagie vaginale se cantonne de préférence dans les culs-de-sac du vagin et c'est là qu'il faut la poursuivre de propos délibéré. C'est là et dans le col qu'il faut recueillir les matériaux nécessaires à la recherche et à la culture du bacille caractéristique.

II. Vulvo-vaginite septique.

Vulvo-vaginite puerpérale. — La *vulvo-vaginite puerpérale* se présente sous deux formes principales : la *forme ulcéreuse* et la forme *diphtéroïde*.

Dans la forme *ulcéreuse*, les tissus infiltrés, tuméfiés, sont revêtus d'un enduit jaunâtre ou noirâtre, qui se détache au bout de quelques jours. Il en résulte une ulcération qui peut s'étendre progressivement en gagnant le vagin et l'utérus.

Dans la forme *diphtéroïde*, il se produit des fausses membranes blanchâtres, analogues à celles de la diphtérie, et qui sont farcies de streptocoques.

Érysipèle de la vulve. — L'érysipèle de la vulve est très rare. Certaines femmes en seraient atteintes d'une façon périodique, à l'époque de leurs règles. Il s'accompagne parfois d'un œdème considérable, d'abcès des grandes lèvres, de phlyctènes en grappes transparentes, citrines ou perlées.

III. Vulvite aphteuse.

Elle débute par des vésicules semblables à des aphtes, auxquelles succèdent des ulcères arrondis, cupuliformes, à bords taillés à pic, à base indurée et gonflée, et recouverts d'une pulpe grisâtre. Ces ulcères, faute de soins, peuvent se transformer en plaques de sphacèle et s'étendre au périnée, au pourtour de l'anus et jusqu'aux plis génito-cruraux.

IV. — Vulvo-vaginite diphtéritique.

Elle est primitive ou n est que la localisation secondaire d'une infection généralisée.

V. — Vulvo-vaginite tuberculeuse.

1° Tuberculose vulvo-vaginale (*esthiomène tuberculeux*).

La tuberculose chronique, ou lupus de la vulve, se présente, comme le lupus de la face, sous deux formes principales : une *bénigne* et l'autre *maligne*.

La forme *bénigne* comprend trois variétés : la variété *épithéliale*, qui se manifeste sous forme d'érosions localisées et peut être impossible à différencier autrement que par l'inoculation.

La variété *exulcéreuse*, très douloureuse; il peut y avoir des points jaunes disséminés autour des exulcérations comme ceux que Trélat a décrits sur la langue.

Enfin, la variété nettement *tuberculeuse*, qui se présente sous forme de tubercules arrondis dont le volume varie de celui d'une tête d'épingle à celui d'un pois: ils sont crus et durs, ou ramollis et ulcérés, disséminés ou groupés; parfois ils se fusionnent et forment des ulcérations irrégulières, plus ou moins profondes et étendues, anfractueuses, violacées, déchiquetées, serpigineuses, ayant tendance à guérir d'un côté tandis qu'elles s'étendent de l'autre, d'une ténacité extrême. La contagion à l'homme a été assez souvent signalée (Fernet, Jullien, Barthélemy).

La forme *maligne* se distingue de la précédente par la profondeur des ulcérations qui peuvent déterminer des fistules rectales, vésico-vaginales (*variété ulcéreuse*) ; par l'épaississement et l'induration des tissus (*variété hypertrophique*); qui peut persister seule après extinction du processus ulcéreux. Dans certains cas, il s'établit un véritable phagédénisme, des mutilations de la vulve, des destructions des petites lèvres, des perforations et des suppurations vulvo-vaginales, des ulcérations moitié cutanées, moitié muqueuses, compliquées d'œdème, de sclérème, d'induration.

2° Tuberculose vagino-cervicale.

La tuberculose, au lieu d'occuper la vulve et l'entrée du vagin, peut encore se localiser au fond de ce conduit et à la surface vaginale du col ou, exclusivement, en ce dernier point.

Les tubercules de la surface vaginale du col se présentent, avant de s'ulcérer, sous forme de grains transparents, opaques ou jaunâtres, qu'une simple ponction suffirait, en cas de doute, à distinguer de la folliculite. Les ulcérations tuberculeuses de la même région, quand elles sont entourées d'un semis de granulations, sont aussi faciles à distinguer que sur toute autre muqueuse; ce semis peut manquer, mais, en son absence, on pourra encore être mis sur la voie du diagnostic par le liquide épais, jaunâtre et *grumeleux* qui recouvre la perte de substance.

VI. — Vulvo-vaginites indéterminées.

Les vulvo-vaginites de cause indéterminée, saprophytique ou autre, se distingueront de la vulvo-vaginite blennorrhagique par l'absence du gonocoque et l'intégrité de l'urèthre, chez la femme, par l'interrogatoire et l'examen de l'auteur présumé de la contagion.

PRONOSTIC ET MARCHE

La vulvite blennorrhagique, dans sa forme aigue, évolue en l'espace de huit à quinze jours. Mais, à l'état chronique, elle peut être extrêmement tenace et cette particularité n'intéresse pas seulement la malade, car, dans la très grande majorité des cas, l'écoulement est contagieux.

La durée moyenne de la vaginite blennorrhagique est toujours de six à huit semaines pour les cas d'intensité modérée. Ceux qui guérissent le plus rapidement évoluent en trois ou quatre semaines ; d'autres peuvent se prolonger de trois à six mois : c'est qu'alors la vaginite n'est plus simple, qu'elle est entretenue, voire reproduite, par des écoulements venus de l'urèthre, des glandes vulvo-vaginales et surtout du col utérin.

Les vulvo-vaginites catarrhales, non blennorrhagiques, guérissent rapidement sous l'influence de moyens simples.

Les inflammations aphteuse et puerpérale, si elles ne sont soignées, aboutissent rapidement à la gangrène.

La marche de la tuberculose vulvaire est très lente et le pronostic, très défavorable. On a avancé que cette affection pouvait guérir; mais il est certain qu'elle récidive fréquemment après les traitements les plus énergiques. Les malades meurent ordinairement de phtisie, moins souvent de péritonite par propagation, de salpingite, de cystite, de pyélonéphrite et d'abcès du rein (cas de Bar).

TRAITEMENT

a. Vulvo-vaginite blennorrhagique.

Au début de la vulvite aiguë, on ordonnera le repos au lit, deux bains de siège à l'eau bouillie, par jour, et l'isolement des lèvres avec des lamelles d'ouate hydrophile antiseptique, imbibées d'une solution de sublimé à 1/3000. On touchera, en même temps, les érosions avec la solution de nitrate d'argent à 1/30.

A l'uréthrite, on opposera d'abord des boissons abondantes et diurétiques, puis un traitement antiseptique et cathérétique : crayons médicamenteux à l'iodoforme (Sänger), à l'ichtyol; badigeonnages avec la solution de nitrate d'argent à 1/30, l'huile résorcinée à 1/100; électrolyse d'une minute de durée, à la dose de 20 à 30 milliampères (Barthélemy).

Les follicules suppurés seront cautérisés au galvano-cautère ou, simplement, avec un stylet rougi au feu. Puis l'on fera des irrigations au permanganate de potasse à 1/4000, et enfin des pulvérisations, soit de talc et acide borique, soit de bismuth, iodoforme, oxyde de zinc et tan.

La bartholinite aiguë, si elle est limitée au conduit excréteur, sera traitée par l'incision au couteau de Webber et la cautérisation au nitrate d'argent. Si elle est étendue au corps de la glande, il faut recourir à l'ouverture large, suivie de lavage au sublimé, de badigeonnage à la solution de nitrate d'argent à 1/30 et de tamponnement à la gaze iodoformée. Ce traitement suffit le plus souvent. En cas d'insuccès, ou si l'on se trouve d'emblée en présence d'un cas chronique, avec ou sans fistules, il faut recourir, sans hésiter, à l'extirpation complète au bistouri. On a conseillé l'emploi de la curette de Volkmann pour arracher tous les lobules de la glande, après incision simple des téguments; mais le tissu glandulaire fuit sous la pression de l'instrument et peut lui échapper en partie, servant ainsi de point de départ à une fistule, à un nouvel abcès. Ce n'est donc là qu'un moyen adjuvant qu'on mettra en œuvre, au cas où l'on aurait quelques doutes sur l'action complète du bistouri.

Une question se pose, qui a été longtemps résolue par la négative, aussi bien pour la bartholinite que pour les interventions plus sérieuses communément pratiquées aujourd'hui sur les organes génitaux internes de la femme : c'est celle de l'opportunité du traitement chirurgical au cours de la grossesse. Si, en présence d'un kyste, de volume moyen et stationnaire, on a le droit d'hésiter, il n'en est plus de même s'il s'agit d'un abcès. L'indication est nette : il faut supprimer, et le plus rapidement possible, une source d'infection presque certaine au cours du post-partum. Ainsi avons-nous agi dans plusieurs cas avec un plein succès. Si l'on craignait l'avortement, crainte que nous estimons exagérée, à moins qu'il ne s'agisse de femmes à réflexes singulièrement faciles, on pourrait attendre, avant d'opérer, la fin du septième mois.

Le traitement direct de la vaginite repose principalement sur l'emploi d'injections, de tamponnements, d'insufflations de poudres médicamenteuses et de badigeonnages.

A la période suraiguë de la vaginite blennorrhagique, on aura recours aux injections, à la fois émollientes, calmantes et faiblement antiseptiques, soit, par exemple, la suivante : feuilles de coca 5 grammes, espèces émollientes 25 grammes, pour 1000 grammes de décoction qu'on additionnera de 20 grammes d'acide borique. Mais l'injection le plus communément employée est l'injection d'eau bouillie tiède, additionnée d'une très faible quantité de sublimé (1/4000).

Quand la période initiale sera passée, on forcera le titre des lavages antiseptiques : sublimé à 1/3000 — permanganate de potasse à 1/4000 — ou encore, chlorure de zinc ou sulfate de zinc et eau āā : 1 cuillerée à bouche par litre — chloral à 30/1000, etc. — Dès que l'application du spéculum sera possible, on fera suivre les lavages d'insufflations de poudre d'iodoforme, plus actif que le salol ou la poudre d'acide borique, conseillés dans le même but. On appliquera ensuite un tampon antiseptique, sec ou imbibé d'un topique dont le véhicule sera la glycérine, qui favorise la filtration des liquides pathologiques, ou l'huile, le rétinol qui facilitent la pénétration de l'agent actif; nous recommandons particulièrement la glycérine iodoformée à 5/100, le rétinol résorciné à 1/100. — Balzer et Chevalet ont conseillé l'emploi d'ovules pouvant être employés en pansements rares, tous les quatre ou cinq jours seulement, et composés d'un mélange de rétinol et de colophane qu'on additionne d'une quantité suffisante de poudre de tan. Barthélemy, à Saint-Lazare, commence par de très abondantes irrigations antiseptiques, plusieurs litres de solution de sublimé à 1/2000 — ou d'acide phénique au 100° — ou de permanganate à 1/4000 — ou borico-naphtolée — puis il badigeonne avec le nitrate d'argent (solution au 100°) — pulvérise une très abondante quantité de poudre, soit de tan, soit de talc et bismuth, soit d'iodoforme et de dermatol — et enfin, met un tampon d'ouate antiseptique imbibé d'huile végétale 10, eau de chaux 30, résorcine 1 à 2 grammes. Entre temps, des bains de Barèges sont pris avec une canule vaginale en métal, treillagée et nickelée.

A la période chronique, on aura recours à l'injection de sublimé à 1/2000, 1/1000 et même, d'après Sänger, 1/500 (à condition que l'injection soit faite par le médecin et qu'il prenne le soin d'évacuer complètement le liquide); aux injections précitées de sulfate de zinc, de chlorure de zinc, etc.; à la balnéation sulfureuse, avec injections à l'aide du spéculum à bains. On pourra préparer l'action du liquide antiseptique en décapant la muqueuse à l'aide de la glycérine tannique: tannin et glycérine āā.

On éteindra la vaginite des culs-de-sac, à l'aide de badigeonnages avec la solution de nitrate d'argent à 1/20. On s'attaquera aux granulations avec cette même solution ou avec la teinture d'iode. Quand l'hypertrophie papillaire aura donné lieu à de véritables végétations, il faudra recourir à l'action du bistouri ou des ciseaux, et la faire suivre de badigeonnage au crayon de nitrate d'argent.

b. Vulvo-vaginites d'origines diverses.

Les vulvo-vaginites catarrhales, non blennorrhagiques, de cause indéterminée, septique ou autre, que l'on rencontre surtout chez les petites filles, guérissent, en général, par des moyens simples: lotions boriquées, tampons enduits de vaseline boriquée, badigeonnages avec la solution de nitrate d'argent à 1/50 ou d'huile phéniquée, résorcinée, etc.

Pour la *vulvo-vaginite puerpérale*, nous donnons la préférence aux injections et aux lotions avec l'eau naphtolée à 0,40 p. 1000, ou avec la solution de sulfate de cuivre à 5 ou 10 p. 1000.

On préviendra la transformation de la *vulvite aphteuse* en gangrène, en ayant recours à la poudre d'iodoforme, qui assure tout particulièrement, dans ce cas, une guérison rapide.

Le traitement de la *vulvite diphtéritique* est le même que celui de la diphtérie pharyngée.

On combattra la *vaginite sénile* par des badigeonnages au nitrate d'argent et par l'isolement des replis de la muqueuse au moyen de tampons imbibés de glycérine tannique, à 3/10, ou boriquée, à 4/60.

La *vaginite emphysémateuse* sera traitée par des lavages et par la ponction des saillies kystiques.

A la *tuberculose* vulvo-vaginale, on opposera, par ordre d'efficacité, l'extirpation, l'excision ou le simple raclage, suivis de cautérisation ignée et de pansements à l'iodoforme, à l'acide lactique; ou simplement, les pointes de feu répétées, les flèches de chlorure de zinc. On badigeonnera les trajets fistuleux avec la teinture d'iode, la liqueur de Villate.

La *gangrène* se traite, à la vulve comme ailleurs, par le cautère actuel et les pansements antiseptiques.

CHAPITRE III

MÉTRITE

ÉTIOLOGIE

Il reste évidemment beaucoup à faire pour la différenciation des microbes générateurs de la métrite.

Les données les mieux établies portent sur l'infection puerpérale, la blennorrhagie et la tuberculose.

Comme nous l'avons déjà dit (chap. Ier), les *infectieux puerpéraux* ne sont pas spéciaux à la puerpéralité: ce sont des germes *pyogènes* ou *saprophytiques*, isolés ou associés, qui agissent, suivant les circonstances, au dedans comme à l'intérieur du système génital, au cours du *post-partum* ou en dehors de lui.

A l'état puerpéral, le streptocoque a été trouvé assez souvent à l'état de pureté. Il en a été de même du staphylocoque dans quelques cas, en général assez légers.

D'autre part, dans les cas d'écoulements muco-purulents chroniques, où l'on trouve les staphylocoques (Brandt, Delbet), on ne peut savoir si ces germes se rattachent à une infection puerpérale ou non puerpérale, à une infection primitive ou à une infection secondaire, à la blennorrhagie, par exemple. Mais le streptocoque a été trouvé, à l'état de culture pure, dans la métrite aiguë non puerpérale (Chantemesse : métrite streptococcique à la suite d'un traumatisme utérin), et il n'est pas douteux que les saprophytes, qui sont sans action sur les tissus normaux, puissent, en dehors de la puerpéralité, exercer primitivement leur action nocive pour peu qu'ils rencontrent des tissus caducs (fibrome sphacélé, ulcère cancéreux, etc.).

Cependant nous ne sommes pas encore en mesure de décrire, dans son ensemble, la métrite *septique* ou la métrite *saprophytique*. Et d'ailleurs, les conditions particulières attenantes à la puerpéralité : dépouillement des couches superficielles de la muqueuse, subinvolution du muscle utérin, traumatismes, état des humeurs, donneront toujours à la métrite puerpérale aiguë ou subaiguë, une physionomie et une gravité spéciales qui en font une espèce clinique à part. De plus, à l'état chronique, la question se posera toujours de savoir si les germes septiques ou saprophytiques ont une action primitive ou secondaire à celle d'autres germes, gonocoques ou autres, tandis que l'existence de lacérations, de cicatrices, la subinvolution, permettront toujours de rapporter tel cas donné à leur origine précise.

Au double point de vue étiologique et clinique, la *métrite puerpérale* aura donc toujours une existence propre.

Il importe seulement de ne pas donner à ce terme, par rapport à la circonstance et au système organique attaqué, une spécificité qui n'existe pas.

Si l'on s'en rapporte aux examens bactériologiques, l'accord est loin d'être fait sur la fréquence de la *blennorrhagie utérine.* Éraud ne l'a observée que dans 45 p. 100 des cas de métrite qu'il a étudiés à ce point de vue. Horand, sur 483 examens d'utérus, a constaté 40 fois un écoulement utérin, et 6 fois seulement il contenait des gonocoques. La proportion des examens positifs, faits par Jullien et de Sinéty, est, au contraire, assez considérable. Steinschneider fait de l'utérus « le siège primordial et électif du gonocoque ». Avant l'intervention du microbe, Ricord, Rollet, considéraient la blennorrhagie utérine comme assez commune; Martineau, au contraire, pensait ne l'avoir observée qu'une dizaine de fois.

Ce qui est certain, c'est que les gonocoques sont ordinairement peu nombreux dans le mucus utérin, qu'ils semblent se cantonner ordinairement dans le col, pour disparaître assez vite (Éraud).

Aussi est-il prudent, dans les cas où l'examen du mucus cervical est négatif, de chercher autre part, dans le canal de l'urèthre, dans les follicules péri-uréthraux, par exemple, le critérium bactériologique, si discutable d'ailleurs.

La *tuberculose utérine* est une rareté pathologique. On connaît actuellement un certain nombre de cas de tuberculose tubo-utérine primitive; mais la tuberculose, limitée au col, est extrêmement rare (Cornil).

Péraire, Brandt, ont trouvé, dans l'utérus, des bâtonnets et des coccus, encore indéterminés, qui semblent pathogènes.

Dans le col, même à l'état normal, on trouve des microbes. Par contre, les lésions hypertrophiques du corps, qualifiées d'endométrites, ont donné, dans un bon nombre de cas (Dœderlein, Pfannenstiel, Delbet), à l'examen bactériologique, un résultat négatif.

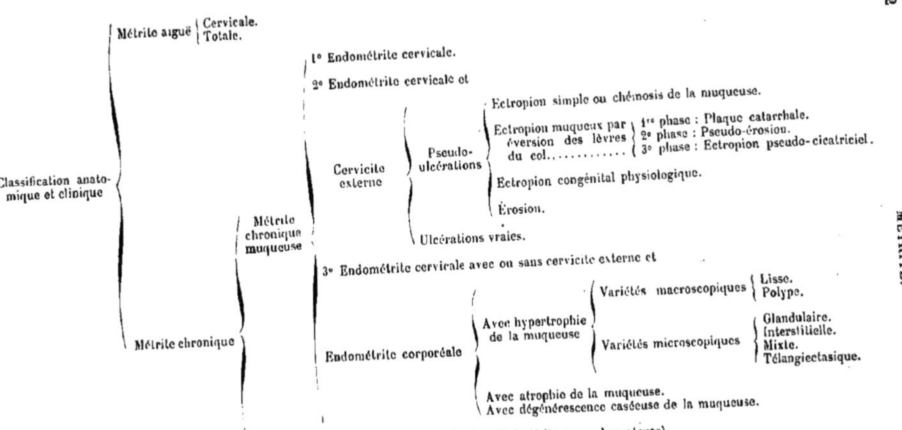
Classification anatomique et clinique
Métrite aiguë
Cervicale.
Totale.
Métrite chronique
Métrite chronique muqueuse
1° Endométrite cervicale.
2° Endométrite cervicale et
Cervicite externe
Pseudo-ulcérations
Ectropion simple ou chémosis de la muqueuse.
Ectropion muqueux par éversion des lèvres du col............
1re phase : Plaque catarrhale.
2e phase : Pseudo-érosion.
3e phase : Ectropion pseudo-cicatriciel.
Ectropion congénital physiologique.
Érosion.
Ulcérations vraies.
3° Endométrite cervicale avec ou sans cervicite externe et
Endométrite corporéale
Avec hypertrophie de la muqueuse
Variétés macroscopiques
Lisse.
Polype.
Variétés microscopiques
Glandulaire.
Interstitielle.
Mixte.
Télangiectasique.
Avec atrophie de la muqueuse.
Avec dégénérescence caséeuse de la muqueuse.
Métrite chronique muqueuse et interstitielle (métrite parenchymateuse).

PATHOGÉNIE

Pour l'étude générale des causes prédisposantes et du transport des germes, nous renvoyons au livre VI, chap. Ier, et pour les rapports des déchirures du col avec la cervicite, au livre III, chap. III.

ANATOMIE PATHOLOGIQUE

La métrite débute par le revêtement épithélial de la muqueuse utérine, pour s'étendre, de là, aux culs-de-sac glandulaires et au derme muqueux (*endométrite*); puis, de cette première étape, aux interstices celluleux de la paroi musculaire (*métrite parenchymateuse*). La métrite peut demeurer *localisée au col*, mais il ne saurait y avoir métrite vraie du corps sans métrite du col.

a. **Formes anatomiques et cliniques.**

I. **Métrite aiguë.**

La métrite aiguë est caractérisée, d'une façon générale : au point de vue *macroscopique*, par l'épaississement, le ramollissement et la congestion de la muqueuse; au point de vue *histologique*, par l'altération de l'épithélium de revêtement et des glandes (retour à l'état indifférent, transformation muqueuse, adipeuse, hydropique, nécrose, d'après Landau); par la chute de cet épithélium ; par la congestion intense et la rupture des capillaires; par l'infiltration embryonnaire du stroma, qui peut se nécroser sur une certaine épaisseur; par la dilatation des espaces lymphatiques. Mais les abcès de la paroi musculaire ne sont rien moins que prouvés.

Il se forme parfois, à la surface de la muqueuse, des fausses membranes de nature fibrineuse (*métrite exsudative* ou *croupale* des Allemands). On a également signalé l'élimination, partielle ou totale, de la muqueuse, accompagnée d'une certaine épaisseur de la paroi musculaire. Cette *métrite disséquante* (Ruge, Gusserow, Kubassow, etc.), n'a rien de commun avec la pseudométrite *exfoliatrice* qui ne comprend que la muqueuse.

La métrite aiguë est localisée au col ou totale.

II. **Métrite chronique.**

La métrite chronique porte, ou bien sur la muqueuse, en ne déterminant, dans la paroi conjonctivo-musculaire, que des lésions négligeables; ou bien intéresse, à peu près également, toute l'épaisseur de la paroi utérine.

1° Métrite chronique muqueuse.

A. **Endométrite cervicale.** — L'*endométrite cervicale* (ou *cervicite interne*, *endocervicite*) se reconnaît à la surabondance de la sécrétion muqueuse, qui est simplement trouble, ou muco-purulente et remarquable par sa viscosité. Les villosités de l'arbre de vie sont parfois sensiblement exagérées et les kystes glandulaires, quand ils existent, se manifestent sous forme de saillies pouvant atteintre 1 centimètre de diamètre (œufs de Naboth).

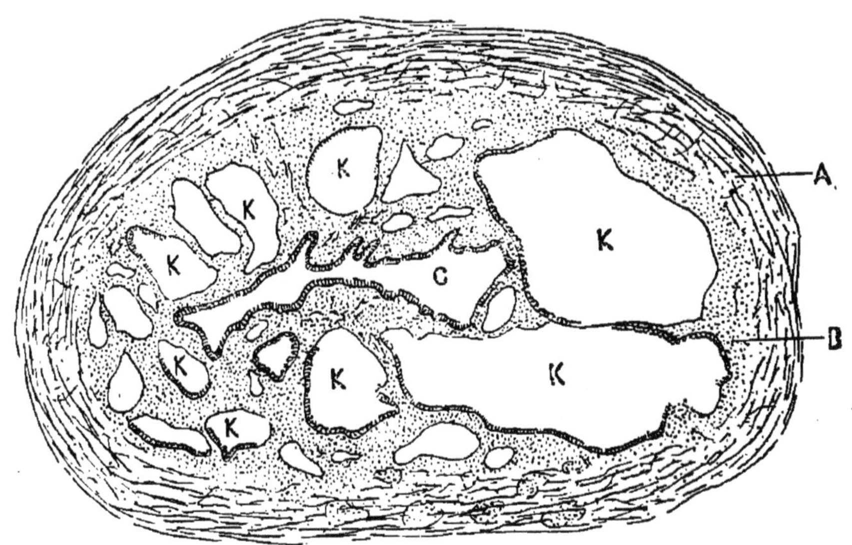

Fig. 52. — Coupe transversale totale du col dans un cas d'endométrite cervicale (Toupet). — A, musculeuse; B, muqueuse ; KK, kystes ; C, cavité du col (Toupet).

A l'examen histologique, on trouve les cellules épithéliales les plus extérieures allongées, cylindriques, ou en transformation muqueuse. Les glandes sont plus nombreuses, plus ramifiées, oblitérées ou non sur un segment de leur trajet, d'où formation des œufs de Naboth (fig. 52). Beaucoup plus souvent que dans l'endométrite corporéale, elles s'enfoncent dans l'épaisseur de la paroi musculaire en s'aplatissant, particularité très importante au point de vue thérapeutique. Leurs cellules caliciformes prolifèrent, tout en demeurant disposées sur une seule couche; tandis que le noyau est rejeté à la base de la cellule, le corps cellulaire s'allonge énormément ou, au contraire, se renfle, s'aplatit même, suivant que le mucus est retenu ou non. Du côté du tissu conjonctif, il y a multiplication des cellules normales et infiltration de cellules rondes. Ce dernier phénomène est parfois beaucoup plus accentué autour des glandes et des vaisseaux. L'hyperplasie des glandes, quand elle est considérable, peut donner lieu, sans participation importante du stroma, à l'hypertrophie du col (hypertrophie inflammatoire du col à forme *glandulaire*).

B. Cervicite externe. — Sous le nom de *cervicite externe*, nous comprenons les lésions inflammatoires qui se manifestent à l'extérieur du museau de tanche et sont en continuité pathogénique et anatomique, non avec la vaginite, mais avec la *cervicite interne*.

En même temps que les écoulements muco-purulents d'origine intra-cervicale, on rencontre très fréquemment, à la surface vaginale du museau de tanche et autour de l'orifice externe, sur les deux lèvres du col, ou sur l'une d'entre elles seulement, des plaques d'un rouge vif, plus ou moins suintantes, qui tranchent nettement sur le reste de la muqueuse de la portion vaginale (fig. 53).

Tantôt ces plaques rouges, par leurs plissements onduleux et frangés, rappellent l'aspect de la muqueuse intracervicale : ce sont les *plaques catarrhales* (Hart et Barbourg) ; tantôt elles ont une apparence *érosive*. Leur surface est à peu près *lisse* ou accidentée de saillies *granuleuses*, *papillaires*, *villeuses*, ou bien, *sphériques*, *rénitentes* et parfois *transparentes*.

Il faut, tout d'abord, décider s'il s'agit, ou non, d'*ulcérations vraies*, ainsi que le pensaient les anciens auteurs. D'après les travaux de Fischel, Dœderlein, il n'est pas douteux qu'il puisse se produire, au pourtour de l'orifice externe, des pertes de substance mettant à nu le tissu cellulaire. Mais ces *ulcérations*, qui se rattachent à la chute directe de l'épithélium ou à des bourgeonnements papillaires, sont très limitées et entées sur des *pseudo-ulcérations* recouvertes d'épithélium cylindrique.

Au-dessous de cet épithélium cylindrique, on trouve des papilles ordinairement saillantes, parfois complètement effacées et, le plus souvent, des glandes, kystiques ou non. Ces glandes sont analogues aux glandes intra-cervicales ; Cornil a cependant signalé dans un cas de véritables glandes sébacées.

Faut-il rattacher ces *pseudo-ulcérations* à l'*érosion* ou dépouillement incomplet du corps muqueux de Malpighi, dont persisterait la couche basale ? à l'*ectropion* de la muqueuse endocervicale ? à une *anomalie congénitale ?* Ces différentes théories ont été soutenues et chacune d'elles nous paraît avoir sa raison d'être.

Celle qui admet l'érosion bornée aux couches superficielles de

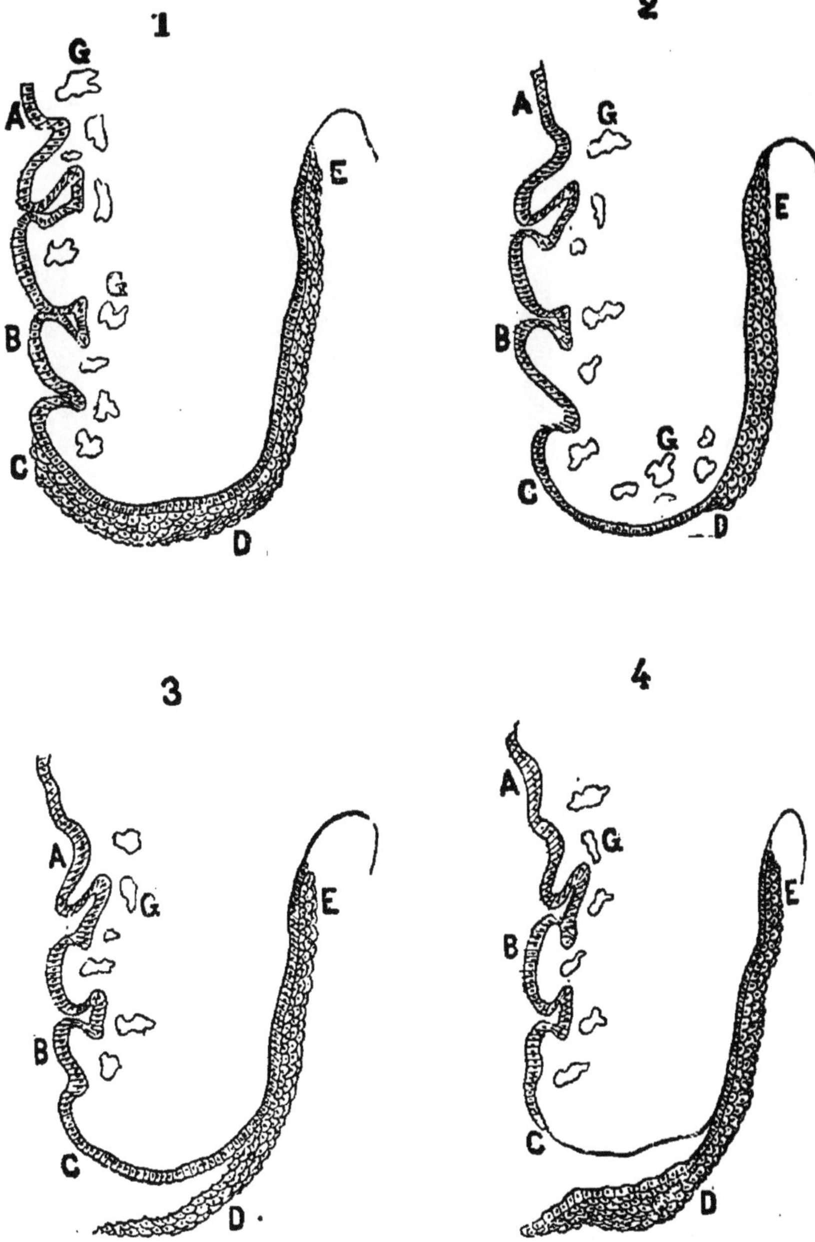

Fig. 53. — Cervicite externe (1er schéma) (Paul Petit et S. Bonnet). — 1, *État normal :* ABC, surface endocervicale avec son revêtement d'épithélium cylindrique et les plicatures de l'arbre de vie dont les dépressions se prolongent dans la profondeur sous forme de glandes GG ; C correspond à l'orifice externe ; CDE, surface vaginale du col avec son revêtement pavimenteux. — 2, *Ectropion congénital physiologique :* ABC, surface endocervicale ; CDE, surface vaginale ; de C à D, l'épithélium est cylindrique et recouvre des glandes G, sans qu'il y ait pour cela éversion des lèvres du col. — 3, *Érosion vraie :* de C à D, il y a desquamation des couches superficielles du réseau de Malpighi, mais la couche basale persiste. — 4, *Ulcération :* de C à D, desquamation complète de l'épithélium ; le tissu cellulaire est mis à nu.

l'épithélium pavimenteux (Ruge et Veit, Fischel, Landau et Abel, Cornil), ne peut certainement s'appliquer à tous les faits, : elle ne peut expliquer, en particulier, ceux dans lesquels on trouve des

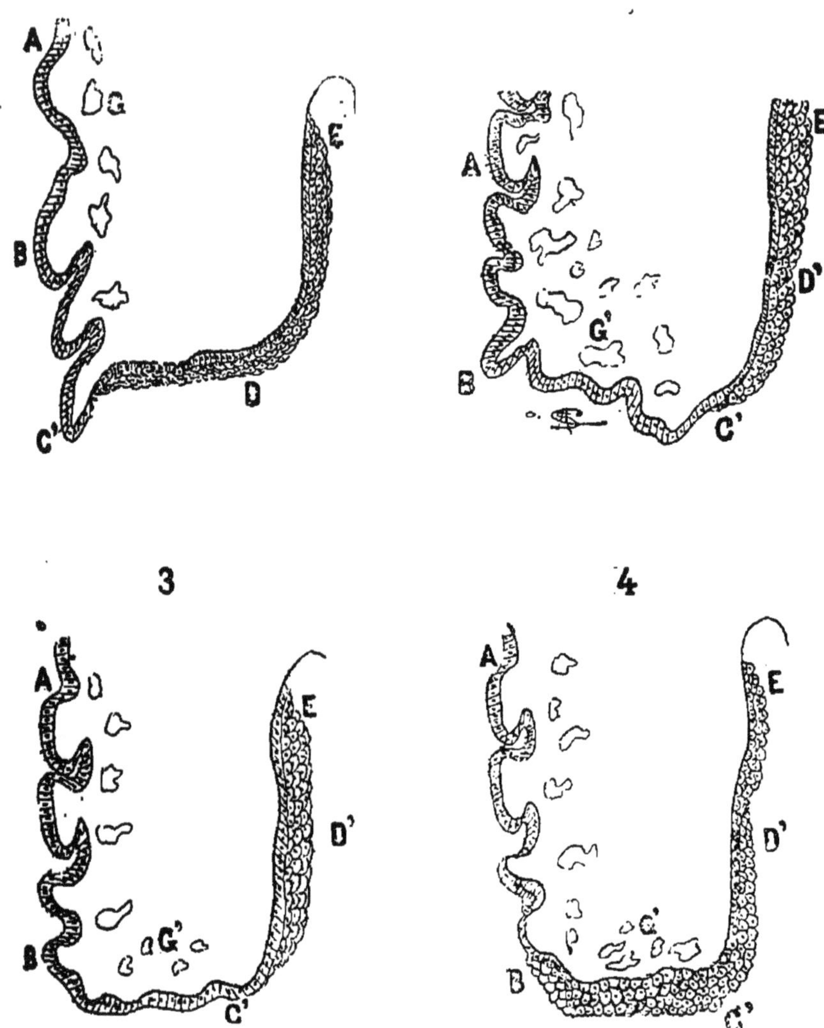

Fig. 54. — Cervicite externe (2e schéma) (Paul Petit et S. Bonnet). — 1, *Chémosis de la muqueuse :* le point C est reporté en C' par suite de la hernie de la muqueuse à travers l'orifice externe. — 2, *Plaque catarrhale,* due à l'éversion des lèvres du col qui a transporté le point D en D' et le point C en C', de telle sorte que l'orifice externe se trouve correspondre au point B et que la surface vaginale du col recouvre de B à C' des glandes, G'. — 3, *Plaque pseudo-érosive,* se distinguant surtout de la précédente par le nivellement des villosités. — 4, *Ectropion pseudo-cicatriciel :* transformation de l'épithélium cylindrique, compris de B à C', en épithélium pavimenteux.

culs-de-sac glandulaires, sous la pseudo-ulcération, à une grande distance de l'orifice externe et jusque sous le revêtement pavimenteux stratifié qui l'entoure. On a répondu à cette objection en disant : 1° Qu'il s'agissait de glandes à direction très oblique. Mais on en trouve parfois beaucoup trop loin de l'orifice externe pour que cette hypothèse soit admissible. D'autre part, il est des plaques, d'apparence érosive, qui en sont complètement dépourvues: à cette particularité pathologique il faut une explication particulière et la théorie de l'érosion lui convient justement très bien; 2° Ruge et Veit ont avancé qu'il s'agissait de néoformations glandulaires. Mais cette assertion, acceptée bénévolement par plusieurs auteurs (Martin, Abel et Landau, etc.), n'a pas été démontrée et nous nous demandons, avec Cushing, si les invaginations épithéliales qu'ont vues Ruge et Veit ne représentaient pas un début d'épithélioma.

Que l'épithélium cylindrique de la pseudo-ulcération se continue directement avec la couche basale de l'épithélium pavimenteux circonférentiel; que l'apparence papillaire s'accorde avec le dépouillement des papilles dermiques, on peut fort bien l'admettre. Mais ces constatations ne sont en rien contraires à la théorie *de l'ectropion* : le passage insensible de l'épithélium cylindrique à l'épithélium pavimenteux est un fait normal à l'embouchure du museau de tanche et l'apparence papillaire, simplement granuleuse même, peut être également due aux végétations de l'arbre de vie. Celles-ci, en effet, au voisinage de l'orifice externe, sont beaucoup moins développées et se présentent comme de simples vallonnements de transition entre les végétations arborescentes situées plus haut et les papilles vaginales.

Quoi qu'il en soit, on ne voit pas pourquoi la leucorrhée cervicale, qui produit, au-dehors de la vulve, la dermite intertrigineuse, ne provoquerait pas des effets analogues au voisinage même de sa production. Si la théorie de l'érosion ne convient pas aux pseudo-ulcérations folliculaires, à ces cas où l'éversion simple de la muqueuse intra-cervicale est évidente, aux pseudo-ulcérations puerpérales avec ectropion des lèvres du col, appréciables sous le doigt jusqu'aux limites de la lésion superficielle, nous ne nous opposons pas à ce qu'on lui attribue d'autres cas : telles sont, en particulier, les pseudo-ulcérations qui naissent à une certaine distance de l'orifice externe, en plein épithélium pavimenteux, et la plupart de celles qui relèvent de la blennorrhagie, sans addition de traumatisme puerpéral.

Mais la théorie de l'*ectropion de la muqueuse endocervicale, compliqué d'inflammation*, répond à la généralité des faits. L'*ectropion muqueux* s'accompagne, ou non, de l'*éversion* de la paroi musculaire sous-jacente. Dans le premier cas, ou bien l'*éversion* se reconnaît facilement, ainsi que les *lacérations* qui l'ont déterminée; ou bien elle est dissimulée, soit par le décollement du vagin, soit par le tassement progressif du stroma cervical, quand la déchirure est peu prononcée. Dans le second cas, la muqueuse éversée se présente, à travers la dilatation traumatique ou inflammatoire du col, sous forme d'un liséré rose vif, périostial, qui ne permet guère l'erreur.

La pseudo-ulcération pourrait encore être le fait d'une anomalie congénitale. On fixe généralement au niveau de l'orifice externe du col la ligne d'union de l'épithélium cylindrique et de l'épithélium pavimenteux. Mais, en réalité, elle peut se déplacer, tantôt vers la cavité cervicale, tantôt vers le vagin. La première alternative a été élucidée par Friedlænder, Lott, Landau et Abel, etc. La seconde, qui nous intéresse davantage, par Fischel. Sur vingt-huit examens d'utérus de nouveau-nés, cet auteur a constaté, dix fois, qu'à partir de l'orifice externe, la surface vaginale du museau de tanche était recouverte, sur une étendue plus ou moins grande, d'épithélium cylindrique. Cet *ectropion congénital physiologique* (Fischel), qui résulte, en somme, de la non-transformation de l'épithélium cylindrique des conduits de Müller en épithélium pavimenteux, comporte, non seulement un revêtement de cellules cylindriques qui peut être entrecoupé d'îlots de cellules plates, mais aussi des glandes en grappe analogues aux glandes intra-cervicales. Chez l'adulte, il peut persister dans son intégrité (Abel et Landau). Mais, plus souvent encore, l'épithélium de revêtement, ayant fini par subir l'évolution normale, les glandes persistent (Klotz) et deviennent une amorce pour les *érosions* futures.

Nous ne ferons que signaler, en passant, la théorie inadmissible de Schröder, d'après laquelle l'épithélium cylindrique du col s'avancerait au-dessous de l'épithélium pavimenteux du vagin pour le remplacer.

En résumé : 1° *Au point de vue histologique*, la pseudo-ulcération peut être : *soit un ectropion de la muqueuse intra-cervicale associé à l'inflammation épithéliale ou, à la fois, épithéliale et dermique, compliqué, ou non, d'éversion des lèvres du col; soit une érosion du revêtement pavimenteux de la surface vaginale du col, favorisée, ou non, par la présence de glandes anormales, d'origine congénitale; soit une anomalie congénitale, par défaut de transformation de l'épithélium müllerien.* Cette anomalie a été dénommée par Fischel *ectropion congénital physiologique*, terme défectueux d'ailleurs, le mot ectropion indiquant un changement d'habitat qui, dans l'espèce, n'a pas lieu. *L'ulcération vraie* semble n'être jamais que partielle et entée sur la pseudo-ulcération, au même titre que l'*érosion folliculaire*, dont nous n'avons pas encore parlé, et qui résulte de l'éclatement des œufs de Naboth.

2° *Au point de vue macroscopique* et *clinique*, tantôt la pseudo-ulcération rappelle l'aspect de la muqueuse intra-cervicale, peu ou pas modifiée par l'inflammation interstitielle, et cet aspect correspond à une réalité anatomique : c'est la *plaque catarrhale;* tantôt elle revêt les apparences d'une *érosion* qui peut n'être qu'une *pseudo-érosion*.

La *plaque catarrhale* se distingue : de l'*érosion* en général, par son aspect; de l'*érosion vraie*, par l'existence fréquente de saillies glandulaires (aspect folliculaire), et, en outre, s'il faut en croire Abel et Landau, par la nature de son épithélium dont les éléments seraient plus élevés, plus larges et pourvus de cils vibratiles. Elle comprend l'*ectropion muqueux*, *simple* (chémosis) *ou compliqué d'éversion, d'origine traumatique* ou *inflammatoire*, et l'*ectropion congénital*. Est-il possible d'opter entre ces deux origines ? Nous serions assez portés à attribuer à l'ectropion congénital les cas, peu communs d'ailleurs, de plaques catarrhales assez étendues, sans déchirure, sans induration ni hypertrophie du col (fig. 55). Il faut savoir aussi que la séparation des deux lèvres du col ne suffit pas à écarter cette hypothèse pathogénique, attendu que la même disposition peut être congénitale; Fischel l'a constatée chez le nouveau-né et l'a retrouvée, au cours de la grossesse, chez des femmes qui n'avaient jamais accouché.

L'*érosion macroscopique* comprend : 1° des *érosions vraies de l'épithélium pavimenteux périostial;* 2° des *pseudo-érosions*, qui sont, en réalité, des *plaques catarrhales modifiées par l'inflammation dermique de la muqueuse endocervicale extériorisée*, et qui se distinguent des premières par l'aspect folliculaire et les caractères généraux de l'*éversion*, compliquée, ou non, d'*ectropion*, sur lesquels nous avons suffisamment insisté.

L'aspect *lisse* des pseudo-ulcérations serait dû, d'après Fischel, à l'effacement des papilles par le gonflement du derme muqueux.

Les saillies qui donnent l'aspect *papillaire*, avec ses variétés *granuleuse*, *villeuse*, peuvent être dues au dépouillement incomplet (érosion), ou parfois complet en certains points (ulcération), des papilles vaginales — à l'ectopie de l'arbre de vie — mais non pas, comme l'ont avancé Ruge et Veit, à des travées intermédiaires à des néoglandes.

La pseudo-ulcération étant constituée, l'épithélium pavimenteux peut, à un moment donné, reprendre ses droits et se substituer, soit concentriquement, soit par des travées irrégulières, à l'épithélium cylindrique qui la recouvrait. S'il s'agissait d'une plaque catarrhale ou pseudo-érosive, la guérison ne sera donc qu'appa-

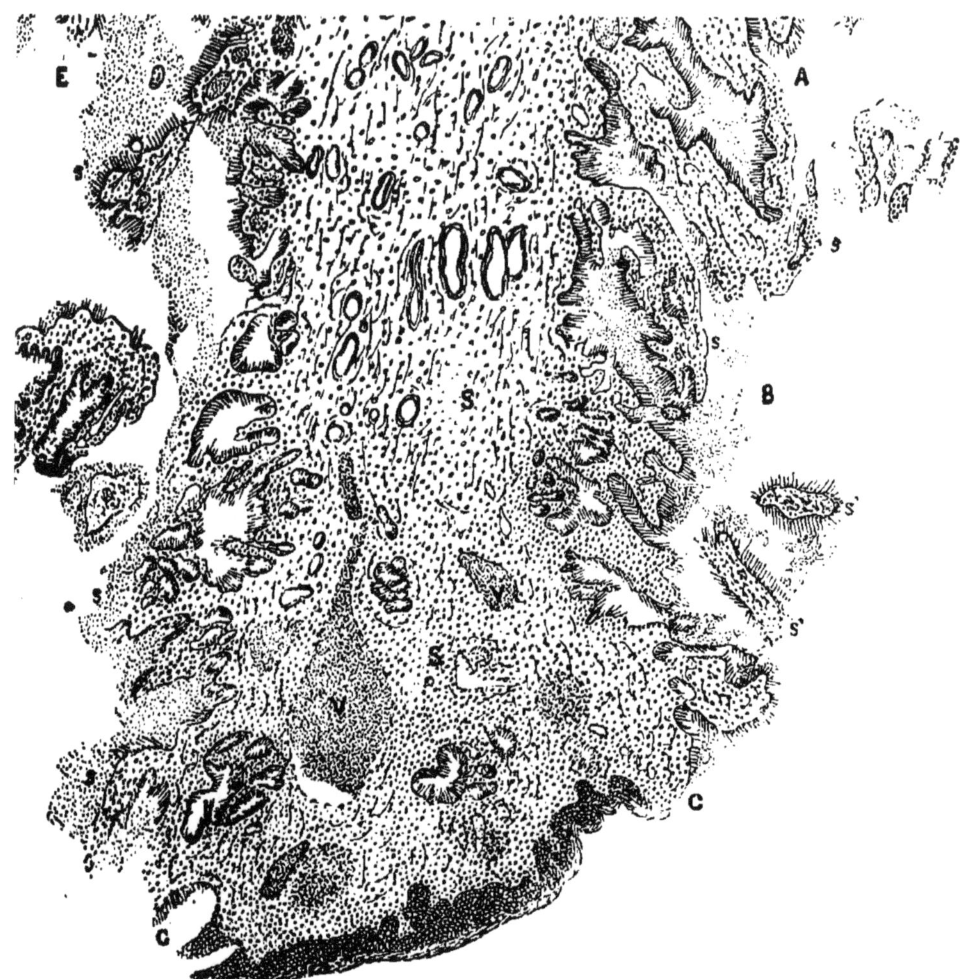

Fig. 55. — Métrite cervicale subaiguë (Grossissement de 35 diamètres) (Paul Petit et S. Bonnet). — Coupe perpendiculaire à l'une des lèvres d'un col qui était de petit volume, conique, plutôt diminué de consistance et peu épais. — ABC, surface endocervicale, avec les saillies de l'arbre de vie coupées en long *ss*, et en travers ou obliquement *s' s'*; GG, enfoncements glandulaires s'ouvrant entre les plicatures de l'arbre de vie ; de C à C, vers l'orifice du museau de tanche, îlot d'épithélium pavimenteux ; CDE, plaque catarrhale d'origine indéterminée offrant une complète analogie avec l'arbre de vie endocervical ABC ; S, stroma infiltré de cellules embryonnaires, surtout vers les bords de la coupe et au voisinage de l'orifice externe ; VV, petits vaisseaux énormément dilatés.

rente, car, au-dessous de l'épithélium plat, persisteront des glandes enflammées. Cet *ectropion pseudo-cicatriciel* coïncide généralement avec des lésions parenchymateuses assez accentuées (fig. 56 et 57).

Mais il faut savoir que les glandes extra-cervicales ne sont pas toujours d'origine pathologique. Nous rappellerons, en effet, que ces glandes, kystiques ou non, peuvent se rapporter à l'épidermisation tardive de l'ectropion congénital, et, par suite, exister comme glandes normales, ou du moins non enflammées, dans un stroma normal et sous

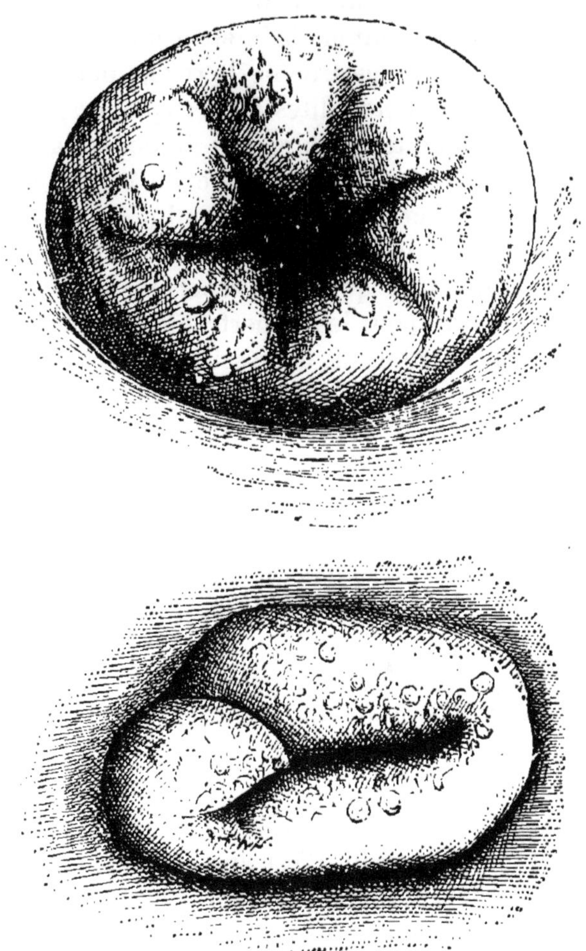

Fig. 56. — Ectropion pseudo-cicatriciel avec déchirure bifide et étoilée (d'après Emmet).

un revêtement normal. Il ne faut donc pas conclure, de simples saillies folliculaires à la surface d'un col, d'apparence saine par ailleurs, à l'antécédence nécessaire d'une endocervicite et à la coexistence de lésions plus ou moins profondes du stroma.

C. **Endométrite corporéale.** — Ainsi que le fait remarquer Treub, dans la grande généralité des écoulements utérins manifestement inflammatoires, muco-purulents, on ne retire du corps de l'utérus que des débris insignifiants, à peine propres à l'examen histologique. Or la propagation au corps de l'utérus est probable dans une partie de ces cas, étant données les douleurs utérines, actuelles ou antérieures, la consistance moins dense de l'écoulement, et la salpingite concomitante.

Nous verrons, d'autre part, que les *hyperplasies* de la muqueuse utérine peuvent exister en dehors de l'inflammation.

Il paraît donc plus rationnel d'admettre que la métrite chronique détruit, plutôt qu'elle n'hypertrophie, le revêtement interne de l'utérus, et que les endométrites, dites *hypertrophiques*, ne méritent pas ce nom ou ne sont que la combinaison de deux maladies, l'une, de nature inflammatoire, qui est localisée au col ou généralisée, et l'autre, d'ordre purement trophique (Treub).

Le fait n'est pas douteux pour la *pseudo-métrite déciduale* et la *pseudo-métrite exfoliatrice* que nous reportons au livre VII. Mais il faut faire des réserves pour les hypertrophies glandulaires et interstitielles, que nous étudierons donc ici, suivant l'usage.

a. Endométrite corporéale avec hypertrophie de la muqueuse. — La muqueuse corporéale présente communément, lorsqu'elle est hyperplasiée, 3, 4, 5 et, parfois, jusqu'à 10 et 15 millimètres d'épaisseur, au lieu de 1 millimètre, chiffre normal. Elle est tomenteuse, friable et se détache facilement, tandis qu'à l'état sain elle est de consistance ferme et adhère davantage au stroma sous-jacent. Elle présente simplement de petites saillies, alternant avec des dépressions, ou bien de véritables végétations qui, à un certain degré de développement, prennent l'apparence et le nom de *polypes*.

Ce qui distingue essentiellement la variété *glandulaire* de l'hyperplasie muqueuse, c'est la prédominance, du côté des glandes, des phénomèmes progressifs et leur énergie histogénétique qui se manifeste, grâce à l'absence de barrière sous-muqueuse, jusque dans l'épaisseur du muscle utérin. C'est aussi la tendance des tissus hyperplasiés à persister, sinon à s'accroître, caractère qui les rapproche du néoplasme et donne peut-être la clef de la transformation trop fréquente de l'hyperplasie simple en épithélioma.

Les glandes, d'abord à peu près perpendiculaires à la surface de la muqueuse, se contournent et s'élargissent d'autant plus qu'on se rapproche davantage de la profondeur. Elles peuvent atteindre jusqu'à dix fois leur longueur normale (Cornil) et présentent parfois, çà et là, en particulier chez les vieilles femmes, de petits kystes, analogues aux œufs de Naboth du col, mais qui renferment un liquide moins consistant. Il est difficile de dire s'il y a simplement augmentation des dimensions et des sinuosités normales des glandes (hypertrophie), ou bien aussi augmentation de leur nombre (hyperplasie). Leur revêtement épithélial est formé d'une seule couche de cellules cylindriques allongées et renflées, nettement séparées du tissu conjonctif ambiant par une bordure de cellules plates. Un certain nombre ont conservé leurs cils vibratiles (Cornil). Les autres sont remplies de mucus vers leur bord libre. Çà et là se

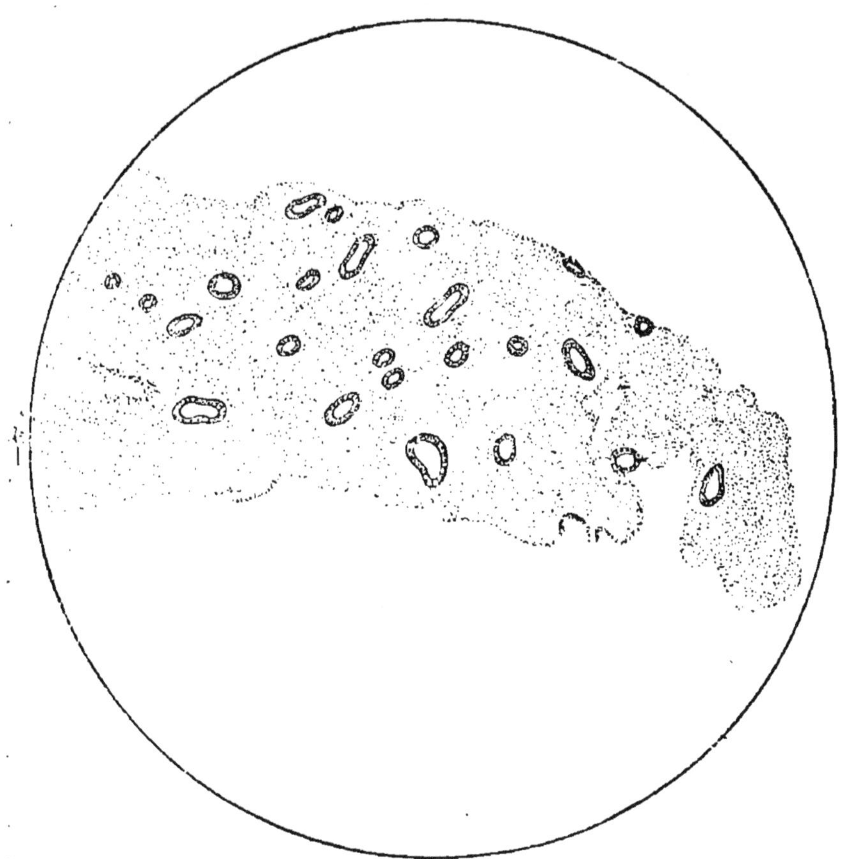

Fig. 57. — Coupe d'un fragment de muqueuse utérine obtenu par le curettage explorateur : *État normal* (Grossissement de 35 diamètres) (Paul Petit et S. Bonnet).

voient des phénomènes de kariokynèse. Les tubes glandulaires renferment des globes muqueux et des cellules migratrices; Cornil les a vus parfois comblés par des cylindres hyalins analogues à ceux de l'albuminurie chronique. Du côté du stroma conjonctif, il y a gonflement des cellules normales, diapédèse plus ou moins active et dilatation des vaisseaux.

Dans l'hyperplasie *interstitielle*, la prolifération porte uniquement sur le tissu conjonctif. Les glandes se présentent absolument comme dans un tissu normal, mais sont plus rares, du fait même de leur écartement par le tissu conjonctif hypertrophié.

D'après Meyer, les cellules conjonctives peuvent, non seulement se gonfler et proliférer, mais prendre l'aspect de véritables cellules déciduales, fusiformes ou géantes. Il est probable que, dans ces

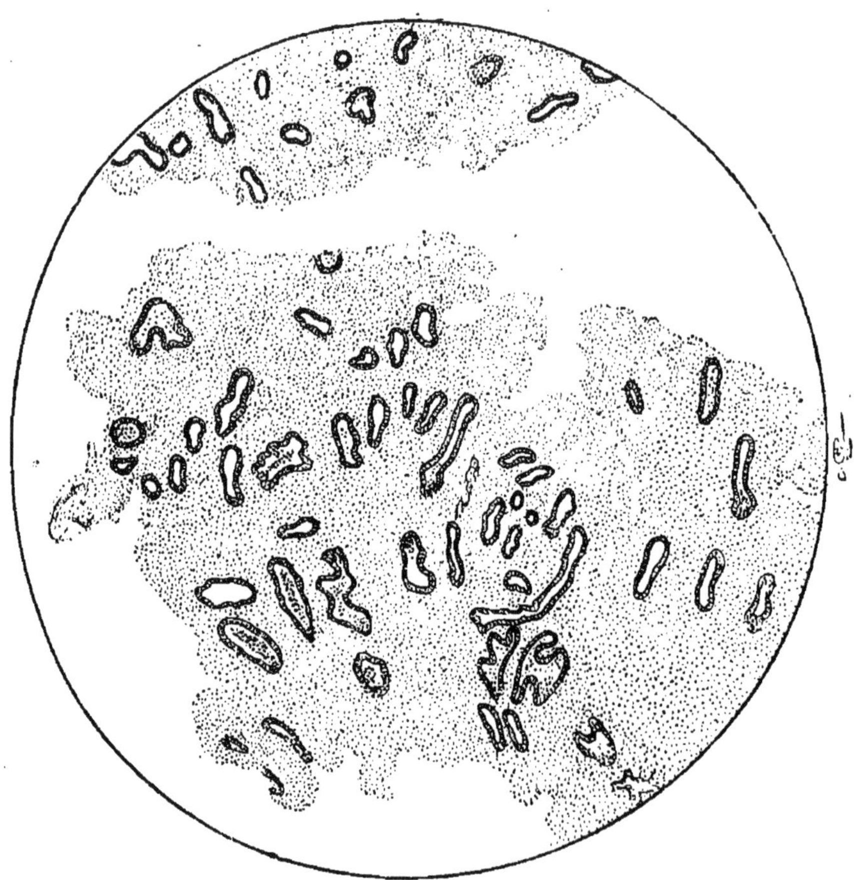

Fig. 58. — Coupe d'un fragment de muqueuse utérine obtenu par le curettage : *Hyperplasie à forme mixte* (Grossissement de 35 diamètres) (Paul Petit et S. Bonnet).

cas, on a affaire à la *pseudo-métrite déciduale* dont nous parlerons plus tard.

De Sinéty a décrit une forme d'endométrite interstitielle caractérisée par des végétations purement embryonnaires. Mais il est le seul à l'avoir observée.

Dans l'hypertrophie *mixte* (fig. 58), la prolifération est également répartie entre le tissu interstitiel et les glandes.

Enfin la forme *hémorrhagique*, ou mieux, *télangiectasique*, est caractérisée par l'abondance et l'ectasie des capillaires, surtout vers la surface de la muqueuse. Dans cette forme, le tissu interstitiel est ordinairement prédominant.

Il est d'usage de décrire à part la forme polypeuse de l'hyperplasie endométritique. Mais les *polypes muqueux* ne présentent de particulier que leurs caractères macroscopiques. Ordinairement allongés, en forme de langue de chat, parfois arrondis, rougeâtres, d'une consistance toute spéciale, lisses ou grenus à leur surface, ils se rencontrent, de préférence, dans le col et peuvent arriver à pendre dans le vagin. Les variétés de leur structure histologique correspondent absolument à celles que nous venons d'énumérer pour la forme hypertrophique non polypeuse. Ainsi, le polype muqueux peut être *glandulaire*, *fibro-muqueux* (forme correspondant à l'endométrite interstitielle), *télangiectasique*.

b. Endométrite corporéale avec atrophie de la muqueuse. — Nous verrons, au chapitre vii, comment se présente l'atrophie de la muqueuse au niveau des myomes à développement intra-utérin.

Sous le nom d'endométrite *atrophique* des vieilles femmes (Heitzmann, Klob), sont comprises des lésions qui ne sont que le dernier terme des proliférations interstitielles ou qui résultent du travail des bacilles sur des tissus normalement dégénérés. Ici le stroma interglandulaire est sclérosé, les glandes du corps, atrophiées; l'épithélium de revêtement subit la transformation pavimenteuse ou disparait par places ; les ulcérations qui en résultent fournissent du pus, ou même du sang; les vaisseaux peuvent demeurer très abondants.

c. Dégénérescence caséeuse. — Cette lésion n'est pas moins utile à connaitre que la précédente, au point de vue du diagnostic différentiel de l'inflammation et de l'épithélioma. Elle se rencontre également chez les femmes d'un certain âge, et se présente sous forme d'un magma nécrobiotique, analogue à celui du coryza caséeux (Bouilly), d'odeur infecte et très adhérent aux tissus sous-jacents.

2° Métrite chronique parenchymateuse.

Sous le nom de métrite chronique *parenchymateuse*, il faut entendre, faute d'un meilleur terme, l'inflammation chronique de toute l'épaisseur de la paroi utérine. Mais, de même que pour l'endométrite, les lésions attribuées à l'inflammation interstitielle peuvent fort bien correspondre aussi à de simples troubles névro-vasculaires.

Les lésions muqueuses nous sont connues.

Les lésions sous-muqueuses consistent dans l'hypergenèse et la

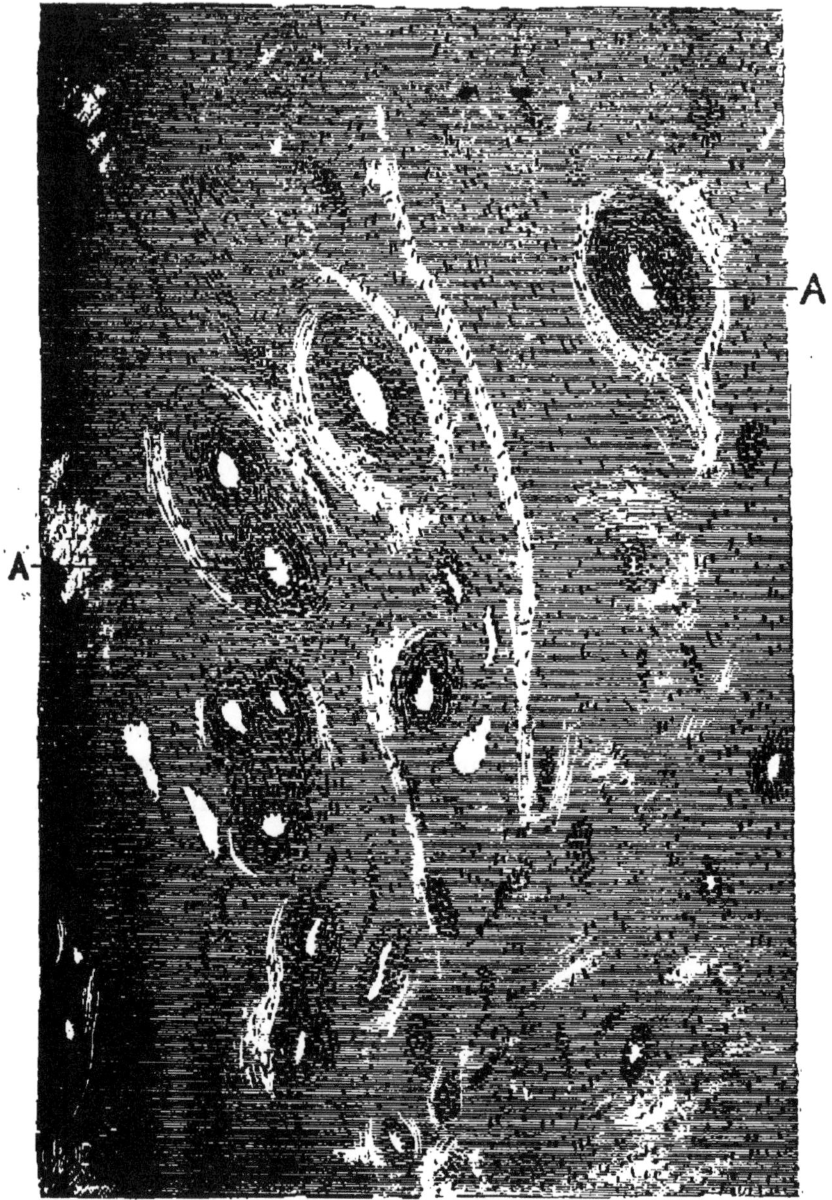

Fig. 59. — Lésions des tissus sous-muqueux dans la métrite chronique parenchymateuse (Toupet). — AA, vaisseaux.

sclérose du tissu conjonctif intermusculaire qui prend la place des fibres lisses de la paroi et de ses vaisseaux dont la lumière s'efface (fig. 59). Comme le tissu conjonctif néoformé ne subit pas la rétraction cicatricielle, la lésion aboutit à l'*hypertrophie fibreuse* de la région atteinte.

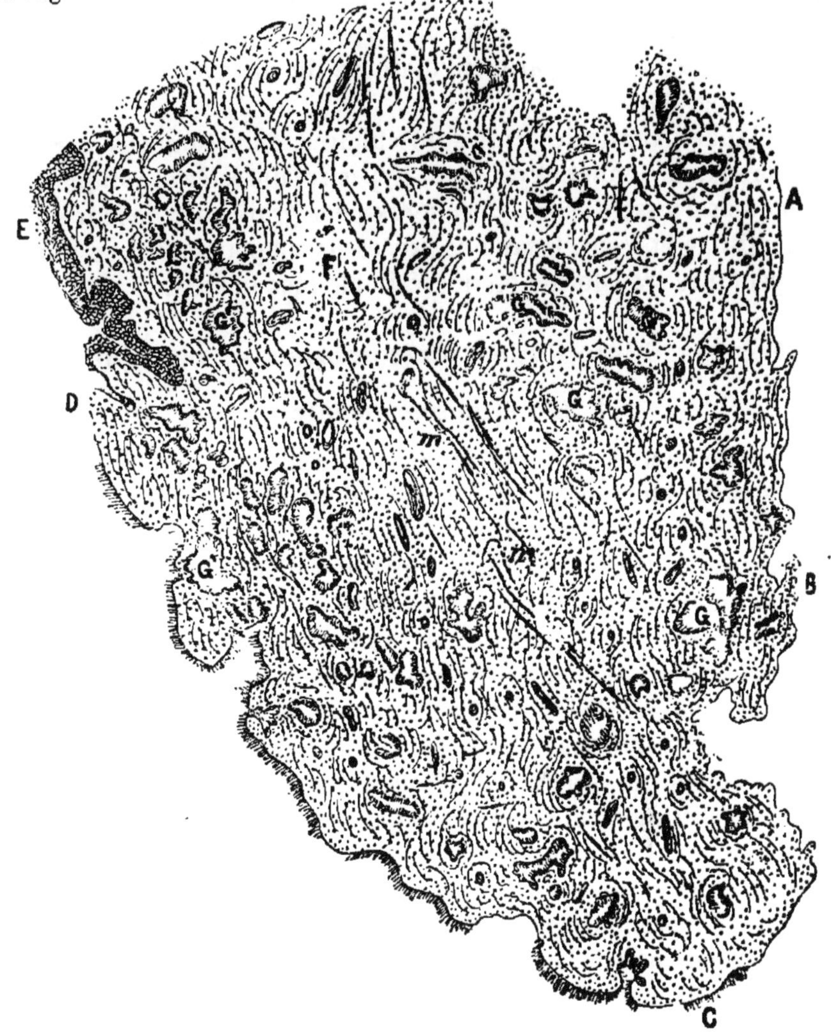

Fig. 60. — Métrite chronique parenchymateuse du col (Grossissement de 43 diamètres) (Paul Petit et S. Bonnet). — Coupe perpendiculaire à l'une des lèvres du col : ABC, surface endocervicale après le curettage qui a nivelé à peu près l'arbre de vie, mais n'a pu atteindre un grand nombre de glandes GG, situées dans l'épaisseur du stroma; C, niveau de l'orifice externe; CDE, ectropion de la muqueuse endocervicale dû à l'éversion des lèvres du col; de C à D, l'épithélium est cylindrique; de D à E, il est pavimenteux (ectropion pseudo-cicatriciel). Au-dessous de cet épithélium extériorisé court une chaîne de glandes G' G', parallèle à la chaîne de glandes endocervicales GG; FF, stroma fibreux dans lequel se voient encore quelques faisceaux musculaires *m, m*.

Les points de départ de la sclérose paraissent être les parois des glandes et des vaisseaux et le revêtement muqueux. De ces points l'on voit partir des travées fibreuses qui s'enfoncent, comme autant de coins, dans le tissu sous-jacent.

Les lésions des tissus sous-muqueux sont ordinairement plus prononcées dans le col que dans le corps. Parfois même l'on peut dire qu'il y a métrite parenchymateuse du col avec endométrite du corps (fig. 60).

Les glandes cervicales intra-musculaires, emprisonnées par le tissu fibreux, deviennent kystiques (hypertrophie scléro-kystique du col), ou disparaissent, après dégénérescence graisseuse de leur épithélium (Ruge et Veit). Quand ce processus est poussé un peu loin, le col peut être transformé en un véritable bloc fibreux.

b. Formes étiologiques, anatomiques et cliniques.

I. Métrite puerpérale.

La métrite puerpérale a été étudiée, à l'*état aigu*, par Widal, et, plus complètement encore, par Bumm dont nous résumerons les travaux.

Les germes *putrides* ne donnent qu'une *endométrite localisée*. Ils occupent uniquement la zone superficielle de la caduque, dont ils déterminent la nécrose sous forme d'une *bouillie brunâtre*. Au-dessous de cette zone se trouve une couche granuleuse dépourvue de microbes et chargée de les arrêter.

Les germes *septiques*, streptocoques et staphylocoques, peuvent également ne produire qu'une *endométrite localisée*, dans laquelle on distingue une couche superficielle nécrotique et une zone de réaction. La couche nécrotique est *purulente* ou *diphtéroïde*, à moins que des germes saprophytes ne provoquent la putréfaction, auquel cas elle prend l'aspect signalé plus haut.

Quand l'endométrite localisée guérit, le derme muqueux se régénère aux dépens de la couche granuleuse et le revêtement épithélial se reproduit grâce à la conservation d'un certain nombre de culs-de-sac glandulaires.

Comme l'a soutenu Widal, Bumm a constaté que les streptocoques seuls pouvaient pénétrer le tissu musculaire. Il pense cependant qu'il faut faire quelques réserves, à ce sujet, pour la forme thrombosique; le tissu à vitalité amoindrie du thrombus peut, en effet, offrir un bon terrain de culture à plusieurs sortes de micro-organismes.

L'endométrite streptococcique peut se transmettre au muscle utérin par les lymphatiques, par les veines, ou par ces deux voies à la fois.

Quand la transmission se fait par les lymphatiques, la zone de réaction n'est qu'à l'état de vestige, et, en bien des points, le tissu nécrotique de la muqueuse se continue directement avec la paroi musculaire. Les germes suivent les gros troncs lymphathiques ou les espaces inter-musculaires (érysipèle utérin), se propageant ainsi jusqu'au péritoine.

Quand la transmission est uniquement veineuse, on observe, au contraire, au-dessus de l'eschare de la muqueuse, une zone embryonnaire très nette.

Les différences dans l'évolution ultérieure de l'infection (limitation au tissu utérin ou généralisation), s'expliquent par le degré de virulence des bactéries et par certaines conditions locales favorisant, ou non, leur extension (moindre développement des vaisseaux à la suite de l'avortement qu'après l'accouchement à terme, béance des vaisseaux dans le cas de subinvolution utérine...).

II. **Métrite blennorrhagique.**

Nos connaissances, relativement à la métrite blennorrhagique, se réduisent à peu de chose.

Il semble avéré que le gonocoque ne dépasse pas les limites du derme muqueux. D'après Éraud, Aubert, de Sinéty, Bumm, Steinbach, il resterait le plus souvent cantonné dans le col. Les exceptions à cette règle coïncident avec l'effraction de l'orifice interne chez les multipares ou avec des cathétérismes intempestifs.

III. **Métrite tuberculeuse.**

Mettant de côté les faits de tuberculose transmise à l'utérus par la voie circulatoire, nous aurons seulement en vue la tuberculose utérine d'*origine tubaire* et la tuberculose utérine *primitive*.

La tuberculose utérine d'*origine tubaire*, ou *descendante*, s'arrête ordinairement à l'orifice interne et coïncide avec des lésions semblables d'autres organes, du péritoine pelvien en particulier.

La tuberculose utérine *primitive*, *ascendante*, beaucoup plus rare encore que la forme précédente, se localise d'abord dans le col.

Pour les tubercules de la *surface vaginale du col*, voir chap. II.

La tuberculose utérine à forme *endométritique* (Daurios), ou mieux *parenchymateuse*, intéresse surtout la muqueuse, mais s'infiltre, en même temps, plus ou moins loin, et dès ses débuts, dans la paroi musculaire qui est toujours notablement hypertrophiée.

Enfin, les lésions peuvent siéger uniquement dans l'épaisseur du muscle et, dans ce cas, l'augmentation de volume de l'utérus, quand elle existe, est toujours peu marquée ; c'est la forme *interstitielle* ou *intra-musculaire* (Daurios).

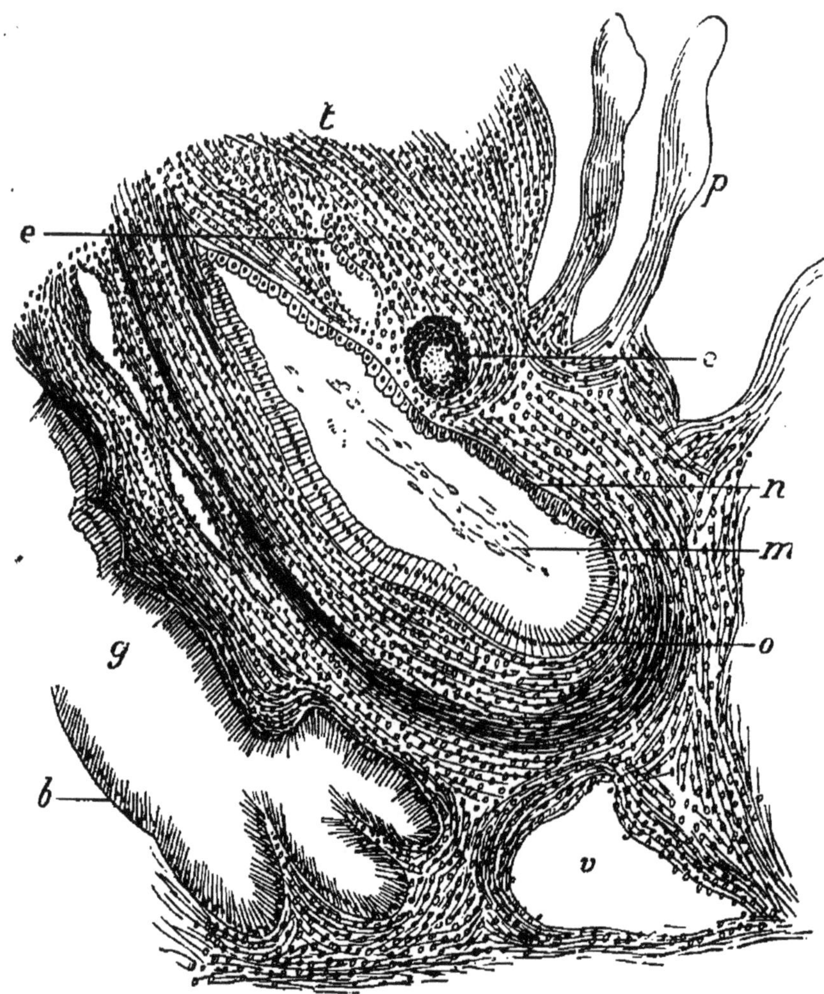

Fig. 61. — Tuberculose intra-cervicale (Grossissement de 35 diamètres) (Cornil). — *p*, papilles et végétations superficielles ; *t*, tissu conjonctif contenant beaucoup de cellules rondes ; *e*, fissure dans un tissu tuberculeux où l'on voit des cellules épithélioïdes appartenant à un follicule tuberculeux ; *c*, cellule géante ; *n*, revêtement épithélial d'une glande, au niveau d'un follicule tuberculeux et présentant des cellules épithéliales grosses et ramassées ; *o*, revêtement épithélial formé de longues cellules ; *m*, mucus contenu dans la glande ; *b*, cellules épithéliales très allongées d'une glande ; *v*, vaisseau.

Avant la période d'ulcération, les tubercules de la muqueuse utérine ne sont pas visibles à l'œil nu et il ne faut pas s'attendre à les trouver constitués au grand complet, comme les follicules des séreuses. Dans un cas de tuberculose intra-cervicale au début, examiné par Cornil, ceux qui se montraient au milieu du derme muqueux étaient uniquement représentés par des cellules géantes, les cellules embryonnaires circonvoisines se fusionnant d'une façon insensible avec le tissu inflammatoire. Au voisinage des glandes, on voyait des sortes d'ébauches de follicules, constitués par des cellules géantes et par la transformation épithélioïde des

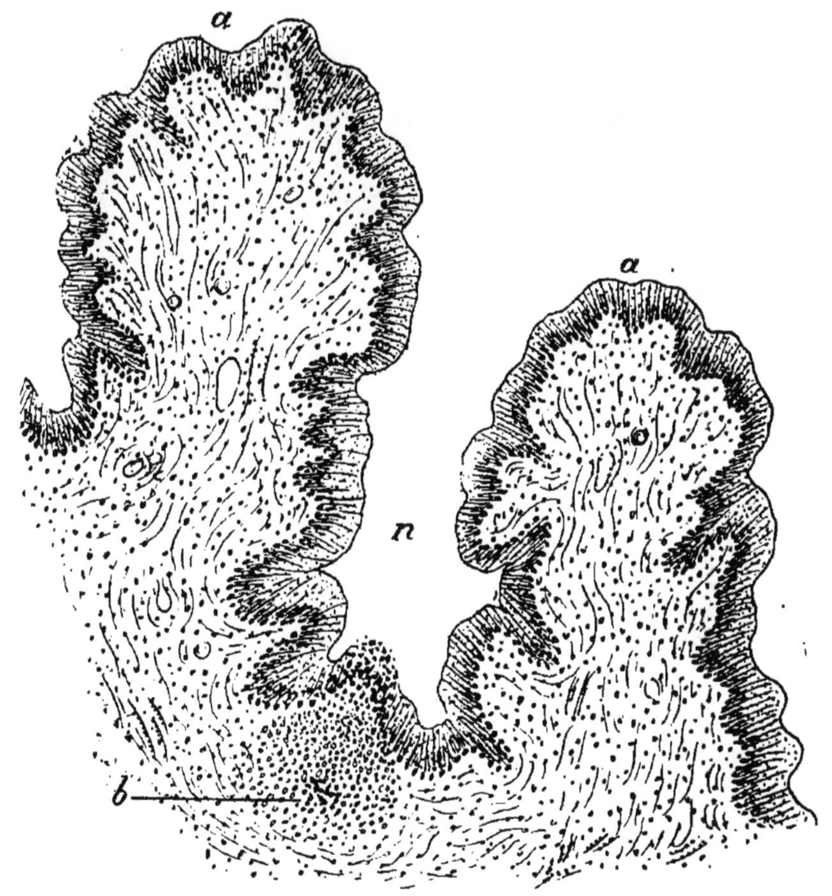

Fig. 62. — Tuberculose expérimentale du col (Grossissement de 57 diamètres) (Cornil). — *a*, *a*, villosités de l'arbre de vie ; *n*, dépression comprise entre deux villosités ; *b*, granulation tuberculeuse.

cellules de revêtement les plus proches (fig. 61). Par ailleurs, le tissu conjonctif de la muqueuse et les glandes présentaient les caractères généraux de l'inflammation. Plus profondément, entre les faisceaux musculaires, on trouvait des follicules types.

En injectant dans le vagin de cobayes des cultures de bacilles tuberculeux, Cornil est arrivé à déterminer des lésions tuberculeuses du col qui, à l'intérieur de la cavité cervicale, se sont manifestées tout d'abord sous forme de granulations élémentaires sous-muqueuses, semées de quelques cellules épithélioïdes. L'épithélium de revêtement était demeuré intact (fig. 62).

A la période d'ulcération de la tuberculose endométritique, la muqueuse utérine est convertie, par places ou sur toute son étendue,

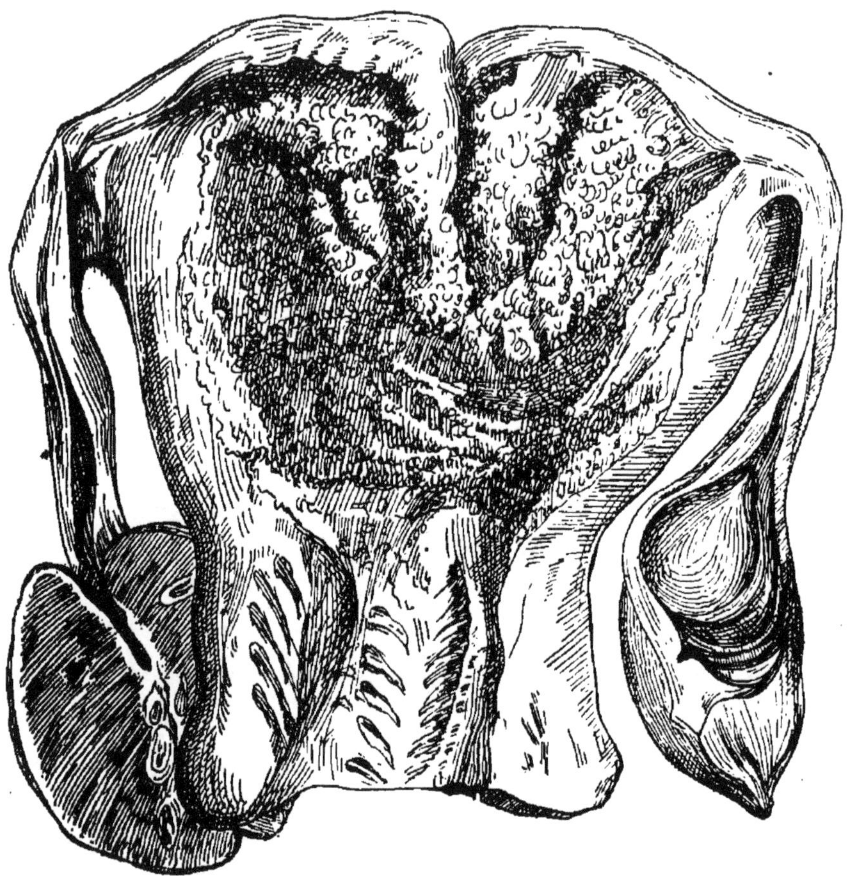

Fig. 63. — Tuberculose de l'utérus et des trompes (Barnes). — L'utérus étant ouvert de haut en bas, la cavité corporéale apparait tapissée d'un magma caséeux.

en un magma caséeux recouvert d'une sécrétion épaisse et grumeleuse. Cette couche caséeuse est formée de petites cellules qui ont subi la nécrose de coagulation. Au-dessous d'elle, on trouve une zone embryonnaire en pleine activité, semée de cellules géantes, et, dans l'épaisseur même de la paroi musculaire, quelques follicules.

Il faut savoir que la recherche des bacilles, aussi bien dans les sécrétions que dans les coupes, peut être absolument infructueuse.

SYMPTÔMES

a. Formes anatomiques et cliniques.

I. Métrite aiguë.

1. Métrite aiguë cervicale.

Symptômes subjectifs et fonctionnels. — La métrite aiguë, localisée au col, est ordinairement d'origine blennorrhagique et s'accompagne de vaginite.

La douleur, provoquée par le contact du doigt explorateur, d'un spéculum, d'une canule, est manifeste et se rapporte bien au point touché. Indépendamment des irradiations pelviennes vagues qu'elle peut présenter, la douleur spontanée siège surtout à la *région sacrée, au bas des reins*, disent les malades (action directe sur le plexus sacré ou contracture des ligaments utéro-sacrés). Cette douleur augmente avec les règles et peut s'accompagner, surtout à ce moment, de coliques utérines liées aux obstacles qu'apportent à l'écoulement des sécrétions le spasme de l'orifice interne ou l'hypertrophie de la muqueuse.

L'hypersécrétion inflammatoire des glandes du col se traduit d'abord par l'écoulement d'un fluide glaireux, vitreux, comme le mucus normal, mais plus abondant et plus consistant, empesant le linge sans le tacher.

Cette sécrétion se trouble rapidement grâce à l'adjonction d'éléments épithéliaux et de leucocytes. Elle devient successivement louche, jaunâtre, verdâtre, comme dans le coryza mûr. Grâce à leur viscosité et aux prolongements qu'elles poussent jusque dans la profondeur des culs-de-sac glandulaires, ces glaires sont adhérentes, au point de ne pouvoir être détachées qu'avec peine, et ne s'échappent à l'extérieur que d'une façon intermittente.

Les *symptômes généraux* sont nuls ou négligeables, de même que les modifications de l'écoulement menstruel.

Signes physiques. — A l'examen physique, le col est gonflé, rouge ou violacé, mou et comme œdémateux; l'orifice externe est élargi et l'on rencontre, ou non, à son pourtour, avec des caractères d'acuité, les lésions de la cervicite externe sur lesquelles nous insisterons dans l'étude de la métrite chronique.

2. Métrite aiguë totale.

Symptômes subjectifs et fonctionnels. — Dans la métrite aiguë totale (métrite puerpérale, par exemple), le début, qui suit de près l'intervention de la cause, de quelques heures à un ou deux jours, est marqué par tous les symptômes d'une inflammation viscérale quelconque : frisson, élévation thermique notable, vomissements ; ou simplement, par des malaises, des nausées et une fièvre légère. Dans tous les cas, la malade éprouve des douleurs plus ou moins vives dans tout l'appareil génital : sensations de pesanteur, de chaleur, de gène dans le bas-ventre et même le vagin ; coliques utérines, douleurs irradiées aux cuisses, aux aines et aux reins, exaspérées par la station debout, le mouvement, les efforts, la palpation, le toucher. Il y a ordinairement du ténesme rectal et surtout vésical, du tympanisme. Si l'affection se montre pendant les règles, celles-ci se suppriment ordinairement pour reparaître ensuite avec plus d'abondance.

Au bout de deux ou trois jours, survient un écoulement d'abord muqueux, puis muco-purulent, provenant à la fois des glandes du col et de celles du corps, enfin, sanguinolent. Il y a moins souvent une hémorrhagie véritable dont l'apparition est le signal d'une détente, et qui dure plusieurs jours.

Signes physiques. — Le toucher et le palper combinés, qui doivent être pratiqués avec beaucoup de ménagement, dénotent une augmentation de volume de l'organe. Le corps est globuleux et très sensible à la pression ; le col présente les caractères signalés plus haut. On doit, autant que possible, s'abstenir de l'hystérométrie et de l'examen au spéculum.

II. Métrite chronique.

La métrite chronique succède à la métrite aiguë ou s'établit d'emblée, d'une façon insidieuse.

Elle est actuellement confondue, ainsi que nous l'avons déjà fait entendre, avec des lésions pseudo-métritiques que nous nous efforcerons de dissocier.

Nous étudierons, à propos de chacune des formes de la métrite chronique, les signes physiques, et les symptômes fonctionnels et subjectifs qui relèvent directement de l'utérus ; mais il existe, en outre, des symptômes de *voisinage* et des symptômes *généraux* qui, sensiblement communs à ces diverses formes, gagnent à être étudiés dans leur ensemble.

Bien qu'avec moins d'intensité que dans la forme aiguë, la métrite chronique retentit souvent sur le fonctionnement de la *vessie* et du *rectum*. Les mictions sont plus fréquentes, douloureuses, et s'accompagnent parfois de ténesme. Ces troubles vésicaux sont, dans la plupart des cas, purement réflexes, mais peuvent résulter aussi d'une congestion de la muqueuse vésicale.

Il est peu de malades qui ne se plaignent de constipation et de ballonnement du ventre.

Outre la tympanite, il n'est pas rare d'observer de la gastralgie, de l'ectasie gastrique, avec ses conséquences, et toutes les variétés de dyspepsie.

Du côté de l'*appareil circulatoire :* des palpitations, liées à l'anémie, à l'état nerveux ou aux troubles gastriques.

Du côté de l'*appareil respiratoire*, Müller, d'après Pozzi, a insisté sur une toux spéciale, survenant par émissions isolées plutôt que par quintes, sèche, étouffée, quelquefois rauque, et sans signes stéthoscopiques.

Du côté du *système nerveux :* névralgies diverses, particulièrement lombo-abdominale, intercostale, sciatique, fémorale, assez souvent coccygienne (coccycodynie), céphalique et faciale. Il n'est pas rare que les malades présentent, en outre, des phénomènes de mélancolie, d'hypochondrie, de neurasthénie, d'hystérie, et même d'épilepsie. Enfin, on a signalé des troubles d'accommodation et même des lésions inflammatoires des milieux de l'œil (Ramsay) manifestement liés à l'état de l'utérus (C. Morse).

La résultante de ces troubles divers finirait par imprimer à la physionomie de la malade un cachet spécial qu'on a dénommé *facies utérin*. Mais, en réalité, le *facies utérin* manque souvent, n'a rien de spécial à la métrite et l'on a beaucoup trop étendu, sans preuves suffisantes, l'influence des maladies génitales, surtout en ce qui concerne l'utérus, sur les différents troubles, viscéraux ou nerveux, concomitants.

1. Métrite chronique muqueuse.

Nous rappelons que, sous le nom de métrite chronique muqueuse, nous entendons parler des inflammations chroniques de l'utérus dans lesquelles les lésions de la paroi musculaire sont nulles ou négligeables.

A. Endométrite cervicale. — L'endocervicite, pure, sans complication de cervicite externe, ne s'observe qu'en l'absence de déchirure du col.

Symptômes subjectifs et fonctionnels. — Elle se manifeste surtout par la *leucorrhée*, c'est-à-dire par un écoulement muco-purulent, plus ou ou moins visqueux, blanchâtre ou jaunâtre, dont nous avons déjà parlé à propos de l'état aigu.

Les *douleurs sacrées* se retrouvent également, mais atténuées. L'*hypertrophie glandulaire* du col, quand elle existe, donne lieu à des sensations de *pesanteur*, de *tension* et de *corps étranger*. Suivant que le col hypertrophié appuie sur la vessie ou sur le rectum, il peut y avoir de la dysurie ou de la dyschésie.

A moins d'hypertrophie polypoïde de la muqueuse ou de déformations concomitantes, le plus souvent d'origine congénitale (col conique, atrésie de l'orifice externe), il n'y a pas à proprement parler de *dysménorrhée*. Mais la stérilité peut fort bien dépendre de l'acidité des sécrétions ou de l'obstacle opposé aux spermatozoïdes par les sécrétions visqueuses du col.

Signes physiques. — Le col est augmenté de volume, diminué de consistance, d'un rouge plus ou moins foncé. Spontanément, ou sous l'action de la valve de Sims et d'un écarteur, qui expriment ses lèvres, il laisse sourdre à la vue une grosse goutte muco-purulente qu'il est difficile de détacher.

L'hystéromètre se meut librement dans sa cavité, qui affecte parfois la forme d'un ellipsoïde limité, en haut et en bas, par les orifices interne et externe sténosés.

Les parois mêmes du col sont épaissies, et le corps, semblant relativement plus petit qu'à l'état normal, l'utérus peut présenter, dans son ensemble, l'*aspect infantile*. Mais cet aspect, quand il est très marqué, relève ordinairement, en première ligne, d'un vice congénital et doit donc être considéré comme étant plutôt une cause prédisposante et continuatrice, qu'un résultat de l'inflammation; celle-ci ne ferait que l'exagérer. Il en est de même pour l'antéflexion et la conicité du col qu'il est également fréquent de rencontrer avec l'endométrite cervicale.

B. Endométrite cervicale et cervicite externe. — Dans une deuxième forme clinique, les lésions de l'endométrite cervicale se combinent avec celles de la cervicite externe qui n'en est, à vrai dire, que la continuation.

Symptômes subjectifs et fonctionnels. — Les symptômes de l'endométrite cervicale nous sont connus.

La pseudo-ulcération mêle ses sécrétions inflammatoires à celles de la muqueuse interne. Elle est parfois la source d'un suintement sanguin qui présente des caractères particuliers : ce suintement est toujours assez léger et mélangé de mucus (ne déterminant sur le linge que des taches peu colorées), irrégulièrement intermittent, et survient de préférence après le coït ou une marche prolongée.

Signes physiques. — Nous n'avons pas à revenir ici sur les lésions surajoutées, *traumatismes* et *déformations* consécutives, que nous avons déjà étudiées dans le livre III; on peut reporter sur ces lésions, d'une part, et sur la cervicite interne et externe, d'autre part, ce que nous avons dit, au paragraphe précédent, sur l'influence réciproque de l'endométrite cervicale et des malformations.

Nous ferons remarquer de plus que les malformations en question : antéflexion, conicité du col, atrésie de l'orifice externe, infantilisme utérin, se rencontrent plus particulièrement avec le *chémosis* ou l'*érosion* des nullipares; tandis que les *déchirures du col* accompagnent ordinairement la *pseudo-ulcération* des femmes qui ont accouché, qu'il s'agisse d'une plaque *catarrhale vraie* ou d'une *pseudo-érosion*, continuée ou non par une *érosion vraie*, émaillée, ou non, d'*ulcérations*.

Nous avons assez insisté, *à l'anatomie pathologique*, sur les modalités diverses de la pseudo-ulcération pour n'avoir ici qu'à les rappeler brièvement.

L'*ectropion simple*, ou *chémosis de la muqueuse endocervicale*, se traduit par un bourrelet périostial d'un rouge vif sur lequel il n'y a guère à se tromper.

L'*ectropion muqueux, compliqué d'éversion des lèvres du col*, quand il en est encore à la phase *catarrhale* de l'inflammation, rappelle assez bien son origine par son aspect vernissé, parfois folliculaire, et par les plis onduleux de sa surface. Quand il a été modifié par l'inflammation *dermique*, il peut simuler l'*érosion vraie* (*pseudo-érosion*), d'autant plus que, si la déchirure est peu accentuée ou, si elle s'accompagne d'un décollement du vagin, elle peut être dissimulée par le tassement des fibres du col ou par le bourrelet vaginal. Mais, outre qu'il suffit d'être averti de ces causes d'erreur pour les éviter, la muqueuse d'origine intra-cervicale est séparée de la muqueuse cervico-vaginale par un léger relief qui s'apprécie très bien au doigt, et il est rare qu'à cette phase de l'inflammation, elle n'ait pas l'*apparence folliculaire* (acné du col).

Il est possible que l'*érosion vraie* existe seule ou continue, sur la voûte du vagin, la plaque catarrhale dont nous venons de la différencier.

Quant à la *plaque catarrhale congénitale*, ou *ectropion congénital physiologique* de Fischel, il est probable que, dans la majorité des cas, elle ne persiste pas telle qu'elle était à l'origine; mais il est possible que des glandes lui survivent et que ces glandes soient l'origine de certaines pseudo-ulcérations folliculaires absolument analogues, au point de vue évolutif, sauf le degré et la durée de l'inflammation, à la plaque catarrhale acquise et récidivante (Voir plus loin). Ces *plaques catarrhales congénitales*, ou d'*origine congénitale*, correspondent sans doute à ces pseudo-ulcérations folliculaires assez étendues que l'absence de lacération éloigne de l'ectropion vrai, que l'apparence pseudo-érosive rapproche de l'érosion vraie, et qui semblent justifier, de la part de ceux qui admettent, en tout et pour tout, l'érosion, la conception de la néoglande. C'est encore à cette origine qu'il faudrait rapporter les pseudo-ulcérations folliculaires avec séparation des lèvres du col, chez les nullipares.

Nous rappellerons que l'aspect lisse de la pseudo-ulcération se rapporte à l'œdème (Fischel) ; l'aspect granuleux, papillaire, villeux, au développement des papilles vaginales ou des villosités intra-cervicales ; enfin, que l'on peut rencontrer, sous l'influence de la dermite, à la surface de la pseudo-ulcération, des dépressions plus ou moins apparentes, dues à l'ouverture spontanée ou artificielle des follicules (érosion folliculaire), ou à des ulcérations vraies.

C. **Endométrite totale avec ou sans cervicite externe.** — Dans une troisième forme clinique, les lésions de l'endométrite cervicale, avec ou sans cervicite externe, sont associées aux lésions de l'endométrite corporéale.

Symptômes subjectifs et fonctionnels. — Dans cette modalité de la métrite, les *douleurs* manquent encore assez souvent. En l'absence de nervosisme, de complications utérines (flexion, par ex.) ou péri-utérines, elles sont toujours modérées.

Les douleurs *provoquées* par le contact de la main siègent plus spécialement au fond de l'utérus. Celles que détermine l'hystérométrie sont lancinantes, nauséeuses, et se produisent au même endroit ou au contact de l'orifice interne. Indépendamment de la *douleur sacrée* qui répond à la métrite du col, il se produit parfois, à la *région hypogastrique*, et sous forme de *coliques*, des douleurs spontanées qui dépendent de l'endométrite corporéale : continues ou intermittentes, elles ont leur maximum au début des règles, ou pendant tout leur cours, et s'atténuent généralement après la saignée qui en résulte.

Les *hémorrhagies* sont à peu près constantes. Les règles avancent, revenant tous les quinze, vingt ou vingt-cinq jours. D'une abondance exagérée pendant deux, trois, ou quatre jours, elles ne font que diminuer, ou bien s'arrêtent, pour reparaître bientôt, et traînent plus ou moins longtemps. Dans ce cas, le sang qui s'écoule est ordinairement mélangé de leucorrhée et forme, sur le linge, des taches d'un rouge sale, entourées d'une auréole plus claire, ou des taches jaunâtres striées de sang. Les malades restent à peine dix ou quinze jours du mois sans être garnies. Dans d'autres cas, l'écoulement est à la fois surabondant et prolongé : il y a de véritables *ménorrhagies;* ou bien, il se produit des *métrorrhagies* intermenstruelles qui surviennent deux fois ou trois pendant le mois et ont une durée tout à fait irrégulière, de telle sorte que les malades, perdant la notion de l'époque où elles doivent attendre leurs règles, se plaignent *d'être toujours dans le sang*.

Isolée avec le tube de Küstner, la *leucorrhée* du corps de l'utérus est de consistance séreuse ou muqueuse et de couleur blanc jaunâtre. En pratique, elle ne se présente que mélangée à la leucorrhée du col; mais le liquide qui résulte de ce mélange présente une consistance semi-fluide qui suffit souvent à éclairer le diagnostic. Sa production est continue, s'exagère ordinairement avec toutes les causes de congestion, particulièrement la congestion menstruelle, et c'est avant et après les règles qu'il s'écoule en plus grande abondance.

La *stérilité* peut résulter de la profluence des sécrétions et du mauvais état de la muqueuse, qui s'opposent à la greffe de l'ovule.

Signes physiques. — Ceux qui se rapportent à l'inflammation muqueuse du col nous sont connus.

L'endométrite corporéale détermine une augmentation de volume du corps de l'utérus qui devient globuleux. L'hystéromètre franchit sans peine l'orifice interne, par suite de la béance paralytique du sphincter isthmique, et dénote un agrandissement général de la cavité utérine, tant en largeur qu'en longueur : au lieu de 5 1/2 à 7 centimètres qu'elle offre, en moyenne, à l'état normal, elle mesure jusqu'à 8 et 9 centimètres. Au delà de ce chiffre, il est rare qu'il s'agisse d'endométrite pure et l'on doit de suite penser à la subinvolution, au fibrome, aux néoplasmes malins, à l'étirement de l'utérus par une tumeur voisine, à moins que la malade ne soit d'une taille au-dessus de la normale. Indépendamment des hyperesthésies localisées dont nous avons parlé, l'hystérométrie permet encore d'apprécier l'augmentation d'épaisseur des parois utérines, ainsi que l'épaisseur propre, les irrégularités et la consistance de la muqueuse.

Il sera souvent utile d'avoir recours au curettage explorateur, qui permettra d'affirmer l'existence des lésions endométritiques, et d'en préciser la nature et le degré : de ces données dépend l'indication plus ou moins formelle du curettage. A la simple inspection des fragments enlevés, on peut souvent se rendre suffisamment compte de l'état hypertrophique, atrophique ou caséeux de la muqueuse. Mais les particularités histologiques que nous avons décrites sont indispensables à connaître pour différencier, dans les cas douteux, les lésions inflammatoires ou pseudo-inflammatoires, du néoplasme. Il faut aussi savoir qu'entre les modifications passagères de la menstruation et celles d'une endométrite légère il n'est aucune différence appréciable : dans l'un et l'autre cas, il y a redressement des conduits glandulaires par rapport à la surface de la muqueuse, allongement et ectasie de ces conduits, suractivité de

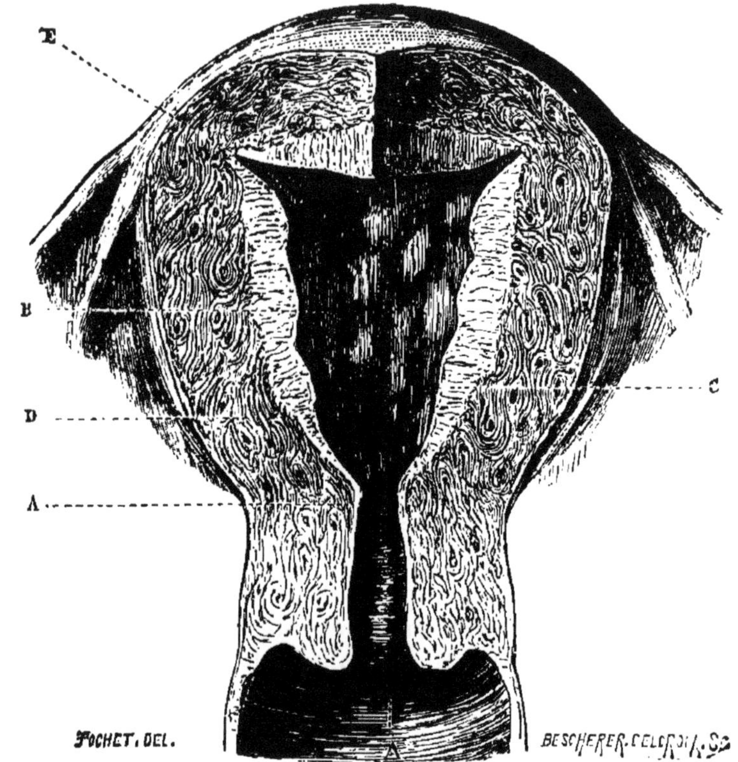

Fig. 64. — Utérus pendant la menstruation (Gallard). — A, muqueuse du col ; B, muqueuse du corps très boursouflée ; C, épaisseur de cette muqueuse ; EE, diminution de son épaisseur au niveau des orifices tubaires et de l'orifice du col ; D, tissu propre.

la sécrétion, dilatation des vaisseaux, hypergenèse du tissu interstitiel. Ces phénomènes, lorsqu'ils se rattachent aux règles, commencent à l'approche du flux sanguin et s'effacent peu après lui, de façon à durer le tiers du mois environ. Le coup de curette n'a donc toute son importance diagnostique que dans le milieu de la période intermenstruelle, à moins qu'il ne ramène des débris très épais.

Ainsi que nous l'avons déjà dit, ces lésions généralisées de l'endométrium, avec hypertrophie marquée au niveau du corps de l'utérus, ne sont peut-être que la combinaison de deux maladies : l'une inflammatoire et l'autre qui ne l'est pas (Treub). Peut-être aussi vaudrait-il mieux réserver l'appellation simple d'*endométrite totale* aux formes dans lesquelles il y a écoulement séro-purulent, hémorrhagies peu marquées, et muqueuse d'apparence normale ou même atrophique.

L'endométrite *caséeuse* donne lieu à des écoulements d'odeur infecte et s'accompagne d'un mauvais état général, ce qui, en raison de l'âge avancé de la malade, peut en imposer pour du néoplasme.

De même l'*endométrite atrophique*, malgré la quasi disparition de la muqueuse, peut s'accompagner d'hémorrhagies en même temps que d'écoulements purulents provenant des ulcérations.

Les *polypes muqueux* se présentent sous forme de petites tumeurs, uniques ou multiples, en général étroites et allongées, arrondies ou aplaties, rosées ou violacées, rappelant, par leur consistance, la crête du coq. Elles sont incluses dans la cavité utérine ou font saillie dans le vagin. Les symptômes dominants de ces productions consistent en *coliques expulsives* et en hémorrhagies encore plus abondantes peut-être que celles des hypertrophies non polypeuses de l'endométrium.

2° Métrite chronique parenchymateuse.

Symptômes subjectifs et fonctionnels. — Dans la métrite parenchymateuse, il arrive, du fait des progrès de la sclérose, que les règles, au lieu d'être plus abondantes, diminuent, ou mieux, se suppriment, de même que les sécrétions pathologiques. Les douleurs, et surtout les symptômes généraux, semblent plus marqués que dans la métrite chronique muqueuse.

Signes physiques. — Le volume de l'utérus est ordinairement très augmenté (8 à 10 centimètres d'hystérométrie); dans des cas plus rares, qui se rattachent à la ménopause ou à la superinvolution, il est, au contraire, au-dessous de la normale. La consistance des parois, diminuée en cas de subinvolution, peut devenir, au contraire, dans les cas anciens, très ferme et comme ligneuse.

b. **Formes étiologiques, anatomiques et cliniques.**

1. **Métrite puerpérale.**

Nous avons pris, comme type de la métrite aiguë totale, la métrite d'origine puerpérale, et nous n'avons pas à y revenir. Nous insisterons seulement sur ce fait, que la fétidité lochiale, signe sur lequel on s'appuie ordinairement pour juger de l'infection puerpérale, ne survient que vingt-quatre heures, au minimum, après la première poussée thermique.

Widal, Bumm ne nous renseignent, pas plus que leurs prédécesseurs, sur l'évolution du streptocoque dans l'utérus, après la phase aiguë de l'affection.

Au point de vue clinique, la métrite chronique d'origine puerpérale se différencie par les anamnestiques, les déformations, les lacérations et les troubles involutifs qui l'accompagnent ordinairement.

II. Métrite blennorrhagique.

La métrite blennorrhagique se manifeste d'abord dans le col et peut y demeurer cantonnée. Elle détermine un écoulement mucopurulent, très abondant, à la phase aiguë, et remarquable ultérieurement par sa ténacité. Cet écoulement s'accompagne d'érosions périostiales d'un rouge vif, qui sont probablement des *érosions vraies* dans tous les cas où il ne s'agit pas d'infection mixte puerpéro-gonorrhéique.

En clinique, on se base surtout, pour établir le diagnostic, sur l'interrogatoire et sur les autres manifestations de la maladie, du côté de la vulve et du vagin. Nous avons déjà dit ce qu'il fallait penser des recherches bactériologiques (chap. 1er).

III. Métrite tuberculeuse.

Un écoulement épais, grumeleux, joint à l'aménorrhée, à la stérilité, à un mauvais état général et surtout à l'existence avérée de tubercules en d'autres points de l'organisme, pourra faire soupçonner la *tuberculose endométritique*. Mais l'examen histologique seul et, mieux encore, l'inoculation (voir chap. 1er), permettront d'en affirmer l'existence.

Quant à la forme *interstitielle* ou *intra-musculaire* de la tuberculose utérine, elle est absolument *latente*.

MARCHE

a. Métrite aiguë.

I. Métrite cervicale.

La métrite cervicale aiguë ne s'étend que trop souvent au corps; la propagation s'effectue ordinairement à l'occasion de la menstruation ou d'un cathétérisme intempestif. A l'aide d'un traitement approprié, à la fois actif et prudent, elle peut guérir; mais, abandonnée à elle-même, elle passe à l'état chronique. Le fond des glandes recèle des foyers mal éteints qui se ravivent pendant les règles ou à la suite d'une fatigue, d'un refroidissement, et donnent lieu à des rechutes plus ou moins espacées et atténuées.

II. Métrite totale.

Dans les cas les plus heureux de métrite aiguë totale, la fièvre et les douleurs spontanées se calment au bout de quelques jours; mais l'utérus reste sensible et douloureux à la pression. Les hémorrhagies s'arrètent. Quant à l'écoulement muco-purulent, il persiste plus ou moins longtemps.

Grâce à un traitement approprié, la guérison complète n'est pas impossible; mais, le plus souvent, il y a passage à l'état chronique, avec ou sans transmission de l'inflammation au péritoine par les lymphatiques, ou à la trompe et, de là, au péritoine, par la voie muqueuse. La formation d'abcès dans les parois de l'utérus est plutôt théorique que réelle : plusieurs observations de ce genre, mal interprétées, se rapportent certainement à des collections péri-utérines ouvertes dans l'organe.

b. Métrite chronique

I Métrite muqueuse.

1° Cervicite externe.

Spontanément, ou sous l'influence du traitement, la pseudo-ulcération arrive, en général, à s'épidermiser. A moins qu'on ait employé le fer rouge ou certains caustiques chimiques, qui provoquent la sclérose du col, l'érosion simple peut ainsi guérir complètement. Mais s'il s'agit de pseudo-ulcération folliculaire, même en l'absence de toute cautérisation, la guérison ne sera qu'apparente : au-dessous de l'épiderme de néoformation persisteront des kystes glandulaires, ordinairement beaucoup plus appréciables au toucher qu'à la vue, criblant le col comme des grains de plomb. Sans faire souffrir positivement la malade, ces kystes, bridés par l'épiderme, peuvent donner lieu à des sensations de tension, de gonflement, assez pénibles, qui cèdent immédiatement à des ponctions bien dirigées.

L'*ectropion pseudo-cicatriciel*, ainsi constitué par l épidermisation de l'ectropion à épithélium cylindrique et par la persistance de ses glandes, peut se dépouiller de l'épiderme néoformé à l'exception de sa couche basale, donnant ainsi lieu à une sorte d'*érosion secondaire* ou de *pseudo-érosion récidivante*. Ce dépouillement, de même que l'épidermisation, peut être limité et se faire sur une ou plusieurs zones concentriques à l'orifice externe ou irrégulièrement réparties. Ces particularités, jointes à celles que nous avons déjà signalées, expliquent les apparences très variées de la cervicite externe.

2° Endométrite cervicale.

L'endométrite cervicale peut persister très longtemps à l'état chronique et résister avec opiniâtreté aux traitements conservateurs les mieux compris en apparence. Cette ténacité s'explique par la profondeur et l'enkystement des glandes ou par l'intervention, trop négligée peut-être, à l'heure actuelle, de l'état général (arthritisme, lymphatisme). Comme l'endocervicite aiguë, elle peut se propager, de bas en haut, au corps de l'utérus et sous l'influence des mêmes causes.

3° Endométrite corporéale.

La tendance naturelle de l'endométrite corporéale chronique est de persister, avec des périodes d'accalmie, et de se transmettre à la trompe par la voie muqueuse, sous l'influence d'une cause quelconque de congestion. Elle détermine aussi dans le muscle, par la voie des lymphatiques, les modifications scléreuses que nous avons étudiées. La ménopause, outre qu'elle peut s'accompagner d'une forme spéciale de la maladie, est, le plus souvent, l'occasion de poussées nouvelles de douleurs et de métrorrhagies, ou de la transformation du processus inflammatoire en cancer.

II. **Métrite parenchymateuse**

Les hypertrophies scléreuses de la métrite parenchymateuse ne se modifient guère spontanément qu'après la ménopause, pour tourner à l'atrophie.

DIAGNOSTIC

Nous venons d'exposer les symptômes et les signes physiques des diverses formes anatomiques et étiologiques de la métrite.

Nous renvoyons au livre VII pour le diagnostic différentiel des lésions trophiques et inflammatoires de l'utérus, au livre V pour les lésions virulentes, au livre IX pour les néoplasmes, et surtout le cancer, qui peut être assez facilement confondu avec la cervicite externe ou l'endométrite.

Il est toujours facile de reconnaitre une métrite aiguë : sa cause, ses signes physiques et réactionnels, son évolution, sont assez caractéristiques. Mais elle n'est souvent que le premier stade de la pelvi-péritonite ou de la cellulite pelvienne, et il n'est pas toujours aisé, au début du moins, de se rendre compte si l'inflammation reste cantonnée dans l'utérus ou si elle a déjà franchi ses limites. Cependant, s'il n'y a que métrite, les symptômes généraux sont plus atténués et plus éphémères, les vomissements, plus rares ; les douleurs *spontanées*, plus marquées à l'hypogastre, se manifestent surtout sous forme de coliques ; la douleur provoquée est presque uniquement sus-pubienne.

Au bout de quelques jours, l'examen physique de la sphère péri-utérine viendra trancher la question.

Les écoulements muco-purulents de la vaginite se différencient sans peine des écoulements de la métrite. Les premiers sont plus lactescents, plus fluides. De plus, lors même que la leucorrhée cervicale est peu abondante et ne se présente pas, d'elle-même, à l'orifice du col, lors même qu'elle ne s'accompagne pas de la pseudo-ulcération révélatrice, on peut généralement la rendre évidente en comprimant le col entre deux valves indépendantes. En cas de doute, on placera à l'orifice du col un tampon imprégné de glycérine tannique qu'on laissera en place vingt-quatre heures (Schultze). Au bout de ce temps, s'il y a endométrite, même légère, l'extrémité cervicale du tampon sera recouverte d'un enduit muco-purulent.

Il faut savoir que la grossesse, à son début, provoque une recrudescence des écoulements cervicaux. Beaucoup de femmes viennent consulter pour ce simple fait qui ne doit point faire dévier le diagnostic principal.

La notion d'un avortement récent, l'état de subinvolution de l'utérus, la béance du col et surtout le curettage explorateur, permettront de reconnaitre si les hémorrhagies tiennent à la rétention de débris ovulaires.

Il se peut que les malades, trompées par la prédominance d'un symptôme de *voisinage* ou *éloigné*, localisent faussement leur mal et que le médecin lui-même égare son diagnostic sur une cystite, une rectite, une affection de l'estomac, des reins, du cœur, du système nerveux. Mais, comme nous l'avons fait entendre, l'erreur inverse, qui consiste à rapporter à la métrite ou aux affections péri-utérines ce qui est d'ordre extra-génital, est au moins aussi commune. Pour faire la lumière sur ce point, il faut d'abord éliminer tous les symptômes relevant de lésions organiques avérées qui n'ont rien de commun avec la lésion génitale. Restent les phénomènes purement névropathiques ou réflexes : on n'aura chance de les atténuer ou de les faire disparaître, en guérissant l'affection génitale, qu'autant qu'ils auront débuté ou se seront accrus avec elle. Encore ce critérium, assez difficile du reste à établir, est-il sujet à caution, l'affection en cause, métrite ou autre, pouvant avoir joué le simple rôle d'irritamentum, ou d'agent révélateur d'une névrose latente.

PRONOSTIC

La métrite n'est qu'une étape intermédiaire à la vaginite et à l'inflammation péri-utérine.

On comprend donc que le pronostic de la *métrite aiguë* soit toujours sérieux. Les cas où l'*inflammation totale* se cantonne dans l'organe sont rares, et son extension, plus ou moins active et durable, vers le péritoine et les annexes, explique seule certaines modalités de la douleur, malgré l'absence de tuméfaction inflammatoire au voisinage de l'utérus. Tant que la période d'acuité n'a pas pris fin, la malade est sous la menace de complications péri-utérines.

La *métrite aiguë cervicale* peut passer, sur place, à l'état chronique; mais souvent elle s'étend au corps de l'utérus, en particulier au moment des règles. Quand elle s'accompagne de lacération du col, elle engendre fréquemment la paramétrite avec ses diverses localisations, mais surtout la paramétrite latéro-utérine. Il faut également lui attribuer, dans la même condition, un bon nombre d'ovarites, principalement celles qui se présentent à l'état isolé, sans accompagnement de salpingite et de pelvi-péritonite.

La *métrite chronique*, outre les retours qu'elle peut avoir vers l'état aigu et ses conséquences, anémie profondément les malades par les pertes sanguines et muco-purulentes qu'elle entraîne, et nous avons déjà suffisamment indiqué la part qu'on pouvait lui attribuer dans les troubles divers de la santé générale. Elle joue un rôle important dans les déformations du col (liv. III, chap. III) et dans les troubles de la statique utérine (liv. VIII). Si elle n'est pas toujours une cause de stérilité, elle peut, par ses lésions mêmes, entraîner la terminaison prématurée de la grossesse ou des accidents *post-partum* (auto-infection, adhérence des membranes). Enfin il semble hors de doute qu'elle offre un terrain particulièrement favorable au développement du cancer.

TRAITEMENT

a. Traitement prophylactique.

La *prophylaxie* de la métrite a une grande importance et se déduit des circonstances étiologiques que nous avons énumérées.

Elle consiste, dans les suites de couches et d'avortement : à réaliser l'asepsie la plus rigoureuse; à suturer immédiatement les déchirures du col, quand leurs dimensions ne permettent pas d'espérer la réunion spontanée; à intervenir vite par les irrigations intra-utérines ou le curettage, s'il y a élévation de la température ou simplement rétention avérée de débris ovulaires.

On devra de même soigner énergiquement et sans retard toute sécrétion suspecte des premières voies (vulvo-vaginite, bartholinite, métrite), et avertir tout futur mari atteint de blennorrhée, du danger de ses approches, alors même que la goutte matinale, ayant disparu, grâce à la continence prématrimoniale, il pourrait, de très bonne foi, se croire guéri.

Il sera bon aussi d'indiquer aux femmes les soins hygiéniques qu'elles doivent prendre et les inconvénients des ustensiles de toilette mal entretenus, exposés aux poussières. Il faut enfin traiter les états constitutionnels et les affections locales, voisines ou éloignées, qui, par les modifications sécrétoires ou les congestions qu'elles déterminent, préparent l'évolution de la métrite.

b. Traitement curatif.

I. Métrite aiguë.

En cas de métrite aiguë d'origine puerpérale, le danger est tel, qu'il ne faut pas hésiter à recourir d'emblée à un traitement actif : curettage suivi de lavages et de pansements intra-utérins, s'il y a rétention des membranes; simples lavages et pansements s'il y a infection sans rétention. Nous donnons la préférence, pour les injections intra-utérines, à la solution de sulfate de cuivre à 1/100, si justement préconisée par M. Charpentier et qui assure une antisepsie parfaite sans danger d'intoxication. Comme pansement intra-utérin, on aura recours à la gaze iodoformée, pure ou imprégnée de glycérine créosotée au tiers. Ce pansement peut rester en place quarante-huit heures.

En même temps, on combattra les phénomènes d'intoxication par les antithermiques et les toniques : sulfate de quinine à la dose de 1 gramme à 1gr,50, à doses massives ou fractionnées, suivant que la fièvre est continue ou rémittente; antipyrine, à la dose de 1 à 3 grammes; alcool à haute dose, laxatifs, diurétiques (surtout le lait), grands bains quotidiens d'une heure, à 30°, pour favoriser l'excrétion cutanée. Il sera bon, en même temps, d'appliquer sur le ventre de la glace ou, à son défaut, un grand vésicatoire, pour tâcher de prévenir la pelvi-péritonite. Si, malgré tout, elle menace de se produire, nous croyons utile, le fonctionnement intestinal étant assuré par un purgatif doux, d'administrer largement l'opium (de 0gr,20 à 0gr,40) en l'associant à un antiseptique intestinal tel que le naphtol (jusqu'à 2gr,50 par jour), pour prévenir la coprémie.

Pour la *métrite aiguë* d'origine blennorrhagique, il faut se rappeler qu'elle peut être localisée au col et quelle peut même y passer à l'état chronique sans s'étendre au corps, surtout s'il s'agit d'une nullipare dont l'orifice interne a toute sa tonicité, et si l'époque de la prochaine menstruation est encore éloignée. Dans ces conditions, on a donc le temps d'agir et l'on peut se borner provisoirement à combattre la vulvo-vaginite, si elle existe. D'autre part, en voulant faire de la thérapeutique intra-utérine, on s'expose, grâce à la congestion et aux contractions utérines, à propager des germes à virulence exaltée au corps de l'utérus et aux annexes.

Le danger de la propagation aux annexes est encore plus à craindre si la blennorrhagie utérine aiguë est totale. En tout cas, mieux vaut le curettage que les petits moyens applicables à la phase subaiguë.

A cette phase, le processus est-il localisé au col, on fera uniquement de la thérapeutique intra-cervicale, en évitant de forcer l'orifice interne : badigeonnages intra-cervicaux à la glycérine créosotée à 1/3 ou au nitrate d'argent à 1/20; légers attouchements au crayon; tamponnements avec des mèches de gaze imprégnées de glycérine créosotée; introduction de crayons médicamenteux à base d'iodoforme, d'ichtyol, etc.; mais à la condition expresse que ces crayons aient été préparés et conservés avec toutes les précautions voulues. Nous avons eu à traiter des accidents aigus sérieux, avec extension aux annexes, dus à l'introduction de topiques de ce genre; ce qui s'explique, soit par l'insuffisance de l'antiseptique et la septicité de l'excipient, soit par cette seule et dernière cause. En effet, la substance active, surtout si elle est insoluble, peut fort bien ne pas modifier suffisamment la substance neutre à laquelle elle est incorporée.

S'il s'agit d'une *métrite subaiguë totale*, on aura recours, après dilatation à la laminaire, aux lavages intra-utérins quotidiens avec la solution de sublimé à 1/1000, suivis de tamponnement à la gaze iodoformée et, tous les trois ou quatre jours, on fera un attouchement avec la glycérine créosotée ou la solution de nitrate d'argent. Le curettage peut certainement abréger la durée de cette période et prévenir le passage à l'état chronique; il doit être employé quand la maladie résiste. Mais, le plus souvent, il ne peut, à lui seul, assurer la guérison et il doit être suivi de pansements intra-utérins. Sänger y a même renoncé, l'accusant d'être forcément incomplet et d'exposer aux accidents périmétritiques. Nous ne croyons pas qu'après l'amendement des symptômes inflammatoires, ce dernier reproche soit bien fondé.

II. Métrite chronique.

1. Traitement local.

A. Métrite chronique muqueuse. — a. Formes récentes non hyperplasiques. — Dans les *formes récentes et non hyperplasiques* de l'endométrite chronique, on se bornera, tout d'abord, à l'emploi des *antiseptiques* et des *cathérétiques*.

1. *Antiseptiques*. — L'antisepsie intra-utérine est pratiquée, *temporairement*, sous forme d'*irrigations*, d'*instillations*, de *badigeonnages* et, d'une *façon prolongée*, sous forme de *crayons médicamenteux*, de *tamponnement à la gaze* et de *drains de diverses sortes*. Elle peut parfois suffire, mais, en ce cas, devant être pratiquée tous les jours et, au minimum, tous les deux jours, pendant plusieurs semaines, elle exige, de la part de la malade et du médecin, beaucoup de persévérance et d'assiduité. Les différents moyens qu'elle comporte doivent être combinés.

Schultze injecte d'abord 1 litre d'une solution de carbonate de soude à 37°, et à la dose de 2 1/2 p. 100, dans le but de détacher les glaires, puis 1 litre d'une solution de lysol à la même température et à la dose de 2 p. 100. Il répète ces injections tous les jours et, dans l'intervalle, maintient dans l'utérus un tamponnement lâche à la gaze iodoformée, en n'exigeant de la malade qu'un repos relatif : il obtiendrait ainsi la guérison en trois semaines environ.

Au lieu du lysol à 2 1/2 pour 100, dont Schultze dit cependant le plus grand bien, on pourra recourir au permanganate de potasse à 4 p. 1000, ou même à 1/100 (Charrier), particulièrement recommandé par Guyon pour la blennorrhagie, au sublimé à 1 p. 4,000, à l'acide phénique à 2 p. 100, au sulfate de cuivre à 1 p. 100, etc. On augmentera la puissance antiseptique et l'action capillaire de la gaze en l'imprégnant de glycérine créosotée au tiers, ou en faisant suivre l'injection intra-utérine d'une *instillation* ou d'un *badigeonnage* de glycérine créosotée ou iodoformée.

La mèche de gaze, assurant à la fois l'asepsie et l'évacuation des liquides, nous semble préférable, d'une part, aux divers drains qui ont été proposés : drain en crins de Florence (Chéron), drain en caoutchouc (Bonnaire), drain en caoutchouc maintenu dans l'utérus par une ampoule terminale (Verchère), etc. ; d'autre part, aux crayons médicamenteux qui présentent cependant l'avantage d'être d'un emploi facile, particulièrement dans des cas où la dilatation n'a pu être pratiquée ou maintenue.

II. *Cathérétiques.* — Les *cathérétiques* répondent à un degré plus avancé du mal et sont employés seuls ou combinés aux moyens précédents. En *instillations*, ils atteignent peut-être plus sûrement tous les replis de la muqueuse que sous forme de *badigeonnages ;* mais il faut tenir compte, d'un autre côté, de l'action mécanique exercée par l'*applicateur* et de la facilité de son emploi. C'est l'instrument de cabinet par excellence. Comme topique, nous donnons la préférence à la créosote de hêtre ou de houille (d'une action plus énergique), additionnée de deux ou trois parties de glycérine, ou même employée pure. Très superficiellement caustique et diffusible, la créosote modifie très avantageusement la muqueuse et les sécrétions. La teinture d'iode est également efficace dans certains cas, mais elle ne doit pas être employée quand il y a des pertes sanguines. Dans le cas de blennorrhagie, la solution de nitrate d'argent au 1/20 peut avoir de très bons effets. Il en est de même du crayon de même substance ; mais on ne doit l'employer qu'en attouchements très rapides. Crayon ou solution ont l'inconvénient d'être assez douloureux. L'électrolyse négative, à la dose de 40 m. a. environ (Barthélemy), provoque une escharification superficielle et liquide analogue à celle de la créosote et mérite d'être essayée. Cependant, d'après les expériences d'Apostoli, l'électrolyse positive aurait une action germicide supérieure.

Quand bien même le cas serait favorable à l'emploi de ces petits moyens et quels que soient ceux auxquels on s'arrête, nous conseillons de se conformer strictement aux règles suivantes :

1° N'opérer que *dans un utérus suffisamment dilaté :* si donc il y a flexion, sténose, ou simplement insuffisance de calibre, pour les lavages ou pour l'application des topiques, il faut, au préalable, faire la dilatation progressive avec la laminaire et l'éponge, en ayant soin, avant l'introduction de chaque tente nouvelle, de recourir aux lavages et même aux badigeonnages antiseptiques de la cavité utérine. Quant on sera passé au tamponnement à la gaze, il faudra, au besoin, maintenir la dilatation au moyen des bougies d'Hégar. Au reste, cette pratique est utile dans tous les cas, attendu qu'elle a toujours pour effet d'étaler l'endométrium et d'étendre la surface d'action des agents modificateurs, de faciliter, en outre, le drainage des sécrétions; de plus, l'application de deux ou trois éponges suffit parfois pour ramollir et entraîner en grande partie la muqueuse.

2° Avant d'appliquer les agents actifs, on devra enlever l'enduit muco-purulent qui recouvre la surface intra-utérine, soit à l'aide d'un lavage au carbonate de soude, comme le fait Schultze, soit avec un bourdonnet d'ouate monté sur un applicateur.

3° Veiller avec soin à l'asepsie du vagin, sous peine de réinfection (donner la préférence à la glycérine iodoformée, ou mieux, ichtyolée, si on veut obtenir des effets décongestifs).

4° Maintenir la femme dans un repos complet ou relatif.

5° Commencer le traitement peu de jours après une période menstruelle, de façon que la guérison, si elle doit se produire, soit à peu près assurée au retour des règles, qui provoquent toujours une recrudescence du catarrhe.

b. Formes anciennes, hyperplasiques. — Dans les cas où l'endométrite chronique a résisté aux moyens précédents; dans les cas d'endométrite hyperplastique du *corps*, qui se révèlent surtout par des hémorrhagies et par les lambeaux épais de muqueuse obtenus par le curettage explorateur; dans les cas d'endométrite profonde et ancienne du col, avec prolifération abondante et enkystement des glandes et participation active du derme muqueux, ce qui peut se juger par l'âge de la lésion et la profluence de l'écoulement glaireux, par les saillies glandulaires appréciables à l'œil et au doigt, après dilatation, et, surtout, par la nature et les détails de la pseudo-ulcération, quand elle existe : dans tous ces cas, c'est perdre un temps précieux que de se borner à l'emploi des *antiseptiques* et des *cathérétiques* et le mieux est de recourir, sans délai, à l'*abrasion* de la muqueuse malade.

Deux méthodes sont en présence : l'une emploie les caustiques et l'autre l'instrument tranchant.

I. *Cautérisation.* — Les caustiques sont de trois ordres : *caustiques potentiels ou chimiques, caustiques actuels* et *électrolyse à haute dose.*

Ils sont employés sous forme solide ou liquide et en applications rapides ou prolongées. Les plus en usage sont : le crayon de nitrate d'argent, pur ou mitigé, la pâte de Canquoin, le crayon de sulfate de cuivre. Parmi les caustiques liquides, nous citerons : la solution de chlorure de zinc à 50 p. 100 (Rheinstædter), le perchlorure de fer, le nitrate d'argent en solution concentrée, les acides phénique, chromique, nitrique, pyroligneux, le nitrate acide de mercure, la liqueur de Belloste (teinture d'iode et acide phénique āā). Ces différents liquides sont employés en badigeonnages ou en instillations.

Le grand danger des caustiques, en général, est d'attaquer la couche superficielle du muscle et, par suite, les éléments régénérateurs de la muqueuse; d'où formation consécutive d'un tissu de cicatrice, avec ses conséquences plus ou moins graves, c.-à-d. atrésie utérine, dysménorrhée, aménorrhée, stérilité, hématosalpinx. De plus, les caustiques déterminent des douleurs vives et exposent, au moment de la chute des eschares, à l'inflammation circum-utérine.

D'après les recherches histologiques, l'escharification du muscle est inévitable avec la méthode qui consiste dans l'application, à demeure, d'un crayon formé d'une partie de chlorure de zinc pour deux de farine de seigle. Les mauvais résultats de cette pratique qui, dans un bon nombre de cas déjà, a conduit à la laparotomie ou à l'hystérectomie vaginale, l'ont fait abandonner par ses initiateurs eux-mêmes. Depuis, Dumontpallier a proposé l'emploi de crayons formés, à parties égales, de sulfate de cuivre et de farine de seigle. Ces crayons n'auraient pas les mêmes inconvénients et seraient simplement « cathérétiques de la muqueuse et modificateurs des glandes ». Mais Matignon, à la clinique de E. Monod (1), a pu suivre deux faits qui sont contraires à cette manière de voir; aussi propose-t-il de réduire de moitié la dose de substance active, soit 0,25 au lieu de 0,50 de sulfate de cuivre, pour un crayon de 7cm 1/2.

Rheinstædter introduit jusqu'au fond de l'utérus, à l'aide d'un applicateur, un bourdonnet d'ouate imbibé de la solution de chlorure de zinc à 50 p. 100 et le laisse en place une minute au plus. Il répète cet attouchement toutes les semaines, ou deux fois par semaine, et obtiendrait ainsi de très bons résultats sans provoquer d'atrésie.

Le perchlorure de fer, en badigeonnages ou en instillations, peut [av]oir son utilité comme moyen hémostatique d'urgence ; mais il [pr]ovoque la formation de caillots adhérents, favorables à l'infection, qu'il faut prendre soin d'entraîner par un lavage consécutif.

(1) *Arch. de tocologie et gynéc.*, 1892.

L'acide chromique, le nitrate acide de mercure, peuvent donner lieu à des accidents d'intoxication.

L'introduction de la pointe du thermocautère dans le col aboutit fatalement à la sclérose ou à l'atrésie et on a signalé des cas d'infection plus ou moins graves, mortels même, à la suite de son emploi.

L'électrolyse, poussée jusqu'à l'intensité voulue pour obtenir une eschare, a été conseillée par Middeldorpf, Spiegelberg, Apostoli, Leblond (1).

En somme, à moins que la malade n'ait dépassé la ménopause, si l'on veut employer les caustiques, encore faut-il s'efforcer d'en limiter l'action à la muqueuse. A ce point de vue, les applications *prolongées*, dans le but d'obtenir en une seule fois le résultat cherché, comme avec le curettage, sont absolument à rejeter. Mieux vaut recourir aux *attouchements*, dont la durée et la répétition devront varier suivant la substance employée. Enfin, les dangers sont moindres si on limite la cautérisation au col, au-dessous de l'orifice interne.

II. *Exérèse.* — 1° *Pour l'endométrite corporéale: curettage.* — Pour l'endométrite hyperplastique du *corps* de l'utérus, le curettage, précédé ou non de la dilatation, constitue le traitement le plus sûr et le moins dangereux, à tout point de vue. Le curettage respecte la couche rénovatrice de la muqueuse et la *restitutio ad integrum* peut s'effectuer en moins d'un mois.

Si l'hémorrhagie est le symptôme prédominant, l'action de la curette peut suffire. Il est cependant utile, pour atteindre les derniers culs-de-sac glandulaires intra-musculaires, de la compléter par un écouvillonnage à la glycérine créosotée, par l'action du polissoir de Péraire, par l'application de chlorure de zinc au 1/10 (Bouilly), pendant une ou deux minutes, ou encore, par l'instillation de perchlorure de fer immédiatement suivie d'une injection détersive (Pozzi). Cette dernière pratique a l'inconvénient de provoquer des coliques utérines assez vives qui se prolongent après le réveil de la malade, et parfois, de la rétention d'urine.

Si les hémorrhagies s'accompagnent d'écoulements purulents et que l'endométrite du col semble peu prononcée, on pourra se contenter de faire, après le curettage et les applications cathérétiques ou caustiques, un tamponnement *lâche* de l'utérus à la gaze iodoformée; ou bien, au moindre retour de l'écoulement, on aura recours, avec persévérance, au badigeonnage créosoté, aux instillations de teinture d'iode répétées tous les deux jours (Pozzi), etc. Le retour

(1) *Société du Xe arrondissement*, 2 mai 1892.

de la leucorrhée utérine après le curettage peut être dû à une récidive de la métrite, c'est-à-dire à une *réinfection* provenant de l'extérieur (doigts, canule ou instruments malpropres), de la vaginite des culs-de-sac ou d'une salpingite concomitante; mais, plus souvent encore, il s'agit en réalité d'une *rechute* due à l'insuffisance du traitement, en particulier pour la métrite du col.

2° *Pour l'endométrite cervicale: hersage, excision de la muqueuse.* — Le curettage, à moins d'être fait avec une curette très tranchante, susceptible d'enlever des copeaux musculaires, ne peut avoir qu'une action très incomplète sur la muqueuse cervicale, étant donné le siège intra-musculaire d'un grand nombre d'acini (fig. 60). Si l'endométrite cervicale se présente dans des conditions telles (voir plus haut) que les petits moyens, antiseptiques ou cathérétiques, soient jugés d'emblée impuissants ou se soient montrés tels; qu'il y ait ou non indication du curettage pour l'endométrite du corps, il faudra, pour l'endométrite du col, poursuivre les glandes jusque dans l'épaisseur du muscle. Pour cela, deux procédés peuvent être mis en œuvre.

Après avoir dilaté la cavité et abstergé la muqueuse des glaires qui la recouvrent, on y fait des scarifications très rapprochées, soit avec un bistouri, soit avec la herse de Doléris, et l'on imprègne la surface saignante de créosote ou de teinture d'iode. Cette petite opération peut être répétée tous les quatre ou cinq jours et sans anesthésie.

Ou bien, ce qui est plus sûr encore, on excise complètement la muqueuse au bistouri, en deux ou plusieurs morceaux. Au lieu de faire suivre cette excision d'une thermocautérisation superficielle (Pestalozza, Doléris), il vaut mieux se contenter du tamponnement cervical à la gaze iodoformée: la cicatrisation secondaire peut ainsi être obtenue en une douzaine de jours.

Pour prévenir plus sûrement encore l'atrésie, Bouilly se contente d'enlever, sur chaque lèvre, un lambeau épais de 2 à 4 millimètres, suivant la profondeur des lésions et, entre ces deux gouttières, qui se regardent par leur concavité, il conserve, sur les parties latérales du col, un pont de muqueuse. Il a ainsi obtenu 39 guérisons et 2 grossesses, sur 40 cas.

3° *Pour la cervicite externe: scarifications, ponctions, excision cunéiforme de Schröder, trachélorraphie d'Emmet.* — Le *chémosis* de la muqueuse endocervicale cède ordinairement au curettage. L'*érosion simple* peut disparaître grâce au pansement antiseptique du vagin et au traitement intra-cervical, par le seul fait de la réfection du corps muqueux de Malpighi.

Mais il n'en est pas de même de la plaque *catarrhale*, dont la guérison ne peut jamais être *complète* sans une intervention radicale, visant à la fois la lésion inflammatoire et le traumatisme dont elle dépend.

Lorsque la plaque catarrhale est récente, limitée, que le travail de sclérose est à son début, que les saillies folliculaires sont rares, on peut obtenir, par les scarifications et les ponctions, jointes aux pansements *antiseptiques* et *modificateurs*, une amélioration telle qu'une intervention plus importante devienne inutile.

Quand la lésion est étendue ou ancienne, qu'il s'y forme des érosions secondaires après épidermisation et de la sclérose péri-glandulaire, ces mêmes moyens peuvent encore amener une certaine amélioration, mais on arrive bientôt à la limite des services qu'ils peuvent rendre, sans avoir obtenu la guérison complète. Ou bien la pseudo-ulcération restera stationnaire, les sécrétions ayant plus ou moins diminué ; ou bien, l'épidermisation se produira ; mais les glandes, encore infectées, qui se dissimulent derrière ce vernis caduc, en détermineront bientôt la chute et entretiendront l'inflammation dans les profondeurs du stroma.

Devant cette double éventualité, il faut agir plus énergiquement. Nous rejetons absolument la cautérisation chimique ou ignée, qui naguère était le traitement de choix et qui ne peut qu'activer le travail de sclérose et l'oblitération kystique des glandes. On a essayé de faire, dans l'épaisseur du col, des injections de substances médicamenteuses : teinture d'iode et extrait d'ergot (Mundé), solution bromo-iodurée (Bennett), ergotine (Delore), créosote (Auvard). Les résultats ont été variables, quelquefois heureux, mais dans des cas légers, souvent incertains et, plusieurs fois, funestes (Lusk).

L'*excision au bistouri* est de beaucoup la meilleure *méthode* de traitement, et, parmi les *procédés* multiples qu'elle comprend, on donnera généralement la préférence à *celui de Schröder*. Il répond à toutes les formes de pseudo-ulcération et de déchirure et permet de supprimer la lésion inflammatoire, tout en donnant au col la forme et le volume les plus favorables à ses fonctions. Il suffit seulement, pour le plier à toutes les exigences, de le modifier parfois légèrement en tel ou tel sens. Ainsi, dans un cas de lacération antéro-postérieure, pourra-t-on tailler les lambeaux latéralement, au lieu de les faire, l'un antérieur et l'autre postérieur (Doléris). Ainsi, dans le cas de lacération bilatérale et profonde, pourra-t-on, si les lésions l'indiquent, borner la résection à l'extrémité du museau de tanche (*stomatoplastie*) et terminer par une trachélorraphie bilatérale. En un mot, tout en cherchant à se rapprocher de l'exécution régulière du procédé, il faut, avant tout, se guider sur le siège et l'étendue des lésions.

La *trachélorraphie* d'Emmet a des indications beaucoup plus restreintes. Elle doit être réservée, pensons-nous, aux cas de déchirure unilatérale avec ectropion et sclérose bornés au même côté que la déchirure. Bouilly substitue volontiers à la résection de Schröder la *trachélorraphie double ;* mais, outre que ce procédé laisse subsister une bande longitudinale de muqueuse malade, il expose à la sténose du col.

Quant à la *trachélorraphie sans perte de substance* de Dürhssen, elle n'est applicable à la cervicite qu'au point de vue prophylactique.

B. Métrite chronique parenchymateuse. — Les *lésions parenchymateuses* bénéficient du traitement de l'endométrite. On leur opposera plus particulièrement les injections chaudes prolongées, les scarifications ou les badigeonnages iodés du col, la dilatation répétée, l'électrolyse, le massage, les eaux chlorurées sodiques, le tamponnement compressif du vagin, la résection du col (procédés de Schröder ou de Simon). Ce dernier traitement, non seulement s'adresse directement aux lésions scléreuses et scléro-kystiques du segment vaginal, mais il détermine, à la longue, dans le reste de l'organe, une sorte d'involution artificielle (Braun).

C. Métrite tuberculeuse. — Le traitement de la *métrite tuberculeuse* prête à des considérations toutes spéciales. En cas de tuberculose limitée au col, il paraît sage de se borner à l'amputation vaginale ou sus-vaginale ; en cas de tuberculose *endométritique* ou *interstitielle*, il faut pratiquer l'hystérectomie totale. Si la malade se refuse à cette intervention, ou si elle est déjà cachectisée par d'autres foyers de tuberculose, la meilleure conduite à suivre nous paraît être : 1° de stériliser, autant que possible, le foyer à l'aide de l'éponge ou de la gaze iodoformée, pendant sept à huit jours, laps de temps considéré comme suffisant pour le traitement des manifestations externes de la tuberculose (Barette) ; 2° de faire un curettage, aussi méthodique que possible, suivi d'un écouvillonnage à la créosote ; 3° de pratiquer, par la suite, des pansements intra-utérins à l'iodoforme.

2. Traitement général.

La diversité des traitements locaux ne doit point faire oublier l'importance du traitement général. Il doit être approprié aux états constitutionnels qui préparent la métrite et en favorisent la persistance. Dans tous les cas, on recommandera le repos sexuel, le séjour au lit, ou au moins à la chambre, pendant la durée des règles, les laxatifs, les bains fréquents, etc.

CHAPITRE IV

INFLAMMATION CIRCUM-UTÉRINE

Le domaine de l'*inflammation péri-utérine*, ou mieux, *circum-utérine*, comprend la trompe, l'ovaire, le péritoine pelvien et le tissu cellulaire qui le double. L'intestin et la vessie ne sont intéressés qu'incidemment. L'inflammation des tumeurs, des kystes fœtaux, de l'hématocèle, trouve plus naturellement sa place dans l'étude de ces états morbides.

Étant données les relations anatomiques des organes pelviens, l'inflammation péri-utérine se trouve le plus souvent liée à la métrite et présente, concurremment, des localisations multiples.

Pour en bien comprendre le développement, il suffit de se représenter, d'une part, le conduit muqueux utéro-tubaire, de l'autre, l'appareil lymphatique qui en émane, pour s'étendre de là au péritoine, au tissu cellulaire et, par voie récurrente, à l'ovaire.

A l'état aigu, l'inflammation péri-utérine à porte d'entrée génitale tend à se généraliser, et cela de trois façons principales : 1° elle *se généralise d'emblée* dans toutes les directions, ce qui ne se voit que dans l'état puerpéral; 2° débutant par la trompe (*salpingite*), elle s'étend au péritoine, et même au tissu cellulaire voisin (*péri-salpingite*), et de là, vers l'ovaire et l'utérus, pour les pénétrer, de la surface à la profondeur (*péri-métro-annexite*) ; 3° débutant par les assises du tissu cellulaire pelvien (*paramétrite*), au voisinage d'une lésion du col, elle s'étend, exceptionnellement à la trompe, le plus souvent au ligament large, à l'ovaire et au péritoine pelvien.

Dans le cas d'infection puerpuérale ou post-opératoire, elle peut l'emporter du côté du péritoine, de façon à masquer les autres lésions : *pelvi-péritonite proprement dite*.

Le *phlegmon pelvien*, ou *pelvi-cellulite*, qui comprend le *phlegmon du ligament large* et la *paramétrite*, est assez fréquent, dans les conditions sus-énoncées, à titre de lésion connexe et fluxionnaire, se terminant rapidement par résolution ou induration. Mais il est très rare en tant que lésion principale et durable aboutissant à la suppuration, et ne s'observe, en cet état, que dans l'infection puerpérale.

A l'état chronique, la combinaison la plus commune est la

métro-salpingo-ovaro-péritonite. Les indurations persistantes du tissu cellulaire sont rares, sauf au voisinage des lacérations profondes du col et, plus rares encore, les abcès chroniques de la même région.

Ainsi doivent être actuellement envisagées, dans leur ensemble, ces lésions, qui naguère paraissaient si confuses, et qui, peu à peu, se sont laissé surprendre à leur origine et dans leur marche, grâce aux incessants progrès de la chirurgie abdominale.

HISTORIQUE

On peut dire que la phase vraiment scientifique de la question ne remonte pas au delà des travaux de Bernutz et Goupil qui, se basant, les premiers, sur des preuves anatomiques irréfutables, démontrèrent l'existence de la pelvi-péritonite (1857), alors qu'avec Nonat et ses continuateurs (Gallard, Bennet, etc.), on ne croyait qu'au phlegmon. Mais Bernutz et Goupil eurent le tort de nier la paramétrite et ne surent pas attribuer aux lésions annexielles la part qui leur revient. Assurément Aran (1859) a émis l'idée que l'inflammation débute par les annexes et, bien avant lui, Ruysch connaissait la stérilité due à l'occlusion des trompes de Fallope ; mais il a fallu qu'avec Lawson Tait on en vînt à extirper les annexes enflammées pour en bien connaître les lésions. De nombreux et importants travaux ont déjà signalé cette ère nouvelle, qui date d'une vingtaine d'années, et chaque jour en voit apparaître de nouveaux ; citons ceux de Cornil, Terrillon, Montprofit, Conzette, Delbet, etc., en France ; Orthmann, Nagel, Bulius, Slavjansky, Landau, etc., à l'étranger.

ÉTIOLOGIE

Le traitement chirurgical étant généralement appliqué à une époque assez éloignée du début de l'inflammation, on comprend qu'il soit relativement rare de constater la présence des microbes qui l'ont engendrée, d'où les grandes incertitudes qui règnent encore sur leur nature et leur rôle.

Le *streptocoque* a été rencontré partout : dans les abcès de l'ovaire, à la suite de l'infection puerpérale (Wertheim), de la rougeole (Gallard) ; dans la trompe (Menge) ; dans le péritoine et les vaisseaux péri-utérins (Doléris, Widal). On est d'accord pour lui attribuer les formes les plus virulentes et les plus rapidement extensives de l'inflammation péri-utérine, sans nier pourtant qu'il puisse se borner à des processus subaigus et purement plastiques, susceptibles, comme l'érysipèle, de disparaître sans laisser de traces.

Les autres microbes pyogènes, *staphylocoque blanc*, *doré*, etc., ont été rencontrés dans le pus de la salpingite (Menge), du phlegmon, de la péritonite putride et puerpérale.

Westermark, Orthmann, Menge, etc., ont constaté le *gonocoque* dans la pyosalpingite. Wertheim l'y a trouvé à l'état de culture pure. Il l'a également rencontré dans deux cas d'abcès de l'ovaire. Enfin, contrairement aux assertions premières de Bumm, il semble, d'après les travaux de Wertheim, Touton, Dinkler, que le gonocoque puisse pénétrer les revêtements pavimenteux et suffise, par suite, à produire la péritonite.

Quoi qu'il en soit, si le rôle de la blennorrhagie, dans les affections inflammatoires des annexes, a été quelque peu exagéré par Nöggerath, il paraît établi qu'il faut lui rapporter la plupart des pelvi-péritonites à début subaigu, aboutissant à des lésions limitées et surtout plastiques.

L'association *puerpéro-gonorrhéique* semble assez fréquente.

La tuberculose des annexes et du péritoine pelvien n'est pas rare. Les trompes sont affectées beaucoup plus souvent que les ovaires, et il est prouvé qu'elles peuvent l'être primitivement. Mais généralement la recherche des bacilles de Koch est infructueuse et, quand on en trouve, ils sont en petit nombre.

Zweifel, Frommel, Doyen, ont trouvé le *pneumocoque* dans le pus de la salpingite. Le cas de Frommel était d'une virulence extrême, démontrée par les inoculations et par la mort rapide de l'opérée, malgré une antisepsie soigneuse du péritoine dans lequel s'étaient écoulées quelques gouttes de pus.

Les microbes, venus de l'intestin et de la vessie par rupture de ces réservoirs, et en particulier le *Bacterium coli commune*, engendrent la péritonite putride à laquelle nous ne nous arrêterons pas.

Doléris et Bourges ont signalé, dans un cas de paramétrite purulente, l'association du streptocoque pyogène et du *Proteus vulgaris*.

Un grand nombre de maladies infectieuses, autres que la syphilis (Liw) : fièvres éruptives, notamment scarlatine et variole (Tait), fièvre typhoïde, typhus exanthématique, choléra (Slavjansky), provoqueraient l'ovarite folliculaire. L'action du rhumatisme (Tait, Gallard) et de certaines formes d'angine, sur l'ovaire, est très discutable. Quant à la fluxion ourlienne, étant donnée la rapidité avec laquelle elle évolue vers la résolution et son alternance avec la parotidite, elle offre sans doute beaucoup d'analogie avec ce dernier processus.

PATHOGÉNIE

L'inflammation septique des tissus péri-utérins procède ordinairement de la métrite, soit par l'intermédiaire de la muqueuse utéro-tubaire, soit par la voie des vaisseaux.

a. **Paramétrite.**

Le paramétrium, recevant les lymphatiques émanés du col utérin et de la partie supérieure du vagin, on comprend que la paramétrite soit sous la dépendance directe des lésions septiques de ces deux régions : infection d'une déchirure obstétricale ou d'une plaie opératoire; ulcération cancéreuse (l'élément inflammatoire étant en ce cas impossible à différencier de l'infiltration néoplasique); très rarement, ulcération syphilitique. Il nous parait peu probable que la cervicite puisse, d'elle-même, sans l'intervention d'un traumatisme, se propager dans cette même direction.

b. **Phlegmon du ligament large.**

Le ligament large étant en rapport, par son bord inférieur, avec les lymphatiques du paramétrium et, par son bord supérieur, avec ceux qui émanent du corps utérin et de la trompe, on comprendra de même que l'inflammation de cette région puisse dépendre directement de la paramétrite, de la salpingite ou de la métrite corporéale..

c. **Salpingite.**

Parmi les causes *prédisposantes* de la salpingite, on a particulièrement invoqué l'état infantile de l'organe (Freund), les déviations, les tumeurs, les sténoses de l'utérus qui agiraient par la rétention des liquides.

La trompe peut être affectée de tuberculose primitive par la voie circulatoire, et peut-être par le coït. Elle peut être infectée, de dehors en dedans, par son pavillon ou par sa surface péritonéale, du fait d'une ndicite, d'une péritonite par perforation intestinale; mais ce t là de pures curiosités pathologiques. L'infection, par l'intermé- aire de l'ovaire primitivement atteint, est plus fréquente. Mais, s la grande majorité des cas, la salpingite ne fait que continuer métrite par voie muqueuse. Le transport des germes de l'utérus à la trompe, par voie lymphatique, soutenu avec persistance par Lucas-Championnière, n'est guère admis que dans des cas assez rares, consécutifs à l'infection puerpérale, en particulier dans ceux où on trouve de petits abcès du mésosalpinx et de la paroi de la trompe, alors que la muqueuse de celle-ci est peu altérée (Quénu). Cependant Mangiagalli, de Milan, a cru pouvoir conclure, tout récemment, de 31 expériences sur des animaux, que la transmission par les voies sanguine et lymphatique était la plus fréquente (1).

La transformation kystique de la salpingite reconnaît des causes purement mécaniques ou passagères et des causes anatomiques ou durables.

Parmi les causes mécaniques, il faut surtout compter avec l'exagération des sécrétions qui, à elle seule, d'après Schröder, peut provoquer la dilatation et la torsion de la trompe sur son axe; celui-ci est d'ailleurs susceptible de se redresser par la réplétion même du conduit (Duncan).

La cause anatomique la plus commune, celle qui aboutit à la dilatation sacciforme, est l'oblitération de la trompe du côté de l'orifice abdominal.

Les sécrétions tubaires paraissant se diriger de préférence vers l'abdomen (*expér. de Weskressensky*), l'atrésie de l'orifice tubo-utérin n'entraîne jamais, à elle seule, l'accumulation des sécrétions dans la trompe (Schröder), et, d'autre part, la salpingite kystique peut se constituer, malgré la perméabilité de cet orifice (Schröder, Slavjansky).

Peut-être n'est-il pas nécessaire, pour que la lésion se produise, que l'oblitération soit complète du côté abdominal; une simple sténose, voire une exagération des sécrétions, comme il a été dit plus haut, suffirait, d'après Schröder.

Pour Freund, les dilatations moniliformes de la trompe seraient dues à un arrêt de développement, consistant dans la non-disparition des tours de spire qui doivent s'effacer peu à peu, dès la trente-deuxième semaine de la vie intra-utérine, de la corne utérine vers ce pavillon. Cette opinion est acceptable dans les cas où les ectasies multiples de la trompe sont assez régulièrement disposées, lorsque la femme présente l'aspect général de l'infantilisme et accuse de la dysménorrhée depuis le début de la menstruation. Mais il est probable que, par ailleurs, l'aspect moniliforme dépend de causes multiples, les sténoses ou atrésies étant dues, tout à la fois : à la soudure des franges de la muqueuse, à la fixation des soudures de la trompe par la péri-salpingite adhésive, à la traction exercée par les adhérences, tandis que les dilatations intermédiaires

1) *Congrès de Bruxelles*, 1892.

tiennent aux altérations inflammatoires de la paroi et à la pression excentrique du liquide (1).

d. Ovarite.

L'ovarite est le plus souvent liée à la salpingite. Elle peut cependant exister seule.

L'infection se transmet à la glande par le canal de la trompe ou par les vaisseaux. La forme d'ovarite qui dépend le plus souvent de la salpingite est l'ovarite hydro-kystique ou hémato-kystique. Le fait se comprend, étant donnée l'intervention des fausses membranes qui, nées de l'inflammation péritonéale, entourent la glande d'une gaine inextensible contraire aux orgasmes physiologiques et à l'évolution normale des follicules. Le processus est ordinairement sous la dépendance de la blennorrhagie.

L'ovarite suppurée, au contraire, qui est ordinairement d'origine streptococcique, semble plutôt procéder de la métrite par les vaisseaux, car elle débute toujours à une certaine distance de la surface de l'organe, que l'on trouve souvent à peu près libre d'adhérences, au voisinage d'une trompe dont les lésions sont légères.

e. Pelvi-péritonite.

Dans la très grande majorité des cas, la pelvi-péritonite n'est que la continuation directe de la salpingite. Il est cependant possible qu'elle procède de la métrite par voie vasculaire, étant données la richesse du réseau lymphatique sous-endothélial (Poirier) de l'utérus et ses nombreuses anastomoses avec le réseau muqueux sous-jacent. Cette hypothèse semble être confirmée par la communication ordinaire des lymphatiques de l'utérus avec les lymphatiques des fausses membranes qui le fixent dans le cul-de-sac de Douglas, et par quelques faits cliniques, entre autres ceux qu'a dernièrement cités Reclus (2) et dans lesquels, à côté de lésions péritonéales très développées, les trompes furent trouvées d'apparence saine.

D'autre part, Bumm a pu suivre, dans la péritonite puerpérale, l'infiltration des streptocoques, depuis la muqueuse utérine jusqu'au voisinage de la séreuse, et, dans trois des cas qu'il a examinés, la moitié interne de la trompe, dépourvue de germes, était tapissée d'une muqueuse saine.

(1) Dernièrement Landau est venu apporter une note nouvelle à la question. Selon lui, la grossesse tubaire se confondrait constamment avec l'hématosalpinx et serait l'origine la plus fréquente des autres formes de kystes tubaires, hydrosalpinx ou pyosalpinx.

(2) *Congr. chir.*, 1891.

f. Inflammation généralisée.

Enfin, l'inflammation circum-utérine peut se généraliser de deux façons différentes : elle peut se propager concurremment, vers les annexes et le péritoine, par la voie des muqueuses et, dans le tissu cellulaire sous-péritonéal, par la voie des vaisseaux.

Dans un autre ordre de faits et de faits anciens surtout, le pus, primitivement collecté dans les annexes ou dans une cavité pelvi-péritonéale, finit par forcer l'obstacle que lui oppose la paroi et par infecter secondairement le tissu cellulaire.

ANATOMIE PATHOLOGIQUE

a. Phlegmon pelvien.

1. Phlegmon pelvien en général.

Par *phlegmon pelvien* ou *pelvi-cellulite*, il faut entendre l'inflammation du tissu cellulaire compris entre l'aponévrose pelvienne supérieure et le péritoine.

A titre de lésion péri-cervicale ou constitutive de l'inflammation péri-annexielle (surtout dans la blennorrhagie), évoluant et disparaissant comme une fluxion ou ne laissant derrière elle que de l'induration, le phlegmon pelvien est une affection assez fréquente. A titre de lésion étendue, dominante, évoluant de préférence vers la suppuration et nécessitant l'intervention chirurgicale, c'est au contraire une affection exceptionnelle qu'on n'observe guère que dans l'état puerpéral, si l'on évite de la confondre avec la suppuration d'un hématome, d'un kyste intra-ligamentaire ou d'un ovaire étalé dans le ligament large.

Le phlegmon pelvien débute par une adéno-lymphite. La phlébite, tout en ne pouvant être complètement écartée dans l'espèce, correspond plutôt aux infections généralisées ou aux métastases éloignées. L'inflammation se cantonne d'abord autour d'un ou plusieurs vaisseaux, ou dans un ganglion, pour s'étendre de là au voisinage.

D'après les importantes recherches de Poirier, les lymphatiques de la partie supérieure du vagin et du col, après s'être rassemblés et pelotonnés au voisinage immédiat de celui-ci, se rendent, en entourant l'artère utérine et, suivant par conséquent la base du ligament large, aux ganglions hypogastriques situés à la bifurcation de l'iliaque primitive, le long de l'artère hypogastrique. Ces ganglions, distants de 3 à 5 centimètres de l'utérus, et pouvant, par suite, venir à son contact, quand ils sont tuméfiés, sont en communication avec le plexus lymphatique iliaque qui, du canal crural, suit, avec les vaisseaux, la moitié interne de la fosse iliaque, pour aboutir aux ganglions lombaires.

Les lymphatiques du corps et du fond de l'utérus s'engagent dans le bord supérieur du ligament large, s'accolent à l'artère utéro-

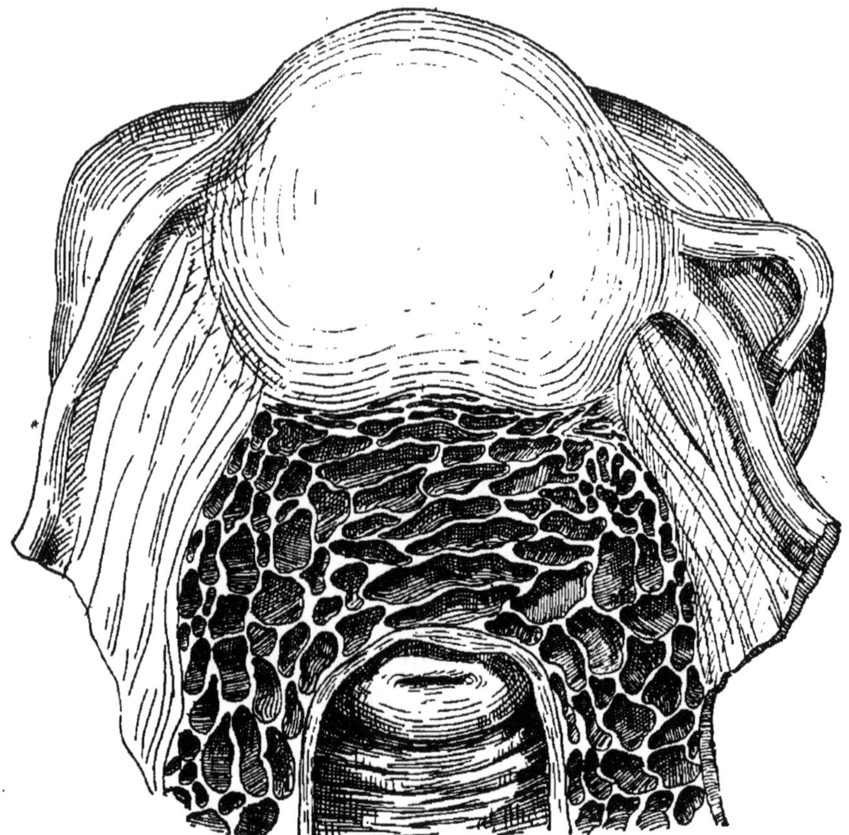

Fig. 65. — Œdème inflammatoire péri-utérin, première phase du phlegmon (d'après Pozzi).

ovarienne, reçoivent les lymphatiques de la trompe, et, après avoir détaché quelques rameaux, par l'intermédiaire du ligament rond, à un ganglion du pli de l'aine, se jettent dans les ganglions lombaires.

En se basant sur ces données, on pourra déduire, de telle ou telle localisation du phlegmon, l'existence probable de l'adénite pelvienne; mais il nous paraît difficile de l'isoler, sous le doigt, de la gangue inflammatoire qui l'entoure.

Les lésions péri-vasculaires commencent, comme dans tout phlegmon, par la production d'un exsudat gélatineux (fig. 65). Cet exsudat est susceptible de résorption complète, ou bien s'organise en tissu fibreux, ou enfin suppure. Le pus peut être en très petite quantité et, comme il s'entoure, à la longue, d'une coque très épaisse, on peut avoir quelque difficulté à le trouver. Il peut exhaler une odeur infecte par suite de l'osmose des gaz intestinaux. Le revêtement séreux est ordinairement plus ou moins intéressé et adhérent aux anses intestinales voisines.

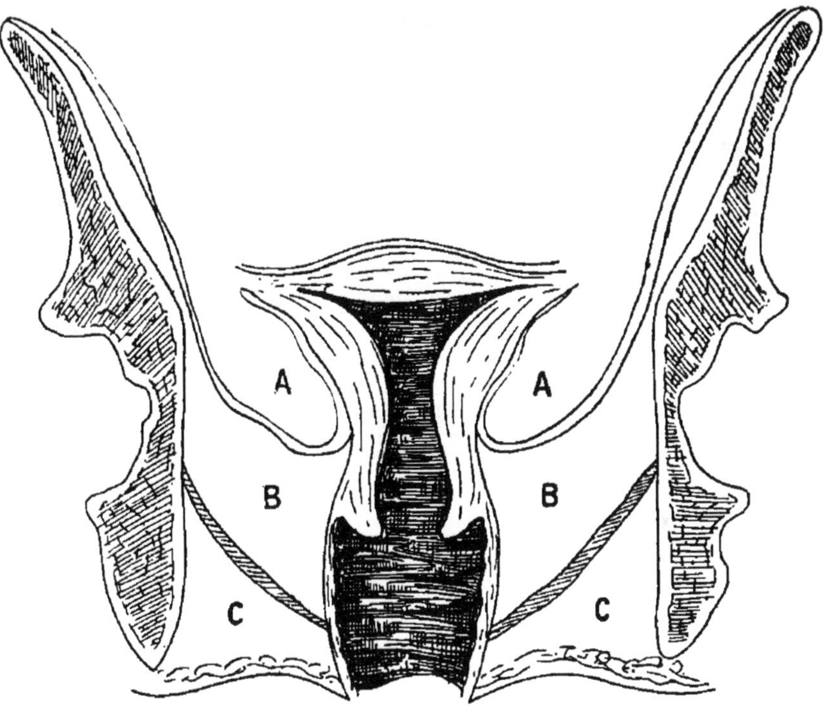

Fig. 66. — Coupe verticale du bassin de la femme (d'après Bandl). — A, cavité péritonéale, siège de la pelvi-péritonite et des inflammations annexielles ; B, cavité sous-péritonéale, siège de la pelvi-cellulite ; C, fosse ischio-rectale.

Le phlegmon aigu est total ou se localise à l'un des deux étages du tissu cellulaire pelvien.

II. Localisations du phlegmon pelvien.

1° Paramétrite.

A) **Paramétrite généralisée.** — Respectant le ligament large proprement dit, l'inflammation peut se limiter à la *gaine des vaisseaux hypogastriques* (Delbet) et prend, en ce cas, le nom de *phlegmon péri-utérin, paramétrite, phlegmon de la gaine vasculaire hypogastrique* (Delbet). Elle est alors bornée : en bas, par l'aponévrose pelvienne supérieure; en dedans, par la vessie, la portion sus-vaginale du col, la voûte du vagin et le rectum; en dehors, par l'échancrure sciatique et en haut, par la base du ligament large. Le foyer inflammatoire est parcouru par les vaisseaux et nerfs hypogastriques (Delbet). D'après Fritsch, l'artère utérine est toujours refoulée en haut. L'uretère est refoulé en dedans ou en dehors d'après Delbet; en avant, d'après Fritsch.

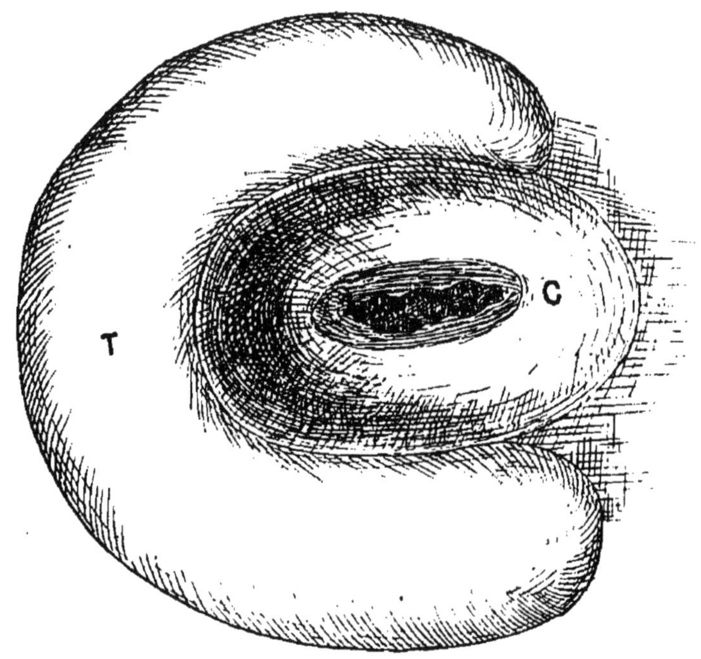

g. 67 — Paramétrite latéro-utérine (d'après Courty). — C, col utérin ; T, tumeur formée par le phlegmon.

Le paramétrium communique : avec la fesse, par l'échancrure sciatique; avec la fosse iliaque interne et le triangle de Scarpa, par a gaine des vaisseaux hypogastriques et iliaques internes; avec la région interne de la cuisse, par la gaine des vaisseaux obturateurs.

Il est donc facile de s'imaginer la topographie de la paramétrite et de ses divers prolongements : Prolongement iliaque et crural antérieur. — Prolongement fessier. — Prolongement crural interne. — Prolongement ischio-rectal, à travers le plancher pelvien. — Prolongements viscéraux : ouverture dans le rectum, la vessie, le vagin, voire même l'utérus. — Prolongement prévésical : l'abcès, s'ouvrant dans la loge prévésicale, peut fuser vers l'arcade de Fallope ou jusqu'à l'ombilic.

Sous le nom de *paramétrite chronique atrophiante*, Freund a décrit une inflammation diffuse du tissu cellulaire pelvien, aboutissant à l'atrophie des organes qu'il entoure. Ce n'est, en somme, qu'une paramétrite généralisée terminée par sclérose.

B) **Paramétrite partielle.** — A l'état subaigu ou chronique, la paramétrite peut être partielle : Paramétrite péri-salpingienne. (L'infiltration œdémateuse du mésosalpinx, au cours des poussées aiguës, ainsi que les altérations vasculaires, peuvent créer de sérieuses difficultés à l'hémostase dans la salpingotomie.) — Paramétrite anté-utérine. — Paramétrite latéro-utérine (fig. 67), en relation immédiate avec la déchirure du col et greffée sur le pelotonnement lymphatique qui en émane. — Paramétrite juxta-pelvienne, développée autour des ganglions hypogastriques. — Paramétrite rétro-utérine ou périrectale, développée dans les replis de Douglas.

Le rôle pathogénique des lymphatiques et les anastomoses éloignées de ceux qui émanent de l'utérus rendent compte du développement, à de grandes distances, jusque dans le voisinage du rein, d'abcès parfois volumineux, alors que l'inflammation utérine et circum-utérine semblait depuis longtemps éteinte.

2° Phlegmon du ligament large.

Le phlegmon du ligament large se développe dans une couche de tissu cellulaire comprise entre les deux feuillets péritonéaux qui, des bords de l'utérus, gagnent les parois latérales du bassin. Il est en rapport : en bas, sur toute sa longueur, avec l'artère utérine et les lymphatiques émanés du col, avec l'uretère qui le croise ; en haut, avec les ailerons de l'ovaire et de la trompe qu'il dédouble plus ou moins, avec l'artère utéro-ovarienne et les troncs lymphatiques émanés du corps utérin ; en dehors, avec les vaisseaux et les ganglions hypogastriques et la paroi pelvienne, avec l'uretère, qui peut être comprimé par l'exsudat (Delbet) ; en dedans, avec le bord de l'utérus, c'est-à-dire avec deux gros troncs anastomotiques, l'un artériel et l'autre lymphatique.

Le ligament large, ne renfermant de vaisseaux de quelque importance qu'à sa périphérie, on comprend que l'inflammation soit d'abord constatée sur l'un de ses bords, de préférence le bord inférieur ou externe, ainsi que l'affirme Poirier.

Le phlegmon du ligament large communiquant avec le tissu

cellulaire de la fosse iliaque, le pus peut fuser, par en haut, jusqu'aux reins et au diaphragme et, par en bas, jusqu'aux attaches externes du ligament de Fallope. Il peut encore suivre la gaine du ligament rond; venir faire saillie à la paroi abdominale, au-dessus du ligament de Fallope; ou s'engager dans le canal inguinal pour se montrer sous la peau, au niveau de l'orifice inguinal externe.

b. Salpingite.

I. Anatomie et histologie normales de la trompe.

La trompe, à l'état normal, se présente sous forme d'un conduit de consistance souple, de 2 millimètres et demi d'épaisseur environ, très contourné chez le fœtus, mais ne présentant plus, chez l'adulte, que de légères sinuosités. On peut la diviser avec Henle, en allant de l'utérus vers le péritoine, en trois parties : l'*isthme*, l'*ampoule* et l'*infundibulum*. Son calibre, au niveau de son embouchure dans l'utérus, admet à peine un crin de Florence : un peu plus loin, au niveau de l'isthme, il atteint 2 à 3 millimètres et, au niveau de l'ampoule, 6 à 10 (William). Les plis longitudinaux de la muqueuse, dénommés à tort villosités, à peine marqués et peu nombreux au voisinage de l'*ostium uterinum* (on en compte ordinairement trois ou quatre), s'accusent et se multiplient de plus en plus, de dedans en dehors, de telle sorte qu'au niveau de l'ampoule ils remplissent déjà la lumière de l'oviducte et présentent, à la coupe, un aspect arborescent; puis ils vont en diminuant jusqu'à l'extrémité des franges.

La muqueuse, ainsi plissée, est recouverte d'une couche unique d'épithélium cylindrique à cils vibratiles qui se poursuit, sur la face externe du pavillon, jusqu'à une distance de $0^{mm},4$ à 2 millimètres et se fusionne insensiblement avec l'endothélium péritonéal, après avoir perdu ses cils. En dehors du derme muqueux, se voit une couche musculaire épaisse que les auteurs subdivisent ordinairement en deux couches distinctes, l'une, interne, à fibres circulaires, et l'autre, externe, à fibres longitudinales ; mais, en réalité, cette différenciation n'est pas absolue. Enfin, la couche musculaire est séparée du revêtement endothélial par une tunique conjonctive très riche en vaisseaux.

II. Salpingite en général.

La fréquence de la *salpingite* est évaluée de façon différente suivant les auteurs : Martin l'a rencontrée 63 fois seulement sur

1,000 malades ; Waldo, chez la moitié des femmes de tout âge. Elle est plus commune dans la période de l'activité génitale, entre vingt et trente-cinq ans.

Souvent unilatérale dans les cas récents, elle est le plus souvent bilatérale dans les cas anciens.

La trompe enflammée se met ordinairement à cheval sur le ligament de Douglas. Assez souvent, elle contourne la face postérieure de l'utérus. Elle peut encore, à titre exceptionnel, s'accoler au fond de l'utérus, à la paroi abdominale antérieure (Terrillon), à l'aire supérieure du petit bassin.

Ses orifices peuvent demeurer perméables. L'oblitération de l'orifice abdominal est plus fréquente que celle de l'*ostium uterinum*. Elle se fait par soudure de la surface muqueuse ou de la surface péritonéale des franges. Dans le premier cas, l'orifice du pavillon est remplacé par une sorte d'ombilic d'où partent des plis radiés ; dans le second, l'aspect peut être le même par le fait de la pression excentrique du liquide accumulé, ou bien toute trace de l'orifice disparaît.

L'*ostium uterinum* peut demeurer ouvert et, dans ce cas, il peut y avoir écoulement des sécrétions tubaires vers l'utérus. Cet écoulement est continu ou intermittent, l'intermittence dépendant de la contraction musculaire ou des mouvements de totalité de la trompe, sous l'influence même de ses alternatives de vacuité et de réplétion.

Dans quelques cas, l'*ostium uterinum* a été trouvé élargi ou, au contraire, complètement fermé par un processus scléreux. Ordinairement il est obstrué par l'agglutination ou la fusion des franges de la trompe. Dans ce cas, l'obstacle peut encore être vaincu par les contractions de la couche musculaire. Mais, comme nous l'avons déjà dit, l'oblitération de l'orifice utérin ne suffit pas, à lui seul, pour déterminer la formation du kyste tubaire ; et il faut, malheureusement, ajouter que son libre accès n'en assure pas davantage l'évacuation, quand les parois de la poche sont épaissies et indurées.

On a cité des cas dans lesquels l'inflammation de la trompe s'est manifestée primitivement sous forme d'*abcès intra-pariétaux*, dépendant de la lymphangite circum-utérine ; mais, le plus généralement, elle débute par la muqueuse (*endosalpingite*).

Suivant le degré de septicité, les lésions évoluent vers la guérison ou vers l'hydrosalpinx ; ou bien, le pus apparaît et, avec lui, les lésions destructives qui s'étendent peu à peu vers la tunique séreuse. La réaction concomitante du tissu conjonctif aboutit à l'organisation fibreuse et à la disparition progressive des fibres musculaires.

Suivant le degré d'usure de la paroi et la facilité avec laquelle s'écoulent les sécrétions, ou bien il se fait une *dilatation kystique*, ou bien, au contraire, la cavité tubaire se réduit, du fait de l'hyperplasie conjonctive (*salpingite totale hypertrophique*). La sclérose continuant sa marche, à la forme hypertrophique succède la *forme atrophique*.

Ainsi donc, ici comme pour la métrite, les lésions anatomiques, sur lesquelles se basent, en première ligne, les classifications diverses de la salpingite proposées jusqu'ici par Orthmann, Cornil et Terrillon, Monprofit, Pozzi, etc., ne sont, en réalité, que les phases diverses d'un même processus. En outre, plusieurs de ces phases peuvent se rencontrer chez le même sujet, sur l'une et l'autre trompe, voire même sur deux segments d'une même trompe : ainsi peut-on avoir salpingite catarrhale d'un côté et pyosalpinx de l'autre ; exsudat catarrhal dans un segment tubaire et, purulent, dans un segment voisin (Ferreira de Castro).

Tout en tenant compte de cette critique, nous nous contenterons pourtant, en attendant mieux, de ces seules données anatomiques pour l'organisation complète et régulière des groupes, la classification étiologique proposée par Sänger étant encore prématurée. En effet, la *salpingite tuberculeuse* est la seule espèce étiologique qui soit encore assez bien différenciée pour pouvoir être étudiée à part.

III. Formes anatomiques et cliniques de la salpingite.

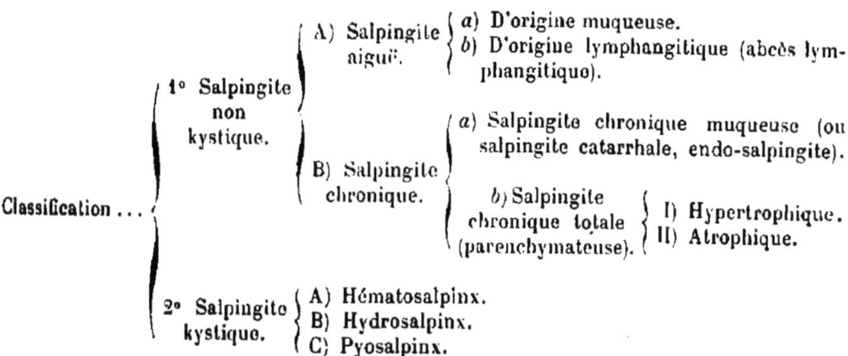

1. Salpingite non kystique.

A. Salpingite aiguë. — Dans la *salpingite aiguë d'origine muqueuse*, il faut distinguer : 1° la poussée aiguë entée sur un état chronique, qui se déduira d'elle-même de l'étude respective que nous ferons de états aigu et chronique ; 2° une forme aiguë primitive. Celle-ci, dans certains cas d'infection aiguë gonorrhéique, et surtout puerpérale, s'établit, pour ainsi dire, d'emblée dans toute l'épaisseur de la paroi, le stade purement muqueux étant trop court pour marquer sa trace (Boldt).

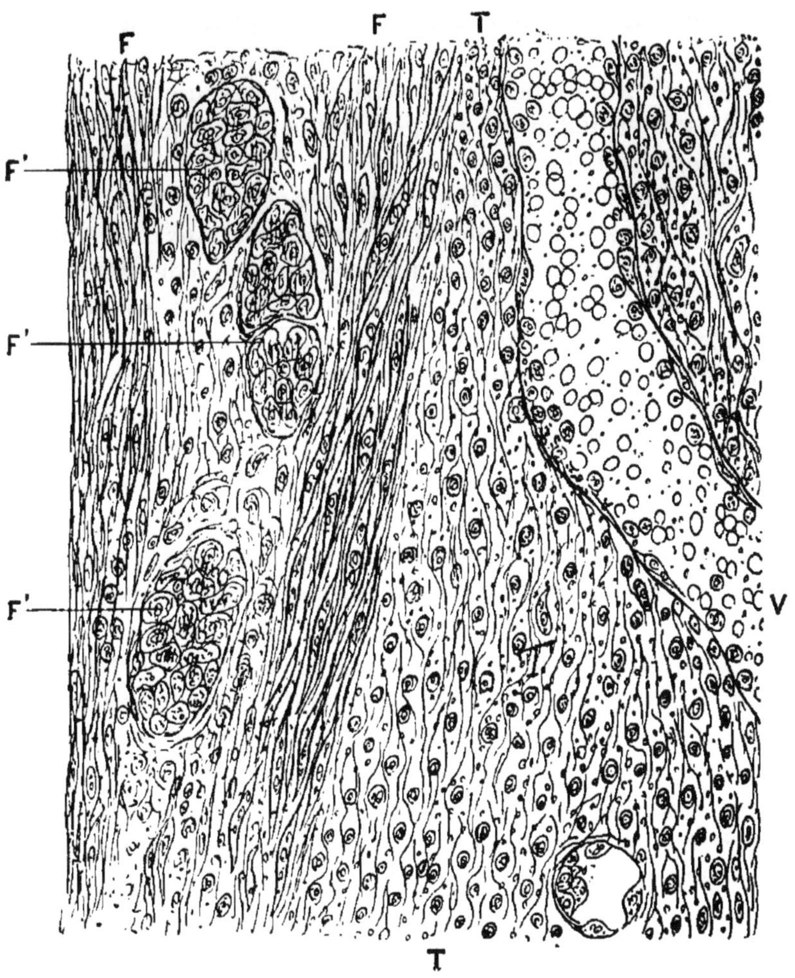

Fig. 68. — Infiltration purulente de la paroi tubaire dans la salpingite aiguë (Boldt). — V, vaisseau sanguin ; F, faisceaux musculaires coupés en long ; F', faisceaux musculaires coupés en travers : T, tissu conjonctif.

Le tissu conjonctif inter-musculaire présente d'abord les lésions de l'œdème avec engorgement prononcé. Puis l'infitration embryonnaire s'accentue sous forme de manchons péri-vasculaires, et d'amas inter-musculaires (fig. 68) ; elle aboutit à l'abcès miliaire et à la sclérose, à l'infiltration purulente diffuse (Boldt), au pyosalpinx.

La muqueuse, énormément épaissie, est gorgée de globules blancs; mais le tissu épithélial est très souvent conservé.

Les *abcès de la paroi tubaire*, d'origine lymphangitique, ne méritent qu'une simple mention, vu leur extrême rareté.

B. **Salpingite chronique.** — a. SALPINGITE MUQUEUSE (SALPINGITE CATARRHALE, ENDOSALPINGITE). — Dans l'*endosalpingite* (1) les lésions sont prédominantes sur la muqueuse et négligeables dans le reste de la paroi.

Elles répondent à un processus subaigu ou chronique, et présentent tous les intermédiaires, depuis l'*état catarrhal* proprement dit jusqu'à la *suppuration*.

La trompe, modérément épaissie, allongée et, par suite, contournée sur elle-même, retenue qu'elle est par le mésosalpinx, présente une souplesse à peu près normale et une consistance œdémateuse. Les plis de la muqueuse sont épaissis, d'aspect charnu, soudés entre eux et obstruent plus ou moins le calibre de l'organe. Le contenu est muqueux, le plus souvent louche, ou franchement purulent.

A l'examen microscopique on trouve les franges muqueuses plus développées qu'à l'état normal, allongées vers le centre du tube, élargies, multipliées par voie de bourgeonnement, simplement accolées entre elles par l'exsudat, ou anatomiquement fusionnées de façon à circonscrire des loges qui, sur la coupe, prennent la forme de mailles tapissées d'épithélium, à contours irréguliers et très variés.

Dans l'état *catarrhal proprement dit*, les cellules épithéliales sont simplement gonflées et présentent une vacuolisation du protoplasme avec gonflement du noyau. Le chorion muqueux est œdématié ou légèrement infiltré de globules blancs; ses vaisseaux sont dilatés et gorgés de sang. Mêmes lésions, mais beaucoup moins accentuées, dans le reste de la paroi tubaire.

L'*endosapingite purulente*, ou tendant à la purulence, se distingue par une diapédèse plus active. En bien des points, les éléments épithéliaux s'écartent, pour livrer passage aux globules blancs; mais l'épithélium n'est guère plus altéré que dans le cas précédent.

b. SALPINGITE CHRONIQUE PARENCHYMATEUSE. — I. *Forme hypertrophique.* — Dans la *salpingite chronique hypertrophique*, secondaire à l'endosalpingite ou à la salpingite aiguë, la trompe, épaissie de façon à atteindre parfois le volume du pouce, est de consistance

(1) Nous préférons la dénomination d'*endosalpingite* au terme *salpingite catarrhale* qui, dans l'esprit de certains auteurs, veut dire salpingite limitée à la muqueuse, et, pour d'autres, salpingite à contenu catarrhal, sans distinction de la profondeur et du degré des lésions pariétales.

ferme ou même ligneuse. A cette paroi énorme correspond un calibre rétréci. Le pavillon est toujours profondément modifié dans son aspect. La surface muqueuse paraît lisse, à l'œil et sous le doigt, par le fait de l'envahissement concentrique de la sclérose. Le contenu est ordinairement purulent ou louche.

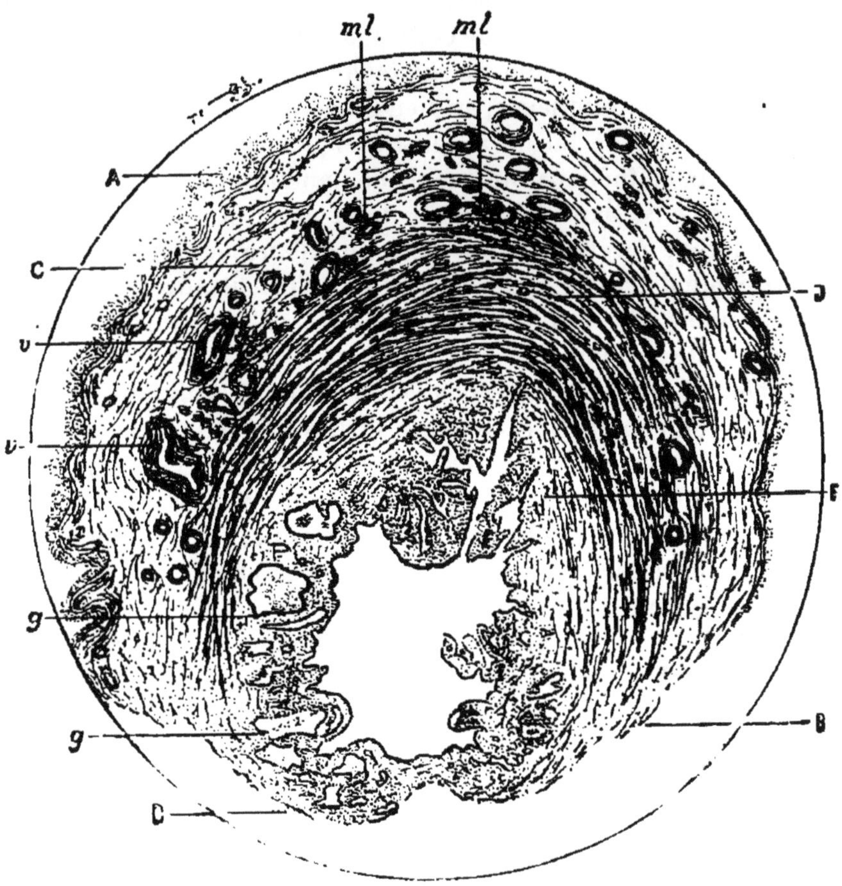

Fig. 69. — Salpingite chronique hypertrophique (Grossissement de 35 diamètres) (Paul Petit et S. Bonnet). — A, fausses membranes ; BB, ligne de section chirurgicale, répondant à l'aileron moyen du ligament large ; C, couche fibreuse, parsemée de quelques faisceaux musculaires ; D, couche épaisse de fibres lisses, la plupart à direction circulaire ; E, muqueuse ; *gg*, pseudo-glandes à épithélium cylindrique, dues à la soudure des villosités.

A l'examen histologique, les villosités, en voie de sclérose, soudées entre elles à la façon de bourgeons charnus, décrivent encore, vers la lumière du tube, dans les cas peu anciens, des arabesques variées, à colonnes beaucoup plus épaisses que dans l'endosalpingite. Mais, à leur base, elles s'épaississent et se fusionnent au point de se fondre en une seule couche conjonctive de néoformation, parsemée, dans les points où la soudure ne s'est pas faite, de petites cavités tapissées d'épithélium, correspondant exactement aux loges plus nombreuses, plus rapprochées, du réseau villeux sus-jacent. Ce réseau se modifiera peu à peu concentriquement, de la même façon, d'où nivellement des franges et transformation de la muqueuse en une sorte de tissu aréolaire (fig. 69, *g*). Orthmann a fait, bien inutilement d'ailleurs, de cette phase avancée de la lésion, une variété à part, sous le nom de *salpingite folliculaire*. Dans certains cas, les plis de la muqueuse, au lieu de se niveler progressivement, s'hypertrophient de façon à constituer de véritables *papillomes*. Les éléments épithéliaux ont moins de hauteur et, très souvent, ont perdu leurs cils. Dans l'épaisseur de la paroi, il y a hypergenèse conjonctive et raréfaction du tissu musculaire ou, plus rarement, hypertrophie de ce même tissu (Kaltenbach, Veit) (fig. 69, D). Il est possible que cette dernière particularité soit en rapport avec la production des coliques salpingiennes.

II. *Salpingite chronique atrophique*. — A une période plus avancée de l'évolution conjonctive, lorsque le tissu fibreux s'est constitué dans toute l'épaisseur de la paroi, nivelant les franges muqueuses, remplaçant l'élément musculaire, comblant les vaisseaux, la trompe revient peu à peu sur elle-même et se densifie, sa circonférence se réduit et son calibre s'efface : la *salpingite chronique atrophique* est constituée. L'épithélium atrophié a perdu ses cils. Dans certains cas il pourrait même disparaître et la réduction du calibre tubaire aboutirait à une atrésie complète.

2. Salpingite kystique.

La trompe kystique peut contenir jusqu'à 1200 grammes de liquide (Lucas-Championnière). Elle se présente sous deux aspects principaux : uniformément distendue, de l'orifice abdominal vers l'ostium uterinum, elle prend la forme d'un boudin, d'une poire ; ou bien, présentant une série d'ectasies et de rétrécissements, elle offre une apparence moniliforme. Nous avons exposé plus haut le mécanisme probable de ces transformations.

Le dédoublement du ligament large par la trompe est exceptionnel, attendu qu'il ne peut avoir lieu qu'au niveau du tiers interne de l'organe, le plus souvent dilaté.

A. Hématosalpinx. — D'après les derniers travaux de Veit, confirmés déjà par nombre d'observations émanées d'autre source, la plupart, sinon la totalité, des *hématosalpinx* ne seraient que des grossesses tubaires méconnues. Il faut donc faire table rase des travaux antérieurs à cette révélation et chercher tout d'abord à établir à quels signes l'on peut reconnaitre qu'un hématosalpinx, vide de fœtus, doit être rapporté à la grossesse tubaire.

Il faudra, tout d'abord, tenir grand compte de l'examen macroscopique : une poche ovoïde, bien limitée, remplie de caillots, située dans la continuité d'une trompe simplement épaissie et présentant des franges longitudinales encore très nettes, sera probablement un

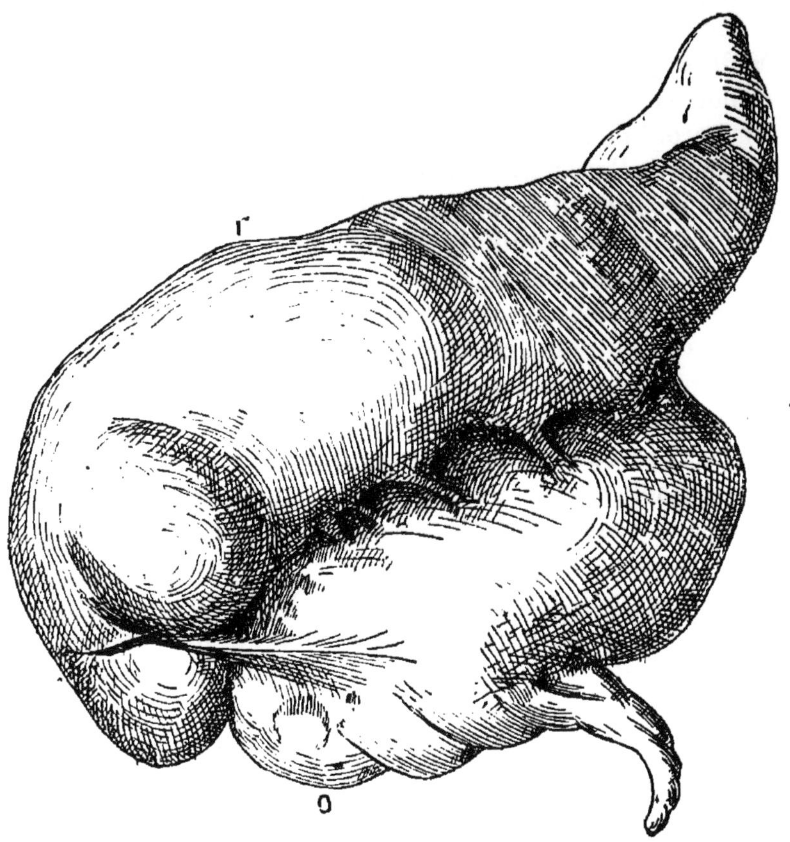

Fig. 70. — Salpingite kystique (Terrillon). — T, trompe oblitérée et remplie de sang ; O, ovaire.

kyste fœtal. Parfois l'on rencontrera, au centre de la masse solide qui a l'apparence d'un simple caillot, un amnios très net, rempli de liquide clair.

L'examen microscopique lèvera généralement les doutes : pour notre part, dans cinq ou six cas différents, nous n'avons jamais manqué de trouver, ainsi que l'affirme Veit, les villosités révélatrices. Mais elles peuvent être en voie d'atrophie, ou même, avoir disparu. Dans ce dernier cas, on peut, sinon affirmer, au moins supposer l'origine de la lésion d'après les modifications de la paroi, dans la zone ectasiée savoir : suppression, en cette région seulement, de l'épithélium et des plis de la muqueuse, abondance de cellules interstitielles et de vaisseaux (Pilliet).

En cherchant dans cette voie, on arrivera sans doute à établir la proportion des grossesses tubaires par rapport aux *hématosalpingites* (hémorrhagie dans une trompe enflammée), et par rapport à l'*hématosalpinx de rétention* (refroidissement au moment des règles?, atrésie génitale).

B. **Hydrosalpinx.** — L'*hydrosalpinx* se présente sous forme d'une vessie allongée ou d'un segment d'intestin. La muqueuse est déplissée et la paroi tubaire amincie dans son ensemble jusqu'à devenir transparente. Orthmann et Ferreira de Castro ont signalé le cloisonnement de la cavité par des brides provenant de la fusion de villosités tubaires. Le contenu est un liquide filant ou aqueux, le plus souvent trouble, parfois tout à fait clair.

A l'examen histologique, on trouve l'épithélium aplati et les fibres musculaires à peu près disparues.

On a avancé, dans ces derniers temps, que l'hydrosalpinx devait le plus souvent provenir du pyosalpinx. Mais il est bien plus probable qu'il succède à la salpingite purement catarrhale, étant données la rareté des adhérences extérieures, ainsi que la nature des lésions pariétales et de l'exsudat. Au lieu de nous arrêter à la première hypothèse, nous aimerions mieux accorder une certaine importance à la simple obstruction de la trompe, due à un fibrome utérin, par exemple. Woskressensky a démontré en effet que la double ligature de l'organe suffisait à donner lieu, en quatre ou six semaines, à un hydrosalpinx abondant.

C. **Pyosalpinx.** — La collection purulente qui constitue le *pyosalpinx* se développe le plus souvent dans la partie externe de la trompe ou bien entre le pavillon et l'ovaire ou l'intestin (Terrier). Dans le pyosalpinx, la consistance et l'aspect du pus sont très variables. Le liquide peut être simplement puriforme, composé, en grande partie, de cellules épithéliales détachées de la muqueuse (Cornil).

Les villosités ne sont plus représentées que par des inégalités épaisses, peu saillantes, ayant l'aspect et, du reste, la structure du bourgeon charnu, quand les cellules de revêtement ont disparu; c'est dans les anfractuosités de la surface que celles-ci persistent en dernier lieu. D'autre part, au-dessous du lit de cellules embryonnaires qui représente la muqueuse, la paroi peut être exclusivement fibreuse. On comprend donc qu'il soit parfois impossible de distinguer la paroi d'un pyosalpinx ancien, d'une paroi d'abcès quelconque.

IV. Salpingite tuberculeuse.

C'est dans la trompe que se localise le plus souvent la tuberculose génitale chez la femme.

Lorsqu'il n'y a pas coïncidence de tuberculose péritonéale, le pyosalpinx tuberculeux est ordinairement difficile à différencier, à première vue. Mais le contenu est souvent assez caractéristique : ainsi en est-il lorsqu'il est représenté par un liquide grumeleux ou par une matière caséeuse sous laquelle se cachent des ulcérations.

Les lésions spécifiques débutent par le stroma de la muqueuse qui présente, en outre, les lésions inflammatoires chroniques déjà décrites. Les bacilles, quand ils existent, sont peu nombreux et échappent le plus souvent à l'examen.

c. Ovarite.

I. Anatomie et histologie normales de l'ovaire.

Pour l'ovaire, plus encore que pour la trompe, nous croyons utile de bien mettre en lumière certains détails de l'*état normal* (fig. 71).

Les caractères anatomiques de l'ovaire sont très variables suivant la période physiologique à laquelle on le considère (âge, menstruation, grossesse). Nous n'aurons en vue que la période de fécondité, à l'état de repos fonctionnel. Dans ces conditions, l'ovaire pèse de 6 à 8 grammes (Puech, Sappey) ; son diamètre transversal est de 38 millimètres, son diamètre vertical, de 18, et l'antéro-postérieur, de 15. Mais il ne s'agit là que de moyennes, d'une importance très relative, et la *petitesse* de l'ovaire n'implique pas un état pathologique (*petitesse physiologique*, Puech). De couleur blanc rosé, de consistance ferme, il a la forme d'un ellipsoïde aplati que sillonnent des encoches d'origine congénitale et des dépressions, plus petites, dues à la déhiscence des follicules de de Graaf.

On distingue, de la surface vers le *hile* de l'organe : 1° un revêtement d'*épithélium cubique*, bien visible chez les jeunes enfants, mais qui ne se retrouve guère, chez la femme adulte, que dans les sillons signalés plus haut ; 2° une couche dense et résistante, dépourvue de vaisseaux (*albuginée* de l'ovaire), formée, de dehors en dedans : d'une couche fibreuse d'épaisseur assez régulière, de fibres élastiques circulaires, assez serrées pour donner l'apparence d'une membrane et probablement en rapport avec les alternatives d'ex-

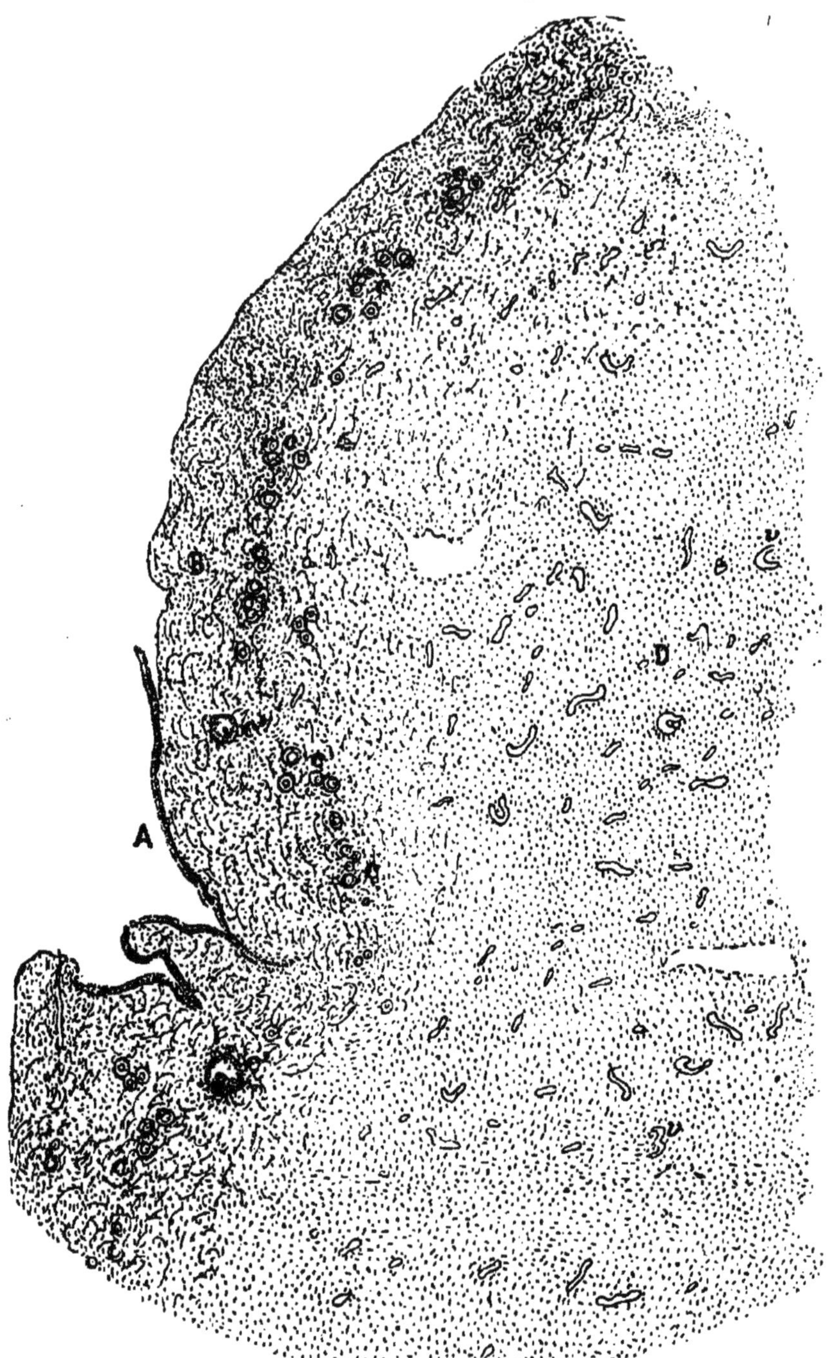

Fig. 71. — Ovaire normal (coupe faite de la surface de l'organe au milieu de la couche médullaire) (Grossissement de 43 diamètres) (Paul Petit et S. Bonnet). — A, revêtement incomplet d'épithélium cubique ; B, couche albuginée ; C, couche ovigène : *cc*, follicules primordiaux ; *c'c'*, follicules en mouvements vers la ponte ; D, portion de la couche médullaire ; *vv*, vaisseaux hélicins.

pansion et de retrait de l'organe; enfin, de cellules fusiformes disposées en tourbillons, qui, pour les uns (Rouget, His, etc.) seraient des fibres lisses et, pour les autres (Kölliker, Waldeyer), des cellules conjonctives; 3° une couche chargée d'ovules ou *couche ovigène*, dont le stroma est en majeure partie formé de ces mêmes cellules en faisceaux intriqués; 4° une couche d'éléments fusifor-

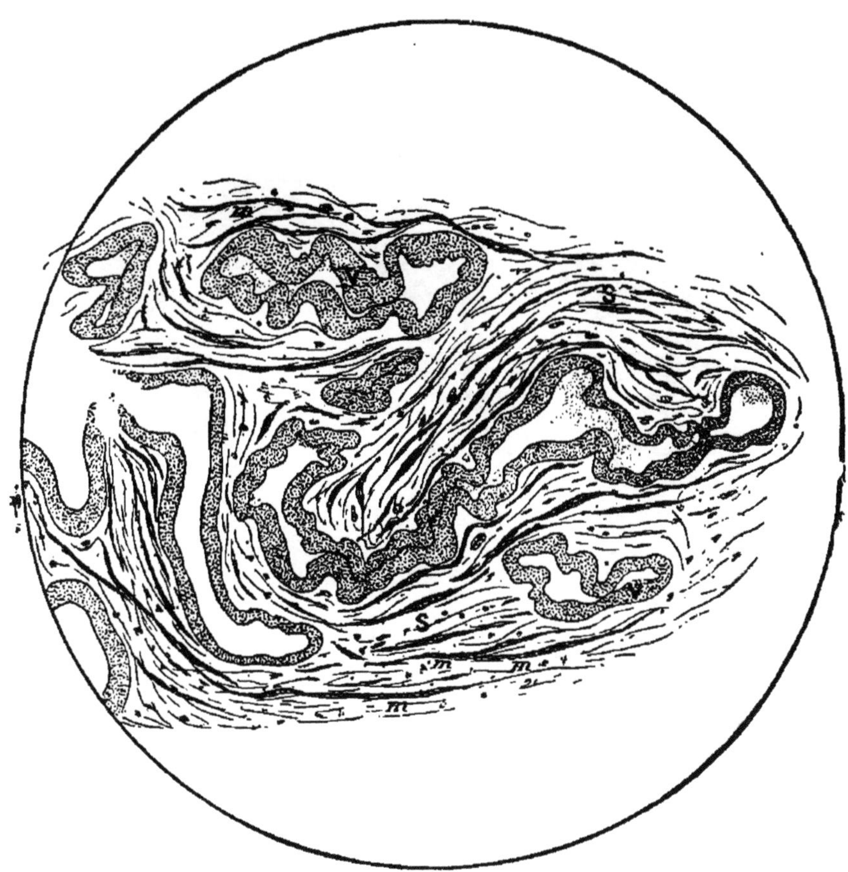

Fig. 72. — Bulbe de l'ovaire (coupe faite du hile vers la couche médullaire) (Grossissement de 30 diamètres) (Paul Petit et S. Bonnet). — VV, vaisseaux ; S, stroma parcouru par des faisceaux musculaires *m*, *m*.

mes, sans disposition spéciale, mais très serrés, avec interposition de fibrilles très ténues et de nombreux vaisseaux de petit et de moyen calibre : c'est la *couche médullaire*, qui constitue la majeure partie de l'organe; 5° enfin, le *bulbe* (fig. 72), qui se distingue par le nombre et le calibre énorme de ses vaisseaux, plongés dans une gangue fibro-musculaire : c'est un véritable appareil érectile. Les faisceaux de fibres lisses qui en font partie se prolongeraient, d'après Rouget, jusque dans les couches ovigène et albuginée, opinion d'ailleurs contestée, ainsi qu'il a été dit plus haut.

Les artères de l'ovaire, à direction hélicine, sont si épaisses, qu'on pourrait croire, au premier abord, à un état pathologique, d'autant plus que les faisceaux musculaires les plus internes, longitudinaux ou hélicins, faisant saillie dans la lumière des vaisseaux, peuvent

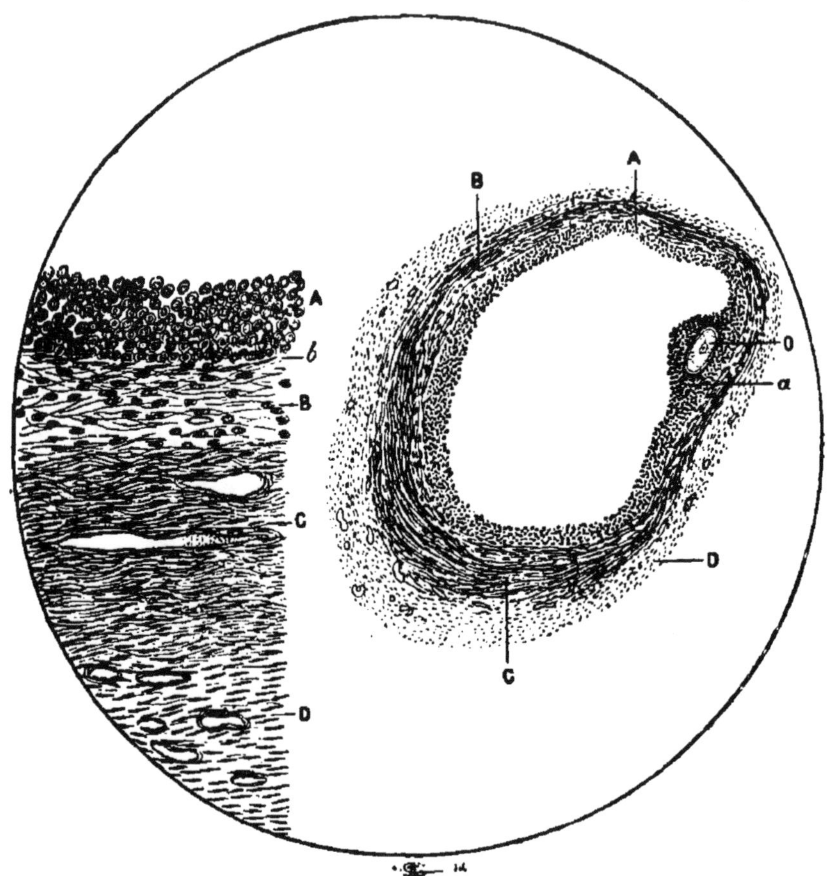

Fig. 72 *bis*. — Follicule de de Graaf au moment de la ponte (Grossissements de 30 et de 90 diamètres) (Paul Petit et S. Bonnet). — A, couche de cellules granuleuses formant en *a* le cumulus proligère qui renferme l'ovule O ; *b*, endothélium sous-épithélial ; B, couche réticulée ; C, couche fibro-vasculaire externe ; D, couche albuginée dont la vascularisation est accrue.

donner l'apparence de bourgeons. Les veines sont très flexueuses et se distinguent surtout à l'épaisseur moindre de leur paroi. Les canaux lymphatiques sont nombreux, particulièrement autour des follicules et dans l'interstice de leurs deux dernières tuniques. Les nerfs proviennent du grand sympathique.

D'après la théorie le plus généralement admise, les ovisacs sont le produit du bourgeonnement de l'*épithélium germinatif*, dans l'épaisseur de l'*éminence sexuelle*, sous forme de cordons, qui renferment des cellules déjà différenciées : les *ovules*. Ces cordons, venant à s'étrangler, puis à se séparer en tronçons, les *follicules primordiaux* sont constitués.

Les follicules primordiaux présentent une enveloppe de cellules propres (*cellules folliculaires*), d'abord rondes, plus tard aplaties, entourant l'ovule. Très rapprochés les uns des autres au moment de la naissance, ils se raréfient plus tard par le fait d'un travail de résorption qu'on trouve déjà commencé chez le fœtus à terme. Lorsqu'un follicule primordial se met en mouvement vers la ponte, il devient *ovisac* proprement dit, ou *follicule* de de Graaf. Les cellules folliculaires prolifèrent, une fente se produit dans l'un des hémisphères de leur masse et, du fait d'une accumulation de liquide dans cette fente, celle-ci se trouve remplacée par une cavité arrondie, en même temps que le *disque proligère* est constitué. Au-dessous de la couche de l'*épithélium folliculaire*, ou *membrane granuleuse*, se forme la *tunique propre* (*couche réticulée, couche lymphoïde de Slavjansky*, couche *des cellules de l'ovariule*, *des cellules interstitielles*), sur l'origine de laquelle on n'est pas bien fixé, mais qui paraît nettement composée d'un tissu fibrillaire et réticulé, contenant des cellules de formes diverses. Cette tunique propre est séparée du stroma ovarien par une *tunique fibreuse* à laquelle se mêle, d'après Rouget, un certain nombre de fibres lisses, et par une *couche cellulo-vasculaire*. Enfin, entre la tunique propre et la membrane granuleuse, on peut distinguer, dans les follicules dépouillés de leur épithélium, un *endothélium sous-épithélial*, analogue à celui décrit par Debove pour l'intestin.

Dans le follicule qui va se rompre, l'ovule occupe, en général, la périphérie. En ce point même le tissu de l'ovaire serait généralement exsangue. Il n'en était cependant pas de même sur la préparation d'où est tirée la figure 72 *bis*.

L'ovisac, une fois rompu, constitue le *corps jaune*. Peu après la ponte (fig. 73), cet organe se présente sous forme d'une poche plissée comme une bourse, remplie de sang ou d'un reticulum fibrineux. Sa paroi est formée de travées conjonctives comprenant, dans leurs mailles, de grosses cellules à forme *épithélioïde*. Ces travées émanent de deux systèmes papillaires qui sont intriqués l'un dans l'autre : l'un, à *direction centripète*, se fusionne avec le stroma de l'ovaire ; l'autre, à *direction centrifuge*, naît d'une couche conjonctive assez mince qui tapisse les diverticules de la cavité. Telle est, dans sa simplicité, la constitution du corps jaune.

Peu nous importent ici les théories relatives à sa genèse et qui le font provenir, les unes, de la membrane granuleuse, les autres, de la tunique propre, d'autres enfin, de ces deux couches à la fois. Nous ferons cependant remarquer que, pour expliquer la formation des deux systèmes de papilles signalés plus haut, le mieux est d'ad-

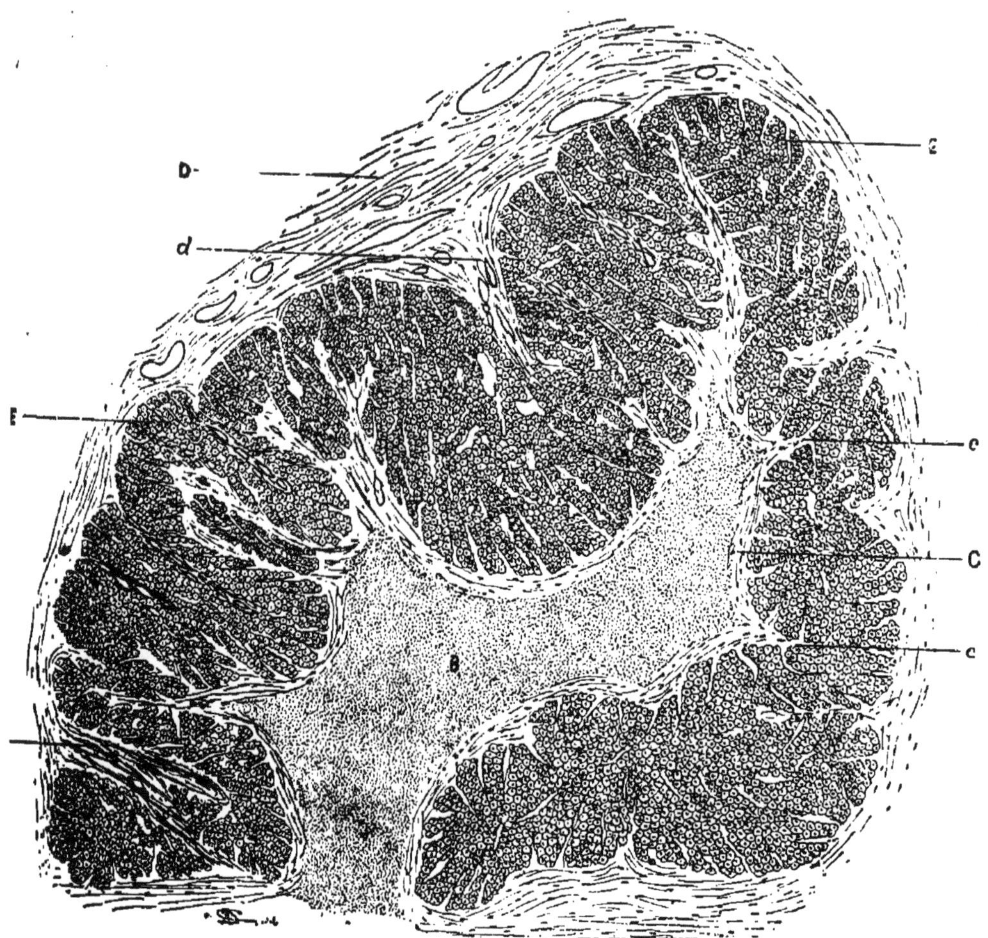

Fig. 73. — Corps jaune peu après la ponte (Grossissement de 30 diamètres) (Paul Petit et S. Bonnet). — A, ouverture du corps jaune à la surface de l'ovaire; B, cavité du corps jaune remplie de sang extravasé et tapissée d'une couche conjonctive C, de laquelle se détache un système de papilles *ccc*, à direction centrifuge ; D, couche fibro-vasculaire externe de laquelle se détache un système de papilles *ddd*, à direction centripète ; E, cellules épithélioïdes greffées sur les papilles.

mettre la prolifération de la couche fibreuse de l'ovisac, d'une part, de la couche sous-endothéliale, d'autre part, et, entre les deux, celle de la couche propre.

Après s'être développé durant un certain temps, le corps jaune s'atrophie : les cellules épithélioïdes subissent la dégénérescence hyaline et disparaissent peu à peu sous la prolifération des cellules ovariennes. Pour le corps jaune de *la menstruation*, cette régression est déjà en pleine voie lors de la phase cataméniale qui suit celle à laquelle il doit son origine. Le corps jaune de la grossesse, au contraire, se développe jusque vers le quarante et unième jour. Les corps jaunes normaux sont d'assez grande dimension : celui de la grossesse atteint ou dépasse la moitié du volume de l'ovaire. Il ne faut donc pas trop se hâter de prononcer le mot de *kyste du corps jaune*.

D'autre part, nous ne saurions trop insister sur l'évolution simultanée, à l'état normal, d'un certain nombre de follicules vers la ponte. L'un d'entre eux ayant accompli le cycle complet, les autres, ceux qui ne faisaient que l'accompagner, comme pour assurer la ponte, s'arrêtent dans leur accroissement. Ils se présentent alors à l'état de kystes, avec dégénérescence de leur épithélium, ou sont envahis par une prolifération de tissu muqueux analogue à celui qui éclaircit les follicules primordiaux chez le fœtus à terme. Il est probable qu'il ne s'agit là que des deux phases d'un même processus. Il ne faut donc pas conclure de la présence, à la surface d'un ovaire, d'un certain nombre de saillies folliculaires, à l'existence de la *dégénérescence polykystique*, terme servant trop souvent à couvrir l'insuffisance et la trop grande hâte du diagnostic.

Enfin, nous croyons encore bon d'ajouter, qu'en dehors de ces îlots de tissu muqueux, dus à l'oblitération des ovisacs *avortés*, de ces masses vitreuses, vestiges de corps jaune, on peut encore trouver, dans des ovaires parfaitement normaux d'ailleurs, des indurations fibreuses au voisinage des corps jaunes, des traces d'œdème, de petits îlots de tissu graisseux, vestiges probables de cordons ovulaires inutilisés.

II. Formes anatomiques et cliniques de l'ovarite.

Nous proposons, pour l'ovarite, une classification analogue à celle de la salpingite.

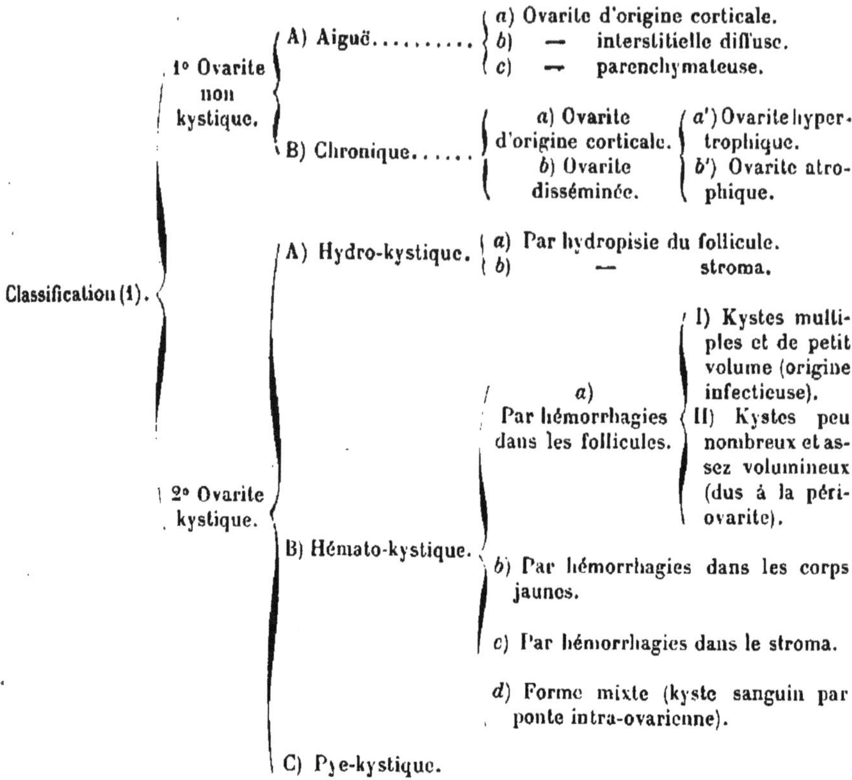

Classification (1).

- 1° Ovarite non kystique.
  - A) Aiguë.........
    - a) Ovarite d'origine corticale.
    - b) — interstitielle diffuse.
    - c) — parenchymateuse.
  - B) Chronique......
    - a) Ovarite d'origine corticale.
      - a') Ovarite hypertrophique.
      - b') Ovarite atrophique.
    - b) Ovarite disséminée.
- 2° Ovarite kystique.
  - A) Hydro-kystique.
    - a) Par hydropisie du follicule.
    - b) — stroma.
  - B) Hémato-kystique.
    - a) Par hémorrhagies dans les follicules.
      - I) Kystes multiples et de petit volume (origine infectieuse).
      - II) Kystes peu nombreux et assez volumineux (dus à la péri-ovarite).
    - b) Par hémorrhagies dans les corps jaunes.
    - c) Par hémorrhagies dans le stroma.
    - d) Forme mixte (kyste sanguin par ponte intra-ovarienne).
  - C) Pye-kystique.

1° Ovarite non kystique.

A) **Ovarite aiguë.** — a. D'origine corticale. — L'ovarite d'origine corticale est secondaire à la péri-ovarite et reconnait ordinairement pour cause la blennorrhagie.

D'après Cornil et Terrillon, la péri-ovarite, qui est l'analogue de la vaginalite chez l'homme (Bernutz), peut exister seule, le parenchyme ovarique restant intact et les lésions se bornant à des fausses membranes plus ou moins résistantes. Mais, pour Tait, quand

(1) M. Pozzi a bien voulu produire cette classification et la description qui suit, quelque peu modifiées depuis, dans son *Traité de Gynécologie*. Il est certain que, par suite de l'existence des follicules de de Graaf, l'ovaire enflammé renferme presque toujours des cavités kystiques ; mais ces kystes peuvent être négligeables ou constituer, au contraire, la majeure partie de la tuméfaction, d'où nos deux premières divisions.

D'autre part, l'ovarite se développe, en somme, soit de la périphérie vers le hile, soit du hile vers la périphérie, et cela qu'elle soit kystique ou non ; si ces deux modes de développement ne peuvent plus être différenciés dans les formes de la seconde catégorie, ordinairement plus anciennes, il en est le plus souvent autrement pour celles qui se rattachent à la première, d'où les principales subdivisions de celle-ci.

Enfin, si ces kystes séreux, sanguins, purulents, se mélangent souvent les uns aux autres, il n'en est pas moins vrai que telle de ces modalités kystiques est toujours prédominante. et peut servir d'étiquette à la lésion.

le revêtement séreux de l'ovaire est atteint, on trouve toujours des lésions à une certaine distance de la capsule et la glande, dans son ensemble, est notablement augmentée de volume.

Ces lésions varient depuis la simple hyperhémie jusqu'à la destruction plus ou moins étendue de la couche ovigène par l'infiltration purulente et l'hémorrhagie (Slavjansky).

b. Ovarite interstitielle diffuse. — L'ovarite interstitielle diffuse est propre à l'infection puerpérale.

Tout d'abord l'ovaire, très augmenté de volume, gorgé de liquides, est parsemé de kystes folliculaires à contenu séreux ou sanguinolent; le stroma est le siège d'une infiltration embryonnaire diffuse. A une période plus avancée, le pus apparaît dans les espaces lymphatiques et les follicules, en commençant par les plus gros.

c. Ovarite parenchymateuse. — L'ovarite parenchymateuse est engendrée par les maladies infectieuses et les intoxications.

Les lésions sont concentrées sur le follicule qui renferme un liquide puriforme. Dans les cas légers, le follicule primordial est atteint exclusivement et disparaît sans laisser trace. L'œuf résiste plus longtemps que les cellules qui l'entourent (Slavjansky).

B. **Ovarite chronique.** — Elle succède aux états aigus ou s'établit d'emblée. Le stroma de l'ovaire, normalement formé de cellules conjonctives tassées les unes contre les autres, se transforme peu à peu en un tissu fibreux à faisceaux denses et ondulés, pauvre en cellules et en vaisseaux perméables. Les faisceaux conjonctifs sont plus épais autour des vaisseaux, des follicules et des corps jaunes qui se présentent, pour la plupart, sous forme de débris, parfois très nombreux, reconnaissables à leur plissement et à leur apparence hyaline. Cette multiplication des corps jaunes (fig. 74) provient évidemment d'une sorte d'évolution morbide au cours des phases aiguës de la maladie.

On voit également, dans le tissu néoformé, quand la sclérose est avancée, des fentes allongées, ovalaires, étoilées, vestiges de vaisseaux sanguins ou lymphatiques ou d'ovisacs. Ceux-ci sont d'ailleurs moins nombreux, parfois totalement absents, suivant les progrès du mal; un certain nombre ont subi les modifications qui aboutissent à la formation des micro-kystes séreux, séro-sanguins et sanguins.

a. Ovarite chronique d'origine corticale. — L'ovaire est entouré de fausses membranes au milieu desquelles se rencontrent parfois des foyers sanguins analogues à ceux de la pachyméningite. Ou bien la sclérose envahit l'organe sur une grande épaisseur; ou bien elle se limite, et parfois d'une façon très nette et uniforme, à quelques millimètres de sa surface. Mais les tissus sous-jacents n'en sont pas moins voués à la désorganisation : l'obstacle apporté à la ponte et à la circulation veineuse du hile détermine l'hydropisie folliculaire et des raptus hémorrhagiques autour desquels se grefferont des foyers secondaires de sclérose (fig. 74).

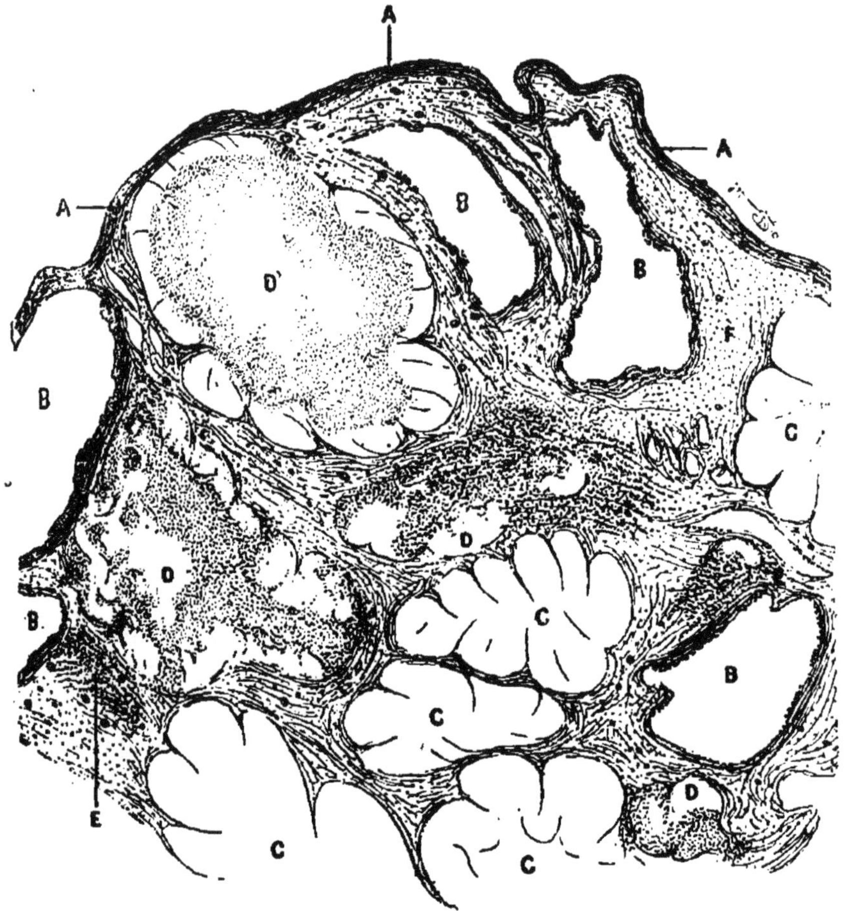

Fig. 74. — Ovarite chronique d'origine corticale (Grossissement de 30 diamètres) (Paul Petit et S. Bonnet). — AA, sclérose de la couche albuginée; BB, kystes folliculaires ; CC, corps jaunes en dégénérescence hyaline ; DD, corps jaunes à la même phase évolutive, dissociés par des raptus hémorrhagique ; D', corps jaune transformé en un petit kyste hémorrhagique ; EE, hémorrhagies interstitielles ; F, tissu interstitiel en voie de sclérose.

b. Ovarite chronique disséminée. — Elle est caractérisée par des foyers de sclérose qui ont pris naissance autour des vaisseaux, des kystes folliculaires et des corps jaunes, ce qui est tout un, d'ailleurs, l'ovisac représentant la région la plus vasculaire de l'ovaire. Il s'agit là probablement d'un processus assez lent et chronique d'emblée : on l'observe communément, avec ou sans ectasies vasculaires, dans les cas de fibromes utérins.

c. Ovarite chronique hypertrophique. — L'hypertrophie scléreuse de l'ovaire est caractérisée par l'hypergenèse du tissu fibreux avec destruction des follicules. Comme le dit très bien Tait, ce n'est, en somme, que la sclérose à la deuxième période, précédant celle de rétraction. L'hypertrophie est totale ou bornée à la périphérie (Darier et Bourges). Dans les deux cas, la surface de l'ovaire, du fait de l'accentuation de ses sillons, rappelle l'aspect des circonvolutions cérébrales.

Indépendamment de l'hypertrophie scléreuse, Tait et Slavjansky admettent l'existence d'une hypertrophie vraie, provenant de l'hypergenèse des éléments normaux de la glande et pouvant porter son poids jusqu'à 60 et 70 grammes (Tait).

d. Ovarite chronique atrophique (ou cirrhose). — La sclérose atrophique, ou cirrhose de l'ovaire, est probablement l'aboutissant de toutes les variétés de l'ovarite, y compris l'ovarite suppurée à petits foyers non évacués. Le processus de sclérose est ici poussé à l'extrême. Les ovisacs et même les kystes folliculaires sont très rares ou absents. Un très petit nombre de vaisseaux demeurent perméables.

2° Ovarite kystique.

Les *micro-kystes de l'ovaire*, bien distincts des kystes *néoplasiques* du même organe, ont leur place marquée dans l'étude de l'ovarite dont ils dérivent et à laquelle ils impriment une allure spéciale, les lésions interposées passant au second plan.

A. Ovarite hydro-kystique. — a. Ovarite hydro-kystique par hydropisie folliculaire. — Comme nous l'avons déjà dit, il est ordinaire de rencontrer à la surface d'ovaires, normaux par ailleurs, un certain nombre de follicules gonflés de liquide.

D'autre part, nous ne connaissons pas de caractères histologiques qui permettent de différencier un kyste folliculaire d'un follicule normal en voie de régression.

C'est donc sur la multiplicité de ces follicules, sur leur volume qui, à l'état normal, ne dépasse pas 2 centimètres à 2 centimètres et demi de diamètre, enfin, sur la sclérose concomitante du stroma, que l'on doit se baser pour juger de l'état morbide.

Les *kystes folliculaires* se présentent sous forme de poches sphériques, uniloculaires, variant ordinairement du volume d'une petite cerise à celui d'une noix, mais pouvant atteindre des dimensions beaucoup plus considérables. Disséminés ou agglomérés, de préférence à la surface de l'ovaire, ils se rencontrent également dans son épaisseur et le transforment en une masse cloisonnée qui peut dépasser le volume du poing (fig. 75). Ils présentent, à la coupe, une paroi à double contour et à surface lisse, un contenu limpide et incolore. D'après Ritchi et Webb, on ne retrouve plus l'ovule dans les follicules plus gros qu'une cerise, c'est-à-dire précisément ceux qui peuvent passer pour kystiques. Il semble disparaître sous la prolifération des cellules folliculaires qui l'entourent. L'épithélium pariétal, après s'être multiplié, dégénère sous forme colloïde ou granuleuse. Quand à la *tunique propre*, elle se confond peu à peu avec les couches fibreuse et cellulo-vasculaire

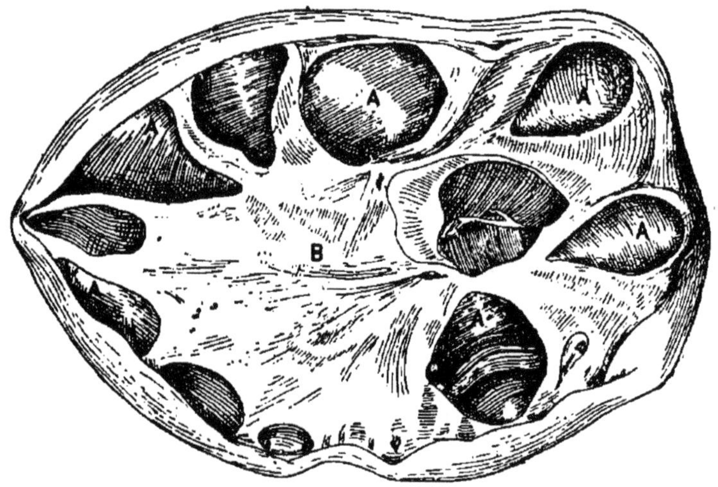

Fig. 75. — Ovarite chronique hydro-kystique (par hydropisie folliculaire). — AAA, follicules kystiques ; B, tissu ovarien sclérosé.

dans un commun processus de sclérose (fig. 76). De telle sorte qu'à un moment donné, tous les éléments distinctifs du follicule ayant disparu, la nature du kyste qui en provient ne peut plus se reconnaître qu'à la minceur de ses parois, à son défaut de vascularisation et au voisinage immédiat d'autres kystes plus petits et manifestement folliculaires.

b. Ovarite hydro-kystique par hydropisie du stroma. — Nous parlerons plus loin (chap. VII) des *pseudo-kystes séreux* dus à la *vacuolisation* du stroma ovarien par l'œdème, et qui se rattachent à une lésion purement trophique, le *varicocèle pelvien*.

Nous devons cependant faire remarquer ici que l'œdème coïncide fréquemment avec les lésions scléro-kystiques de l'ovaire (Conzette).

B. **Ovarite hémato-kystique.** — a. OVARITE HÉMATO-KYSTIQUE PAR HÉMORRHAGIE INTRA-FOLLICULAIRE. — A l'état normal, il n'y a guère qu'un follicule qui contienne du sang : celui qui va se rompre ou dont la rupture vient de s'effectuer.

Multiples et de petit volume, criblant parfois l'organe dans toute

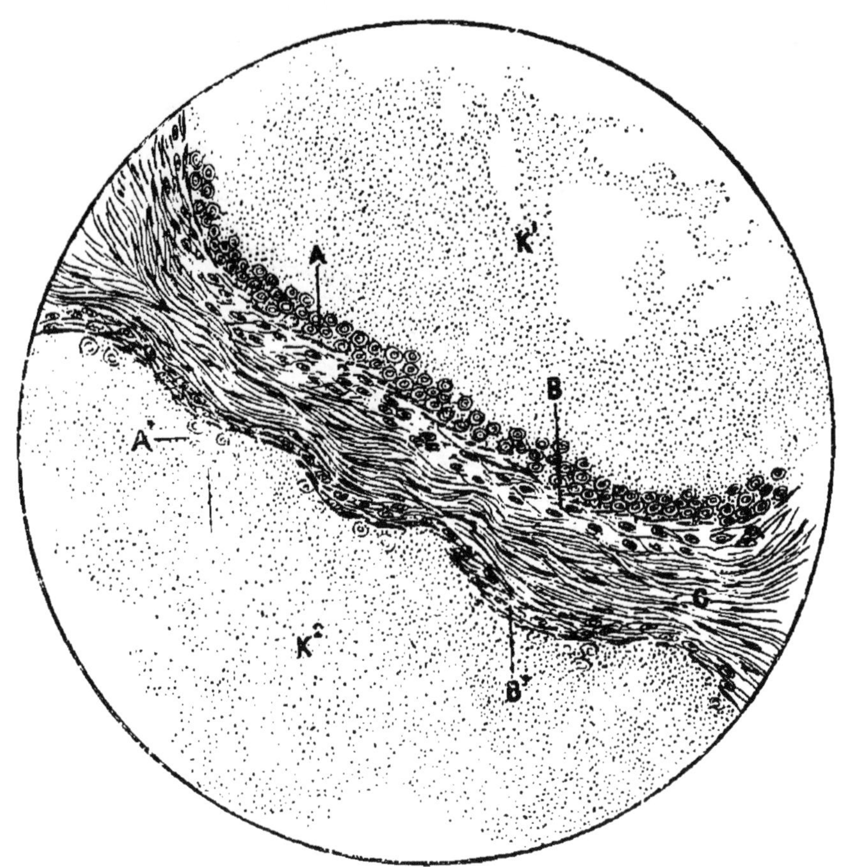

Fig. 76. — Coupe de la paroi de deux kystes folliculaires accolés (Grossissement de 120 diamètres) (Paul Petit et S. Bonnet). — L'un des deux kystes K¹ présente un épithélium folliculaire A, et une couche réticulée B, d'apparence normale. Dans l'autre, K², l'épithélium folliculaire est réduit à quelques cellules A' en dégénérescence hyaline ; et la couche réticulée sous-jacente B', en voie de sclérose, se distingue à peine de la couche fibreuse C, commune aux deux kystes.

son épaisseur, les kystes *hémato-folliculaires* représentent la lésion dominante de l'ovarite infectieuse d'origine interne.

Les kystes *plus gros* (fig. 77), variant du volume d'une amande à celui du poing, contiennent, soit un fluide séro-sanguinolent et, dans ce cas, semblent résulter d'hémorrhagies dans des follicules hydropiques, soit du sang pur. Ces derniers se rattachent surtout à la sclérose corticale, et l'on a avancé qu'ils étaient susceptibles de s'accroître, jusqu'à rupture, par une sorte de ponte intra-kystique des follicules voisins (*kyste ménorrhagique* de Bœckel). Ces kystes ont une paroi fibreuse, parfois très mince. L'épithélium pariétal est dégénéré ou détruit.

b. Ovarite hémato-kystique par hémorrhagie dans les corps jaunes. — Les kystes sanguins, ayant leur siège dans les corps jaunes, résultent

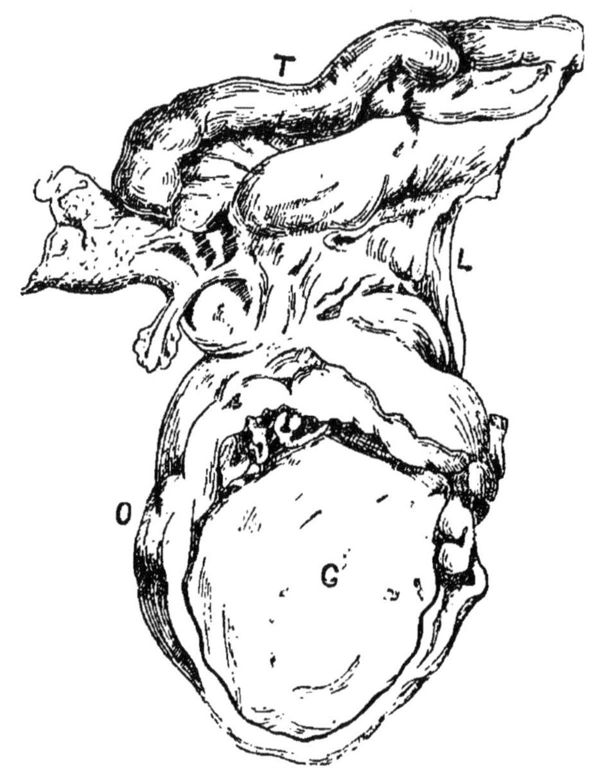

Fig. 77. — Ovarite chronique hémato-kystique (d'après A. Doran). — O, ovaire ; T, trompe ; C, cavité d'un kyste sanguin dont la paroi a été en partie excisée ; L, ailerons de la trompe et de l'ovaire.

d'une *exagération de l'hémorrhagie physiologique après la ponte ou de raptus hémorrhagiques dans d'anciens corps jaunes* (fig 74, D' et D).

Ces kystes ont une enveloppe à peu près uniforme dans laquelle on retrouve, plus ou moins altérés, les éléments distinctifs du follicule qui a évolué.

c. Ovarite hémato-kystique par hémorrhagie interstitielle. — Les hémorrhagies interstitielles de l'ovaire peuvent être diffuses (fig. 74, E) ou enkystées, limitées ou étendues à la presque totalité de l'organe qui est alors converti en une bouillie analogue à la pulpe splénique. Cette dernière forme de l'hémorrhagie ovarienne serait le plus souvent due à l'ovarite aiguë. Nous en avons cependant observé un cas qui relevait manifestement de la torsion du pédicule d'un ovaire voisin d'un kyste du ligament large, et probablement kystique lui-même. La tumeur sanguine était ovalaire, grosse comme le

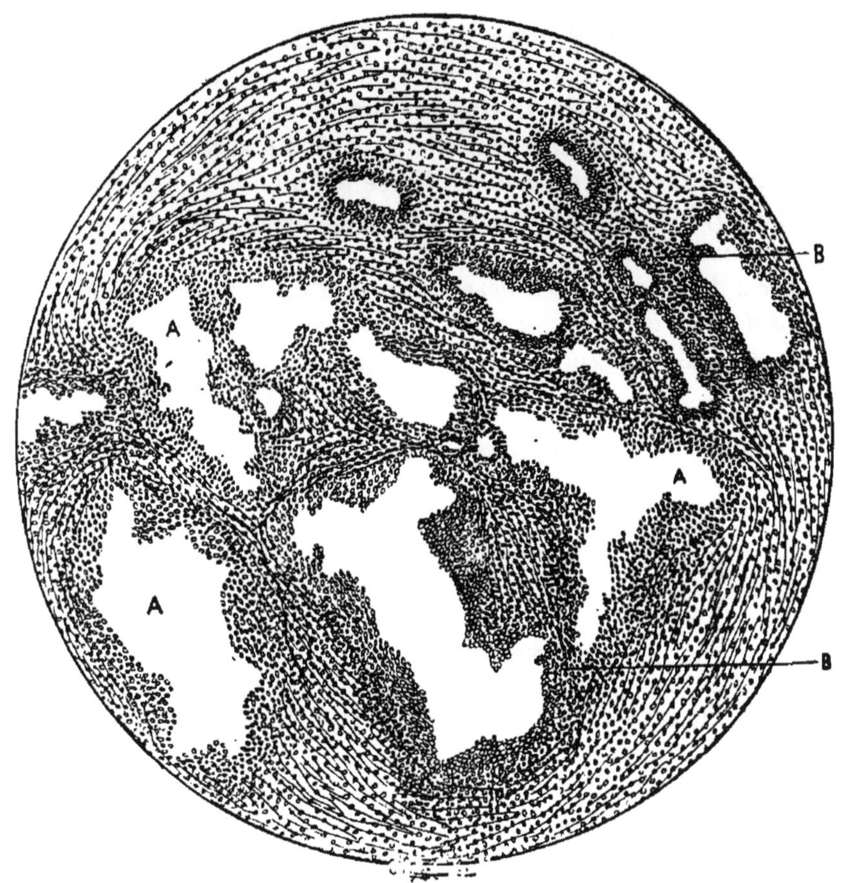

Fig. 78. — Ovarite pyo-kystique (Grossissement de 90 diamètres) (Paul Petit et S. Bonnet). — AA, abcès miliaires en voie de fusion, par fonte du tissu embryonnaire interposé BB.

poing, et avait absolument l'apparence d'un caillot; mais nous avons retrouvé, à sa surface, des débris de la couche ovigène.

C. **Ovarite pyo-kystique**. — La suppuration de l'ovaire débute ordinairement dans les ovisacs ou dans les espaces lymphatiques, sous forme d'abcès multiples et de petit volume (fig. 78) qui se fusionnent peu à peu, par nécrose du tissu embryonnaire interposé, et arrivent à constituer des poches plus ou moins nombreuses, parfois uniques, qui peuvent atteindre un volume considérable (12 cent. sur 9 : Cullingworth).

La paroi de ces gros abcès se trouve constituée, en allant de l'intérieur vers l'extérieur : par une couche embryonnaire, une couche fibreuse dense, et enfin, une couche cellulo-vasculaire dans laquelle on retrouve, plus ou moins modifiés, les éléments caractéristiques de l'organe.

Nous avons rencontré, dans un cas, un abcès du volume d'un œuf de pigeon, développé dans un seul kyste folliculaire, reconnaissable à sa forme et à la constitution de sa paroi, voisin d'un autre gros kyste, de même origine, à contenu séreux et entouré d'un stroma d'apparence normale. Force est bien d'admettre, dans un cas pareil, le transport des germes pyogènes par l'intermédiaire des vaisseaux du hile.

Les abcès de l'ovaire, en se développant, ont une tendance toute spéciale à dédoubler le mésovaire et le ligament large, de façon à donner l'apparence d'un phlegmon qui, du reste, peut coexister.

III. **Ovarite tuberculeuse.**

La tuberculose de l'ovaire est rarement constatée à son début, et se laisse assez difficilement reconnaître quand elle est constituée à l'état d'abcès.

d. **Ovaro-salpingite.**

Les combinaisons de l'ovarite et de la salpingite, c'est-à-dire, les formes de l'ovaro-salpingite, modalité clinique beaucoup plus commune que l'inflammation isolée de l'ovaire et de la trompe, sont des plus variables.

On peut dire cependant que les variétés d'ovarite le plus souvent liées à la salpingite sont : l'ovarite hydro-kystique et l'ovarite hémato-kystique. A l'endosalpingite correspond ordinairement l'ovarite corticale; à la sclérose de la trompe, la sclérose de l'ovaire.

Les deux organes peuvent être tout à fait indépendants l'un de l'autre ou fusionnés de telle sorte par les adhérences, qu'il devient impossible de les différencier de l'œil et du doigt.

S'agit-il d'une salpingite kystique de grand volume, l'ovaire aplati, étalé, disparaît, pour ainsi dire, dans la paroi du kyste.

Dans d'autres cas, le pavillon de la trompe étant en communication directe avec une collection ovarienne, à la suite d'un processus ulcéreux, ou par déhiscence d'un follicule, après soudure du pavillon, on est en présence d'un *kyste tubo-ovarien* à contenu hématique muqueux ou muco-purulent.

e. Pelvi-péritonite.

Nous distinguerons, dans la pelvi-péritonite, la *pelvi-péritonite localisée*, c'est-à-dire bornée au voisinage de l'utérus et des annexes, et la *pelvi-péritonite proprement dite*, ou inflammation diffuse de la cavité pelvienne, dans laquelle les altérations de la séreuse sont prédominantes.

I. Pelvi-péritonite localisée.

Dans l'inflammation chronique, les néo-membranes qui relient l'ovaire et la trompe aux organes voisins sont ordinairement très serrées, très résistantes et non moins vasculaires. Elles renferment ou non, dans leurs cloisonnements, des collections séreuses, hématiques ou purulentes. On trouve assez souvent une collection de ce genre interposée au pavillon de la trompe et à l'ovaire.

1. Péri-salpingite.

Même dans l'inflammation récente, il y a ordinairement épaississement de l'enveloppe séreuse de la trompe. Les adhérences les plus fréquentes de cet organe se font avec la face postérieure de l'utérus le cul-de-sac de Douglas, le ligament large et le rectum; viennent ensuite les adhérences avec le détroit supérieur, la paroi abdominale, l'épiploon, l'appendice vermiforme, le cæcum, l'S iliaque et l'intestin grêle. L'adhérence avec la paroi abdominale donne lieu à la formation d'un *plastron intra-péritonéal* (Terrillon), qu'on ne confondra pas avec le *plastron extra-péritonéal* du phlegmon. L'hydro-salpinx peut être libre de toute attache.

2. Péri-ovarite.

Tandis que dans l'ovarite corticale, scléro-kystique, atrophique, l'encapsulement néo-membraneux est ordinairement très prononcé, les fausses membranes protectrices sont souvent peu marquées autour de l'abcès de l'ovaire, ou manquent complètement sur une certaine étendue, d'où tendance toute spéciale du pus à se faire jour dans la cavité péritonéale. Cette particularité est bien d'accord avec l'idée, déjà émise, de la genèse ordinaire de l'ovarite suppurée par la voie vasculaire. Les adhérences viscérales, quand elles existent, ont lieu le plus souvent avec le rectum, le cæcum et son appendice, à droite; avec l'S iliaque, à gauche.

3. Péri-métrite.

Les adhérences péri-métritiques, causes ordinaires des déviations fixes de l'utérus, siègent le plus souvent en arrière.

II. Pelvi-péritonite proprement dite.

Dans la *pelvi-péritonite proprement dite*, ou *extensive*, la masse morbide est constituée, de la profondeur à la surface, par l'utérus et les annexes enflammées, par des anses intestinales agglutinées et l'épiploon épaissi, vascularisé, adhérent aux viscères, à l'enceinte pelvienne et formant enveloppe. Le tout est relié par des néo-membranes circonscrivant ou non, avec les viscères, une ou plusieurs loges pleines d'un exsudat liquide ou en voie de résorption.

1. Variétés anatomiques.

Les variétés anatomiques de la pelvi-péritonite dépendent de la prédominance de l'élément solide ou liquide et de l'ancienneté des lésions.

A. Pelvi-péritonite enkystée. — Quand il existe une notable collection de liquide, en une ou plusieurs poches, on dit qu'il y a *pelvi-péritonite enkystée*. Le liquide inclus peut être séreux, séro-fibrineux, hématique, purulent ou putride.

Les grandes collections de la pelvi-péritonite sont difficiles à distinguer, même sous le scalpel et le microscope, des collections annexielles volumineuses; mais il est certain qu'on est actuellement porté à exagérer la fréquence de celles-ci au détriment des premières.

B. Pelvi-péritonite plastique. — La *pelvi-péritonite plastique* présente deux variétés principales, suivant son âge :

a. Pelvi-péritonite adhésive. — La *pelvi-péritonite adhésive* répond à la prédominance des fausses membranes sous forme de brides peu épaisses et relativement peu résistantes.

b. Pachy-pelvi-péritonite. — Quand, au contraire, on a affaire à un de ces bassins fibreux, parcourus en tous sens par un réseau inextricable et indestructible de vieilles adhérences, on peut dire, avec Reclus, qu'il y a *pachy-pelvi-péritonite*.

2. Localisations.

Lorsque l'infection s'attache à un péritoine sain, il se fait un épanchement qui s'accumule d'abord dans le fond du cul-de-sac postérieur (Delbet). Guidé par un rapide travail d'adhérences, cet épanchement s'élève jusqu'aux limites supérieures du Douglas, parfois plus haut et jusqu'au voisinage de l'ombilic ; il a la forme d'un ovoïde à grand axe vertical (*pelvi-péritonite postérieure*).

Quand, au contraire, le péritoine est déjà altéré par des lésions péri-organiques, l'extension inflammatoire qui constitue la pelvi-péritonite peut être distribuée de façon très diverse. Ainsi, du fait de l'accolement des parois du Douglas ou d'une accumulation liquide dans une poche de néo-formation, la masse principale de la tumeur peut être située sur les côtés (*pelvi-péritonite latérale*), et même en avant de l'utérus (*pelvi-péritonite antérieure*).

f. Lésions de l'utérus, de la vessie et du rectum dans l'inflammation circum-utérine.

L'inflammation circum-utérine ne peut exister sans des altérations plus ou moins profondes de l'utérus. Quand le foyer endométritique est éteint, au moins trouve-t-on des lésions pariétales, sclérose, dégénérescence graisseuse, dans les cas anciens. Cette dernière transformation rend compte du peu de vascularité que présente parfois l'organe et de la facilité avec laquelle il se déchire sous l'action des instruments, notions importantes pour l'opérateur.

La pelvi-péritonite fléchit l'utérus, le tord sur son axe ou le refoule en haut et en avant, quand il y a collection dans le cul-de-sac postérieur.

La cellulite ne produit que le déplacement en masse et la version.

Les lésions inflammatoires de l'intestin se traduisent par de l'épaississement, de la friabilité, de l'induration cartonnée (Terrier et Hartmann).

La rectite est assez fréquente, en particulier dans le cas de paramétrite postérieure et d'ovaro-salpingite adhérente au Douglas.

En dehors des raptus purulents dans la vessie, l'inflammation génitale ne provoque pas la cystite, mais seulement de l'irritation vésicale, par l'intermédiaire de la congestion ou par tractions exercées sur les nerfs vésicaux. Les exsudats du cul-de-sac postérieur déterminent des tiraillements marqués et un aplatissement d'arrière en avant, et de bas en haut ; le phlegmon du ligament large, un aplatissement latéral. C'est la paramétrite chronique qui altère le plus la forme de la vessie (Lindemann).

g. Inflammation circum-utérine généralisée.

Dans l'*inflammation circum-utérine généralisée*, il pourra devenir très difficile de faire l'analyse des lésions. Ainsi pourra-t-on trouver l'utérus baigné de pus et enclavé dans une masse de tissus dénaturés. C'est cet état, d'ailleurs assez rare, que décrit fort bien l'heureuse expression d'*éponge purulente*.

SYMPTOMES ET MARCHE

L'*inflammation circum-utérine*, envisagée dans son ensemble, se traduit surtout par une douleur spontanée et provoquée, plus vive que dans la métrite, siégeant le plus souvent dans les flancs, avec irradiations diverses, en particulier vers les cuisses ; par une tuméfaction saillante dans les culs-de-sac vaginaux ou à l'hypogastre; par une fixité relative ou absolue de l'utérus, dévié du côté sain, au début, attiré, au contraire, du côté malade, après organisation et rétraction des produits inflammatoires.

a. Inflammation circum-utérine aiguë.

I. Première période.

1. Phlegmon pelvien.

Le *phlegmon pelvien* débute, dans les premiers jours qui suivent l'accouchement, par de la fièvre et de la douleur.

La douleur n'atteint jamais la même intensité que dans la pelvi-péritonite et peut même manquer. Profonde, pongitive, non exaspérée par un palper léger de la paroi, elle siège sur l'un des côtés de l'hypogastre et présente des irradiations fémorales précoces, avec flexion de la jambe du côté atteint. Les vomissements n'ont lieu qu'au début et sont peu fréquents; il n'y a pas de ballonnement du ventre; la fièvre évolue entre 39° et 41°; le pouls est plein, régulier, ne dépassant guère 130 (Delbet). Il n'y a de métrorrhagie que si l'inflammation survient pendant les règles. Le réservoir urinaire peut être à moitié effacé sans que la miction soit modifiée d'une façon sensible. La pelvi-péritonite, au contraire, détermine, de ce côté, des troubles d'autant plus marqués (pollakurie, ischurie, strangurie);

que son développement est plus rapide, plus étendu et plus rapproché de la vessie (Lindemann).

Au bout de quelques jours, apparaît une tuméfaction latérale, qui immobilise l'utérus.

A. **Paramétrite.** — Localisée au parametrium, cette tuméfaction se présente immédiatement sous le doigt ; elle descend plus bas que le cul-de-sac vaginal, est intimement fusionnée avec la voûte du vagin et la face correspondante de la portion sus-vaginale du col dont la portion vaginale est repoussée du côté opposé, et se prolonge, en dehors, jusqu'à la paroi pelvienne. Plus ou moins irrégulière, pâteuse au début et, plus tard, de consistance ferme ou même dure, elle n'est guère accessible au palper (Delbet).

B. **Phlegmon du ligament large.** — Localisé au ligament large, le phlegmon se présente, au palper, sous forme d'une tumeur latérale, étendue transversalement, du corps utérin auquel elle se fusionne et qu'elle repousse du côté opposé, à la fosse iliaque, dépassant le détroit supérieur sous forme d'une demi-sphère. Étant donnée sa situation plus élevée, il est plus difficilement perceptible par le vagin qui glisse sur lui et plus facile à confondre avec une tumeur intra-péritonéale.

Quand les deux étages du tissu cellulaire sont pris, les deux ordres de signes sont confondus.

Sous le nom de *cellulite pelvienne diffuse*, Pozzi entend l'inflammation rapide et diffuse du tissu cellulaire pelvien, sorte d'érysipèle malin, d'origine puerpérale.

2. Salpingite.

L'inflammation s'annonce dans la trompe, avant d'envahir les tissus qui l'entourent, par une douleur sourde, siégeant aux limites latérales de l'hypogastre et exagérée par la pression de la main ; mais cette douleur passe souvent inaperçue, se confond avec les douleurs utérines, et il est bien difficile de reconnaître, sous le doigt, la salpingite catarrhale à ses débuts, sans être guidé par un travail d'adhérences ou un épaississement phlegmoneux péri-tubaire. Chiarri et Schauta ont signalé, au niveau du tiers interne de l'organe, de petits nodules qu'ils rapportent à des indurations de la tunique musculaire.

3. Ovarite.

On ne peut dissocier l'*ovarite* véritablement aiguë, à point de départ cortical ou interstitiel, de l'inflammation phlegmoneuse ou péritonéale qui l'engendre. L'ovarite parenchymateuse des maladies générales ne donne lieu à aucun symptôme tranché ; seule, la stérilité qui la suit, peut la faire soupçonner (Slavjansky).

4. Péri-métro-ovaro-salpingite.

La *péri-métro-ovaro-salpingite* ou, pour abréger, la *péri-métro-salpingite* (Pozzi), est due au développement *simultané* de l'inflammation *dans le péritoine* et *le tissu cellulaire* qui entourent les organes génitaux internes, eux-mêmes plus ou moins atteints. C'est l'analogue de l'inflammation de la vaginale et des bourses chez l'homme. Elle survient, dans la blennorrhagie, qui nous fournira le type de la description, du huitième au quarantième jour après la cessation de l'écoulement (Bernutz), à l'occasion d'une fatigue, d'un examen intempestif et, surtout, des règles.

La femme accuse des douleurs lancinantes dans les flancs et dans l'aine, ordinairement supportables au repos. On découvre, en l'examinant, une tuméfaction rétro-latérale, accolée à l'utérus, et n'atteignant pas la paroi pelvienne, généralement arrondie, empâtée, très sensible à la pression, mais ne s'accompagnant cependant pas d'hyperesthésie de la paroi abdominale. Pas de modifications sensibles du pouls. La température ne dépasse guère 38°.

Quand les annexes sont accolées à la paroi abdominale, on comprend, d'après l'intervention de l'œdème sous-séreux, qu'elles puissent donner une sensation analogue au plastron du phlegmon suppuré; mais le plastron de la salpingo-ovarite est plus limité et toujours distant de l'arcade de Fallope.

5. Pelvi-péritonite.

A. **En général.** — La pelvi-péritonite proprement dite, du moins celle qui est d'origine *streptococcique* (puerpuérale ou chirurgicale), a un début autrement dramatique.

Elle s'annonce par une douleur soudaine, violente, siégeant à l'hypogastre, facilement exagérée par un mouvement ou un simple frôlement de la paroi abdominale, s'accompagnant de prostration, de ténesme vésical et anal, de nausées ou de vomissements, rarement porracés. Le ventre est ballonné, tendu, la défécation difficile ou impossible. *La petitesse et l'irrégularité du pouls, la discordance entre le nombre des pulsations et le degré thermique*, qui atteint rarement 39°, constituent les phénomènes les plus caractéristiques.

B. **Localisations.** — a. Pelvi-péritonite postérieure. — Quand l'infection s'attaque à un péritoine sain, elle détermine rapidement, dans le cul-de-sac de Douglas, un épanchement qui devient perceptible vers le deuxième ou troisième jour, dès qu'il est entouré de fausses membranes.

La tuméfaction, ainsi constituée, ne saurait être confondue avec une collection volumineuse et adhérente de la trompe, dont le développement est beaucoup plus lent, ni avec une hématocèle, dont le début est cataclysmique et qui ne s'accompagne que secondairement de phénomènes inflammatoires. Nettement rétro-utérine, elle déprime le cul-de-sac vaginal, au point de descendre parfois plus bas que le col, et affecte une forme ovoïde et régulière. Elle applique le rectum contre la concavité sacrée, ce dont il est facile de se rendre compte par le toucher rectal, et repousse en haut et en avant : l'utérus, qui devient absolument fixe, la vessie, qui s'aplatit contre le pubis, et le ligament large qui, dans le cas d'épanchement abondant, prend la forme d'un fer à cheval. La fluctuation, d'abord facilement perçue, devient de plus en plus obscure à mesure que la coque néo-membraneuse s'épaissit.

Par le palper abdominal, toujours difficile ou même impossible, du fait du ballonnement ou de la douleur, on ne peut que se rendre compte de l'éloignement de la tumeur, à moins qu'elle ne s'élève au-dessus de l'utérus et se mette au contact de la paroi du ventre. Dans ce cas, on constate de la matité sur toute l'étendue accessible au palper et, à ses limites, des zones alternativement sonores et mates, dues à l'interposition des anses intestinales et des adhérences (Delbet).

Quand la pelvi-péritonite à forme *extensive* se greffe sur des lésions annexielles et péri-annexielles antécédentes, quand il s'agit, par exemple, d'une infection puerpérale secondaire à la gonorrhée (infection puerpéro-gonorrhéique), on comprend que la tuméfaction, guidée dans son développement par des adhérences préformées, puisse être très variable de siège et de caractères :

b. Pelvi-péritonite latérale. — Ainsi, elle peut se présenter sous forme d'une tumeur latérale, parfois énorme, remontant jusqu'à l'ombilic et même plus haut, confinant à la ligne médiane ou la dépassant, descendant vers le pli de l'aine, dont elle reste toujours distante d'au moins deux travers de doigt, pointant de même, sans l'atteindre, vers l'épine iliaque antérieure et supérieure. Toujours éloignée, au début, des culs-de-sac vaginaux, elle pourra y faire saillie plus tard, du fait même de son développement, à la façon des exsudats paramétritiques.

c. Pelvi-péritonite antérieure. — Au lieu d'être latérale, la tuméfaction peut encore être antérieure, développée entre l'utérus et la vessie.

C. **Pelvi-péritonite putride.** — La *pelvi-péritonite putride* (Bumm), sur laquelle nous n'avons pas à insister, se distingue par les phénomènes de dépression qui l'accompagnent, en particulier par l'hypothermie et le défaut de sensibilité abdominale.

II. Deuxième période.

A cette période de début de l'inflammation pelvienne succèdent : la résolution, la suppuration ou le passage à l'état chronique.

1° Résolution.

La *résolution* peut être complète en deux ou trois semaines.

Dans le phlegmon qui veut se résoudre, il y a déjà, au bout de deux ou trois jours, une sédation de tous les symptômes et une diminution sensible et rapide de la tumeur.

Cette même particularité se présente dans la *péri-métro-salpingite*, par suite de l'intervention de l'élément phlegmoneux. En quelques jours, cette tumeur juxta-utérine, dont nous avons donné la description, revient sur elle-même d'une façon surprenante; les annexes, se dégageant de la gangue inflammatoire dont elles forment comme le noyau, se présentent bientôt, pour qui sait attendre, sous forme d'une petite masse irrégulière, relativement mobilisable, le plus souvent rétro-latérale et haut située, séparée de l'utérus par un sillon. Si la péritonite adhésive n'est pas trop accentuée et suit le mouvement de résorption, l'ovaire et la trompe peuvent arriver à se différencier : la trompe, sous forme d'un cordon douloureux au toucher, rattaché à la corne utérine ou à son voisinage; l'ovaire, sous forme d'un corps ovoïde, d'une sensibilité exquise qui porte à la syncope et aux nausées et provoque, chez la femme, un brusque mouvement de défense.

Il n'est pas douteux qu'avec du repos et des soins appropriés, la *salpingite récente, catarrhale*, puisse disparaître sans laisser de traces, aussi bien que l'ovarite corticale qu'elle engendre. Il en est de même pour la péritonite exsudative, quel que soit son volume apparent : ainsi avons-nous vu se fondre, complètement et d'une façon définitive, une masse inflammatoire énorme, unilatérale, remontant jusqu'au voisinage des fausses côtes et survenue sans bruit à la suite d'un accouchement.

2° Suppuration.

La *suppuration aiguë* s'annonce : 1° *par les modifications de la température :* dans le phlegmon il se produit des oscillations vespérales de 1°,5 à 2°,5; dans la pelvi-péritonite, la température n'est vraiment élevée que si l'épanchement est purulent; dans l'ovaro-salpingite, il faut surtout compter avec la prolongation de l'état fébrile au delà des limites de la résolution franche, soit environ une quinzaine de jours (Le Dentu).

2° Par le *syndrome septicémique*, et, en particulier par les sueurs nocturnes et les troubles digestifs.

3° Par l'*accentuation des douleurs, jointe aux modifications rapides dans le volume et la consistance de la tumeur*, sauf, bien entendu, dans le cas de salpingite simple se vidant bien dans l'utérus (salpingite profluente).

La *fluctuation* n'est le plus souvent perçue qu'au point même où l'ouverture spontanée va se faire. Cependant, dans le phlegmon, on peut, avant cette période, déterminer sous le doigt des dépressions molles, douloureuses, véritables trous des tissus qui sont caractéristiques de la présence du pus (Gewebslücke).

Les *abcès à contenu gazeux*, qui résultent de l'osmose des gaz intestinaux, donnent à la percussion un son tympanique.

En cas de doute, on est autorisé à faire une *ponction exploratrice;* mais il faut que la tumeur soit au contact du cul-de-sac vaginal ou adhérente à la paroi abdominale, sinon l'on s'expose à la blessure de l'intestin, ou à l'effusion immédiate ou secondaire du pus dans le péritoine.

Le pus une fois collecté, il se produit en général une détente brusque (Le Dentu) et alors, de deux choses l'une : ou il s'enkyste et la suppuration passe à l'état chronique, ou il s'ouvre à l'extérieur.

L'*ouverture spontanée* s'annonce par des élancements douloureux et par des phénomènes en rapport avec son siège : ténesme rectal, diarrhée glaireuse, si la paroi rectale est attaquée; phénomènes de cystite, si le travail se fait du côté de la vessie. Elle est suivie d'un soulagement immédiat, à moins qu'elle ne se fasse dans le péritoine, auquel cas il y a mort subite, ou mort très rapide par péritonite purulente.

L'*abcès de l'ovaire*, par suite de l'insuffisance, ou même de l'absence complète de fausses membranes à son pourtour, s'ouvre volontiers dans le péritoine et ensuite, par ordre de fréquence, dans le rectum.

Le *pyosalpinx*, dont nous donnerons la description à propos de l'inflammation chronique, attendu qu'il ne se produit, pour ainsi dire, jamais dans une première poussée aiguë, s'ouvre également : dans le péritoine, mais plus rarement que l'abcès de l'ovaire, dans le tissu cellulaire, dans les viscères (vessie et intestin) (1), à la paroi abdominale. L'ouverture dans le tissu cellulaire se fait, soit directement par la face inférieure de l'organe (Montprofit), soit après adhérences avec la face postérieure du ligament large.

Les *collections intra-péritonéales* se font jour, par ordre de fréquence, dans le rectum, le péritoine, le vagin, par la paroi abdominale (autour de l'ombilic, quand elles s'élèvent très haut dans le ventre), enfin dans l'utérus. Exceptionnellement, l'ouverture peut être multiple et déterminer un anus contre nature, une fistule vésico-rectale, vésico-utérine, utéro-intestinale.

Le *pus, formé dans le tissu cellulaire*, fuse dans ses interstices et évolue généralement beaucoup plus vite vers l'extérieur que le pus intra-péritonéal. Il s'échappe de préférence par le vagin, le rectum ou la paroi abdominale. Nous avons déjà indiqué, à l'anatomie pathologique, les diverses voies qu'il pouvait prendre ; nous ne ferons que compléter ces notions.

Le *phlegmon du ligament large*, après avoir atteint l'arcade de Fallope, peut envahir la loge prévésicale et remonter derrière la paroi abdominale, de façon à déterminer une tuméfaction faisant corps avec elle, à contours indécis, à surface lisse, de consistance œdémateuse ou ferme : c'est le *plastron d'origine phlegmoneuse* qui ne se distingue, en somme, du *plastron de la salpingo-ovarite* (Terrillon) que par ses rapports avec l'arcade, par l'envahissement plus considérable du tissu sous-séreux et la présence du pus.

Le *prolongement iliaque sus-aponévrotique* avant d'atteindre l'arcade crurale, détermine la formation d'une tumeur profonde bien distincte de la paroi.

Le *prolongement sous-aponévrotique* de la paramétrite peut fuser le long des vaisseaux iliaques, sous l'arcade de Fallope, et envahir la gaine du psoas.

Enfin, s'il émigre à travers l'échancrure sciatique, le pus vient faire saillie, en arrière et en dedans du grand trochanter, audessous du grand fessier, et peut le décoller dans toute son étendue.

(1) Terrier, à propos de 10 cas de suppuration tubo-intestinale haut placée, fait cette remarque importante que « l'évacuation d'un abcès par l'anus n'est pas le moins du monde synonyme d'ouverture d'un abcès dans le rectum » (7e *Congrès français de chirurgie*).

b. Inflammation circum-utérine chronique.

L'*inflammation circum-utérine* chronique succède à l'état aigu ou s'établit d'emblée et, parfois, d'une façon absolument latente.

Au point de vue pratique, elle se présente sous forme : 1° de *tuméfactions solides;* 2° de *collections enkystées;* 3° de *suppurations ouvertes.*

I. Tuméfactions solides.

1° Indurations et cicatrices phlegmoneuses.

Sous l'influence de poussées successives de lymphangite péri-utérine, et surtout péri-annexielle, il peut se produire, dans le tissu cellulaire pelvien, des indurations plus ou moins durables, se présentant sous forme d'épaississements diffus, de nodosités ou de cordons. On les rencontre particulièrement : au voisinage des lacérations du col (*noyau de paramétrite latéro-utérine*); accolées à la paroi pelvienne, dans la zone des ganglions hypogastriques (*noyau de paramétrite juxta-pelvienne*); entre la vessie et le col (*noyau de paramétrite antérieure*).

En abaissant l'utérus avec une pince à griffes et en pratiquant le toucher rectal, on se rendra compte de l'induration des ligaments utéro-sacrés (*paramétrite postérieure* ou *péri-rectale*).

Ces nodosités et ces cordons jouent un rôle important dans les déplacements en masse (*latéro-position, rétro-position* avec effacement du Douglas) et dans les versions de l'utérus. Ils déterminent des pesanteurs sourdes, des besoins fréquents d'uriner (localisation à la base de la vessie), de l'obstruction du rectum (localisation postérieure).

Ce sont ces indurations phlegmoneuses, ou bien les annexes atrophiées et adhérentes, qui en imposaient naguère pour des ganglions indurés. Ainsi Lucas-Championnière a-t-il soutenu avoir rencontré souvent, dans l'inflammation pelvienne, au-dessus du cul-de-sac latéral du vagin, un ganglion dont l'existence est niée par Sappey et Poirier. Ce dernier auteur n'a rencontré qu'une seule fois le ganglion sous-pubien dont A. Guérin fait le foyer primitif du phlegmon; pour lui, les ganglions les plus rapprochés du trou sous-pubien, ne recevant que des lymphatiques fémoraux, n'ont rien à voir avec l'inflammation pelvienne. Cependant, Pozzi, Terrier, Lucas-Championnière ont enlevé des masses ganglionnaires qui avaient été prises pour des annexes enflammées; mais il ne s'agit là que de cas tout à fait exceptionnels (4 cas, dont 1 douteux).

Il nous paraît plus improbable encore de pouvoir reconnaître des lymphatiques enflammés, et Cantin qui, dans un ouvrage récent, considère comme tels des cordons, donnant la sensation de *vers enroulés*, nous paraît avoir eu plutôt affaire au varicocèle.

Mais, si le diagnostic de l'adéno-lymphite pelvienne est aussi problématique, il n'en est pas de même pour l'inflammation de cette petite ramification inguinale que nous avons signalée et qui reflète assez souvent, par les douleurs qui suivent son trajet, les poussées aiguës de métrite corporéale.

Les cicatrices qui succèdent aux abcès forment des brides faisant corps avec le vagin et se portant de l'utérus à la paroi pelvienne. Elles peuvent déterminer l'obstruction du rectum, de l'uretère (Delbet).

La *paramétrite atrophique de Freund* se traduirait par l'induration totale du paramétrium, avec raccourcissement des ligaments larges et atrophie générale des organes génitaux. Comme signes fonctionnels : suppression douloureuse de la menstruation, dégoût du coït, troubles psychiques et sénilité prématurée.

2° Ovaro-salpingite chronique non kystique.

A. Signes physiques. — L'*ovaro-salpingite chronique non kystique* se présente, dans l'intervalle des poussées aiguës, sous forme d'une tuméfaction rétro-latérale exigeant, pour être bien sentie, un palper combiné profond. Accolée, ou seulement adjacente au vagin, séparée de l'utérus par un sillon manifeste, fuyant sous le doigt quand elle est peu adhérente, ordinairement très sensible à la pression, elle est de configuration irrégulière et de consistance ferme.

Dans les cas anciens, quand l'inflammation chronique péri-annexielle est prononcée, les caractères précédents sont moins nets et il est assez difficile de se rendre compte de ce qui revient, dans la masse morbide, aux fausses membranes et aux organes adhérents, épiploon et intestin; mais généralement on s'exagère le volume des annexes.

Dans un bon nombre d'autres cas, l'ovaire et la trompe sont fusionnés de telle sorte, qu'il faut se résigner à diagnostiquer en bloc l'inflammation chronique des annexes. Cependant, si l'on sait attendre et si l'on favorise la résorption des exsudats, on arrivera souvent à différencier l'un de l'autre les deux organes, d'après leurs caractères propres et leurs rapports.

La trompe se reconnaît à son voisinage de l'ovaire et à sa forme de cordon, relié, d'un côté, à la corne utérine et se perdant, de l'autre, dans le bassin.

Dans l'*endo-salpingite*, sa consistance et son volume sont peu modifiés : (elle n'est guère plus grosse qu'un crayon et peut à peine être perçue) ; aussi, pour peu qu'on la trouve sous le doigt, on peut être certain qu'elle est malade, à moins cependant que la femme ne soit très maigre et les parois abdominales exceptionnellement souples.

La *salpingite chronique parenchymateuse* se distingue à sa dureté, à ses bosselures et à l'ancienneté du processus. Suivant le volume du cordon tubaire, on pourra différencier les phases d'*hypertrophie* et d'*atrophie*.

L'ovaire se reconnaît à sa forme particulière, qui est plus ou moins conservée, et aux réflexes révélateurs déterminés par le toucher (sensation exquise, nauséeuse).

Une simple augmentation de volume, une sensibilité exagérée de l'ovaire, pouvant relever uniquement d'un état névropathique, ne suffit pas pour porter le diagnostic d'ovarite. Il faut qu'il s'y joigne des modifications dans la consistance et la configuration de l'organe, et des troubles fonctionnels.

Dans le cas d'*ovarite microkystique*, on peut arriver à sentir très nettement le relief des saillies folliculaires ; mais, encore une fois, elles n'impliquent un état pathologique que par leur nombre, leurs dimensions et les modifications concomitantes dans le volume et la consistance de la glande.

B. **Symptômes subjectifs et fonctionnels.** — Les symptômes subjectifs et fonctionnels de l'*ovaro-salpingite chronique* consistent en douleurs, troubles menstruels, stérilité, symptômes de voisinage et troubles réflexes variés.

La douleur *spontanée*, liée à l'ovarite et surtout à l'inflammation péri-annexielle, a son foyer au milieu d'une ligne étendue de l'épine iliaque antérieure et supérieure à l'ombilic, et s'irradie en différents sens, particulièrement vers les cuisses et le rectum. Intermittente ou continue, avec exacerbations, de modalité très diverse (cuisson, piqûre, pesanteur, élancements), elle varie d'intensité, depuis une simple gène jusqu'à une véritable acuité. Elle augmente du fait du coït, pendant la marche (forçant la malade à se plier en deux), et surtout au moment des règles.

La douleur *provoquée* par la pression, parfois plus vive au moment où on retire la main, est souvent *paradoxale*, c.-à-d. qu'elle est plus accusée du côté où les lésions sont le moins prononcées. Cette particularité s'explique, soit par l'enroulement en S d'une trompe malade autour de l'utérus et vers le côté sain, soit par le tiraillement des annexes saines.

Les *règles* sont irrégulières (Sänger). Parfois supprimées dans les phases aiguës, diminuées dans les formes atrophiques (Tait), elles sont ordinairement plus abondantes, plus prolongées et plus fréquentes. Mais les véritables métrorrhagies sont ordinairement dues à une autre cause, endométrite ou corps fibreux. La menstruation, et c'est là son trait le plus caractéristique, non seulement active la douleur, mais augmente la tuméfaction annexielle par un apport plus considérable de liquides : sérum, sang ou muco-pus.

La *stérilité* est à peu près constante, mais elle n'est pas fatale, si les annexes d'un côté sont peu altérées. Elle dépend beaucoup plus de la trompe que de l'ovaire, dont une très minime portion, demeurée saine, suffit pour assurer l'ovulation.

Si la constipation est habituelle, il peut y avoir, au contraire, diarrhée ou rectite glaireuse. La défécation ne provoque guère de douleurs que dans le cas où les annexes sont adhérentes au Douglas. Les troubles de la miction sont la règle.

La grande majorité des femmes atteintes d'inflammation annexielle présentent un nervosisme très accentué, des modifications du caractère et des troubles réflexes variés.

A l'*ovarite* appartiennent plus particulièrement : la douleur exquise provoquée par le toucher, avec, parfois, sensation nauséeuse et lipothymie ; l'accentuation des douleurs spontanées durant les trois ou quatre jours qui précèdent les règles, puis leur sédation au moment où le sang apparaît ; le nervosisme, avec tendance à l'hypochondrie ; l'invalidité ; les troubles réflexes : anorexie, état nauséeux, ectasie gastrique, névralgies diverses.

Que doit-on penser des rapports de l'ovarite avec l'état nerveux? Il est probable que, lorsque l'hystérie est véritablement en cause, la lésion ovarienne joue simplement le rôle d'agent provocateur (Conzette). En tout cas, on semble actuellement d'accord pour n'enlever l'ovaire que s'il présente des lésions, à moins toutefois que les troubles nerveux, d'une acuité extrême, ne soient en relation manifeste avec la menstruation (Tait, Bazy).

Sous le nom de *coliques salpingiennes*, on a décrit des douleurs spéciales aux trompes enflammées et qui coïncideraient avec l'évacuation intermittente de leur contenu ; mais il est assez difficile de distinguer les *coliques salpingiennes* des *coliques utérines.*

Il en est de même de la *profluence tubaire*, par rapport à la *profluence utérine*, sauf cependant en cas de tumeur kystique (voir plus loin).

Le diagnostic étiologique de la *blennorrhagie* se fera d'après le syndrome blennorrhagique (Sänger) et l'absence d'autre cause.

Terrillon a donné, comme caractéristiques de la salpingo-ovarite *tuberculeuse*, la fréquence des poussées de pelvi-péritonite, la dureté et les bosselures de la tumeur ; mais ces signes ont tout au plus, quand ils manquent, une certaine valeur négative. On accordera une importance plus grande à la virginité de la femme et aux autres localisations, antérieures ou concomitantes, de la tuberculose.

La salpingo-ovarite, une fois passée à l'état chronique, est soumise à des alternatives incessantes de calme relatif et de poussées subaiguës, déterminées par les fatigues de tout genre, par le coït, la menstruation, et qui font de la malade une véritable invalide.

L'affection, engagée dans ce cycle, aboutit, en l'absence de soins, à l'état kystique, à la mort physiologique de l'ovaire et de la trompe qui persistent, au sein des tissus, à l'état de corps étrangers plus ou moins mal tolérés.

Cependant, malgré les entraves apportées à la guérison par les fonctions mêmes des organes en cause, il ne faut pas en désespérer dans les cas encore rapprochés de leur début ; dans les cas plus anciens, on cherchera tout au moins à obtenir l'amélioration symptomatique, qui rendra inutile ou retardera l'extirpation, en donnant à la virulence le temps de s'atténuer.

3° Pelvi-péritonite plastique.

La *pelvi-péritonite plastique péri-annexielle* donne lieu à des brides ou travées irrégulières, douloureuses au toucher, fixant les organes pelviens en situation anormale. C'est elle qui provoque, concurremment avec l'ovarite, les douleurs dans les flancs, la dyschézie, la dyspareunie. Elle concourt, avec la paramétrite postérieure, à la constipation mécanique et, avec la paramétrite antérieure, aux troubles vésicaux. La constipation mécanique peut aller jusqu'à de véritables troubles d'obstruction. Parfois, l'on pourra soupçonner l'adhérence de l'intestin à une résistance insolite, mobilisable, donnant, en un point à peu près fixe, un bruit de gargouillement. Les envies fréquentes d'uriner et la dysurie peuvent être simplement dues à des phénomènes congestifs de voisinage ; mais, quand il existe des douleurs hypogastriques, coïncidant avec la réplétion modérée de la vessie ou la fin de la miction, sans phénomènes de cystite, on peut être à peu près sûr de l'existence de brides péri-vésicales.

La *pelvi-péritonite plastique à forme extensive* donne lieu à ces tuméfactions volumineuses dont nous avons déjà parlé et qu'on ne peut guère analyser qu'après sédation de l'état aigu. Parfois très dures, irrégulières, elles peuvent n'adhérer que peu ou pas à la paroi abdominale : dans ce cas, on arrive à les saisir entre les mains, à travers la paroi, et à les mobiliser, dans une certaine mesure, particulièrement de haut en bas. On comprend combien est facile, dans ces conditions, la confusion avec le fibrome.

Dans d'autres cas, on sentira seulement, çà et là, des indurations en plaques ou des brides.

La pelvi-péritonite plastique, à l'état chronique, peut être absolument indolente, particulièrement dans les cas de tuméfaction volumineuse, immobilisant les organes.

Elle peut se résoudre complètement ; mais ce travail demande en général plusieurs mois et même des années.

II. **Collections enkystées.**

Signes physiques, subjectifs et fonctionnels.

Les collections enkystées du petit bassin passent souvent inaperçues.

La fluctuation est nulle ou, du moins, toujours obscure et la rénitence même, difficile à percevoir, quand la poche est épaisse et haut placée. Dans le cas d'épanchement séreux (hydrosalpinx, pelvi-péritonite séreuse), les enveloppes sont plus minces, mais les mêmes difficultés peuvent surgir du seul fait de l'exagération ou, au contraire, du défaut de tension du liquide. On comprend donc, *a fortiori*, les incertitudes fréquentes de sa localisation.

Quant aux symptômes subjectifs et, en particulier, la douleur, ils peuvent absolument manquer.

Le fait est surtout remarquable pour les collections suppurées qui peuvent être, une fois formées, aussi bien apyrétiques qu'indolores et même peuvent n'avoir jamais présenté de symptômes aigus, au cours de leur évolution. On peut aller jusqu'à dire que, pour les abcès volumineux, l'apyrexie et le défaut de sensibilité sont la règle. Fièvre et douleur, du reste, peuvent simplement relever de l'inflammation périphérique.

Il faut donc s'attacher à fouiller dans le passé pelvien, à saisir au passage les périodes fébriles, qui coïncident généralement avec un foyer de suppuration, en l'absence de douleurs aiguës, indices d'une poussée péritonitique.

Il faut surtout recueillir les autres éléments du syndrome septicémique : amaigrissement, état saburral, diarrhée et surtout, sueurs nocturnes. Au besoin, on aura recours à la ponction exploratrice, et on la répétera, si on la croit utile, en trois ou quatre points différents.

Les kystes inflammatoires de l'ovaire et de la trompe sont facilement confondus entre eux ou avec les kystes du ligament large. Il peut être impossible d'établir si la poche est unilatérale ou bilatérale : ainsi, une poche unique peut contourner l'utérus et donner, de chaque côté, la sensation d'un kyste séparé de l'utérus par un sillon distinct ; ou bien, deux poches peuvent être si intimement fusionnées qu'on a la sensation d'une seule rainure de séparation entre la tumeur et l'utérus.

Dans la *salpingite kystique*, la menstruation peut n'être pas troublée. Il ne faut pas compter, pour établir le diagnostic, sur les coliques spéciales ou les écoulements profluents, dont nous avons déjà parlé ; ces symptômes sont exceptionnels ou difficiles à apprécier. La profluence ne peut être rapportée, avec quelque raison, à la trompe, que si elle est très marquée et coïncide avec la disparition rapide de la tumeur ou avec des pressions exercées sur les limites latérales de l'hypogastre (Routier).

A l'examen physique, qui doit être fait avec ménagement, on trouve, dans la région des annexes, une poche rénitente, oblongue, sphérique ou moniliforme, que l'on peut parfois rattacher à l'utérus par son pédicule. Le voisinage immédiat de l'ovaire, plus facile à délimiter, est caractéristique.

Le *pyosalpinx* est ordinairement bilatéral, et très sensible au toucher, quand il est assez récent. Il s'accompagne d'adhérences très prononcées qui donnent la sensation du *vagin de carton*, et parfois de pyométrorrhée, signe important, s'il répond aux conditions précitées pour la profluence en général. Le pyosalpinx peut atteindre un grand volume, mais au bout d'un temps assez long : une poche suppurée, volumineuse, d'un développement rapide, a son siège dans le péritoine ou dans le tissu cellulaire.

Nous savons ce qu'il faut penser de l'*hématosalpinx*. On lui reconnait comme symptômes les plus caractéristiques : l'indolence et les modifications rapides de volume au moment des règles.

D'après Landau, la sensation de consistance kystique est plus en faveur d'une collection purement hématique que de la grossesse tubaire.

Ordinairement unilatéral et coïncidant assez souvent avec un pyosalpinx de l'autre côté, l'*hydrosalpinx* est une lésion plutôt tardive. D'une mobilité et d'une indolence complètes ou relatives, par suite du défaut d'adhérences, il donne une *sensation de ressort* toute spéciale (Landau).

L'*ovarite hydro-kystique* à gros kystes se distingue, de la trompe kystique, aux lobulations multiples de sa surface et à la proximité même de la trompe indurée.

Il y aura lieu de croire aux extravasats sanguins de l'*ovarite hémato-kystique* lorsque, sur un ovaire antérieurement examiné, on constatera une augmentation brusque de volume à la suite des règles, d'un traumatisme ou d'une poussée inflammatoire.

Enfin l'*abcès de l'ovaire*, très souvent latent, comme le pyosalpinx, par suite de l'épaisseur de son enveloppe, très souvent développé entre les deux feuillets du ligament large, peut être facilement confondu avec le kyste parovarique.

Marche.

La pelvi-péritonite séreuse peut disparaître très rapidement, en quelque jours, laissant ordinairement derrière elle des adhérences. Ou bien encore, elle persiste un certain temps, ou tourne à l'épanchement séro-hématique ou purulent.

La salpingite kystique passe généralement pour incurable. Une sentence aussi absolue n'est exacte que pour une poche volumineuse, à nu état de sclérose avancée. Encore peut-on espérer une grande amélioration symptomatique, si elle arrive à se vider par l'utérus, naturellement ou artificiellement. Il semble prouvé que, dans des cas assez récents, cette évacuation peut suffire à la guérison.

Les différents kystes inflammatoires de l'ovaire, à contenu séreux, sanguinolent ou purulent, souvent associés les uns aux autres, ont pour caractère commun leur développement restreint. Aucun d'eux ne peut se transformer en kyste proligère. Ils peuvent persister longtemps, avec ou sans modifications de volume. A un moment donné, ils s'ouvrent dans la cavité abdominale (kystes sanguins, purulents) ou dans les viscères voisins (kystes purulents) ; ou bien ils s'atrophient, se comblent, après résorption de leur contenu.

Les collections suppurées, de quelque origine qu'elles soient, peuvent persister indéfiniment d'une façon latente, ou provoquer les phénomènes de la septicémie chronique. Il est certain que le pus peut se résorber ou se transformer en un liquide non virulent, en changeant ou non d'aspect. Mais ces transformations sont tellement lentes ou aléatoires qu'il ne faut pas compter sur elles.

Nous avons déjà indiqué les diverses voies que pouvait se frayer le pus vers l'extérieur.

III. Suppurations ouvertes.

Le foyer purulent une fois ouvert, il est souvent difficile d'en préciser l'origine; mais on pourra toujours se guider suffisamment pour intervenir, s'il y a lieu.

Dans la suite, suivant que l'abcès se vide bien ou mal, ce qui dépend de l'épaisseur de la poche, de sa déclivité, de la largeur et du siège de l'ouverture, la guérison peut survenir d'elle-même; ou bien, si l'on n'intervient pas, la femme tombe dans le marasme.

DIAGNOSTIC

Le diagnostic des différentes localisations de l'inflammation circum-utérine se déduit de l'étude que nous en avons faite.

Pour la distinguer des tumeurs ou tuméfactions diverses qui peuvent la simuler, il faut porter successivement son attention, comme dans tout examen clinique un peu compliqué: sur les antécédents morbides; sur la topographie exacte des lésions, d'où dérive la notion de leur siège organique; enfin, sur les signes physiques, subjectifs et fonctionnels des affections diverses du petit bassin, qui *ne valent que par leur ensemble*.

Au palper combiné, il arrive souvent que l'on hésite entre une *salpingo-ovarite, adhérente à la face postérieure de l'utérus*, un *petit fibrome sous-péritonéal* occupant le même siège, ou une simple *rétroflexion*. Dans le cas de fibrome ainsi placé, les hémorrhagies manquent assez souvent, mais la cavité utérine est ordinairement allongée; dans tous les cas, les douleurs provoquées par le toucher, la marche, les fatigues, sont très modérées. S'il y a rétroflexion mobile, le cathétérisme, suivi de réduction, suffit à lever les doutes. Mais il se peut que l'utérus rétrofléchi soit adhérent et, s'il existe en même temps des inégalités, des bosselures qui font penser à l'adjonction d'une salpingo-ovarite également adhérente à l'utérus lui-même et au Douglas, le mieux nous paraît être, pour sortir d'embarras, de pratiquer, non pas, la laparotomie exploratrice, mais la dilatation progressive qui peut, tout à la fois, aider ou même suffire au traitement.

Le *fibrome*, que l'on retrouve constamment, en gynécologie, à propos du diagnostic différentiel, peut encore faire songer à la salpingo-ovarite, quand il siège dans l'épaisseur du ligament large, qu'il soit ou non, dans ce cas, d'origine utérine. On basera son appréciation sur les éléments déjà indiqués : degré des douleurs, existence ou non d'hémorrhagies, hystérométrie.

Les *kystes néoplasiques* se distinguent, d'une façon générale, des collections inflammatoires, par leur évolution apyrétique, leur indolence, leur forme lisse, la netteté de leur fluctuation.

Cependant le *kyste prolifère de l'ovaire, de petit volume*, se confond facilement avec le *kyste sanguin* du même organe ; mais il se distingue du *pyosalpinx* par l'absence de douleurs actuelles ou passées et par la minceur de ses parois ; de plus, à moins qu'il ne soit complètement enclavé dans le cul-de-sac de Douglas, il conserve toujours, même quand il est enflammé, une certaine mobilité. L'*hydrosalpinx* s'en distingue à ses bosselures, à sa forme allongée, à la coexistence fréquente d'adhérences inflammatoires du côté opposé à la tumeur kystique.

Les *kystes prolifères de grand volume* ne peuvent guère se confondre qu'avec les grosses collections de la trompe, à évolution silencieuse.

Le *kyste du ligament large* ne peut être pris pour un phlegmon de même siège ; mais nous nous souvenons en avoir porté le diagnostic, alors qu'il s'agissait d'une ovarite suppurée et torpide, non adhérente, qui avait dédoublé le ligament large. Dans ces conditions, l'erreur est presque fatale, car, dans les deux cas, la tumeur fait une saillie prononcée dans les culs-de-sac, immobilise, ou, tout au moins, dévie l'utérus et présente une forme arrondie, lisse et de la rénitence.

La consistance des *matières fécales* n'a vraiment rien de commun avec l'*empâtement inflammatoire*. En cas de doute, il n'y a qu'à évacuer l'intestin, précaution excellente, du reste, avant tout examen pelvien.

Doléris a attiré l'attention sur l'*entérocèle adhésive* qui pourrait être prise, au premier abord, pour une inflammation kystique des annexes, d'autant plus qu'elle reconnaît la même origine.

L'*appendicite* se présente sous forme d'un petit noyau dur et douloureux, siégeant dans la fosse iliaque, ou sous forme de péritonite enkystée de la même région. Dans un cas, Richelot a trouvé l'appendice adhérent aux annexes et simulant une salpingite. Mais le diagnostic différentiel de l'appendicite n'a vraiment lieu d'être fait qu'avec l'étranglement interne et l'occlusion intestinale.

L'*hématocèle* se distinguera suffisamment des collections enkystées par son début tout spécial, par l'absence ou l'apparition tardive de la fièvre ; de plus, lorsqu'elle est liée à la grossesse extra-utérine, par tout un ensemble morbide que nous exposerons plus loin.

L'intervention de la *grossesse*, au cours de l'inflammation péri-utérine, peut être d'un diagnostic assez difficile. On peut croire à la *grossesse ectopique* (E. Blanc).

PRONOSTIC

En dehors des cas de suppuration, l'inflammation péri-utérine n'entraine qu'exceptionnellement la mort.

A ses débuts, elle peut guérir complètement et spontanément, sous la seule influence du repos. Les récidives d'acuité n'impliquent pas fatalement la chronicité et l'incurabilité ; elles peuvent fort bien se concilier avec une résolution graduelle et s'accordent avec le fonctionnement éminemment congestif de l'organe (Doléris) qu'il faut savoir supprimer (coït), ou diriger (repos au moment des règles).

De toutes les localisations de l'inflammation péri-utérine, la salpingite est la plus importante, car c'est ordinairement elle qui commande la pelvi-péritonite et l'ovarite.

La salpingo-ovarite, à la phase de sclérose, kystique ou non, n'a guère de chances de guérir, et ce qu'on peut espérer de mieux c'est la mort physiologique des organes malades.

La pelvi-péritonite plastique est la cause principale des douleurs, de la gène apportée au fonctionnement de l'intestin et de la vessie, et des difficultés opératoires. C'est surtout elle qui, à chaque poussée nouvelle, à laquelle elle survit, aggrave l'état de la malade en déviant les organes pelviens et surtout la trompe, source première du mal. Elle peut tuer par obstruction intestinale.

Les collections séreuses du péritoine n'ont de gravité que par les adhérences qui les suivent.

Les kystes séreux de la trompe et de l'ovaire ne mettent pas la vie en danger et leur rupture, très rare, est bien tolérée.

En dehors de la grossesse ectopique, l'hémorrhagie intra-tubaire est toujours, dit-on, modérée. Peut-être vaudrait-il mieux dire qu'avant la sixième semaine, l'avortement intra-tubaire est moins à craindre.

La rupture des kystes sanguins de l'ovaire détermine une forme spéciale de l'hématocèle.

D'après Delbet, il y aurait une mortalité de 20 p. 100 dans l'ovaro-salpingite suppurée, de 33 p. 100 dans la suppuration diffuse (abcès pelvien), et de 11 p. 100 dans les cas de rupture des collections péri-utérines suppurées, en général. De toutes les collections suppurées, celles du plegmon sont les plus bénignes, en raison de leur évolution naturelle vers l'extérieur; celles de l'ovaire, les plus graves, car elles s'ouvrent le plus souvent dans le péritoine. La pelvi-péritonite suppurée ne se généralise guère que dans le cas d'infection puerpérale ou opératoire : la généralisation est moins à craindre, quand il existe déjà un travail d'adhérences (infection gonorrhéo-puerpérale).

La salpingite suppurée tue rarement par septicémie ou par propagation directe au péritoine. Elle tue beaucoup plus souvent du fait de sa rupture, qu'il faut attribuer au processus ulcératif, aidé de la traction des adhérences et de la tension de la poche. La pyo-métrorrhée ne préserve pas de cet accident qui serait certainement beaucoup plus fréquent, n'était la cuirasse néo-membraneuse du pyosalpinx.

De tous les modes d'ouverture spontanée des suppurations pelviennes, l'ouverture vaginale répond le mieux à la pression abdominale et au besoin de déclivité. L'ouverture dans l'intestin peut donner une guérison rapide ou bien être suivie d'une fistule interminable, d'une ouverture en un autre point ou de mort par hecticité. L'ouverture dans la vessie expose à la pyélo-néphrite et ne fournit pas un écoulement suffisant au pus.

Lorsque la grossesse intervient au cours de l'inflammation circum-utérine, elle peut suivre sa marche normale, et cela, à plusieurs reprises, sans qu'il en résulte autre chose qu'une aggravation progressive des lésions (Lucas-Championnière). Cependant, d'après E. Blanc, il faut compter sur une mortalité de 49 p. 100 pour la mère : 30 p. 100 par le phlegmon, 55 p. 100 par la pelvi-péritonite et 60 p. 100 par l'ovaro-salpingite. La mort, par rupture des collections suppurées, aurait lieu dans la proportion de 27 p. 100 pour l'ensemble et de 50 p. 100 pour l'ovaro-salpingite suppurée. La grossesse serait interrompue dans la proportion de 55 p. 100. Enfin, après l'accouchement, il faut craindre l'infection puerpérale que Doléris considère même, dans ces conditions, comme inévitable.

TRAITEMENT

La thérapeutique active des inflammations pelviennes est l'une des conquêtes récentes et fécondes de la chirurgie. Mais si l'expectation systématique et résignée n'est plus de mise, aussi bien doit-on résister à l'entrainement actuel d'un grand nombre vers les mutilations inutiles.

Il faut savoir agir avec patience et discernement, employant des moyens énergiques, mais avant tout conservateurs, toutes les fois qu'il n'y a pas danger immédiat pour la patiente ou perte irrémissible de la fonction.

a. Traitement prophylactique.

La prophylaxie se résume dans le repos, au cours de la métrite, et dans la rapide guérison de celle-ci.

b. Traitement curatif.

I. Indications générales.

1. Traitement indirect.

Au cours des phases aiguës de la maladie, il faut se borner aux procédés de la *thérapeutique indirecte*, sauf s'il y a collection suppurée, ou si l'on espère arrêter la généralisation d'un processus septique (péritonite post-opératoire, rupture d'un pyosalpinx).

On agit généralement de même, à l'état chronique, s'il s'agit du plegmon ou de la péritonite, bien qu'il soit avéré que des ponctions ou incisions blanches, qu'une simple destruction d'adhérences, puisse donner d'excellents résultats. En s'y conformant, on verra souvent disparaitre, comme par enchantement et sans risque pour la malade, des tuméfactions parfois énormes. Au contraire, en ce qui concerne l'annexite, l'accord est loin d'être parfait, les uns tendant à la conservation à outrance, d'autres ne voulant s'arrêter qu'aux opérations radicales, bien peu sachant observer une juste mesure.

2. Traitement direct.

Les considérations qui doivent guider dans le choix de la *thérapeutique directe* se rattachent à quatre chefs principaux : lésions anatomiques, évolutions de ces lésions, symptômes, résultats thérapeutiques antérieurement acquis.

A. **Indications anatomiques**. — Toute tumeur enkystée des annexes doit-elle être attaquée par le couteau ?

Pour la tuberculose localisée aux annexes, le seul traitement rationnel est l'extirpation. De même, l'intervention directe est justifiée dans tous les cas de pyosalpinx. Cependant, si la tumeur est récente, souple, peu volumineuse et semble se vider par l'utérus, spontanément ou sous l'influence de la dilatation, il est possible qu'elle guérisse (Freund, Walton, Doléris) ou, du moins, s'efface (Le Dentu), et la rupture est peu à craindre.

L'ovarite suppurée doit être opérée sans retard, vu le danger imminent de rupture intra-péritonéale.

Il faut de même intervenir de bonne heure dans les cas d'abcès de siège incertain ou d'une poche quelconque, d'un certain volume, d'origine indéterminée, et dont le contenu n'a pu être décelé par la ponction.

Pour tous les autres cas, on s'en rapportera aux autres chefs d'indications.

B. **Indications fournies par l'évolution.** — La récidive ne peut pousser à intervenir que si, malgré un traitement approprié, elle n'a pas tendance à décroître (Doléris), ou bien si elle se reproduit au delà d'un certain temps, variable pour chaque cas en particulier, suivant l'âge, le volume, la nature de la tumeur, l'efficacité des soins donnés, la docilité de la malade et sa condition sociale. Six mois représentent le minimum de cette période d'expectation; douze à dix-huit mois répondraient, d'après Trélat, à la moyenne des faits.

C. **Indications symptomatiques.** — La douleur et les autres symptômes, à moins d'une intensité extrême, ne valent que par leur récidive et leur durée.

D. **Indications tirées du traitement antérieur.** — Enfin, on ne devra tenir compte de la thérapeutique conservatrice, antérieurement suivie, que d'une façon relative, et si elle a été pratiquée par quelqu'un de compétent.

Hormis ces conditions, il sera toujours temps d'en venir à la *thérapeutique directe.*

II. Indications particulières.

1. Traitement indirect.

A. **État aigu.** — a. Hygiène. — Avant tout, *repos absolu* au lit, *diète hydrique.*

b. Antiphlogistiques. — De préférence, application permanente de glace sur l'hypogastre. A son défaut : grand vésicatoire, si la femme n'est pas trop nerveuse; une douzaine de sangsues ou de ventouses, sur le flanc, s'il n'y a pas dépression; compresses humides et froides; onction mercurielle. Laxatif salin, si besoin est.

c. CALMANTS. — Les meilleurs calmants sont : la glace, à l'état aigu; les révulsifs, à l'état subaigu. On aura recours cependant avec avantage à l'opium, à condition de combattre la stercorémie par les antiseptiques intestinaux et les évacuants doux (extrait d'opium à doses fractionnées, jusqu'à 0gr,02 toutes les deux heures; extrait de belladone et chlorhydrate de morphine, à 0gr,01 en suppositoires, deux ou trois dans les vingt-quatre heures, etc.). Il vaut mieux s'abstenir des injections de morphine auxquelles les malades s'habituent très vite. Les autres calmants, journellement employés, chloral, antipyrine, exalgine, etc., semblent inférieurs à l'opium. On a dernièrement vanté le salicylate de soude à la dose de 6 grammes, la teinture de simulo (xxx gouttes de teinture anglaise au 1/8), la teinture d'anémone pulsatile (xxv à xxx gouttes).

d. ANTISEPSIE. — Ne pas recourir encore aux injections vaginales chaudes répétées qui ne peuvent qu'aggraver l'état de la malade en la faisant sortir de son immobilité et qui peuvent même même, d'après Sänger, provoquer la suppuration. Se borner, après une injection vaginale tiède antiseptique, à faire l'asepsie vulvaire.

B. **État subaigu.** — Lorsque la fièvre et les phénomènes péritonitiques ont rétrocédé et qu'il persiste un certain degré de douleur et d'engorgement inflammatoire :

a. HYGIÈNE. — *Repos* au lit, ou sur une chaise longue, jusqu'à la sixième ou huitième semaine, s'il est nécessaire. Abstention du coït : il est même bon d'éloigner le mari.

b. RÉSOLUTIFS. — *Injections vaginales à* 40°, sous faible pression et dans la position horizontale, avec une canule pénétrant jusqu'aux culs-de-sac, de 4 litres, trois fois par jour, ou de 2 litres, toutes les deux heures.

Tamponnement vaginal, dialyseur et antiseptique, avec la glycérine iodoformée à 3 ou 5 p. 100, ou mieux, ichtyolée à 5 ou 10 p. 100, l'ichtyol ayant une puissance décongestive très marquée.

Scarifications du col, surtout en cas d'aménorrhée et, si la virulence et l'abondance de l'écoulement n'exposent pas à l'infection des lymphatiques. Deux fois par semaine, badigeonnage des culs-de-sac vaginaux à la teinture d'iode.

Laxatif salin, tous les quatre ou cinq jours et *lavement*, tous les matins, pour combattre la formation des adhérences, l'obstruction mécanique et parétique de l'intestin et la stercorémie. Le lavement, d'un demi à trois quarts de litre, sera donné aussi chaud que possible (entre 40° et 48°), avec une canule en gomme de 10 centimètres, ou une canule métallique à double courant et poussé très lentement pour être toléré. Il sera répété, après l'injection vaginale du soir, si la malade s'y prête.

Vésicatoires volants, fréquemment renouvelés, ou pulvérisation de chlorure de méthyle. de quatre à cinq secondes, deux fois par semaine.

Bains de siège ou grands bains chauds.

C. **Période d'accalmie.** — Activer le processus de résolution, et s'efforcer surtout de prévenir le retour de l'état aigu.

a. Hygiène. — Exercice modéré. Repos au lit pendant les règles. Éviter toute cause de congestion, coït, refroidissement, examen inutile.

b. Résolutifs énergiques. — *Injections vaginales, de 45° à 48°*, au moins trois par jour, et de quatre litres chacune. Continuer les lavements chauds, si la malade s'y prête et n'est pas ordinairement constipée.

Pointes de feu, deux ou trois fois par mois et, dans l'intervalle, enveloppement humide local, permanent : appliquer sur l'hypogastre une double compresse, imbibée d'eau simple salée, ou mieux d'eau mère de Salins, de Salies-de-Béarn; recouvrir de taffetas gommé et fixer avec une ceinture de flanelle.

Bains résolutifs : série d'une vingtaine de bains salés (5 kilos par bains), chauds et d'une demi-heure au moins; ou encore, deux bains sulfureux par semaine; bains de boue.

Les *eaux résolutives, toniques et sédatives* de Saint-Sauveur répondent à la généralité des cas (Sabail). On enverra à Carlsbad les constipées; à Néris, les nerveuses qui accusent de grandes douleurs pour de faibles lésions. Les eaux chlorurées sodiques de Salies-de-Béarn, de Biarritz et de Salins conviennent aux formes torpides. Elles amènent la résorption des exsudats et préparent au besoin l'intervention chirurgicale qui ne doit jamais être tentée avant un repos d'au moins un mois, à la suite du traitement thermal (de Lostalot-Bachoué).

A l'intérieur, on pourra prescrire l'*iodure de potassium*, à la dose de 1 à 2 grammes par jour; le *mercure*, sous forme de pilules bleues (Laroyenne) ou de *sublimé* (Wineberg), surtout dans les cas où il y a engorgement concomitant du foie.

Le *massage*, complètement à rejeter dans le cas de tumeur kystique, peut donner des résultats, au bout d'un certain temps, lorsqu'il s'agit de résidus inflammatoires. A côté du massage bi-manuel, il faut placer : le redressement répété à la sonde, l'abaissement du col avec la pince tire-balles, efficace surtout dans le cas de brides paramétriques, les grandes douches rectales d'Hégar, le tamponnement vaginal compressif d'Emmet, auquel Wernitz a ajouté la compression élastique de l'abdomen, temporaire ou permanente, avec l'ouate et une bande élastique.

c. Traitement utérin. — Le *cathétérisme des trompes* doit être écarté, jusqu'à nouvel ordre, comme exceptionnellement praticable; il est, de plus, aveugle et dangereux dans le pyosalpinx. La correction d'une déviation utérine pourra améliorer la situation d'une trompe et favoriser l'écoulement de son contenu.

L'*électrolyse intra-utérine*, dont on a vanté les effets résolutifs et révulsifs, est très inférieure, à ces points de vue, au curettage. Tout au plus, est-elle à employer comme sédatif, à la dose de 30 à 40 milliampères. Le *courant faradique*, préconisé par Apostoli, ne donne qu'un soulagement momentané et expose à la rupture de la trompe, par contraction de sa paroi.

Toutes les fois qu'il y a métrite avérée, il faut commencer par la combattre, à moins qu'il n'y ait urgence à faire autrement. Il s'en faut, en effet, qu'elle cède toujours au processus atrophique déterminé par l'ablation des annexes ; d'autre part, en faisant la laparotomie avant de guérir la métrite, source de l'infection, on s'expose à l'obligation de réopérer la malade pour lui enlever des annexes jugées saines au cours de la première opération.

Laissant de côté les pratiques incertaines et de longue durée, dangereuses, parce qu'elles permettent à l'inflammation de cheminer, et les caustiques, parce qu'ils peuvent aggraver ou réveiller les lésions annexielles, on aura recours, de préférence, *à la dilatation et au curettage*.

Cette dernière opération a pu être faite, sans inconvénient, à l'état aigu (Mlle Finkelstein). Il est cependant plus sage, surtout s'il y a prédominance de la paramétrite, d'attendre la période d'accalmie. On agira, plus particulièrement, avec la curette, au niveau des orifices tubaires et de l'isthme utérin, points où se font les sténoses inflammatoires, défavorables au libre écoulement des liquides (Doléris).

On est en droit d'attendre du curettage, non seulement la guérison de la métrite, mais encore une action des plus favorables sur les annexes qu'il décongestionne, désobstrue et sépare du foyer primitif et permanent de l'infection.

La *dilatation intra-utérine* à l'éponge antiseptique, qui effrite si bien la muqueuse, la désinfecte et détermine un abondant afflux de liquides, peut suffire à donner exactement les mêmes résultats.

La dilatation produit de plus des effets analogues à ceux du massage et provoque parfois l'évacuation des collections tubaires.

L'évacuation, ou drainage direct de la trompe, qui se distingue du simple appel produit sur les lymphatiques (drainage capillaire), par le rapide affaissement de la collection tubaire, par l'abondance et surtout la nature (hématique ou franchement purulente) des liquides, est un fait relativement rare, mais qui paraît indéniable (Walton, Doléris, Le Dentu, Gottschalk). Il ne peut être dû qu'à l'assouplissement, au raccourcissement et à la dilatation de l'*ostium uterinum* (Walton, Doléris) et aux contractions de la trompe : il semble surtout favorisé par le peu d'épaisseur, la distension régulière et la rectitude du conduit.

Après dilatation à la laminaire, et surtout à l'éponge, prolongée pendant cinq ou six jours, on en viendra, s'il y a lieu, aux indications opératoires. On fera le curettage, s'il y a encore endométrite. L'excision du col, s'il y a hypertrophie de l'organe, cervicite invétérée avec ectropion, fera disparaître des tiraillements douloureux du côté des annexes et favorisera la résorption de noyaux paramétritiques.

On entretiendra ensuite le drainage, au moyen de la gaze imprégnée de glycérine, durant quinze à vingt jours, jusqu'à disparition ou diminution considérable de la tumeur. La gaze intra-utérine sera renouvelée tous les jours, ou tous les deux jours, et son volume, progressivement diminué (Doléris). Puis on donnera, pendant quelque temps, des injections chaudes (de 45° à 48°) et la femme gardera, jusqu'à nouvel ordre, le repos sexuel et le repos général, au lit, pendant les règles.

2° Traitement direct.

Une intervention directe étant reconnue nécessaire, il faut s'efforcer de concilier l'intérêt vital de la malade avec la conservation de ses organes et la facilité de l'exécution opératoire.

Une même méthode ne saurait être appliquée à tous les cas et les grandes interventions chirurgicales doivent être réservées aux formes chroniques, sauf dans les cas d'infection aiguë, à marche rapide (rupture de pyosalpinx, péritonite post-opératoire), sans dépression marquée (Le Dentu).

On a suivi ou conseillé des voies très diverses : *voie pariétale*, *voie inguino-sous-péritonéale*, *voie vaginale*, *voie périnéale*, *voie sacrée*, *voie rectale*.

La *voie rectale* est à coup sûr mauvaise (Segond) et ne mérite même pas d'être discutée.

La *voie sacrée* a été employée un trop petit nombre de fois (Hégar, Wiedow) pour pouvoir être jugée d'après ses résultats. Elle semble surtout convenir aux abcès voisins de l'échancrure sciatique (Delbet). Segond la considère comme d'une application exceptionnelle. Sänger n'y voit que le résultat d'une audace expérimentale et Doyen la rejette également, à cause des délabrements qu'elle entraine.

Willems, de Gand, en s'appuyant sur des données purement expérimentales et sur les résultats obtenus pour d'autres affections, a dernièrement plaidé la cause de la *périnéotomie*, jugée, d'après lui, trop sommairement par Segond. Il conseille la *périnéotomie à lambeaux de Zuckerkandl* qui doit permettre d'effondrer largement le cul-de-sac de Douglas et d'éviter la suppression de l'utérus, si les collections prédominent en arrière. Sänger préférerait la *périnéotomie latérale de Hégar*.

En somme, les seules voies qui semblent actuellement recommandables sont : la voie *pariétale* (ou *abdominale*), la voie *vaginale* et la voie *inguino-sous-péritonéale*.

Les différentes méthodes qui les utilisent peuvent être rangées sous deux chefs principaux : les unes ne visent *qu'à l'évacuation des foyers inflammatoires ; les autres tendent à supprimer le contenant et le contenu*.

A. **Évacuation simple des foyers inflammatoires**. — Les méthodes comprises sous ce chef, envisagées d'une façon générale, sont d'une application plus simple et moins dangereuse que les méthodes radicales ou qui visent à l'être. Elles sont applicables *aux collections extra-péritonéales* et *aux collections intra-péritonéales, adhérentes ou faisant une saillie notable*. Elles conviennent particulièrement, au cours des *périodes aiguës* (Le Dentu), dans les cas où la malade est très affaiblie ou refuse une opération plus importante.

a. Ouverture directe. — L'*ouverture directe* consiste à pénétrer, dans un même acte opératoire, jusqu'à un foyer liquide ou supposé tel, facilement accessible, c'est-à-dire, séparé du doigt par une couche de tissu assez mince, qui peut être traversée d'emblée et sans danger. Elle comprend : la *ponction simple* et l'*incision simple, avec ou sans ponction préalable*.

1. *Ponction simple*. — Utile pour fixer le diagnostic ou guider l'incision, quand le liquide se cache au milieu d'une épaisse enveloppe, la *ponction* n'est que rarement utilisable, à elle seule, comme procédé thérapeutique. A ce point de vue, Segond la déconseille formellement et dans tous les cas. Elle a cependant suffi le plus souvent à Landau pour guérir, du premier coup, l'hydrosalpinx.

En cas de récidive, il la fait suivre d'un lavage avec la solution phéniquée à 3/100 et, si la tumeur se reproduit encore, il l'incise.

S'il s'agit d'une poche renfermant du pus, on ne fait généralement la *ponction simple* que pour diminuer la tension et prévenir la rupture, au cas où la malade se refuse à une intervention curative.

Vulliet en fait cependant la base de son traitement des suppurations pelviennes et, dans 15 cas sur 18, il n'a pas eu besoin de recourir à d'autres moyens que la ponction vaginale pour obtenir la guérison. « Si, au bout de dix à quinze jours, le liquide se reproduit, il ponctionne à nouveau; mais, cette fois, l'évacuation étant achevée, il injecte, à plusieurs reprises, 5 à 10 centimètres cubes de solution de sublimé à 1/1000 dans la poche, en la malaxant, de façon à en bien mettre les parois au contact du liquide antiseptique. Si le liquide se reproduit une troisième ou une quatrième fois, il a recours à l'incision et au tamponnement de la poche avec la gaze iodoformée. »

Nitot a dernièrement cité un fait analogue à ceux de Vulliet : dans ce cas, il s'agissait d'un pyosalpinx récent, souple et de petit volume. Une seule ponction suivie d'injection de sublimé à 1/1000 suffit à assurer la guérison.

Il faut avoir grand soin, si l'on emploie ce procédé de la ponction suivie d'injection, de ne pas introduire dans la poche une quantité de liquide supérieure à celle qu'on a extraite, sans quoi l'on s'expose à la rupture ; de plus, si l'on a employé le sublimé, il faut l'évacuer aussi complètement que possible, dans la crainte de l'intoxication.

II. *Incision avec ou sans ponction préalable.* — *C'est le procédé de choix* pour évacuer les foyers suppurés au cours des *périodes aiguës, fébriles* (Le Dentu), et *même à l'état chronique*, lorsqu'il n'y a pas prédominance accentuée de l'élément solide et que tous les cloisonnements peuvent être atteints. *En cas d'erreur*, l'incision pourrait toujours être suivie de l'*hystérectomie*.

Elle peut suffire, dans le cas de *fistule*, ouverte dans le vagin ou à la paroi abdominale (agrandissement de l'ouverture existante ou contre-ouverture), et dans le cas d'ouverture viscérale d'un abcès, si le foyer pointe vers la paroi abdominale et surtout vers le vagin.

Elle est encore admissible pour une tuméfaction extirpable, si elle est accessible par le vagin, unilatérale, peu épaisse, uniformément fluctuante ou rénitente, ce qui indique l'absence de cloisonnement (Bouilly).

L'incision peut être curative et amener la guérison en vingt ou trente jours. On a théoriquement avancé que les foyers tubaires, limités par une paroi muqueuse, devaient s'oblitérer plus difficilement. Mais, à la longe, s'il y a suppuration, la muqueuse est remplacée par une véritable paroi pyogénique. Il faut tenir grand compte, au contraire, au point de vue du retrait de la poche, de sa déclivité et de son épaisseur.

Laroyenne et ses élèves, en France, Landau, en Allemagne, qui ont une grande expérience de l'incision simple dans les abcès pelvien, disent en avoir obtenu d'excellents résultats: possibilité d'ouvrir des collections haut situées et multiples, disparition de masses indurées volumineuses, guérisons nombreuses, sans fistules et avec quelque espoir de maternité (Goullioud : 4 grossesses consécutives, sur 48 cas); les fistules peuvent d'ailleurs persister assez longtemps, sans que la malade s'en ressente, au point de vue de la santé générale.

Quel que soit le procédé employé, il est préférable que l'incision soit large et soit maintenue en cet état pendant le temps voulu.

Le *curettage* de la poche inflammatoire, après *incision*, préconisé par Byford et Mundé, nous parait trop dangereux pour être conseillé.

b. Ouverture après dissection de tissus. — *L'ouverture, après dissection de tissus*, convient, en général, aux poches *adhérentes* ou faisant *saillie*, mais *assez profondément situées*.

I. *Ouverture par la voie inguino-sous-péritonéale. — L'ouverture, après dissection par la voie inguino-sous-péritonéale* ou *laparotomie, sous-péritonéale* (Pozzi), a ses applications dans le cas de *tuméfaction intra-péritonéale*, non directement abordable, mais adhérente au péritoine pariétal et faisant plus ou moins saillie dans la fosse iliaque, ou dans les cas de *phlegmon pelvien* qui présentent cette dernière particularité. Elle est surtout utilisable lorsque l'état général est grave et qu'il y a eu des poussées répétées de pelvi-péritonite faisant prévoir de grandes difficultés dans la laparatomie.

II. *Ouverture par la voie vaginale.* — 1° *Par le cul-de-sac postérieur. — Incision en deux temps séparés.* — L'incision en deux temps séparés (Hégar et Wiedow), qui consiste, après ouverture du cul-de-sac postérieur, à tamponner à la gaze iodoformée et à n'ouvrir la poche qu'au bout de quelques jours, n'est qu'un écho de méthodes surannées et ne s'emploie pas en France.

Incision en deux temps successifs. — Nous considérons, au contraire, comme très recommandable, l'incision en deux temps successifs, lorsqu'elle est possible. Le cul-de-sac péritonéal étant ouvert, la poche, qui en est plus ou moins éloignée, est amenée au niveau des lèvres de l'ouverture, suturée, puis largement ouverte.

2° *Par le cul-de-sac latéral.* — Péan, dans le cas de salpingite unilatérale, conseille, si l'on voit la malade assez tôt, « de faire l'ouverture du cul-de-sac latéral du vagin, de disséquer le ligament large jusqu'à la trompe sans ouvrir le péritoine, d'inciser la cavité kystique et de la drainer ».

B. **Extirpation plus ou moins complète des foyers inflammatoires.** — a. Laparotomie vaginale. — La *laparatomie vaginale* expose moins à la septicémie que la laparotomie antérieure, en ce sens qu'elle permet d'éviter la grande cavité abdominale et de ne toucher aux intestins et au péritoine que sur une moindre étendue; mais elle met le chirurgien moins à l'aise pour réprimer les hémorrhagies, pour reconnaître et libérer les adhérences.

I. *Laparatomie vaginale proprement dite.* — La *laparatomie vaginale proprement dite*, ou simple ouverture du cul-de-sac postérieur par le vagin, en vue d'une extirpation d'annexes, n'est admissible que si le vagin est dilaté ou dilatable dans ses parties profondes, si la tumeur est prolabée, non adhérente, et ne dépasse pas le volume d'une orange (ovaire polykystique).

II. *Hystérectomie vaginale.* — Cette opération a été proposée, en ces derniers temps, par Péan, puis par Segond, pour remplacer la *laparotomie antérieure, dans tous les cas d'inflammations pelviennes bilatérales, justifiables de l'extirpation.*

Le but de l'hystérectomie est d'obtenir un large drainage des foyers purulents en enlevant, *aussi complètement que possible*, l'utérus et les poches d'abcès. *Extirpation de l'utérus en entier*, si c'est possible, *morcellement par tranches horizontales* (Péan), *morcellement par incision longitudinale et médiane des deux parois antérieure et postérieure* (Muller et Quénu), *ou de la paroi antérieure seule* (Doyen), *morcellement du col par tranches horizontales, suivi d'un morcellement de la paroi antérieure du corps* (Segond), tous ces procédés sont bons, pourvu qu'ils conduisent au but indiqué et seront utilisés, sans parti pris, suivant les cas.

b. Laparotomie antérieure. — En faisant la laparotomie antérieure, on se propose d'ouvrir le péritoine dans des conditions telles, qu'on puisse facilement explorer les organes malades et pratiquer, en connaissance de cause, soit une opération conservatrice, soit une extirpation complète, soit une opération de nécessité.

I. *Opérations conservatrices.* — On doit se borner à l'*ablation unilatérale*, si les annexes d'un côté semblent suffisamment saines, si, par exemple, il n'y a du côté de l'ovaire, qu'une transformation scléro-kystique peu prononcée, partielle, si la trompe n'est pas kystique, épaissie, et ne laisse pas sourdre de pus sous la pression.

Howitz, Lucas-Championnière, Terrillon, Doran, etc., ont pratiqué avec avantage la *simple libération des adhérences* péri-annexielles.

Richelot, Pozzi, Marchand ont cité des cas de lésions scléreuses anciennes, améliorées ou guéries par la *simple ouverture du ventre.* Le même résultat a été obtenu pour la péritonite tuberculeuse, pour des tumeurs cancéreuses, des fibromes. Il s'agirait là d'un mécanisme physiologique assez obscur, d'une sorte de révulsion provoquée par la mise à l'air des lésions (Pozzi), à moins que les opérateurs ne se soient abusés et qu'il n'y ait eu, à leur insu, évacuation d'ascite ou destruction d'adhérences, en particulier d'adhérences épiploïques (Monod, Tillaux).

Pozzi considère comme illusoires les différentes opérations de *salpingostomie* et autres, qui visent à restaurer les fonctions de la trompe malade. Mais il pratique volontiers la *résection* de l'ovaire, dans le cas de lésion localisée en un point de cet organe : kyste dermoïde ou proligère au début, gros kyste folliculaire, kyste du corps jaune. Dans le cas d'ovarite hydro-kystique, il s'est bien trouvé de l'ignipuncture. Ce moyen peut être employé, sans crainte de produire des noyaux cicatriciels, étant donné que, dans le péritoine, l'eschare est résorbée sans travail inflammatoire.

II. *Extirpation complète.* — L'*extirpation complète* après laparotomie est évidemment préférable, toutes les fois que les opérations conservatrices ne sont pas de mise ; mais elle peut être *impraticable* ou trop *laborieuse* pour ne pas exposer à de grands dangers, tels que : irruption du pus, ouverture viscérale, hémorrhagie, longueur de l'opération, etc. Dans ces cas, il faut se résigner aux opérations *de nécessité.*

III. *Opérations de nécessité.* — Les *opérations de nécessité*, de par leur nature même, varient avec chaque cas particulier. Elles comportent cependant un certain nombre d'indications générales.

S'il s'agit d'une poche inextirpable, mais dont la surface est suffisamment rapprochée de l'extérieur, il faut la marsupialiser, c'est-à-dire l'ouvrir après l'avoir fixée, par une couronne de sutures, à l'ouverture abdominale.

Si on ne peut l'amener jusque-là, ou si cette manœuvre détermine trop de tension, ce qui expose à la déchirure immédiate ou consécutive, on pourra, à l'exemple de Martin, ponctionner par le ventre, ouvrir largement (si la décortication ne réussit pas), asepsier, puis, drainer par le vagin, avec un tube en croix, et, enfin, fermer du côté du ventre, à l'aide d'un surjet, par-dessus lequel on appliquera un tamponnement de Mickulicz.

On peut encore se contenter d'ouvrir et de drainer par le vagin, en s'aidant du palper intra-abdominal.

Enfin, s'il n'y a pas de poche distincte ou s'il y a seulement des débris de poches, avec ou sans fistules viscérales, on ouvrira largement le foyer en écartant l'intestin, on le traitera par l'essuyage, le grattage, la cautérisation à l'acide phénique à 1/20 et on fera le tamponnement de Mickulicz.

Une communication est-elle reconnue entre une poche suppurée et la vessie : si la poche est extirpable et la vessie peu altérée, on peut enlever la poche, puis suturer la vessie, ou bien fixer son orifice accidentel à la plaie abdominale. Si la tumeur n'est pas extirpable, on marsupialise, suivant la commodité, soit la tumeur, soit la vessie.

S'il y a cystite intense on fait, d'emblée, la taille hypogastrique.

En cas de communication avec le rectum, on devra masurpialiser la poche, s'il est possible. Dans le cas contraire, si la fistule est reconnue avant l'ouverture de la poche, on s'en remettra ultérieurement à une opération vaginale; sinon, après avoir extirpé une aussi grande étendue que possible de la poche, on asepsie le reste, on ferme la plaie intestinale et l'on applique le tamponnement de Mickulicz.

c. Parallèle entre l'hystérectomie vaginale et la laparotomie antérieure. — Indications de ces deux interventions. — Pour opter entre l'hystérectomie vaginale et la laparotomie antérieure, il faut se baser, non sur son tempérament chirurgical, ni sur ses préférences pour telle ou telle voie, mais bien, comme toujours, sur les indications.

Considérations physiologiques. — Il est certain que la laparotomie permet de bien se rendre compte et de la possibilité qu'on peut avoir de conserver les organes, et de leur aptitude physiologique. Il n'en est pas de même de l'*élythrotomie postérieure*, car l'exploration digitale, faite par la brèche qu'elle produit, est le plus souvent illusoire ou insuffisante (Pichevin). Mais aussi bien, pourra-t-on éviter, dans l'hystérectomie, l'*erreur irréparable*, en appliquant uniquement cette opération *aux grosses lésions qui lui reviennent*, et non à toutes les lésions annexielles qui *paraissent bilatérales et incurables* (Segond et Bouilly).

Considérations vitales. — L'hystérectomie, donnant à l'opérateur moins de jour et d'aisance, expose davantage à l'hémorrhagie primitive et secondaire et à la rupture inconsciente des viscères (intestin, vessie, uretère) (1); elle ne permet pas d'aborder, ni même

(1) Cependant, sur 250 kystérectomies, Segond affirme n'avoir jamais pincé un uretère, n'avoir jamais perdu une malade d'hémorrhagie (hémorrhagie grave au cours d'une opération, arrêtée par le pincement, et cinq hémorrhagies au moment de l'ablation des pinces, au bout de quarante-huit heures, arrêtées par le tamponnement). Il a crevé la vessie trois fois, mais il l'a suturée et les 3 malades ont guéri; il a ouvert trois fois le rectum et a rencontré

d'atteindre, toutes les poches suppurées; enfin elle peut être très longue et très laborieuse, même pour les plus habiles.

La *laparotomie*, par contre, doit faire craindre davantage l'effusion des liquides inflammatoires et la persistance, au fond de l'abdomen, de débris de poches ouvertes et infectées de microbes (1).

Les résultats *éloignés* de la laparotomie sont, en somme, excellents. La guérison *définitive* est parfois asssez longue à obtenir, tardant six à dix mois, ou davantage, surtout chez les femmes nerveuses. Elle peut être entravée, ou même indéfiniment compromise, par des accidents divers tels que : 1° *Douleurs*, dues à la persistance d'adhérences, à la dilatation kystique d'un moignon tubaire (que l'on a pu guérir par la dilatation intra-utérine); à une poussée inflammatoire à son niveau (travail éliminateur); à une récidive, ou à une poussée post-opératoire de pelvi-péritonite; 2° *persistance de fistules* purulentes ou pyo-stercorales, malgré la dilatation et le curettage de la poche ou la recherche d'un fil infecté; 3° *hémorrhagies*, dues à des reliquats inflammatoires ou à la congestion passive que provoquent les ligatures vasculaires;

six fistules rectales; 2 malades sont mortes de tuberculose, au bout de cinq à six mois, sans avoir guéri; 6 ont guéri seules (*Congrès de chirurgie*, avril 1893).

(1) Mortalité comparative de l'hystérectomie et de la laparotomie dans le traitement de l'inflammation circum-utérine (*Congrès internation. de gynéc. et d'obstétr. de Bruxelles*, 1892 et *Congrès de chirurgie de Paris*, 1893).

OPÉRATEURS.	LÉSIONS			HYSTÉRECTOMIE.		LAPAROTOMIE	
	non suppurées.	indéterminées.	suppurées.	Guérisons.	Morts.	Guérisons.	Morts.
Péan	»	»	150	149	1	»	»
Segond	51	»	»	51	»	»	»
	»	»	77	66	11	»	»
Terrier et Hartmann	»	»	59	»	»	52	7
	»	»	4	3	1	»	»
Pozzi	126	»	»	»	»	126	»
	»	»	82	»	»	77	5
	»	14	»	14	»	»	»
Jacobs	»	117	»	116	1	»	»
Doyen	»	77	»	73	4	»	»
Rouffaert	»	21	»	20	1	»	»
Lauwers	»	»	6	6	»	»	»
Richelot	»	»	35	31	4	»	»
	25	»	»	23	2	»	»
Broca	9	»	»	8	1	»	»
Delagénière	»	»	22	»	»	21	1
	»	»	4	»	4	»	»
Boiffin	»	»	14	»	»	12	2
Michaux	»	»	25	23	2	»	»

Statistique recueillie par Lafourcarde dans différents services : sur 375 hystérectomies, 34 morts, soit 9,06 p. 100, et sur 396 laparotomies, 58 morts, soit 15 p. 100.

métrorrhagies, avec ou sans écoulements purulents; *hématocèle* (Bouilly); *hématome* (Tait), disparaissant en une quinzaine de jours, à moins qu'il ne suppure; *troubles dus à la ménopause artificielle :* bouffées de chaleur, vertiges, sensations de pesanteur, troubles psychiques, etc. (1).

Les résultats éloignés de l'hystérectomie vaginale restent encore à préciser. Ce qui est certain, c'est que plusieurs opérateurs, parmi lesquels on compte de fervents hystérectomistes, tels que Segond, ont été obligés de faire suivre d'une laparotomie, à courte échéance (pour destruction de brides, extraction de débris annexiels), l'opération vaginale restée incomplète. Il ne paraît pas que la réciproque ait été aussi fréquente.

Considérations d'esthétique. —Les arguments d'esthétique, que l'on fait valoir à l'appui de l'hystérectomie, n'ont qu'une importance très relative. En effet, les dimensions, ordinairement minimes, de l'incision abdominale, les perfectionnements de la suture (suture à étages), mettent à l'abri de l'éventration et laissent une cicatrice à peine apparente.

En somme, l'hystérectomie trouve son emploi, lorsque toute autre opération et, en particulier, la laparotomie, est impraticable ou plus dangereuse. On y aura surtout recours dans les cas de suppurations multiples (en tant que foyers et localisations anatomiques), intra et extra-péritonéales, transformant le petit bassin en une éponge fibreuse remplie de pus; — dans des cas moins graves de suppurations localisées aux annexes, anciennes, bilatérales, entourées d'une gangue épaisse d'adhérences organisées, qui les confond avec l'utérus, les fixe étroitement au bassin, et fait prévoir de grandes difficultés dans l'extirpation ou la marsupialisation de la poche; — enfin, lorsqu'il existe des trajets fistuleux, bien qu'ils ne soient pas absolument incompatibles avec la laparotomie (Pozzi) (2).

(1) Sur 59 cas de lésions péri-utérines suppurées, Terrier en a guéri, opératoirement, 52, sur lesquels 46 ont été ultérieurement suivis pendant longtemps : 4 malades seulement ont continué à souffrir; sur 20, qui ont conservé leurs règles, on a noté, chez 7, des pertes, persistantes chez 2, arrêtées par le curettage chez 2, et, chez 6, des règles irrégulières; chez quelques-unes, persistance de fistules pyo-stercorales (*Congrès de chirurgie*, 1893).

(2) Sur 176 malades, Pozzi n'a trouvé que 14 fois l'indication de l'hystérectomie c'est-à-dire 8 fois p. 100.

LIVRE VII

LÉSIONS TROPHIQUES

CHAPITRE PREMIER

LÉSIONS TROPHIQUES EN GÉNÉRAL

En gynécologie, comme ailleurs, « ne voir que l'infection, c'est se condamner à une étroitesse de vue qui empêche de comprendre bien des accidents morbides et de les conjurer ». (Bouchard.) Nous avons déjà parlé (livre III) des *traumatismes* d'ordre *physique* ou *chimique*. Il nous reste à envisager les lésions *trophiques* ou *pseudo-inflammatoires*, ordinairement confondues avec l'inflammation véritable. Ces lésions reconnaissent des *causes générales* et des *causes locales*.

I. — LÉSIONS TROPHIQUES D'ORDRE GÉNÉRAL

Nous ne savons sur ce point que peu de chose. Il est certain que la métrite, chez les femmes *lymphatiques*, est fréquente, « peu douloureuse, caractérisée surtout par l'abondance de l'écoulement muco-purulent » (de Sinéty); mais on peut aller plus loin et se demander si, chez ces femmes, le rôle du microbe n'est pas, souvent, secondaire et accessoire. Nous admettons, d'autre part, qu'il peut exister un *rhumatisme utérin*, que l'arthritisme entre, pour une part plus au moins active, dans la genèse de la métrite interstitielle (Martineau), de l'eczéma, de l'herpès. Enfin nous verrons que le diabète détermine, sur les organes génitaux externes, des lésions absolument typiques (Fournier),

II. — LÉSIONS TROPHIQUES D'ORDRE LOCAL

Les lésions trophiques d'ordre local relèvent *des troubles de l'involution puerpérale* ou *de la congestion* liée à toute autre cause.

1° Troubles de l'involution puerpérale.

Après l'accouchement, l'appareil gestateur subit une réduction de volume due, non seulement à la rétraction des tissus, mais aussi à une série de modifications intimes se résumant dans la stéatose et la résorption des éléments cellulaires en excès.

Quand l'ensemble de ces phénomènes de régression aboutit à la *restitutio ad integrum*, il prend le nom d'*involution*.

On dit qu'il y a *subinvolution*, lorsque le travail régressif est arrêté ou retardé; et *surinvolution*, ou *superinvolution*, lorsqu'il dépasse, au contraire, les limites de la reconstitution normale et qu'il aboutit à l'atrophie. Ce double état, souvent passager, est encore mal défini au point de vue nosologique et ne porte guère, d'après les auteurs que sur l'utérus et ses ligaments (voir chap. III). L'ovaire est, cependant, notablement intéressé, dans la subinvolution, par l'intermédiaire des *varices pelviennes* (voir plus bas).

2° Congestion pelvienne.

La congestion pelvienne, chez la femme, est *passagère* ou *permanente*.

A. Congestion passagère. —*Passagère*, elle se traduit, à l'occasion de fatigues, d'abus de coït et, particulièrement, au moment de la menstruation, par une sensation de *pesanteur* dans le petit bassin, par de la *sensibilité de la région ovarienne*, des ménorrhagies; ou bien, par le réveil des symptômes inflammatoires, si l'infection est dans la place.

A la congestion pelvienne passagère on opposera le repos, surtout au voisinage des règles, et les révulsifs. Tait a conseillé le chlorate de potasse à faible dose ($0^{gr},30$).

B. Congestion permanente. — La *congestion permanente*, ou *varicocèle pelvien*, analogue au varicocèle chez l'homme, consiste en une dilatation passive des veines du petit bassin, avec ou sans lésions de leurs parois.

Historique. — Signalé par Richet et son élève Devalz, et par Budin, chez la femme enceinte, le varicocèle féminin a été remis en question en 1888, par Coe et Dudley.

Il a été bien présenté, au point de vue macroscopique, dans la thèse de Devalz (1858), et l'un de nous a donné, pour la première fois (1891), la description histologique des lésions qu'il entraîne du côté de l'ovaire (1). Ces derniers travaux ont été reproduits, avec

(1) Paul Petit, *Bullet. de la Soc. obstétr. et gynéc.*, et *Nouvelles Archives d'obstétr. et gynéc.*, 1891.

des considérations nouvelles et intéressantes, dans la thèse de Roussan (1892).

Étiologie et pathogénie. — Préparé par l'absence de valvules veineuses, par le défaut de soutien des parois vasculaires, par la constipation, habituelle chez la femme, le varicocèle pelvien reconnaît comme causes les plus ordinaires : les grossesses répétées, la subinvolution, les tumeurs pelviennes, surtout le fibrome utérin, et, sans doute aussi, l'arthritisme. Il est entretenu par le prolapsus qui dépend le plus souvent, comme lui, de l'état puerpéral.

Anatomie pathologique. — Nous décrirons, en leur lieu et place (chap. IV) les lésions spéciales à l'ovaire. Il est probable que la congestion passive prend également une large part à la genèse des états pathologiques réunis sous le nom de métrite chronique parenchymateuse (Roussan) et qu'elle est le principal facteur de la transformation kystique des fibromes et du *prolapsus intermittent.*

Symptomes et diagnostic. — Nous sommes persuadés que le varicocèle pelvien occupe, dans la pathologie féminine, une place plus importante qu'on ne le croit. Mais peut-il être reconnu à l'examen clinique et donner ainsi sa signature aux lésions qui en dépendent?

Les douleurs dans les flancs, irradiées vers les lombes et les aines, calmées par le repos (Dudley), n'ont rien de caractéristique, non plus que les symptômes généraux de dépression morale et de lassitude. D'autre part, sauf chez des femmes très maigres, ou à parois très souples, très relâchées, il ne faut pas s'attendre à ce que les paquets de veines variqueuses donnent, au toucher vaginal ou rectal, une sensation nette de *vers enroulés*, comme le varicocèle de l'homme. Ils donnent plutôt une impression d'*empâtement*, plus accentuée, d'après Dudley, quand la malade est debout, et pouvant donner le change pour la cellulite ou la salpingite (Dudley, Roussan).

Le plus souvent, on ne fera que soupçonner le varicocèle, à la constatation de telle ou telle de ses causes les plus communes et à la coexistence de varices des grandes lèvres ou d'hémorrhoïdes.

Traitement. — La varicocèle sera combattu par les injections chaudes, vaginales, et surtout rectales, par le tamponnement compressif, le massage, l'électricité, les eaux thermales. On pourra utiliser certains médicaments dits vasculaires : teinture d'hydrastis canadensis (XXX gouttes, 3 fois par jour) ; extrait fluide d'hamamelis virginica (X à XX gouttes par jour) ; poudre de capsicum annuum (1 pilule de 0gr,15 au milieu de chaque repas).

Mais le traitement doit surtout s'adresser aux éléments étiologiques : il faut restaurer le plancher pelvien, s'il y a prolapsus;

supprimer le fibrome utérin, si cette intervention est indiquée par ailleurs.

En cas de douleurs et de troubles nerveux prononcés, ou d'hémorrhagies graves,on est autorisé, après laparotomie exploratrice, à extirper l'ovaire et la trompe.

Pour enlever les plexus affectés, il faut exciser la plus grande partie des ligaments larges : cette façon de faire comporte parfois, dans l'espèce, de sérieuses difficultés d'hémostase ; de plus, elle expose à des hémorrhagies secondaires par réplétion exagérée des veines voisines du champ opératoire. Il vaut donc mieux se borner à la castration, telle qu'elle se pratique ordinairement, et s'en remettre, pour l'effacement des plexus, à la ménopause artificielle (Coe).

CHAPITRE II

LÉSIONS TROPHIQUES DE LA VULVE ET DU VAGIN

I. — DIABÉTIDES

1° Les *diabétides* (Fournier) *aiguës* de la vulve sont caractérisées par une rougeur vive allant jusqu'à l'érosion, par du gonflement, des gerçures, des fissures, une desquamation épithéliale avec suintement permanent, séreux, sanguin, purulent et par un prurit intense, insupportable au point d'empêcher le sommeil et de provoquer des troubles nerveux et nutritifs. En certains points, se forment de véritables plaques eczématoïdes à la surface desquelles sont disséminés des folliculites, des pustules, par ensemencement dû au grattage, des furoncles, de l'ecthyma, des abcès dermiques, des lymphangites, des œdèmes aigus.

2° Les *diabétides chroniques* ont une *teinte ardoisée*, *grisâtre*. Elles déterminent un œdème dur avec épaississement considérable et perte d'élasticité de la peau. Elles s'accompagnent, comme les diabétides aiguës, de vives démangeaisons avec suintement sur les régions humides, avec desquamation sur les régions sèches. De temps en temps se produisent des poussées de folliculites, des furoncles, de l'eczéma vrai, de la dermite microbienne.

Le traitement consistera dans la médication et l'hygiène antidiabétiques auxquels on joindra des lotions alcalines faibles (2 grammes de bicarbonate de soude, et autant de borate de soude, par litre d'eau) et l'application d'une pâte à l'oxyde de zinc additionnée de cocaïne :

Amidon..................	ãã 25 grammes.
Oxyde de zinc..............	
Cocaïne.....................	1 —
Vaseline.....................	50 —

(Besnier.)

ou encore (Barthélemy) :

Vaseline.....................	20 grammes.
Lanoline.....................	10 —
Talc.........................	10 —
Oxyde de zinc................	5 —
Dermatol.....................	1 gr. 50.

F. s. a. pâte demi-molle, à appliquer en couches très épaisses.

II. — ECZÉMA

On trouve, à la vulve, l'*eczéma simple* et l'*eczéma rubrum* qui s'y présentent avec les mêmes caractères que dans les autres régions, à l'état aigu et chronique. Le siège de prédilection de l'eczéma vulvaire est la face interne des lèvres. C'est une affection des plus pénibles. Elle s'accompagne, dans plus de la moitié des cas, de troubles de la menstruation (Hébra) et de leucorrhée.

L'*intertrigo* n'est pas, comme on l'a écrit, un eczéma, mais bien une *dermite microbienne* (Barthélemy) et devrait par conséquent rentrer dans le cadre des lésions inflammatoires. Cette affection est fréquente chez les femmes négligentes, affectées d'écoulements vaginaux abondants. Il faut la traiter par les bains de siège, les badigeonnages avec la solution de nitrate d'argent à 1/100, puis à 1/30, les lotions d'eau blanche ou de sublimé à 1/2000, suivies de l'application de poudres isolantes et astringentes non fermentescibles (oxyde de zinc, talc, sous-nitrate de bismuth, acide borique, calomel, dermatol, etc.).

Enfin, on a décrit, sous le nom d'*eczéma lymphatique*, des vulvites qui semblent être d'origine tuberculeuse (Fernet).

III. — HERPÈS

L'*herpès de la vulve*, favorisé par la diathèse arthritique, est une affection essentiellement récidivante. Il est parfois périodique et annonce le retour des règles, comme peut faire l'*herpès labial récidivant, chronique et périodique*. On l'observe de préférence chez les femmes qui sont en puissance d'affections vénériennes et particulièrement au début de la blennorrhagie. S'agit-il toujours d'une seule et même affection? Ce n'est pas le lieu de discuter la question, mais ce n'est pas probable.

La rupture des vésicules donne lieu à des plaques érosives rouges ou blanchâtres, à contours polycycliques et monocycliques (Fournier), qui bientôt se recouvrent d'une petite croûtelle brune, sèche et dure.

Certains herpès ulcéreux, et non plus érosifs, très confluents, peuvent, au premier abord, en imposer facilement pour un vaste chancre simple; mais l'herpès ne creuse jamais autant les tissus, est plus aigu, plus douloureux, non inoculable, et son évolution, beaucoup plus rapide, ne dépasse guère sept à vingt jours. Les bubons suppurés ont été observés à la suite de l'herpès ulcéreux et confluent, mais ils sont infiniment plus rares que dans les cas de chancrelle.

La question de durée offre également une grande importance pour la différenciation du *chancre syphilitique* et de l'herpès *solitaire* ou *discret*. D'autre part, le chancre syphilitique présente une exsudation moindre, et en le serrant à sa base, on n'en fait sourdre qu'un liquide séreux, à peine purulent; l'herpès ou le chancre simple, au contraire, laissent écouler une grande quantité de sérosité purulente, jaune et sanglante.

Il faut se souvenir de ce que Fournier a appelé le *piège au chancre :* l'herpès symptomatique et initial disparait et le chancre syphilitique reste.

Comme traitement : lotions avec solutions à l'eau blanche, à l'acide phénique à 1/100, ou borique à 40/1000, puis saupoudrer avec le talc, l'amidon, le sous-nitrate de bismuth, ou une poudre légèrement astringente, soit :

Amidon....	100	grammes.
Tannin........................	5	—
Sous-nitrate de bismuth........	3	—

(Besnier.)

En cas de persistance des ulcérations, les badigeonner avec la solution de nitrate d'argent à 1/30 (Feulard). La poudre d'alun est assez douloureuse, mais utile dans les cas tenaces et très récidivants. Il y a lieu aussi de traiter l'état général : arsenic, soufre, eaux d'Uriage, etc., alimentation non excitante et abstinence d'alcool.

L'herpès peut également se présenter sur la surface du vagin et du col, et prête aux mêmes considérations. On le traitera, en ces points, par le sublimé à 1/4000, l'iodoforme, les tampons imbibés d'huile résorcinée.

IV. — LEUCOPLASIE

La *leucoplasie* dite encore, mais à tort, *psoriasis* de la vulve, pas plus que la lésion analogue de la muqueuse buccale, ne reconnaît une origine syphilitique.

« Toute la région de la vulve peut être occupée par des plaques blanchâtres avec fissures et exfoliations épidermiques ; il existe en même temps des démangeaisons plus ou moins violentes, causes de grattages qui amènent des excoriations » (Besnier).

Dans le quart des cas au plus, la leucoplasie se transforme en épithélioma.

Les irritations de toute nature, en particulier le défaut de soins ou bien les cautérisations au nitrate d'argent, favorisent cette transformation.

On conseillera de faire, après chaque miction, un lavage avec une solution de bicarbonate de soude à 2 grammes par litre, suivi de l'application d'une pommade-pâte à l'oxyde de zinc. Le salicylate de soude, le perchlorure de fer, l'eau iodée, les lotions phéniquées, et même l'acide phénique à l'intérieur, ont été aussi préconisés.

Si la lésion est plus avancée et localisée, on essaiera de la détruire soit par le raclage, soit par la thermocautérisation.

V. — LÉSIONS DIVERSES

Indépendamment des lésions précitées, la vulve est encore exposée à bon nombre d'autres affections communes aux téguments cutanés et muqueux : psoriasis vrai, vitiligo, lichen, urticaire, purpura, nævus, mycosis, érythèmes polymorphes, séborrhée [très fréquente à la face interne des petites lèvres (Barthélemy)], gangrène, d'origine diabétique et autre, œdème brightique, etc.

CHAPITRE III

LÉSIONS TROPHIQUES DE L'UTÉRUS

I. — LÉSIONS TROPHIQUES DE LA MUQUEUSE UTÉRINE

1° Hypertrophie simple.

ÉTIOLOGIE ET PATHOGÉNIE. — L'*hypertrophie simple* de la muqueuse utérine, à prédominance glandulaire ou interstitielle, se rattache à la subinvolution et à la stase passive qui en résulte, aux tumeurs de l'utérus, aux flexions et surtout à la rétroflexion, et pourrait disparaître du seul fait de l'application d'un pessaire (Treub). On la rencontre beaucoup plus rarement dans le prolapsus, où les chances d'inoculation septique sont bien plus nombreuses (Treub), ce qui vient encore à l'appui de la nature propre de la maladie. Elle se produit aussi chez des vierges, sans cause apparente, sous forme lisse ou polypeuse, à la façon d'un véritable néoplasme, d'un *adénome.*

Elle coïncide souvent avec des lésions péri-utérines d'ordre inflammatoire ou pseudo-inflammatoire : dans le premier cas, il peut y avoir relation de cause à effet, par l'intermédiaire de la congestion active, entre l'inflammation péri-utérine et l'hypertrophie endométritique ; dans le second cas, tout l'ensemble du processus semble se rattacher à la subinvolution. Enfin, il est des cas où la limitation de l'hyperplasie sur un segment donné de la paroi utérine, sans qu'il y ait tumeur ou flexion, donne à penser qu'elle a pris naissance sur l'aire placentaire et qu'elle a, par suite, une origine analogue à celle de la *pseudo-métrite déciduale.*

Anatomie pathologique. — Dœderlein, Pfannenstiel, dans des cas décrits comme *endométrites hyperplastiques*, n'ont pu trouver un seul microorganisme dans le corps de l'utérus. Il en a été de même de Winter, dans 50 cas de fibro-myome. D'autre part, Treub avance : 1° que, le plus souvent, dans les cas d'écoulements muco-purulents, d'origine endométritique, on ne retire du corps de l'utérus que de très petits débris, absolument impropres à l'examen microscopique ; 2° que, dans les quelques cas où le raclage donne de gros morceaux de muqueuse, l'examen microscopique y décèle bien de l'hyperplasie glandulaire ou interstitielle, mais « jamais, au grand jamais, des infiltrations de leucocytes ». Cette dernière affirmation est certainement excessive, car on trouve, tout au moins, des globules blancs à l'intérieur des glandes et à leur pourtour (Cornil). Mais il n'en est pas moins vrai qu'ils sont généralement trop rares pour permettre de conclure à l'inflammation.

Donc, dans un grand nombre de cas tout au moins, l'hyperplasie de l'endométrium corporéal ne paraît pas liée à l'inflammation.

Les cas exceptionnels dans lesquels on a constaté l'existence de bacilles pathogènes (Brandt) sont plus difficiles à juger : il faut admettre, dans ces cas, soit une hyperplasie inflammatoire, soit une infection greffée sur une hyperplasie d'ordre trophique, ce qui paraît plus probable.

L'***hyperplasie*** de la muqueuse utérine peut-elle être qualifiée d'*a-*

dénome ? Assurément, peu importe le mot : cependant, le terme d'adénome implique plutôt l'idée de néoplasme et nous semble peu d'accord avec les vraisemblances pathogéniques.

Nous avons déjà décrit, conformément à l'usage, à propos de la métrite, les hypertrophies muqueuses, tant glandulaires qu'interstitielles. Nous ajouterons seulement que, si le revêtement épithélial des glandes est, en général, disposé sur une seule couche, il ne paraît pas douteux, toute précaution étant prise pour éviter les erreurs d'interprétation, qu'il puisse y avoir aussi prolifération sur plusieurs rangées. Dans ces conditions, on peut fort bien hésiter entre l'*hyperplasie* et l'*épithélioma au début*, à la phase *de prolifération simple*, de Malassez. Fabre a dernièrement indiqué un élément distinctif de ces deux états, basé sur les phénomènes de cytodiérèse : ces phénomènes seraient exagérés dans l'hyperplasie ou adénome, mais toujours régulièrement orientés vers la lumière du tube, tandis que, dans l'épithélioma au début, ils seraient à la fois exagérés et désorientés : d'où métatypisme ultérieur des cellules, du fait de l'irrégularité de leurs pressions réciproques, et occlusion des tubes, les cellules adultes n'arrivant pas à s'y déverser régulièrement.

L'hypertrophie de la muqueuse utérine est constante dans le cas de fibrome sous-muqueux, sauf au niveau même de la tumeur, où il y a, au contraire, atrophie. Elle manque souvent quand la tumeur est sous-séreuse. Enfin, d'après Schmal, les extravasats sanguins se produisent aussi bien, qu'il y ait atrophie ou hypertrophie.

Abel et Landau, appuyés par Waldeyer, ont avancé que l'épithélioma du col utérin se compliquait ordinairement de sarcome endométritique du corps. Mais un grand nombre d'auteurs, parmi lesquels nous citerons Cornil et Poupinel, en France, Eckart, Orthmann, Olshausen, Ruge et Veit, Frænckel et, plus récemment, Saurenhaus, Schmal, à l'étranger, ont repoussé cette opinion, et s'accordent à considérer les lésions juxta-cancéreuses de l'endométrium comme de nature purement inflammatoire ou hyperplasique. Cette dernière opinion nous paraît être la vraie.

D'après Doléris, dans les flexions, l'hyperplasie est plus prononcée au voisinage immédiat de l'éperon, tandis que, dans les versions simples, c'est, au contraire, au fond de l'organe que les lésions prédominent.

Symptômes et diagnostic. — Les hypertrophies pures de l'endométrium corporéal se traduisent par un symptôme *constant* : *l'hémorrhagie*, qui se manifeste sous forme de flux menstruel, intermenstruel ou presque continu.

Il s'y joint souvent des *douleurs* plus ou moins fortes, pendant les règles ou dans leur intervalle ; parfois, de l'*hypersécrétion muqueuse :* mais il s'agit alors d'un liquide plutôt aqueux que muqueux, jamais purulent, et qui peut être très abondant, en cas de fibro-myome. La *stérilité* est fréquente (Treub).

A l'examen physique, on constate l'augmentation de volume du corps de l'utérus et l'épaississement de la muqueuse (voir chap. I). Le col peut être absolument sain.

Traitement. — S'agit-il d'*hypertrophie d'origine gravidique*, le curettage est la seule intervention à proposer, et donnera un succès complet et durable. Il en est le plus souvent de même pour ces *hypertrophies polypeuses des vierges* qui peuvent être qualifiées d'*essentielles*.

Le fibrome est-il en cause, les hémorrhagies céderont encore à la curette, mais d'une façon momentanée, et reparaîtront au bout de quelques mois, soit que la muqueuse se soit reproduite avec des caractères identiques, soit que l'évolution même de la tumeur suffise au retour de cet accident.

Enfin, s'il existe des lésions péri-utérines, d'ordre inflammatoire ou trophique, prolapsus, ovaro-salpingite, etc., on ne manquera pas, tout en s'attaquant directement à l'endométrium, d'opposer à ces lésions, causes premières ou continuatrices du mal, le traitement qui leur convient.

2° Hypertrophie à forme déciduale.

Étiologie et pathogénie. — L'hypertrophie de la muqueuse utérine, *à forme déciduale*, résulte de sa prolifération autour d'îlots adhérents de membranes.

Anatomie pathologique. — On peut donc trouver, à l'examen histologique, des villosités choriales et des cellules déciduales.

La présence des villosités choriales, dont la forme et la structure sont tout à fait caractéristiques, se rattache à l'adhérence d'un fragment de placenta ou à l'adhérence simultanée d'un fragment de caduque et de chorion.

La cellule dite *déciduale*, uni ou multi-nucléée, se distingue surtout par ses dimensions (jusqu'à 30 μ) et par sa forme sphérique. Mais, comme elle n'est probablement qu'une cellule embryonnaire considérablement hypertrophiée (de Sinéty), on comprend qu'elle ne puisse se rapporter uniquement au processus gravidique : Rüge l'a rencontrée dans des cas de myome ; Meyer, dans la muqueuse de deux femmes vierges.

L'hyperplasie porte, de préférence, dans cette forme, sur le tissu interstitiel. De plus, d'après Heitzmann, l'épithélium de revêtement atteindrait jusqu'à cinq fois son volume ordinaire. Il aurait des contours denticulés, un aspect polymorphe et des prolongements ramifiés dans lesquels viendrait se terminer un réseau filamenteux émané du noyau. Celui-ci serait crénelé et entouré d'une zone claire.

Comme l'hypertrophie pure, l'hypertrophie déciduale peut être *lisse* ou *polypeuse*. Les *faux polypes*, qui résultent de cette dernière forme, ont été étudiés par Schröder, Kustner, Anna Klasson, etc.

Ils comprennent des polypes *fibrineux*, des polypes *placentaires* et des formations dépendant de la caduque et du chorion.

Le *polype fibrineux* a, comme centre de stratification, un débris de placenta, de chorion ou de caduque, ou résulte simplement de l'exagération des thrombus normaux à la surface de l'aire placentaire. Il peut faire à peine saillie sur le fond de l'utérus ou descendre jusque dans le vagin.

Sous le nom de *polypes placentaires*, il faut entendre la rétention de débris de placenta, sans infection, et par le fait d'adhérences anormales.

Au lieu de végéter sur place, les villosités choriales pourraient, à titre exceptionnel, proliférer à la façon des néoplasmes malins, en envahissant la paroi musculaire et ses vaisseaux (*polypes placentaires destructifs* de Zahn et Kahlden).

De même, les lambeaux de caduque utérine peuvent être l'origine de tumeurs auxquelles Küstner a donné le nom de *déciduomes*.

Les causes de la rétention simultanée des débris de caduque et de chorion seraient : l'endométrite, cause ordinaire de la rétention isolée du placenta ou de la caduque; le développement exagéré, par places, des villosités; des soudures fibrineuses, suites d'hémorrhagies; la choriite (Luzorewitch).

Symptômes et diagnostic. — Ces productions diverses donnent lieu à des symptômes analogues à ceux de l'hyperplasie pure et, dans la plupart des cas, ce n'est que par l'examen microscopique que l'on peut établir leur véritable nature.

Traitement. — Le seul traitement rationnel est l'ablation à la curette tranchante.

3° Atrophie.

Dans un certain nombre de cas de fibromes faisant saillie dans la cavité de l'utérus, Schmal a trouvé la muqueuse *atrophiée* à leur niveau, tandis qu'elle était, par ailleurs, hypertrophiée.

L'endométrite *atrophique* des vieilles femmes, dont nous avons déjà parlé, et qui est caractérisée par des ulcérations, avec amincissement de la muqueuse et kératinisation de l'épithélium, a été dénommée, par Zeller, *psoriasis de l'utérus*. Cette appellation est très discutable; mais au moins tend-elle à dégager de l'inflammation banale ce genre de métrite, dont la physionomie propre semble relever des troubles trophiques de la ménopause.

4° Pseudo-métrite exfoliatrice.

Sous le nom d'*endométrite exfoliatrice*, les auteurs désignent actuellement l'expulsion, plus ou moins régulière, de la muqueuse utérine, à l'époque des règles, au milieu d'un cortège de douleurs ordinairement intenses. C'est ce qu'on appelait autrefois la *dysménorrhée membraneuse*.

Étiologie et pathogénie. — L'étude anatomique et clinique donne à penser que, le plus souvent, sinon toujours, cette affection, en apparence bizarre, n'est autre qu'un avortement ovulaire à répétition. En tout cas, elle ne saurait être considérée comme de la métrite vraie.

Anatomie pathologique. — Il est facile, avec ou sans le secours du microscope, de distinguer la membrane de la pseudo-métrite exfoliatrice de simples caillots fibrineux, de pseudo-membranes ayant la structure de la membrane *croupale* des Allemands et qui se forment parfois dans la métrite aiguë, de concrétions muqueuses, d'exfoliations épithéliales venant du vagin à la suite d'injections caustiques, voire même de l'expulsion d'une muqueuse utérine saine (de Sinéty).

Mais en est-il de même pour la caduque expulsée après avortement? Si l'on trouve des villosités choriales, le doute ne peut exister; mais en cas d'avortement *extra-utérin*, on a uniquement pour caractéristique la cellule déciduale. Or, il paraît avéré, d'après les études les plus récentes : d'une part, que l'avortement extra-utérin est bien plus fréquent qu'on ne le pense ; d'autre part, que la membrane de la *pseudo-métrite exfoliatrice* renferme ordinairement, en assez grande abondance, des éléments singulièrement voisins des cellules dites déciduales.

Il peut donc être assez difficile, en ce cas, de décider s'il s'agit d'avortements intra ou extra-utérins répétés, ou d'une affection spéciale de la muqueuse. Si l'on adopte cette dernière manière de voir, il est tout au moins raisonnable de penser, avec Heitzmann, qu'il s'agit d'une affection consécutive à un avortement antérieur, d'une *pseudo-métrite déciduale exfoliatrice*.

Il est d'autres cas où la membrane expulsée offre les caractères de l'hyperplasie commune, glandulaire ou interstitielle. Mais alors même, on ne peut écarter l'influence de la conception, car il faut au moins une quinzaine de jours de gravidité pour que les cellules déciduales aient pris leurs dimensions et leur structure distinctives.

L'examen macroscopique ne saurait, contrairement à ce qu'on a avancé, trancher ces difficultés d'interprétation : ainsi, l'on a dit que la caduque est plus épaisse, plus vascularisée, de forme ovoïde au lieu d'être triangulaire, moins lisse à sa face interne, plus souvent expulsée en bloc ; que les orifices des glandes se voient à l'œil nu, tandis que, pour les distinguer, dans la membrane de la pseudo-métrite exfoliatrice, il faut le secours d'une loupe... Mais aucun de ces caractères n'est exact ou d'une appréciation facile.

Symptômes et diagnostic. — En somme, c'est ici la clinique qui doit venir en aide à l'anatomie, et il est rationnel d'admettre la *pseudo-métrite exfoliatrice* dans les cas où le flux menstruel, *d'ailleurs régulier, s'accompagne chaque fois de l'expulsion d'une membrane, avec un cortège de douleurs paroxystiques*. Ces douleurs commencent avant l'apparition du sang, durent de un à quatre jours, avec des rémissions, et ne se terminent complètement qu'avec les règles. Elles s'accompagnent parfois, disent les auteurs, de nausées, de vomissements et de syncopes ; mais nous nous demandons, précisément, si, dans ces cas, il ne s'agit pas d'avortement extra-utérin méconnu. Dans l'intervalle des règles, rien d'anormal, sauf parfois un peu de leucorrhée.

Dans les cas où il y a doute entre l'avortement à répétition et la pseudo-métrite, un bon moyen de contrôle consiste, s'il est possible, à éloigner la femme de toute chance de fécondation.

Traitement. — La *pseudo-métrite exfoliatrice* est une affection rebelle, devant laquelle échouent souvent tous les traitements locaux, y compris le curettage qui, pourtant, doit être essayé de préférence. Cette constatation n'est qu'une preuve de plus en faveur des idées que nous avons émises sur sa pathogénie.

II. — TROUBLES DE L'INVOLUTION PUERPÉRALE

Dès le trente-cinquième ou le quarantième jour après l'accouchement, l'utérus a repris ses dimensions normales ; mais ce n'est guère qu'à la fin de la septième semaine que les transformations histologiques ont pris fin.

1° Subinvolution.

Étiologie et pathogénie. — La subinvolution se confond le plus souvent avec le premier stade de la métrite d'origine puerpérale et, si l'on élimine toutes les circonstances prédisposantes, c'est l'infection, en somme, qui parait en être le point de départ ordinaire.

Mais à côté de cette *subinvolution septique*, dont l'histoire se confond avec celle de la métrite d'origine puerpérale, nous croyons devoir admettre des cas de *subinvolution aseptique* dans lesquels interviennent : le prolapsus, les déviations, les tumeurs, les déchirures du col (Emmet et ses élèves), les défectuosités de l'hygiène et de la constitution, les maladies générales, l'insuffisance d'intervalle entre les grossesses, la reprise prématurée de la station debout ou des rapports sexuels, les émotions pénibles (L. Tait), etc.

Anatomie pathologique. — La paroi utérine est augmentée d'épaisseur, ramollie, de couleur gris jaunâtre ou rougeâtre. Les lésions histologiques se résument dans la *stéatose*, par défaut de résorption des produits de la dégénérescence normale, et dans l'insuffisance de rénovation des fibres musculaires (Schröder, Klob).

L'arrêt d'involution intéresse, en même temps, les annexes qui restent volumineuses et tombent en prolapsus, particulièrement du côté gauche, et l'ensemble de l'appareil ligamentaire, d'où version et prolapsus.

Symptômes et diagnostic. — L'utérus ne revient sur lui-même que lentement, avec des périodes d'arrêt ou même de retour en arrière. Il reste gros, mou et globuleux. Souvent fléchi en avant ou en arrière, du fait de la régression moindre de la paroi qui portait le placenta, le relâchement de ses ligaments le livre aux sollicitations de la pression abdominale et de la pesanteur qui le portent à s'abaisser, tout en modifiant, à tout instant, sa direction.

Le col reste entr'ouvert, sans toutefois permettre au doigt de franchir l'orifice interne (L. Tait), et l'hystéromètre révèle toujours une augmentation, en tous sens, de la cavité utérine.

Les règles, après avoir fait leur réapparition, plus tôt que de coutume, deviennent irrégulières, surabondantes et se prolongent souvent en un écoulement continu légèrement teinté de sang. L'utérus, plus lourd, donne une sensation de pesanteur et de tiraillement lombaire, avec gène de la défécation et de la miction.

Marche. — Cet état peut n'être que passager : la régression, un instant arrêtée, s'achève sans qu'il survienne de lésions importantes.

Mais souvent, même dans des cas en apparence favorables, il existe déjà un certain degré de prolapsus qui se corrigera imparfaitement ou s'accentuera dans la suite, surtout s'il survient, à courte échéance, une grossesse nouvelle.

Enfin, si la subinvolution n'est pas forcément d'origine inflammatoire, elle offre toujours un terrain des plus favorables au développement des microorganismes.

Traitement. — Des saignées répétées du col peuvent être utiles chez des malades pléthoriques qui ont perdu peu de sang au moment de l'accouchement. Mais ce moyen est à rejeter, s'il s'agit, comme à l'ordinaire, de femmes débilitées, dont il faut relever l'état général. La réduction d'une rétroversion et son maintien par un simple tampon suffisent parfois à rétablir les conditions normales de la circulation utérine. L'ergot, longtemps continué, à petites doses ($0^{gr},50$ par jour durant un mois et plus, avec courts intervalles de repos), semble avoir une heureuse influence. L. Tait conseille l'usage du bromure de potassium et du chlorate de potasse avant et pendant les premières règles. Mais nous accordons une importance bien plus grande à l'hydrothérapie (drap humide toni-sédatif, bains de mer, bains salés, injections vaginales chaudes et astringentes, au sulfate de cuivre à 1/00 par ex.), au massage, à l'électrisation, au régime tonique et reconstituant, à l'abstention de tout effort violent.

2° Superinvolution.

Étiologie et pathogénie. — Au lieu de s'arrêter en deçà des limites normales, l'involution dépasse parfois le but et aboutit à l'atrophie de l'organe. Cette anomalie, à laquelle J. Simpson a donné le nom *superinvolution*, se rencontre 1 fois (Frommel), 1 fois 1/2, (Simpson) sur 100 accouchements.

On lui reconnaît comme causes principales : la lactation prolongée, les hémorrhagies puerpérales (Frommel), toutes les affections débilitantes (chlorose, tuberculose, syphilis, etc.), les grossesses trop rapprochées.

Anatomie pathologique. — L'utérus superinvolué se présente sous deux aspects différents (Klob, Schröder, Martin) : il est ramolli, flasque ; ou, au contraire, dur et ratatiné. Dans le premier cas, la lésion consiste dans un excès de la dégénérescence et de la résorption graisseuses. Dans le second, la résorption graisseuse, encore excessive, est compensée par une formation exagérée de tissu fibreux. Du reste, ces deux états ne sont sans doute que les deux phases successives d'un même processus qui peut atteindre aussi les ligaments et les ovaires. Qu'il y ait sclérose ou non, l'utérus est diminué de volume (de 1/4 à 1/3) ; l'atrophie porte sur sa totalité ou presque uniquement sur l'un de ses deux segments, corps ou col, ce qui est rare.

Symptômes et diagnostic. — L'organe est difficile à saisir et à limiter, à travers les parois abdominales, surtout s'il est mou ; il présente généralement, dans son ensemble, les caractères de l'*utérus pubescent*. Le col se perçoit au fond du vagin, comme une espèce de verrue, dure au toucher (Martin). Dans la forme scléreuse, la longueur de la cavité se réduit à 4 ou 5 centimètres : la sténose du col atrophié rend du reste le cathétérisme assez difficile. Dans la forme *molle*, l'extensibilité des parois utérines sur la sonde peut induire en erreur une main peu exercée et expose particulièrement à la perforation de l'organe. On a noté, comme symptômes, des phénomènes nerveux divers, des douleurs lombaires et hypogastriques, des troubles psychiques. Mais le plus constant et le plus caractéristique est l'oligoménorrhée ou l'aménorrhée.

Marche. — La superinvolution n'est souvent que transitoire : dans ce cas, après la cessation de l'allaitement, l'utérus reprend son volume, la menstruation se rétablit graduellement et une nouvelle grossesse peut se produire. Mais, si la sclérose est avancée, on comprend que les modifications soient définitives, d'où ménopause anticipée.

Traitement. — Le *traitement* consiste tout d'abord à supprimer l'allaitement, puis à tonifier la malade et à soigner, au besoin, la maladie principale. On conseillera, en outre, les bains salés, les irrigations vaginales chaudes, le cathétérisme répété de l'utérus, l'électrolyse intra-utérine, l'usage régulier des rapports sexuels.

III. — ATROPHIES UTÉRINES DE CAUSES DIVERSES

On peut rapprocher de la superinvolution puerpérale, malgré leur différence d'origine, les atrophies de l'utérus survenant après une amputation du col, ou même une simple trachélorrhaphie (Simpson, Henle, Thomas, Emmet, C. Braun, Virgil O. Hardon, etc.), et qui aboutissent, soit à la sclérose définitive, soit à la *restitutio ad integrum*, au bout d'un temps plus ou moins long.

Mentionnons enfin l'atrophie utérine qui succède à la sclérose de l'ovaire ou à l'ablation bilatérale des annexes.

CHAPITRE IV

LÉSIONS TROPHIQUES CIRCUM-UTÉRINES

Étiologie et pathogénie. — A côté de l'inflammation pelvienne véritable, septique, il faut compter avec des états pseudo-inflammatoires relevant de troubles généraux de nutrition, de troubles vasculaires, de simples irritations de surfaces, d'obstacles apportés aux sécrétions ou, enfin, d'intoxications.

Ainsi, la *paramétrite atrophique* de Freund reconnaîtrait pour cause, d'après cet auteur, la surexcitation sexuelle, la mauvaise alimentation, les pertes prolongées. Ainsi peut-il se produire, dans les déviations anciennes et du seul fait des troubles circulatoires, un travail de rétraction et d'induration ligamentaire, analogue à celui qui accompagne les vieilles luxations.

Les adhérences péritonéales peuvent également se développer, sans infection préalable, autour des tumeurs, kystes de l'ovaire, fibromes, etc., autour des épanchements de sang ou de sérosité.

Il est de même admissible que l'hydrosalpinx puisse relever directement de la simple obturation du conduit tubaire par un caillot (Schröder) ou une tumeur.

Pour l'ovaire, il faut accorder une attention spéciale à tout un ordre d'influences dont l'importance s'explique par la structure éminemment vasculaire et les fonctions particulièrement actives de cet organe. Indépendamment de la congestion permanente, ou varicocèle pelvien, il faut tenir compte, à son sujet, de toutes les causes de congestion répétée : excès et perversion des rapports conjugaux (Martin), grossesses rapprochées, impression du froid au moment des règles, onanisme, perturbations morales ; des modifications attenantes à l'artério-sclérose, aux intoxications (par l'arsenic, le phosphore) (Slavjansky, Tait).

Anatomie pathologique. — A. *Pseudo-inflammation circum-utérine en général.* — La pseudo-inflammation circum-utérine est caractérisée, d'une façon générale, par l'*évolution fibreuse.*

Nous donnons ci-joint, à titre de document, la coupe de l'ovaire d'une femme de 35 ans qui n'a jamais été menstruée (fig. 79). L'organe renferme, comme on le voit, de nombreux follicules primordiaux, mais pas de follicules en mouvement vers la ponte ; nous n'avons pu y trouver, d'autre part, de corps jaunes. Ces particularités s'expliquent suffisamment par l'état du stroma, plus fibreux qu'à l'état normal, dans toute l'étendue de la couche ovigène et autour des vaisseaux. Il n'y avait, du reste, aucune trace de pelvi-péritonite, mais un kyste volumineux du ligament large qui nécessita la laparotomie.

Nous avons souvent constaté de même, en cas de fibromes, des

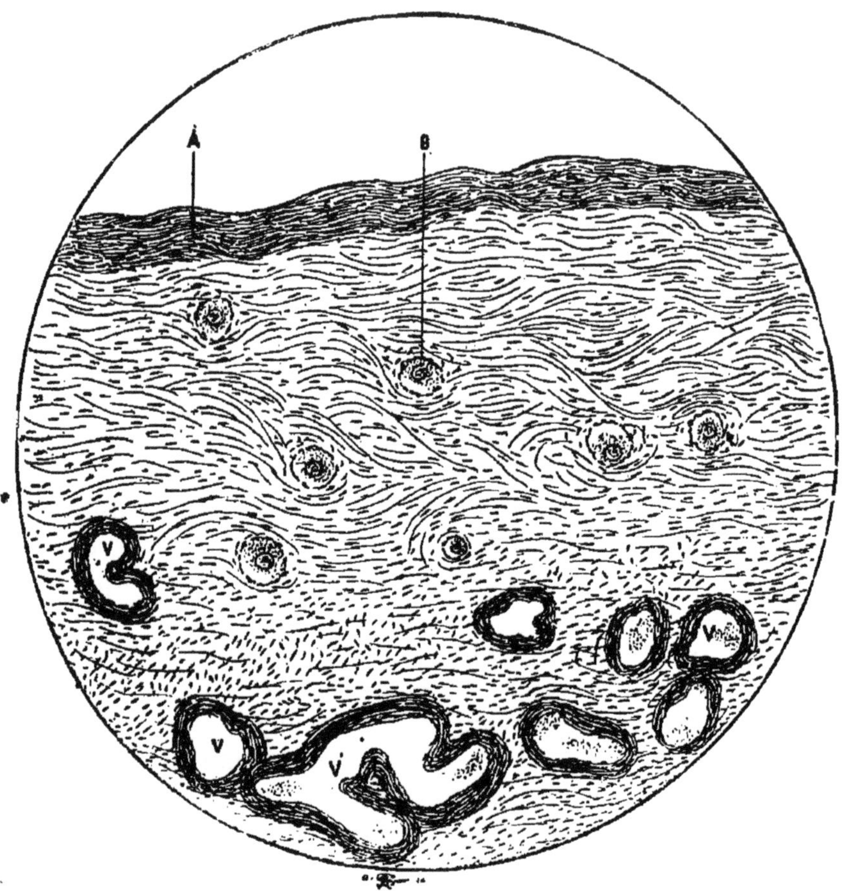

Fig. 79. — Coupe de l'ovaire d'une femme de 35 ans non réglée (Grossissement de 90 diamètres) (Paul Petit et S. Bonnet). — A, sclérose de la couche albuginée ; B, couche ovigène : le stroma, plus fibreux qu'à l'état normal, renferme de nombreux follicules primordiaux, mais pas de follicules en mouvement vers la ponte, ni de corps jaunes ; VV, vaisseaux de la couche médullaire à parois épaisses et fibreuses.

scléroses avancées de l'ovaire, sans inflammation véritable. De même on a signalé, à la suite de grossesses trop rapprochées, un travail d'*angiosclérose péri-utérine* qui gagne la trompe aussi bien que l'ovaire.

B. *Pelvi-péritonite aseptique*. — La *pelvi-péritonite aseptique*, déterminée par les tumeurs, par les épanchements de sang ou de li-

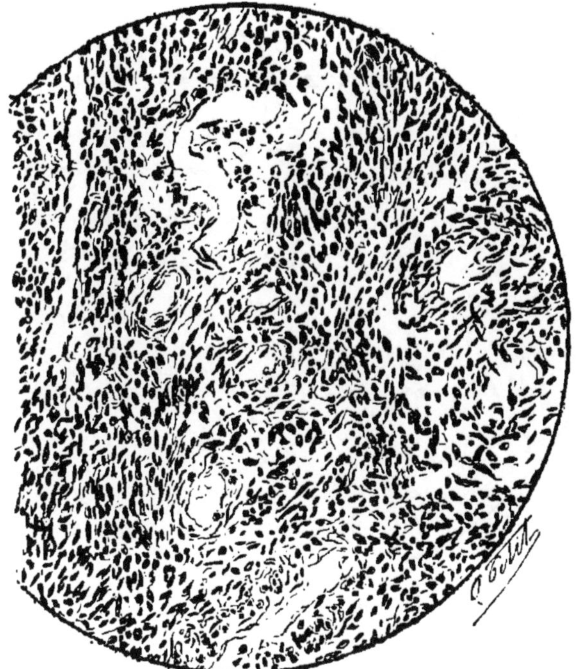

Fig. 80. — Tissu normal de l'ovaire dans la couche médullaire (Grossissement de 110 diamètres) (Paul Petit et S. Bonnet).

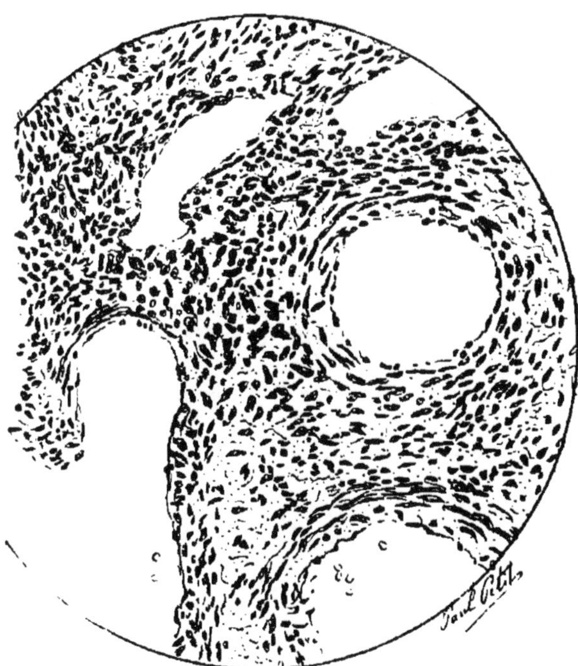

Fig. 81. — Varicocèle de l'ovaire : 1er degré de l'œdème dans la couche médullaire (Grossissement de 110 diamètres) (Paul Petit et S. Bonnet).

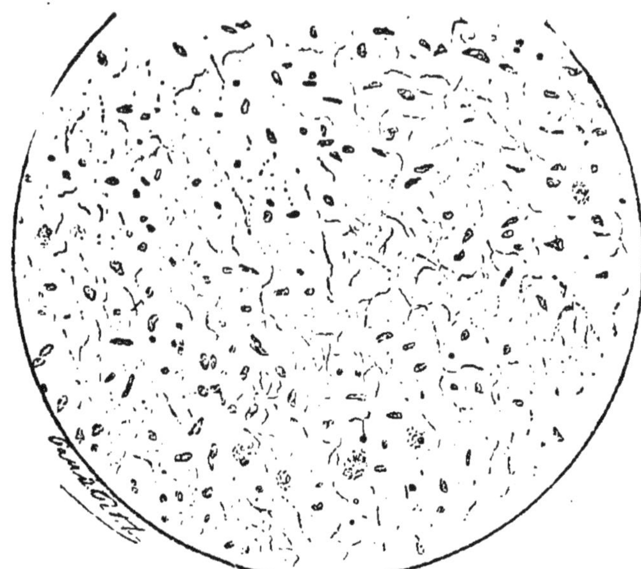

Fig. 82. — Varicocèle de l'ovaire : 2e degré de l'œdème dans la couche médullaire (Grossissement de 110 diamètres) (Paul Petit et S. Bonnet).

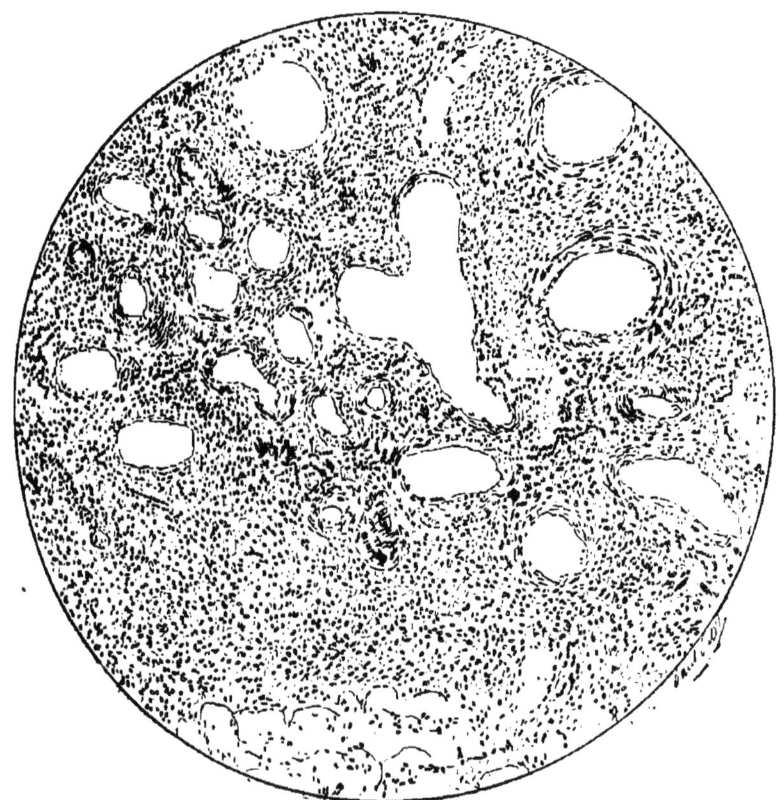

Fig. 83. — Varicocèle de l'ovaire : coupe faite à un grossissement moindre (60 diamètres) que les figures 81 et 82, et permettant de suivre, sur une étendue plus grande, les deux premiers degrés de l'œdème (Paul Petit et S. Bonnet).

quides kystiques, peut être localisée, et se traduit surtout, dans ce cas, par des déplacements d'organes. — Ou bien, comme il arrive à la suite de la rupture d'un gros kyste, ou de la torsion de son pédicule, elle peut se généraliser et donner lieu alors à l'ensemble atténué des phénomènes péritonitiques.

C. *Varicocèle de l'ovaire.* — L'un de nous a particulièrement étudié les lésions de l'ovaire dans le varicocèle pelvien.

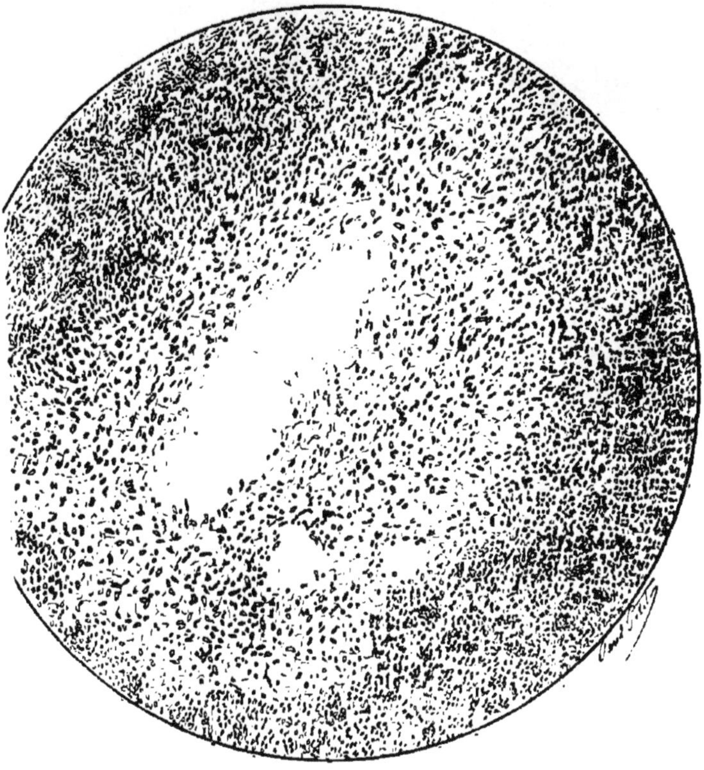

Fig. 84. — Varicocèle de l'ovaire : 3e degré de l'œdème, *vacuolisation* du stroma (Grossissement de 60 diamètres) (Paul Petit et S. Bonnet).

Ces lésions débutent, comme dans toute phlébectasie, par l'œdème pour aboutir à la sclérose. Avant l'apparition de celle-ci, nous avons trouvé les deux ovaires absolument libres d'adhérences, d'aspect blanchâtre et comme lavé, rénitents sous le doigt et un peu plus gros que des œufs de poule, dont ils affectaient à peu près la forme. Ils laissaient écouler, sous le couteau, une grande quantité de sérosité, et se montraient criblés, sur toute la surface de section, du hile vers la couche corticale, d'une foule de petites élevures sphériques, opalines, ressemblant à des phlyctènes et s'affaissant, sans laisser de cavités distinctes et à double contour, comme les kystes folliculaires. L'œdème, toujours plus accentué autour des vaisseaux, qui, dans leur ensemble, étaient considérablement dilatés, présentait tous les degrés, depuis une légère dissociation de tissus, jusqu'à la formation de zones aréolaires à larges mailles et même de cavités pseudo-kystiques. Généralement cet œdème, purement congestif, se présente associé à la transformation scléro-kystique dont il parait être l'une des origines (fig. 80 à 85).

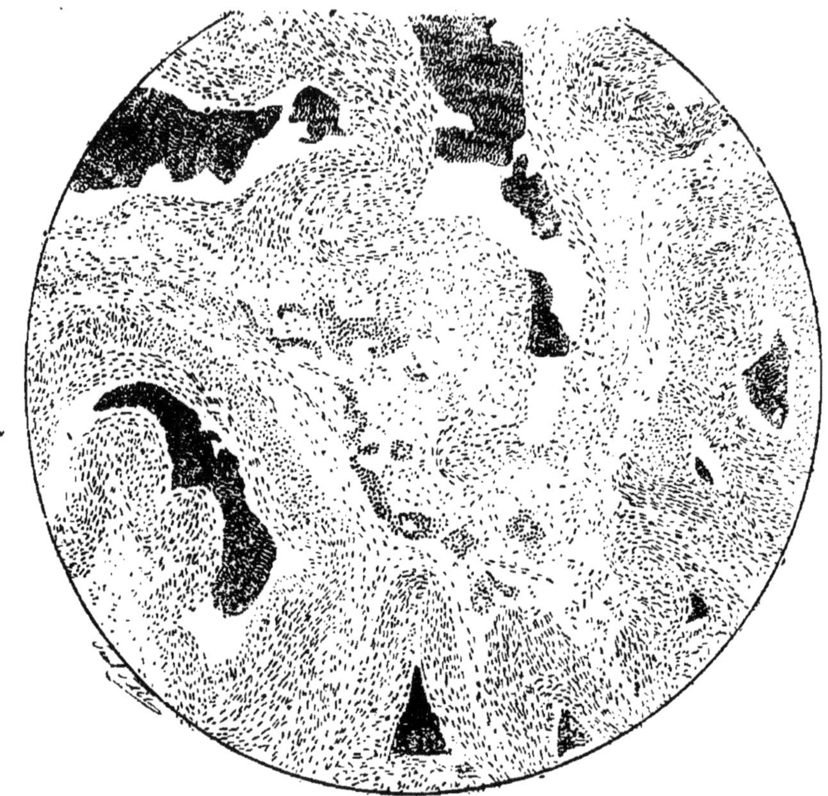

Fig. 85. — Varicocèle de l'ovaire : sclérose du hile (Grossissement de 50 diamètres) (Paul Petit et S. Bonnet).

D. *Dégénérescence graisseuse.* — Il n'est pas rare de rencontrer, dans les ovaires suppurés ou scléreux, de petites loges remplies de cellules adipeuses. Mais nous avons vu l'organe, d'ailleurs notablement augmenté de volume, envahi complètement par la sclérose et la graisse de façon à constituer un tissu analogue au fibrolipome (fig. 86).

Symptômes et diagnostic. — La pseudo-inflammation circum-utérine est généralement confondue avec l'inflammation véritable.

Nous croyons qu'il faut lui attribuer les prétendues crises de péritonisme provoquées par les fibromes et la plupart, sinon la to-

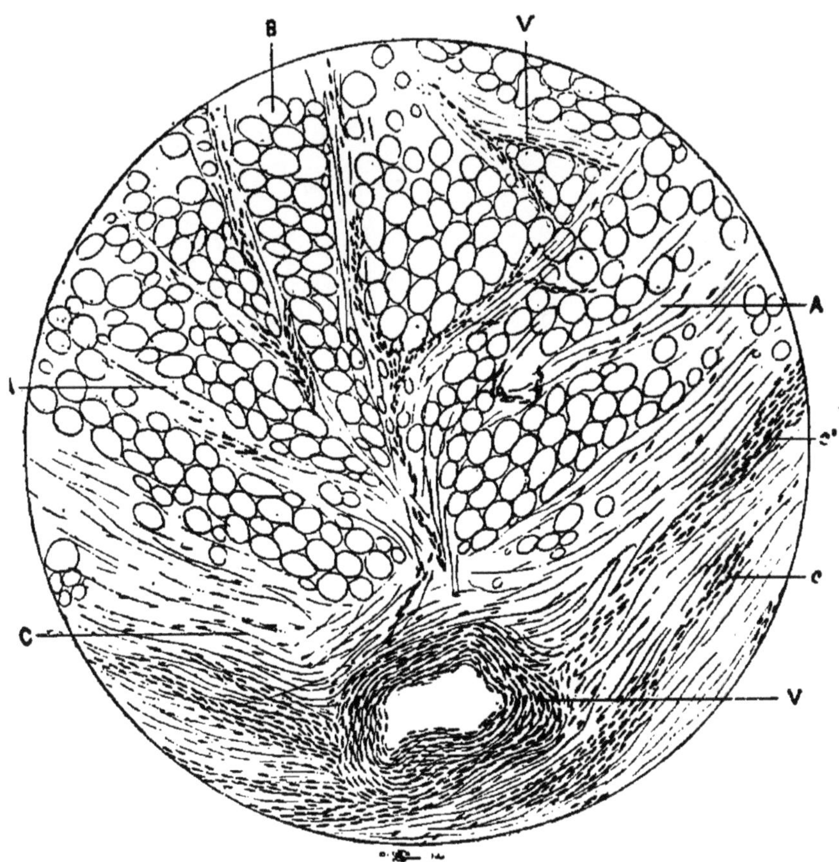

Fig. 86. — Dégénérescence graisseuse de l'ovaire (Grossissement de 60 diamètres) (Paul Petit et S. Bonnet). — AA, travées fibreuses parcourues par des petits vaisseaux VV, et renfermant des amas de cellules adipeuses BB ; V, gros vaisseau ; C, tissu fibreux avec traînées des cellules conjonctives cc'.

talité, des transformations scléro-kystiques de l'ovaire non accompagnées d'adhérences.

Dans la *pelvi-péritonite aseptique*, les symptômes réactionnels sont peu marqués, la température n'atteint pas 38°,5.

Le varicocèle de l'ovaire confond ses symptômes avec ceux du varicocèle pelvien, sur lesquels nous nous sommes suffisamment étendus.

Traitement. — En présence de lésions péri-utérines, il faudra donc ne pas perdre de vue l'intervention possible de simples troubles trophiques. Cette notion, aussi importante peut-être que celle de l'antécédence de la métrite, lorsqu'il s'agit d'inflammation vraie, justifiera, dans bien des cas, l'emploi de traitements conservateurs tels que l'électrisation, l'hydrothérapie, la réduction chirurgicale des déviations, etc.

LIVRE VIII

DÉPLACEMENTS

CHAPITRE PREMIER

GÉNÉRALITÉS SUR LA STATIQUE NORMALE ET PATHOLOGIQUE

I. — STATIQUE NORMALE

1° Situation et rapports normaux des organes pelviens.

A l'état normal, lorsque la vessie et le rectum sont vides, l'utérus est incliné et légèrement fléchi en avant.

Son centre de suspension est à l'isthme et correspond, à peu près, en l'absence de contractions des muscles fixateurs, à l'axe de la cavité pelvienne; il doit être à une hauteur telle, que le fond de l'organe soit entièrement accessible au-dessus du pubis.

Quand la vessie se remplit, elle porte l'utérus vers le sacrum, tendant ainsi à le reculer, à le rétroverser, et même à l'abaisser en rapprochant son axe de celui du vagin. Mais ce mouvement complexe est moins accusé qu'on ne pourrait le croire, la vessie se distendant surtout par le haut et l'utérus lui demeurant immédiatement accolé par l'intermédiaire des ligaments ronds et des adhérences utéro-vésicales (Doléris).

De même, à l'état physiologique, la réplétion du rectum ne peut déplacer l'utérus en avant et en haut que dans des limites très restreintes, l'ampoule rectale étant sous-jacente au cul-de-sac du vagin.

La direction même du vagin est, du reste, éminemment favorable à l'équilibre normal, car, non seulement elle s'éloigne de l'axe utérin, mais elle rencontre l'effort de la pression abdominale sous un angle tel, que cette force tend à compléter l'occlusion du conduit et en fait un appareil analogue à la valvule iléo-cæcale (Duplay et Chaput).

Enfin, la face postérieure des ligaments larges étant située dans le même plan que celle de l'utérus, les ovaires ont une face accolée à l'excavation, tandis que l'autre est presque entièrement recouverte par la trompe correspondante et son aileron. A l'état normal, ils ne sont accessibles que par un palper combiné assez profond, un peu au-dessous du bord interne du psoas (Vallin).

2° Moyens de fixité.

Ces différents organes sont maintenus dans leur équilibre instable par un *appareil suspenseur*, un *appareil de soutènement et des adhérences celluleuses ou ligamentaires.*

A. Appareil suspenseur.

L'appareil *suspenseur* est constitué par *les ligaments de l'utérus*, par les *ligaments de la vessie*, par les *ligaments des ovaires* et, accessoirement, par le *mésorectum.*

a. **Ligaments suspenseurs de l'utérus.** — Les *ligaments ronds* ne sont, en apparence, que de simples *tuteurs;* mais ils jouent, en réalité, le rôle de *suspenseurs indirects*, car, en maintenant l'antédirection normale, ils éloignent l'axe de l'utérus du trajet qu'il doit suivre pour se hernier, et utilisent une grande partie de la pression abdominale au maintien même de cette antédirection, ainsi qu'à la coaptation du vagin.

Ils sont, il est vrai, puissamment aidés dans leur action par *les ligaments utéro-sacrés* qui, de plus, recevant l'effort le plus déclive de la pression abdominale, maintiennent directement l'utérus à sa hauteur normale, à la façon dont les membres supérieurs d'un acrobate le maintiennent suspendu à un trapèze.

Quant aux *ligaments larges*, ils fixent l'organe dans le sens latéral et s'opposent à son déjettement d'un côté ou de l'autre; mais leur action suspensive est très limitée.

b. **Ligaments suspenseurs de la vessie.** — Comme l'utérus, la vessie présente un appareil suspenseur constitué par les *uretères*, l'*ouraque* et les *artères ombilicales;* mais ces organes n'ont qu'une action très relative.

c. **Ligaments de l'ovaire.** — Enfin, l'ovaire est appendu, d'un côté, à l'utérus, par son *ligament propre*, et, de l'autre, à l'enceinte pelvienne, par le ligament *infundibulo-pelvien.*

B. Appareil de soutènement.

L'*appareil de soutènement*, dont les lésions dominent l'histoire du prolapsus, comprend deux plans musculaires séparés par l'aponévrose moyenne du périnée : le supérieur, est formé par le *releveur de l'anus et du vagin;* l'inférieur, ou *corps périnéal proprement dit*, par les *sphincters de l'anus et de la vulve*, réunis en 8 de chiffre, et par le *transverse du périnée.*

Au point de vue fonctionnel, on peut y distinguer *deux systèmes de valves*, qui agissent synergiquement : l'un, dans le sens antéro-postérieur, et l'autre, transversalement.

Le premier comprend, dans sa valve antérieure, toute passive et sans soutien direct, sauf dans le bas : la paroi vaginale antérieure et la moitié correspondante du sphincter vulvaire; dans sa valve postérieure, active et toute-puissante : le périnée postérieur (transverse, entre-croisement des sphincters anal et vulvaire) et la paroi vaginale correspondante, doublée d'un faisceau de fibres du releveur.

Le second est constitué par le sphincter de la vulve et de l'anus qui, s'appuyant, à ses extrémités, au coccyx et à l'arcade pubienne, et, en son milieu, à la clef de voûte du périnée soutenue par les transverses, ferme l'anus, et transforme la vulve en une fente linéaire dont l'axe coupe, à angle droit, celui du vagin.

C. Adhérences celluleuses ou ligamentaires.

Les *adhérences celluleuses ou ligamentaires*, intermédiaires aux deux autres systèmes de fixité, en solidarisent les effets, tout en contribuant directement au maintien des organes. Les unes (*adhérences du vagin aux parois pelviennes et aux aponévroses du périnée — adhérences de l'uréthre au pubis*) — jouent le rôle de *soudures fixes*. Les autres (*ligaments utéro et vésico-pubiens, adhérences utéro-vésicales et utéro-rectales*), remplissent l'office de *charnières*.

3° Fonctionnement des moyens de fixité.

A l'état de repos, ces adhérences, les ligaments suspenseurs, l'orientation même de l'utérus et du vagin, ne laissent qu'un rôle restreint à la tonicité musculaire.

L'effort abdominal entre-t-il en jeu, les deux systèmes de valves contractiles, dont il vient d'être question, réagissent par une action équivalente et simultanée qui soutient, à la fois, non seulement l'utérus, mais tout l'ensemble des viscères pelviens dont la statique est ainsi sauvegardée.

II. — STATIQUE PATHOLOGIQUE

Étiologie.

Les déplacements du système génital se rapportent à cinq ordres de causes : Malformations congénitales, subinvolution puerpérale, traumatismes, inflammations, tumeurs pelviennes.

Anatomie pathologique.

Du soutien mutuel que se prêtent, à l'état normal, les moyens de fixité, doit résulter forcément, à l'état pathologique, l'ordinaire solidarité de leur déséquilibration.

Il est, en effet, contraire à la réalité clinique d'étudier à part le *prolapsus de l'utérus, du vagin et des ovaires*. Ce qui existe, ordinairement, c'est le *prolapsus pelvien*, *partiel* ou *total*. Le *prolapsus monorganique* n'est que le premier anneau d'un enchaînement pathologique, et ne peut persister en sa simplicité, que dans des conditions tout à fait exceptionnelles.

Au prolapsus, correspond, en sens inverse, mais toujours par rapport au plan horizontal, l'*élévation*.

Les autres déplacements n'intéressent guère que l'utérus : les uns ont lieu suivant les plans verticaux passant par son centre de suspension : ce sont les *versions* (*anté, rétro et latéro-versions*).

Les autres se font parallèlement à l'axe de l'organe : *Déplacements en masse* (*anté, rétro et latéro-positions*).

Ces derniers, de même que l'élévation et les latéro-versions, sont secondaires au développement de tumeurs ou de brides inflammatoires, et ne méritent pas de description spéciale. Les latéro-versions, cependant, peuvent dépendre d'un relâchement ligamentaire plus prononcé d'un côté que de l'autre, et c'est une notion dont il faut tenir compte, quand on pratique leur raccourcissement.

Par suite du relâchement général et à peu près uniforme de ses ligaments, l'utérus est parfois dans une sorte d'*équilibre instable*, se renversant en avant ou en arrière, sous la seule influence de la position prise ou d'une légère pression.

Les *flexions* de l'utérus sont, à proprement parler, des *déforma-*

tions et entrainent, par suite, des troubles analogues à ceux de la sténose : dysménorrhée, stérilité. Il est cependant plus rationnel de les étudier, à titre de *déviations partielles*, parallèlement aux versions qu'elles accompagnent le plus souvent.

L'*inversion utérine*, qui entraine plus ou moins avec elle les annexes, l'intestin, la vessie et, parfois, le vagin, n'est qu'une sorte de *prolapsus par invagination*. Enfin, de ces hernies par les voies naturelles, prolapsus, inversion, peuvent être rapprochées, au point de vue nosographique, les *hernies proprement dites* de l'utérus et des ovaires.

Nous avons donc, en somme, à étudier : d'une part, des *hernies*, comprenant : le *prolapsus*, l'*inversion* et les *hernies proprement dites ;* de l'autre, des *déviations*, qui n'intéressent guère que l'utérus : *Déviations en avant : Antéversion, antéflexion. Déviations en arrière : Rétroversion, rétroflexion.*

Symptômes.

Les déplacements ont des symptômes propres et variés, mais qui ressortissent tous aux tiraillements ligamentaires, aux pressions exercées, aux vides produits, à la congestion passive. Ces symptômes sont trop souvent confondus avec ceux de la métrite, de l'annexite ou des tumeurs.

Traitement.

Certains déplacements, antéversion légère, rétroversion mobile et bien tolérée, ne réclament que peu ou pas de soins.

Pour ceux qui s'accompagnent de symptômes pénibles, nous ne croyons pas qu'on puisse hésiter entre les pessaires et ceintures diverses, qui, trop souvent, sont inutiles ou augmentent même les lésions, et les méthodes opératoires que les progrès de la chirurgie et de l'antisepsie ont singulièrement perfectionnées.

CHAPITRE II

HERNIES PELVIENNES

I. — PROLAPSUS PELVIEN

Étiologie et Pathogénie.

1° **Prolapsus multiple ou général.** — Le *prolapsus multiple ou général* (*polyptose* ou *panoptose*) des organes pelviens, chez la femme, reconnaît un mécanisme assez complexe qu'il importe d'étudier à part.

Pathogénie. — a. *Défection générale des moyens de fixité.* — Dans une première catégorie de faits, les trois ordres de moyens de fixité, *appareil suspenseur*, *adhérences organiques*, *appareil de soutènement* (voir chap. I), font défaut à la fois dans des proportions diverses; ou bien, le plancher musculo-aponévrotique du petit bassin étant seul affaibli, ses lésions sont telles que ligaments et charnières ne peuvent suffire à leur tâche.

Dans ces conditions, la hernie génitale peut, exceptionnellement, se produire d'emblée, d'une façon totale ou incomplète.

Mais, généralement, elle se développe par temps successifs, débutant par le prolapsus vaginal dont il faut chercher les causes propres : dans les lésions apparentes ou cachées du plancher pelvien (périnée et releveur anal); dans les déformations qu'elles entraînent (agrandissement de la vulve, redressement et changement de forme du vagin, qui, de conique à base supérieure, devient conique à base inférieure); enfin, dans la subinvolution et la désinsertion du conduit lui-même.

La paroi vaginale antérieure étant la plus faible et n'étant maintenue que par la postérieure, se prolabe ordinairement la première (*colpocèle antérieure*), attirant, le plus souvent, la vessie avec elle (*cystocèle*).

La paroi postérieure se maintient pendant quelque temps en place; mais bientôt elle se présente à son tour à la vulve (*colpocèle postérieure*). Elle entraîne rarement avec elle le rectum (*rectocèle*) qui lui est assez peu adhérent, et dont les moyens de fixité sont, par ailleurs, tels, qu'il faut une déchirure assez profonde du périnée ou l'intervention de causes spéciales pour déterminer son effondrement.

Les parois du vagin continuant progressivement leur mouve

ment de descente, l'utérus, soutenu par des ligaments insuffisants, subinvolués ou traumatisés, obéit à la traction vaginale, en même temps qu'à la pesanteur et à la pression abdominale dont l'effet a été considérablement accru par les déformations du plan de soutien. Il se renverse d'abord en arrière, puis s'abaisse en totalité, entraînant, ou non, les annexes avec lui.

Si un renversement modéré de la matrice facilite ainsi le prolapsus, en mettant l'axe de l'organe dans le prolongement de l'axe vaginal, par contre, le renversement complet aura des effets analogues à ceux de l'antéversion normale : il arrêtera, ou plutôt, compensera partiellement le prolapsus.

Dans quelques cas, au lieu de la rétroversion, avec ou sans flexion, on observe l'antéversion ou l'antéverso-flexion. Ces dispositions particulières sont préexistantes au prolapsus ou dépendent probablement d'un relâchement plus marqué des ligaments utéro et vésico-pubiens (Trélat).

Quant à l'*hypertrophie vraie du segment vaginal du col*, qu'il est ordinaire de rencontrer dans ces cas, elle doit être attribuée à la stase passive engendrée par le prolapsus et qui commande également certaines lésions secondaires des ovaires, les hémorrhagies utérines et bon nombre d'autres troubles dont se plaignent les malades.

D'après Emmet, la chute du vagin pourrait aussi bien commencer par la paroi postérieure. Trélat n'admettait même que ce processus. Mais, étant donné que, le plus souvent, on rencontre la cystocèle isolée ou plus marquée que la rectocèle, il n'est pas douteux que le premier mécanisme soit au moins le plus fréquent.

b. *Défection du plancher pelvien avec suspension normale ou pathologique.* — Dans une deuxième catégorie de faits, le plancher pelvien fait défaut, mais les ligaments ronds et utéro-sacrés ont une tonicité qui suffit tout d'abord au maintien des organes ; ou bien il y a des adhérences, des rétractions pathologiques. Dans les deux cas, l'utérus fixé par en haut, résiste aux tractions du vagin. Un premier phénomène se produit alors : c'est le décollement des insertions vaginales ; le museau de tanche est comme dégainé et s'efface, de même que les culs-de-sac. Le col, étant pour ainsi dire devenu tout entier sus-vaginal, et se trouvant pris entre la *puissance*, représentée par le poids du vagin, et la *résistance* des moyens de suspension, *s'allonge*, au point de faire saillie à la vulve, sans qu'il y ait encore prolapsus marqué.

Tel est le mécanisme de la plupart des allongements du segment sus-vaginal du col décrits, comme primitifs, par Huguier.

Ces allongements coïncident avec l'hypertrophie ou l'atrophie, suivant qu'il y a intervention marquée, ou non, de la congestion, de l'inflammation, ou suivant qu'on les examine à une période plus ou moins tardive. Ils constituent les cas de *faux prolapsus*, qu'il importe de distinguer du prolapsus véritable, au point de vue de la pathogénie et surtout du traitement.

c. *Défection du plancher pelvien avec relâchement plus ou moins tardif de la suspension normale ou pathologique.* — Si, dans les conditions précédentes, les agents de la suspension normale ou pathologique viennent à céder, après une résistance plus ou moins longue, il est facile de comprendre que l'on aura, en même temps, *prolapsus vrai* et *allongement du col.*

d. *Défection de l'appareil suspenseur sans lésions du plancher pelvien.* — Dans d'autres cas enfin, le plancher pelvien étant indemne, ce sont les ligaments qui font défaut. Cet état résulte, soit de leur faiblesse congénitale, soit du tiraillement exercé par une tumeur, soit enfin, d'une involution incomplète, sans traumatisme obstétrical, celui-ci intéressant toujours davantage le releveur anal ou le périnée (subinvolution post-abortive).

Dans ces conditions, l'utérus s'abaisse primitivement et se dévie en arrière en entraînant avec lui les culs-de-sacs vaginaux (affaissement de l'utérus avec colpocèle supérieure) ; mais il se maintient toujours à une certaine distance au-dessus de la vulve.

ÉTIOLOGIE. — Le prolapsus, comme l'a fait observer Hart, peut être comparé aux hernies et reconnaît, comme elles, des causes *prédisposantes* et des *causes efficientes.*

I. *Causes prédisposantes.* — C'est dans la dernière période de la vie génitale et chez les *multipares* qu'il s'observe le plus fréquemment (99 fois sur 114, Scanzoni).

Toutes les causes de débilitation générale peuvent y prédisposer : telles sont les maladies consomptives (chlorose, anémie), l'onanisme, chez les jeunes filles (Martin), etc.

Les professions pénibles, les tumeurs abdominales, l'ascite, l'hématocèle, agissent, non seulement en augmentant la pression abdominale, mais en brisant la résistance des tissus.

La constipation, l'habitude qu'ont la plupart des femmes de résister au besoin de la miction, l'atrophie du vagin et la résorption du tissu graisseux, à la ménopause, sont autant de circonstances adjuvantes.

Enfin, il faut tenir compte d'une certaine prédisposition congénitale, héréditaire ou personnelle (Vignard).

II. *Causes efficientes.* — Le *prolapsus aigu* reconnaît pour causes directes : un effort violent et subit, une chute, une quinte de toux. surprenant brusquement les moyens actifs de fixité, chez une femme d'ailleurs prédisposée.

Les causes ordinaires du *prolapsus chronique* sont : les grossesses anormales ou trop répétées et les suites de couches pathologiques.

La *grossesse* distend les ligaments et la paroi abdominale et augmente le poids de l'utérus; on comprend donc l'influence de la gémellarité et de l'hydramnios.

L'*accouchement naturel* force le vagin et le plan musculaire de soutien, ouvre la vulve et compromet la solidarité des moyens de fixation. Toutes les causes de dystocie (volume exagéré du fœtus, présentations vicieuses, etc.), et les interventions qu'elles entraînent, augmentent forcément ces désordres.

Les *suites de couches pathologiques*, en s'opposant à la réunion primitive des déchirures et à l'involution des organes, constituent, en dehors des traumatismes accentués, le facteur éloigné le plus puissant.

La déchirure du col joue, d'après Emmet, un rôle important, en compromettant l'involution utérine. Nous nous sommes déjà expliqués à ce sujet.

L'addition d'une tumeur à l'organe agit en augmentant son poids.

Enfin la toux, la constipation, la reprise prématurée de la station debout, de la marche ou d'une occupation pénible, à la suite des couches, les efforts de toute nature, constituent l'ensemble des conditions accessoires, à l'occasion desquelles les lésions deviendront manifestes.

2° **Prolapsus monorganiques.** — A côté des cas de prolapsus multiple ou général, on peut en observer qui ne portent que sur un organe, soit qu'ils soient au début de leur évolution, soit qu'ils relèvent d'une étiologie spéciale.

Prolapsus simple du vagin, total ou partiel. — Le *prolapsus* ou *décollement simple du vagin* est propre aux nullipares. Favorisé par la béance ou la direction anormale de la vulve, il survient à l'occasion de l'inflammation du conduit ou de sa distension par une cause quelconque.

La chute du segment inférieur (*colpocèle inférieure*), ou supérieur (*colpocèle profonde*), ou de la totalité de l'une des parois du vagin (*colpocèle antérieure* ou *postérieure*), avec ou sans cystocèle ou rectocèle, ne représente généralement que le début du prolapsus pelvien progressif, à développement ascendant ou descendant.

Cependant la *colpocèle profonde* peut être due à des épanchements intra-péritonéaux de nature diverse qui fuient devant le doigt explorateur. La chute de la paroi vaginale est parfois uniquement dessinée d'un côté ou de l'autre de la colonne correspondante (prolapsus antéro-latéral droit ou gauche — postéro-latéral droit ou gauche). Cette particularité tient sans doute à un relâchement ligamentaire plus prononcé d'un côté que de l'autre.

Rectocèle pure. — Les causes de la *rectocèle pure* se résument dans le traumatisme ou l'inflammation, localisés à la paroi recto-vaginale (rectite, constipation, coït trop brusque ou trop répété).

Cystocèle pure. — La persistance de la *cystocèle*, à l'état isolé, ne peut guère se rapporter qu'à la résistance anormale des ligaments utéro-sacrés.

Uréthrocèle. — L'*uréthrocèle* qui l'accompagne parfois, ou se présente seule à l'examen, serait, d'après Lawson Tait, d'origine congénitale. Duplay, qui en a fait une étude spéciale, n'y veut voir qu'un résultat de l'accouchement. La modalité sacciforme de la lésion est sans doute attribuable à une dilatation partielle ou à l'éraillure de la muqueuse uréthrale.

Prolapsus de la muqueuse uréthrale. — Le *prolapsus de la muqueuse uréthrale*, assez rare, du reste, coïncide, ou non, avec le prolapsus génital. Il reconnaît, comme condition prédisposante, la faiblesse générale des tissus, faiblesse congénitale ou en rapport avec le jeune âge ou la vieillesse. Il est déterminé par les efforts répétés (dysurie, coqueluche, etc.), par l'action permanente d'une tumeur intra-uréthrale, un coït anormal, la masturbation (Villar).

Prolapsus de la muqueuse vésicale. — Le *prolapsus de la muqueuse vésicale*, malgré les assertions de Boyer, Patron, Rizzoli, est assez problématique.

Prolapsus du rectum. — Le *prolapsus du rectum* à travers son sphincter coïncide parfois avec la hernie des organes génitaux, et l'on doit tout d'abord l'attaquer par des cautérisations linéaires, avant d'entreprendre les opérations plastiques sur le vagin (Duplay).

Prolapsus des annexes. — Les annexes accompagnent généralement l'utérus dans sa descente. On les a cependant vues garder leur niveau normal alors que cette descente était complète (Duplay et Chaput). D'autre part, leur déplacement peut exister seul ou, du moins, prédominer.

L'insertion plus antérieure des ligaments infundibulo-pelviens, l'amaigrissement, la constipation ne jouent qu'un rôle prédisposant ou occasionnel.

Les causes réellement actives sont : la subinvolution de l'appareil ligamentaire propre à l'ovaire (Vallin), l'augmentation de poids de l'organe du fait de l'inflammation ou de la congestion, enfin, les tumeurs pelviennes.

Anatomie pathologique.

Il importe de distinguer, dans l'*anatomie pathologique* du prolapsus : les *lésions causales;* les lésions *propres, primitives* ou *consécutives;* enfin, les lésions *concomitantes.*

Lésions causales. — Duplay et Chaput admettent qu'avec un périnée ayant moins de 1 centimètre et demi ou une vulve de plus de 3 centimètres et demi, le prolapsus est fatal. Comme nous l'avons vu, les *déchirures du périnée* peuvent n'intéresser que la peau de la fourchette ; s'étendre au transverse et à la clef de voûte des deux sphincters de la vulve et de l'anus ; atteindre ce dernier muscle (*déchirure complète*) ; ou enfin, s'élever jusqu'à une certaine hauteur de la cloison (*déchirure totale*).

Parfois les muscles, y compris le releveur ano-vaginal, sont déchirés ou atrophiés, alors que la peau reste intacte (*périnée cutané*).

Les *ligaments ronds* sont ordinairement relâchés, allongés et amincis, du moins à leur extrémité pubienne. Les ligaments utéro-sacrés sont tendus et durs comme des cordes, ou, au contraire, atrophiés et insaisissables.

Suivant les lignes de clivage qui séparent les parois vaginales du rectum et de la vessie, le *tissu cellulaire* est comme dissocié, et finit par se creuser de véritables cavités qui, mises au jour, pendant l'avivement de la colporraphie, ont pu en imposer pour l'ouverture d'un cul-de-sac péritonéal.

Lésions propres. — a. Primitives. — On peut admettre qu'il y a *prolapsus utérin* quand le museau de tanche est à moins de 6 centimètres de la vulve.

Nous avons déjà insisté sur les modifications des *segments vaginal* et *sus-vaginal* du col. Il est probable que l'*allongement sus-vaginal avec hypertrophie* dépend, d'une part, de l'action mécanique du vagin et, de l'autre, de la congestion ou de l'inflammation ; il représente, sans doute, le premier stade de l'*allongement atrophique*, lequel peut aussi résulter des actions mécaniques et des troubles nutritifs qui en dépendent. Quoi qu'il en soit, l'*allongement sus-vaginal* peut atteindre jusqu'à dix ou quinze centimètres.

Le *corps de l'utérus* lui-même est rétroversé, plus rarement antéversé, avec ou sans flexion. Il peut être augmenté de volume ou, au contraire, atrophié, particulièrement chez les vieilles femmes.

La *colpocèle* se traduit par un bourrelet qui fait saillie dans le vagin ou à la vulve, soit spontanément, soit à la faveur d'un simple écart des petites lèvres.

La *vessie* ne s'abaisse pas en totalité : sa paroi postéro-supérieure reste maintenue par ses moyens de fixité, mais la paroi inférieure suit la colpocèle, se dilate peu à peu et finit par former un large diverticule ou *cystocèle*. L'organe présente ainsi la forme d'un sablier, ou mieux, d'un bissac. La poche supérieure conserve sa situation et se développe au-dessus, et même en arrière, de l'utérus, lorsque celui-ci s'abaisse en antéflexion. La poche inférieure, au contraire, doublée du vagin, descend entre la paroi vaginale antérieure et la partie correspondante du col. La dilatation progressive de ce diverticule peut atteindre l'orifice des uretères et gagner, de proche en proche, jusqu'aux calices. Sous l'influence de la stagnation urinaire, il se produit peu à peu de la cystite du bas-fond, de l'épaississement des parois et, parfois même, des calculs et des fongus. Les dimensions relatives de la cavité principale et de la cavité diverticulaire sont très variables. Dans un certain nombre de cas, la capacité du réservoir a été trouvée diminuée au lieu d'être augmentée. Il est exceptionnel qu'il soit extériorisé en entier.

Le *prolapsus de l'urèthre* (*uréthrocèle*) se présente, soit comme une dilatation régulière de sa paroi inférieure, soit sous forme d'un sac qui lui est appendu et communique avec sa lumière par un orifice étroit.

Le *prolapsus* de la *muqueuse uréthrale* est réductible ou irréductible. Les tissus sous-jacents au revêtement muqueux présentent absolument la structure de l'angiome, ce qui s'explique facilement par les données embryogéniques. (Voir liv. IX.)

Le *rectum*, dans sa partie supérieure, est lâchement uni au vagin, et peut ainsi échapper à sa traction. Dans sa moitié inférieure, ses connexions avec ce même organe, quoique plus étroites, ne le forcent généralement pas à le suivre. Néanmoins, sous l'influence de la parésie rectale et de la constipation habituelle, un diverticule peut se produire comme dans la vessie, entrainant avec lui jusqu'au tiers inférieur de la paroi rectale.

Les déplacements du *péritoine* sont commandés surtout par ceux de l'utérus. Le cul-de-sac de Douglas, plus profond et plus adhérent au col, descend toujours plus bas que l'antérieur, quelquefois même jusqu'aux limites inférieures du prolapsus. Il n'est pas rare qu'il contienne des anses intestinales. Lorsque la procidence est compliquée de flexions utérines, le péritoine peut suivre les trajets les plus bizarres.

Les *ligaments larges* sont tendus obliquement de la ligne innominée au fond de l'utérus et participent à l'invagination.

Les *trompes* et les *ovaires* occupent une situation variable : ordinairement peu déplacés, surtout lorsqu'ils sont sains, ils suivent parfois le corps de l'utérus et sont alors perceptibles dans le cul-de-sac de Douglas.

Les *vaisseaux utéro-ovariens* sont dilatés, leurs tuniques souvent sclérosées, et ces modifications expliquent les phénomènes de stase déjà étudiés (livre VII).

La *ptose* des viscères abdominaux suit toujours, dans une certaine mesure, celle des viscères pelviens.

b. Lésions consécutives. — Dans la *procidence complète*, la muqueuse génitale ne tarde pas à perdre son aspect normal : les replis du vagin s'effacent ; l'épithélium pavimenteux s'épaissit et prend les caractères de l'épiderme ; il en est de même de l'épithélium endocervical, extériorisé par un ectropion des lèvres ; enfin, les éléments sous-épithéliaux de la muqueuse s'hypertrophient, et il se produit une sorte de *cutisation* de tout le revêtement de la tumeur.

Ce revêtement est ordinairement blanchâtre ou violacé, lisse et légèrement œdémateux. Il présente souvent des excoriations plus ou moins étendues ou de véritables ulcérations, après sphacèle préalable ; il est rare toutefois, malgré les causes multiples d'irritation auxquelles elles sont exposées, que ces ulcérations subissent la dégénérescence maligne. La rétraction cicatricielle qui suit leur guérison donne parfois des aspects bizarres à la masse prolabée et s'oppose à sa réduction.

Le trajet cervical, quelquefois imperméable chez les vieilles femmes, est souvent dilaté, pour peu qu'il y ait eu lacération préalable, et au point même, parfois, d'admettre le pénis.

Lésions concomitantes. — Les lésions simplement *concomitantes du prolapsus pelvien*, et qu'il importe de distinguer pour leur appliquer le traitement qui leur est propre, consistent en lésions inflammatoires des annexes, tumeurs, éventration (prolapsus *abdomino-pelvien*), etc.

Symptômes et diagnostic.

1° Prolapsus aigu.

Le prolapsus aigu, très rare, a été observé d'ailleurs, non seulement après l'accouchement, mais aussi chez des nullipares et même des vierges. Il consiste dans l'apparition subite d'une tumeur constituée par le vagin seul ou accompagné de l'utérus, sous l'influence d'un effort violent.

La syncope et le collapsus peuvent être la conséquence de la douleur éprouvée ou de la brusque déplétion de la cavité pelvi-abdominale.

2° Prolapsus chronique.

Le *prolapsus chronique*, incomparablement plus fréquent, se développe d'une façon graduelle.

A. Symptômes subjectifs et fonctionnels. — 1° SYMPTOMES LOCAUX. —Les premiers symptômes que détermine le prolapsus consistent : en une sensation de béance de la vulve, de pesanteur au périnée et de tiraillements sur les aines (ligaments ronds), sur les reins (ligaments utéro-sacrés) et sur l'ombilic (ouraque). La marche est hésitante, la malade se fatigue vite et surtout en montant ; tout effort, pour soulever ou propulser un fardeau, devient pénible ou impossible.

La *cystocèle* détermine des besoins fréquents et pressants d'uriner, voire même de l'incontinence partielle, avec ou sans rétention : au moindre effort, sous l'influence du rire, de la toux, etc., la malade laisse échapper quelques gouttes d'urine. Parfois la miction n'est possible qu'après réduction de la tumeur.

L'*uréthrocèle* s'accompagne de troubles assez marqués : tiraillements du côté du canal, envies fréquentes d'uriner, quelquefois douleurs vives s'irradiant aux lombes, surtout quand la malade est debout (Robin).

Le symptôme dominant du *prolapsus de la muqueuse uréthrale* consiste en *hémorrhagies;* la malade se plaint aussi de douleurs plus ou moins fortes pour uriner et pour se moucher.

Lorsqu'il y a *rectocèle*, la constipation est fréquente. Les matières peuvent s'accumuler dans le diverticule rectal et déterminer le catarrhe de la muqueuse; mais elles sont toujours retenues, sauf dans le cas de déchirure périnéale complète.

La *colpocèle simple* peut déterminer de la pesanteur, et même de la douleur, mais ne gêne ni la miction, ni la défécation.

En dehors des symptômes propres aux affections dont l'*utérus prolabé* peut être le siège : hémorrhagies, leucorrhée, etc., la menstruation est ordinairement plus abondante, en raison de la congestion passive, liée à l'abaissement.

La fréquence de la stérilité s'explique par la disparition du cul-de-sac postérieur (*nidus seminis*) et par la déclivité de la paroi correspondante, déformations qui s'opposent à la rétention du sperme.

Le simple *déplacement des annexes* parait suffire à provoquer des douleurs pendant la défécation et le coït, des symptômes nerveux, etc.

2° Symptômes généraux. — Le prolapsus s'accompagne souvent, en dehors de la sphère génitale, de troubles *mécaniques* ou *sympathiques* variés.

Le *ballonnement abdominal* est constant et s'explique, soit par un phénomène de compensation destiné à combler les vides et dépassant son but, soit par la parésie réflexe du sympathique abdominal. Cet état est souvent lié aux autres symptômes de l'*entéroptose* ou de la *panoptose* : tiraillements sur les fausses côtes; douleurs, parfois très vives, simulant la névralgie intercostale; dilatation de l'estomac, avec ses conséquences (dyspepsie, état nauséeux, vertiges, migraines, etc.); prolapsus modéré du foie, de la rate; déplacement parfois très marqué des reins (Tuffier), d'où troubles circulatoires et douleurs du côté de ces organes.

D'autre part : troubles cardiaques, pouvant aller jusqu'à l'asystolie, et probablement dus à l'action réflexe du plexus hypogastrique sur le sympathique pulmonaire ; perturbation profonde du système nerveux : le caractère devient difficile, ou bien il y a dépression mentale, inquiétude ou exaltation, pouvant aller jusqu'à la folie, pour peu qu'il y ait tare héréditaire.

Enfin, on a signalé, à titre exceptionnel, des faits de monoplégie, de paraplégie, d'épilepsie, de chorée, d'aphonie, d'asthme; toutes manifestations réflexes, ou de nature hystérique, qui ont cédé, tôt ou tard, au redressement de la rétrodéviation.

Tous ces troubles, locaux ou généraux, éminemment variables, suivant les malades, sont loin d'être toujours d'intensité proportionnelle au degré de la lésion et aux exigences physiques de la profession. Il semble, au contraire, que l'assuétude s'établisse plus aisément pour les cas extrêmes que pour les simples abaissements : telle malade, d'un rang social élevé, sera une infirme avec un prolapsus léger, alors qu'une femme du peuple exercera un métier fatigant, avec l'utérus entre les jambes ou mal contenu par une simple serviette.

B. **Signes physiques**. — On admet généralement, pour la facilité de la description, trois degrés dans le prolapsus : l'*abaissement simple*, le *prolapsus proprement dit* et la *procidence complète*.

a. Variétés cliniques. — Mais ce qui existe, en réalité, ce sont des *variétés cliniques*, dépendant, tout à la fois, du *stade évolutif* des lésions et de leur *point de départ*.

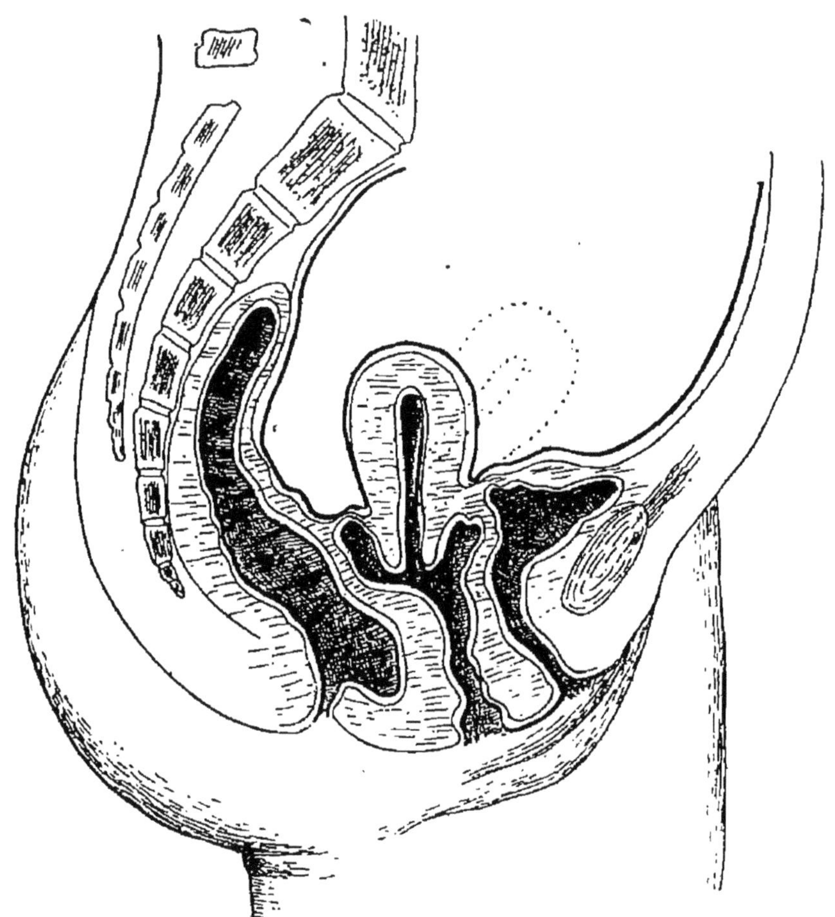

Fig. 87. — Prolapsus génital : 1er degré ou abaissement simple.

Les considérations pathogéniques sur lesquelles nous avons insisté nous permettront d'être brefs.

1° *Abaissement simple*. — *Lorsqu'il a défection de l'appareil suspenseur, sans lésions marquées du plancher pelvien*, on constate l'*abaissement simple*. La vulve est ordinairement intacte et fermée. Les culs-de-sac vaginaux sont affaissés dans leur ensemble, entraînant avec eux l'utérus, qui est ordinairement en rétroversion légère ;

mais le relâchement des parois vaginales est assez modéré et ne se révèle guère, au doigt explorateur, que dans la position debout, ou sous l'influence de l'effort (fig. 87).

2° *Abaissement, avec allongement sus-vaginal du col.* — *La défection du plancher pelvien, coïncidant avec une suspension normale ou pathologiques des organes*, se traduit par l'*abaissement*, avec *allongement*

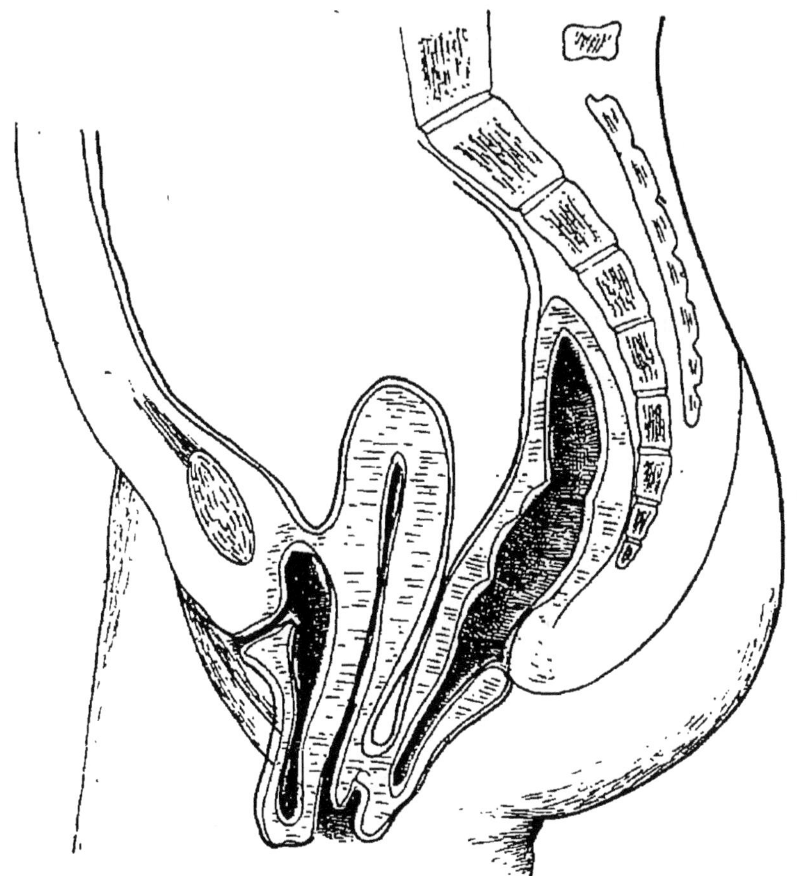

Fig. 88. — Prolapsus génital : abaissement avec allongement du segment sus-vaginal du col (les deux culs-de-sac vaginaux sont effacés) ; cystocèle et rectocèle (d'après Schröder).

hypertrophique ou atrophique, du segment sus-vaginal du col (fig. 88). Nous figurons comparativement, d'après Schröder (fig. 89), l'allongement du *segment moyen* (voir livre III).

3° *Prolapsus proprement dit.* — *La défection totale des moyens de fixité* se traduit, suivant le stade évolutif des lésions, par l'*abaissement simple*, le *prolapsus proprement dit* ou la *procidence complète*.

Dans le *prolapsus*, la vulve est plus ou moins béante et le col vient affleurer son ouverture. Il peut être invisible dans le décubitus dorsal, mais il suffit d'un effort, surtout dans la position debout, pour le faire apparaître. Les culs-de-sac vaginaux sont déplacés isolément, ou avec le rectum, la vessie, ou ces deux organes à la

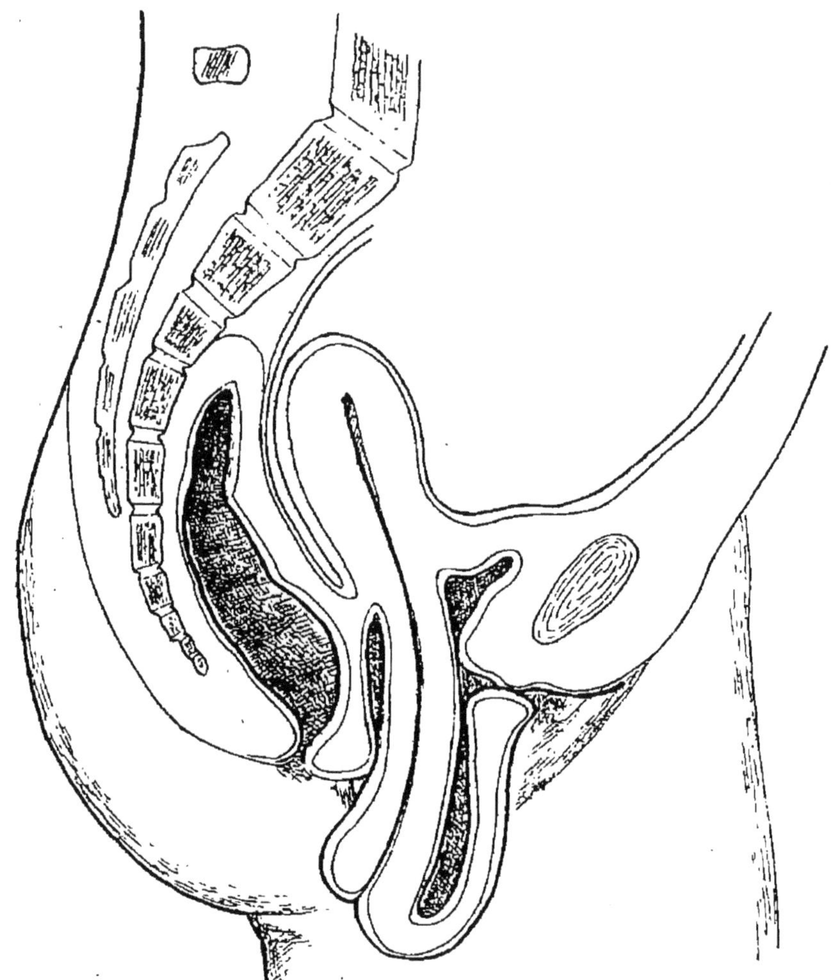

Fig. 89. — Allongement du segment moyen du col (le cul-de-sac vaginal postérieur est conservé) ; cystocèle (d'après Schröder).

fois, et correspondent à la partie moyenne, ou même au quart inférieur, de la paroi correspondante (fig. 90 et 91).

4° *Procidence complète.* — Lorsque la *procidence* est *complète*, on constate, en dehors de la vulve, reposant sur la face interne des cuisses, une tumeur, parfois plus grosse que le poing, et constituée par une portion ou par la totalité de l'utérus, engainé dans le sac vaginal inversé. Il ne faut pas oublier que celui-ci peut aussi contenir des diverticules de la vessie, du rectum, du péritoine, et même plusieurs anses intestinales.

Cette tumeur, plus ou moins réductible et piriforme, présente : un *sommet*, creusé d'un orifice (celui du col), déjeté en bas ou en haut, suivant le degré de la cystocèle ; une *base*, limitée par un

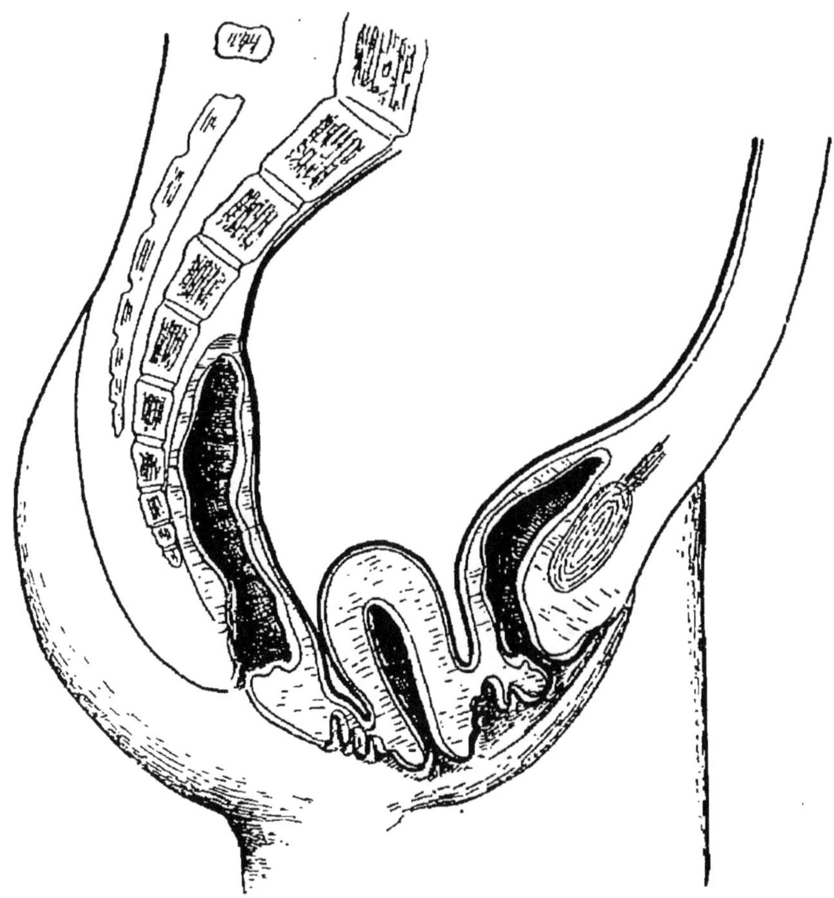

Fig. 90. — Prolapsus génital : prolapsus proprement dit avec colpocèle.

sillon compris entre l'orifice vulvaire et l'aponévrose inférieure du périnée ; enfin, une *surface*, sèche, parcheminée, pâle ou violacée, parfois ulcérée, à peu près dépourvue de sensibilité, et mobile sur son contenu (fig. 92).

5° *Prolapsus ou procidence avec allongement sus-vaginal du col. — Si la défection générale des moyens de fixité a été précédée d'une période plus ou moins longue de résistance de la part des moyens de sus-*

pension, on comprend qu'il puisse y avoir *prolapsus* ou *procidence complète* avec allongement sus-vaginal du col.

6° Enfin, à côté de ces prolapsus *multiples* ou *généralisés*, on peut encore observer les prolapsus *monorganiques*, *permanents* ou avec *tendance extensive*, dont nous avons déjà parlé.

b. Signes particuliers a chaque lésion. — Il importe de bien se

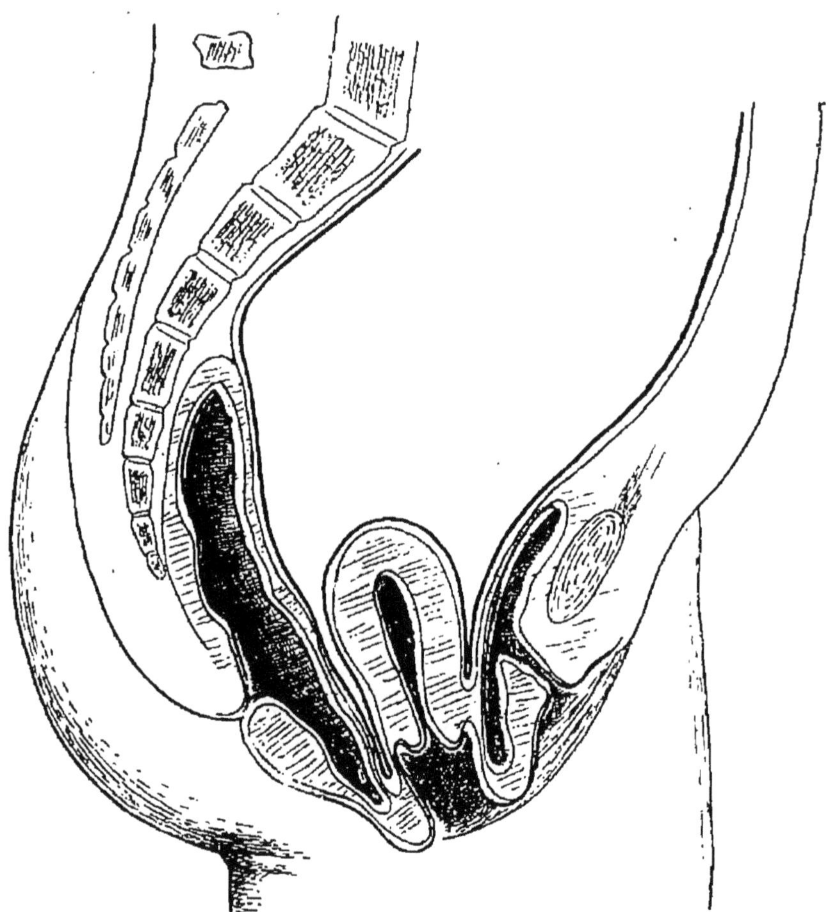

Fig. 91. — Prolapsus génital : prolapsus proprement dit avec cystocèle et rectocèle.

pénétrer de cette idée, que si les lésions du prolapsus sont faciles à reconnaître à une période avancée, elles se dissimulent, par contre, dans un bon nombre de cas, où les troubles fonctionnels sont déjà très marqués.

Prolapsus utérin et allongement du col. — L'abaissement du museau de tanche peut être dû soit à l'*élongation du col*, soit au *prolapsus utérin*, soit à la *combinaison des deux processus*.

Dans le premier cas, il s'agit ordinairement de l'hypertrophie, le plus souvent inflammatoire, du segment *vaginal* du col. Le corps utérin est à sa place et la profondeur des culs-de-sac est conservée.

Nous avons déjà étudié, en dehors de l'abaissement, l'allongement des segments *sus-vaginal* et *moyen* (voir livre III).

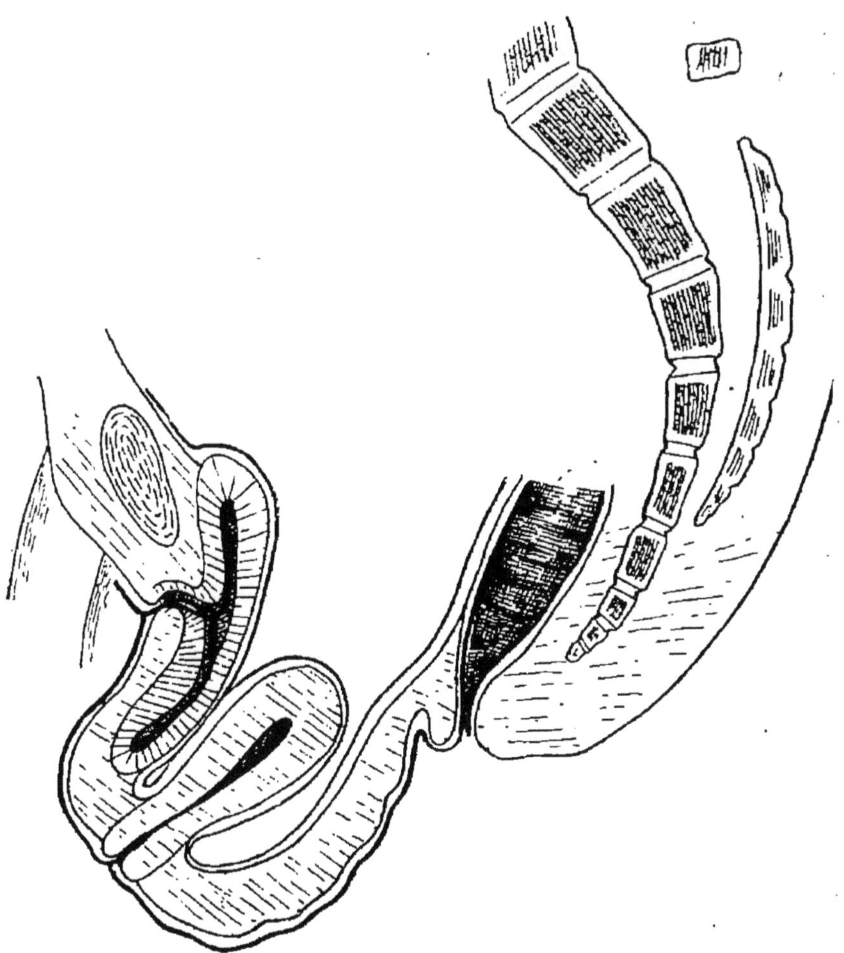

Fig. 92. — Prolapsus génital. procidence complète de l'utérus et du vagin avec cystocèle.

Dans le second cas (prolapsus utérin sans élongation du col), le palper combiné fait reconnaître l'abaissement en masse de l'utérus et des culs-de-sacs vaginaux, et l'absence de modifications du côté du col.

Dans le troisième cas (prolapsus utérin avec élongation du col), le fond de l'utérus est encore abaissé; mais, de plus, si l'allongement du segment sus-vaginal se combine à l'hypertrophie, on perçoit, au travers de la voûte du vagin, une sorte de cylindre qui relie insensiblement le col au corps; si, au contraire, il y a atrophie, le cylindre est remplacé par un pédicule plus ou moins grêle qui suspend le col au corps, à la façon d'un battant de cloche.

L'hystérométrie, dans ces cas d'allongement sus-vaginal, peut accuser de 10 à 20 centimètres.

Colpocèle. — La *colpocèle antérieure*, lorsqu'elle est accentuée, se présente sous forme d'une tumeur plus ou moins irrégulière et onduleuse, dont les plis jouent les uns sur les autres, sous l'action des doigts, et ne s'effacent point lorsque la vessie s'emplit.

La *colpocèle postérieure* a d'abord la forme d'un bourrelet transversal, également irrégulier et plissé, bridé par la cicatrice périnéale et faisant saillie au-dessus de celle-ci. Ses dimensions augmentent progressivement par décollement de la paroi, et elle finit par faire issue au dehors.

Lorsque les deux colpocèles sont très marquées, elles se montrent, à travers la vulve élargie, sous les apparences d'un double bourrelet transversal, séparé par une fente, et limité par deux petits bourrelets latéraux.

Cystocèle. — La *cystocèle* a la forme d'une saillie arrondie, lisse, molle et dépressible.

En combinant le toucher au cathétérisme, on se rendra compte que la vessie a suivi la paroi vaginale et l'on pourra préciser le point où elle descend.

Uréthrocèle. — L'*uréthrocèle* se distinguera généralement, à première vue, de la cystocèle, par sa localisation et ses dimensions moindres. De plus, le cathétérisme de l'urèthre démontrera la présence du diverticule, son indépendance complète, s'il est sacciforme, et la plus grande longueur de la paroi inférieure, s'il s'agit d'une simple inflexion de cette paroi (Robin).

Ce même moyen d'exploration permettra de distinguer l'uréthrocèle vraie d'un épaississement localisé de la paroi vaginale qui, du reste, coïncide souvent.

La confusion serait plus facile avec un kyste du vagin ouvert dans l'urèthre. Priestley avait même fait de ce processus l'origine ordinaire de l'uréthrocèle.

Rectocèle. — La *rectocèle* présente des caractères extérieurs analogues à ceux de la cystocèle. En introduisant l'index dans le rectum et le recourbant en avant, en crochet, on se rendra compte de la présence du diverticule dont l'ampleur ne saurait prêter à la confusion avec le cul-de-sac normalement situé au-dessus du sphincter. En opposant un doigt vaginal au doigt rectal, il sera facile de constater que tous les mouvements imprimés au vagin se transmettent au rectum, ce qui n'a pas lieu dans la colpocèle pure.

Prolapsus de la muqueuse uréthrale. — Le *prolapsus de la muqueuse uréthrale* est aisément reconnaissable, quand il est réductible.

Dans le cas contraire, il prend l'aspect d'une tumeur d'un rouge vineux, bosselée, fixée par une sorte de pédicule à l'emplacement même du méat, au-dessous du tubercule antérieur du vagin. Cette tumeur peut atteindre le volume d'une petite noix et prendre une consistance assez ferme, du fait d'hémorrhagies interstitielles. Elle est divisée en deux lèvres, séparées par une fente transversale qui donne accès dans le canal de l'urèthre (voir livre IX).

État des ligaments et des annexes. — Le palper combiné fera reconnaître l'atrophie et l'allongement des ligaments utéro-sacrés et de la sangle musculaire du releveur, ainsi que les déplacements et les lésions diverses des annexes.

Les ovaires peuvent être rencontrés, d'après Vallin, en dedans (*prolapsus rétro-utérin*), ou en dehors (*prolapsus rétro-latéral*) des ligaments utéro-sacrés, ou dans le cul-de-sac vésico-utérin (*prolapsus ante-utérin*).

Prolapsus latent. — Comme nous l'avons déjà fait entendre, le prolapsus peut être assez accentué, sans qu'il y ait de saillie directement appréciable à la vue ou au doigt.

Si l'on a quelque raison de le soupçonner, la malade se trouvant dans le décubitus dorsal, on l'engagera à tousser ou à faire effort, comme pour accoucher; ou bien, on pratiquera le toucher dans la position verticale.

Instinctivement, ou par crainte d'une incontinence d'urine ou de gaz, il peut arriver que la malade retienne l'effort et dissimule ainsi sa lésion. Mais qu'on abaisse le périnée, avec une valve de Sims, et l'on verra la cystocèle se développer du fait seul de l'écartement des deux parois vaginales.

Parfois aussi, la cystocèle est corrigée par la rétroversion qui tend la paroi antérieure du vagin, et ne se manifeste qu'après redressement au cathéter.

Pour déceler la colpocèle postérieure, il suffit de relever la paroi antérieure du vagin avec une valve plate.

Enfin, si l'on écarte les deux parois avec des valves indépendantes, on détermine ainsi un vide dans lequel se précipite le col insuffisamment soutenu.

Le périnée, dans ces cas, peut avoir conservé son apparence normale; mais, pour peu que la malade vienne à pousser, aussitôt il bombe; déprime-t-on la fourchette avec le doigt, c'est à peine si l'on perçoit une résistance musculaire. Enfin, par le toucher recto-vaginal, on apprécie directement l'atrophie des muscles de la région et même celle du releveur.

Marche.

Le *prolapsus aigu*, nous l'avons dit, est très rare.

Le *prolapsus chronique* affecte une marche progressive dont l'allure est subordonnée à l'état des forces de la malade, à sa condition sociale et aux soins dont elle est entourée.

Chez une femme jeune, à musculature puissante, les lésions peuvent être compensées durant un certain temps; par contre, s'il s'agit d'une malade débile, amaigrie, condamnée à des travaux pénibles, elles peuvent aboutir rapidement à la chute complète.

A ce degré, la réduction se fait d'abord facilement, ou même spontanément, par le seul fait du repos au lit; puis elle devient de plus en plus difficile, ou même impossible.

Il ne faut guère compter sur l'arrêt définitif, ou même temporaire, du processus, sous l'influence d'un traitement palliatif, à moins qu'on ne s'y prenne très peu de temps après l'accouchement.

Les adhérences pelviennes ne peuvent retenir les organes qu'en accentuant les souffrances de la malade, et font plutôt obstacle à la réductibilité du déplacement.

La grossesse, qu'on évoquait volontiers autrefois comme moyen de traitement, étant la cause la plus ordinaire du prolapsus, ne peut le guérir. L'utérus gravide (en dehors des cas exceptionnels où la grossesse survient dans un organe irréductible), subit, il est vrai, un mouvement ascensionel, parallèle à son ampliation, et les malades éprouvent, au moins dans les premiers mois, un soulagement relatif. Mais, l'accouchement survenu, les parties se trouvent dans des conditions encore plus défavorables qu'auparavant, car il est illusoire de tabler sur une involution plus complète que les précédentes.

Pronostic.

Le pronostic est subordonné, avant tout, à la tolérance individuelle et aux exigences de la profession.

Absolument parlant, le prolapsus n'offre pas de gravité. Il faut cependant tenir compte des inconvénients sociaux et des troubles multiples qu'entraîne cette infirmité.

Traitement.

I. **Prophylaxie.**

Les soins prophylactiques s'adressent surtout à la période puerpérale. Ils consistent principalement : à éviter les traumatismes obstétricaux (soutien du périnée, application régulière du forceps, etc.) ; à pratiquer, s'il y a lieu, la périnéorraphie immédiate ; à favoriser l'involution puerpérale par un repos prolongé au lit ; à veiller à l'antisepsie des voies génitales, et à l'évacuation régulière de la vessie et du rectum.

II. **Traitement médical.**

Il ne convient guère qu'aux cas récents et légers : on conseillera le décubitus dorsal, le siège relevé, ou des séances prolongées de position genu-pectorale ; l'abstention de toute excitation sexuelle ; les bains généraux, et mieux, les bains de siège astringents et progressivement refroidis jusqu'à 10 ou 12° (Martin) ; les injections chaudes et astringentes, à 40 ou 45° ; le tamponnement au glycérolé tannique, etc.

L'hydrothérapie, par son action tonique générale, peut avoir une certaine efficacité. Les courants continus ou interrompus et le massage local, semblent avoir donné un certain nombre de succès.

Les *ceintures abdominales*, en soutenant le paquet intestinal, diminuent la pression qu'il exerce sur l'utérus ; mais, pour atteindre ce but, elles doivent agir de bas en haut, à partir du pubis, et se trouver fixées de telle sorte, qu'elles ne puissent remonter, sous peine d'être plus nuisibles qu'utiles.

On ne doit recourir aux pessaires vaginaux que dans les cas où le plancher pelvien leur offre un point d'appui suffisant.

On donnera la préférence aux pessaires en anneau ou en gimblette, dans les cas moyens ; au pessaire à air de Gariel dans les cas plus accentués ; aux pessaires à tige, montés sur des ceintures abdominales, dans les cas de prolapsus complet et ancien (voir 2e partie).

III. **Traitement chirurgical.**

Il a pour but, suivant les indications, de reconstituer le plan inférieur de soutien (*opérations plastiques sur le vagin et le périnée*) et de rendre à l'utérus des moyens de suspension (*raccourcissement des ligaments ronds, hystéropexie*).

La suppression de l'organe (*hystérectomie vaginale*) n'est admissible que dans des conditions exceptionnelles.

Les deux premiers modes d'intervention se combinent de diverses manières suivant le degré et la variété du prolapsus, et doivent être associés au traitement des lésions concomitantes : curettage, contre la métrite ; ablation des annexes, si elles sont atteintes de lésions incurables ; amputation du col, s'il est hypertrophié : indépendamment de la réduction de volume et de poids que comporte cette opération, il semble bien qu'elle provoque dans tout l'organe, à échéance plus ou moins longue, un processus d'involution des plus favorables.

Colpocèle antérieure et cystocèle. — A la *colpocèle antérieure* ou à la *cystocèle* on opposera la *colporraphie* ou *élytrorraphie* antérieure, en faisant cadrer la forme et les dimensions de l'avivement avec la disposition et l'ampleur de la hernie (voir 2e partie).

Il est bon, lors même qu'il n'existe pas de colpocèle postérieure bien manifeste, de donner un soutien à la colporraphie antérieure, en consolidant le périnée au moyen d'une périnéoplastie (procédés de L. Tait ou de Doléris).

Colpocèle postérieure et rectocèle. — *En cas de colpocèle postérieure* ou de *rectocèle*, avec décollement étendu du vagin, la *colporraphie postérieure* s'impose. Mais, sauf dans le cas exceptionnel d'intégrité parfaite du périnée, on lui associe ordinairement la *périnéorraphie* : on fait la *colpopérinéorraphie* ou *colpopérinéauxésis* (Martin). Le procédé Simon-Hégar convient à la généralité des cas.

S'il y a simplement rectocèle, avec colpocèle limitée au tiers inférieur du vagin, sans abaissement prononcé de l'utérus, on donnera la préférence à la *colpopérinéoplastie de Doléris*.

Nous avons vu que la cystocèle peut être masquée par la rétroversion : il est donc indispensable de réduire, au préalable, la déviation pour se rendre compte, et de l'utilité de la colporraphie antérieure, et des dimensions qu'on doit lui donner.

Nous ne ferons que citer, pour mémoire, les vieux procédés, insuffisants ou dangereux, de l'*épisiorraphie* (Fricke), de la *suture vulvaire* (Malgaigne), de l'*infibulation* (Domenes), de l'*hyménorraphie* (Mende), de la *cautérisation chimique* ou *ignée* des parois vaginales (Desgranges, Jobert, Laugier, etc.), de la *ligature simple* (Richter) ou *élastique* (Rokytansky), des *sutures sous-muqueuses* (Bellini), etc., et le procédé de *vaginofixation*, plus récemment proposé par Péan.

Uréthrocèle. — On a conseillé, contre l'*uréthrocèle*, la cautérisation de la muqueuse uréthrale au nitrate d'argent; mais il vaut beaucoup mieux en faire la cure radicale, qui est très simple.

Prolapsus de la muqueuse uréthrale. — Si le *prolapsus de la muqueuse uréthrale* est réductible, on tente la réduction et l'on cherche à la maintenir à l'aide de la sonde à demeure et des injections astringentes ou caustiques.

Si ce moyen échoue ou s'il est impraticable, on excise la tumeur, après double ligature à sa base, avec le thermocautère ou les ciseaux.

Prolapsus utérin. — 1° Lorsque l'utérus est simp ement *abaissé* et qu'il est encore en antédirection, les opérations plastiques sur le vagin peuvent suffire.

2° S'il *affleure la vulve* ou s'il est, en même temps, à l'*état de prolapsus moyen et rétrodévié*, il faut combiner avec les opérations vaginales le raccourcissement des ligaments ronds.

On peut avoir ainsi à pratiquer une série de cinq opérations: (curettage, résection anaplastique du col, colporraphie antérieure, colpopérinéorraphie et raccourcissement des ligaments ronds). Avec des aides expérimentés et un peu de pratique, ces opérations diverses doivent pouvoir se faire en une heure et demie.

Pozzi conseille de raccourcir les ligaments ronds avant de pratiquer les colporraphies. Nous préférons la pratique inverse, qui permet d'abaisser les parois vaginales plus facilement et sans exercer de tractions sur les ligaments suturés : on peut, du reste, apprécier tout aussi bien le degré d'avivement nécessaire, en réduisant, au préalable, la déviation.

Pratiqué seul, contre le prolapsus utéro-vaginal, le raccourcissement des ligaments ronds ne peut avoir que des effets incomplets ou passagers. Combiné aux opérations sur l'utérus, sur le vagin et sur le périnée, il donne des résultats excellents, même dans des cas de procidence complète, à condition que le déplacement soit réductible, que la femme ne soit pas trop obèse, que les colporraphies portent sur une étendue suffisante, et que le raccourcissement ligamentaire soit poussé *très loin*. Nous entendons par là que la dénudation des ligaments doit arriver jusqu'au voisinage de la corne utérine, de telle sorte qu'après la suture, le fond de l'utérus vienne au contact de la paroi abdominale, au-dessus du pubis.

Ainsi pratiquée, l'opération d'Alexander équivaut à une véritable hystéropexie et nous semble plus physiologique. Si, au contraire, le raccourcissement est insuffisant, on risque de faire plus de mal que de bien, en rapprochant l'axe de l'utérus de celui du vagin et en favorisant, par suite, le retour du prolapsus.

L'hystéropexie peut être appliquée dans les mêmes conditions, et beaucoup de gynécologues l'estiment supérieure. Mais, employée seule, elle est passible des mêmes objections que le raccourcissement des ligaments ronds, et ne suffit pas à corriger un prolapsus vaginal accentué. Cependant c'est la seule opération rationnelle : 1° dans les cas où la laparotomie trouve sa justification, par ailleurs, dans l'existence de lésions annexielles; 2° dans les cas où l'Alexander, employé à tort ou sans l'appui des opérations vagino-périnéales, n'aurait pas réussi.

3° Dans les *cas extrêmes de procidence réductible*, trois éventualités peuvent se présenter : si la femme est jeune encore et assez vigoureuse, on peut faire, avec chances de succès, la série des opérations que nous venons d'énumérer. Nous avons pu obtenir, dans ces conditions, la guérison définitive, suivie de grossesse et d'accouchement, à terme; au moins obtiendra-t-on une amélioration sensible et plus ou moins durable.

Si la malade a dépassé la ménopause, il se peut qu'elle supporte fort bien son déplacement et l'on interviendra surtout pour combattre les complications d'ulcération, de gangrène, etc., ou pour les prévenir. L'utérus et ses ligaments étant atrophiés et la colpocèle dominant la situation, on aura recours, soit au procédé du *cloisonnement* (*colpokléisis*, Lefort), soit à de larges colporraphies associées à l'hystéropexie.

C'est également à ce dernier parti qu'il faudra s'arrêter, s'il s'agit d'une femme plus jeune, à tissus profondément affaiblis.

4° L'hystérectomie vaginale trouve son emploi dans le cas de *procidence ancienne et irréductible;* mais encore faut-il la combiner à la résection du vagin et même, si besoin est, à la périnéorraphie.

Il est bien évident que ce court exposé ne peut prétendre à une précision mathématique. Chaque malade individualise ses lésions et réclame une décision spéciale relativement à la nature, au nombre et à l'étendue des interventions.

II. — INVERSION UTÉRINE

On donne le nom d'*inversion* au renversement de l'utérus sur lui-même, à son invagination en doigt de gant.

A. Étiologie et pathogénie.

Cette lésion s'observe à la suite de l'accouchement et dans le cas de polype fibreux.

A. **L'inversion puerpérale** aurait lieu 1 fois sur 190,000 accouchements (Cross). Favorisée par le ramollissement du tissu utérin, elle reconnait, en premier lieu, comme cause efficiente, une action mécanique intrinsèque : soit la pression abdominale (accouchement debout, effort de défécation), soit des tractions extérieures sur la zone placentaire, dues à la brièveté ou aux circulaires du cordon, ou à la maladresse de l'accoucheur. Une fois amorcée, elle se continue par la mise en jeu des contractions utérines.

B. **L'inversion fibromateuse** ne reconnaît pas d'autre cause que les contractions expultrices exercées par l'utérus sur la tumeur et, par suite, sur son point d'implantation. D'après les relevés de Cross, elle serait sept fois plus rare que l'inversion puerpérale ; mais, si l'on tient compte des faits où il n'y a qu'une légère invagination de la paroi utérine dans le pédicule de la tumeur, cette proportion est probablement trop faible.

B. Anatomie pathologique.

Degrés de l'inversion. — Dans un *premier degré*, la partie inversée est encore contenue dans la cavité utérine. Dans un *deuxième degré* (fig. 93), elle fait saillie à travers le museau de tanche. L'*inversion complète*, ou du *troisième degré*, n'a lieu que s'il y a en même temps prolapsus du vagin.

Inversion puerpérale. — L'*inversion puerpérale* commence toujours par le fond de l'organe et peut être plus avancée en arrière qu'en avant, du fait de la résistance des attaches utéro-vésicales.

L'*inversion puerpérale aiguë* est du domaine de l'obstétrique.

L'*inversion chronique*, qui seule nous occupera, comprend les cas à évolution aiguë non réduits, et ceux dans lesquels le renversement s'est produit insensiblement dans les suites de couches.

La tuméfaction varie d'aspect suivant son ancienneté et le degré de gêne circulatoire.

Est-elle relativement récente, on peut apprécier assez aisément la mollesse du tissu utérin subinvolué, et reconnaître les embouchures des trompes. Plus tard elle s'épidermise, revient sur elle-même et donne tout d'abord l'idée d'une tumeur beaucoup plus commune, le polype fibreux.

Suivant que la gêne circulatoire portera seulement sur les veines ou aussi sur les artères, il y aura simple congestion, ou bien ulcération et gangrène.

Du côté du petit bassin, on trouve, au lieu du fond de l'utérus, une fente elliptique assez étroite et contenant seulement les trompes, si l'inversion a été progressive; beaucoup plus large et pouvant renfermer les trompes, les ovaires et même des anses intestinales, s'il s'est agi d'inversion aiguë.

Il peut se produire des adhérences, d'une part, entre les muqueuses

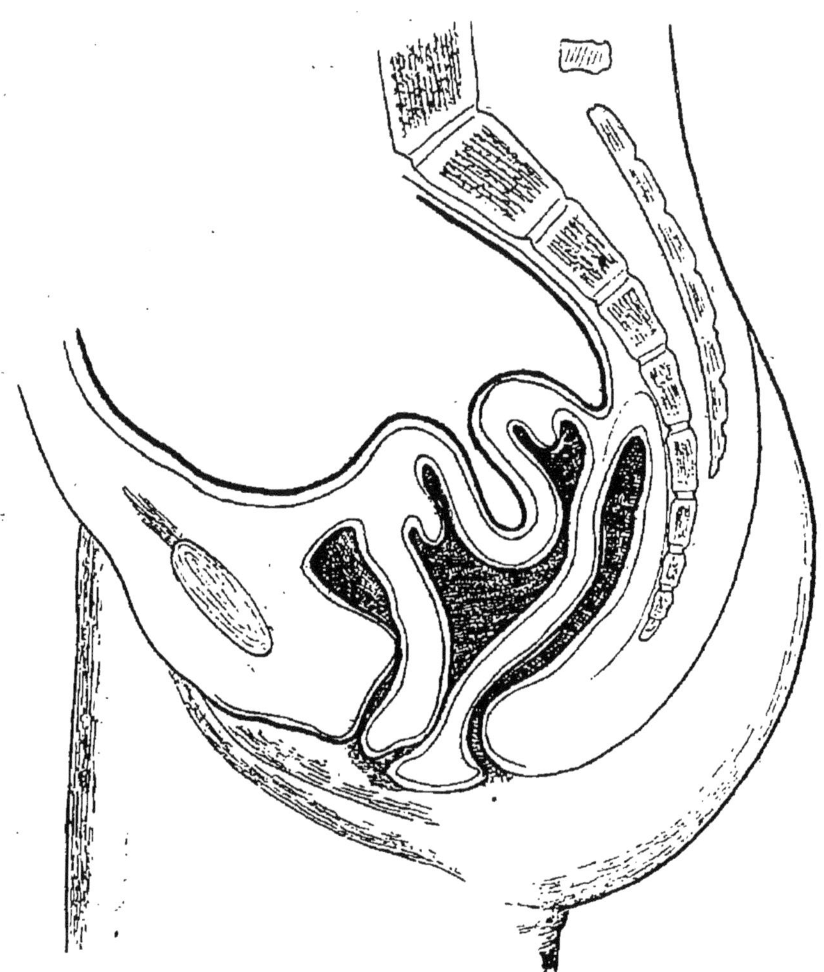

Fig. 93. — Inversion de l'utérus au 2e degré.

utérine et vaginale; d'autre part, entre les faces opposées de l'entonnoir péritonéal, ce qui rend la réduction impossible.

Inversion fibromateuse. — Dans l'*inversion fibromateuse*, la poche utérine renversée pénètre presque toujours le pédicule de la tumeur, pour peu que ce pédicule soit large; d'où cette conséquence, au point de vue opératoire, qu'une ligature ou une section, en apparence correctement faites sur les limites de la tumeur et de l'utérus, atteignent le plus souvent les parois de l'organe et en déterminent la perforation.

Il ne faut pas, du reste, se fier beaucoup plus aux pédicules allongés ou extensibles, car on peut, tout aussi bien, y rencontrer du tissu utérin, dans le cas de tumeur non encapsulée.

C. Symptômes.

L'inversion se révèle, subjectivement, par des douleurs, des troubles de la miction dus au tiraillement de la vessie, des troubles de la défécation dus à la compression du rectum et, avant tout, par des hémorrhagies abondantes qui épuisent la malade.

En portant le doigt ou un hystéromètre au fond du vagin, on constate que celui-ci se continue directement avec la tumeur (*inversion complète*), ou bien qu'il existe deux sillons concentriques, l'un normal, entre la paroi vaginale et le col, l'autre anormal, plus ou moins profond, suivant le degré de l'inversion, entre la paroi interne du col et la tumeur.

Au palper hypogastrique, quand l'inversion est très prononcée, la main s'enfonce sans rien rencontrer. Quand il ne s'agit que du deuxième ou du troisième degré de la lésion, on perçoit un entonnoir à bords assez mal délimités. Il peut aussi se faire que les parois de l'infundibulum soient rapprochées, et qu'en même temps l'organe soit soulevé, avec les culs-de-sac du vagin, par un corps fibreux prenant appui sur les parois de celui-ci : dans ces conditions, au lieu de percevoir une cupule, on aura la sensation d'une masse ferme et irrégulière.

L'exploration vaginale au doigt, et surtout à l'hystéromètre, offre donc, en somme, plus de sûreté que le palper hypogastrique et que le toucher rectal ou vésico-rectal, même sous le chloroforme.

Dans les quelques cas où l'hystérométrie elle-même s'est trouvée en défaut, il est probable que les torts étaient du côté de l'explorateur : ainsi en était-il dans le cas de rétroflexion cité par Emmet. De même, dans le cas de corps fibreux circulairement adhérent, doit-on toujours trouver passage pour l'instrument.

Diagnostic.

Nous avons déjà dit que l'utérus inversé pouvait offrir toutes les apparences du fibrome pédiculé.

Dans les trois alternatives : *inversion sans polype*, *polype sans inversion* ou *polype compliqué d'inversion*, on trouve, dans le vagin, une tumeur rappelant le tissu utérin et dont l'évolution s'accompagne de douleurs lombaires et abdominales, d'hémorrhagies et de phénomènes de compression.

Premier cas : L'examen est relativement facile par toutes les voies :

S'il n'y a pas inversion, on ne trouvera pas, au palper et au toucher, les particularités signalées plus haut, mais bien les signes propres au polype.

S'il y a inversion, on trouvera la gouttière vaginale et la dépression abdominale; mais il y aura encore lieu de se demander si la déformation se complique ou non d'un polype.

Dans le premier cas et dans les conditions énoncées (tumeur n'obturant pas le vagin, adiposité modérée, etc.), on pourra généralement se rendre compte, soit à la simple vue, soit par une traction légère, que la tumeur est *bilobée;* on pourra relever, en outre, certains signes qui permettront de déterminer la présence et les limites respectives de la paroi utérine et du fibrome. Ces signes ne sont malheureusement ni pathognomoniques, ni constants.

Ainsi le fibrome est, il est vrai, moins coloré, d'ordinaire, que le tissu utérin; mais, qu'il y ait ulcération ou seulement congestion de toute la masse, cette différence s'effacera.

De même, s'il est vrai que l'utérus soit de volume moindre et de consistance plus molle, à surface plus lisse, il peut être aussi bourré de petits fibromes qui se continuent, sans ligne de démarcation tranchée, avec la tumeur principale (Arrou). Les orifices des trompes peuvent ne pas être apparents.

Enfin la sensibilité spéciale de l'utérus à la piqûre, à la pression, est loin de toujours exister.

Deuxième cas : L'examen vaginal est rendu impossible par le volume de la tumeur :

On en est alors réduit à l'exploration abdominale. L'inversion est-elle reconnue, il peut s'agir d'inversion simple ou d'inversion compliquée de fibrome. Ne trouve-t-on pas la cupule révélatrice, il s'agit d'un fibrome pur, d'un fibrome avec inversion légère ou d'une inversion avancée, masquée par le soulèvement exercé par un fibrome. En tout cas, on devra toujours se comporter comme si l'on se trouvait en présence des deux lésions combinées, fibrome et inversion.

E. Marche et pronostic.

Inversion puerpérale. — L'*inversion puerpérale, à marche chronique*, est beaucoup moins grave que l'*inversion aiguë*.

Dans quelques cas, on a vu se produire la *réduction spontanée* de la tumeur, son *involution, puerpérale* ou *sénile.* Mais il ne faut pas compter sur ces éventualités favorables. Inutile de dire que l'élimination par gangrène n'est pas à désirer.

Il y a lieu de craindre l'aggravation de l'état général du fait des douleurs et des hémorrhagies, et l'étranglement de l'intestin dans le sac herniaire.

Inversion fibromateuse. — Dans l'*inversion fibromateuse*, le pronostic dépend surtout du néoplasme et de ses rapports avec la paroi utérine.

F. Traitement.

a. Inversion puerpérale.

1° **Réduction** (1). — S'il s'agit d'inversion puerpérale, on doit tout d'abord essayer de la réduire, même si le cas est très ancien.

Taxis. — Le *taxis manuel* a l'avantage d'être expéditif, mais ne réussit guère au delà de quelques semaines.

Le taxis par *refoulement central* (Viardel), repoussé par Schultze, ne réussit que si le col est très dilatable, attendu qu'à un moment donné il se forme des replis qui s'opposent à la réinvagination (Varnier).

C'est un procédé qui ne peut guère être utilisé que pour une inversion très récente, de même que le taxis par *refoulement latéral* de Denucé, ou le *procédé mixte* de Lüsk.

Le taxis, réellement applicable à l'inversion chronique, est le taxis par refoulement *périphérique*, ou mieux, *pédiculaire*, absolument semblable au taxis de la hernie intestinale, et qui consiste à faire rentrer, les premières, les parties qui sont sorties en dernier lieu.

La combinaison du taxis à la dilatation de l'anneau cervical par l'intérieur du ventre (Gaillard Thomas) est à rejeter.

Il en est de même des instruments, plus ou moins bizarres, inventés dans le but de réduire l'inversion, et qui ne sont plus que des objets de curiosité. Un instrument ne saurait remplacer l'effort intelligent de la main : tout au plus admettons-nous le tampon monté, si le cas est récent et très facilement réductible.

Appareils ou pansements agissant par pression continue. — On y aura recours si le taxis n'a pas réussi.

Le simple tamponnement à la gaze iodoformée, pratiqué avec méthode, a réussi 23 fois sur 34 (Hofmeier), et dans l'espace de quelques jours à quelques semaines.

(1) Se reporter, pour les détails opératoires, à la 2e partie de l'ouvrage.

On pourra également utiliser avec avantage les pessaires à air (pessaire Gariel), les dilatateurs à eau (colpeurynter, ballon de Champetier de Ribes).

En même temps, on maintiendra la femme au repos. On la soumettra aux douches chaudes, au massage même, si la réduction tarde à se faire.

Pression continue associée au taxis. — Chassagny a proposé une méthode qui tient à la fois du taxis et de la pression continue (voir 2e partie).

2° **Ablation partielle ou totale.** — En cas d'insuccès des différents modes de réduction, ou si la tumeur est sphacélée, on aura recours, soit à l'hystérotomie par l'instrument tranchant (procédé de Kaltenbach), soit à la *ligature à traction élastique* (procédé de Périer), soit à l'hystérectomie totale.

b. Inversion fibromateuse.

En cas d'inversion compliquée de fibrome ou supposée telle :

1° Commencer par s'attaquer au corps fibreux.

On donnera la préférence à l'instrument tranchant sur les différents modes de ligatures (élastique, galvanique, etc.), qui risquent de sectionner l'utérus retourné en doigt de gant dans le pédicule.

Si celui-ci est facilement accessible, on recherche, en s'aidant au besoin d'une traction légère, le sillon de démarcation. Puis on excise en plein corps fibreux et l'on énuclée ce qui en reste.

Si le pédicule est inaccessible, on pratique sur la tumeur une incision peu profonde, longitudinale, ou plutôt circulaire, et l'on a recours à l'énucléation aidée, ou non, du morcellement qui permet de se porter au-devant de la paroi utérine sans l'ouvrir. Cette opération, sur 11 cas, n'a donné ni mort, ni perforation (Arrou). Pour remédier à ce dernier accident, il faudrait recourir soit à la suture de l'utérus, lorsqu'elle peut être pratiquée dans de bonnes conditions au point de vue des manœuvres et de l'asepsie, soit à l'ablation partielle ou totale de l'organe.

Pour éviter la perte de sang, Ricard place, au préalable, un lien élastique sur le pédicule de la tumeur ou sur le tissu utérin lui-même, en s'aidant au besoin de traction avec la pince à griffes, quitte à déterminer ou à accentuer l'inversion.

2° La tumeur enlevée, on s'attaque à l'inversion :

Si l'utérus n'est pas infecté, on cherche à la réduire immédiatement à l'aide du taxis manuel ou avec un tampon monté sur pince.

Si la tumeur est sphacélée, mieux vaut recourir d'emblée au

tamponnement à la gaze, à la fois antiseptique et hémostatique, et qui pourra suffire à la réduction. S'il en était autrement, on aurait toujours la ressource de l'hystérotomie ou de l'hystérectomie, après essai de taxis sous le chloroforme (Arrou).

En cas de myomatose diffuse, on pratiquera d'emblée l'hystérectomie pour enlever, du même coup, les tumeurs et l'utérus inversé.

III. — HERNIES GÉNITALES PROPREMENT DITES

Indépendamment des différentes variétés de prolapsus et d'inversion, l'utérus et ses annexes peuvent encore, mais beaucoup plus rarement, former de véritables hernies, c'est-à-dire suivre les diverses voies que prend l'intestin pour sortir de l'abdomen.

1° Hernies des annexes.

A. Étiologie.

Les hernies des annexes sont *congénitales* ou *acquises*.

Dans le premier cas, elles coïncident ordinairement avec des malformations.

B. Anatomie pathologique.

Leur siège, de beaucoup le plus fréquent, est le canal inguinal et probablement le canal de Nück, quand la hernie est congénitale.

L'ovaire hernié peut être normal ou, au contraire, atteint d'inflammation aiguë (pouvant aller jusqu'à la formation d'abcès), d'inflammation chronique (cirrhose ou transformation scléro-kystique), ou enfin, de cancer.

C. Symptômes et diagnostic.

Les hernies de l'ovaire peuvent donner lieu à tous les symptômes de l'étranglement interne et entraîner la stérilité si elles sont doubles.

Quand l'ovaire, engagé dans le canal inguinal, est sain, on arrivera généralement au diagnostic, pour peu qu'on y songe, en se rendant compte de la forme, de la sensibilité exquise, toute spéciale, de la tumeur et de ses connexions avec l'utérus, rendues manifestes par le palper combiné.

Quand, au contraire, l'ovaire est malade, ces différents signes peuvent faire défaut et l'erreur devient beaucoup plus facile. Ainsi pourra-t-on confondre l'ovaire scléro-kystique avec une hydrocèle du canal de Nück ou une épiplocèle compliquée d'hydropisie du sac herniaire; l'ovaire cancéreux, avec une tumeur maligne ou des ganglions (Tillaux).

D. Traitement.

Si l'ovaire est réductible et sain, on fait suivre sa réduction de l'application d'une pelote herniaire.

Est-il irréductible, le mieux sera de l'aborder par une incision exploratrice et, s'il est malade, comme il arrive ordinairement, on l'enlèvera après ligature.

2° Hernies de l'utérus.

Les hernies de l'utérus sont encore plus rares que celles des annexes.

A. Étiologie.

Elles peuvent être congénitales ou acquises.

B. Anatomie pathologique.

Parmi ces dernières, les hernies, dites *ombilicales*, sont en réalité des hernies *ventrales:* ce sont les plus fréquentes. Elles proviennent d'éventration avec antéversion consécutive.

Les hernies *inguinale* et *crurale* accompagnent ordinairement les hernies des annexes et de l'intestin.

C. Symptômes et diagnostic.

La hernie de l'utérus doit se reconnaître au déplacement de l'organe et aux caractères propres de la tumeur. Mais on ne l'a guère diagnostiquée qu'à l'état gravide.

D. Traitement.

Le traitement consiste dans la réduction suivie de l'application d'un bandage. Si, au cours de la grossesse, la réduction ne peut se faire, ce qui a généralement lieu, on pratique l'avortement provoqué, si la grossesse est peu avancée, et l'opération de Porro, de préférence à la césarienne, si elle approche du terme.

CHAPITRE III

DÉVIATIONS DE L'UTÉRUS

I. — ANTÉDÉVIATIONS DE L'UTÉRUS

1° Antéversion

A. Étiologie et pathogénie.

L'*antéversion pathologique* est *congénitale* ou *acquise*.

Cette dernière reconnaît ordinairement, comme causes directes : la rétraction des ligaments utérins et surtout des ligaments utéro-sacrés ; la subinvolution puerpérale ; l'augmentation de poids due à la métrite chronique. Elle peut se présenter passagèrement, chez les névropathes, du seul fait de la contracture des ligaments utéro-sacrés. Elle est favorisée par l'aplatissement du bassin, qui élargit la surface d'action de l'effort abdominal.

L'antéversion simple se rencontre surtout chez les femmes jeunes, stériles, ou ne comptant que peu de grossesses.

Nous laisserons de côté les cas complexes de tumeurs ou de tuméfactions, dans lesquels elle ne représente qu'un élément accessoire.

B. Anatomie pathologique.

Il peut y avoir simplement redressement de l'axe de l'organe ; mais ordinairement l'utérus est augmenté de volume et présente les altérations de la métrite chronique.

A l'état de vacuité de la vessie, le fond de l'organe peut descendre jusqu'au-dessous du pubis, tandis que le col regarde directement en arrière vers le sacrum, ou même vers le promontoire, en s'imprimant sur le rectum (fig. 94).

La distension de la vessie corrige en partie cette position, lorsque l'utérus est mobile. Mais on peut trouver les ligaments utéro-sacrés raccourcis, sclérosés, des plaques de paramétrite fixant le col en arrière ou le corps en avant, et des fausses membranes sur le fond et la face postérieure de l'organe.

C. Symptômes et diagnostic.

L'antéversion congénitale peut rester latente jusqu'à la puberté ou jusqu'à l'apparition d'un processus inflammatoire qui la révèle en l'accentuant.

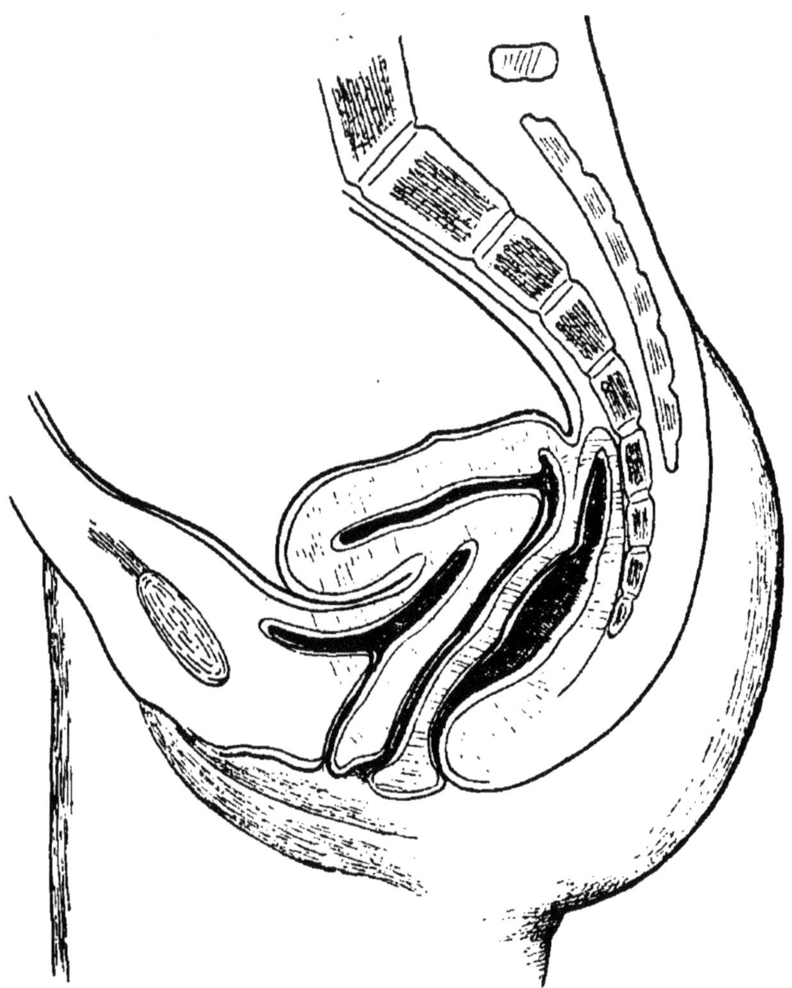

Fig. 94. — Antéversion de l'utérus.

Les symptômes propres à l'antéversion acquise se confondent, en grande partie, avec ceux du processus utérin ou péri-utérin, qui l'ont engendrée. Ce sont, principalement : des phénomènes d'irritation vésicale dus à la pression exercée sur la vessie par le fond de l'utérus, ou à des tiraillements du col vésical (cystalgie, dysurie, pollakiurie, ténesme); de la dyschézie, due à la compression du rectum ou à la paramétrite postérieure ; de la dyspareunie, suivie parfois d'une contraction spasmodique des ligaments postérieurs. Ces phénomènes sont surtout marqués lorsque l'utérus est fixé par des adhérences. Lorsqu'il est très mobile, les malades éprouvent parfois une sensation de ballottement fort pénible. Dans tous les cas, la pression abdominale s'exerçant beaucoup plus activement, il en résulte une pesanteur marquée vers le fondement, pendant la marche.

L'antéversion se reconnait facilement par le palper combiné. Le doigt, introduit dans le cul-de-sac vaginal antérieur, y rencontre la face correspondante de l'organe qu'il suit d'avant en arrière jusqu'à l'orifice du col ; en même temps, la main qui palpe perçoit l'abaissement du fond de l'organe derrière le pubis et peut atteindre une bonne partie de sa face postérieure.

En combinant ce mode d'exploration au toucher rectal, au cathétérisme, au redressement manuel ou instrumental, on se rendra compte si l'antéversion est compliquée de métrite, de flexion, de fibrome de la paroi postérieure, d'exsudats para ou péri-métritiques.

D. Pronostic.

L'antéversion en soi n'est pas grave. Son pronostic dépend, en plus grande partie, des lésions qui l'engendrent et de leur curabilité.

E. Traitement.

On devra s'adresser tout d'abord aux lésions utérines ou périutérines qui peuvent coexister.

En même temps, on procurera quelque soulagement aux malades en immobilisant l'intestin et l'utérus à l'aide d'une ceinture hypogastrique à pelote médiane.

Les *pessaires à antéversion* agissent, soit en soulevant l'utérus (anneau élastique de Dumontpallier), soit en repoussant le col en avant (tampon placé dans le cul-de-sac postérieur, en arrière du col), ou, tout à la fois, en attirant le col en avant et en remontant le corps (pessaire en berceau de Graily Hewitt, pessaire à antéversion de Gehrung, à boucle mobile, à coupe ouverte ou à coupe close de G. Thomas, etc.). Mais ces appareils sont ordinairement mal supportés et ne sont guère employés en France.

Les opérations de Sims, Simon, Hermann, sont à peu près abandonnées. Peut-être pourrait-on recourir à celle qu'a proposée Nicolétis, pour la rétroversion, en la pratiquant en sens inverse,

2° Antéflexion.

Étiologie et pathogénie.

L'antéflexion s'observe plus particulièrement chez des femmes jeunes, nullipares et nerveuses.

Elle est souvent d'origine *congénitale :* en ce cas, elle résulte d'un vice de développement qui modifie les rapports normaux du corps et du col et coïncide le plus souvent avec l'*infantilisme* de l'organe.

L'*antéflexion acquise* reconnait pour causes ordinaires : l'irrégularité de l'involution puerpérale, par le fait du séjour de débris infectés sur la paroi postérieure de l'utérus (Martin) ; la métrite, qui ramollit le tissu de l'organe, particulièrement au niveau de l'isthme, si riche en vaisseaux ; enfin, l'inflammation péri-utérine qui imprime à l'utérus son attitude vicieuse et l'y maintient.

Anatomie pathologique.

L'axe du corps forme avec celui du col un angle plus aigu qu'à l'état normal. Le fond de l'organe est derrière le pubis, déprimant la vessie qui, cependant, en raison de la laxité du tissu cellulaire, ne s'insinue pas jusqu'au sommet de l'angle ; quelquefois même, elle se développe en avant de l'utérus qui se loge dans le cul-de-sac vésico-utérin.

L'antéflexion peut se combiner à l'*antéversion*, à la *rétroversion* et à la *rétroposition*.

Dans l'*antéflexion simple*, le col regarde l'ouverture du vagin, ou bien un peu plus en avant ou en arrière (fig. 95).

G. Thomas distingue trois variétés de flexions : *flexion du corps, flexion du col, flexion du corps et du col l'un sur l'autre*. Nous croyons que la *flexion du col* se confond avec l'éversion traumatique de la lèvre antérieure et qu'elle peut coïncider avec l'antéflexion vraie, sans en être une variété.

Nous avons déjà eu l'occasion d'exposer les caractères de l'*antéflexion congénitale* (liv. III, chap. I, et liv. VI, chap. III).

Dans les *formes acquises*, les lésions sont celles de la métrite et prédominent au niveau même de la coudure : c'est sur ce point que les fongosités de la muqueuse sont le plus épaisses, et il s'y forme peu à peu un tissu de sclérose qui rend la déformation irréductible.

Contrairement aux vues des anciens auteurs, les lésions péri-utérines, quand elles existent, semblent constituées plus souvent

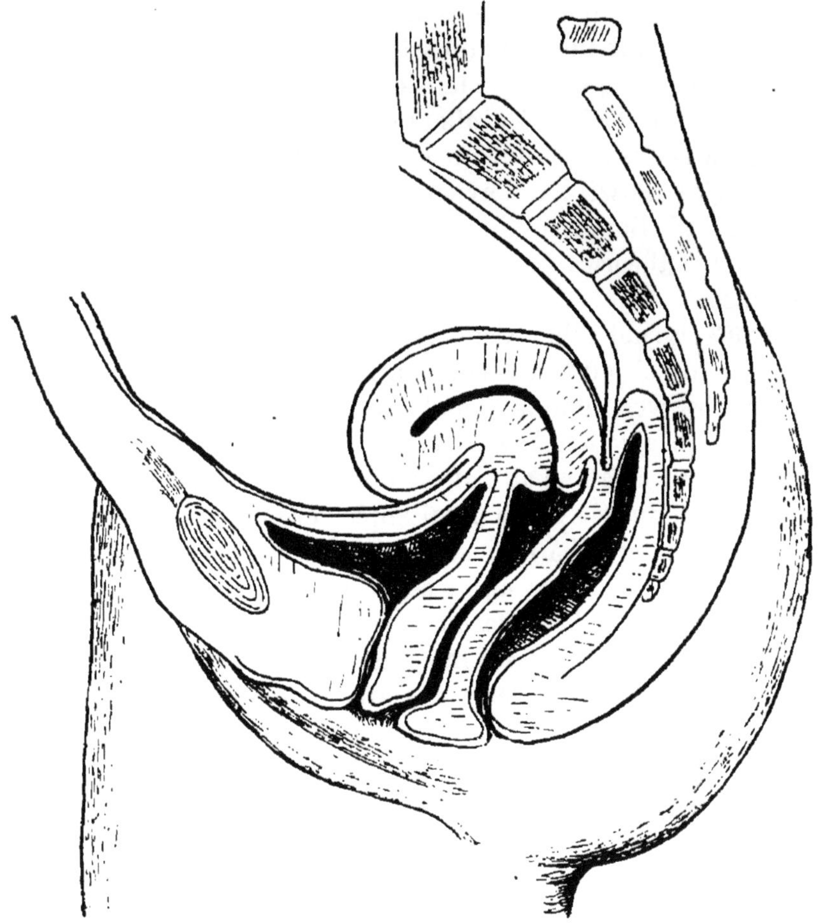

Fig. 95. — Antéflexion de l'utérus.

par des brides péritonéales que par la paramétrite postérieure avec rétraction des ligaments utéro-sacrés.

Symptômes et diagnostic.

Dans l'antéflexion congénitale, l'établissement de la menstruation est souvent tardif et interrompu, pendant plusieurs mois ou plusieurs années, par des périodes plus ou moins longues d'aménorrhée. Les douleurs menstruelles sont caractéristiques : ce sont des *coliques utérines paroxystiques*, analogues à celles du début de l'accouchement, s'irradiant parfois aux reins et aux cuisses, commençant dès avant l'apparition de l'écoulement, s'atténuant alors, mais persistant souvent aussi pendant toute sa durée. L'écoulement lui-même est souvent irrégulier et comme intermittent.

On a attribué ces phénomènes à l'obstacle mécanique apporté par la coudure et aux efforts du muscle, qui se contracte en amont de l'obstacle (Sims, Simpson) ; à la tension vasculaire due à la plicature des vaisseaux (Fritsch) ; à l'inflammation utérine et péri-utérine (Schultze) ; à l'effusion de quelques gouttes de sang dans le cul-de-sac de Douglas (Pozzi) ; à l'hypertrophie de la muqueuse et du parenchyme (M. Duncan).

Ces diverses théories ont toutes leur raison d'être, suivant les circonstances.

La *stérilité*, quand elle existe, est imputable à la déformation, au catarrhe du col, ou aux lésions annexielles.

On peut observer, comme dans l'antéversion et pour les mêmes causes: la *dysurie*, la *dyschésie* et la *dysparcunie*.

Par le *toucher*, combiné au *palper*, on trouve le col dans l'axe du vagin, ou bien, dirigé vers la paroi antérieure ou postérieure, suivant la part qu'il prend à la flexion. Celle-ci se dessine sous forme d'un angle plus ou moins aigu, séparant le col du corps qui est infléchi, derrière le pubis, à la manière d'une *crosse de pistolet*.

Le cathétérisme fournit les moyens d'apprécier le degré de la sténose et la réductibilité de la déviation. Combiné au palper, il permettra de conclure à la présence ou à l'absence d'un fibrome interstitiel ou sous-péritonéal de la paroi antérieure, qui peut donner le change pour la flexion, ou coexister avec elle, sur l'une ou l'autre des deux parois.

L'exploration devra également porter sur le cul-de-sac de Douglas, sur les ligaments et les annexes, et révélera, s'il y a lieu, les lésions péri-utérines, qui doivent être traitées avant la déviation.

Signalons enfin, pour mémoire, l'erreur classique de Levret, qui prit pour une antéflexion, un gros calcul vésical.

Pronostic.

Il est subordonné au degré de sténose du conduit cervico-utérin ; aux conditions étiologiques de la flexion et surtout à l'ancienneté des lésions parenchymateuses, s'il s'agit de flexion acquise ; enfin, aux lésions associées.

D'après Freund, l'antéflexion peut être une cause, sinon déterminante, au moins prédisposante à la rétention du délivre, et explique les cas dans lesquels les tractions intempestives sur le cordon, le seigle ergoté, etc., n'étant pas en cause, on observe, chez la même femme et à chaque accouchement, une coarctation de l'anneau musculaire de contraction sur l'arrière-faix. Immédiatement après la délivrance, l'utérus reviendait à son degré antérieur d'antéflexion.

Traitement.

Dans le cas d'antéflexion congénitale avec sténose et troubles menstruels, le traitement général, tonique et antispasmodique, est utile. Localement, les injections chaudes, la dilatation progressive et répétée, l'électrolyse négative, suffisent souvent à régulariser les règles.

Chez les femmes mariées et stériles, la *discision*, l'*amputation biconique du col*, la *stomatoplastie*, complètent l'action des moyens précédents.

Dans les formes acquises, il y a toujours un certain degré de métrite du corps et surtout du col. Les dilatations répétées, à la laminaire et à l'éponge, le curettage, ou simplement l'électrolyse négative, à la dose de 50 milliampères, combinés, s'il y a lieu, aux opérations plastiques sus-énoncées, constituent l'ensemble du traitement.

On a pratiqué aussi la *discision de l'orifice interne*, l'incision longitudinale de la lèvre postérieure du col (Sims) ; l'excision partielle ou totale de cette même lèvre ; l'incision de l'éperon antérieur, combinée à celle de la lèvre postérieure. Thiriar a tout dernièrement conseillé d'aviver, après laparotomie, la face péritonéale de l'éperon et de le redresser par une suture (*cunéihystérotomie*).

Nous ne savons quel sort est réservé à cette opération, qui a été pratiquée une fois avec succès par son auteur ; quant à l'opération de Sims et aux opérations similaires, elles sont actuellement abandonnées, comme étant d'un emploi illusoire ou dangereux.

Pour maintenir les résultats de la dilatation ou de la discision, on aura recours, si on le juge utile, à la tige de verre d'Emmet ou à la tige métallique de Lefour. Cette dernière est cannelée, pour faciliter l'écoulement des sécrétions, et présente, à sa base, de petits trous qui permettent de la fixer au col par des crins de Florence. C'est, en somme, une sorte de pessaire intra-utérin, supérieur, au point de vue de la fixation et de l'antisepsie, à ceux que l'on conseillait naguère.

Les *pessaires vaginaux*, analogues à ceux déjà signalés pour l'antéversion, sont passibles des mêmes reproches.

II. — RÉTRODÉVIATIONS DE L'UTÉRUS

(RÉTROVERSION ET RÉTROFLEXION)

La *rétroversion* et la *rétroflexion* peuvent s'observer isolément, la première surtout. Mais comme leur étude offre de nombreux points de contact, il y a grand intérêt à ne pas la scinder.

Les *rétrodéviations* figurent en bloc pour 15 à 20 p. 100 des cas gynécologiques.

Pathogénie.

Elles sont plus rarement congénitales (3 p. 100) que les antédéviations et s'observent de préférence après une ou plusieurs grossesses.

Nous avons vu comment, à un moment donné de l'évolution du prolapsus, la matrice, du fait seul de son redressement, a tendance à se renverser en arrière. Si l'organe est résistant et libre d'adhérences, il se dévie en totalité, en conservant son antécourbure physiologique (*rétroversion pure*). Mais souvent, du fait même des troubles circulatoires et trophiques qui commandent la déviation, sa consistance est diminuée, particulièrement au niveau de l'isthme, point le plus vasculaire et le plus faible ; dans ces conditions, il s'infléchit dans le sens de la pression qu'il supporte (*rétroversoflexion*).

Si le ramollissement de l'utérus l'emporte tout d'abord sur le relâchement de ses moyens de fixité, on comprend que la flexion puisse être le temps initial de la double déviation et même qu'elle puisse avoir lieu en avant au lieu de se produire en arrière.

Dans un deuxième ordre de faits, la rétrodéviation n'est que la conséquence de l'inflammation péri-utérine. Mais, à un moment donné, après guérison ou amendement des lésions annexielles, elle pourra dominer la scène, constituant, en elle-même, une affection pénible et rebelle.

La rétrodéviation peut encore dépendre d'une tumeur.

Enfin, qu'un traumatisme vienne à surprendre l'organe dans l'*état de distension de la vessie*, il le fléchira en le renversant brusquement en arrière. Cette *rétrodéviation aiguë* peut se produire à tout âge, même chez les jeunes filles ; mais, on l'observe de préférence à une époque voisine de l'accouchement.

Ainsi donc, au point de vue pathogénique, les *rétrodéviations* se rangent sous quatre chefs principaux : 1° *Rétrodéviations congénitales.*

— 2° *Rétrodéviations par relâchement du tissu utérin et de ses moyens de fixité.* — 3° *Rétrodéviations secondaires à une inflammation ou à une tumeur pelvienne.* — 4° *Rétrodéviations traumatiques.*

Étiologie.

1° Les rétrodéviations *congénitales* sont associées à l'infantilisme utérin ou à la brièveté excessive de la paroi antérieure du vagin.

2° Les rétrodéviations *traumatiques* sont facilitées par le lymphatisme, l'anémie, l'amaigrissement, en un mot, par toutes les causes d'affaiblissement général ; par la subinvolution, par l'usage de corsets défectueux, de ceintures mal faites ou conseillées à tort, par la rareté des mictions, etc.

Elles sont ordinairement déterminées par un coup, une chute sur le bas-ventre ou le siège, certains exercices gymnastiques (saut, équitation), un effort brusque.

3° Les causes susceptibles de relâcher le tissu utérin et ses moyens de fixité, ont déjà été énumérées à propos du prolapsus.

4° Toutes les variétés d'*ovaro-salpingite* et de *pelvi-péritonite* peuvent entrainer mécaniquement l'utérus dans le cul-de-sac de Douglas et l'y maintenir fixé par un travail d'adhérences.

Dans la *paramétrite postérieure*, les ligaments utéro-sacrés, d'abord rétractés, fixent le col en arrière et si, par ailleurs, les conditions sont favorables, c'est une *rétroflexion* qui se produira. Plus tard, le relâchement de ces mêmes ligaments entrainera la rétroversion.

La *paramétrite antérieure*, l'atrophie sénile et certaines cicatrices vicieuses du vagin, agissent dans ce dernier sens en fixant le col en avant. Enfin, le fond de l'utérus pourrait être attiré en arrière et en dehors par des trainées cicatricielles sur le trajet de l'artère ovarienne (*paramétrite supérieure* de Ziegensprak).

5° On conçoit facilement l'action que peuvent avoir les fibromes de la paroi postérieure et les diverses tumeurs du bassin.

Anatomie pathologique.

Dans la *rétroversion* (fig. 96), le fond de l'organe est dirigé vers le promontoire, ou même plus bas, jusqu'à reposer au fond du cul-de-sac de Douglas ; le col, au contraire, est reporté en avant, vers la symphyse, et refoule la paroi antérieure du vagin. Dans les cas extrêmes, le renversement est complet et le corps vient se loger, en le dédoublant, dans l'interstice de la cloison recto-vaginale, le col regardant directement en haut.

Le tissu utérin est mou ou rigide suivant la forme de métrite coexistante. C'est au fond de l'organe que les lésions muqueuses sont le plus accentuées. En ce même point, le parenchyme est parfois singulièrement ramolli ou présente des nouures fibreuses ou œdémateuses qui peuvent égarer le diagnostic.

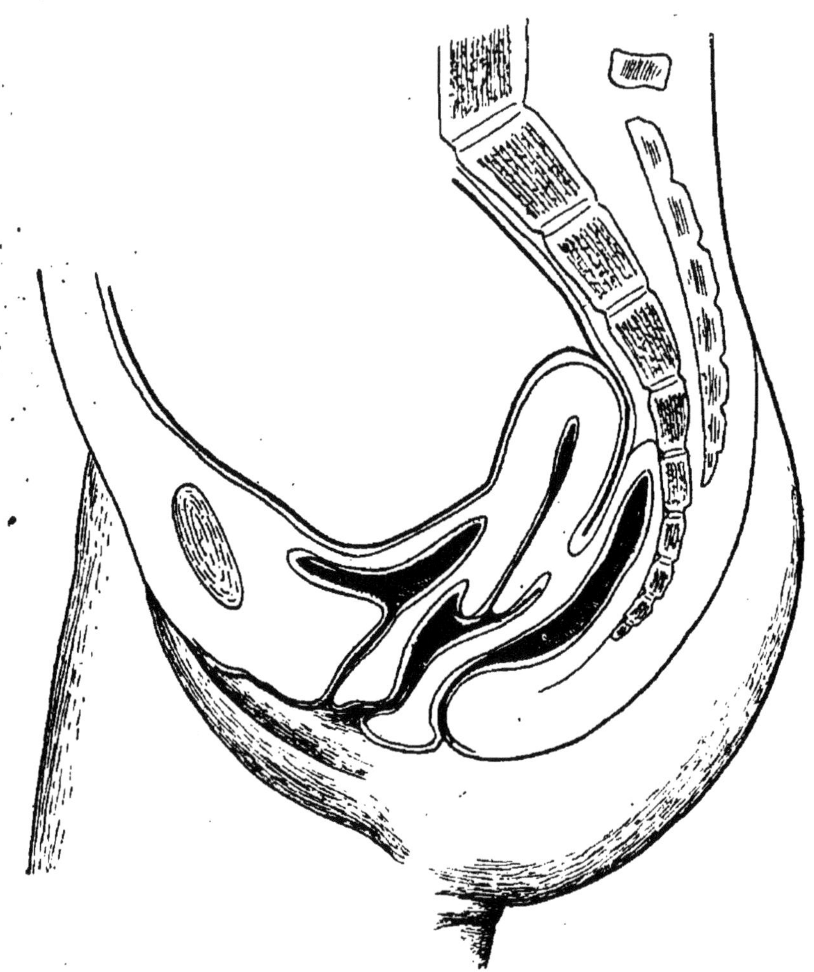

Fig. 96. — Rétroversion au 1er degré.

Dans les cas simples, les lésions de voisinage se résument dans l'allongement des ligaments ronds et utéro-sacrés et dans la torsion des ligaments larges.

Il y a souvent un certain degré de prolapsus total dans lequel la colpocèle postérieure est très apparente, tandis que la colpocèle antérieure ne se manifeste qu'après redressement de la déviation.

Dans la *rétroflexion* (fig. 97), le corps de l'utérus est aussi plus ou moins renversé dans le cul-de-sac de Douglas ; mais le col reste dans l'axe du vagin ou même regarde directement en arrière. Ses lèvres sont tuméfiées et la postérieure est souvent plus développée que l'autre.

Les parois de l'utérus sont d'épaisseur inégale, comme dans l'an-

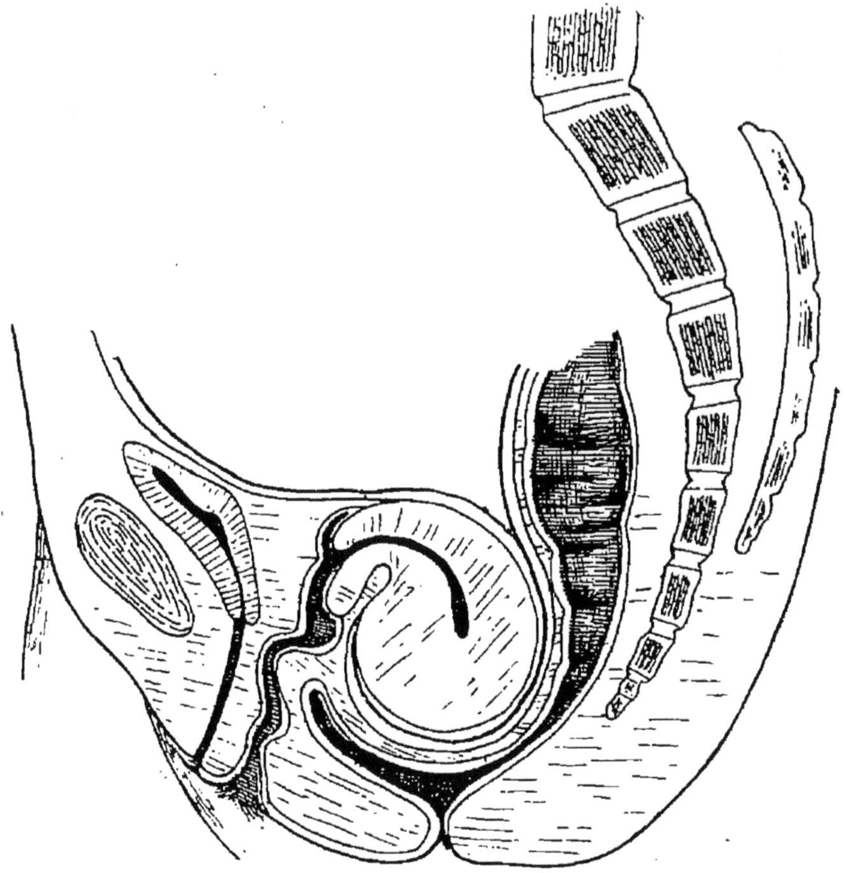

Fig. 97. — Rétroflexion.

téflexion : c'est le plus souvent l'antérieure qui est atrophiée, bien que Fritsch ait observé le contraire.

L'angle de flexion est plus ou moins aigu, fermé parfois au point de produire l'obstruction complète et l'hydrométrie, chez les vieilles femmes.

Les altérations histologiques sont d'ailleurs les mêmes que dans l'antéflexion.

Les lésions de voisinage sont variables : en dehors des ovaro-salpingites, ce sont surtout des adhérences étendues du fond et de l'une des faces de l'organe à la paroi correspondante du cul-de-sac de Douglas, des traînées paramétriques fixant le col en avant ou en arrière, des cicatrices vaginales, etc.

Symptômes.

A. **Symptômes subjectifs et fonctionnels.** — 1° Un bon nombre de rétrodéviations, mobiles et non compliquées de prolapsus, ne déterminent aucun symptôme.

2° Les rétrodéviations *congénitales* ne se manifestent souvent qu'à l'époque de la puberté, par la dysménorrhée et l'exagération du flux menstruel.

On les rencontre aussi, comme les antédéviations, chez les jeunes femmes qui viennent consulter pour la stérilité.

3° La *rétrodéviation aiguë, traumatique*, se produit brusquement, aussitôt après l'intervention de la cause. Elle s'accuse par une douleur vive, syncopale, imputable à la brusque distension des plexus utéro-ovariens (Tillaux), et qui disparaît d'ordinaire aussitôt après le redressement. Cette douleur s'accompagne d'un besoin de pousser, de ténesme rectal et vésical, parfois de vomissements et d'hémorrhagie abondante, si le déplacement survient à une époque rapprochée de la parturition.

4° La rétrodéviation *chronique* et *réductible* s'établit progressivement et n'attire l'attention que plusieurs semaines après son début.

Son symptôme le plus précoce et le plus constant consiste en une *douleur sacrée*, continue ou intermittente, exagérée par toutes les causes de congestion et notamment par la menstruation. A cette douleur se joint une *sensation de pesanteur*, de *pression* sur le fondement; des *troubles vésicaux* (*dysurie, pollakiurie, strangurie*, etc.), dus aux tiraillements exercés sur le col vésical; de la *dyschésie*.

La *constipation* est la règle, et semble due, non pas tant à la compression du rectum, qu'à sa parésie réflexe.

Les rétroversions instables peuvent gêner beaucoup les malades, pour peu qu'elles soient nerveuses, du fait seul de l'extrême mobilité de l'organe.

Enfin, on peut constater, au toucher du fond de l'utérus et sans qu'il y ait inflammation périphérique, un certain degré de sensibilité, qui disparaîtrait après le redressement (Munde).

La *métrite*, si elle n'existait déjà, finit généralement par se développer à la faveur des troubles circulatoires, qui suffisent, en tout cas, pour expliquer l'hypertrophie fréquente de la muqueuse, source d'hémorrhagies menstruelles et intermenstruelles, entrecoupées de suintements sanguins, à l'occasion de fatigues ou du coït.

La *dysménorrhée*, beaucoup moins fréquente que dans l'antéflexion, s'explique par la position déclive et, mieux encore, par la coudure de l'organe, quand elle existe.

La *stérilité* n'est pas constante. Elle est plus fréquente dans la rétroflexion que dans la rétroversion pure, dans la forme congénitale que dans les formes acquises.

5° Quand la rétrodéviation est due à l'*inflammation péri-utérine*, tous ces symptômes se confondent avec ceux de l'affection génératrice et dominante.

Les symptômes *généraux et éloignés* des rétrodéviations sont identiques à ceux du prolapsus.

Si la grossesse survient dans un utérus rétroversé ou rétrofléchi, diverses éventualités peuvent se produire : ou bien le déplacement se corrige de lui-même, et la grossesse évolue d'une façon normale ; ou bien il survient des accidents d'incarcération se traduisant : du côté du rectum, par du ténesme, de la constipation ou même de l'obstruction ; du côté de la vessie, par de la dysurie à laquelle succède la rétention ou la fausse incontinence ; du côté du périnée et des membres inférieurs, par l'œdème ; enfin il peut survenir des vomissements *incoercibles* et l'état de la malade devient vite alarmant.

Si on intervient à temps, ces accidents cessent après réduction de l'utérus ; sinon, le plus souvent, la malade avorte. On a vu parfois survenir le sphacèle de l'utérus, de la vessie, du rectum, avec toutes ses conséquences ; l'urémie, par compression ; la rupture du péritoine, etc. (Treub).

B. **Signes physiques**. — Dans la *rétroversion pure*, on trouve, par le palper combiné, le col dirigé en haut et en avant et, le corps, en bas et en arrière. Le doigt vaginal, poussé dans cette direction, peut arriver à sentir, sur la face postérieure de l'utérus, une saillie longitudinale caractéristique : la *crête médiane* (Le Dentu et Pichevin).

D'autre part, la main hypogastrique ne trouve pas le fond de l'organe à sa place normale. Le toucher rectal est d'un précieux secours lorsque les parois abdominales sont épaisses ou résistantes.

S'il y a, *en même temps*, *rétroflexion*, le col est encore dévié en haut et en avant, mais le corps, renversé dans le cul-de-sac, en est séparé par un sillon plus ou moins accusé.

Dans la *rétroflexion pure*, le col est dans l'axe du vagin ou même dirigé en bas et en arrière ; mais, alors, le pli de flexion est très profond et le doigt perçoit la saillie globuleuse que forme le corps dans le cul-de-sac postérieur.

Diagnostic.

Le cathétérisme, le palper associé au toucher vaginal ou rectal, à l'abaissement du col, et, au besoin, l'anesthésie, feront distinguer la rétrodéviatiou d'un *fibrome de la paroi postérieure*, d'une *tuméfaction* ou *tumeur des annexes*, d'une *hématocèle*, d'une *entérocèle adhérente*, de noyaux de *paramétrite*, d'une *antéflexion* très aiguë ou, encore, de *scybales* accumulées dans le rectum.

L'âge et l'histoire génitale de la malade, l'examen complet du vagin, de l'utérus et du bassin, permettront d'établir si la déviation est congénitale ou acquise ; si elle est liée au prolapsus utéro-vaginal, ou à des adhérences vaginales ou pelviennes.

Au point de vue de la *réductibilité*, on peut diviser les rétrodéviations : en *mobiles*, *résistantes* et *irréductibles*.

Les premières se redressent par la simple pression du doigt sur la face antérieure du col, à laquelle vient se joindre, à un moment donné, l'action de la main abdominale.

La position génu-pectorale, seule ou combinée au toucher vaginal ou rectal, à la traction du col, peut donner le même résultat. Mais il est bien plus simple de recourir à l'hystéromètre.

Dans le cas de rétroversion *résistante*, si, pendant les manœuvres de réduction manuelle, instrumentale ou digitale, on explore soigneusement les culs-de-sac, on se rendra compte que la résistance vient, soit d'adhérences intra-péritonéales, larges ou funiculaires, extensibles, qui unissent l'utérus au rectum, aux parois du bassin, aux annexes prolabées ; soit à des rétractions ligamentaires ou à des trainées cicatricielles, sous-séreuses, qui retiennent le col. Schultze fait observer que la réduction est surtout entravée par les obstacles de la première catégorie, tandis que les autres ne s'opposent guère qu'à son maintien et constituent plutôt une *variété de rétrodéviation mobile*. Cette remarque parait très juste, sauf peut-être en ce qui concerne les rétractions ligamentaires auxquelles nous serions portés à attribuer une bonne part des rétroversions *résistantes, mais réductibles* sans rupture d'adhérences, grâce à l'action répétée des redresseurs, des tentes, du tamponnement, du massage.

Les difficultés de la réduction peuvent tenir à l'enclavement de l'utérus entre les ligaments utéro-sacrés rétractés : en ce cas, on aura recours à une pression continue, exercée de bas en haut, sur le fond de l'organe.

On se défiera des *fausses réductions*, qui consistent dans l'allongement de la paroi antérieure de l'utérus, sur la sonde, alors que la postérieure reste fixée; ou encore, dans l'entraînement, en masse, de l'utérus et du rectum adhérents l'un à l'autre.

Il ne faut jamais exercer de violences dans les tentatives de réduction : lorsqu'elles ont échoué plusieurs fois, même avec l'appoint de la dilatation progressive de l'utérus et du tamponnement méthodique du vagin, il faut en conclure que la rétrodéviation est *irréductible*, qu'elle est due à des adhérences intra-péritonéales solides, et instituer le traitement en conséquence.

Pronostic.

Les rétrodéviations simples et *réductibles* n'occasionnent ordinairement de malaises accentués que chez les nerveuses, et ne sont incompatibles ni avec la conception, ni avec la grossesse normale.

Les rétrodéviations, compliquées d'inflammation utérine ou péri-utérine, sont très mal supportées et exposent à l'avortement et à l'enclavement de l'utérus gravide.

Les rétrodéviations *traumatiques* cèdent facilement, et d'une façon définitive, si elles sont traitées à temps.

Les rétrodéviations *congénitales* sont beaucoup plus rebelles.

D'une manière générale, le pronostic dépend surtout de la réductibilité du déplacement et la *rétroversion pure* a moins d'importance que la *rétroflexion*.

Traitement.

Convient-il de traiter les rétrodéviations *silencieuses?* Nous pensons qu'il vaut mieux abandonner à eux-mêmes les cas *anciens* et instituer, pour les cas *récents*, sur les bases que nous indiquerons plus loin, des soins préventifs, destinés à en arrêter la marche.

Quant au traitement des rétrodéviations *mal supportées*, il variera, suivant qu'elles sont simples ou compliquées, et suivant la nature des complications.

Mais il comportera toujours deux éléments distincts : *réduction de la déviation* et *maintien de la réduction*.

A. **Rétrodéviation simple**. — La *dilatation* prolongée et répétée, s'il y a flexion, des séances de *redressement manuel* ou *instrumental*, la *réduction spontanée par la position génu-pectorale*, suffisent parfois, dans des cas récents de rétrodéviation traumatique ou par subinvolution. On y joindra le repos, les injections chaudes, les bains salés, le tamponnement vaginal.

Si ces moyens échouent, on aura recours aux pessaires, ou à l'intervention chirurgicale.

Les *pessaires*, employés pour la rétrodéviation, sont tous basés sur le modèle primitif de Hodge ; ils consistent en un double levier dont le postérieur, plus long, prend appui dans le cul-de-sac vaginal postérieur, et l'antérieur, plus court, sur le pubis. Le pessaire de Smith, plus allongé que celui de Hodge, convient aux vagins longs et résistants. Le pessaire d'Emmet, moins courbé que celui de Smith, le pessaire à bulbe postérieur de Thomas, ont pour but d'éviter la rétroflexion de l'utérus sur l'appareil. Le pessaire *en traîneau* est applicable à la rétroversion compliquée de prolapsus, avec relâchement considérable de la paroi vaginale antérieure (Schultze). Le pessaire en 8 conviendrait à la majorité des cas (Schultze) (voir 2me partie).

Dans les conditions spéciales où nous nous plaçons (absence de complications d'aucune sorte : vagin non affaissé, périnée suffisant, etc.), un bon pessaire peut suffire ; mais si la malade est jeune, mieux vaut lui proposer le *raccourcissement des ligaments ronds* (Alexander, Adams, Trélat, Doléris, Segond, Terrillon, Pozzi, Schwartz, Mundé, Zeiss, Kustner, etc., etc.). Les opérations qui comportent la laparatomie, comme premier temps, ne nous semblent pas justifiées en pareil cas.

Nous citerons, seulement pour mémoire, les procédés suivants :

Cautérisation de la paroi vaginale du côté opposé à la déviation (Amussat, Courty), procédé dangereux, infidèle et suranné.

Vagino-fixation du col, sans amputation (Richelot père, Bossi).

Raccourcissement de la paroi antérieure du vagin.

Fixation du fond de l'utérus au cul-de-sac vésico-utérin (Schucking, Sänger).

B. Rétrodéviations compliquées. — 1° Rétrodéviation compliquée de métrite. — La métrite, à des degrés divers, complique le plus souvent la rétrodéviation et peut même occuper le premier plan. Dans ce cas on pourra se contenter, provisoirement, du curettage, avec ou sans amputation du col, ou le faire suivre immédiatement de l'intervention indiquée pour la déviation.

2° Rétrodéviation compliquée du prolapsus. — Dans les déplacements légers, le massage et les moyens orthopédiques ont donné des succès et peuvent être essayés.

Mais s'il y a effondrement prononcé des organes pelviens, avec large déchirure du périnée, l'emploi des moyens précédents est absolument illusoire.

Aux lésions complexes dont la rétrodéviation fait intimement partie, il faut opposer des opérations multiples : opération d'Alexander ou hystéropexie, colporraphie, etc. Nous avons déjà insisté, à propos du prolapsus, sur ces notions, dont nous sommes particulièrement redevables à Doléris.

Les divers procédés d'*hystéropexie abdominale, sans ouverture du péritoine* (M. Sims, Caneva, etc.), sont infidèles ou dangereux.

Le *raccourcissement intra-abdominal des ligaments ronds, larges, utéro-sacrés* et la *colpo-hystéropexie pelvienne postérieure de Freund* ne sont que de simples tentatives opératoires, dignes d'intérêt.

3° Rétrodéviation compliquée d'adhérences péritonéales ou de tractus sous-séreux. — a. *Rétrodéviation résistante.* — Dans le cas de *rétrodéviation résistante*, le redressement s'obtiendra en combinant la dilatation prolongée par les tentes, avec le tamponnement vaginal, les injections intra-utérines chaudes, les manœuvres instrumentales et le massage, qui seront pratiqués à chaque changement de laminaire ou d'éponge. Schultze insiste beaucoup sur les bons résultats que lui donne l'emploi combiné du massage et des moyens de contention. Il masse sur les tampons et les pessaires, et même sur les tiges intra-utérines (en ivoire ou en celluloïde), qu'il applique en même temps que le pessaire en 8, dans la rétroflexion récidivante.

La *destruction indirecte des adhérences*, d'après le procédé du même auteur, est assez aveugle, risque de réveiller des foyers inflammatoires et de provoquer des hémorrhagies internes. Bien que l'auteur affirme n'avoir jamais observé de faits semblables, nous n'hésitons pas à préférer la *libération directe après laparotomie.*

La *trachélorraphie d'Emmet* ou la *résection cervicale de Schröder*, suffisent parfois à faire disparaître les traînées cicatricielles latérales, provenant de la déchirure du col. Pour obtenir directement ce résultat, Martin enfonce, de dehors et en dedans et le long du col, un couteau pointu, à deux tranchants, qu'il promène assez haut et assez profondément.

Dans le cas de *brièveté infantile de la paroi vaginale antérieure*, Skutsch incise transversalement cette paroi, écarte les lèvres de la plaie produite, et les réunit par des sutures transversales qui déterminent un allongement de la paroi.

La rétrodéviation résistante étant devenue mobile, est traitée comme telle. C'est ainsi, qu'à l'exemple de Doléris, nous avons pu obtenir des résultats satisfaisants en pareil cas, en combinant l'Alexander aux opérations vagino-périnéales.

b. *Rétrodéviation irréductible.* — Il faut ici recourir à la *laparotomie*, suivie de la simple destruction des adhérences, ou de l'ablation des annexes malades, ce qui peut suffire à guérir le déplacement en supprimant ses causes. Si on en juge autrement, et il doit en être ainsi dans *le cas de rétraction prononcée des ligaments*, on fera l'hystéropexie.

Quant à l'*hystérectomie vaginale*, elle ne peut être justifiée que par des lésions surajoutées ou l'âge avancé de la malade. Encore, dans le premier cas, devra-t-on s'en tenir, autant que possible, à l'*élythrotomie postérieure* que Schultze, Boisleux, emploient d'une façon systématique et, dans le second, joindre à l'opération radicale une *large résection du vagin*, voire même la *périnéorraphie*.

LIVRE IX

TUMEURS

CHAPITRE PREMIER

TUMEURS DE LA VULVE

I. — ESTHIOMÈNE

Sous la dénomination d'*esthiomène* (εσθιογμηνος, de ἐσθίειν, manger), on a compris un certain nombre d'affections, aujourd'hui bien différenciées : *tuberculose* surtout, mais aussi *syphilis*, *cancer*, *éléphantiasis lépreux* ou *parasitaire* (*filariose*), qui ont pour caractères communs la tendance à l'ulcération, au sclérème et à l'hyperplasie des tissus. Ce terme, qui couvrait, en somme, une description tout à fait artificielle, ne mérite pas d'être conservé, même dans le sens restreint de *tuberculose vulvaire* (Fournier, Besnier, Barthélemy, Deschamps).

II. — CANCER

Le *cancer primitif* de la vulve est rare. Le *cancer secondaire*, à point de départ utérin, vaginal, vésical ou anal, est plus fréquent.

Le *sarcome* est très rare. On connait quatre cas seulement de sa variété *mélanique*.

Il existe environ 1 *épithéliome* de la vulve pour 35 à 40 de l'utérus ; 1 pour 100 des cancers de la femme (Gurtl). Maurel, dans sa thèse de 1888, en a rapporté 35 exemples.

Succédant, dans le quart des cas environ, au *psoriasis*, qui mêle ses lésions aux siennes, l'épithéliome primitif de la vulve débute ordinairement dans le sillon nympho-labial, dans le clitoris ou au pourtour du méat. D'après les auteurs, il se manifesterait d'abord par un simple prurit ; mais ce prurit se rattache, en réalité, au psoriasis préexistant.

L'ulcération, une fois constituée, a les caractères d'une perte de substance à base indurée, d'aspect variable, tantôt à peu près lisse, tantôt anfractueuse et bourgeonnante, à marche envahissante, s'accompagnant d'écoulements fétides et, bientôt, d'engorgement des ganglions inguinaux et de cachexie. Les hémorrhagies sont rares.

Le terme fatal arrive en deux ou trois ans.

Le traitement consiste dans l'extirpation, aussi complète que possible, s'il n'y a pas encore engorgement ganglionnaire prononcé, et, dans le cas contraire, en de simples pratiques d'asepsie relative, jointes au traitement analgésique.

III. — TUMEURS VASCULAIRES DU MÉAT

Pathogénie et anatomie pathologique.

Pozzi a tiré, de ses études sur l'*hymen uréthral*, une théorie de l'origine générale des *tumeurs vasculaires du méat* aussi séduisante que plausible.

Nous savons déjà (voy. liv. III) qu'il existe, pendant la période embryonnaire, autour du méat, une bride vasculaire (*hymen uréthral*) qui, avec l'*hymen vrai* et la *bride masculine*, forme l'*appareil hyménal* (Pozzi). Cet appareil constitue, avec le bulbe du vagin, un ensemble organique qui représente le corps spongieux chez l'homme. Or, la connaissance de l'*hymen uréthral*, sorte de vestige embryonnaire d'une portion du corps spongieux de l'homme, explique : 1° la fréquence relative et la genèse des tumeurs vasculaires du méat chez la femme ; 2° l'identité histologique des plus fréquentes de ces tumeurs, les *polypes vasculaires :* ils résultent d'une sorte d'*hypertrophie partielle* du débris embryonnaire en question, ou de l'*hypertrophie totale* de ce même appareil, qui porte communément le nom d'*hypertrophie du méat.*

Il y a cependant lieu de se demander si l'hypertrophie du méat est bien distincte du simple *prolapsus de la muqueuse uréthrale*, dont la vascularité est extrême (Ruge et Veit), ou si, du moins, elle ne coïncide pas avec lui.

Nous avons eu l'occasion d'extirper une tumeur de ce genre. Elle se présentait sous forme d'une masse bosselée, rougeâtre, excoriée, suspendue immédiatement au-dessus du tubercule antérieur du vagin et divisée, par une fente transversale et sinueuse, en deux lèvres, dont la postérieure était beaucoup plus longue et plus épaisse. En introduisant une sonde dans la fente (fig. 98), on pouvait se rendre compte de sa continuité directe avec le canal de l'urèthre, parfaitement libre d'ailleurs, jusqu'à la vessie.

A l'examen histologique (fig. 99), on trouvait, au-dessous du revê-

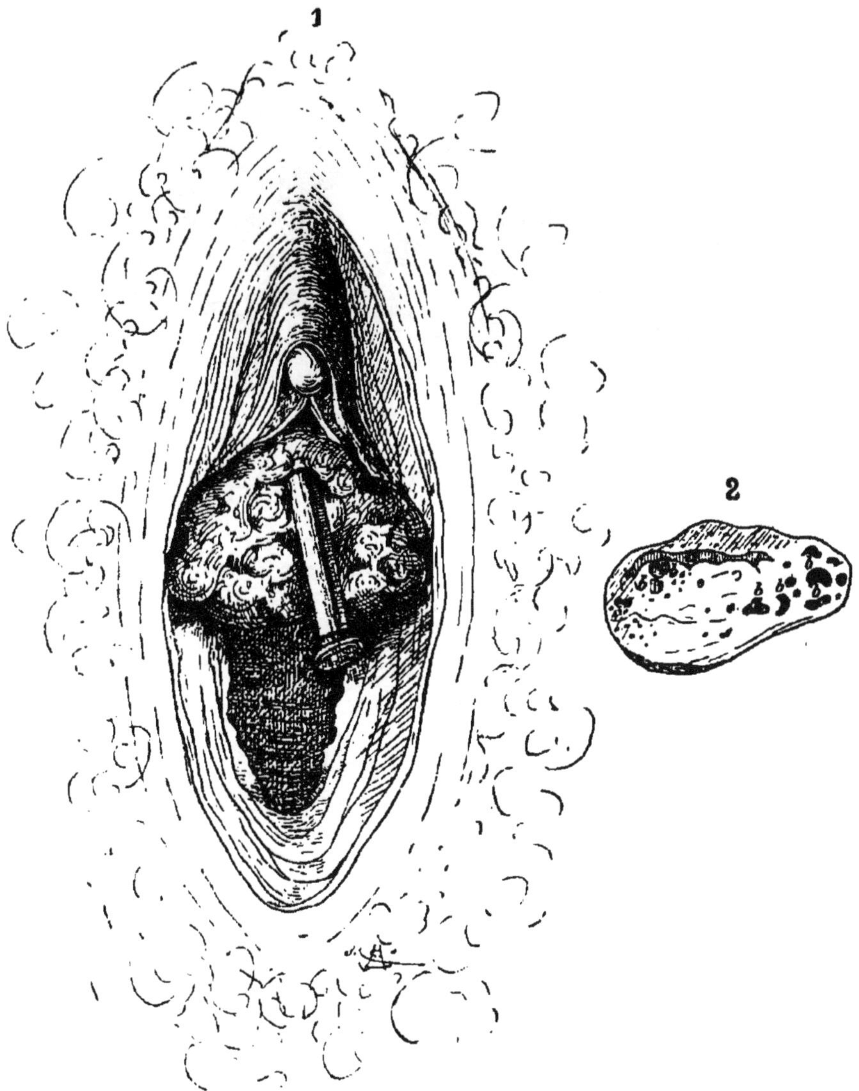

Fig. 98. — Tumeur vasculaire du méat (Paul Petit et S. Bonnet). — 1, la tumeur est vue en place ; 2, coupe transversale de la tumeur ; *aa*, lumière de l'urèthre ; *bb*, ouvertures vasculaires.

tement pavimenteux de l'urèthre, dont les diverticules étaient hypertrophiés, un chorion embryonnaire ou muqueux semé de vaisseaux adultes dilatés et de vaisseaux embryonnaires disposés par groupes, les uns régulièrement calibrés et donnant l'aspect de l'angiome simple, d'autres énormément dilatés, à parois irrégulières et répondant à l'angiome caverneux. La lèvre supérieure de la tumeur, la plus mince, était en grande partie angiomateuse : son revêtement pavimenteux poussait, dans l'intérieur de

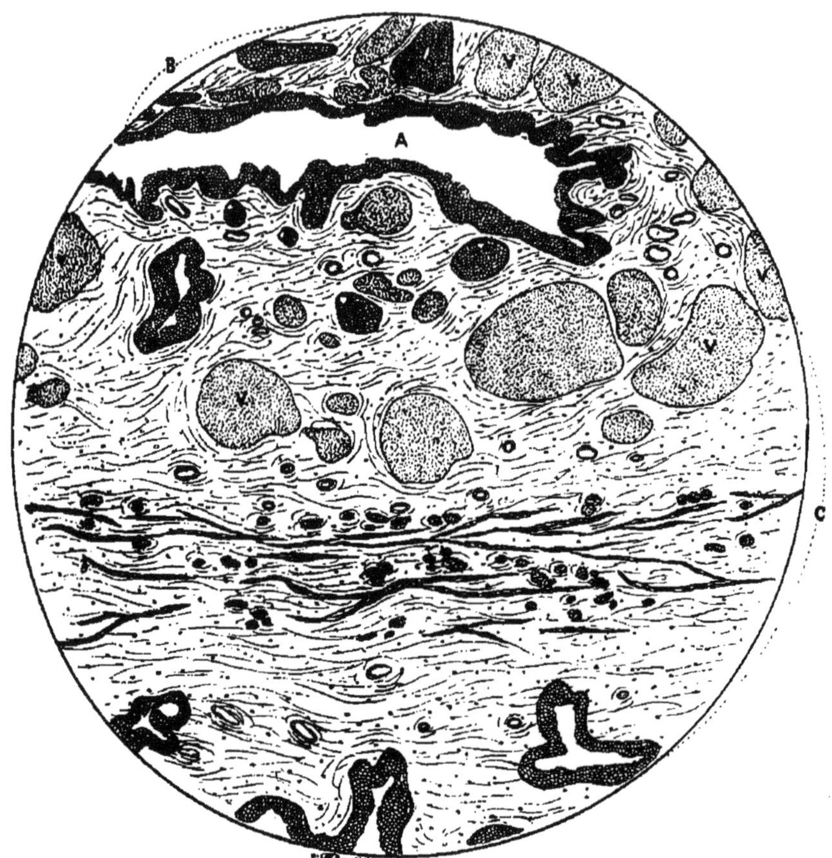

Fig. 99. — Coupe histologique transversale de la tumeur précédente (Grossissement de 40 diamètres) (Paul Petit et S. Bonnet). — A, lumière de l'urèthre ; B, portion de la lèvre supérieure de la tumeur ; C, lèvre inférieure ; *aa*, revêtement pavimenteux de l'urèthre avec ses diverticules ; *a'a'*, coupes transversales ou obliques de ces diverticules ; VV, capillaires énormément dilatés ; V'V' petits vaisseaux d'apparence normale ; *b*, couche de fibres musculaires lisses à direction circulaire et longitudinale ; *c*, revêtement pavimenteux de la tumeur.

la tumeur, des prolongements semblables à ceux du revêtement uréthral ; en certains points il avait cédé et laissait, à ciel ouvert, le tissu conjonctif ou des vaisseaux néoformés qui, ne trouvant plus de soutien, s'étaient rupturés. La lèvre postérieure, de constitution analogue, présentait de plus, en dehors du chorion muqueux, une couche de fibres lisses longitudinales et transversales, ce qui permettait d'affirmer le prolapsus, au moins partiel, de la muqueuse uréthrale (1).

En somme, il existait là, à part ce dernier point, une structure analogue à celle des *polypes vasculaires*, ce qui est bien d'accord avec les données pathogéniques sus-énoncées. Ces polypes sont, en effet, constitués par un tissu angiomateux recouvert d'épithélium pavimenteux stratifié, dont les papilles sont assez développées. Ils sont uniques ou multiples, friables, de coloration rouge vif, variant, comme dimensions, du volume d'une lentille à celui d'une fraise, et sont portés par un pédicule en général assez ténu.

Il existerait encore un autre genre de tumeurs polypoïdes dues à l'hypertrophie des follicules glandulaires.

Symptômes et diagnostic.

Le *prolapsus de la muqueuse uréthrale* s'observe, le plus souvent, chez des jeunes filles et des femmes âgées. Quand il est *réductible*, il se distingue facilement de l'*hypertrophie angiomateuse du méat*. Quand il est *irréductible* la confusion est facile, à moins que l'hypertrophie, si elle existe, ne porte sur un méat pourvu d'une luette bien marquée, ce qui donne une épaisseur et une longueur plus accentuées au segment postérieur de la tumeur. Les deux lésions peuvent, du reste, coïncider, l'hypertrophie entraînant le prolapsus à un moment donné (fig. 99).

Les tumeurs vasculaires du méat, quelles qu'elles soient, déterminent généralement des troubles de miction (dysurie, rétention), de la douleur pendant la marche et le coït, du vaginisme, des hémorrhagies.

Traitement.

A la ligature simple ou en chaîne, nous préférons l'excision, avec hémostase par suture ou thermocautérisation. On laissera ensuite une sonde à demeure pendant quelques jours.

IV. — PAPILLOMES

Les *papillomes* de la vulve, dénommés aussi *condylomes*, *végétations simples*, peuvent atteindre un grand volume et une grande extension.

Nous en avons vu, chez une vieille prostituée de province, encore en activité, qui, de la vulve, remontaient jusqu'au milieu du dos en touffes épaisses ressemblant à des têtes de choux-fleurs.

(1) Paul Petit (*Bull. Soc. anatom.*, juillet 1889).

Ces tumeurs se rencontrent particulièrement avec la blennorrhagie ou pendant la grossesse. Elles peuvent remonter dans l'urèthre, dans le vagin, jusque sur le col.

Le mieux est de les traiter, au chlorure de méthyle après anesthésie locale, par l'excision, suivie, soit de cautérisation au nitrate d'argent ou au thermocautère, soit d'une suture en surjet. On emploiera, comme pansement, une poudre siccative et antiseptique (tannin, avec iodoforme ou acide borique).

V. — TUMEURS DIVERSES D'ORIGINE CONJONCTIVE

Le *fibrome* ou *fibro-myome* siège, le plus ordinairement, dans l'épaisseur des grandes lèvres. On le rencontre aussi dans les petites lèvres, au périnée, au méat (Charpentier). Signalons encore : le *fibrome du derme*, ou *molluscum simple*, qui se présente sous forme d'une poche membraneuse et vide, le fibrome *aponévrotique;* le fibrome *périostique*, qui se rattache à l'arcade pubienne ; le fibrome *greffé sur la partie terminale du ligament rond.*

Schneevogt, Beigel ont signalé l'*enchondrome* du clitoris.

VI. — KYSTES DES GLANDES DE BARTHOLIN

Historique.

Ces kystes méritent de nous arrêter plus longtemps. C'est Huguier qui, le premier, en a donné une bonne description.

Avant lui, il est vrai, on avait signalé des faits se rapportant très vraisemblablement à ce genre d'affection ; mais la glande étant inconnue, on ne pouvait en faire le siège de la dilatation kystique. Citons : les cavités sculptées dans l'épaisseur du vagin et pleines de mucus, décrites dès 1564 par Eustache ; les deux tumeurs contenant une substance analogue au blanc d'œuf, opérées par Th. Bonnet en 1670, et dont l'observation est rapportée par Potier ; les nombreux cas signalés par Cruveilhier, Boyer, Regnoli, Boys de Loury, etc., et confondus avec les diverses variétés de kystes de la vulve ou du vagin, avec l'hydrocèle de la grande lèvre, ou faussement localisés dans le tissu cellulaire.

Les auteurs étrangers ont largement emprunté aux travaux d'Huguier sans y rien ajouter ; les thèses d'Aubenas (Strasbourg, 1860), de Leroux (Paris, 1878), de Mouray (Paris, 1882), Alary (1892), puisent surtout à cette même source (1).

(1) Voir S. Bonnet : *Kystes et abcès des glandes vulvo-vaginales* (*Gaz. des Hôpitaux*, 1888, n° 60).

Étiologie et pathogénie.

Les kystes de la glande vulvo-vaginale siègent dans son canal excréteur ou dans la glande elle-même, et sont décrits comme des kystes par rétention. Cependant, dans bon nombre d'observations, il est dit qu'une très légère pression suffit à faire sourdre par l'orifice le contenu du kyste, que le cathétérisme du conduit était possible, facile même, et qu'on pouvait y pratiquer des injections.

Aussi pensons-nous que l'obstacle mécanique à l'excrétion ne peut expliquer la totalité des cas; que l'hypersécrétion inflammatoire joue souvent un rôle prédominant; que, dans d'autres cas, il peut s'agir d'un trouble primitif de sécrétion, relevant d'une véritable néoplasie.

Le défaut de propreté, une plaque d'eczéma, une végétation, une cicatrice (*périnéorrhaphie*, cas de Goodell), diverses lésions muqueuses de la vulve, telles sont les causes occasionnelles des kystes par rétention. En fait de circonstances prédisposantes; il faut tenir compte de l'obliquité du canal excréteur, de la disposition valvulaire de la muqueuse à son orifice, et peut-être, du tempérament lymphatique et de l'usage de la machine à coudre (Martineau).

Le kyste se limite, le plus souvent, au conduit excréteur. M. Duncan dit n'avoir rencontré que cette variété et nie presque les kystes glandulaires proprement dits. Ils existent cependant, qu'ils résultent de la distension progressive et rétrograde des canalicules secondaires d'excrétion, n'étant ainsi qu'une extension du kyste du conduit, ou qu'ils se forment primitivement dans les lobules sécréteurs.

Anatomie pathologique.

Le contenu des kystes vulvo-vaginaux est assez variable d'aspect. Il est muqueux, filant, onctueux, limpide et incolore ; ou bien, coloré, hématique, variant du jaune vert au brun foncé et quelquefois de consistance plus épaisse ; on y a trouvé des cristaux de cholestérine. Nous avons déjà parlé (livre VI), des kystes séro-purulents ou franchement purulents.

Les auteurs sont muets sur la structure histologique de la paroi. Nous avons trouvé dans un cas se rapportant, comme siège, à un kyste du canal excréteur, la succession des couches suivantes, de dedans en dehors : 1° une couche incomplète de cellules en dégénérescence colloïde; 2° une paroi propre fibro-élastique; 3° une couche celluleuse très riche en vaisseaux (fig. 101). Pilliet (1) a tout dernièrement décrit un kyste du canal excréteur, dans lequel la poche principale était tapissée de plusieurs assises de cellules, dont les plus superficielles étaient muqueuses; elle comprenait, dans sa paroi, des canaux secondaires en voie de transformation kystique et tapissés d'un épithélium semblable. Les faisceaux musculaires sous-jacents du constricteur vaginal et les lobules glandulaires qui s'y trouvaient intriqués étaient plus ou moins atrophiés (fig. 102). Klob, puis Werth ont décrit des variétés kystiques multiloculaires dont la nature n'est pas bien déterminée.

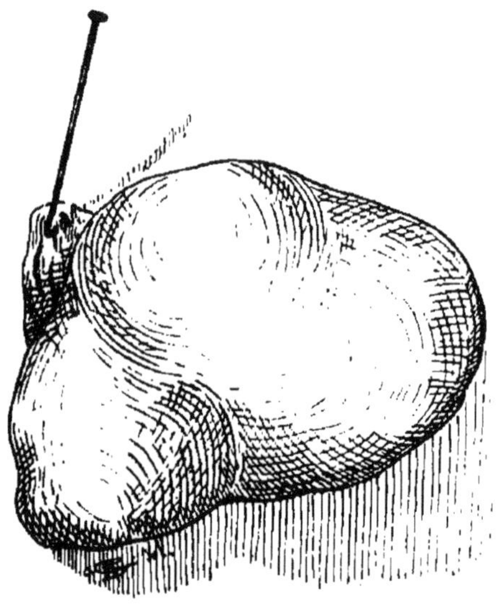

Fig. 100. — Kyste à contenu muqueux de la glande vulvo-vaginale (grandeur naturelle) (S. Bonnet et Paul Petit).

Les *kystes en chapelet* de Boys de Loury semblent être dus à la dilatation d'un certain nombre d'acini, le reste de la glande demeurant intact.

Les kystes de la glande vulvo-vaginale sont ordinairement unilatéraux et plus fréquents à gauche ; sur 34 cas, 29 fois ils siégeaient d'un seul côté, 18 fois à gauche et 11 fois à droite; dans 5 observations, les deux glandes étaient prises (Hugier).

Symptômes.

Le *début* de ces kystes passe généralement inaperçu, car ils sont

(1) *Bullet. de la Soc. anatom.*, 1893, fasc. 13.

indolents et se bornent à produire une certaine gène pendant le coït ou la marche.

S'agit-il d'un kyste du canal excréteur, son volume ne dépasse guère celui d'une aveline ou d'une noix. Il siège à la base même de la petite lèvre qu'il déplisse, en faisant saillie sous la muqueuse vaginale qui glisse sur lui et laisse parfois deviner la transparence

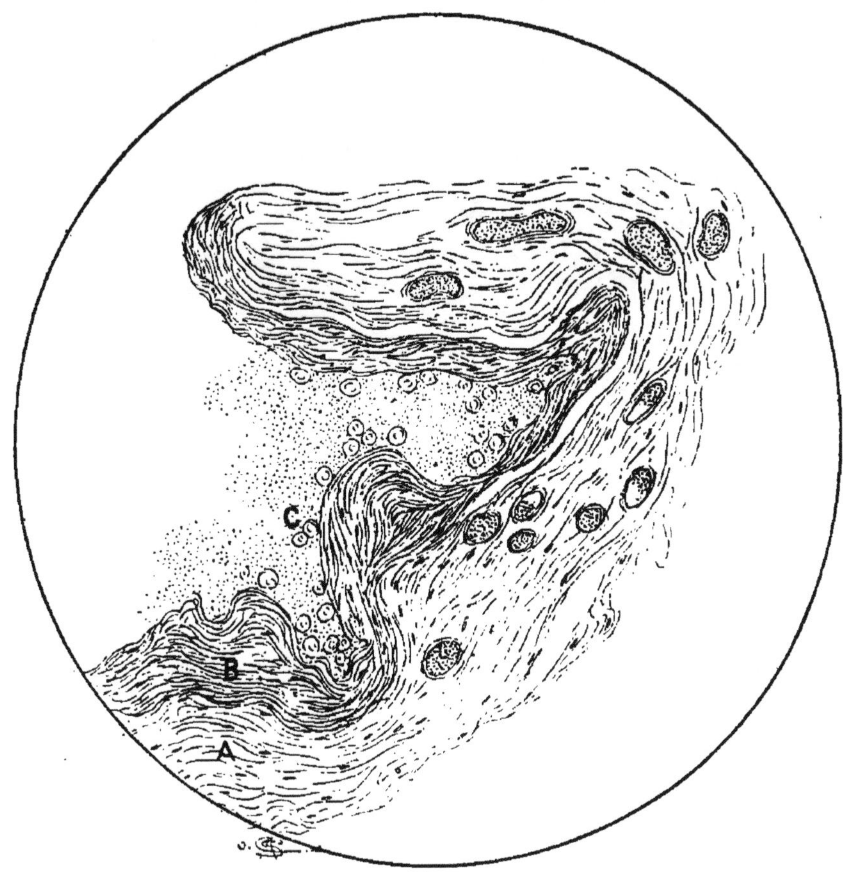

Fig. 101. — Coupe histologique d'un kyste à contenu muqueux, de la glande vulvo-vaginale (Grossissement de 50 diamètres) (Paul Petit et S. Bonnet). — A, couche cellulo-vasculaire externe; B, paroi propre fibro-élastique du kyste; C, cellules en dégénérescence colloïde.

du liquide. La tumeur, d'abord fusiforme et à grand diamètre transversal, devient plus tard globuleuse. Elle est irréductible, mais souvent l'orifice du conduit reste perméable à un mince stylet et la pression fait sourdre tout ou partie du liquide qui, bientôt, se reproduit.

Lorsque le kyste siège dans la glande même, on peut, au début, en saisissant celle-ci entre deux doigts, constater son augmentation de volume. La tumeur, une fois constituée, siège en arrière de la grande lèvre, entre l'entrée du vagin et la branche ascendante de l'ischion. Elle est globuleuse dès le début, peut acquérir un volume assez considérable (gros œuf de poule) et soulève l'ensemble de la petite et de la grande lèvre. Ordinairement limitée à la moitié postérieure de celle-ci, elle peut cependant remonter plus haut et se prolonger profondément jusque derrière l'ischion.

Ordinairement, dans cette variété, le contenu n'est pas transparent et ne s'écoule pas sous l'influence de la pression.

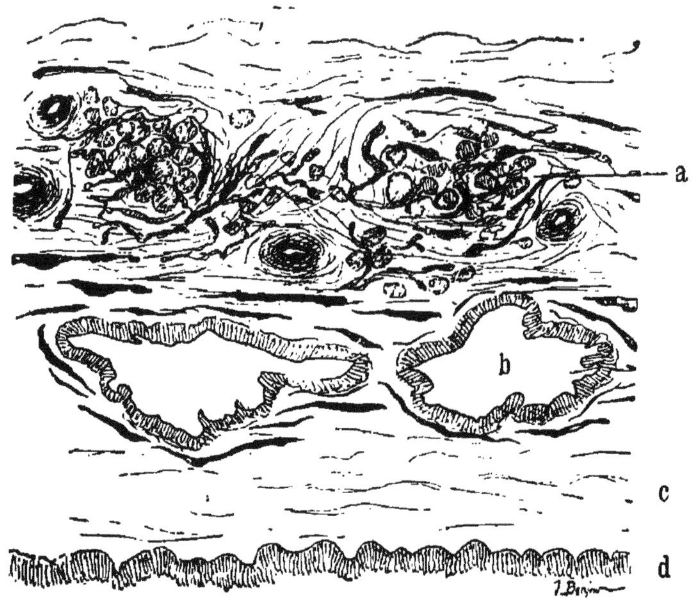

Fig. 102. — Coupe histologique d'un kyste du canal excréteur de la glande de Bartholin (Pilliet). — *a*, lobules glandulaires à un état moyen d'atrophie ,circonscrits par des muscles très atrophiés ; *b*, canaux excréteurs kystiques ; *c*, paroi fibro-élastique de la poche kystique ; *d*, épithélium de la poche.

Ici, comme dans la forme précédente, la tumeur est indolente et irréductible, et ne s'accompagne d'aucun changement dans la coloration de la peau et de la muqueuse.

Marche.

Les kystes de la glande de Bartholin ont une marche lentement progressive. A l'occasion du coït répété ou des règles, il n'est pas rare qu'ils deviennent sensibles et augmentent, pour diminuer, dans la suite, au point de faire croire à leur régression complète. Celle-ci est exceptionnelle, *sauf pour les kystes par rétention.*

Une complication à redouter est la transformation en abcès, par le fait d'une vulvite, d'un cathétérisme septique ou d'un traitement mal conduit (ponction simple, par ex.) (v. liv. VI).

Pronostic.

Le *pronostic* est bénin, surtout en ce qui concerne les kystes du conduit. Il faut faire une réserve pour les kystes de la glande, surtout pour ceux dont le contenu n'est pas franchement muqueux, attendu qu'ils peuvent être le point de départ de l'épithélioma vulvaire, ou encore, devenir, par leur volume même, un élément de dystocie.

Enfin, il faut tenir compte de la transformation facile des deux espèces de tumeurs en abcès.

Diagnostic.

Le *diagnostic* de ces tumeurs est aisé : la lenteur de leur développement, leur indolence, la conservation de la mobilité, de l'épaisseur et de l'aspect normal des téguments, suffisent à les distinguer de l'*abcès du même organe* et du *phlegmon de la grande lèvre.*

La *hernie de la grande lèvre*, malgré les ressemblances signalées par Ashwell, en diffère par la consistance, la sensation de gargouillement, la réductibilité, les modifications de volume imprimées par la toux, etc.

Les *kystes du vagin* ont un siège tout différent. Les diverses variétés de *kystes de la vulve* dont Regnoli et Boys de Loury ont donné des descriptions confuses, se confondent avec ceux qui nous occupent ou avec des hydrocèles, cloisonnées ou non, du canal de Nück imparfaitement oblitéré.

Nous avons donné les moyens de différencier les kystes *du conduit* et ceux de *la glande :* ceux-ci sont plus profonds, plus rapprochés de l'ischion, plus volumineux et plus difficiles à vider par expression.

Traitement.

Le *cathétérisme, suivi de l'évacuation* du contenu du kyste, est inutile et dangereux (Courty); il peut transformer le kyste en abcès, ou tout au moins, ne prévient pas la reproduction du liquide.

La *ponction simple* est passible de la même critique, à moins qu'on ne la fasse suivre d'une injection de liqueur de Van Swieten qui, parfois, suffit à la guérison.

L'*excision d'un lambeau de la paroi* compte, paraît-il, des succès :

M. Duncan la conseille, de même que Schröder et la plupart des auteurs. Mais nous croyons, avec Goodell, que la persistance d'une partie de la paroi du kyste peut suffire à le reproduire : au moins, faudrait-il joindre la *cautérisation* à l'excision.

Le *drainage*, le *séton*, la *ligature élastique*, cette dernière proposée par Chéron, ont des succès à leur actif : mais ce sont des procédés surannés dont l'action est très lente et qui provoquent des douleurs vives et de la suppuration, avec des fistules parfois très rebelles.

Il en est de même des divers caustiques, qu'ils soient employés seuls, sous forme d'injections, comme le chlorure de zinc au dixième ou au cinquantième, ou combinés avec la ponction, l'incision ou l'excision, sous forme de badigeonnages ou de pansements à demeure.

Les divers procédés que nous venons d'énumérer visent simplement à l'*oblitération du kyste*. Reste à parler de ceux qui réalisent sa *destruction complète*.

Il faut, croyons-nous, y recourir, pour les kystes du conduit excréteur, dès que les petits moyens ont échoué et, d'emblée, pour les kystes de la glande. C'est, en somme, le traitement le moins long, le plus radical, le moins douloureux et celui qui présente le moins de dangers, avec les garanties de l'antisepsie.

Deux procédés peuvent être mis en œuvre : la destruction de la glande, après évacuation de son contenu, au moyen de la *cautérisation*, ou la *dissection au bistouri*. Hart et Barbour ont recours au thermocautère; Alban Doran, au galvanocautère. Nous préférons, de beaucoup, pour notre part, l'emploi du bistouri (voy. 2e partie).

VII. — KYSTES DIVERS DE LA VULVE

On rencontre encore, à la vulve, mais beaucoup plus rarement, un certain nombre d'autres kystes que nous ne ferons que signaler.

Kystes *du ligament rond : hydrocèles enkystées du canal de Nück* et kystes *intra-ligamentaires* que nous retrouverons aux tumeurs des annexes.

Kystes *sacculaires*, développés dans des kystes herniaires déshabités. Kystes *dermoïdes*. Kystes *sébacés*, que l'on trouve à la surface externe des grandes lèvres ou bien entre le méat et le clitoris. Kystes *congénitaux*, dus à la soudure des plis de l'hymen (Döderlein).

CHAPITRE II

TUMEURS DU VAGIN

I. — KYSTES DU VAGIN

Étiologie

La fréquence des kystes du vagin a été diversement appréciée. Fritsch en a trouvé 1 sur 100 prostituées, et Gurlt, 3 seulement, sur 11,140 femmes ayant des tumeurs génitales.

Ces kystes sont sessiles ou pédiculés, peuvent faire à peine saillie ou atteindre un volume notable, parfois énorme (tête d'enfant : Veit).

Anatomie pathologique.

Pas plus que les kystes de la glande de Bartholin, les kystes du vagin ne sont, à proprement parler, des tumeurs : ce sont des tu-

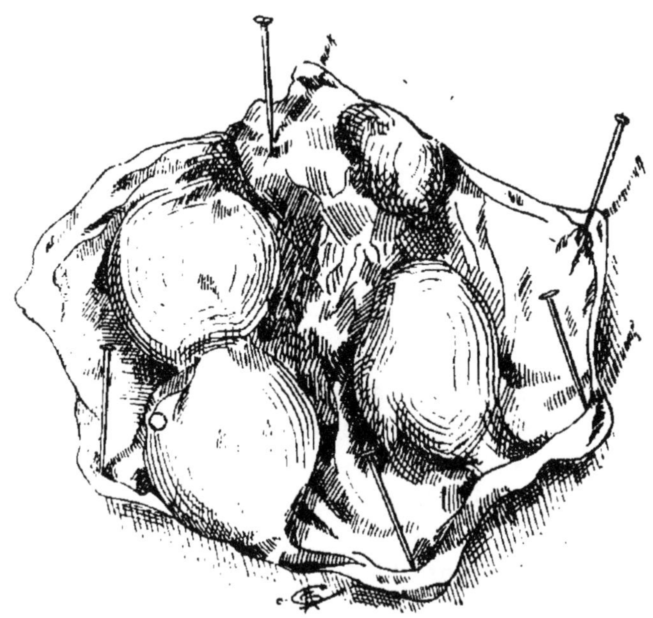

Fig. 103. — Kystes du vagin, par inclusion de l'épithélium pavimenteux, à la suite d'une colporrhaphie par avivement (Paul Petit et S. Bonnet).

méfactions liquides, d'origine diverse, qui, à ce point de vue, devraient être réparties entre les traumatismes, l'inflammation et les malformations congénitales. Mais la clinique a tout à gagner à leur description d'ensemble.

Nous distinguerons, au point de vue anatomo-pathologique :

A. Des kystes d'*origine traumatique*, dus à l'accouchement, à des excès de coït (bourses professionnelles des prostituées, Courty), à un traumatisme quelconque, et qui se subdivisent en : 1° *kystes consécutifs à des hématomes ;* 2° *collections séreuses*, analogues à celles décrites par Morel-Lavallée dans le tissu cellulaire sous-cutané (Thorn, Ladreit de la Charrière); 3° *hygromas développés dans des bourses séreuses accidentelles* (Verneuil, Tillaux, Thalinger, Eustache).

B. Des *kystes pseudo-glandulaires*, dus à l'oblitération des cryptes vaginaux, et dont l'examen microscopique a été fait par Preuschen, Schmal, Heitzmann, de Hückel.

C. De ceux-ci on peut rapprocher les kystes ayant, pour origine, d'après Decio, la *soudure de replis de la muqueuse* et les *kystes formés par inclusion opératoire de l'épithélium pavimenteux* (fig. 103).

D. Des *kystes par ectasie lymphatique* (Klebs, Winckel).

E. Des *kystes gazeux*, pouvant atteindre le volume d'une petite noix (Decio), et relevant de la *colpohyperplasie kystique* déjà décrite.

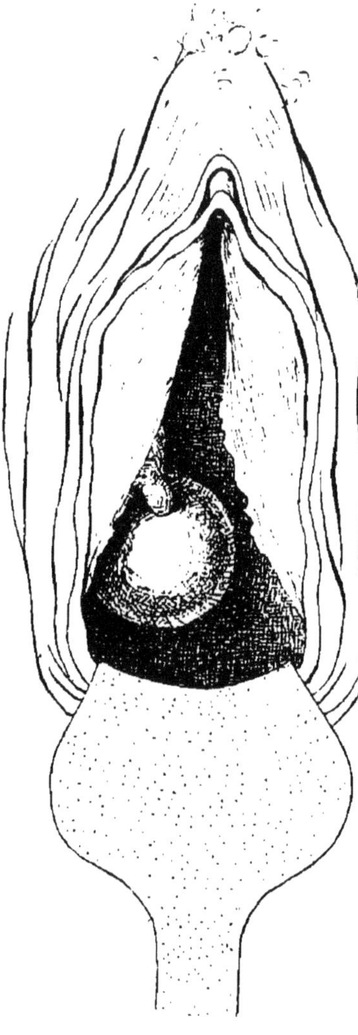

Fig. 104. — Kyste Wolffien de la paroi antéro-latérale droite (d'après Chalot).

F. Des kystes d'*origine embryonnaire*, qui présentent une paroi bien distincte, riche en fibres lisses et en vaisseaux. Ils se divisent en *kystes Wolffiens* et *kystes Mullériens*.

Les *premiers* sont développés dans les *canaux de Gärtner*, ou vestiges des canaux excréteurs du *corps de Wolff* (voy. livre III, chap. I), qui s'étendent des ligaments larges au voisinage du méat urinaire et ne doivent pas être confondus avec les *tubes péri-uréthraux de*

Skene, qui peuvent être l'origine d'autres kystes. Les ***kystes Wolffiens*** occupent toujours la paroi antérieure ou antéro-latérale du vagin (fig. 104). Ils peuvent se prolonger jusque dans le ligament large correspondant, ce qui représente leur caractère différentiel le plus net. Leur épithélium de revêtement est ordinairement cylindrique (fig. 105), mais peut être aussi pavimenteux, à moins qu'on n'admette une troisième variété de kystes congénitaux, constituée par

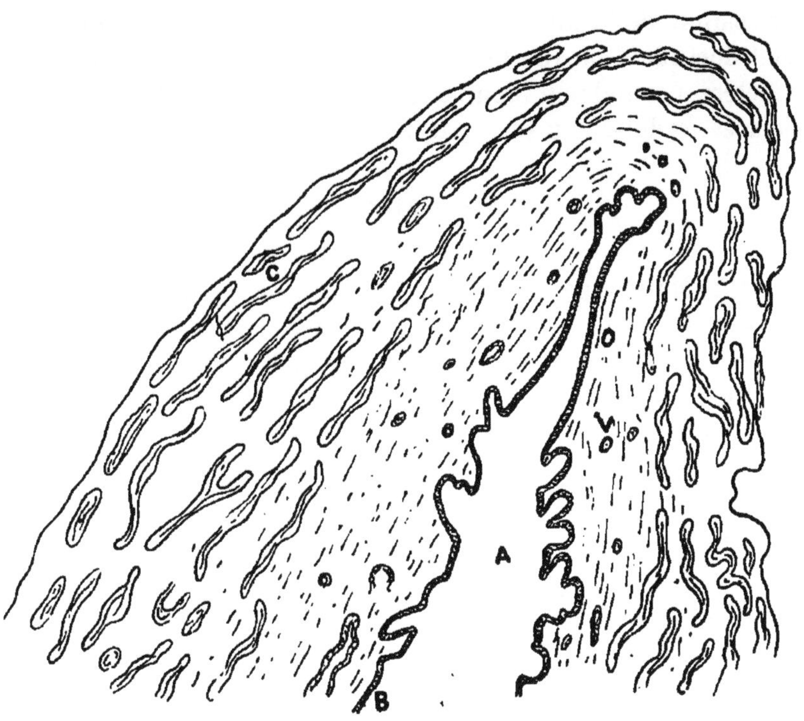

Fig. 105. — Coupe histologique de la paroi d'un kyste Wolffien (d'après Walther). — A, cavité du kyste ; B, épithélium cylindrique de revêtement ; CC, faisceaux musculaires ; VV, vaisseaux sanguins.

une invagination tératologique de l'ectoderme dans l'épaisseur des parois vaginales (Chalot).

Les *kystes Mullériens* occupent ordinairement la paroi postérieure du vagin, exceptionnellement la paroi antéro-latérale. Ils ne dépassent jamais la cavité du vagin. L'existence de papilles, inconstante du reste, leur semble spéciale. Leur épithélium est ordinairement pavimenteux stratifié, parfois cylindrique (Chalot). Ces kystes sont, en réalité, des collections de mucus, de sang ou de pus, developpées dans une moitié de vagin bifide, non ouverte à l'extérieur et oblitérée sur une étendue plus ou moins grande (Pozzi).

On a constaté parfois, dans un même kyste congénital, de l'épithélium cylindrique et de l'épithélium pavimenteux (Poupinel).

Symptômes.

Les kystes du vagin ne se manifestent subjectivement que s'ils sont d'un certain volume ou enflammés. Leurs symptômes se résument en une sensation de pesanteur, en particulier pendant la marche, et en troubles fonctionnels d'ordre mécanique : gène de la miction, de la défécation, de la menstruation, du coït, de l'accouchement.

Ils sont fluctuants ou rénitents. La muqueuse qui les recouvre a son caractère normal ; ou bien, si le kyste est très tendu, elle peut être violacée, ardoisée ou transparente (Johnston).

Diagnostic.

On ne peut les prendre qu'à première vue pour une *rectocèle* ou une *cystocèle*. Mais la confusion avec une *gomme* vaginale est beaucoup plus facile. Il en est de même à l'égard de l'*uréthrocèle* si le kyste se trouve localisé au-dessous du canal de l'urèthre. On évitera cette dernière méprise, en ayant recours à une injection de lait dans la tumeur, à moins qu'elle ne se soit ouverte dans l'urèthre : l'erreur, dans ce cas, est à peu près fatale, mais elle est sans inconvénient.

On comprend encore que les kystes pré-cervicaux puissent être pris pour des tumeurs du cul-de-sac de Douglas.

Heydrich a signalé un cas dans lequel on avait pensé à un kyste congénital, alors qu'il s'agissait, en réalité, d'un diverticule du rectum, formant cul-de-sac, et qui s'était étendu entre le rectum et la paroi vaginale, en refoulant celle-ci.

Les kystes d'origine congénitale semblent être les plus fréquents. Ils se reconnaîtront à leur unicité ou à leur disposition en chapelet, à leur siège, à leur membrane propre, à leur volume. D'après Pozzi, on devrait rapporter à cette origine tous les kystes dépassant le volume d'une noisette. Cette opinion paraît un peu exagérée (Chalot). La distinction entre les kystes *Wolffiens* et *Mullériens* ne peut s'établir que sur des caractères inconstants : prolongements para-cervicaux ou cervico-ligamentaires, pour les kystes *Wolffiens ;* présence de papilles et siège du kyste sur la paroi postérieure, pour les kystes *Mullériens*.

Les kystes pseudo-glandulaires sont disséminés sans ordre.

Les autres sont très rares. En se rapportant aux anamnestiques, on arrivera à saisir la véritable nature des kystes d'origine traumatique.

Marche.

Les kystes du vagin peuvent rester longtemps stationnaires, ou bien, ils croissent lentement, ou en quelques semaines, sous l'influence de la grossesse, du coït. Ils peuvent s'enflammer : une fois abcédés, ils s'ouvrent spontanément et se ferment par la suite, ou donnent lieu à des fistules persistantes.

Traitement.

Voir 2e partie, livre II, chap. II.

II. — FIBROMES DU VAGIN

Les *fibromes* du vagin, comme ceux de l'utérus, sont, en réalité, des *fibro-myomes*. Paget a cependant décrit un cas de *fibrome pur*.

Ces tumeurs, sessiles ou pédiculées, sont en général d'un petit volume. On en a pourtant cité qui atteignaient les dimensions d'une tête d'enfant (Hofmokl), qui remplissaient complètement le vagin et soulevaient l'utérus (Hastenpflug). Elles peuvent être uniques ou multiples. L'un de nous a observé et opéré un cas de fibromes multiples qui a procédé, en trois poussées successives, à plusieurs années d'intervalle.

Ces tumeurs, quand elles sont volumineuses, déterminent des phénomènes de compression, des hémorrhagies, et font mécaniquement obstacle au coït, à l'accouchement. Le mieux est de les extirper, le plus tôt possible, en vue du développement qu'elles peuvent prendre.

III. — CANCER PRIMITIF DU VAGIN

Le *cancer primitif* du vagin est très rare. D'après Otcheline, le nombre des cas publiés en 1890 était de 107; Martin ne l'a observé qu'une fois sur 5,000 femmes.

L'*épithélioma* s'est montré sous forme *papillaire*, *nodulaire* ou *infiltrée*; le *sarcome*, sous forme *infiltrée*, *nodulaire* et *télangiectasique* (Kalustow), et sous forme de *corps fibreux sarcomateux*.

Le cancer vaginal donne lieu à des symptômes semblables à ceux du cancer utérin; hémorrhagies, douleurs, écoulements fétides. L'examen objectif, l'état des ganglions voisins (examiner en particulier le ganglion prérectal, de Poirier), circonscrit le diagnostic entre le cancer, le syphilome et la tuberculose. Il sera prudent, pour lever tous les doutes, de recourir à l'examen histologique et au traitement spécifique, mixte, durant six semaines.

On fera l'extirpation complète, s'il est possible ; dans le cas contraire, on se bornera au curettage, suivi de cautérisation, ou à de simples injections antiseptiques.

CHAPITRE III

TUMEURS DE L'UTÉRUS

I. — FIBROMES

Les *fibromes* de l'utérus, dénommés aussi *corps fibreux*, *tumeurs fibreuses* (Cruveilhier), *hystéromes* (Broca), *fibroïdes* (Lebert et auteurs anglais), *myomes*, *leio-myomes* (Virchow), sont en réalité, dans la majorité des cas, des *fibro-myomes*. Nous userons cependant du terme *fibrome* qui est le plus court et le plus usité en France.

Étiologie et pathogénie.

On ne possède encore aucune donnée précise relativement aux causes et à l'histogenèse des fibromes. Les recherches dans ce sens (Bayle, Winckel, etc.), n'ont abouti, depuis Velpeau, qu'à des hypothèses vagues ou contradictoires.

Ce qui ressort nettement des statistiques, c'est la grande fréquence de ces tumeurs : 20 p. 100, au-dessus de trente-deux ans (Bayle); 40 p. 100, au-dessus de cinquante ans (Kolb). Elles s'observent à tout âge, mais surtout de trente à quarante-cinq ans, et ne se révèlent qu'après la puberté.

On accorde une certaine influence prédisposante à la race noire, à l'arthritisme, à l'hérédité (Winckel, Engström), à la subinvolution (Fehling), à toutes les causes (thérapeutiques, accidentelles, physiologiques) d'excitation de l'utérus, à la multiparité ou, au contraire, à la stérilité (Bayle), etc. Mais la stérilité est plutôt une conséquence qu'une cause des fibromes, et si ces tumeurs ne sont pas rares chez les vierges d'un certain âge, elles sont encore plus communes chez les femmes mariées.

Il est certain que toutes les *hyperhémies* favorisent leur évolution, sinon leur éclosion. Rosenhart a constaté 5 fois sur 11, antérieurement à leur apparition, l'existence de l'emphysème pulmonaire ou d'affections cardiaques.

Velpeau les attribuait à l'organisation des caillots déposés dans la trame du tissu utérin. Walton (de Bruxelles) a récemment (1889) émis une théorie analogue. D'après lui, la tumeur proviendrait d'infarctus ou d'exsudats résultant, eux-mêmes, de la mise en jeu des propriétés érectile et contractile du tissu utérin. Mais nous retombons là dans la théorie des *blastèmes* de Robin. Galippe et Landouzy ont émis l'hypothèse de l'*irritation* produite par un microorganisme. Klebs pense qu'il s'agit d'une prolifération localisée de la tunique des vaisseaux; Kleinwächter, que certaines cellules rondes se transforment en cellules fusiformes, puis en nodules microscopiques répartis le long de capillaires en voie d'oblitération. Or, d'après les récentes recherches de A. Doran, le tissu normal de l'organe ne se développerait pas autrement : *le fibromyome, et par la nature de ses éléments histologiques et par son développement, ne serait donc qu'une sorte d'aberration évolutive du tissu utérin.* Quoi qu'il en soit, il débute par des nodosités, d'abord minuscules, qui, peu à peu, augmentent de volume et de nombre (Cordes).

Anatomie pathologique.

Caractères macroscopiques. — *Nombre.* — Rarement isolés, les fibromes sont parfois extrêmement nombreux (10, 20, 40 et plus); certains utérus en sont criblés : *dégénérescence fibromateuse* (fig. 106).

Leur *masse*, extrêmement inégale, varie depuis celle d'un pois, d'une orange, etc., jusqu'à atteindre 10 et 20 kilos. On en aurait trouvé de 135 et 140 livres américaines (Stockard, Hunter). Ils sont, au début, tantôt isolés, sous forme de petits noyaux, tantôt fusionnés avec le tissu utérin.

Siège. — Plus communs dans le *corps* que dans le *col*, dans la proportion des quatre cinquièmes (W. Johnston), ils siègent, par ordre de fréquence, sur la paroi antérieure, le fond, la paroi postérieure, le bord gauche et enfin, le bord droit de l'organe.

Les *fibromes du corps* prennent toujours leur origine dans l'épaisseur de la paroi utérine et peuvent y rester inclus (*f. interstitiels, intra-pariétaux, intra-muraux*) (fig. 107). Mais, le plus souvent, ils se développent vers le péritoine ou vers la muqueuse (fig. 108), dans la direction de la moindre résistance, de façon à devenir *sous-séreux* ou *sous-muqueux*.

Dans ces deux cas, ils sont *sessiles* (fig. 109, 110 et 111) ou *pédi-*

oulés (fig. 112). Ces derniers prennent le nom de *polypes fibreux* lorsqu'ils sont sous-muqueux (fig. 113).

Ajoutons que certains fibromes sont à la fois *sous-muqueux* et *sous-séreux*, disposition qui contre-indique l'énucléation.

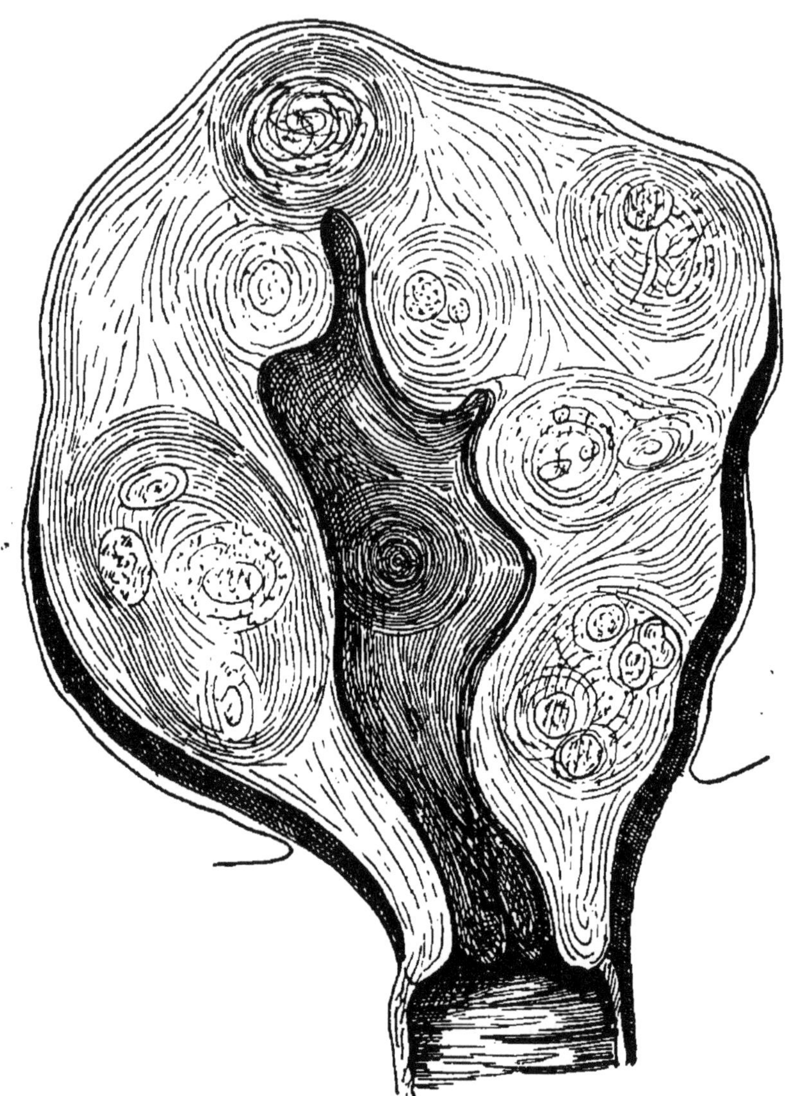

Fig. 106. — Utérus à fibromes multiples, interstitiels et sous-muqueux (d'après Schröder).

Les *fibromes du col* affectent, relativement aux tuniques de la matrice, le même siège initial et peuvent parcourir les mêmes stades évolutifs. Ceux de la *portion vaginale* naissent plus souvent de la lèvre postérieure.

Quand ils sont *sous-muqueux*, ils restent sessiles (fig. 114) ou se pédiculisent et deviennent polypoïdes, présentant parfois des stries, des cannelures irrégulières et profondes qui les font ressembler à des stalactites (Pozzi). La mortification du revêtement muqueux, les ulcérations et l'écoulement qui en résultent, peuvent leur donner l'apparence de tumeurs malignes.

Les fibromes de la *portion sus-vaginale* qui évoluent vers la cavité, se comportent comme les précédents. Ceux qui se développent vers

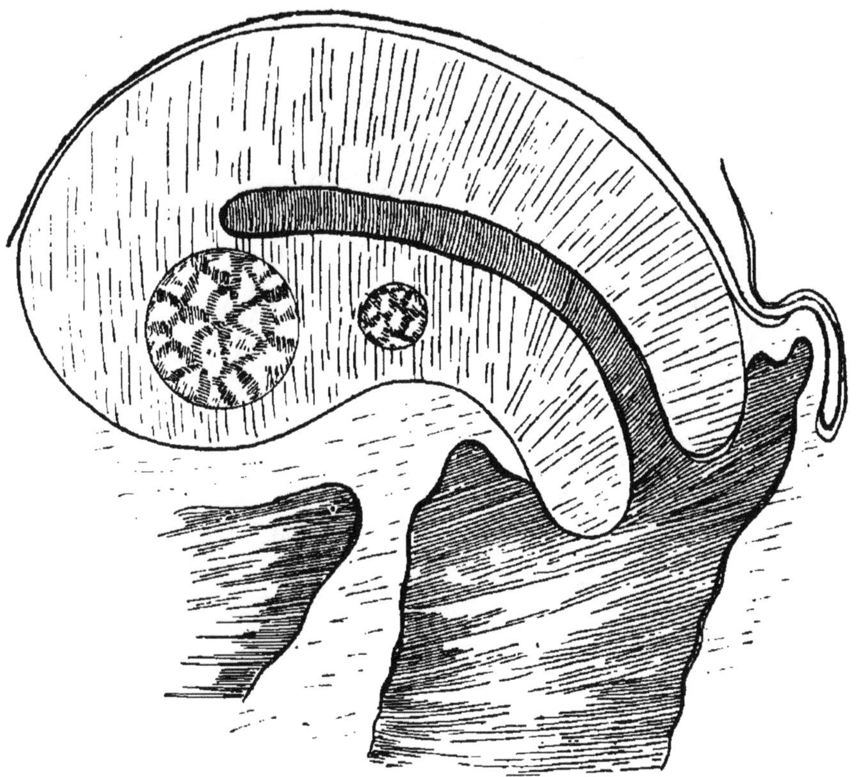

Fig. 107. — Fibromes interstitiels de la paroi antérieure du corps de l'utérus (d'après Auvard).

le péritoine présentent une gravité particulière, en raison des phénomènes précoces de compression qui en dépendent (*corps fibreux pelviens*).

Quelques-uns, nés des parties latérales du corps ou, plus souvent, du col, dédoublent les ligaments larges et sont d'un pronostic opératoire encore plus fâcheux (*fibromes intra-ligamentaires*) (fig. 115).

Structure et texture. — Les fibromes sont formés de *fibres musculaires* et de *faisceaux conjonctifs*, sans fibres élastiques, dans une proportion relative extrêmement variable (fig. 116). C'est la prédominance de l'un ou l'autre de ces deux éléments qui justifie les dénominations de *fibrome* et de *myome* (1).

Les myomes les plus purs ne sont jamais dépourvus du tissu conjonctif jeune (A. Doran), et les fibres musculaires figurent, dans la proportion de 1/10 à 1/2, dans la structure des fibromes (Ch. Robin).

Le terme de *fibro-myome* est donc celui qui convient le mieux.

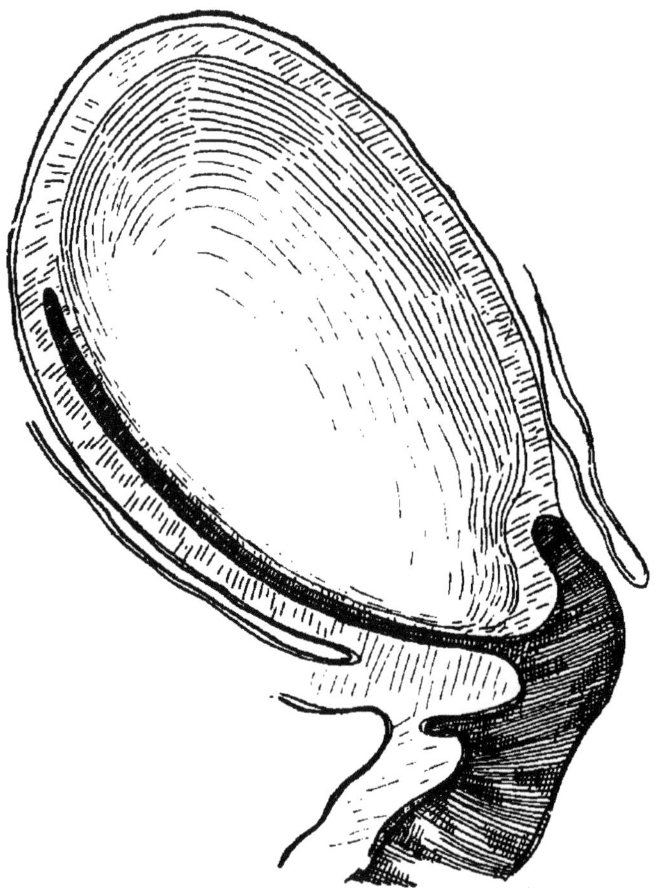

Fig. 108. — Fibrome interstitiel de l'utérus, à évolution sous-muqueuse (d'après Sims).

Les faisceaux musculaires et conjonctifs, très inégalement fournis, s'enchevêtrent, se feutrent, tourbillonnent et forment des lamelles juxtaposées, à disposition généralement concentrique, d'autant plus consistantes qu'elles sont plus superficielles. Cette disposition, marquée surtout dans les fibromes durs et multiples et qu'on

(1) Cette différence de structure a encore fait distinguer ces tumeurs en fibromes *durs* et fibromes *mous* (Gusserow). L. Tait attribue une telle importance clinique à cette distinction qu'il serait tenté de décrire, comme deux néoplasies de nature différente : d'une part, les fibromes *multi-nodulaires*, et de l'autre, les fibromes *mous* et les fibromes *œdématiés*.

a comparée à celle du bulbe de l'oignon, est parfois très apparente sur une section, à l'œil nu.

Les masses fibromateuses, de forme plus ou moins sphérique, se combinent de la manière la plus variée, formant des tumeurs isolées ou multiples, des noyaux inclus les uns dans les autres ou

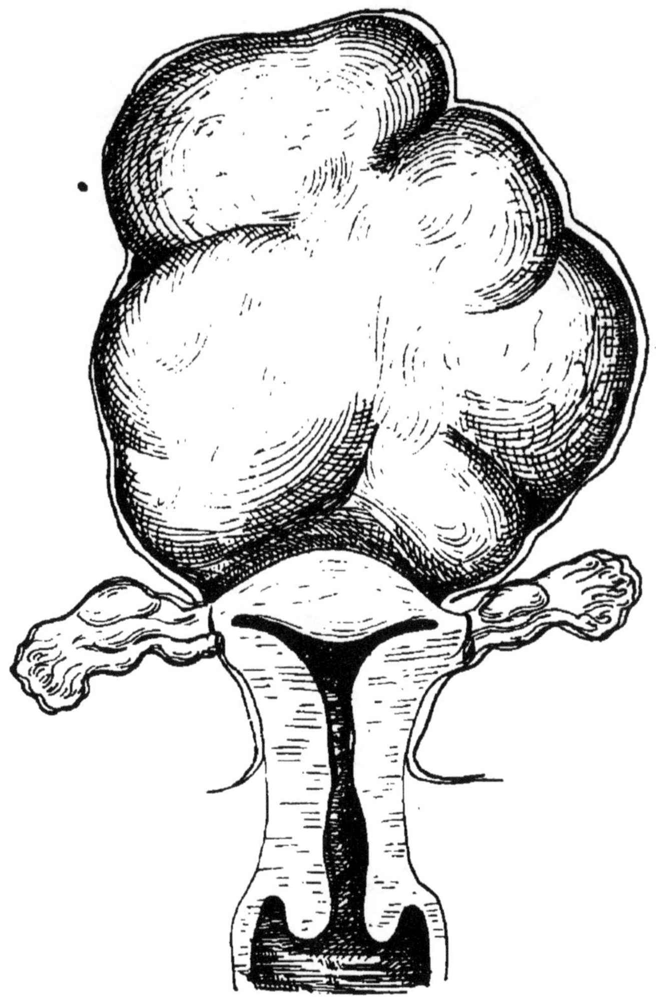

Fig. 109. — Fibrome sous-péritonéal sessile du corps de l'utérus, à évolution abdominale.

accolés les uns aux autres, suivant une section circulaire, comme des bulles de savon. Les *fibromes multinodulaires* se rencontrent plus fréquemment dans le corps de l'utérus et au cours de la période génitale.

La surface de section de ces tumeurs est d'un blanc nacré ou rosé ; de consistance ferme, parfois dure et comme cartilagineuse, plus molle et rougeâtre dans les myomes ; quelquefois tout à fait plane ou, plus souvent, convexe au centre, par le fait de la pression concentrique des couches superficielles. On obtient, au râclage, un liquide filant, blanc rosé, dans lequel Fischel a trouvé des peptones.

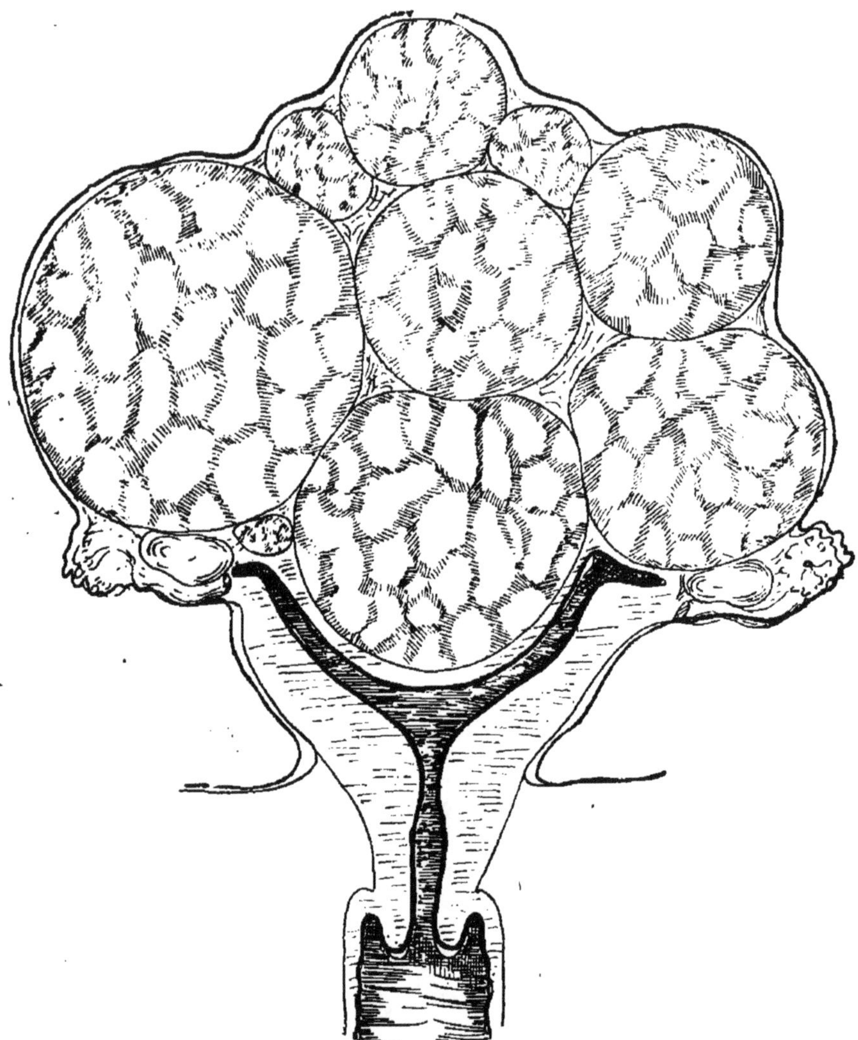

Fig. 110. — Fibromes sous-péritonéaux multiples et sessiles du corps de l'utérus, à évolution abdominale (d'après Doyen).

Les fibromes sont *peu vasculaires* et se nourrissent presque uniquement par les vaisseaux de leur capsule. Les artères surtout sont peu développées et, de plus, très rétractiles. Ces particularités permettent de comprendre qu'on puisse morceler de volumineux fibromes sans se préoccuper de l'hémostase. Il est ordinaire, par contre, de voir ramper, à la surface des grosses tumeurs sous-péritonéales, des artères du calibre de la radiale ou de l'humérale, et d'énormes veines ressemblant à des sinus.

Les vaisseaux propres du fibrome sont accompagnés par des nerfs (Dupuytren, Lerey, Bidder), qui se terminent dans les noyaux des fibres musculaires (Hertz).

Dans une variété particulière et relativement rare, décrite par Virchow, sous le nom de myomes *caverneux* ou *télangiectasiques*, les

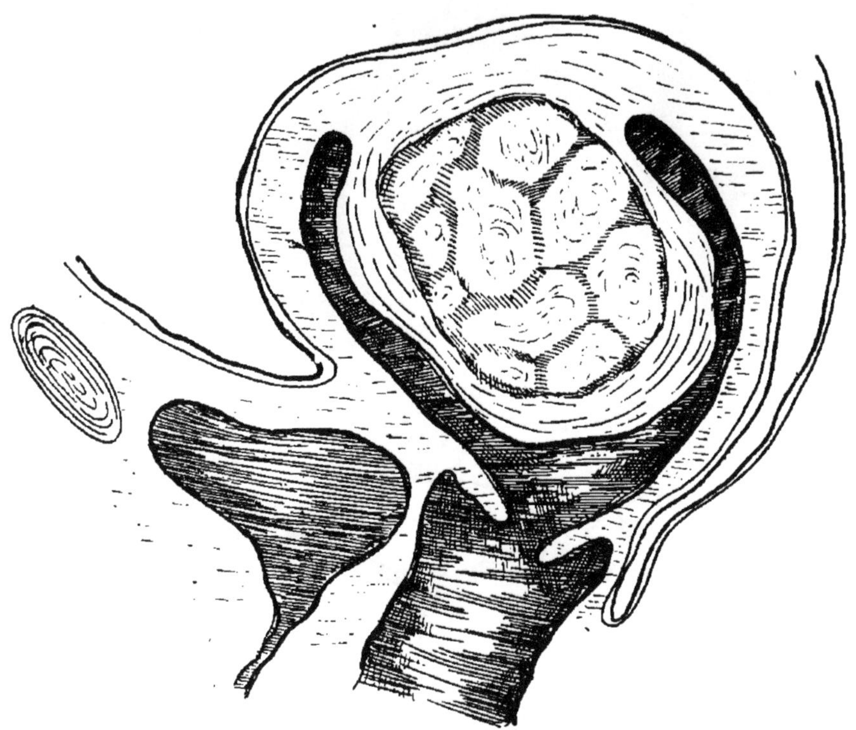

Fig. 111. — Fibrome sous-muqueux, sessile, du corps de l'utérus (d'après Hofmeier).

capillaires subissent, en tout ou en partie, une dilatation considérable, au point de former de véritables cavités dont l'inégale réplétion explique les changements brusques, et parfois très prononcés, dans le volume de la tumeur.

En général, les fibromes sont d'autant plus vasculaires qu'ils sont plus mous et plus intimement fusionnés avec le tissu utérin.

Une autre variété de tumeurs fibro-kystiques résulte de l'ectasie des espaces lymphatiques (*myomes lymphangiectasiques*, Kœberlé, Léopold).

Modifications de voisinage. — 1° *Modifications de l'utérus :* elles sont de deux ordres, trophiques et mécaniques, et sont subordonnées au siège, au volume, au nombre, à la variété, etc., des fibromes.

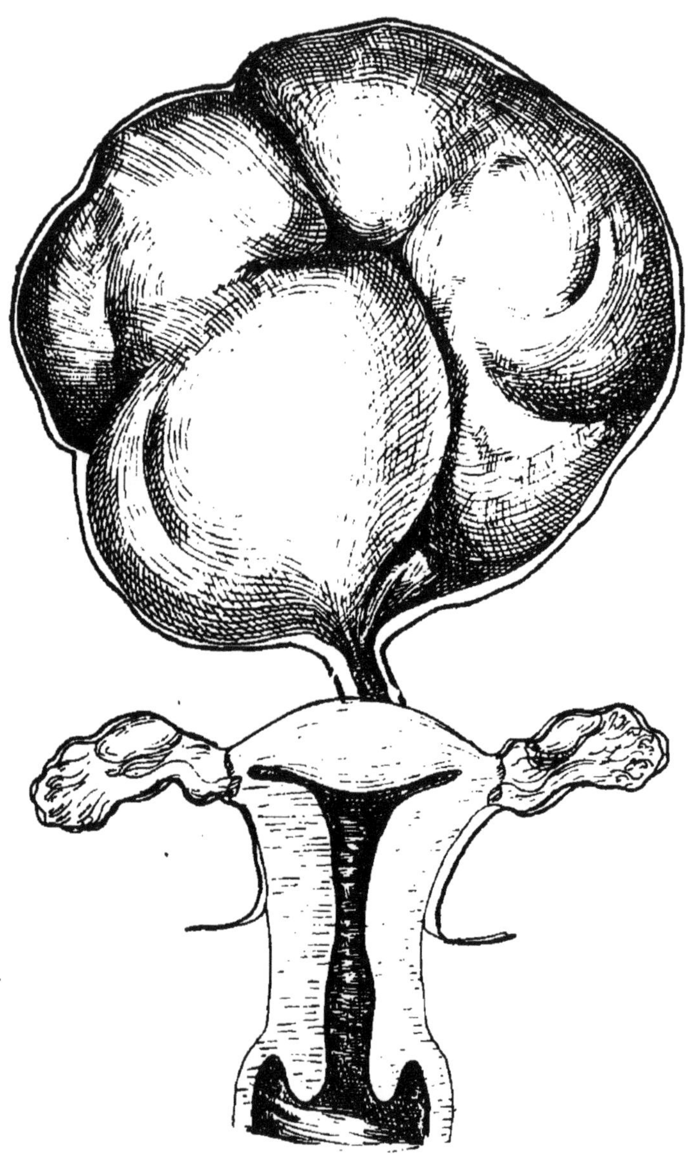

Fig. 112. — Fibrome sous-péritonéal, pédiculé, à évolution abdominale.

L'utérus, porteur de fibromes interstitiels et sous-muqueux, même de très petit volume, est presque toujours hypertrophié. Cette hypertrophie est généralisée ou inégalement distribuée (*grossesse fibreuse*, Guyon). Il en résulte une augmentation de la contractilité qui influe sur l'évolution ultérieure de la tumeur. La cavité utérine peut mesurer jusqu'à 10, 15, 20 centimètres.

Les fibromes sous-péritonéaux, surtout lorsqu'ils sont pédiculés, ont une influence moindre sur la nutrition de l'utérus et peuvent même coïncider, chez les vieilles femmes, avec son atrophie.

La *muqueuse utérine* est souvent hyperplasiée au point d'atteindre, avec les tumeurs interstitielles ou sous-muqueuses, jusqu'à $0^m,02$ d'épaisseur. Sur vingt cas examinés par Winter, une seule

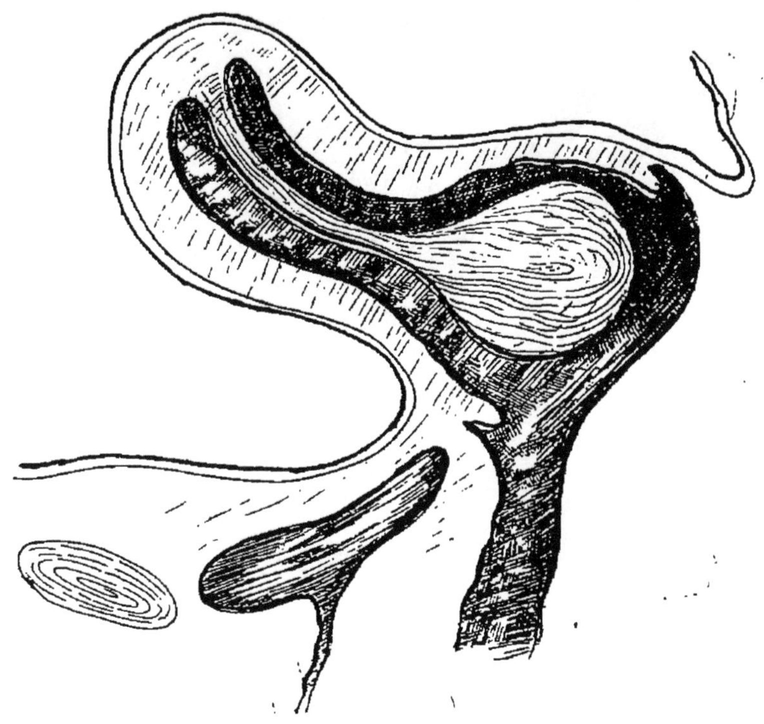

Fig. 113. — Polype fibreux, inséré au fond de l'utérus (d'après Hofmeier).

fois elle fut reconnue saine. Cette modification et le rôle d'irritant joué par la tumeur expliquent les hémorrhagies profuses et rebelles et leur plus grande fréquence dans le cas de fibrome sous-muqueux. A la surface même de la tumeur, la muqueuse peut être, à la fois, enflammée et atrophiée (Landau). Enfin, elle peut s'ulcérer en deux points opposés et se souder ensuite, d'où oblitération partielle ou totale de la cavité (Laboulbène).

Les *connexions* des fibromes avec le tissu utérin varient avec leur consistance. Les fibromes durs, interstitiels ou sessiles, sont ordinairement entourés d'une capsule de tissu cellulaire lâche dont on les sépare facilement, après incision. L'énucléation peut même se faire spontanément sous l'influence des contractions utérines. L'adhérence est un peu plus considérable au niveau du point de pénétration des vaisseaux.

Les fibromes mous sont, en général, plus intimement fusionnés avec le tissu ambiant, au point d'exiger parfois une véritable dissection avant de se laisser isoler. Cette fusion se trouve réalisée au

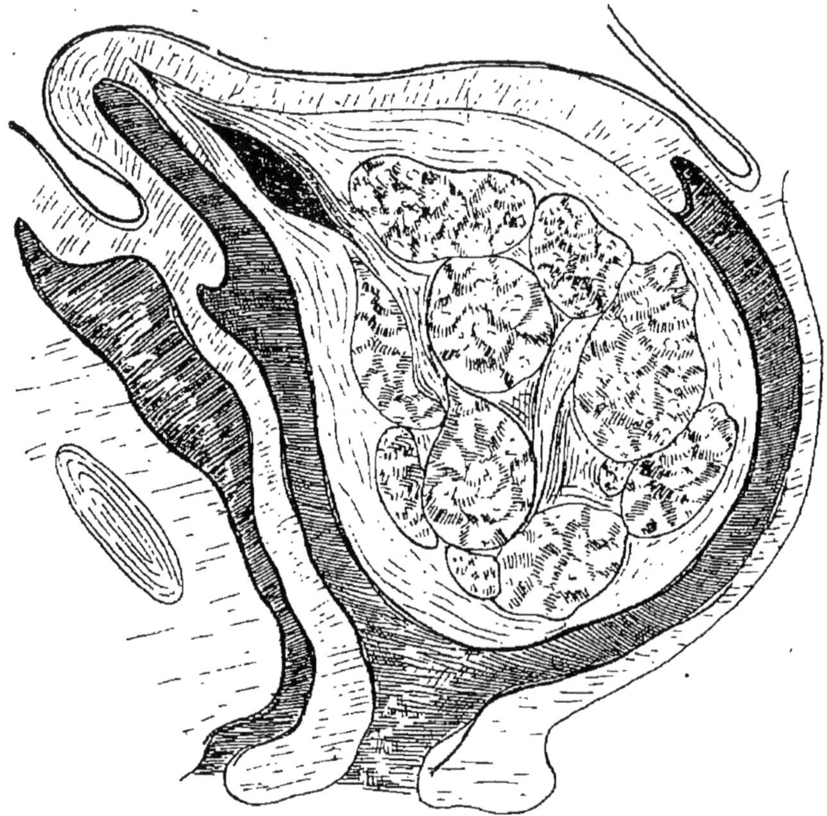

Fig. 114. — Fibrome sous-muqueux, sessile, du col de l'utérus (d'après Hofmeier).

maximum dans une variété assez rare d'*hypertrophie fibreuse totale sans tumeur isolable* (*utérus géant*).

Les fibromes sous-péritonéaux ont plus de tendance à se séparer du tissu utérin que les fibromes sous-muqueux : ils arrivent souvent au contact immédiat de la séreuse, tandis que ceux-ci même quand ils sont assez saillants, ont toujours un revêtement musculaire.

Les contractions répétées de l'utérus, jointes à l'action de la pesanteur, expliquent la formation du *pédicule* dans les tumeurs à évolution intra-utérine ou péritonéale.

Ce pédicule, d'abord assez large, formé, de la périphérie au centre, de la muqueuse ou de la séreuse, d'une couche musculaire et de vaisseaux, s'amincit et s'allonge progressivement, au point d'atteindre parfois des dimensions considérables. Il peut se tordre, et même se rompre, après résorption progressive de la couche musculaire. Ainsi s'expliquent les faits d'*expulsion spontanée* des fibromes sous-muqueux et de fibromes à évolution péritonéale, trouvés flottants au milieu des intestins, complètement libres de toute attache naturelle ou artificielle (Rokitansky, Simpson, Depaul, Turner).

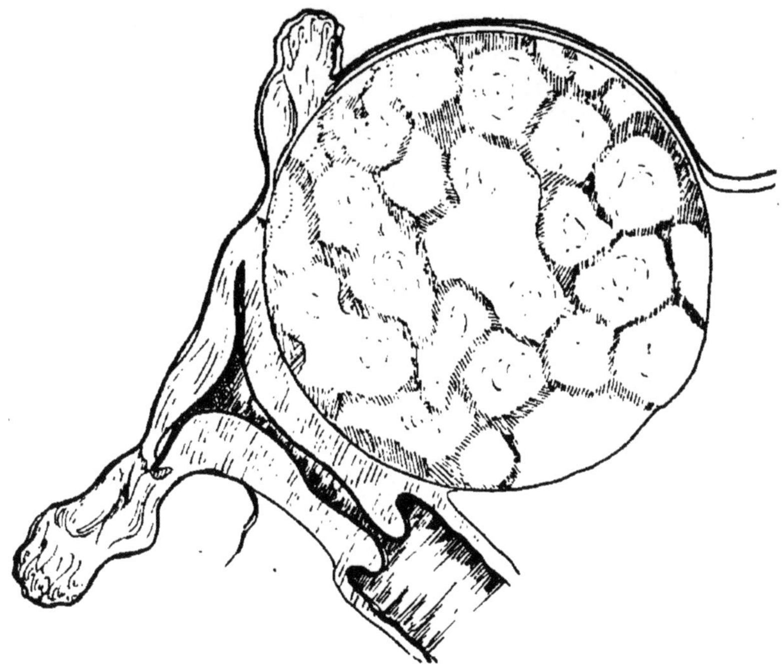

Fig. 115. — Fibrome utérin à évolution intra-ligamentaire (d'après Doyen).

Les *modifications mécaniques*, imprimées à l'utérus par les fibromes, consistent principalement en : déviations du côté opposé à la tumeur, effacement du col, déformation de la cavité, élévation et étirement de l'organe, torsion sur son axe, inversion.

2° *Modifications des tissus péri-utérins*. — La trompe est souvent enflammée. Son orifice interne peut être agrandi ou, au contraire, obturé. Nous avons toujours trouvé les ovaires scléreux ou sclérokystiques et, de plus, œdémateux, quand il existait un varicocèle assez prononcé.

Dans le cas de tumeurs volumineuses, surtout intra-ligamentaires, trompes et ovaires sont déplacés, aplatis, parfois méconnaissables.

Les fibromes sous-péritonéaux, nés du fond de l'utérus, peuvent se développer librement par en haut, en ne déplaçant que l'intestin, et sans grands troubles; mais, par contre, il peut se produire,

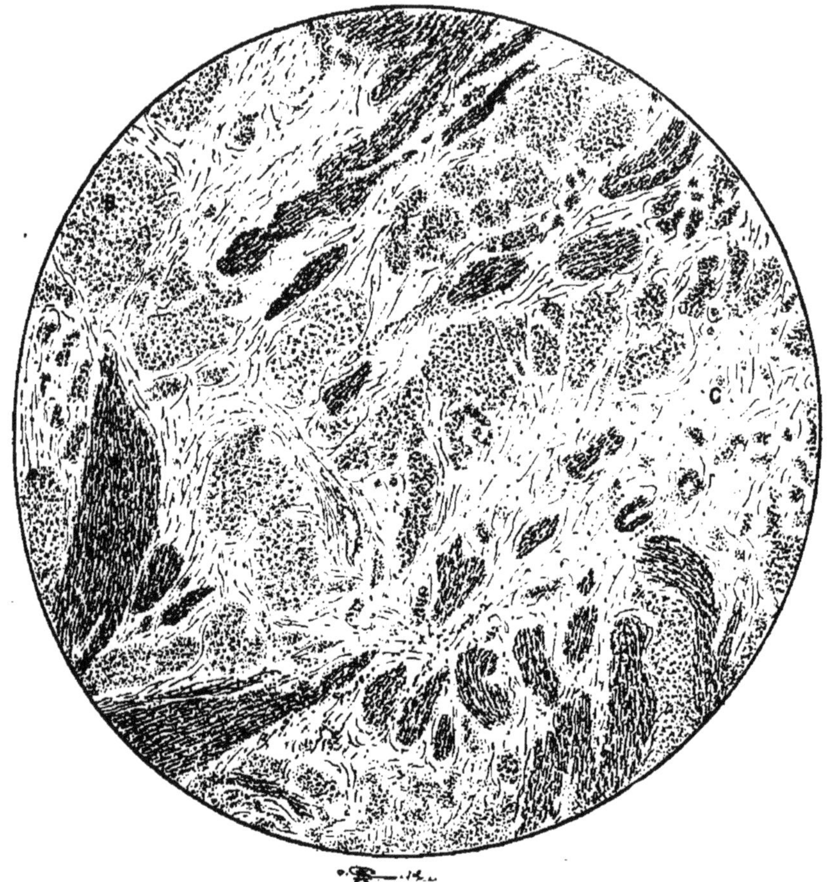

Fig. 116. — Coupe histologique d'un fibro-myome de l'utérus (Grossissement de 35 diamètres) (Paul Petit et S. Bonnet). — A, faisceaux musculaires coupés en long; B, faisceaux musculaires coupés en travers ; C, tissu conjonctif.

sous des influences diverses, soit de l'ascite, ce qui est l'exception, soit des adhérences avec la paroi abdominale, l'intestin ou l'épiploon. Ces adhérences, plus rares que pour les kystes ovariques, se présentent sous forme d'un réticulum ou de cordons très vasculaires (artère du volume de la radiale, Kœberlé). Elles contribuent à la nutrition de la tumeur et peuvent même lui suffire dans les cas exceptionnels où elle se détache de l'organe.

Les fibromes des parois postérieure et antérieure et, surtout, ceux de la portion sus-vaginale du col, gènent assez rapidement les fonctions du rectum et de la vessie. La compression peut aller jusqu'à l'occlusion complète et même jusqu'à la perforation de ces organes, si la tumeur est enclavée. Il y a également lieu de tenir grand compte de la compression des vaisseaux et nerfs du bassin et des uretères.

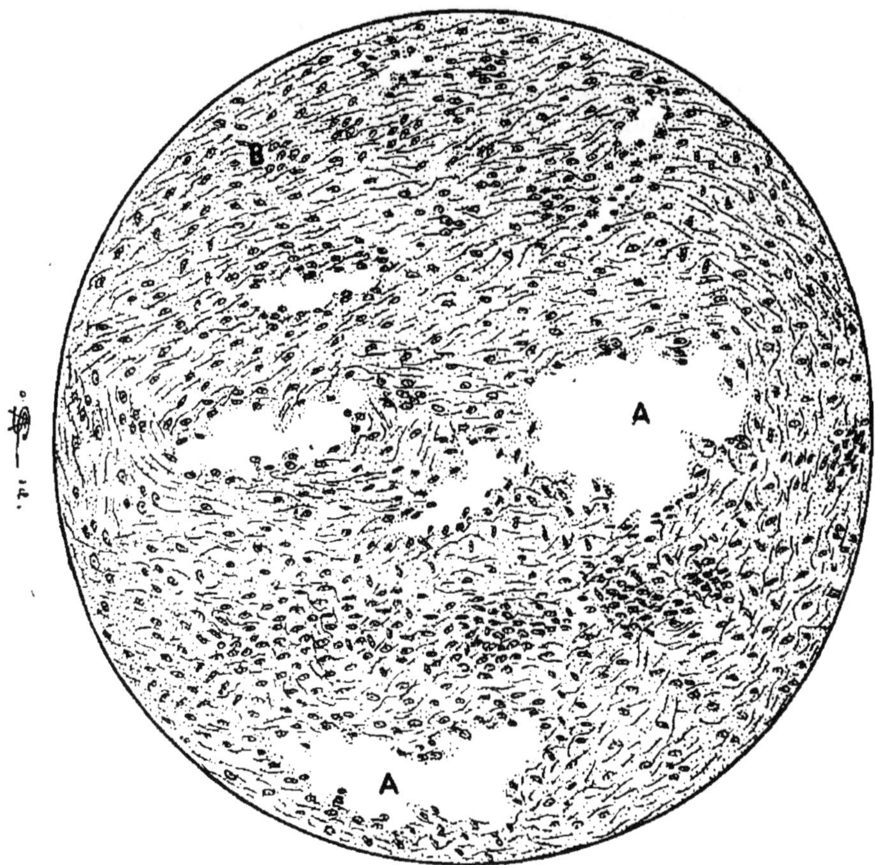

Fig. 117. — Coupe histologique d'un fibrome œdémateux du corps de l'utérus (Grossissement de 75 diamètres) (Paul Petit et S. Bonnet). — AA, vacuoles dues à la distension des mailles conjonctives par l'œdème ; B, tissu conjonctif œdématié.

Signalons enfin, comme lésions éloignées, des altérations des reins (Pozzi), du foie (Bantock), du myocarde et des cavités du cœur (Sébileau).

Modifications propres au fibrome. — Les fibromes peuvent subir les modifications suivantes :

1° Le *ramollissement*, qui reconnaît plusieurs causes :

α. L'*œdème*, résultat de la grossesse, de l'enclavement, d'hémorrhagies profuses, etc., et qui peut être assez considérable pour donner lieu à la pseudo-fluctuation. Dans ce processus, les fibres musculaires s'atrophient, les mailles du tissu conjonctif s'écartent, et il en résulte des vacuoles qui, en se fusionnant, constituent des pseudo-kystes plus ou moins vastes (fig. 117). L'œdème n'est parfois que le premier stade du sphacèle.

β. La *dégénérescence graisseuse*, qui s'observe pendant la régression post-puerpérale et pourrait exceptionnellement aboutir à la résorption totale du néoplasme. Il en résulte aussi, parfois, des formations kystiques.

γ. La *dégénérescence myxomateuse*, caractérisée par l'épanchement, entre les travées cellulaires, d'un liquide chargé de mucine, et par la prolifération de tissu muqueux.

δ. La *dégénérescence amyloïde*, très rare (un cas de Stratz).

2° L'*induration* scléreuse, qui ne s'observe guère avant la ménopause et succède à la dégénérescence graisseuse ou à des inflammations interstitielles.

3° La *calcification*, plus spéciale aux tumeurs interstitielles et sous-séreuses, et caractérisée par la présence de sels calcaires (phosphate, carbonate et sulfate de chaux). Ces sels se déposent par îlots indépendants qui se fusionnent ensuite du centre à la périphérie. Ils envahissent parfois la totalité de la tumeur qui, dans ce cas, peut se détacher et s'éliminer par la vessie, par le rectum, le vagin ou la paroi abdominale (*calculs utérins*).

4° L'*inflammation de la capsule*, qui survient ordinairement à la suite d'une éraillure de la muqueuse et conduit facilement au sphacèle de la tumeur, dont la vascularité propre est si rudimentaire.

Les tissus désagrégés s'éliminent par lambeaux d'odeur fétide, et, à part quelques exceptions heureuses, il en résulte des accidents graves d'inflammation péri-utérine et de septicémie.

5° La *transformation kystique* (fig. 118), qui vaut au fibrome les noms de *fibrome kystique*, *tumeur fibro-kystique*, *fibro-kyste*, etc.

Elle peut être due :

α. *A l'œdème* (voir plus haut).

β. *A la dilatation excessive des espaces lympathiques* (*myome lymphangiectasique*). Dans cette forme, la cavité kystique est tapissée d'un endothélium et contient un liquide ordinairement limpide et coagulable ou modifié par addition de pus ou de sang.

Ces deux variétés de fibrome se rencontrent surtout après la ménopause et peuvent acquérir des dimensions considérables (de 50 à 75 kilos).

γ. Certaines tumeurs fibro-kystiques résultent encore des *lacunes ou géodes* (Cruveilhier), creusées par un épanchement sanguin ou par la dégénérescence graisseuse ou myxomateuse.

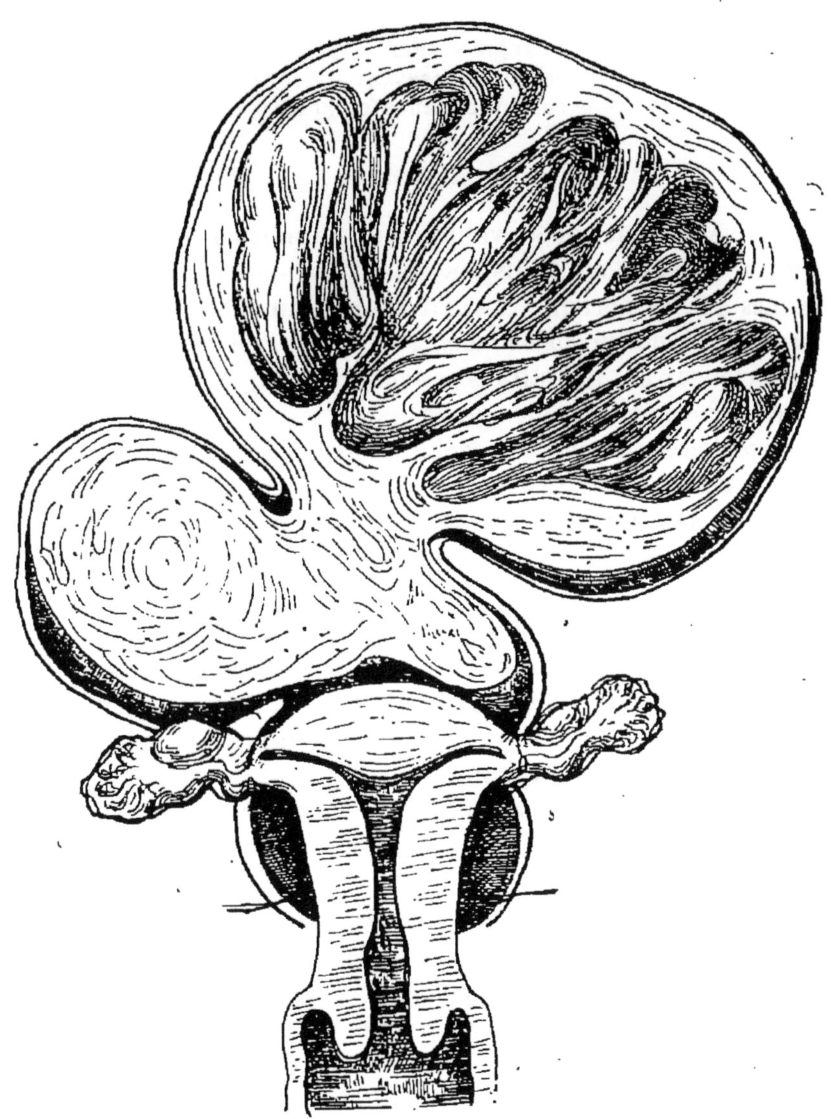

Fig. 118. — Tumeur fibro-kystique de l'utérus, à évolution abdominale.

δ. Les *dégénérescences cancéreuses* appartiennent à l'histoire des tumeurs malignes (voir chap. II).

Une statistique de Martin donne une idée de la fréquence relative de ces diverses degénérescences : sur 201 cas de fibromes, il a observé :

La dégénérescence graisseuse	10 fois.
La calcification	3 —
La suppuration (de tumeurs sous-muqueuses)	10 —
L'œdème	11 —
La dégénérescence kystique (1)	8 —
— télangiectasique	3 —
— sarcomateuse	6 —
— carcinomateuse (col, 7 fois ; corps 2).	9 —

Symptômes.

Il arrive souvent que de volumineux fibromes n'occasionnent que fort peu de gène ou qu'ils ne soient même pas soupçonnés des femmes qui les portent. Il s'agit ordinairement, dans ces cas, de fibromes à *évolution abdominale*. Par contre, de très petits noyaux sous-muqueux ou interstitiels peuvent déterminer des douleurs intenses et des hémorrhagies graves.

I. **Symptômes subjectifs et fonctionnels.** — Le plus souvent, les règles augmentent progressivement d'abondance, durent six, huit, dix jours et se rapprochent; puis il survient des hémorrhagies intercalaires et la malade, perdant presque constamment, ne sait plus distinguer ses époques. Ces hémorrhagies surviennent à propos du coït, d'une fatigue, etc., souvent sans motif appréciable. Elles entraînent rarement la mort par leur abondance, mais peuvent conduire rapidement à un état d'anémie profonde qui aggrave beaucoup le pronostic de l'intervention opératoire, tout en rendant celle-ci de plus en plus urgente.

La *leucorrhée*, symptomatique de l'endométrite, n'est pas constante. On la rencontre surtout, de même que la dysménorrhée, avec les fibromes du col.

Il se produit parfois, à intervalles irréguliers, et pendant plusieurs jours, un écoulement profus de liquide séro-muqueux, limpide et filant : c'est l'*hydrorrhée*, que l'on rencontre aussi, mais beaucoup plus rarement, au début des néoplasmes malins du corps de l'utérus.

Les malades se plaignent généralement de *douleurs* sourdes, permanentes; ou bien, de sensations de pesanteur, de tiraillement, communes à toutes les affections utérines. Sur ce fond vague d'*endolorissement*, se détachent des crises névralgiques, dépendant principalement du siège défavorable de la tumeur et dont les caractères sont, par suite, assez variables. Dans le cas de *fibromes sous-muqueux*, surtout lorsqu'ils s'engagent dans l'orifice interne, ce sont des coli-

(1) Indépendamment des causes précitées, Routh et Cazin ont trouvé, dans l'épaisseur de fibromes utérins, des diverticules glandulaires qui pourraient bien être le point de départ de kystes (Doran).

ques utérines, parfois très vives, paroxystiques. Avec les fibromes *abdominaux*, ce sont des crises de *péritonisme* dû aux déplacements de la tumeur, ou de véritables *douleurs péritonitiques*, imputables à des poussées de *péritonite vraie* (concomitance de salpingite) ou *aseptique;* enfin, les douleurs des *fibromes pelviens* sont surtout en rapport avec la compression directe des nerfs et avec l'obstacle opposé au cours de l'urine et des matières.

La compression du plexus sacré explique les douleurs lombaires, fessières et sciatiques.

La compression de la *vessie* peut provoquer une dysurie permanente, avec ou sans catarrhe, et les diverses modalités de la rétention. La *rétention brusque et temporaire* est parfois le premier phénomène observé; elle se produit surtout après la ménopause ou au moment des règles, par le fait d'un déplacement subit de la tumeur ou de la compression qu'elle exerce sur le col vésical ou l'urèthre. La *rétention incomplète* a pu donner l'illusion d'un kyste ovarique (Budin).

Les *uretères* comprimés peuvent se dilater de proche en proche et on a vu résulter de cette complication l'hydronéphrose et même la pyélonéphrite. Quel qu'en soit le mécanisme, les altérations du rein ne sont pas rares (néphrite interstitielle, abcès, etc.), et aggravent singulièrement le pronostic.

La compression du rectum, nous l'avons dit, peut aller jusqu'à l'occlusion complète et même jusqu'à l'ulcération de sa paroi.

Mais, le plus souvent, tout se borne, de ce côté, à des hémorrhoïdes, à du catarrhe rectal et à de la constipation opiniâtre qui peut engendrer la *stercorémie* (Barnes). Les troubles digestifs peuvent encore être dus aux adhérences intestinales et épiploïques.

La compression des *veines* produit l'œdème, quelquefois intermittent (Kœberlé), des deux membres inférieurs ou d'un seul d'entre eux; la thrombose, l'embolie pulmonaire (Duguet, Sevestre).

L'*ascite* complique parfois les gros fibromes, surtout ceux qui sont très mobiles ou très vasculaires, et semble reconnaître des origines diverses : irritation du péritoine, compression de la veine porte, lésions cardiaques et rénales, cachexie, etc. L'*ascite hémorrhagique* coïncide ordinairement avec la dégénérescence maligne qui est exceptionnelle, du reste, pour les fibromes sous-péritonéaux.

Enfin, on peut avoir à constater les symptômes de l'*inflammation annexielle* ou de *lésions hépatiques, cardiaques;* des *troubles réflexes* divers : du côté des voies digestives (dyspepsie, vomissement); des seins (gonflement, sécrétion de colostrum); du système nerveux (névroses et psychoses diverses).

II. Signes physiques. — La tumeur *est-elle volumineuse* et développée au-dessus du pubis, on peut la reconnaître uniquement par le palper. Elle présente les caractères suivants : tumeur médiane, de consistance ferme et résistante, plus rarement fluctuante, indolore à la pression, lisse ou, plus souvent, bosselée. En combinant le toucher au palper, on constate qu'elle fait corps avec l'utérus et se meut avec lui, à moins qu'il ne s'agisse d'une tumeur sous-péritonéale et longuement pédiculée. Le vagin peut être allongé ou diminué, déformé. Le col se déplace en sens inverse des mouvements imprimés à la tumeur; il peut être effacé, remonté et aplati derrière le pubis, au point de devenir inaccessible. L'auscultation permet parfois de découvrir des frottements dus aux adhérences et un souffle analogue à celui de la grossesse.

Un fibrome *interstitiel* ou *sous-péritonéal*, de petit volume, se reconnaît à l'hystérométrie combinée au palper abdominal, à l'abaissement du col, au toucher rectal; s'il reste un doute, on a recours à la chloroformisation.

Indépendamment des constatations faites par l'examen bimanuel ordinaire, on pourra, le plus souvent, reconnaître directement du doigt, avec ou sans dilatation préalable, la présence des tumeurs *sous-muqueuses*. L'hystéromètre, dans ce cas, indique toujours un allongement prononcé de la cavité utérine (9 à 20 centimètres). Celle-ci peut être déviée, aplatie, obstruée, au point de ne se laisser explorer qu'avec une bougie en gomme ou avec l'hystéro-curvimètre de Terrillon.

S'il s'agit d'un *polype intra-utérin* on arrive à sentir, en introduisant l'index dans le col, une masse dure, arrondie, quelquefois étranglée en sablier. C'est au moment des hémorrhagies qu'elle est le plus accessible; elle peut même disparaître complètement dans leur intervalle (*polypes intermittents*, Huguier, Larcher).

Lorsque le polype est descendu dans le vagin et qu'il est de dimensions moyennes, on arrive, en contournant le pédicule, à atteindre son point d'insertion ou, tout au moins, à se rendre compte de son éloignement. Dans quelques cas, la tumeur emplit complètement le conduit et vient faire saillie à l'extérieur; ou bien encore, elle est ramollie par une dégénérescence.

Un fibrome sessile du col donne des dimensions excessives à la lèvre qui en est le siège, tandis que l'autre lèvre, amincie, aplatie, l'entoure à la manière d'un croissant. L'orifice externe est alors représenté par une fente demi-circulaire.

Marche et terminaisons.

L'apparition de la tumeur peut être précédée, pendant plusieurs années, de phénomènes vagues dus à la distension progressive de l'utérus par les noyaux fibreux encore latents (Winckel) : sensibilité plus grande de l'organe, surtout pendant les règles ; durée plus longue de celles-ci ; douleurs vésicales (Olshausen), etc.

C'est ordinairement entre trente et quarante ans que se montrent les symptômes décrits plus haut. Au voisinage de la ménopause, en même temps que la tumeur diminue, on les voit ordinairement s'espacer et s'amender de plus en plus, au point de disparaître complètement. Mais ce n'est là qu'une donnée générale comportant de nombreuses exceptions, surtout pour les tumeurs molles ou fibrokystiques, qui peuvent même n'apparaître qu'à ce moment.

Nous avons étudié les modifications anatomiques que peuvent subir les fibromes.

Ils peuvent disparaître complètement, par *atrophie* ou, à la suite d'une grossesse, par *dégénérescence graisseuse et résorption :* un certain nombre d'observations, scrupuleusement contrôlées, en font foi (Gusserow). Le plus souvent cependant, la régression n'est que partielle, bien que les troubles fonctionnels disparaissent.

La *calcification* est aussi un mode de guérison relative qui s'observe sur les tumeurs à vitalité restreinte et au voisinage de la ménopause.

Nous savons déjà qu'une tumeur pédiculée peut se *détacher* de l'utérus et flotter librement dans le péritoine ou, plus souvent, continuer d'y vivre grâce aux adhérences qu'elle a contractées.

On a vu des fibromes faire issue à travers la paroi abdominale et dans la vessie.

L'*élimination par la cavité utérine* s'observe assez souvent et reconnait deux mécanismes : l'un, qui demande plusieurs années pour s'accomplir, se décompose en trois temps : énucléation de la tumeur qui devient polypoïde, rupture du pédicule et, enfin, accouchement spontané, le tout sous la seule influence des contractions utérines et de la pesanteur ; l'autre, qui est beaucoup plus rapide, mais très dangereux, consiste dans le morcellement dû au sphacèle, après inflammation de la capsule.

Pronostic et complications.

Si l'on compare le nombre des malades atteintes de fibromes, au nombre de celles qui en meurent, il est impossible de dire que ces tumeurs constituent, d'une façon générale, une affection grave. Mais rien n'est variable comme leur pronostic, si l'on considère isolément leurs variétés de nombre, de volume, de siège, de structure et de complications, la façon dont elles sont tolérées suivant le genre de vie, etc.

Citons, parmi les complications les plus graves : les *hémorrhagies profuses ;* la *rupture de l'utérus*, même en dehors de la gravidité, accident très rare; l'*inversion* du fond ou d'une paroi de l'organe par un fibrome sous-muqueux (voy. liv. VIII, chap. II); la *perforation*, très exceptionnelle, de la vessie (Thompson), du rectum, de l'intestin, du vagin (Roux), de la paroi abdominale (Dumesnil), par une tumeur calcifiée ou non; l'*incarcération*, facilitée ou provoquée par les adhérences; l'*étranglement intestinal ;* la *péritonite*, partielle ou généralisée; la *pyohémie* ou la *septicémie* qui accompagnent la *suppuration* et la *gangrène*.

Il faut compter enfin, chez les femmes mariées, avec la *stérilité* et les accidents possibles de la *grossesse* et de l'*accouchement*.

La *stérilité* peut reconnaître pour causes : les déformations de la cavité, les métrorrhagies et la leucorrhée, l'endométrite et la périmétrite, l'ascite, l'oblitération des orifices tubaires, l'altération des follicules de l'ovaire, etc.

La fécondation est toutefois possible et quelques fibromes ne sont même découverts qu'au moment de l'accouchement.

La grossesse peut être, dans ses suites, le point de départ de la dégénérescence graisseuse et de l'atrophie de la tumeur; mais, pendant son évolution, elle lui imprime une allure plus rapide.

L'existence de fibromes prédispose, en outre : à l'insertion vicieuse du placenta, à la grossesse extra-utérine, aux hémorrhagies pendant la grossesse, à la mort du fœtus, à la néphrite et à l'éclampsie, aux mauvaises présentations, à l'avortement dans les premiers mois si la tumeur siège sur le fond de l'utérus, à l'accouchement prématuré si elle siège au voisinage du col.

S'il est vrai que les fibromes se déplacent parfois d'une façon très heureuse et grâce à leur ramollissement, au cours du travail, ils n'en sont pas moins une cause ordinaire et grave de *dystocie*.

Le travail est souvent très long; l'intervention de l'accoucheur est presque toujours nécessaire et ne suffit pas, dans bien des cas, à prévenir la rupture de l'utérus ou les hémorrhagies graves de l'accouchement ou de la délivrance.

La probabilité et l'importance de ces accidents sont subordonnées, du reste, au siège, au volume, à la consistance et à l'orientation des tumeurs.

Diagnostic.

Il n'est pas de tumeur ou de tuméfaction avec laquelle le fibrome ne puisse être confondu. Le plus généralement une hystérométrie de 10 centimètres, en dehors de la période puerpérale, doit faire admettre son existence.

I. Fibromes interstitiels. — Les dimensions de la cavité et l'augmentation de volume de l'utérus, sa forme globuleuse, les douleurs expulsives et le peu de sensibilité à la pression; au besoin, l'examen sous le chloroforme et la dilatation permettent de reconnaître la présence d'un petit noyau interstitiel et d'éliminer la *métrite hémorrhagique*.

La *rétention de débris placentaires*, après l'avortement ou l'accouchement, se distingue grâce aux anamnestiques et à l'examen direct.

Dans le *cancer du corps*, il y aussi des hémorrhagies, de l'hydrorrhée, une augmentation de volume; mais, à une certaine période, il s'y joint un écoulement fétide et, au début, en cas d'incertitude, l'examen microscopique lève les doutes.

L'hystérométrie et l'exploration bimanuelle feront reconnaître les *déviations* de l'utérus en avant ou en arrière.

Les *inflammations chroniques des annexes* peuvent facilement donner le change, lorsqu'elles sont anciennes, peu douloureuses et qu'elles s'accompagnent de troubles menstruels. Dans ces cas, c'est surtout sur l'histoire antérieure des malades et sur l'hystérométrie qu'il faut se baser pour établir le diagnostic.

Enfin, il faudra toujours songer à la possibilité d'une *grossesse*.

II. Fibromes à évolution vaginale. — Ils sont sessiles ou pédiculés et naissent du *corps* ou du *col*.

1° Fibromes sessiles du corps. — Leurs tendances évolutives s'affirment d'abord par des pertes *intermenstruelles*, l'*hydrorrhée*, une *diminution de consistance* de leur masse et l'*élargissement* de la cavité utérine (Bouilly); puis ils s'accompagnent d'hémorrhagies abondantes et de coliques, provoquent la dilatation et la déformation de la cavité du corps et effacent le col.

Le cathétérisme et le toucher intra-cervical permettent généralement de les distinguer du *cancer corporéal*, de la *rétention placentaire*, de l'*hématométrie*, etc.

2° Fibromes sessiles du museau de tanche. — Ils constituent des tumeurs arrondies, fermes et élastiques, ordinairement non ulcérées, fusionnées avec l'une des lèvres du col, tandis que l'autre est amincie ou aplatie.

L'orifice externe, devenu linéaire et courbe, s'ouvre en avant ou en arrière de la masse. Lorsqu'elle a pris naissance à la limite du vagin, elle peut se développer dans l'interstice de la cloison et simuler une *tumeur vaginale*.

L'examen bimanuel permettra d'éviter la confusion avec l'*inversion utérine* ou avec une *tumeur pédiculée du corps*. Quand le fibrome cervical est ulcéré et ramolli et s'accompagne, par suite, d'un écoulement sanguinolent et fétide, il peut être indispensable, pour sortir d'embarras, de faire une excision exploratrice suivie d'examen au microscope.

3° Polypes. — α. *Intra-utérins*. Les polypes *intra-utérins* se reconnaissent de la même manière que les tumeurs sous-muqueuses et sessiles. Pour fixer le point d'implantation de leur pédicule, sa longueur et son volume, on a recours au cathétérisme ou au toucher direct, précédé ou non de la dilatation.

β. *Vaginaux*. — Les *polypes vaginaux* se présentent à la façon de tumeurs imperforées, piriformes, à base inférieure et à sommet ntra-cervical, à surface lisse, présentant, parfois, une dépression circulaire, vestige de la constriction exercée par le col à une certaine phase de leur évolution ; ils sont libres dans le vagin ou partiellement adhérents.

A moins que le polype ne soit assez volumineux pour emplir le vagin, on arrivera en général à glisser le doigt assez haut pour reconnaitre son point d'implantation. Il ne faut pas craindre, du reste, pour faciliter l'examen, de saisir et d'abaisser la tumeur ou l'utérus avec une pince à griffes.

La confusion avec l'*hypertrophie du col* ou le *prolapsus utérin* n'est guère permise : dans ces deux cas, la tuméfaction a une forme spéciale, présente une ouverture centrale (l'*orifice externe*) et se continue directement avec les culs-de-sac vaginaux.

Il n'en est pas de même pour l'*inversion utérine*, dont le diagnostic différentiel prête à des considérations toutes spéciales (voir liv. VIII).

Si, du fait du sphacèle, le polype est *ramolli*, *ulcéré*, *anfractueux* et laisse écouler une sanie fétide, on comprend qu'il puisse être pris pour un *épithélioma végétant*, surtout s'il s'insère sur le col, ou encore, pour un *œuf abortif* ou un *fragment placentaire* engagé dans la cavité cervicale. Mais, dans ces deux cas, la masse procidente est plus molle, plus friable et l'on est, de plus, guidé par les renseignements anamnestiques : au besoin, l'examen microscopique donnera une réponse décisive.

Certains polypes peuvent, comme nous l'avons vu, présenter des alternatives de procidence et d'occultation, avant leur procidence définitive. On choisira, de préférence, pour explorer ces fibromes *intermittents*, le moment des coliques expulsives au cours desquelles le col s'efface.

Il est enfin des polypes qui sont, à la fois, *intra-utérins* et *vaginaux :* ils présentent, au niveau du col, un étranglement qui pourrait être pris pour le pédicule véritable, alors que celui-ci s'attache, en réalité, plus haut, sur l'une des parois du corps.

Ajoutons que les polypes peuvent être multiples et coexister avec des productions polypoïdes de la muqueuse.

III. **Fibromes à évolution abdominale.** — Lorsqu'on a affaire à des tumeurs *dures* et *multinodulaires*, transformant l'utérus en une masse médiane, lobulée, inégale, qu'on peut limiter par le palper et le toucher combinés, le diagnostic est facile.

La majorité des *fibromes durs* se présentent ainsi, car ils ne deviennent assez gênants pour provoquer l'examen, qu'après avoir acquis un certain volume. Il est des cas, cependant, où le diagnostic n'est pas aussi simple : ainsi, un fibrome dur et longuement pédiculé pourra-t-il en imposer, tout d'abord, pour une ectopie rénale.

Rien de plus facile que de confondre un fibrome *mou ou kystique* et *multinodulaire* avec un *kyste multiloculaire de l'ovaire* (voir chap. IV). Il en est de même pour les tumeurs de même variété histologique formant une *masse unique*, et l'*utérus gravide*, avant le cinquième mois de son évolution : ajoutons que, même après cette époque, la constatation des signes dits *de certitude* n'exclut pas l'idée d'un fibrome, kystique ou non, compliquant la grossesse.

IV. **Fibromes intra-ligamentaires.** — Un fibrome *intra-ligamentaire* ne peut guère être pris pour un *kyste parovarique* qui présente généralement une fluctuation très nette, ou pour une *grossesse extra-utérine* (voir livre XI).

Mais la confusion est facile avec :

Une tumeur de la *fosse iliaque*, surtout en cas de dégénérescence *myxomateuse* ou *sarcomateuse* (Tolly, Bland Sutton); cependant on peut l'éviter par un examen méthodique de l'utérus et de ses rapports avec le néoplasme.

Avec les *tuméfactions inflammatoires des annexes* (voir livre VI). Les observations ne sont pas rares d'énormes pyo-salpinx électrisés pour des fibromes et reconnus seulement après l'ouverture du ventre.

V. **Fibromes pelviens.** — Leur caractéristique générale consiste dans la *précocité des phénomènes de compression.*

L'hystérométrie permet de les distinguer des *versions* et *flexions* en avant ou en arrière. Mais les deux lésions peuvent se compliquer. Dans ce cas, on arrivera à la vérité en combinant le cathétérisme au toucher, au palper, à l'abaissement et en faisant, au besoin, l'examen sous le chloroforme.

Un petit noyau fibreux, adhérent ou non au cul-de-sac de Douglas, peut être très difficile à différencier d'un *ovaire hypertrophié et prolabé*, d'une *ovaro-salpingite*, d'un *foyer ancien d'hématocèle*, d'un noyau de *paramétrite* ou de *périmétrite*. Il faudra, en ce cas, s'appliquer à éliminer, les unes après les autres, ces différentes lésions, en s'entourant de toutes les ressources de l'interrogatoire et de l'examen physique.

Traitement.

Indications générales.

« La moitié, au moins, des fibromes », a écrit Munde, « ne requiert aucune sorte de traitement et une thérapeutique symptomatique suffit à la moitié des autres. »

Cette opinion du chirurgien américain est aussi critiquable que le sont, dans un sens opposé, les tendances actuelles de la chirurgie.

Les fibromes sont, en eux-mêmes, des *tumeurs bénignes* et qui dégénèrent rarement.

A ce dernier point de vue, il faut surtout craindre le sphacèle et la transformation cancéreuse Or, le sphacèle résulte le plus souvent de fautes d'antisepsie faciles à éviter (à l'occasion d'un cathétérisme, de l'électropuncture, etc). Quant à l'intervention d'un néoplasme malin, il ne semble pas qu'elle soit plus commune dans les utérus fibromateux, étant donnée la grande fréquence de ceux-ci, que dans les utérus dépourvus de fibromes. Les autres dangers auxquels expose l'expectation dépendent surtout du volume et de la direction que prendra la tumeur, et c'est au clinicien à les prévoir d'après le siège actuel de la tumeur (fibrome abdominal, fibrome pelvien), d'après sa nature particulière (fibrome dur ou mou), d'après la rapidité de son développement et l'âge de la malade.

Si ces *conditions d'avenir* sont défavorables et si, d'autre part, la tumeur s'accompagne d'*hémorrhagies surabondantes et rebelles aux moyens médicaux*, de *phénomènes graves de compression* (douleurs intolérables, rétention d'urine, obstruction intestinale, etc.), il faudra recourir à l'intervention chirurgicale, en tenant compte aussi de l'état général de la malade et de son rang social.

Mais, dans les conditions contraires, on ne se laissera pas influencer par la diminution de la mortalité opératoire, qui est loin d'être encore suffisante pour être négligeable. Tout en mettant à contribution, dans les cas où il faut agir, les progrès journaliers de l'antisepsie et de la technique, on saura, ou ne rien faire (*primum non nocere*), ou se borner au traitement médical, à l'électrothérapie ou à la chirurgie palliative.

L'ignorance où nous sommes des causes et de la pathogénie des fibromes réduit à néant le traitement *prophylactique*. On conseillera à toute femme soumise à l'expectation d'éviter avec soin la grossesse. Inutile d'insister sur l'importance qu'il y a, avant de pratiquer une opération grave, à tonifier les malades épuisées par des hémorrhagies, à examiner les fonctions des reins et du cœur.

Indications particulières.

I. Traitement médical.

Des vues théoriques, que le résultat n'a pas sanctionnées, ont fait employer les médicaments *fondants :* iode et ses dérivés, sels de potasse ; les *sels calcaires :* chlorure de calcium, etc.; les substances *stéatogènes :* phosphore, mercure, arsenic. Cette dernière serait utile pour relever l'état général (Guéniot) ; les autres se sont montrées inefficaces ou nuisibles.

L'*ergot* et l'*ergotine* peuvent rendre des services. Hildebrandt (1872) a érigé en méthode le traitement par les injections hypodermiques d'ergotine (qu'il diluait dans partie égale de glycérine et, plus tard, d'eau distillée, à la dose d'un centimètre cube, tous les jours ou tous les deux jours). Il les faisait dans la paroi abdominale, au voisinage de la tumeur.

Delore a recommandé des injections de 15 à 60 centigrammes d'ergotine faites dans le parenchyme même du fibrome, au moyen d'une longue canule de 14 centimètres, pénétrant de quelques millimètres.

Nous croyons de beaucoup préférable de faire les injections en dehors de la tumeur et dans une masse charnue, à la fesse par exemple.

On espérait, avec l'ergotine, anémier la tumeur et provoquer son atrophie. De nombreuses observations tendraient à faire admettre ce résultat. Mais, étant données les modifications considérables et très rapides de volume que peut présenter la tumeur, du seul fait de son évolution naturelle, il est assez difficile de se rendre compte, de même que pour l'électricité, si cette prétention est justifiée.

Ce qui est certain c'est que les résultats négatifs sont les plus nombreux. De plus, les injections d'ergotine exposent à un certain nombre d'inconvénients qui doivent, il est vrai, être évités : elles sont douloureuses, peuvent être suivies d'induration, d'abcès, de thrombose et de suppuration de la tumeur, si on les pratique dans son parenchyme. Faites en excès ou mal tolérées, elles ont donné lieu à des vomissements, à des crampes, à de la fièvre. Enfin elles lassent souvent la patience de la malade ou du médecin, leur effet ne se produisant parfois qu'après un centaine, ou plus, de piqûres. Cependant, si elles n'agissent guère sur le volume des tumeurs, elles en favorisent l'énucléation, dans les cas favorables, et sont souvent utiles contre les hémorrhagies.

Si l'on vise l'*atrophie* ou l'*énucléation*, on emploiera de petites doses (soit 0 gr 25 d'ergotine d'Yvon par jour) longtemps continuées, avec périodes de repos. Comme *hémostatique*, on aura recours à la dose courante de 1 gramme d'ergotine Yvon, répétée au besoin à de courts intervalles dans la même journée.

Quand l'utérus est très volumineux, l'ergotine, d'après Terrillon, a des effets nuls ou contraires et doit être remplacée par la sabine à la dose de 0 gr 50 par jour, en un cachet. Cesser trois semaines tous les deux mois.

Nous conseillons, de préférence, comme *hémostatiques* ou *décongestifs* :

L'extrait fluide d'*hydrastis canadensis*, à la dose de XX à XXX gouttes, trois fois par jour, dans un peu d'eau.

La teinture de *cannabis indica*, de XXX à LX gouttes. En général, X gouttes, trois fois par jour, ou V gouttes toutes les 5 heures, suffisent. — Donner les doses à quelque distance des repas ; les diminuer ou les espacer en cas de vertiges, de nausées.

Le *tannate de cannabine*, de 0,10 à 1 gramme.

L'*hamamelis virginica* : extrait fluide, de 10 à 20 grammes, ou teinture au 1/10, X à XXX gouttes.

L'*antipyrine*, à la dose de 2 à 4 grammes, en lavements (Chouppe) ou en solution, a plusieurs fois réussi, entre nos mains, à modérer ou arrêter des hémorrhagies qui avaient été rebelles aux autres moyens, ou que même l'ergot avait exagérées.

On peut encore essayer :

Le *viburnum prunifolium* : teinture, V gouttes toutes les demi-heures, ou extrait fluide, de 5 à 10 grammes.

L'*ustilago naïadis* : teinture au 1/10, XXX à XL gouttes.

L'un ou l'autre de ces médicaments sera employé concurremment avec les injections vaginales chaudes (45° à 48°), soit au cours même de l'hémorrhagie, soit, à titre préventif, dans la semaine qui précédera son époque probable.

En cas d'hémorrhagie grave, recourir au tamponnement vaginal et mieux, intra-utérin, aux applications intra-utérines de perchlorure de fer.

Les eaux chlorurées sodiques de Salies-de-Béarn, Salins, Kreuznach, Salzbrunn, Hall, produisent souvent une grande amélioration au double point de vue local et général. Sans compter les indications communes au traitement médical (fibromes à évolution lente, développés au voisinage de la ménopause), on y aura plus particulièrement recours dans les cas de fibromes non hémorrhagiques, enclavés et difficilement opérables (de Lostalot-Bachoué).

Si la malade est obèse, on pourra se bien trouver de Bourbonne, ou de Carlsbad.

Dans l'intervalle de la cure thermale, ou pour la remplacer, on fera prendre des séries de 20 à 30 bains salés (5 kilos de gros sel par bain), additionnés ou non de 1 à 4 bouteilles d'eaux mères de Salies-de-Béarn, suivant qu'on cherchera ou non un effet sédatif. Dans l'intervalle des bains, faire porter en permanence, sur le bas-ventre, des compresses imbibées d'eaux mères.

On recommandera, en outre, le repos, surtout pendant les pertes de sang, l'alimentation carnée, les toniques.

II. Électrothérapie.

L'*électrothérapie* rend des services, à condition de ne pas lui demander plus qu'elle ne peut donner. Malgré de nombreuses assertions, il semble douteux que, sous son influence, un fibrome dûment constaté puisse disparaitre définitivement; mais il est certain qu'on obtient souvent la suppression plus ou moins prolongée des hémorrhagies, la sédation des douleurs et des phénomènes de compression, parfois un arrêt, au moins temporaire, de l'accroissement de la tumeur, et même une certaine diminution de son volume.

C'est un moyen précieux, lorsqu'une opération est refusée ou contre-indiquée, dans les cas de tumeurs interstitielles ou sous-muqueuses, non polypoïdes. Mais les tumeurs pédiculées et kystiques échappent à son action.

L'électropuncture de la tumeur est généralement abandonnée; Apostoli l'emploie encore dans le cas de fibromes sous-muqueux obstruant la cavité utérine. Nous préférons à la méthode Danion (renouvelée de celle de Chéron) l'électrolyse intra-utérine telle que l'a préconisée Apostoli. Pôle actif, intra-utérin, positif s'il s'agit d'obtenir des effets hémostatiques, négatif s'il s'agit d'une action sédative; intensité forte dans le premier cas, de 100 à 200 milliampères, et faible dans le second, 60 milliampères environ. Cependant Apostoli n'emploie guère plus aujourd'hui, comme pôle actif, que le pôle positif. Séances de 5 minutes, renouvelées deux fois par semaine et continuées généralement durant six semaines à deux mois.

Un *pessaire*, une *ceinture*, convenablement adaptés, peuvent, en soulevant la masse fibromateuse, faire disparaître ou atténuer les phénomènes de compression.

III. Traitement chirurgical.

A. **Méthodes palliatives.** — Ce sont : la *dilatation*, les *injections intra-utérines*, le *curettage*, la *section bilatérale haute du col*, l'*incision* et les *scarifications de la capsule*, la *castration*. Cette dernière peut être *cliniquement* curative.

La dilatation, rapide ou lente, suffit parfois à arrêter les hémorrhagies et à diminuer les douleurs. Elle est surtout utile en cas de petites tumeurs interstitielles ou sous-muqueuses, situées au voisinage du col.

Les injections intra-utérines, précédées ou non de la dilatation, sont employées dans le but de modifier la muqueuse (injections de teinture d'iode, de perchlorure de fer), ou de l'aseptiser, en cas de suppuration ou de sphacèle.

Le curettage agit beaucoup plus efficacement que les deux moyens précédents contre l'hyperplasie de l'endométrium et les hémorrhagies qui en dépendent. Il n'est guère applicable, comme eux, qu'aux petites tumeurs sous-muqueuses et ses effets ne se prolongent pas au delà de quelques mois. Laroyenne emploie de préférence le crayon de chlor. de zinc en évitant la sténose de l'orifice interne par le tamponnement du col.

La section bilatérale haute du col, prolongée jusqu'à l'épanouissement de l'artère utérine (Doléris), est applicable aux petites tumeurs voisines du col. Quel qu'en soit le mécanisme, cette opération supprime souvent, au moins pour un temps, les douleurs et les hémorrhagies; elle favorise la pédiculisation des tumeurs et leur engagement dans le col.

L'incision de la capsule n'est ordinairement qu'un premier temps opératoire destiné à favoriser l'énucléation de la tumeur. Comme les *scarifications*, elle peut suffire à modérer la douleur et les hémorrhagies. Ces deux moyens ne peuvent être employés que pour les tumeurs faisant saillie dans la cavité utérine et sous le couvert de l'antisepsie la plus minutieuse.

Ces diverses méthodes, employées seules ou associées, suffisent souvent, pour un temps, à pallier les symptômes douloureux ou à combattre des hémorrhagies inquiétantes, et permettent parfois d'attendre la ménopause ou le moment propice à l'opération radicale.

Castration. — La castration est beaucoup plus active : elle a pour but de produire artificiellement la ménopause et de déterminer ainsi la suppression des hémorrhagies et l'atrophie des tumeurs.

Elle agirait, d'après Schröder et Hégar, par la ligature des artères ovariennes, c'est-à-dire en diminuant l'apport du sang. Richelot a fait, à ce point de vue, un ingénieux rapprochement entre l'électricité et la castration, et on peut lui comparer, dans le même ordre d'idées, les *ligatures atrophiantes* de von Antal et de Terrier et la *section bilatérale haute du col*. Hoffmeier et Rydygier émettent, de même, l'idée que la ligature des artères ovariques suffirait peut-être, sans résection des annexes.

La castration convient, *d'une manière générale*, chez les femmes jeunes, dans les cas de myomatose diffuse ou de fibromes multinodulaires, durs, interstitiels ou sous-péritonéaux, d'un volume petit ou moyen, c'est-à-dire ne dépassant pas l'ombilic) surtout s'ils ne peuvent être enlevés par la voie vaginale), lorsque la malade est très débilitée et que le symptôme dominant est l'hémorrhagie *menstruelle* (Bouilly). Terrillon précise et veut que l'hystérométrie reste au-dessous de 0,15 cm. Hégar voudrait que, préalablement à l'opération, on reconnût le siège exact et les rapports des ovaires. Point n'est besoin de dire que cette constatation est très souvent impossible.

L'opération est contre-indiquée, lorsque la tumeur est énucléable ou pédiculée, lorsqu'elle est très volumineuse, lorsqu'elle a subi la dégénérescence nécrobiotique ou kystique, lorsqu'elle est enclavée dans le bassin, ou développée sous la séreuse, lorsque les symptômes dominants consistent en phénomènes de compression, lorsque la malade a dépassé l'âge de la ménopause, enfin lorsque l'ablation des annexes doit être difficile et incomplète (annexes dissimulées, aplaties derrière la tumeur — effacement des ailerons du ligament large). Il n'est guère possible de se rendre compte de ces deux dernières conditions qu'après laparotomie; aussi faut-il toujours être outillé pour l'éventualité d'une hystérectomie.

Il faut, de plus, tenir compte du rang social et des occupations de la malade lorsque, à indications égales, on hésite entre la castration et l'hystérectomie.

La castration, lorsqu'elle est facile, est une opération relativement bénigne. Hégar, sur 55 opérations, a eu 6 morts. Tissier, sur

171 cas réunis par lui, a trouvé 25 morts. L. Tait, dans une 1re série de 1872 à 1888, a eu 12 décès; et sur 262, colligés de 1880 à 1890, n'en a eu que 4, c'est-à-dire 1.23 p. 100 de mortalité : Léopold, 11 p. 100 Bouilly, 3 décès sur 26 cas.

Quant aux *résultats thérapeutiques*, ils sont généralement bons. Dans 146 observations (Tissier), 89 fois la ménopause a été immédiate et définitive ; 21 fois, elle s'est produite après quelques hémorrhagies irrégulières. Chez 28 malades de Hégar, 20 fois, ménopause immédiate, et 4 fois, ménopause tardive. L. Tait, sans donner de chiffres, affirme que chez la plupart de ses opérées, les hémorrhagies ont immédiatement cessé. Dans une série de 50 cas (1885), il signale 17 fois la disparition complète de la tumeur et 14 fois sa diminution rapide. Hégar et les autres opérateurs ont aussi constaté, le plus souvent, l'atrophie plus ou moins rapide du fibrome. Bouilly (1), sur 26 cas, a eu 4 insuccès, dont 3 morts, 4 succès incomplets et 18 guérisons, c'est-à-dire, suppression des hémorrhagies et des douleurs, diminution ou même disparition complète de la tumeur.

B. **Méthodes curatives.** — Les opérations curatives ont pour but d'enlever la tumeur seule ou avec l'utérus quand elle n'est pas isolable. Elles comprennent trois méthodes principales : *résection*, *énucléation* et *hystérectomie*, qui répondent aux trois conditions de fibrome *pédiculé*, *énucléable* ou *diffus*, et se pratiquent par la *voie vaginale* ou la *voie abdominale*.

a. Résection. — 1° *Résection par la voie vaginale*. — C'est le traitement de choix des polypes.

Le pédicule est-il *long* et *grêle*, le fibrome *peu volumineux* et *libre* dans le vagin, le col suffisamment *perméable*, la tumeur est saisie dans une pince et quelques mouvements de torsion la détachent aisément, sans qu'on ait d'hémorrhagie à craindre. On peut encore, pour plus de sécurité, si le pédicule est assez gros, l'enserrer dans une ligature ou entre les mors d'une pince qu'on laissera en place vingt-quatre heures, et réséquer au-dessous.

Les divers écraseurs sont d'un maniement plus difficile, exposent à la perforation de l'utérus dans le cas d'inversion méconnue et sont généralement abandonnés. Il en est à peu près de même de l'anse galvanocaustique et du serre-nœud.

Lorsque le polype est *intra-utérin* et le col fermé, on le rend accessible par la dilatation ou par l'incision bilatérale du col.

2° *Résection par la voie abdominale*. — La résection *simple* est encore applicable aux fibromes pédiculés, uniques ou multiples, à

(1) 7° Congrès français de chirurgie, 1893.

évolution abdominale. Il est bien rare cependant qu'il n'y ait pas, en même temps, des noyaux interstitiels apparents ou latents. Aussi est-il généralement préférable de combiner la résection de la tumeur à celle des annexes ou de pratiquer d'emblée l'hystérectomie.

b. ÉNUCLÉATION. — L'*énucléation* consiste dans l'extraction de la tumeur hors de sa capsule, d'une seule pièce ou par morcellement.

1° *Énucléation vaginale.* — L'*énucléation simple* convient aux tumeurs sessiles, sous-muqueuses, uniques ou peu nombreuses, pouvant traverser le col et le vagin, siégeant sur le col ou sur le corps, à l'exclusion de l'isthme (portion la plus mince et la plus vasculaire de l'organe), et ne faisant pas saillie du côté de la surface péritonéale.

Le *morcellement* systématique, de Péan, s'applique à des tumeurs se présentant dans les mêmes conditions, mais beaucoup plus volumineuses, allant jusqu'à atteindre l'ombilic, et aux polypes qui remplissent complètement le vagin.

Dans ces diverses interventions, il faut toujours songer au danger de la septicémie et de l'inversion utérine.

2° *Énucléation trans-vaginale.* — Certains petits fibromes, siégeant sur la paroi externe de la portion sus-vaginale du col et faisant saillie dans le tissu cellulaire anté ou rétro-utérin, sont inaccessibles par la cavité utérine et trop peu volumineux pour justifier l'hystérectomie. On peut les atteindre en incisant le vagin à leur niveau et les énucléer par cette voie.

3° *Énucléation trans-péritonéale.* — Cette opération est indiquée en cas de fibromes sessiles, *énucléables*, uniques ou peu nombreux, qu'ils soient sous-péritonéaux ou interstitiels ou même sous-muqueux (Martin).

C'est une méthode efficace, ordinairement facile, relativement bénigne, et dont les suites sont bien moins pénibles que celles de l'hystérectomie avec pédicule externe. Elle conserve à la femme son intégrité génitale et représente l'opération de choix, dans les limites du possible, en cas de grossesse. Chevrier, sur 125 cas, n'a trouvé que 20 morts, et 14 fois on a pu énucléer un ou plusieurs fibromes pendant la grossesse sans en compromettre la durée ni les suites (1).

Bien qu'employée avec succès pour des tumeurs multiples (6, dans un cas de Doléris), nous croyons qu'il est préférable, dans ces cas, d'y joindre la castration ou de lui substituer cette opération

(1) Chevrier, *Nouv. Archiv. d'obstétrique et de gyn.*, 1871 ; S. Bonnet, *Bull. de la Soc. obst. et gyn.*, 1891, p. 101.

ou l'hystérectomie. L'ouverture de la cavité utérine, souvent difficile à éviter, exige des précautions spéciales.

De l'énucléation il faut rapprocher la *décortication* (Pozzi), manœuvre applicable aux *tumeurs intra-ligamentaires* (voir 2e partie).

c. Hystérectomie. — L'hystérectomie est l'opération curative par excellence; aussi beaucoup d'opérateurs tendent-ils à la généraliser comme méthode de choix. Cependant, malgré l'amélioration croissante de son pronostic et les perfectionnements quotidiens des procédés, la mortalité qui lui incombe est encore telle, que les opérations moins radicales, abstraction faite des chances de fécondation, conservent, jusqu'à nouvel ordre, toute leur valeur.

Il est bien difficile d'établir la proportion des cas auxquels convient l'hystérectomie : on peut dire, d'une manière très générale, qu'elle est applicable là où les autres méthodes sont jugées, après analyse scrupuleuse, impraticables ou insuffisantes; c'est-à-dire, pour préciser, autant que possible : en cas de fibromes volumineux, enclavés, ne pouvant être pédiculisés ni énucléés, très vasculaires ou œdémateux, sphacélés, kystiques ou en dégénérescence maligne; quand les annexes ne peuvent être isolées; quand les symptômes dominants sont des phénomènes de compression.

L'hystérectomie pour fibromes comprend :

1° L'*hystérectomie abdominale partielle* avec pédicule *externe*, *interne* ou *mixte*, c'est-à-dire, extra-abdominal, intra-péritonéal ou, à la fois, intra-abdominal et extra-péritonéal;

2° L'*hystérectomie vaginale par morcellement;*

3° L'*hystérectomie totale abdominale*, *abdomino-vaginale* ou *vagino-abdominale* (voir *Hystérotomie* et *Hystérectomie*, 2e partie).

Si l'*hystérectomie vaginale* est recommandable pour les tumeurs de petit et moyen volume, n'atteignant par l'ombilic, surtout quand elles sont enclavées ou développées aux dépens du col, la voie abdominale est plus sûre dans les autres conditions.

La première *hystérectomie sus-vaginale* semble avoir été pratiquée par Kimball (1855). Kœberlé ensuite, puis Péan, ont systématisé l'opération qui est ainsi d'origine française.

Dans le principe, le pédicule était toujours traité par la *méthode extra-péritonéale* à laquelle beaucoup de chirurgiens sont demeurés fidèles. Puis on a tenté de l'abandonner dans le ventre et, si cette manière de faire a d'abord donné des mécomptes, ses résultats s'équilibrent à peu près, aujourd'hui, avec ceux de la méthode précédente. Enfin l'opération idéale, consistant à se débarrasser complètement du pédicule, c'est-à-dire l'*hystérectomie abdominale totale*, en un seul ou en deux temps, gagne tous les jours de nouveaux partisans.

Ces diverses méthodes sont toutes sanctionnées par des succès; et l'on ne peut se déclarer en faveur de l'une, à l'exclusion des autres.

Nous croyons qu'on ne doit abandonner dans le ventre que les pédicules de petit volume. Le pédicule est-il trop court pour être fixé au dehors et trop large pour être laissé dans l'abdomen, sans crainte d'hémorrhagie et d'infection, on aura recours à l'un des procédés *mixtes*, ou mieux à l'*hystérectomie totale.*

Cette dernière méthode sera la meilleure en cas de fibromes cervicaux et intra-ligamentaires, lorsque l'hystérectomie vaginale est contre-indiquée.

Traitement des fibromes compliquant la grossesse.

Il est bien difficile de formuler ici des indications précises; trop de conditions influent sur la conduite à suivre.

1° *Pendant la grossesse.* — Un fibrome développé sur le fond de l'utérus, surtout s'il est pédiculé, n'a généralement pas d'influence grave. De même, on peut espérer qu'un petit noyau interstitiel, pelvien ou cervical, ramolli par la gravidité, se mobilisera ou s'aplatira au moment de l'accouchement, au point de ne pas gêner le travail ou de permettre les manœuvres obstétricales. Dans ces cas, on peut se borner à l'expectation armée.

On peut réséquer des polypes, énucléer des fibromes interstitiels du museau de tanche, sans compromettre la grossesse. Mais le contraire pouvant avoir lieu, il est préférable de ne point pratiquer ces opérations avant le septième mois, pour laisser plus de chances de survie à l'enfant.

Les gros fibromes à évolution intra-utérine interrompent en général la grossesse. Aussi est-on autorisé à provoquer l'avortement s'il existe des hémorrhagies graves ou d'autres phénomènes inquiétants.

Quant aux fibromes à évolution abdominale, ils mettent dans l'alternative de provoquer aussi l'avortement ou l'accouchement prématuré, ou bien de pratiquer une opération abdominale grave. La solution du problème exige une étude très circonstanciée de chaque cas particulier. L'avortement provoqué, dans de telles conditions, n'est pas exempt de dangers et ne dispense souvent point, pour l'avenir, d'une opération qui pourra être aussi grave que pendant la grossesse; d'autre part, l'expectation peut être cause d'une rupture utérine. Ces alternatives et un nombre encourageant de succès autorisent à tenter la résection ou l'énucléation trans-péritonéale, lorsqu'elle est possible et que la vie de la mère est en danger. Sur 17 cas de myomectomie pendant la grossesse, réunis par Pozzi, il y a eu 14 guérisons et la grossesse est parvenue à terme 8 fois.

Lorsque le fibrome ne peut être réséqué ni énucléé, il faut préférer à l'opération césarienne l'amputation de Porro. Cette opération sera pratiquée aussi près que possible du terme, mais avant le début du travail.

2° *Pendant le travail.* — Il faut attendre tant qu'on peut; ensuite, suivant les cas, tenter la réduction de la tumeur ou l'enlever par résection ou par énucléation; si l'on ne peut agir sur elle d'une façon efficace, se conduire comme dans les rétrécissements du bassin (Charpentier).

3° *Pendant les suites de couches.* — L'intervention est subordonnée à l'état de la tumeur, à la nature des complications et à l'état général de la femme. Il vaut toujours mieux attendre le retour de couches pour intervenir et n'opérer immédiatement que s'il y a sphacèle de la tumeur, septicémie.

II. — CANCER

Étiologie.

Nos connaissances sur l'étiologie du cancer utérin se réduisent à peu de chose.

Nous savons que l'épithélioma, très rare chez les négresses, se développe de préférence sur les utérus mis en état de moindre résistance par un traumatisme ou une inflammation prolongée. Si le col est plus souvent atteint, sans doute faut-il en chercher la raison dans la fréquence de la déchirure obstétricale et de l'ectropion inflammatoire qui la suit.

L'influence de l'hérédité est incomplètement établie. L'épithélioma du col se développe surtout de quarante à cinquante ans; l'épithélioma du corps, surtout chez les nullipares (Schröder, Martin), et après la ménopause; le sarcome endométritique, de trente à cinquante ans, et chez les nullipares (Terrillon); mais il n'est pas rare de le rencontrer au-dessous de vingt ans, si bien qu'il peut être qualifié de cancer des femmes jeunes.

Anatomie pathologique.

Nous envisagerons parallèlement les deux formes sous lesquelles se présente le cancer de l'utérus : l'*épithélioma*, qui procède du tissu épithélial, et le *sarcome*, qui naît du tissu conjonctif.

Le *carcinome* n'est qu'une modalité de l'épithélioma, caractérisée par un degré prononcé d'atypisme des masses épithéliales et par la densification du tissu conjonctif qui constitue, à leur pourtour, des alvéoles nettement dessinés.

La qualification d'*adénome malin*, donnée par les auteurs allemands au premier stade de l'épithélioma, est très défectueuse et ne peut qu'induire en erreur.

L'épithélioma débute beaucoup plus souvent dans le col que dans le corps. C'est le contraire pour le sarcome.

I. Caractères macroscopiques.

A. **Épithélioma.** — a. Cervical. — L'*épithélioma cervical* reconnaît cliniquement trois formes principales (fig. 119) :

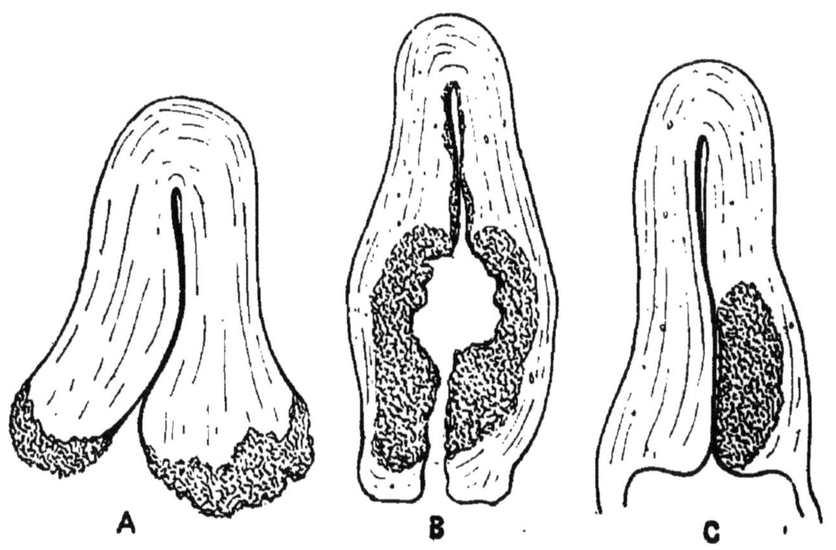

Fig. 119. — Formes principales de l'épithélioma cervical. — A, forme *cancroïdale* ; B forme *cavitaire* ; C, forme *nodulaire* (d'après Ruge et Veit).

La *forme cancroïdale*, la plus fréquente, prend naissance à l'extérieur du museau de tanche, se développe surtout en surface et a tendance à végéter sous forme de fongus, de choux-fleur. Elle peut apparaître en trois points différents : 1° le plus souvent, dans la continuité de l'une des lèvres et, dans ce cas, se développe surtout vers les culs-de-sac vaginaux et les tissus péri-utérins, n'envahissant qu'à une période avancée la cavité de l'utérus et l'épaisseur de son tissu; 2° à l'orifice du museau de tanche, et s'étend alors avec une égale rapidité vers la cavité utérine et le vagin (Cornil) ; 3° aux limites du vagin, pour, de là, gagner en tous sens et surtout vers la vulve.

La *forme cavitaire*, qui tire son origine du revêtement muqueux intra-cervical, envahit rapidement le corps utérin. Elle végète parfois, à la façon des polypes muqueux, mais, le plus souvent, évide insidieusement le col et peut avoir atteint le tissu cellulaire sans même pouvoir être soupçonnée de l'extérieur.

La *forme nodulaire* (parenchymateuse, carcinome du col), accompagne l'une des précédentes ou existe isolément. Elle naît, à l'état de noyaux circonscrits ou infiltrés, dans l'épaisseur même du col (ordinairement augmenté de volume et induré) et très probablement dans le fond des culs-de-sac glandulaires dont l'épithélium a été modifié, ou non, dans le sens pavimenteux, du fait de l'ectropion. Elle se développe rapidement en tout sens et ce n'est que tardivement, souvent lorsque l'utérus est déjà fixé, que les nodules viennent s'ouvrir du côté du vagin ou du canal cervical, déterminant une *ulcération à bords calleux et infiltrés, à surface inégale, ordinairement non végétante.*

Évidemment, ces trois formes principales de l'épithéliome cervical ne sont pas toujours absolument tranchées [ainsi, la forme dite *superficielle, cancroïdale*, peut s'accompagner, dès ses débuts, de traînées assez profondes dans l'épaisseur du parenchyme (fig. 120)] et si elles sont ordinairement distinctes à l'origine, elles peuvent se confondre plus ou moins entre elles, à une certaine période de leur évolution. Mais il existe ordinairement une ligne de démarcation assez nette entre le néoplasme envahissant du col, quelle que soit son origine, et le corps utérin qui le recouvre à la manière d'une calotte. Quant à la propagation du néoplasme à distance, du col vers le corps, sous forme de noyaux métastatiques, c'est un fait tout à fait exceptionnel : Pozzi n'a pu en réunir que six cas.

b. ÉPITHÉLIOMA CORPORÉAL. — Jusqu'au mémoire de Simpson (1874), le *cancer* du corps utérin était généralement considéré comme toujours secondaire à celui du col. Depuis, grâce à l'intervention de l'histologie, il s'est montré de plus en plus fréquent, si bien que, dernièrement (Congrès de Dresde, 1891), Léopold, Klotz et Meinert ont pu, à eux seuls, en rapporter 46 cas tirés de leur pratique. Il serait cependant prématuré de vouloir supputer la fréquence relative du début du néoplasme dans les deux segments de l'organe. Pichot (1875) estime qu'il existe 6 cancers primitifs du corps pour 100 du col; Schröder (1886), 3 p. 100; Wylie (1890), 10 p. 100.

L'*épithélioma corporéal* se présente ordinairement sous forme d'une bouillie fongueuse tapissant, sur une certaine épaisseur, la cavité

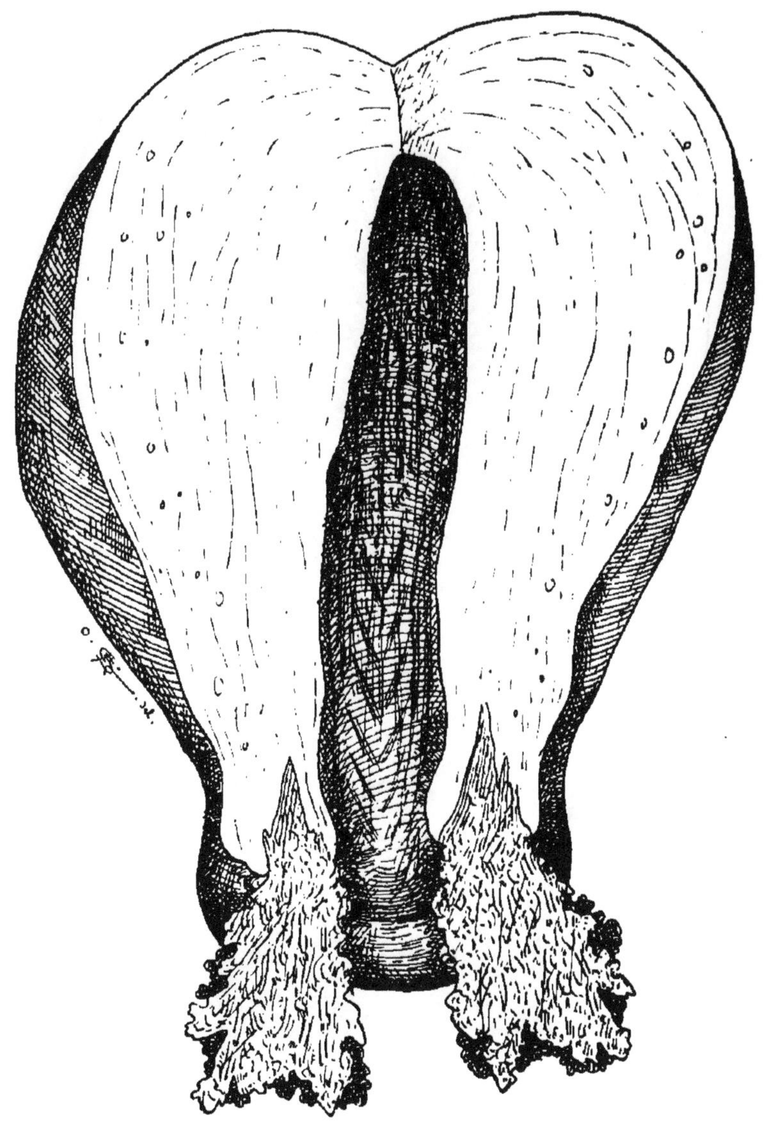

Fig. 120. — Cancroïde du col, limité à la lèvre postérieure, avec traînée intraparenchymateuse (enlevé par hystérectomie vaginale totale) (Paul Petit et S. Bonnet).

de l'organe (fig. 121). Plus rarement il revêt les apparences d'un polype. Cornil en a décrit un cas tout à fait analogue, comme origine et développement, à la forme nodulaire du cancer cervical. Il s'étend rapidement à toute l'épaisseur de la paroi utérine, à l'état d'infiltration disséminée ou de noyaux indurés qui, parfois, font nettement saillie sous le doigt, au cours de l'examen clinique. Il s'ar-

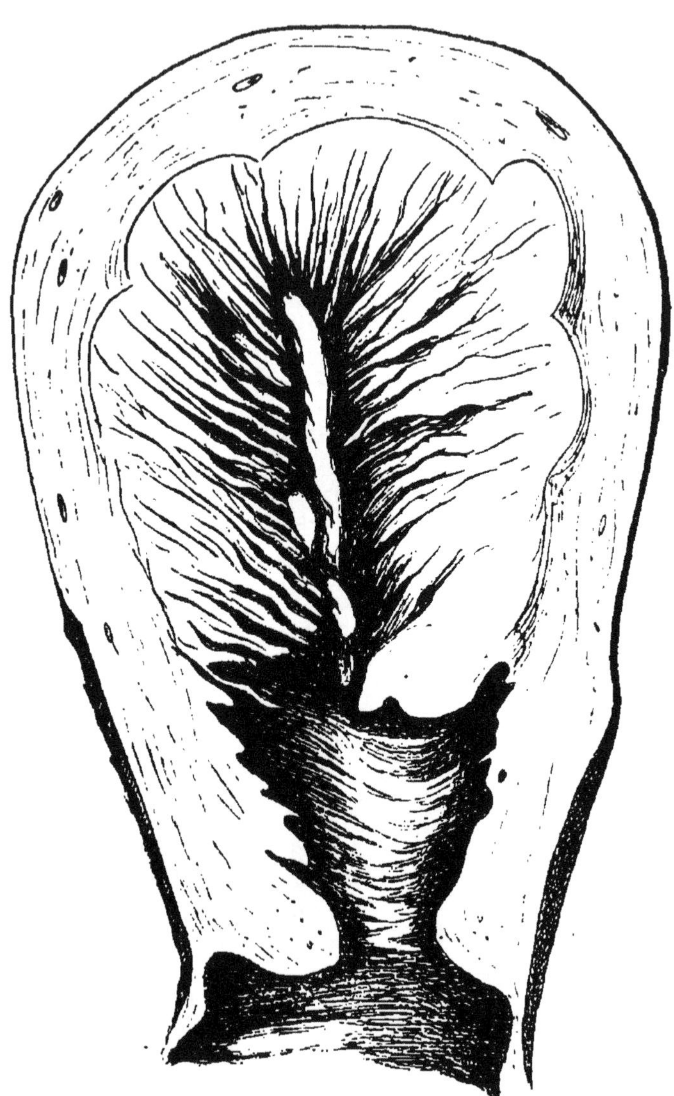

Fig. 121. — Épithéliome du corps de l'utérus (d'après Schröder).

rête volontiers, comme le cancer du col, de marche inverse, à l'orifice interne.

B. Sarcome. — a. Cervical. — Le *sarcome localisé au col* est très rare, et se présente ordinairement sous forme de tumeurs en grappes, très friables, appendues aux lèvres du museau de tanche (fig. 122).

b. Sarcome corporéal. — Le *sarcome du corps* doit être distingué en *sarcome de la muqueuse* et en *fibro-sarcome*, ou mieux, *sarcome interstitiel*, pour ne rien préjuger.

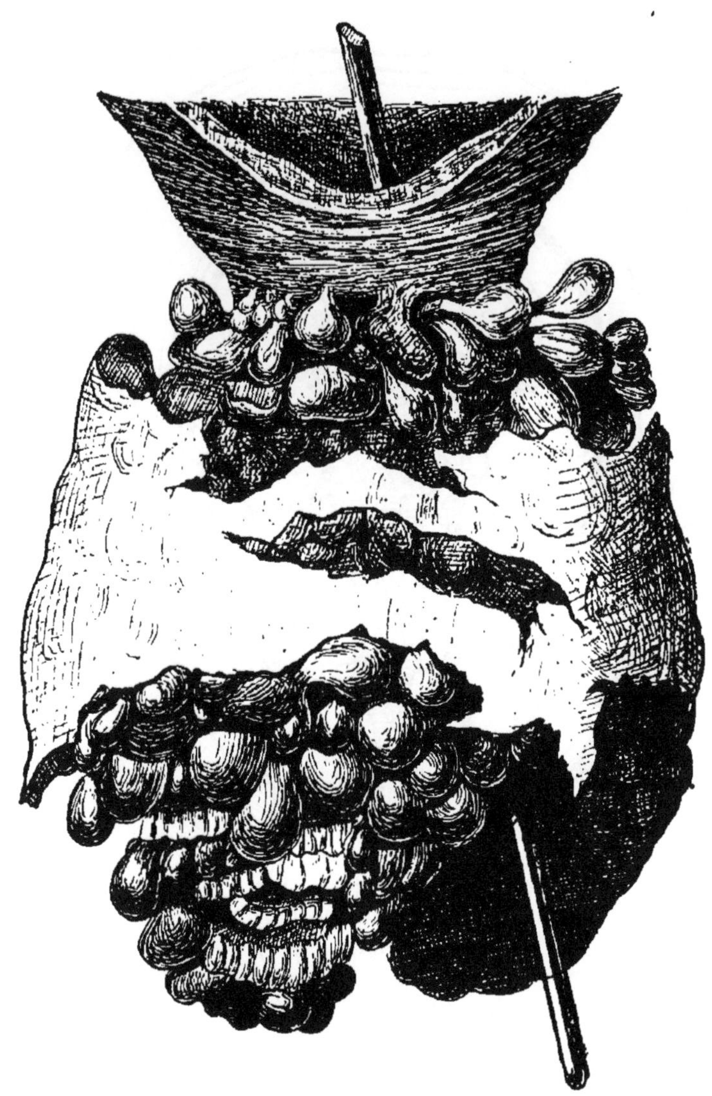

Fig. 122. — Myo-sarcome en grappe du col (Pernice).

Le *sarcome de la muqueuse* (fig. 123) se présente sous forme mamelonnée ou ulcéreuse, et s'accompagne d'une hypertrophie générale de l'organe, tout en respectant le col (Terrillon). D'après des faits de Léopold et de Kaltenbach, il semble qu'il puisse tirer parfois son origine du *myxome chorial* lequel, du reste, pourrait perforer la paroi utérine, à la façon d'un néoplasme malin (Virchow). Nous n'avons pas à nous occuper ici du *déciduome malin métastatique* ou *sarcome décidual* (Sänger), qui naît au cours du puerpérium et dont la cellule type est la cellule déciduale.

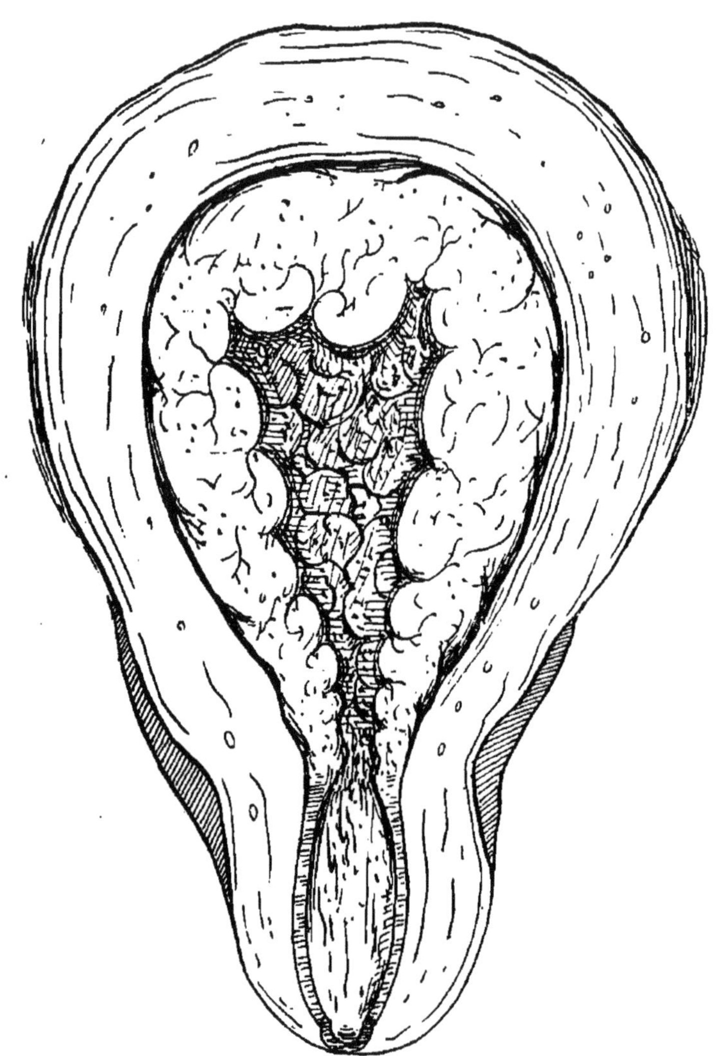

Fig. 123. — Sarcome de la muqueuse utérine (Doléris).

Le *sarcome interstitiel* se présente sous forme *diffuse*, *polypeuse* ou *kystique*. Dans le premier cas, il envahit, presque en même temps, toute l'épaisseur du muscle, de façon à donner à l'ensemble de l'organe un volume parfois énorme; quand la tumeur est polypeuse, elle pousse des racines tout autour de son pied. Les veines périphériques sont toujours beaucoup plus volumineuses que dans le cas de fibrome (Terrillon).

Ces deux modalités, *sarcome de la muqueuse* et *sarcome interstitiel*, peuvent, du reste, évoluer simultanément.

II. Caractères histologiques.

A. **Épithéliome.** — L'*épithéliome utérin* est formé de cellules *pavimenteuses* ou *cylindriques*.

a. Épithéliome pavimenteux. — L'*épithéliome pavimenteux* tire son origine de l'épithélium pavimenteux stratifié qui recouvre le museau de tanche et se présente sous forme *tubulée, lobulée muqueuse* et, plus rarement, *cornée* (*globes épidermiques*). Les cellules gardent, en général, assez bien leur forme originelle. Elles peuvent cependant se rapprocher de la forme cubique, par pression réciproque.

Le diagnostic histologique, même précoce, de l'*épithéliome pavimenteux*, est généralement facile. Sur des fragments d'un volume suffisant, enlevés par excision, la présence de masses épithéliales de revêtement au delà du niveau général des papilles, sur des coupes bien orientées, le défaut de netteté dans leurs contours qui se fondent, pour ainsi dire, avec le tissu embryonnaire périphérique, permettent de différencier l'*épithéliome :* 1° du *papillome* ou *condylome* qui, du reste, est très rarement circonscrit au col; 2° des *productions papillaires de l'ectropion* qu'il faut considérer, soit comme des néoformations de nature irritative, soit, plutôt, comme des végétations de l'arbre de vie ectopiées et modifiées, par suite, dans leur forme, leurs dimensions et leur revêtement. Il est possible, comme le veut Mangin, que ces couches anormales et parfois si épaisses d'épithélium puissent être le point de départ et comme l'amorce du cancer.

Quant aux bourgeons épithéliaux dont parlent Ruge et Veit, comme de glandes en formation, nous ne les avons jamais rencontrés.

b. Épithéliome cylindrique. — L'*épithéliome cylindrique* (*à cellules cylindriques*) nait de l'endométrium, dans la profondeur des culs-de-sac glandulaires. Dans le col, il peut aussi débuter à la surface même de la muqueuse, entre les plicatures de l'arbre de vie (fig. 124), et il est probable qu'il faut rattacher à cette origine, plus rare, la forme polypeuse du néoplasme cervical.

L'*épithéliome cylindrique* commence par une phase de *prolifération épithéliale*, bien étudiée par Malassez, et à laquelle les Allemands ont donné cette qualification d'*adénome malin* que nous avons déjà critiquée.

Les différents caractères auxquels on peut le reconnaître, au cours de son développement, peuvent se ranger sous trois chefs principaux :

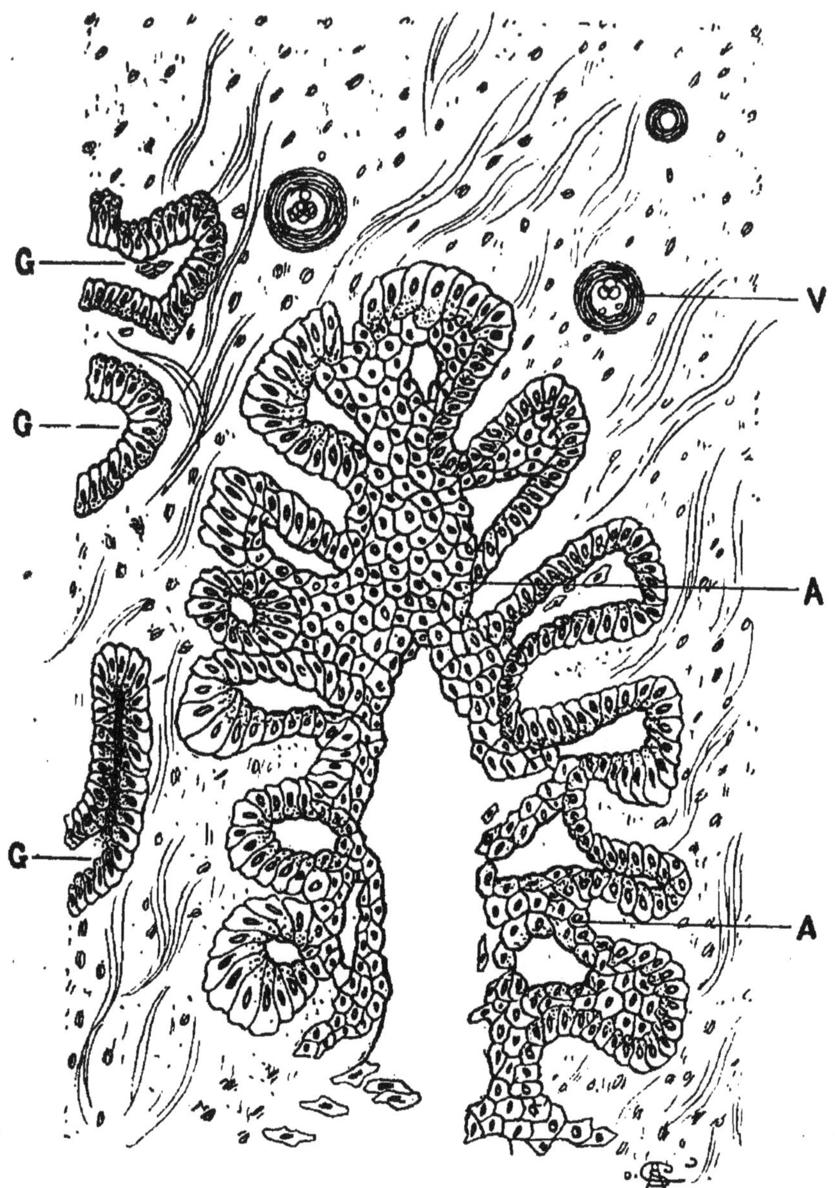

Fig. 124. — Début d'épithélioma intra-cervical. — AA, transformation atypique du revêtement épithélial de l'arbre de vie; GG, glandes normales; VV, vaisseaux.

1. *Modifications de l'épithélium* (fig. 124 et 125). — *Prolifération des cellules sur plusieurs couches; absence de cils vibratiles; évolution sous*

forme métatypique; altérations nucléaires; parfois dégénérescence muqueuse complète; modifications qui, toutes, paraissent dépendre d'une désorientation de la cytodiérèse (Fabre).

2. *Modifications du stroma conjonctif.* — *Disparition du revêtement périépithélial de cellules plates; transformation des simples plicatures de la paroi glandulaire en papilles très vasculaires; dissémination irrégulière des cellules conjonctives autour des parois glandulaires* au lieu d'une sériation régulière et concentrique.

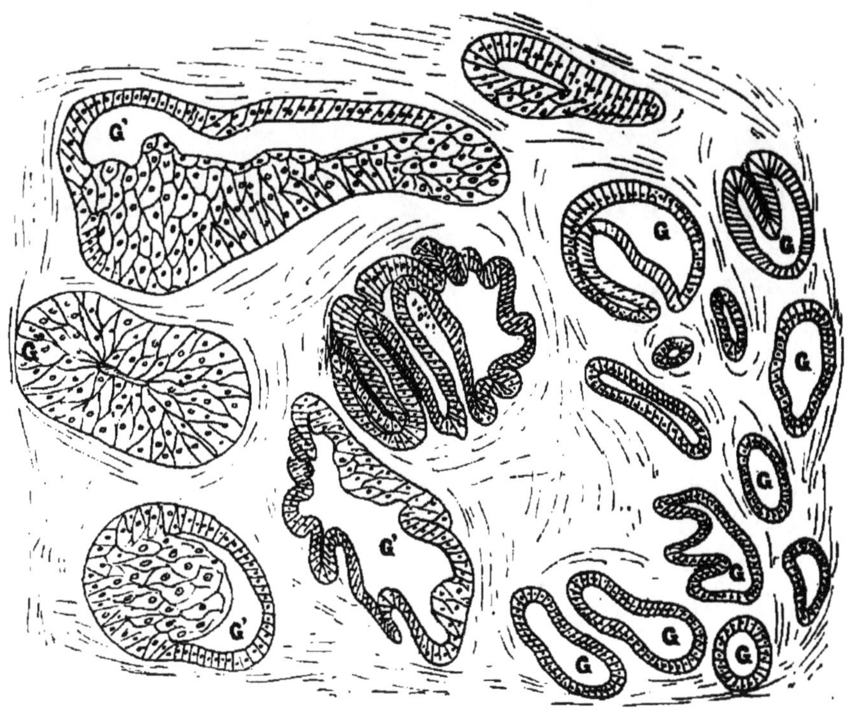

Fig. 125. — Début d'épithélioma du corps de l'utérus. — Glandes à revêtement normal G ; glandes à revêtement atypique incomplet G'G' ou complet G'' (d'après Schröder).

3. *Modifications des rapports de l'épithélium avec les tissus ambiants.* — La limitation du processus, au delà ou en deçà de la muqueuse propre, est d'un grand secours pour le diagnostic, dans toute autre muqueuse que la muqueuse utérine. Mais, pour celle-ci, étant donné le fusionnement insensible du chorion muqueux avec le corps musculaire, il ne peut en être question. Restent les modifications dans les rapports de l'épithélium avec l'élément conjonctif et qui se résument ainsi : *quasi fusionnement des deux sortes d'éléments*, par suite de la disparition des cellules plates interposées; *rétraction de l'épithélium en voie de prolifération vers le centre du conduit glan-*

dulaire, d'où formation d'un espace vide entre le tube épithélial et la paroi de la glande.

Ces différents caractères ne se révèlent pas *simultanément*, mais suivant des *phases* successives qui correspondent à l'évolution du néoplasme. Ils ont donc une valeur inégale, au point de vue de la

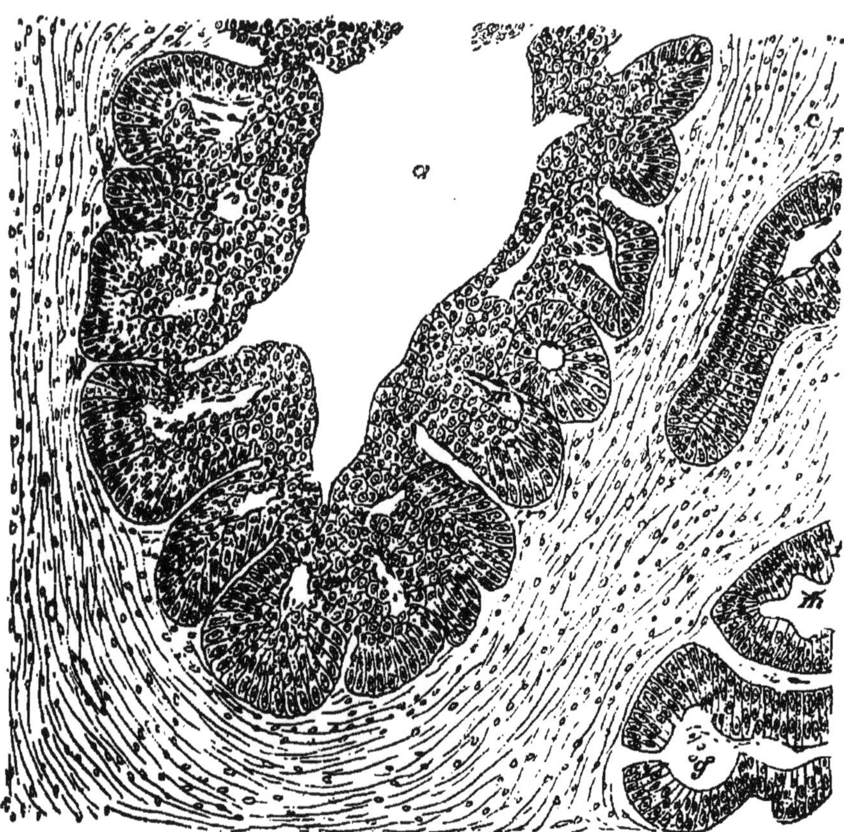

Fig. 126. — Épithélioma du corps de l'utérus. — *c*, tissu conjonctif ; *d*, cul-de-sac glandulaire à peine modifié ; *fgm*, glandes dilatées et modifiées ; leur revêtement épithélial est formé de cellules cylindriques, mais leur cavité *mg* est remplie de cellules, la membrane glandulaire fait défaut ; *a*, grande cavité au milieu d'un ilot d'épithélium ; la masse épithéliale *b* est pénétrée par des vaisseaux qui partent du tissu conjonctif voisin, comme on le voit en *v* ; *m*, sections obliques ou en divers sens de ces mêmes vaisseaux (Cornil).

précocité du diagnostic. D'autre part, il en est qui sont encore en litige ou dont l'appréciation expose beaucoup à l'erreur. Ainsi, Fraipont soutient avoir constaté l'absence de cils vibratiles dans la simple *hyperplasie glandulaire ;* ainsi, d'après Landau, l'hypergenèse de l'épithélium sur plusieurs couches pourrait être simulée, aussi bien que le polymorphisme naissant, par certains hasards de la coupe.

Lorsque les parois des acini glandulaires sont rompues, les bourgeons de l'épithélium cylindrique se présentent sous forme *tubulée* ou *lobulée*. Les cellules, assez nettement cylindriques à leur surface d'implantation, évoluent vers la lumière du tube ou le centre du lobule, sous forme métatypique, en se rapprochant toujours, plus ou moins, de la cellule pavimenteuse (fig.125 et 126). Les cellules les plus centrales sont en dégénérescence *hyaline* ou *granuleuse*.

A. **Sarcome**. — a. Cervical. — Le *sarcome du col* se présente sous le type *embryonnaire* ou *mixte*, *myo-sarcome strio-cellulaire* (Pernice), *myxo-sarcome* (Mundé), *myxome enchondromatode* (Rein), etc.

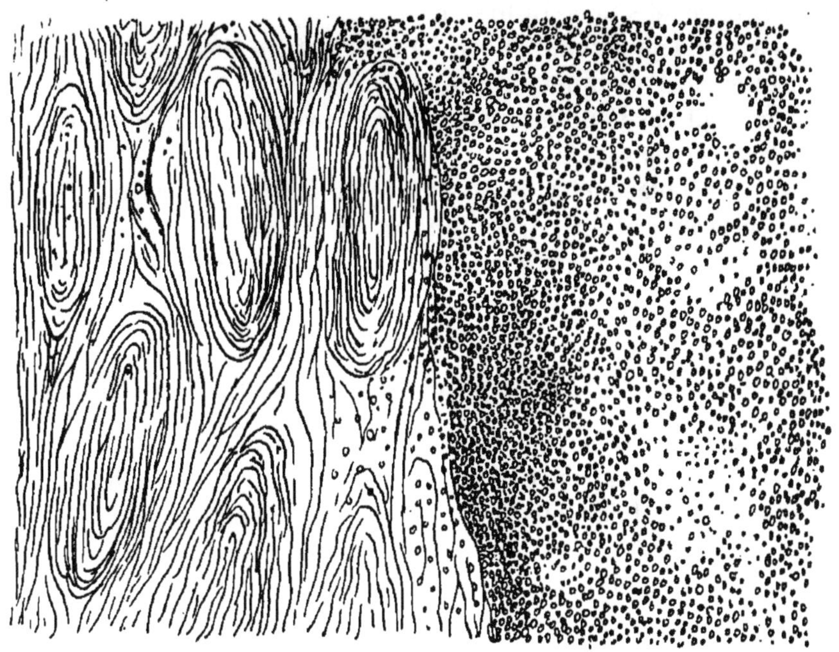

Fig. 127. — Sarcome embryonnaire de la muqueuse utérine (Doléris).

b. Sarcome corporéal. — Le *fibro-sarcome* semble résulter souvent, sinon toujours, de la greffe du *sarcome* sur le *fibro-myome*. Un certain nombre d'auteurs (Simpson, Chrobak, etc.) disent avoir suivi ce processus, analogue à l'envahissement du fibro-myome par l'*épithélioma*. Il est certain, d'autre part, que le fibro-sarcome renferme ordinairement des fibres musculaires.

Le *sarcome endométritique* répond au type *embryonnaire* (fig. 127). D'après Heitzmann, l'un des meilleurs éléments de diagnostic, tout au début du processus, consiste dans la transformation sarcomateuse de l'épithélium glandulaire. Cette destruction des glandes pourrait commencer, d'après Keller, par la couche profonde de la muqueuse, si bien qu'à un moment donné, la couche superficielle en serait seule pourvue. Keller insiste sur la variété des éléments cellulaires inter-glandulaires et les dimensions de leurs noyaux qui arrivent parfois à remplir le corps de la cellule.

Nous ne croyons pas qu'il soit aussi facile qu'on l'a écrit de confondre le sarcome de la muqueuse utérine avec des *débris adhérents de la caduque.* Les cellules du sarcome n'ont ni la forme, ni les dimensions des cellules de la caduque.

Étant donnée la rapidité de l'évolution du sarcome, si les fragments enlevés par le curettage explorateur semblent correspondre, comme volume, à l'endométrite, toutes les probabilités sont en faveur de cette affection (Dührssen).

Nous avons déjà signalé (livre VIII) la nature des lésions juxta-cancéreuses de l'endométrium du corps, dans le cas de cancer du col. Il ne s'agit pas là de *sarcome*, comme le veulent Abel et Landau, mais d'*hyperplasie simple.*

Entre le néoplasme et les tissus hyperplasiés court une zone étroite de prolifération embryonnaire au niveau de laquelle ont lieu les thromboses vasculaires, causes de la mortification de la tumeur.

III. Modes et voies de propagation aux tissus péri-utérins.

La propagation du cancer en dehors de l'utérus se fait par continuité de tissus et par voie circulatoire, l'infection des lymphatiques se traduisant, parfois, sous forme de nodosités en chapelet qu'on perçoit surtout dans les ligaments utéro-sacrés. Les métastases dans les viscères éloignés sont rares et tardives.

L'épithélioma du col, en se propageant au tissu conjonctif pelvien, atteint, par intussusception ou compression, les vaisseaux et nerfs qui le traversent ainsi que l'uretère. Celui-ci résiste assez longtemps : son oblitération, au niveau du pelvis, aboutit à la dilatation de son segment abdominal et du bassinet et à l'atrophie du rein ; mais l'hypertrophie compensatrice du cœur est loin d'être constante.

On observe assez rarement la perforation de la vessie et du rectum.

Aux approches du péritoine, il se fait un travail d'adhérences qui comble le cul-de-sac de Douglas et se fusionne avec les indurations paramétritiques. En fin de compte, les muscles, le périoste, les os, l'intestin grêle peuvent être atteints à leur tour et s'ulcérer, avant que la malade ne meure.

On accordera une attention spéciale à l'envahissement des ganglions inguinaux et sus-claviculaires (Troisier). Les ganglions iliaques et prévertébraux peuvent être également atteints, mais échappent ordinairement aux recherches cliniques.

Le cancer primitif du corps se propage tout d'abord vers le péritoine et les annexes; mais il reste beaucoup plus longtemps localisé à l'utérus par suite, sans doute, de la moindre abondance des lymphatiques aux lieux de son origine.

Indépendamment des lésions de propagation, propres au néoplasme lui-même, on peut en observer d'autres qui relèvent d'infections secondaires ou de la cachexie : endocardite végétante, pyélo-néphrite suppurée après ouverture de la vessie, dégénérescence graisseuse du foie, etc.

Symptômes.

1. Période initiale.

L'*hémorrhagie initiale* du cancer utérin peut n'être que l'indice d'une vascularisation exagérée et n'offre, en elle-même, rien de bien caractéristique. Signalons cependant son irrégularité, l'influence ordinaire du coït sur sa production (Coe); peu abondante, lorsqu'il s'agit de cancer cervical, elle peut être, du premier coup, considérable, lorsque le corps est primitivement envahi (Emmet, Byrne). Après la ménopause, elle devient beaucoup plus significative, du fait même de l'époque de son apparition, surtout si la femme était généralement bien portante jusque-là et si elle ne présente ni tumeur pelvienne à évolution tardive, ni affection quelconque hémorrhagipare, en dehors de la sphère génitale.

Le cancer corporéal peut s'annoncer, non par des pertes sanguines, mais par une *hydrorrhée* inodore, très abondante, qui affaiblit beaucoup les malades (Coutzarida).

Il faut évidemment tenir compte de l'*hérédité* et s'informer s'il y a eu, chez les ascendants, cancer de l'utérus ou d'autres organes.

L'*apparence cachectique*, la teinte *jaune paille* ne se dessinent que sur le tard; mais l'*amaigrissement* peut être assez précoce et *coïncider avec un aspect d'ailleurs florissant*.

L'*ulcère*, dès qu'il est constitué, contraste par sa friabilité, avec l'induration des tissus périphériques : le doigt explorateur en détache, sans efforts, de petits fragments, et ce traumatisme, si léger qu'il soit, détermine toujours un écoulement notable de sang. Cette double particularité, que l'on peut désigner sous le nom de *signe de l'ongle* (Laroyenne), a une grande importance diagnostique.

Nous repoussons absolument toute tentative exploratrice basée sur l'emploi des *modificateurs ordinaires des plaies*, fer rouge et topiques divers, qui peuvent déterminer une poussée du côté du néoplasme ou, tout au moins, faire perdre un temps précieux. Il n'en faut pas moins tirer parti des indications fournies par une pratique erronée : progression très active d'une ulcération du col sous un pansement antiseptique; retour rapide des métrorrhagies à la suite d'un curettage méthodique qui a démontré l'hyperplasie de la muqueuse, sans qu'il y ait ni fibrome, ni lésions d'annexes.

A cette période, l'*examen au spéculum* ne peut qu'induire en erreur ou laisser dans le doute sur la nature inflammatoire ou néoplasique de la lésion.

Pour se faire une opinion précise, il faudra, le plus souvent, recourir au microscope et nous voudrions, à ce sujet, faire cesser un malentendu. Les modifications initiales des tissus, dans le cancer, sont encore à l'étude: les uns pensent qu'elles débutent par un apport de *coccidies;* d'autres, que ces soi-disant coccidies ne sont que des *déviations de la cytodiérèse* (Fabre). Cette période n'appartient pas *encore* à la clinique. Un peu plus tard, l'apparition d'un certain nombre des caractères histologiques énumérés plus haut, sans pouvoir encore permettre *l'affirmative*, doit inspirer des *doutes prudents* qui se résoudront en une opération bénigne et conservatrice (curettage, amputation du col), suivie d'une surveillance très active. Enfin, à une période encore plus avancée, *le microscope pourra donner une certitude, alors que le diagnostic clinique étant hésitant ou erroné, la malade se trouve encore dans de bonnes conditions opératoires*. Telle est l'opinion qu'il faut se faire, si rares que soient malheureusement les occasions de la mettre en pratique, entre le scepticisme irraisonné des uns et la confiance exagérée de quelques autres.

II. Période d'état.

A la *période d'état*, les symptômes s'affirment :

Les *hémorrhagies* deviennent plus fréquentes, plus abondantes, et, dans l'intervalle, se produit un *écoulement séro-sanguin* et *roussâtre*, parfois *séro-purulent*, d'une *odeur repoussante et sui generis*. Plus tardif dans le sarcome, cet écoulement peut être à peu près nul pour l'ulcération d'origine parenchymateuse ou même, dans des cas exceptionnels, manque complètement, aussi bien que l'hémorrhagie, pendant toute la durée du processus.

Dans le cancer du col, les *douleurs* sont un *signe d'extension* au voisinage, vers le corps de l'utérus ou vers les tissus périmétritiques.

Dans le cancer du corps, au contraire, elles semblent bien avoir primitivement pour siège l'organe malade et se présentent, avant la réaction péritonéale, sous forme de crises *paroxystiques*, parfois *périodiques*, qui sont dues, soit à l'évacuation des liquides pathologiques, soit à l'envahissement des nerfs de l'organe. Ces douleurs ne se rencontrent que dans la moitié des cas et sont assez tardives.

Même à la période d'état, l'examen au spéculum ne donne que des résultats incomplets, inférieurs à la réalité, et ne peut que compléter les renseignements fournis par le *toucher*.

L'ulcération *cancroïdale* est végétante, exubérante, au point de remplir parfois les culs-de-sac du vagin, irrégulière, très friable, et laisse aux doigts une odeur caractéristique.

L'ulcération d'origine *nodulaire, parenchymateuse*, se présente comme une perte de substance irrégulière, peu profonde, superficiellement friable, à base indurée, entourée d'un rebord calleux, infiltré, inégal et taillé à pic.

Quant au *sarcome du col*, c'est généralement une tumeur en grappe, friable, appendue aux lèvres du museau de tanche, et dont on précisera la nature par l'examen histologique.

Pour reconnaître les fongosités du *cancer cavitaire*, on aura recours au toucher intra-utérin et au curettage, avec ou sans dilatation préalable, suivi ou non d'examen microscopique. Le cancer *intra-cervical* évide rapidement le col et le transforme en une caverne anfractueuse qui se dissimule derrière l'orifice externe. Le cancer *corporéal* détermine toujours une augmentation de volume notable du corps utérin qui peut atteindre les proportions d'un utérus gravide de quatre mois.

III. Période de cachexie.

Peu à peu, le néoplasme continuant sa marche, l'amaigrissement s'accentue, la peau prend une coloration anémique ou jaunâtre, les fonctions digestives s'alanguissent, les douleurs s'accentuent, privant la malade de tout repos : la période de cachexie est constituée.

La déchéance générale qui la caractérise va s'accentuant jusqu'à la mort, en se compliquant de fistules diverses, de phlegmatia alba dolens, de troubles urémiques dus à l'oblitération progressive des uretères.

A cette période, le toucher, la vue et l'odorat indiqueront rapidement la nature du mal.

Marche et terminaison.

Les malades meurent le plus souvent d'urémie et, dans les autres cas, de péritonite, d'embolie ou de septicémie chronique. L'évolution est d'autant plus rapide que le sujet est plus jeune. La durée moyenne de l'épithélioma du col, à partir de l'apparition des premiers symptômes, varie entre 12 et 18 mois (Gusserow, Schröder); mais il est des malades qui vivent beaucoup plus longtemps. Le cancer du corps aurait une durée presque double (33 mois, d'après Valot, sur une moyenne de 18 cas). Enfin, s'il faut en croire Terrillon, les malades atteintes de sarcome vivraient rarement plus de deux ans.

Diagnostic.

I. Diagnostic de la propagation.

La propagation du cancer utérin au voisinage de l'organe, si importante à reconnaître pour le choix du traitement, se traduit subjectivement : par la douleur, dans le cancer du col ; par le catarrhe vésical et la dysurie, si le néoplasme, primitivement développé dans le corps ou le col, gagne la vessie; par la constipation mécanique et la rectite, s'il gagne le rectum ; par la phlegmatia alba dolens, s'il se propage vers la veine iliaque; par l'urémie, quand l'uretère vient à être oblitéré... Mais ces différents troubles sont toujours assez tardifs, et c'est à l'examen objectif seul qu'il faut s'en rapporter pour éviter un traumatisme inutile.

Par le palper bimanuel, le toucher recto-vaginal et l'abaissement du col, on arrivera à reconnaître, avec ou sans le secours de l'anesthésie, l'immobilisation absolue ou relative de l'organe et l'existence, à son pourtour, de masses indurées, en continuité directe ou indirecte avec lui. Il est difficile de déterminer si ces indurations sont de nature néoplasique ou inflammatoire et, lors même que l'on a de bonnes raisons d'opter dans ce dernier sens, il est impossible d'exclure l'idée de colonisation microscopique à distance, au sein des tissus enflammés. L'existence d'infiltrations conjonctives sur les bords de l'utérus (Schröder) ou de nodosités moniliformes dans l'épaisseur des replis de Douglas (Schröder, Hofmeier, Hégar et Kaltenbach) serait l'indice plus que probable de l'extension du néoplasme. En cas de doute et si l'induration est modérée, l'utérus suffisamment abaissable, nous admettrons, avec Hofmeier, qu'on puisse opter pour l'intervention radicale.

On aura toujours soin d'examiner les ganglions inguinaux et sus-claviculaires.

Enfin, quand bien même le cancer paraît exactement localisé au col, il est indispensable, avant de se décider à une opération partielle, de se rendre compte, aussi bien que possible, par le curettage et l'examen digital, de la non-existence, du côté du corps, de coulées néoplasiques reliées à l'ulcération cervicale ou de noyaux métastatiques.

II. Diagnostic différentiel.

A. **Cancer du corps.** — En dehors du criterium fourni par l'examen histologique et auquel il faudra toujours recourir en cas de doute, le diagnostic différentiel repose sur les caractères suivants :

Le *sarcome du corps* se distingue de l'*épithéliome* à localisation similaire : par la rapidité de son développement, par l'apparition plus tardive des secrétions et de la cachexie et par l'âge de la malade. De plus, le *polype sarcomateux* a une consistance générale plus ferme que l'*épithéliome* de même aspect.

Rien n'est plus facile que de confondre, avec le *cancer corporéal*, la *métrite caséeuse des vieilles femmes* qui détermine des écoulements purulents et fétides, avec accompagnement d'un mauvais état général. On sera cependant prévenu par le passé pathologique de la malade et l'absence de douleurs utérines paroxystiques.

De même, le *corps fibreux sphacélé* peut donner tous les symptômes subjectifs du cancer à la période de désintégration : le toucher intra-utérin peut, il est vrai, permettre de rencontrer des parties plus fermes, non ulcérées, qui excluent l'idée d'un *polype épithéliomateux*, mais l'examen histologique permet seul d'établir sûrement la différence avec le *fibro-sarcome*.

Il en est de même pour la *tuberculose à début intra-utérin*, par rapport à l'*épithéliome* et au *sarcome endométritiques*.

B. **Cancer du col.** — Au niveau du col, on se gardera de confondre le *polype muqueux*, de consistance toujours assez ferme, avec les végétations du cancer et surtout du *cancer sarcomateux*. De même le *papillome*, extrêmement rare en tant que tumeur localisée au col, se distinguera par sa consistance et son aspect verruqueux.

Les *fibromes interstitiels du col* sont moins adhérents à la muqueuse que les *nodosités de l'épithéliome parenchymateux*, plus nettement limités, plus durs et entourés de tissu sain.

Entre la *pseudo-ulcération de la métrite parenchymateuse*, surtout quand elle a été modifiée par des caustiques, et l'*ulcération cancé-*

reuse non végétante, il peut n'y avoir d'autre différence notable que ce degré de friabilité sur lequel nous avons insisté.

Enfin l'ulcération cancéreuse du col devra encore être différenciée d'un *chancre simple*, d'un *chancre syphilitique*, d'une *syphilide* (liv. V), d'une *ulcération tuberculeuse* (liv. VI) ou *herpétique* (liv. VII).

Pronostic.

L'*épithéliome* utérin, d'un pronostic fatal et à brève échéance, lorsqu'il est abandonné à lui-même, est une affection primitivement locale et curable pourvu qu'elle soit prise à temps : on compte, en effet, un bon nombre de survies, sans récidive, après hystérectomie totale ou partielle (voir plus loin).

Il faut tenir compte, dans son appréciation : de la localisation première du néoplasme qui commande, en grande partie, son évolution ultérieure ; de la constitution de la malade, et surtout de son âge (le cancer des femmes jeunes marche extrêmement vite; en quelques semaines ou moins encore, il peut devenir inopérable); enfin, de certaines conditions accidentelles, telles que la grossesse, qui se termine par l'avortement dans la proportion de 40 p. 100 (Lever) et qui, arrivée à terme, a causé 40 fois la mort sur 136 cas relevés par Hermann. De plus, les enfants naissent mort-nés ou ne survivent généralement que peu de temps.

Peut-être la syphilis ralentit-elle la marche du cancer.

L'épithéliome d'origine *parenchymateuse* aurait une évolution plus lente pour les uns, plus rapide pour d'autres. Ce qui est certain, c'est qu'il ne se révèle qu'assez tard, alors que les tissus péri-utérins sont déjà manifestement envahis.

Le *cancroïde* paraît être la forme la plus facilement curable et avec le moins de frais, à ses débuts.

Pour Terrillon, le *sarcome* est d'un pronostic fatal, même si on opère dès le début. Dührssen, au contraire, le considère comme plus favorable que l'épitheliome, en ce sens que les femmes viendraient consulter plus tôt.

Traitement.

1. Prophylaxie.

La *prophylaxie* la plus rationnelle du cancer de l'utérus consiste à éviter la prolongation de la métrite, surtout chez les femmes à hérédité suspecte.

II. Cure radicale.

Règles générales. — 1° *La cure radicale ne doit être tentée que si un examen clinique attentif exclut l'idée de propagation aux tissus péri-utérins.*

2° *La question d'âge a une importance énorme. Au-dessous de 40 ans, il ne faut opérer le cancer utérin que tout à fait à ses débuts. Au delà de 55 ans, la marche du néoplasme devient tellement lente qu'on ne donne guère plus de chances de survie à la malade en opérant. La période la plus favorable à la cure radicale s'étend de 40 à 55 ans* (Bouilly).

Choix de l'opération. — Assurément l'amputation *sous-vaginale* peut suffire pour le *cancroïde* récent du col. Mais, étant donnés les derniers perfectionnements de l'*hystérectomie totale* et les difficultés ou l'impossibilité de découvrir ou d'apprécier suffisamment les coulées néoplasiques à distance, on donne, en somme, beaucoup plus de chances de survie aux malades en rejetant, toujours et de parti pris, l'amputation sous-vaginale au profit de l'ablation totale.

Quant à l'*amputation sus-vaginale*, comme elle est au moins aussi grave que l'hystérectomie, nous ne nous y arrêterons pas.

Si l'on a recours à la *sous-vaginale*, on rejetera, comme aveugles et dangereux, tous les moyens d'exérèse autres que le couteau, tels que l'*écraseur* et l'*anse galvanique*, et l'on aura recours, suivant les cas, aux procédés de Simon ou de Schröder.

L'*hystérectomie totale* n'étant permise que si elle est facile (utérus mobile), la *voie vaginale* doit suffire pour le *cancer du col.*

La *voie périnéale*, conseillée par Frommel, la *voie sacrée*, conseillée par Hochenegg, Roux, Terrier, surtout au point de vue de l'hémostase, ne sont admissibles que si le cancer, en s'attaquant primitivement au *corps* de l'organe, lui a donné un grand volume. Mais, même dans ce cas, grace aux procédés actuels de *morcellement*, l'*extirpation totale* par la *voie vaginale* donne les meilleures chances de succès.

Mortalité après l'hystérectomie partielle et totale. — Tandis que la mortalité est de 11 p. 100 pour l'*amputation sus-vaginale* (Pozzi), elle descend, pour l'*hystérectomie vaginale totale*, entre les mains des bons opérateurs, à 8 p. 100 (Richelot : 13 morts sur 156 cas), 5 p. 100 (Léopold), 3 1/2 p. 100 (Laroyenne et Goullioud : 1 mort sur 28 cas), 3 p. 100 (Kaltenbach), 0 p. 100 (Dmitri de Ott : pas de décès sur 30 cas).

Roux a eu 9 guérisons opératoires sur 10 cas de cancer extirpés par la voie sacrée.

L'amputation sous-vaginale ne dépasserait pas 3,33 p. 100 de mortalité d'après la statistique de Verneuil et encore les 2 cas de mort, sur 60, seraient-ils dus, l'un au chloroforme, l'autre à l'écraseur, instrument actuellement délaissé.

Pratiquée dans le cas où il y a propagation aux tissus péri-utérins, l'hystérectomie totale devient très meurtrière. Nous déconseillons absolument la pratique de Mikulicz qui n'hésite pas à attaquer la vessie et le rectum s'ils sont envahis par le néoplasme, ou de Pawlick, qui le poursuit, par dissection, dans l'épaisseur du tissu cellulaire pelvien, après cathétérisme de l'uretère.

Survie post-opératoire. — Si on s'en rapporte aux statistiques dernières de Hofmeier, Schauta, Olshausen, Léopold, l'hystérectomie totale, rationnellement employée, donnerait une survie d'environ deux ans dans la moitié des cas. Léopold, Terrier ont obtenu l'absence de récidive durant plus de six ans. Au contraire, si l'opération est contre-indiquée, la malade ne survit pas plus de six mois (Barraud).

La statistique de Schröder, publiée par Hofmeier, est plus favorable à l'amputation partielle qu'à l'ablation totale. Verneuil, sur 21 guérisons opératoires, après opération sous-vaginale à l'écraseur, a obtenu une survie de sept ans, et 5 de trois ans. Enfin, plus récemment (1891), Winter a publié 38 cas de guérison p. 100 après deux ans et 20 p. 100 après cinq ans, à la suite de l'amputation haute de Schröder. Mais, comme le fait justement remarquer Pozzi, ces statistiques ne prouvent rien contre l'hystérectomie totale, dans ses résultats définitifs, attendu qu'on ne se décide à l'amputation partielle que dans des cas très récents c'est-à-dire d'une cure relativement facile.

Dans le sarcome, la récidive, après ablation, a toujours lieu très rapidement, c'est-à-dire au bout de six ou huit mois, soit sur place, soit à distance (Terrillon).

L'épithéliome du corps se reproduit moins vite que celui du col.

Les bourgeons de néoformation se montrent de préférence dans la muqueuse vaginale, en cas de cancroïde, et dans les tissus péri-utérins, si l'épithéliome est de forme *nodulaire* ou *cavitaire* (Bouilly).

Nous insistons de nouveau sur l'importance de l'âge au point de vue de la récidive.

III. Traitement palliatif.

Pour se rendre maître des hémorrhagies et des écoulements fétides, si l'extirpation de l'utérus est contre-indiquée, le mieux est de faire le *curettage* des fongosités, suivi de *cautérisation* au fer rouge. Après l'élimination de l'eschare potentielle, on appliquera, pendant six à douze heures, des tampons imbibés d'une solution de chlorure de zinc āā, ou encore, la pâte suivante : chlorure de zinc 4, oxyde de zinc 1 et farine de froment 3, en ayant soin de protéger le vagin avec des tampons imprégnés d'huile résorcinée ou d'une solution saturée de bicarbonate de soude.

Cette opération sera renouvelée dans la suite, à mesure que se reproduiront les fongosités. Dans l'intervalle, il sera bon de maintenir la cavité utérine ouverte, à l'aide de tampons imprégnés, suivant les besoins, de topiques hémostatiques, caustiques (tampons imprégnés de perchlorure de fer et séchés, de chlorure de zinc à 1/2 et bien essorés), ou simplement antiseptiques (tampons iodoformés).

Le curettage est surtout indiqué lorsque les fongosités sont exubérantes et le sujet résistant. Dans ces conditions, il procure ordinairement, du fait de la suppression des écoulements sanguins et septiques, un relèvement notable des forces et du moral, une facilité plus grande dans la marche, un certain retour de l'appétit. Mais cette pratique n'a pas raison d'être dans les formes ulcéreuses, peu secrétantes, et doit être évité aux périodes ultimes de la maladie, lorsqu'il y a imminence de perforation.

A défaut du curettage, on aura recours au fer rouge, aux caustiques, dont l'action doit être surveillée de près (pâte de Canquoin en flèches, tampons imbibés de chlorure de zinc par moitié) ; aux injections antiseptiques faibles, désodorantes, hémostatiques (liqueur de Labarraque, une cuillerée à bouche par litre, sulfate de cuivre à 1/200, naphtol à 0,40 p. 1,000, perchlorure de fer, une cuillerée à café par litre); ou simplement, aux injections aseptiques (1 cuillerée à dessert de sel gris par litre d'eau bouillie) : ces injections seront prises à 40° au moins, renouvelées deux ou trois fois par jour, et prolongées durant une demi-heure, si possible. Desprès a tout dernièrement vanté les applications de pétrole raffiné pur.

Inglis Parsons (1889), Byrne (1889) et Wernitz (1890) disent avoir obtenu, par l'*électricité*, la disparition des symptômes et la réduction graduelle de la tumeur. Parsons a recours à la galvano-puncture à l'aide d'un grand nombre d'aiguilles et fait passer un courant de 100 milliampères au minimum, avec 50 à 100 interruptions dans chaque direction. Wernitz a eu recours à l'électrolyse, en séances de 5 à 10 minutes, avec 100 à 200 milliampères.

Le curettage n'a d'action sur la douleur que s'il y a dilatation de l'utérus par les tissus cancéreux (Schröder). Les injections chaudes prolongées donnent un soulagement réel mais de courte durée; l'action de l'électricité mérite confirmation.

Parmi les *analgésiques*, on donnera la préférence aux préparations d'opium, en palliant, autant que possible, les inconvénients du médicament : on ne l'emploiera d'abord que la nuit et, successivement, sous forme de laudanum de XX à XXX gouttes, de suppositoires d'extrait d'opium et de belladone... n'ayant recours, qu'en dernier lieu, aux injections de morphine, qui doivent être rapidement augmentées de nombre et de quantité, pour produire l'effet voulu.

Entre temps, on ne négligera pas de combattre, par les moyens appropriés, le ralentissement des fonctions digestives, les troubles urémiques, etc., tout en s'efforçant de conserver aux malades leurs illusions.

IV. Intervention dans le cas de grossesse.

La grossesse n'est pas une contre-indication absolue à la cure radicale. Elle en aggrave cependant beaucoup le pronostic immédiat et diminue les chances de survie (Bouilly). La femme est-elle près du terme, on pratique l'accouchement prématuré ou la césarienne, avant l'hystérectomie.

En cas de cancer inopérable, on pratique l'avortement si le col n'est pas suffisamment dilatable. Dans le cas contraire, on fera, en temps voulu, la craniotomie ou la césarienne, après avoir essayé, s'il y a lieu, du forceps ou de la version. En faisant choix de la césarienne, l'opérateur n'aura en vue que l'intérêt de la mère, étant donné le peu de survie des enfants qu'*engendrent les femmes atteintes de cancer utérin*.

CHAPITRE IV

TUMEURS DES ANNEXES

ÉTIOLOGIE

Les *kystes de l'ovaire* se rencontrent, de préférence, pendant la période d'activité génitale, de vingt à quarante ans. Ceux qui se manifestent avant la puberté sont, le plus souvent, de nature *dermoïde*.

ANATOMIE PATHOLOGIQUE

Les *néoplasmes des annexes* comprennent : A. des *kystes;* B. des *tumeurs solides* et qui tendent généralement aux transformations kystiques.

A. Kystes.

a. **Kystes de l'ovaire.** — Indépendamment des *micro-kystes séreux, sanguins* et *autres* qui dépendent de l'ovarite ou de simples troubles nutritifs (livres VI et VII), l'ovaire peut donner naissance à des kystes à grand développement : kystes *prolifères, dermoïdes* et *mixtes* qui, par l'incertitude de leur pronostic, occupent une place à part dans le cadre nosologique.

I. Kystes prolifères. — *Caractères microscopiques.* — Les kystes *prolifères* de l'ovaire sont aussi dénommés *cysto-épithéliomes, épithéliomes mucoïdes*, termes que nous rejetons, en ce sens qu'ils impliquent une constante malignité. Leur anatomie pathologique s'est beaucoup simplifiée en ces dernières années, tout en se précisant, grâce aux travaux de Waldeyer, Malassez et de Sinéty, Quénu, Poupinel, Doran, etc.

Ils proviennent, soit des tubes de Pflüger, perdus au milieu du tissu ovarien, sans avoir subi leur évolution normale (Waldeyer); soit d'une involution pathologique de l'épithélium de revêtement de l'ovaire, au cours de la vie extra-utérine (Malassez et de Sinéty); soit enfin d'une expansion néoplasique de la membrane granuleuse du follicule de de Graaf. Ce sont les deux premières opinions qui, sous l'autorité de leurs promoteurs, ont prélavu; mais la troisième n'a pas été controuvée. En somme, quelle que soit celle que l'on adopte, c'est toujours l'épithélium germinatif, à telle ou telle période de développement (cellule de revêtement, cellule invaginée, cellule enkystée) qui se trouve en cause (fig. 128).

Le développement variable de l'épithélium, d'une part, du tissu conjonctif, d'autre part, donne la clef des variations histologiques du kyste proligère et fournit, tout au moins, une raison à l'incertitude de ses destinées cliniques.

L'épithélium est plus ou moins métatypique : généralement cubique, il peut être aussi cylindrique et caliciforme dans les enfoncements. Deux choses sont à considérer : les rapports de cet épithélium avec le tissu conjonctif et la disposition de ses cellules entre elles.

Que la première cavité kystique provienne d'un follicule de de

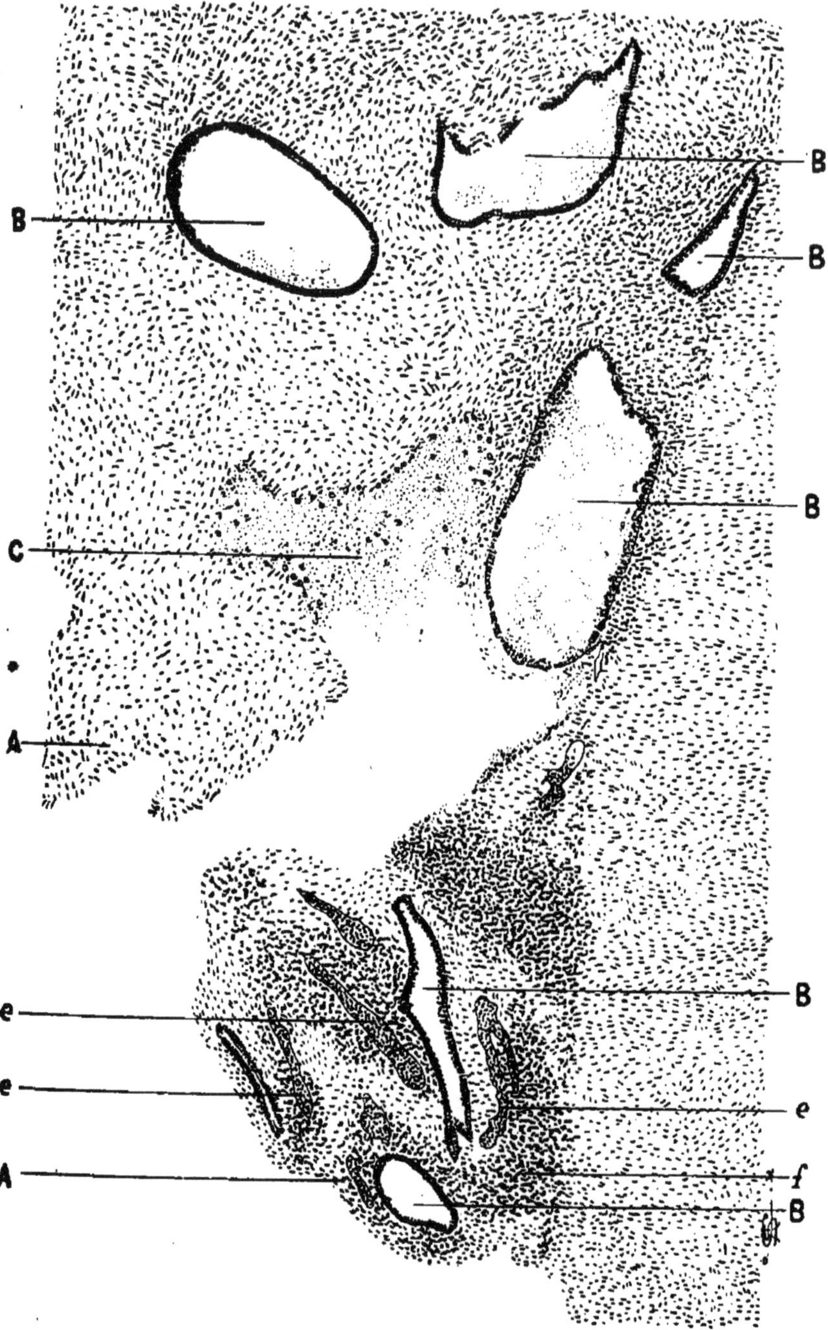

Fig. 128. — Début de kyste prolifère en un point limité d'un ovaire normal par ailleurs (Grossissement de 40 diamètres) (Paul Petit et S. Bonnet). — A, surface de l'ovaire ; B, B, coupes de tubes tapissés d'épithélium cylindrique ou métatypique; C, cavité incomplètement tapissée d'épithélium folliculaire ; *e*, *e*, capillaires dilatés ; *f*, *f*, hémorrhagies interstitielles.

Graaf ou d'un tube de Pflüger, oblitéré dans sa continuité, lorsque cette cavité est constituée avec son revêtement épithélial, il s'en forme d'autres, soit à son intérieur, par soudure des saillies papillaires de la paroi, soit plutôt dans l'épaisseur de cette même paroi, par invagination et oblitération de tubes épithéliaux.

L'ensemble de ces kystes prend, en se développant, l'apparence macroscopique d'un kyste *multiloculaire*. Ultérieurement, un cer-

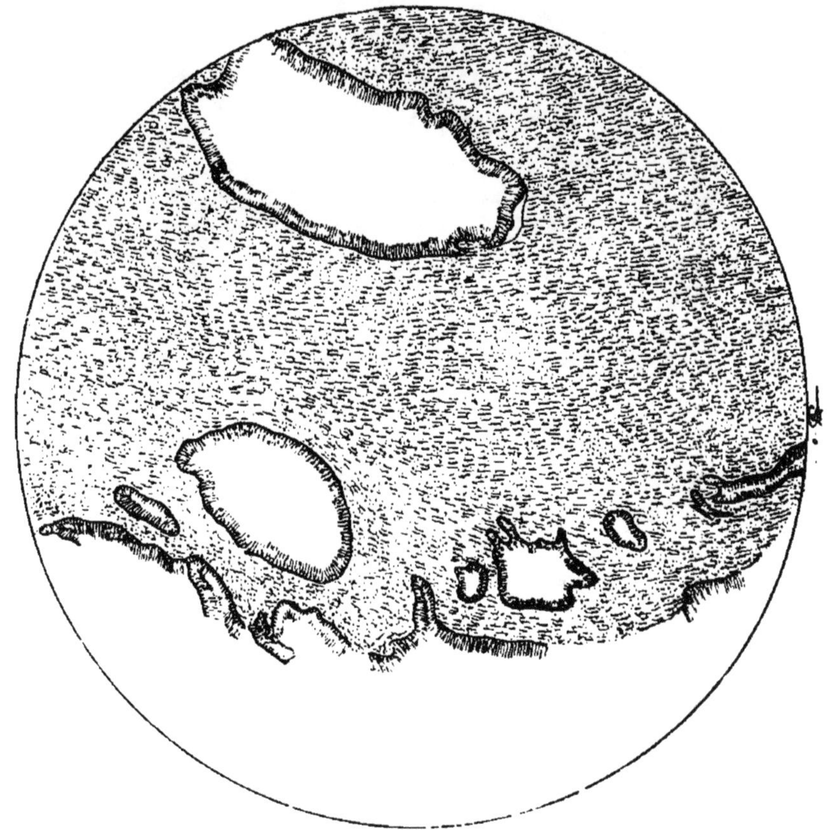

Fig. 129. — Adénome kystique de l'ovaire à contenu gélatineux (Grossissement de 34 diamètres) (Paul Petit et S. Bonnet).

tain nombre de cloisons communes venant à se résorber, le kyste devient *pauciloculaire* ou *uniloculaire*. Mais, en réalité, même dans ce dernier cas, la structure est la même, car, dans la paroi du kyste uniloculaire, on retrouve, soit à l'œil nu, soit au microscope, des loges secondaires.

L'épithélium de revêtement peut être de forme assez régulière et rangé sur une seule couche et, dans ce cas, la tumeur mérite, au point de vue histologique, le nom d'*adénome kystique* (fig. 129) ; ou bien, il peut avoir proliféré sur plusieurs rangs avec un métatypisme prononcé et semble alors justifier le nom de *cysto-épithéliome* (fig. 130). Mais ces caractères histologiques répondent, en réalité, à des degrés très variables de malignité. Il n'en est pas de même des cas où il existe, dans l'épaisseur de la paroi kystique, une véritable

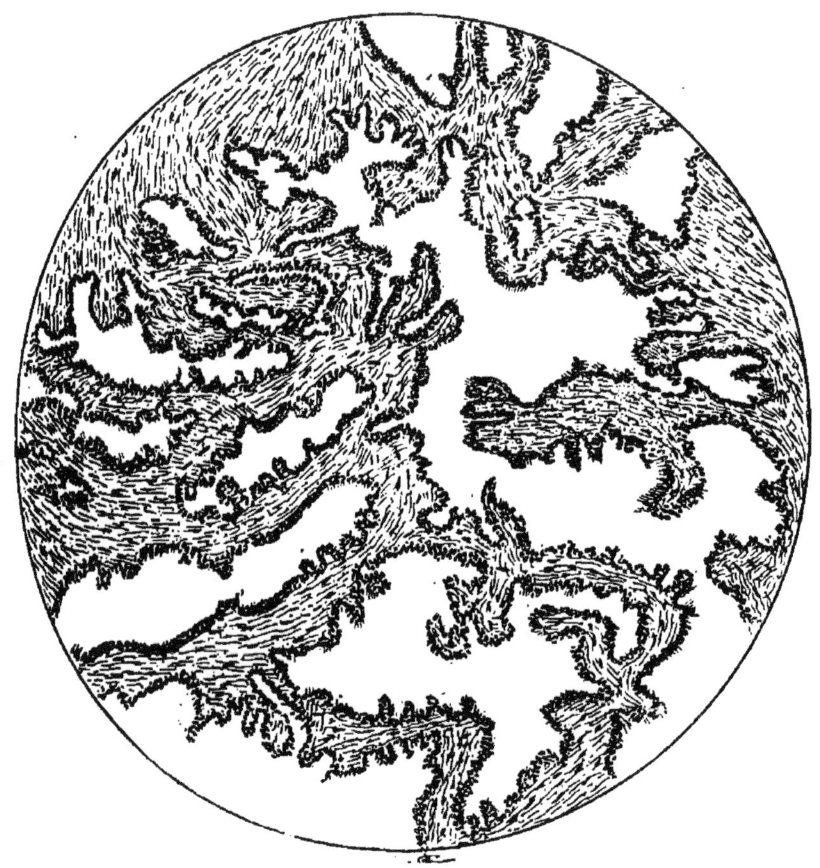

Fig. 130. — Cysto-épithéliome de l'ovaire (Grossissement de 34 diamètres) (Paul Petit et S. Bonnet).

infiltration de tubes épithéliaux pleins : il s'agit bien alors d'un véritable épithéliome et cette particularité s'est rencontrée, d'après Poupinel, dans 63,38 p. 100 des cas où les kystes se sont comportés comme des tumeurs malignes. En beaucoup de cas, la dégénérescence ne frappe qu'un seul point de la paroi (Cohn).

Le stroma conjonctif est dans une proportion juste suffisante, ou bien il peut exubérer, soit sous forme de cloisons interkystiques très épaisses, soit sous forme de papilles saillantes à l'intérieur des cavités, ou même à l'extérieur de la poche kystique (kystes *prolifères papillaires* opposés, par Waldeyer, aux autres kystes auxquels il donne le nom de *glandulaires*). Les papilles peuvent même prédominer à tel point que l'on a l'apparence d'un véritable *papillome*. Le tissu conjonctif peut aussi présenter les caractères du tissu sarcomateux ou muqueux : *épithélio-sarcomes*, *épithélio-myxomes*.

La paroi du kyste principal qui fait enveloppe aux autres présente, de l'extérieur à l'intérieur : une couche d'épithélium cubi-

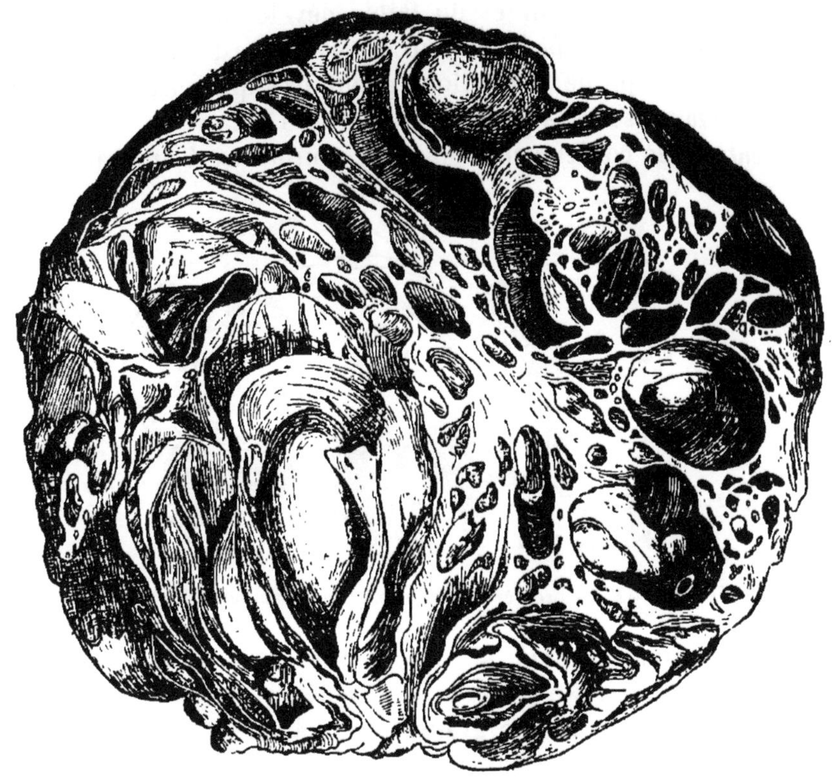

Fig. 131. — Section d'un kyste prolifère de l'ovaire à forme aréolaire (d'après Gallard).

que, une couche lamellaire et une couche vasculaire contenant de petits kystes secondaires.

Caractères macroscopiques. — Le kyste prolifère de l'ovaire se présente, à l'œil nu, sous forme d'une tumeur ovoïde, de coloration bleuâtre, à peu près lisse ou surmontée de bosselures qui correspondent aux loges secondaires. On peut trouver, à sa surface et sur les organes environnants, des productions secondaires, papillomes ou petits kystes, ayant l'aspect de frai de grenouille : cette constatation n'implique en rien la fatalité de la récidive. Quant au volume, il varie depuis celui des microkystes jusqu'aux dimensions d'une grossesse à terme et au delà.

A la section, on trouve, soit un certain nombre de cavités de dimensions considérables ou moyennes (kystes *multi*, *pauciloculaires*), soit une poche principale dont la paroi est creusée de cavités petites ou même microscopiques et qui présente parfois, à son intérieur, des brides plus ou moins larges, vestiges d'anciennes cloisons (kystes *uniloculaires*). Ou bien encore, la plus grande masse de la tumeur prend l'aspect *aréolaire* (fig. 131), du fait de la prédominance du tissu conjonctif et du faible développement des kystes (*kystes aréolaires*). Tantôt l'intérieur des cavités est à peu près lisse, tantôt il est rempli de végétations papillaires qui peuvent forcer la paroi pour faire issue dans le péritoine (fig. 132).

Le *contenu*, de couleur citrine, verte, noirâtre, est ordinairement

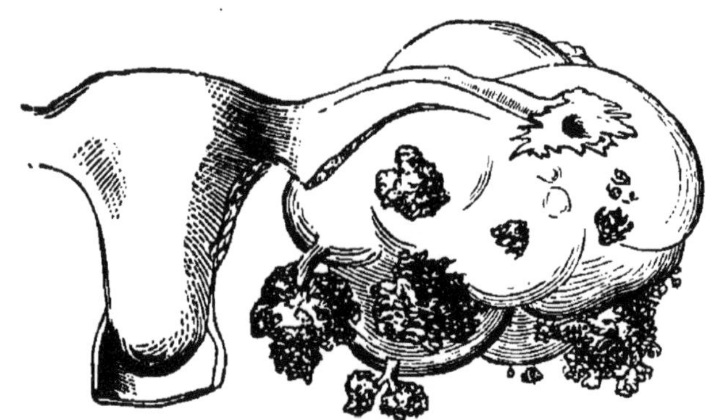

Fig. 132. — Kyste prolifère de l'ovaire à forme papillaire (Kœberlé).

filant et visqueux, mais sa consistance peut varier depuis la fluidité la plus parfaite jusqu'à la densité de la gélatine, suivant l'abondance plus ou moins grande des cellules caliciformes. Les espérances que l'on avait basées, au point de vue du diagnostic, sur l'étude de ses éléments figurés et de sa composition chimique ne se sont pas réalisées. Il faut pourtant retenir de cette étude que la paralbumine manque dans les kystes parovariens.

II. Kystes dermoïdes. — Les kystes *dermoïdes* se rencontrent, par rapport aux kystes prolifères, dans la proportion de 3,5 p. 100 (Olshausen).

Les kystes *purement dermoïdes* sont ordinairement petits et uniloculaires et leur surface interne rappelle plutôt l'aspect d'une muqueuse que celui de la peau.

Leur contenu ressemble généralement à de la purée de châtaignes; mais il peut être beaucoup moins consistant, et même semblable à de l'huile. Il est formé de déchets épidermiques au milieu desquels se rencontrent de longs poils enroulés, des dents et, plus rarement, des fragments osseux (fig. 133).

La structure de la paroi est identique à celle de la peau, sauf que les glandes sudoripares sont rudimentaires et clairsemées (fig. 134). On peut y trouver greffés tous les tissus de l'embryon et même des organes plus ou moins parfaits (glande sous-maxillaire, œil incomplet, etc.), des membres reliés entre eux (Répin).

A côté des kystes *purement dermoïdes*, se rangent des *tumeurs mixtes* qui seraient beaucoup plus fréquentes, d'après les travaux de Poupinel. Ces tumeurs renferment, à côté des *cavités mucoïdes*,

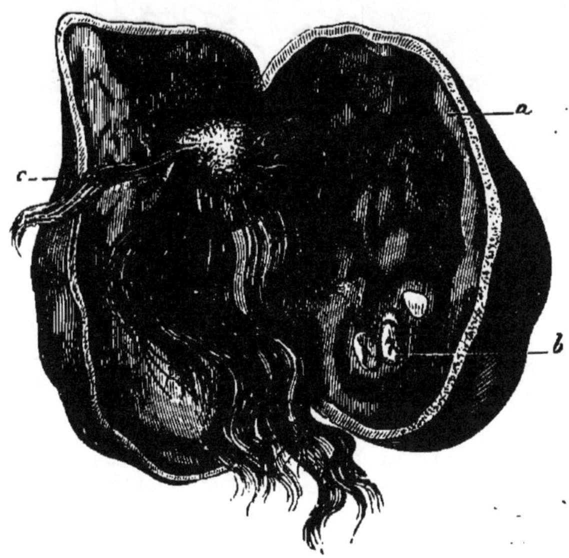

Fig. 133. — Kyste dermoïde de l'ovaire. — *a*, paroi du kyste ; *b*, dents ; *c*, touffe de cheveux implantée sur un tubercule criblé d'orifices de glandes sébacées (Follin).

des *cavités dermoïdes*, ou présentent, dans une seule et même cavité, une transition insensible entre la peau et le revêtement polymorphe.

Enfin Krukenberg a rassemblé un certain nombre de faits, dont un personnel, dans lesquels la paroi du kyste dermoïde était envahie par un cancer à épithélium pavimenteux, avec globes épidermiques, reconnaissant comme origine le réseau de Malpighi. L'infiltration néoplasique débuterait ordinairement par la papille qui porte les poils (Pilliet).

La théorie de l'*enclavement, non seulement des téguments, mais des différents tissus de l'embryon* (Lannelongue et Achard) suffit à expliquer la généralité des cas. Cependant, si l'ancienne théorie de la *grossesse extra-utérine*, qui supposait une fécondation préablable, est à rejeter, de même que l'*inclusion fœtale*, il n'en est pas de même de l'idée de *parthénogenèse* soutenue, avec quelques variantes, par Waldeyer en Allemagne et par Mathias Duval et Répin en France. Cette théorie s'appuie : 1° sur les facultés intrinsèques de développement de l'épithélium germinatif (segmentation sans fécondation

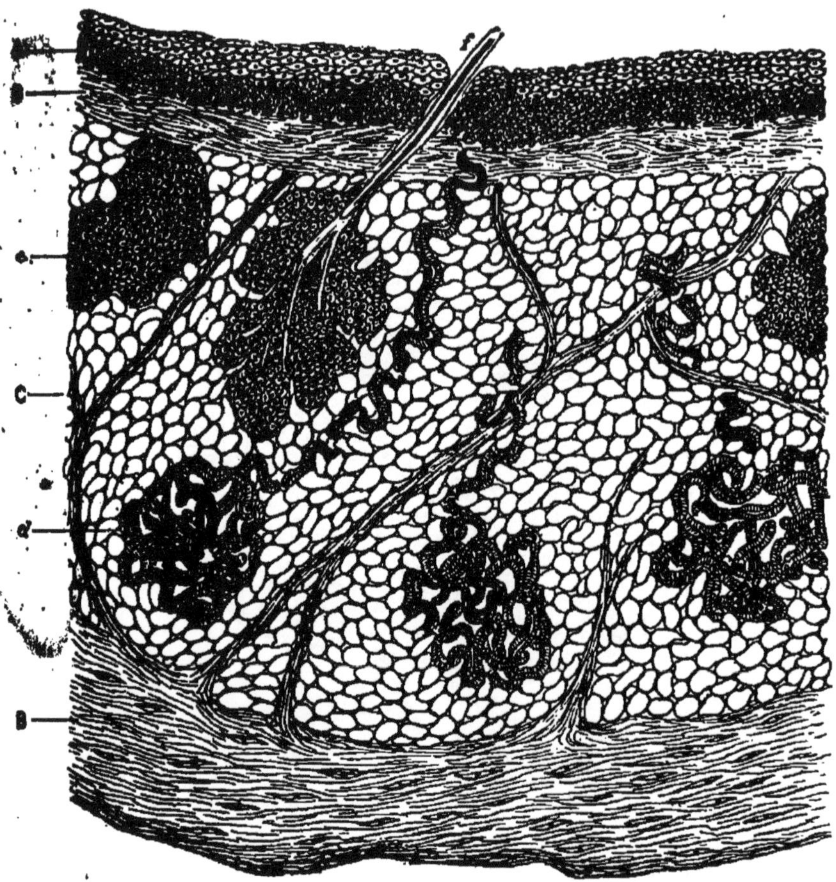

Fig. 134. — Coupe histologique d'un kyste dermoïde de l'ovaire (d'après Wyder). — A, revêtement pavimenteux ; B, B, tissu conjonctif fasciculé ; C, tissu cellulo-adipeux ; *d*, glomérules sudoripares ; *e*, glandes sébacées dont l'une est munie d'un follicule pileux avec son poil *f*.

préalable des ovules d'oiseaux, de mammifères et même de l'homme [Morel]); 2° sur la concordance de l'emplacement de l'ovule dans le follicule de de Graaf et du bourgeonnement, qui porte les vestiges embryonnaires, dans le kyste dermoïde à ses débuts ; 3° enfin, sur la comparaison des cas où « l'on trouve une ébauche d'embryon nettement individualisé avec la série des autres faits où l'on n'a que des vestiges squelettiques moins aisément reconnaissables » (Répin).

Si l'on accepte cette idée pour le kyste purement dermoïde, le kyste muco-dermoïde ou mixte doit être considéré comme la résultante d'une double évolution de l'épithélium germinatif, dans le sens néoplasique et génésique.

CONNEXIONS DES KYSTES DE L'OVAIRE. — Les kystes de l'ovaire sont ordinairement reliés au ligament large par un *pédicule* formé d'une portion de ce ligament et du ligament de l'ovaire. Très variable d'épaisseur, de largeur et de longueur, ce pédicule peut être à peine isolable entre les doigts ou, au contraire, très long et très grêle.

Dans certains cas, le kyste s'insinue, par son segment inférieur, entre les feuillets du ligament large (Terrillon), de telle sorte que le pédicule est réduit à un faisceau vasculaire qu'il faut reconnaître et lier au cours de la décortication.

Les vaisseaux du pédicule sont très volumineux; les artères sont fournies par l'utéro-ovarienne et aussi par sa branche anastomotique avec l'utérine, quand le kyste vient s'accoler à l'utérus.

Le pédicule peut se rompre du fait de sa torsion, de la rétraction d'adhérences circulaires (Terrillon) ou de la simple traction exercée par des adhérences ou par un néoplasme voisin (Heurtaux). Une fois séparé de ses attaches, le kyste se sphacèle ou s'atrophie, ou encore, continue à vivre par l'intermédiaire des adhérences. Ce pédicule de néoformation, unique ou multiple, peut du reste subir les mêmes accidents de torsion, de rupture, que le pédicule primitif (Chalot).

Le plus généralement, l'épiploon recouvre la tumeur et l'intestin est refoulé derrière elle.

La vessie peut la suivre dans son développement et s'appliquer à sa paroi antérieure sur une hauteur de 10 à 15 centimètres; le fait a surtout lieu dans le cas de tumeur intra-ligamentaire.

L'adhérence à l'uretère peut entraîner la rupture partielle ou complète de ce conduit, à l'insu de l'opérateur.

L'utérus peut occuper les positions les plus diverses. Refoulé généralement en avant et sur le côté, plus rarement, dans le cul-de-sac de Douglas, il peut encore être attiré en haut, jusque dans la cavité abdominale.

MODIFICATIONS ÉVOLUTIVES DES KYSTES DE L'OVAIRE. — *Ascite.* — *L'ascite* coexiste moins souvent avec les kystes qu'avec les tumeurs solides.

Une ascite *abondante* est ordinairement l'indice d'une tumeur végétante. L'épanchement, formé d'un liquide visqueux, souvent sanguinolent, renferme de 60 à 70 gr. p. 1000 de matières fixes, c'est-à-dire, deux à trois fois plus que l'ascite ordinaire, dans laquelle la proportion de ces matières ne dépasse pas 25 p. 1000

(Méhu). Les cellules variées qu'on y rencontre n'ont pas de signification précise.

Cette ascite symptomatique dépend des végétations qui se développent à la surface de la tumeur et du péritoine; plus rarement, de la rupture du kyste ou de la dégénérescence de sa paroi. Quant à sa viscosité, elle est due, soit à la sécrétion des végétations, soit au jetage des invaginations épithéliales ouvertes à la surface du péritoine (Quénu).

Inflammation. — L'*inflammation* peut aboutir à la *suppuration* du kyste et s'observe surtout après la ponction exploratrice. Il importe de ne pas confondre le pus véritable avec certains contenus lactescents qui n'ont du pus que l'apparence et sont dus, en réalité, à une simple desquamation épithéliale. De même, à côté de l'*inflammation véritable*, se placent des lésions *pseudo-inflammatoires*, de nature irritative, qui se bornent à des adhérences. Ces adhérences, ordinairement lâches et peu vasculaires, renferment parfois de gros vaisseaux; elles peuvent être serrées au point de souder intimement la paroi du kyste au péritoine et à l'intestin.

Dégénérescences. — Nous nous contenterons de signaler les *dégénérescences calcaire* et *graisseuse*.

Torsion du pédicule. — La *torsion du pédicule* a plus souvent lieu du côté gauche (Olshausen) et de dedans en dehors.

La *torsion brusque* donne lieu à des hémorrhagies graves, si les veines seules sont comprimées; au sphacèle et à la rupture de la tumeur, si l'obturation porte à la fois sur les artères et les veines.

La *torsion lente* peut provoquer les mêmes accidents; mais elle aboutit plus souvent à un travail d'adhérences intimes, ou de thrombose veineuse qui provoque l'œdème des membres inférieurs; parfois enfin, à une guérison relative, par résorption graisseuse et calcification.

La torsion est favorisée par le poids, par le petit volume de la tumeur et par la longueur de son pédicule. On lui reconnait un certain nombre de causes déterminantes : mouvements brusques, développement inégal du kyste, pressions exercées par une tumeur voisine, alternatives de réplétion et de déplétion de la vessie et du rectum.

Rupture du kyste. — La *rupture* intra-péritonéale des kystes prolifères, et même des kystes dermoïdes, peut donner lieu à leur ensemencement, non seulement dans le péritoine, mais même dans la plèvre, par l'intermédiaire des lymphatiques. La production des papillomes ou des kystes secondaires n'implique pas fatalement, comme nous l'avons dit, la malignité de la tumeur et sa récidive après ablation.

Les kystes ovariques peuvent encore s'ouvrir à travers la paroi abdominale ou dans un viscère quelconque, après formation d'adhérences.

Hémorrhagie intra-kystique. — L'*hémorrhagie intra-kystique* se produit par suite d'un traumatisme, de la torsion du pédicule, ou simplement, par le fait de l'hypervascularité des végétations.

b. **Kystes du ligament large.** — On peut rencontrer dans le *ligament large*, comme dans l'ovaire, des *kystes prolifères* et des *kystes dermoïdes*.

I. Kystes prolifères. — Les kystes prolifères du ligament large se distinguent en kystes *hyalins* et kystes *papillaires*.

1° *Kystes hyalins.* — Les kystes *hyalins*, généralement sphériques, uniloculaires, à parois minces et transparentes (fig. 135), renferment un liquide clair et limpide, qui ne contient ni albumine ni paralbumine, mais une forte proportion de chlorures (8 à 16 gr. par litre). Ils sont revêtus, à leur intérieur, d'épithélium cylindrique simple ou à cils vibratiles.

2° *Kystes papillaires.* — Les kystes *papillaires* diffèrent des précédents par l'existence de papilles à leur intérieur et de cavités microscopiques dans leur paroi, par la viscosité de leur contenu, enfin, par leur adhérence prononcée aux tissus voisins.

Nous avons vu (liv. III, chap. I) qu'il existe, dans le ligament large, trois sortes de débris de la période embryonnaire : les tubes verticaux de l'*époophore*, tapissés d'épithélium prismatique cilié, les corpuscules arrondis du *paroophore* ou *parovarium*, tapissés d'épithélium cylindrique, et enfin, des débris testiculaires qui pénètrent l'ovaire. Les premiers organes, avec leurs étranglements multiples, et les seconds, fermés déjà sous forme de petites poches, semblent tout disposés pour la genèse kystique.

Pour Doran, les kystes provenant de l'*époophore* sont les seuls qui renferment de l'épithélium cilié et qui puissent devenir papillaires, tandis que, d'après Tait, les deux variétés de kystes, hyaline et papillaire, ne sont que les deux phases différentes d'un même processus.

Il est possible, du reste, que les kystes du ligament large puissent relever d'une autre origine que du corps de Rosenmüller, qu'ils proviennent, par exemple, d'hydropisies sous-séreuses (Doran et Mangin), ou d'ovaires surnuméraires (de Sinéty).

Des kystes *hyalins intra-ligamentaires*, nous rapprocherons certains *petits kystes extra-ligamentaires*, paratubaires, à contenu séreux et transparent, à enveloppe très mince, qui semblent ne devoir guère dépasser le volume d'un pois ou d'une noisette. Le kyste de ce genre que l'on trouve appendu au pavillon de la trompe, et qui porte le nom d'*hydatide de Morgagni*, a une origine bien déterminée : c'est le vestige de l'extrémité du *conduit de Müller*. D'autres kystes de même apparence, appendus parfois en assez grand nombre à la trompe, comme des grains de raisin à leur branche, sont considérés, par les uns, comme des *boules d'œdème sous-séreux* et, par d'autres (Pozzi),

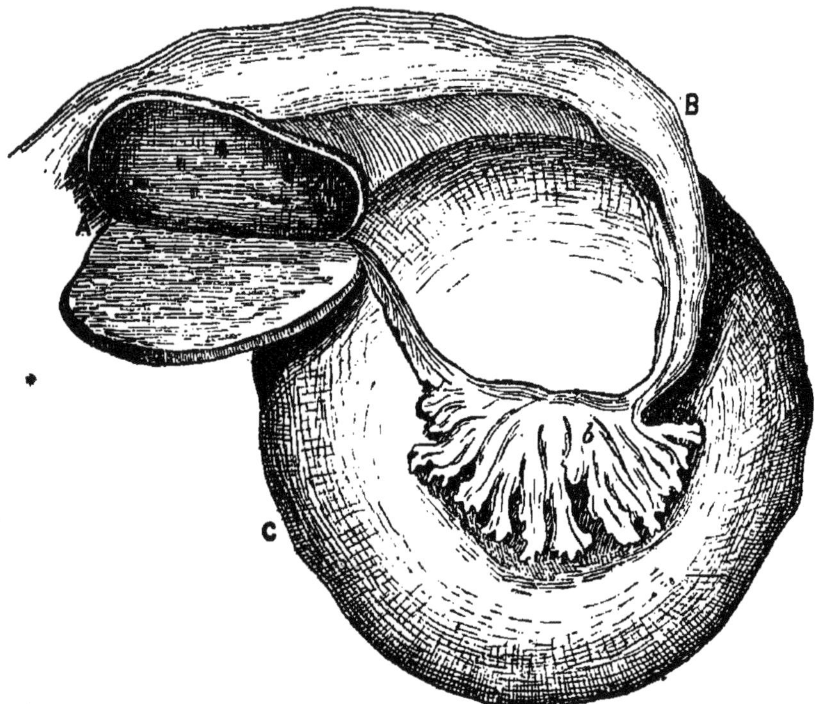

Fig. 135. — Kyste uniloculaire du ligament large (Doran). — A, ovaire fendu par le milieu ; B, trompe, avec son pavillon *b*; *c*, kyste.

comme des *kystes aberrants* du ligament large : ils nous ont paru répondre, dans un cas, à l'enkystement du péritoine entre les plicatures externes de la trompe, soudées par un travail d'adhérence.

II. Kystes dermoïdes. — La genèse des *kystes dermoïdes du ligament large* s'explique facilement par la formation du corps de Wolf, qu'il dérive des feuillets externe et moyen (His), du blastoderme ou, seulement, du feuillet moyen (Waldeyer), mais au contact immédiat du feuillet externe.

Connexions des kystes du ligament large. — Les grands kystes du ligament large, en se développant, dédoublent les ailerons de la trompe et de l'ovaire et s'appliquent à l'utérus. Ils peuvent envahir le cul-de-sac de Douglas, la fosse iliaque, refouler le cul-de-sac vésico-utérin en entraînant avec eux la vessie par le haut, passer dans le ligament large du côté opposé en contournant l'utérus. De *sous-péritonéo-pelviens* qu'ils sont jusque-là, ils peuvent devenir *sous-péritonéo-abdominaux :* il suffit, pour cela, qu'en se portant vers la grande cavité abdominale, ils s'insinuent sous le péritoine, en le décollant, au lieu de l'étirer suffisamment pour se constituer un pédicule. Ils peuvent ainsi s'étendre jusqu'au foie et même jusqu'au diaphragme.

c. **Kystes du ligament rond.** — Les *kystes du ligament rond* sont de deux sortes. Les uns sont des *hydrocèles enkystées du canal de Nück :* ils remplissent plus ou moins complètement le canal inguinal et peuvent s'étendre jusqu'aux grandes lèvres. Le ligament rond longe leur face postérieure.

D'autres sont *intra-ligamentaires :* ils relèvent d'un arrêt de développement du *gubernaculum de Hunter* qui est creux chez l'embryon et constitue plus tard le ligament rond.

B. Tumeurs solides.

a. **Fibrome et fibro-myome.** — I. Fibrome et fibro-myome de l'ovaire. — Indépendamment des petits nodules fibreux que l'on trouve à la surface de l'ovaire et qui dépendent de l'ovarite chronique ou d'une ponte exagérée, il existe de véritables *fibromes de l'ovaire* qui comptent, pour 1 à 2 p. 100, dans la totalité des tumeurs de cet organe.

Les *fibromes de l'ovaire* peuvent atteindre un grand volume (130 gr., Terrier ; 8 kilogr., Doran ; 30 kilogr., Spiegelberg). Ordinairement pourvus d'un pédicule bien isolé et libres d'adhérences, ils peuvent être, en partie, inclus dans le ligament large ; mais leurs rapports avec la trompe permettent encore de spécifier leur origine.

Lorsqu'ils ont acquis un certain développement, ils deviennent le plus souvent kystiques, du fait de dégénérescences cellulaires ou de dilatation œdémateuse des espaces lymphatiques. Assez pauvres en vaisseaux et dépourvus de capsule, ils tirent leur origine, soit du stroma conjonctif, soit d'un corps jaune (Rokitansky), et présenteraient, dans ce dernier cas, à leur périphérie, les papilles caractéristiques du follicule vide de l'œuf.

Au microscope, ils se montrent formés de faisceaux conjonctifs irréguliers et d'une assez grande quantité de cellules conjonctives jeunes, ce qui s'explique par la nature même du stroma de l'ovaire, déjà très voisin du tissu embryonnaire. Cette particularité implique sans doute une grande tendance à la transformation maligne (Doran). Les fibres musculaires lisses peuvent être complètement absentes.

Le *fibro-myome* de l'ovaire est beaucoup plus rare que le *fibrome pur* (Doran, 2 cas ; Bagot, 1 cas).

Les *myomes purs*, signalés par Sangalli, Sims et Coe, sont très discutables.

Le *fibro-myxome* se confond presque avec le *fibrome*, étant donnée l'ordinaire richesse de celui-ci en cellules conjonctives jeunes. Dans une tumeur de cette variété qui, à la coupe, était formée d'un tissu aréolaire blanchâtre et pulpeux, nous avons trouvé, dans l'intervalle de faisceaux conjonctifs très denses ou, au contraire, lâches et ondulés, des conglomérats de cellules nettement ramifiées et anastomosées.

Le ligament large, la trompe, le ligament rond, le ligament de l'ovaire, n'étant que de simples dépendances de l'utérus, on s'explique facilement qu'ils puissent être le point de départ de fibromes.

II. Fibro-myome du ligament large. — Il semble démontré qu'en dehors des fibro-myomes utérins intra-ligamentaires et aberrants, le ligament large peut renfermer des tumeurs de même siège et de même nature et d'origine intrinsèque.

Signalés par Kiwisch, Scanzoni, les *fibro-myomes du ligament large* ont été étudiés, pour la première fois, par Virchow. Ils peuvent se développer dans l'épaisseur du ligament et se pédiculiser à sa surface. Les tumeurs de la première espèce, quand elles sont volumineuses, peuvent être facilement prises pour des tumeurs primitivement utérines, devenues libres par rupture de leur pédicule. Leur existence propre ne fait cependant pas de doute : ainsi, dans un cas de Virchow, le fibro-myome, de la grosseur d'un haricot, était immédiatement sous-jacent au ligament ovarien et très éloigné de l'utérus et de l'ovaire. Dans un cas de Tédenat, il existait des fibromes multiples du ligament large avec un utérus petit et normal. Gross, de Nancy, a relevé six cas de tumeurs pédiculées opérées par Mikulicz, Sänger, Barker, Bilfinger, Doran et lui-même. L'origine de ces tumeurs ne semble pas prêter à la discussion. Gross et Klebs ont pourtant avancé qu'elles pourraient provenir d'ovaires surnuméraires ; mais, étant donnée la rareté des fibres musculaires dans l'ovaire, il serait plus juste encore de supposer que les soi-disant fibro-myomes de l'ovaire proviennent des ligaments larges. Mikulicz a émis, d'autre part, l'hypothèse que les tumeurs en question naissaient dans le parovarium; mais on devrait y trouver, en ce cas, des traces de canalicules; Bilfinger signale que, dans son cas, le parovaire a été trouvé intact à côté de la tumeur.

Il faut se garder de conclure à première vue à un *myome du ligament large*, les kystes de la même région pouvant être entourés de trousseaux musculaires très épais susceptibles d'induire en erreur (Doran).

III. Fibro-myome de la trompe. — Il n'existe pas de cas authentique

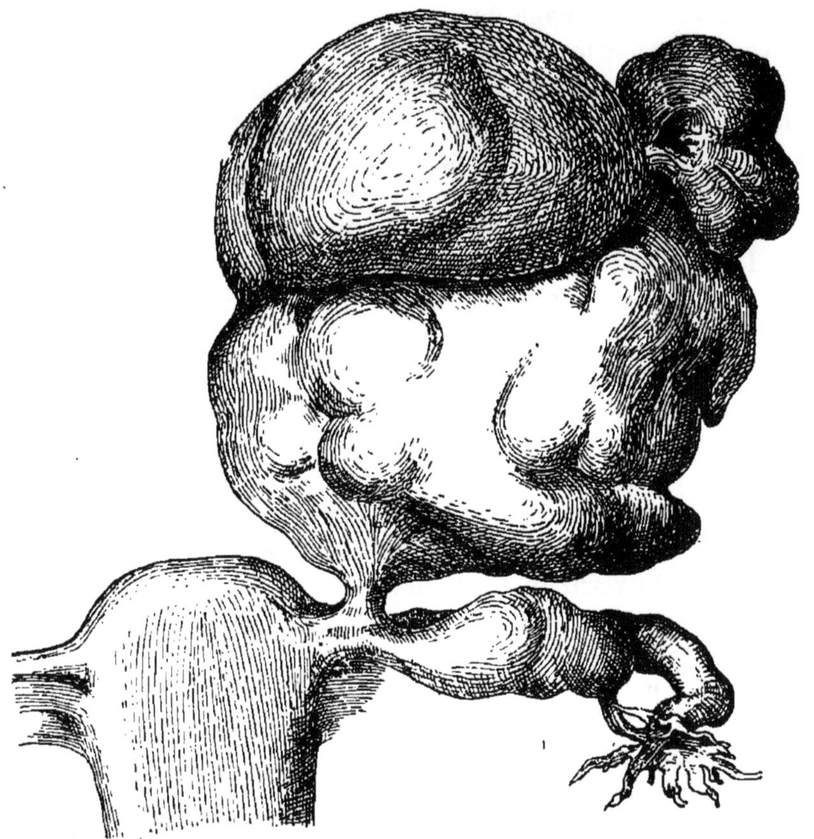

Fig. 136. — Fibro-myome du ligament de l'ovaire (Doléris).

de *fibro-myome de la trompe*. Celui de Simpson (tumeur grosse comme une tète d'enfant) se rapporte en réalité à une tumeur paratubaire (Doran).

Celui de Schwartz (de Paris), où il est question d'un fibrome développé sur la trompe droite, au niveau de son insertion sur l'utérus, semble n'être qu'un fait de tumeur migratrice de ce dernier organe.

Enfin, tout récemment (1892), Spaeth a cité un fait d'*épaississement uniforme* de la paroi tubaire, présentant une structure identique à celle du fibro-myome ; mais, bien qu'il n'y eût, d'après l'auteur, ni infiltration embryonnaire ni arborescences muqueuses, nous nous demandons s'il ne s'agissait pas simplement, dans ce fait, de *salpingite chronique hypertrophique* assez ancienne, avec développement concomitant du tissu conjonctif et des éléments musculaires.

IV. Fibro-myome du ligament rond. — Les *fibro-myomes du ligament rond* ont été constatés par Spencer Wells, Michel, Léopold, Kleinwatcher, Duplay, Verneuil, etc. Ils s'en détachent, dans la cavité péritonéale ou au voisinage de son insertion pubienne, pour s'insinuer dans la grande lèvre.

V. Fibro-myome du ligament de l'ovaire. —Doran, Le Dentu, Doléris (fig. 136), ont opéré des *fibro-myomes du ligament de l'ovaire*. Celui de Doran pesait 16 livres. Dans le cas de Doléris, dont nous avons fait l'étude, la tumeur, fixée au ligament par un pédicule de cinq à six centimètres de long et de la grosseur du petit doigt, affectait la forme d'un globe du volume des deux poings. A peu près lisse et de consistance ferme dans ses deux tiers inférieurs, elle était divisée, vers son tiers supérieur, en deux ou trois kystes de volume inégal. A l'examen histologique, la partie solide de la tumeur s'est montrée constituée par du fibrome fasciculé ou lamellaire, avec points myomateux. Elle était semée de petites cavités formées par l'écartement des faisceaux conjonctifs. Les grands kystes n'avaient d'ailleurs pas d'autre origine.

b. **Enchondrome.** — L'*enchondrome de l'ovaire* est une tumeur exceptionnelle. Kiwisch en a cité deux cas.

c. **Papillomes.** — Comme nous l'avons déjà dit, les *papillomes de l'ovaire* sont identiques, comme structure histologique, aux végétations des grands kystes papillomateux et partagent l'incertitude de leur pronostic.

Les *papillomes de la trompe* ont été signalés par Doran, Eberth et Kaltenbach, Doléris (fig. 137). Dans le cas d'Eberth et Kaltenbach il s'agissait bien d'un véritable papillome : l'épithélium, disposé sur une couche unique, était formé de cellules cubiques ou cylindriques sans cils vibratiles. Dans le cas de Doléris, la prolifération de l'épithélium, sur deux et trois rangées, son léger degré de polymorphisme, nous ont donné à penser que la tumeur partageait l'incertitude pronostique des tumeurs similaires de l'ovaire.

d. **Épithéliomes.** — Les *épithéliomes proprement dits de l'ovaire* sont très rares. Ils sont formés par une masse friable, ou solide et dure, renfermant, ou non, de petits kystes, et affectant, au point de vue histologique, la forme cylindrique (Claisse) ou pavimenteuse (Thévenard).

Nous connaissons, en tout, sept cas d'*épithéliome primitif*, *uni ou bilatéral de la trompe* (Kaltenbach, Schede, Doran, Martin, Orthmann, Westermark et Ulrik Quensel (1), Routier) (2). L'épithéliome *secondaire*, lui-même, est assez rare. Sur 13 cas relevés par Orthmann, le néoplasme avait débuté neuf fois dans l'utérus et quatre fois dans l'ovaire.

Au point de vue macroscopique, la confusion avec le papillome est assez facile.

e. **Sarcome.** – Le *fibro-sarcome* est l'espèce la moins à craindre : il établit la transition entre le *fibrome* et d'autres formes plus malignes : *sarcome fasciculé, embryonnaire, alvéolaire.* Le *fibro-sarcome*

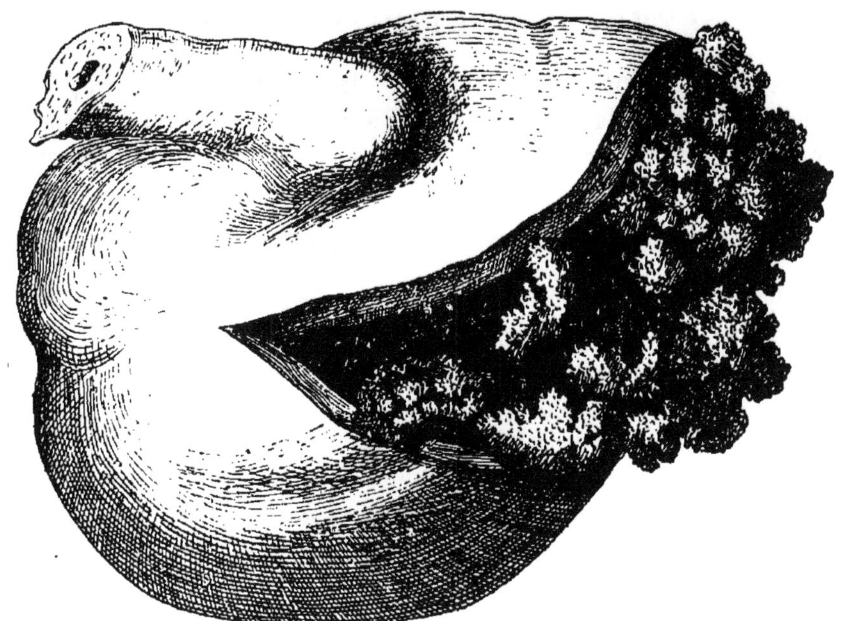

Fig. 137. — Papillome de la trompe (Dolćris).

ovarien est constitué, en partie, par un tissu de cellules fusiformes parcouru par des trousseaux fibreux et, en partie, par des cellules rondes comprises dans des trabécules conjonctives très déliées (Doran).

Les *sarco-épithéliomes* de l'ovaire sont des tumeurs mixtes dans lesquelles l'élément solide présente, en tout ou en partie, les caractères du sarcome embryonnaire, tandis que l'épithélium de revêtement des kystes les rapproche des kystes proligères. Ces tumeurs méritent d'être distinguées des *cysto-épithéliomes, avec simple prédo-*

(1) *Nordiskt med. Archiv.*, 1892 (Stockholm).

(2) *Ann. de Gyn. et d'Obst.*, janvier 1893. Dans ce cas, examiné par Cornil, et dans les deux précédents, il s'agissait d'épithéliome à forme alvéolaire.

minance de l'élément solide qui conserve les caractères du tissu conjonctif normal.

Les *endothéliomes de l'ovaire* constituent une variété de sarcome signalée, pour la première fois, par Léopold et qui tire son origine de l'endothélium des fentes lympathiques et des capillaires.

Le cas de *rhabdomyome* du même organe, signalé par Vignard, représenterait, d'après Cornil, une variété de tumeurs par inclusion fœtale.

Pozzi a relevé deux faits de *sarcome tubaire.*

SYMPTOMES ET DIAGNOSTIC

Nous envisagerons successivement : les kystes de l'ovaire, les kystes du ligament large, les tumeurs solides, et nous terminerons par quelques mots sur les tumeurs intra-péritonéales du ligament rond.

Symptômes et diagnostic des kystes de l'ovaire.

A. Symptômes fonctionnels. — A peu près silencieux à leur début, les kystes de l'ovaire provoquent, à un moment donné, en l'absence de toute complication, des troubles divers : des *douleurs*, qui sont dues, soit à la compression ou au tiraillement des nerfs, soit à la surdistension de la poche ; des *phénomènes de compression vasculaire* ou *viscérale* dus à l'enclavement de la tumeur dans le pelvis ou à son grand développement. La compression des vaisseaux donne lieu à des souffles vasculaires, aux hémorrhoïdes, à l'œdème des membres inférieurs, des grandes lèvres, de la paroi abdominale. La compression du tube digestif se traduit par des troubles dyspeptiques, par la constipation, voire l'obstruction intestinale ; la compression de la vessie, par la dysurie, par la rétention ou, au contraire, l'incontinence. Le refoulement du diaphragme par la tumeur, lors qu'elle arrive à emplir tout le ventre, peut entrainer une dyspnée inquiétante. Enfin, la compression des uretères occasionne l'urémie et ses conséquences.

Les *troubles cardiaques*, bien étudiés par Sébileau, semblent avoir un mécanisme assez complexe ; ils relèvent de la dilatation ou de l'hypertrophie et portent plus souvent sur le cœur gauche.

Les *troubles de la menstruation*, assez inconstants d'ailleurs, se traduisent par des modifications quantitatives, en plus ou en moins.

La grossesse n'est pas incompatible avec des tumeurs volumineuses de l'ovaire ou de tout autre organe abdominal ; par contre, on l'a vue assez souvent survenir immédiatement après leur ablation.

A une période avancée de leur évolution, les kystes ovariques altèrent profondément l'état général, s'opposent au fonctionnement des organes qui les avoisinent et entraînent, sans être forcément de nature maligne, un état d'émaciation extrême qui contraste avec le volume parfois énorme du ventre.

B. **Signes physiques et diagnostic différentiel.** — Quand la tumeur est encore *pelvienne*, on ne peut la reconnaître que par le palper combiné. Si elle est mobile, la confusion n'est guère possible qu'avec l'*hydrosalpinx* ou les *kystes non néoplasiques* de l'ovaire, en particulier, avec les *kystes sanguins* qui peuvent être uniques et assez volumineux. Les anamnestiques, le mode de développement de la tumeur et certaines particularités sur lesquelles nous avons déjà insisté (développement parfois brusque dans le cas de kyste sanguin, sensation de ressort, de bosselures, dans le cas d'hydrosalpinx, etc), pourront mettre sur la voie du diagnostic.

Quand le kyste est adhérent, il devient difficile à distinguer de la *salpingite chronique enkystée* ou d'une *collection inflammatoire* ou *sanguine du péritoine*. La confusion avec la *rétroflexion de l'utérus gravide*, avec la *grossesse extra-utérine*, sera généralement moins pardonnable.

Quand la tumeur a franchi les limites du pelvis, elle fait peu à peu saillir l'abdomen et lui donne la forme d'un dôme. Fluctuante, mate à la percussion dans toute son étendue, elle se laisse bien délimiter entre les deux mains quand elle n'est pas trop volumineuse et que la paroi abdominale est peu épaisse. On n'oubliera pas de rechercher, par le palper combiné, l'utérus, dont la position, comme nous l'avons dit, est assez variable.

A cette *période abdominale* de l'évolution du kyste, les chances d'erreur sont multiples. Mais il faut surtout se garder de le confondre avec l'*ascite*, la *grossesse* et les *tumeurs fibro-kystiques de l'utérus*.

La Société de chirurgie a récemment insisté sur les difficultés du diagnostic entre l'*ascite* et les *kystes de l'ovaire*.

Dans l'*ascite*, la forme du ventre est plus aplatie, il peut y avoir saillie de l'ombilic, œdème ou anasarque se rattachant à une affection du cœur, du foie ; mais ce qui la caractérise surtout, ce sont les modifications apportées aux limites de la matité par les changements de position de la malade et la sonorité à la percussion, dans une zone plus ou moins étendue vers le milieu du ventre. Il faut savoir que la sonorité des flancs, qui se rencontre dans les kystes de l'ovaire, peut s'observer dans l'ascite, pour peu que le côlon soit distendu par des gaz.

Il peut y avoir, tout à la fois, ascite et kyste de l'ovaire. Si le liquide épanché dans le péritoine est peu abondant, il fuit sous la pression de la main et permet l'examen direct de la tumeur. S'il est abondant, on peut percevoir une sensation analogue au ballottement fœtal et qui peut suffire pour mettre sur la bonne voie. Mais nous signalerons, à ce sujet, une cause d'erreur dont nous avons fait l'expérience et qui consiste dans la présence d'une poche secondaire, de petit volume, au pôle inférieur d'une vaste poche remplissant l'abdomen.

Dans un troisième ordre de faits, le liquide ascitique se produisant très rapidement, s'infiltre entre les organes, sans se collecter dans les points déclives, d'où absence de critérium pour le diagnostic (Duplay).

Dans le cas où l'on n'a pu reconnaître, sous le doigt, l'utérus à l'état de vacuité, il suffit, le plus souvent, de penser à la *grossesse* et d'en supputer les signes, pour éviter la plus regrettable des erreurs, surtout si l'on croit devoir recourir à la ponction. Il faut cependant savoir que, dans l'*hydramnios*, les signes de certitude, battements du cœur, reconnaissance des parties fœtales, peuvent manquer. Tillaux ayant ponctionné un hydramnios qu'il avait pris pour un kyste de l'ovaire, a retiré le trocart en sentant la tumeur se contracter sous sa main : la grossesse s'est du reste très bien trouvée de l'intervention et a pu arriver à terme. Qu'il nous suffise de signaler la coïncidence, maintes fois signalée (257 cas relevés par Rémy), de la *grossesse et des kystes de l'ovaire*, et les causes d'erreur relevant de la *grossesse gémellaire avec hydropisie de l'un des œufs* et de la *coexistence d'une grossesse extra-utérine et intra-utérine.*

Hormis les cas où l'on peut établir l'indépendance de l'utérus et de la tumeur, il n'est pas d'autre moyen sûr de distinguer le kyste de l'ovaire d'une *tumeur fibro-kystique de l'utérus* que l'emploi de l'hystéromètre ; et encore, n'est-on pas à l'abri de cette chance d'erreur, peu commune il est vrai, à savoir, l'*allongement* de l'utérus du fait de ses connexions avec la tumeur voisine (Farr a signalé un cas d'élongation de 21 centimètres). Le *bruit aortique* et la *coagulabilité* du liquide kystique sont en faveur du fibro-kyste; mais le dernier de ces signes ne peut être reconnu que par la ponction, qui est très dangereuse en raison de la rigidité et de la vascularité des parois de la tumeur (Doran).

Lawson Tait a donné l'appellation suggestive de *tumeurs fantômes* à des tuméfactions relevant du tympanisme intestinal associé à un certain degré de contracture localisée des muscles de la paroi et simulant, à s'y méprendre, les kystes annexiels. Ces fausses tumeurs s'effacent, dit-on, complètement dans la résolution anesthésique ; cette assertion n'est pas absolument exacte : la tuméfaction diminue avec la cessation de la contracture, mais celle-ci peut s'accompagner d'un certain degré de dilatation, non pas tant gazeuze que liquide, d'un segment d'intestin, l'S iliaque par exemple, dilatation qui persiste et peut encore induire en erreur.

Les *tumeurs de la rate, du foie,* se distinguent par la zone de sonorité intermédiaire à leur bord inférieur et à la symphyse ; les tumeurs *du rein*, par l'anse intestinale qui les traverse en écharpe.

On peut encore confondre les kystes de l'ovaire avec la *péritonite enkystée* (voir livre VI, chap. IV), avec la *vessie distendue par l'urine* (mais, dans ce cas, la tuméfaction est purement médiane et le cathétérisme lève aisément les doutes) ; avec les *tumeurs du mésentère*, les *tumeurs rétro-péritonéales*, qui ne sont généralement reconnues qu'après l'ouverture du ventre.

Au besoin, on aura recours à la *laparotomie exploratrice* ou à la *ponction*. Si le liquide extrait par ce dernier moyen est visqueux et de couleur brunâtre ou verdâtre, on peut conclure au kyste de l'ovaire.

C. **Diagnostic des complications.** — La *rupture* d'un kyste de l'ovaire se traduit, tout d'abord, par son affaissement. Si la rupture est intra-péritonéale, il se produit du péritonisme ou de la péritonite aseptique. On a signalé la peptonurie, une diaphorèse et une diurèse abondantes dues à la résorption du contenu liquide. Si la rupture se fait dans la vessie, dans l'intestin ou dans la trompe, on constate l'issue du contenu kystique au dehors par le méat, l'anus, le vagin.

La *torsion*, quand elle est *brusque*, provoque des douleurs vives et des vomissements, auxquels peuvent venir se joindre des symptômes de péritonite, d'hémorrhagie intra-kystique, d'occlusion intestinale ou de rupture du kyste. Si la torsion est lente, elle donne lieu à un accroissement de volume de la tumeur, à des douleurs irradiées et à des symptômes de péritonite plus ou moins intenses. Au bout de 20 à 30 jours, tout peut rentrer dans l'ordre (Terrillon). Si la torsion est *très lente*, elle peut ne s'accompagner d'aucun symptôme appréciable, bien qu'il se produise encore des adhérences (Terrillon).

L'*inflammation* du kyste se distingue d'une poussée de *pelvi-péritonite* par une hyperthermie prononcée et par le syndrome septicémique.

L'*hémorrhagie intra-kystique* produit une augmentation de volume et de l'anémie.

Les *adhérences pelviennes* se reconnaissent à l'impossibilité de mobiliser la tumeur, à la douleur provoquée, à l'induration des culs-de-sac vaginaux ; les adhérences pariétales, à l'action des mouvements respiratoires, des mouvements communiqués à l'ombilic, des changements du décubitus sur la situation de la douleur.

D. **Diagnostic de la variété du kyste ovarique.** — Les kystes *dermoïdes* ne se distinguent guère que par la lenteur de leur marche et leur plus grande fréquence chez les femmes jeunes.

Les saillies multiples des kystes *multiloculaires* peuvent se révéler avec une grande netteté sous le doigt explorateur, ou même, à la simple vue. La sensation de flot ne s'y propage pas de bout en bout et dans tous les sens, comme dans les kystes *uniloculaires*.

Dans les kystes à contenu *colloïde*, la fluctuation peut être nulle et remplacée par une sorte de crépitation neigeuse.

Les kystes *papillaires* sont ordinairement d'un développement lent, et l'on reconnaît parfois très nettement leurs végétations extérieures à travers les culs-de-sac vaginaux.

Enfin, pour apprécier le degré de *malignité* de la tumeur, on se basera sur la rapidité de son développement, sur le volume de l'ascite, parfois compliquée d'épanchement pleural par transsudation, et sur les atteintes portées à l'état général.

Symptômes et diagnostic des kystes du ligament large.

Les *kystes du ligament large* donnent lieu à des symptômes analogues à ceux des kystes ovariques, mais beaucoup moins accentués. Ils se distinguent surtout par leur développement latéral, par la saillie qu'ils font dans le vagin, par leur fixité et leur accolement étroit à l'utérus.

Les kystes *uniloculaires*, *hyalins*, se présentent au palper comme des poches sphériques, à parois minces, uniformément fluctuantes, et donnent, à la ponction, un liquide clair comme l'eau de roche.

Les kystes *papillaires*, *multiloculaires*, donnent des sensations objectives analogues à celles des kystes ovariques de même nature.

On évitera de confondre les kystes *intra-ligamentaires* avec l'*hématome extra-péritonéal*, avec la *grossesse extra-utérine*, avec les *abcès chroniques et latents de l'ovaire* qui peuvent être absolument dépourvus d'adhérences et complètement enfermés dans le ligament. Il est bien difficile de les distinguer des *kystes ovariques en partie inclus ;* mais cette distinction n'a, en pratique, qu'une minime importance.

Symptômes et diagnostic des tumeurs solides des annexes.

Ces tumeurs s'accompagnent le plus généralement d'ascite. On les distinguera des tumeurs utérines de même consistance à leur non-continuité avec l'utérus, à l'absence ordinaire de métrorrhagies et aux données de l'hystérométrie.

La question de *malignité* ou de *bénignité* sera tranchée d'après la durée de l'évolution, l'état général, la sensibilité locale et la participation, ou non, des tissus voisins à la tuméfaction, s'il n y a pas eu de cause manifeste d'inflammation péri-utérine.

Si la tumeur est bénigne, il s'agit, presque à coup sûr, de *fibrome*. Les tumeurs solides et bilatérales de l'ovaire sont, le plus souvent, des *sarcomes* ou des *carcinomes*.

Un écoulement sanieux, coïncidant avec l'intégrité de la muqueuse utérine et le développement rapide d'une tumeur pelvienne, fera penser au *cancer de la trompe*.

Symptômes et diagnostic des tumeurs intra-péritonéales du ligament rond.

Les *tumeurs intra-péritonéales du ligament rond* se développent dans le trajet inguinal ou font saillie à son orifice externe.

Les *kystes intra-inguinaux* devront être distingués de l'*entérocèle* et de l'*hygroma dans un sac herniaire déshabité;* les *fibromes intra-inguinaux*, de l'*ovaire hernié*, de l'*épiplocèle*, d'une *masse ganglionnaire.*

Les *tumeurs intra-labiales* ne seront pas confondues avec celles qui naissent dans l'épaisseur des lèvres, en particulier, avec les *kystes des glandes de Bartholin* dont les rapports sont caractéristiques.

PRONOSTIC, MARCHE ET TERMINAISON

On a cité quelques cas de *guérison* de kystes de l'ovaire par atrophie, à la suite de rupture de leur pédicule ou de l'évacuation de leur contenu; mais ils entraînent le plus généralement la mort au bout d'un temps plus ou moins long : la moyenne est de deux ans pour le *cysto-épithéliome* (Quénu).

La terminaison fatale résulte des phénomènes de compression ou d'une complication : péritonite, hémorrhagie, suppuration, rupture, grossesse (23 p. 100 de mortalité pour la mère et 30 p. 100 pour l'enfant, d'après Rémy).

La généralisation ou la récidive auraient lieu dans la proportion de 2 à 3 p. 100. La récidive se fait le plus souvent dans le pédicule ou à la surface du péritoine. Comme nous l'avons déjà dit, nous n'avons aucun critérium macroscopique ou histologique qui puisse nous permettre de la prévoir.

Le pronostic des kystes *papillaires du ligament large* est analogue à celui des kystes de l'ovaire de même structure.

Les *kystes parovariens, hyalins,* sont de nature bénigne et toute leur importance réside dans les phénomènes de compression qu'ils engendrent.

Inutile d'insister snr les différences de gravité et de marche des tumeurs solides dont nous avons suffisamment spécifié la nature.

TRAITEMENT

La *ponction* mérite d'être conservée comme moyen palliatif quand l'*ovariotomie* est contre-indiquée d'une façon temporaire ou définitive.

Elle peut suffire à guérir les kystes hyalins du ligament large (1 fois sur 3, d'après Terrillon). Mais ces kystes se traitent généralement d'emblée par l'ablation qui, dans l'espèce, offre très peu de risques. Dans un certain nombre de cas où le kyste bombait franchement dans le vagin, Segond a obtenu un résultat suffisant de l'incision combinée à la résection de la poche.

L'ovariotomie ne donne plus, à l'heure actuelle, que 10 à 15 p. 100 de mortalité (Segond). Plus elle est précoce et plus elle a de chance de réussir. En dehors des contre-indications communes à toutes les grandes opérations (affections locales ou générales, susceptibles de provoquer la mort par elles-mêmes ou d'être aggravées par le traumatisme chirurgical), celles qui relèvent de la tumeur elle-même sont actuellement très restreintes. Les adhérences, dont on ne peut jamais apprécier au juste le degré, ne peuvent empêcher la laparotomie, mais si elles sont trop intimes, elles doivent arrêter à temps les manœuvres de libération. Les complications diverses dont nous avons parlé, torsion du pédicule, rupture, etc., ne peuvent que hâter l'intervention. L'épuisement, les phénomènes graves de compression, ne sont que des obstacles momentanés auxquels on opposera la médication générale et la ponction palliative.

Quant à la malignité des kystes de l'ovaire, nous savons combien elle est difficile à apprécier : aussi, quand bien même on aurait des raisons de croire à un véritable cancer, il ne faut pas hésiter à opérer, en poursuivant, sur le péritoine et les viscères, les proliférations secondaires du néoplasme.

Quand le kyste se complique de grossesse et qu'il est franchement *abdominal*, ou *pelvi-abdominal*, tout le monde est actuellement d'accord pour l'enlever et, autant que possible, dans les cinq premiers mois.

S'il est uniquement pelvien, on aura recours, pendant la grossesse, au simple refoulement de bas en haut, par le vagin ou le rectum ou, dans des cas plus graves, à l'avortement provoqué. Pendant le travail, on essaiera encore du refoulement, de la ponction ou de l'incision au point le plus accessible. Au cas où l'effet produit ne serait pas suffisant, recourir au forceps ou à la version, si l'enfant est vivant et si l'opération ne doit pas être trop laborieuse; à la craniotomie d'emblée, si elle se présente comme beaucoup plus facile et si l'enfant est mort, ou après échec de la version et du forceps. Si ces opérations diverses sont impraticables ou insuffisantes, il faudra opter entre l'ablation du kyste et l'opération césarienne.

Aux kystes du ligament rond convient l'incision simple ou l'extirpation.

Les tumeurs solides, aussi bien que les kystes, réclament l'ablation, à moins que leur fixité et l'infiltration des tissus voisins, jointes à la déchéance de l'état général, n'impliquent, tout à la fois, leur malignité et l'exceptionnelle gravité de l'opération. Celle-ci se fera, suivant les cas, par la voie vaginale ou par la voie abdominale, *avec ou sans morcellement.*

LIVRE X

TROUBLES NERVEUX

Sous le nom de *troubles nerveux*, nous étudierons des manifestations hyperesthésiques, douloureuses ou spasmodiques, le plus souvent en rapport avec des lésions manifestes, mais qui peuvent suffire, par elles-mêmes, à constituer des espèces cliniques.

I. Prurit vulvaire.

Étiologie et pathogénie. — Le *prurit vulvaire* n'est ordinairement que l'expression symptomatique de lésions diverses de l'appareil génital : diabétides, herpès, leucoplasie, etc., de la vulve ; écoulements liés à la vaginite, à la métrite, au cancer. On a même dit que les affections des ovaires et des trompes suffisaient, par elles-mêmes, à le produire. Lorsque l'appareil génital paraît absolument indemne, on en est réduit à admettre l'hypothèse d'une *origine centrale.*

Symptômes. — Le *prurit* peut être continu ou intermittent. Le grattage qu'il suscite dénature plus ou moins les lésions causales et détermine l'onanisme, la nymphomanie, des troubles nerveux divers.

Traitement. — Il faut s'efforcer de modifier l'état général, quand il y a lieu (diabète, arthritisme, hystérie).

Localement, on aura recours aux badigeonnages avec la solution de nitrate d'argent à 1/20 ; aux lotions très chaudes avec la solution phéniquée à 1,50 p. 100, avec des infusions ou décoctions astringentes (décoction d'écorce de chêne à 50 p. 1000, infusion de thé noir), ou calmantes (infusion de menthe). En cas d'insuccès, recourir à la solution recommandée par Tarnier chez les femmes enceintes :

Bichlorure de mercure	2 gr.
Alcool	10
Hydrolat de roses	40
Eau distillée	450

Ce liquide s'emploie pur, en lotions répétées matin et soir. Les premières, causant toujours une cuisson vive, seront suivies d'un lavage à l'eau fraiche. Dans l'intervalle, nous appliquons de préférence, soit des tampons imbibés de glycérine tannique à 3/10, soit de la pommade phéniquée à 3/100, soit de la poudre d'iodoforme.

La cocaïne n'a qu'une action éphémère.

Avant tout traitement, on fera bien de conseiller un bain savonneux et même un nettoyage à l'éther quand il y a des dépôts de smegma.

Si les topiques sont impuissants, on aura recours au courant continu (Campi, Chlomogoroff) à la dose de 20 milliampères environ, ou mieux, d'après Leloir, à l'effluve électrique de 10 à 15 minutes de durée.

En dernier ressort, on peut être autorisé, par l'intensité de l'affection et les troubles nerveux qu'elle engendre, à pratiquer l'ablation des tissus atteints de prurit, c'est-à-dire, suivant les cas, l'ablation du clitoris seul, du clitoris avec une portion des grandes lèvres ou des nymphes.

Un certain nombre de succès dus à cette méthode, dans des cas absolument rebelles, ont été enregistrés par Schröder et Löhlein (5 cas), Küstner (3 cas), Carrard (1 cas d'ablation isolée du clitoris), Welster, d'Édimbourg.

II. Vaginisme.

Le *vaginisme* est une affection caractérisée par l'*hyperesthésie douloureuse* et par la *contracture spasmodique de l'appareil vulvo-vaginal*. *Douleur* et *spasme*, telle est la double caractéristique de l'affection.

L'*hyperesthésie sans contracture* est un symptôme fréquent des affections, surtout inflammatoires, de la vulve et du vagin et diffère du vaginisme proprement dit : elle entre plutôt dans le cadre de la *dyspareunie*.

Simpson, Hildebrandt, Budin, etc., ont décrit une *contracture sans hyperesthésie*, siégeant ordinairement au niveau des faisceaux inférieurs du releveur anal, exceptionnellement à l'orifice vulvaire, et capable de produire le phénomène connu et assez rare du *pénis captivus* (Hildebrandt). Ce phénomène, qui peut être produit volontairement et perfectionné par l'exercice, ne peut être considéré, non plus, comme du vaginisme.

Le syndrome *vaginisme* a été signalé dès 1824, par Huguier. Simpson et surtout M. Sims, qui a donné à l'affection le nom qu'elle porte (1862), en ont fait une description complète.

Étiologie et pathogénie. — Le vaginisme est une affection relativement fréquente, qui s'observe de préférence dans les classes élevées, chez les femmes hystériques ou simplement nerveuses, à tout âge, et même chez les vierges ; cependant, elle débute rarement après la ménopause, tout en pouvant lui survivre, et c'est pendant toute la période génitale, en particulier au début du mariage, qu'on l'a rencontrée le plus souvent.

On a incriminé, dans quelques cas, le saturnisme (Neftel).

Les *causes locales* sont multiples, souvent légères et difficiles à découvrir.

Citons d'abord les lésions produites, au cours des tentatives de défloration, par la maladresse, la brutalité, ou l'impuissance du mari et qui, indépendamment des douleurs qui leur sont propres, exaspèrent l'état nerveux de la jeune mariée. Ces lésions sont favorisées par l'*anté-* ou la *rétro-position* de la vulve qui fait porter à faux, sur la fourchette ou l'urèthre, les efforts du pénis; par la résistance ou la trop grande ouverture de l'hymen qui, dans ce dernier cas, se laisse refouler ou distendre, sans se déchirer : mieux vaut un orifice hyménéal étroit et une déchirure franche. La membrane présente parfois une hyperesthésie congénitale excessive, localisée à une de ses faces, surtout l'antérieure (Richard, Sims). Mais le point de départ du réflexe réside bien plus souvent dans ses débris, les *caroncules*, qui sont excoriés ou simplement hyperesthésiques.

Le vaginisme peut encore dépendre : de la vulvo-vaginite et des érosions, ulcérations ou fissures causées par des exanthèmes divers (herpès, eczéma); de *tubercules sous-cutanés douloureux* (névromes) décrits par Sims; d'affections de la vessie, des annexes, de l'anus, de l'urèthre (caroncules, polypes); de lésions spinales. L. Tait a décrit une *atrophie progressive* de la face interne des petites lèvres, précédée de *taches vasculaires* très douloureuses, atrophie qui surviendrait à la ménopause et se compliquerait souvent de vaginisme.

Existe-t-il un *vaginisme essentiel*, c'est-à-dire sans lésions organiques, sur place ou à distance ?

Sims, Guéneau de Mussy, Lorain semblent en avoir observé quelques exemples, qu'il faut accepter avec réserve, la lésion causale pouvant être assez minime ou éphémère pour passer inaperçue. Cependant, dans les cas où le vaginisme coïncide avec la nymphomanie, ce qu'il nous a été donné d'observer, il est rationnel d'admettre, comme élément étiologique, un état d'hyperexcitabilité médullaire causée par l'abus du coït.

Symptômes. — La *douleur* est le phénomène initial. Elle est diffuse ou localisée à toute l'étendue ou à un point déterminé de la face interne des petites lèvres, de la fourchette, des caroncules, du méat. Rarement spontanée, elle survient à l'occasion du coït, ou du simple contact d'un doigt, d'un stylet, d'un pinceau. Elle est subite, aiguë, intolérable, et va jusqu'à arracher des cris à la malade, à provoquer des défaillances, des syncopes. De durée variable, mais généralement courte, elle s'atténue peu à peu, puis disparaît. Toutefois, dans l'intervalle des crises, les malades éprouvent encore une sensation de pesanteur, de corps étranger, de ténesme vaginal, vésical ou anal, accompagné ou non de *prurit.* Le molimen menstruel accroît ou, au contraire, diminue momentanément l'hyperesthésie.

La *contraction tétanique* suit de près la douleur. Elle peut comprendre, non seulement le *constricteur du vagin,* mais tous les muscles du périnée. Verneuil considère même le *transverse* comme le véritable agent de la constriction. Le plancher périnéal est alors d'une dureté comparable à celle du bois, et le doigt, s'il a pénétré quelque peu dans le vagin, se trouve serré comme dans un étau. Le spasme peut s'étendre à l'anus, au col vésical, aux muscles adducteurs des cuisses, voire même à tout le corps. Il est continu ou intermittent, exaspère la douleur qui l'a précédé et s'accroît avec elle si les tentatives d'exploration ou de coït sont continuées.

Quand le vaginisme dure depuis un certain temps, il occasionne de l'amaigrissement, une grande irritabilité nerveuse et une perturbation mentale qui peut aller, chez les prédisposées, jusqu'à la folie et au suicide (Hervez de Chégoin).

La leucorrhée, les troubles de la menstruation, coexistent souvent avec le vaginisme, qu'il y ait, ou non, relation de cause à effet.

La durée de l'affection est très variable : elle disparaît souvent avec sa cause, mais peut lui survivre.

Pronostic. — Il est rare que la guérison survienne d'elle-même. Dans les formes atténuées, elle s'obtient assez facilement ; mais il est des cas rebelles à tout traitement et qui se prolongent pendant toute la durée de la vie génitale.

La *fécondation* a pu se faire grâce au sommeil anesthésique ou par simple dépôt du sperme à la vulve, sans intromission. Le vaginisme n'en est pas moins une cause puissante de stérilité.

Il peut aussi faire obstacle à l'accouchement.

La distension produite par le passage du fœtus entraîne souvent, mais non toujours, la guérison.

Enfin, il faut tenir compte des conséquences morales qu'entraîne, pour les deux conjoints, ce *désappointement de la nature* (Barnes).

Diagnostic. — La douleur au contact et le spasme consécutif, en dehors de toute malformation empêchant mécaniquement le coït, sont suffisamment caractéristiques.

L'*imperforation de l'hymen*, *l'atrésie du vagin*, se reconnaissent à l'exploration directe ; cette exploration ne doit produire ni douleur, ni spasme.

La *névralgie vulvaire* est assez rare ; ses accès sont spontanés, indépendants de tout contact, de toute lésion appréciable à l'examen.

Les douleurs symptomatiques des affections génitales peuvent être assez vives pour rendre le coït difficile ou impossible : elles peuvent même provoquer, en cas de lésions de l'utérus, et surtout des annexes, un certain degré de contraction *défensive* (du sphincter supérieur, en particulier). Mais il s'agit là de *dyspareunie* (voir livre II) et non de vaginisme. Dans ces cas, le toucher prudemment pratiqué est toujours possible et permettra de localiser le point douloureux, soit sur le col, soit au niveau d'un ovaire prolabé, d'annexes enflammées, etc.

Les sensations *accessoires* de pesanteur hypogastrique, de ténesme anal ou vésical ne peuvent induire en erreur, si on a soin de les rapprocher des crises caractéristiques.

L'examen local dont dépend le *diagnostic étiologique*, indispensable au traitement, n'est souvent possible qu'avec le secours de la cocaïne ou de l'anesthésie chloroformique. Il faudra fouiller avec le plus grand soin tous les replis de la muqueuse, en particulier aux points d'élection, et explorer de même le petit bassin. Si l'on a découvert une ou plusieurs lésions, on en contrôlera facilement l'influence au réveil de la malade, le contact du point soupçonné devant alors déterminer une crise, s'il est vraiment le point de départ du réflexe. — En cas d'examen négatif, on sera en droit de supposer que le vaginisme est d'origine centrale ou qu'il survit à une lésion guérie.

Traitement. — A. Traitement général. — Le traitement général est ordinairement insuffisant, mais toujours utile. On conseillera l'abstention des excitations sexuelles et, suivant les indications, le bromure de potassium, l'hydrothérapie, les toniques, l'arsenic, etc. ; les distractions et les voyages.

B. Traitement local. — Le *traitement local* vise un double but : guérir la lésion causale, ce qui peut suffire, et vaincre le spasme, s'il persiste. Dans ce but, on recommandera : les bains de siège ; les lavages à l'eau boriquée à 40 p. 1000, phéniquée à 1 p. 100, à l'eau blanche ; les badigeonnages des fissures ou excoriations avec la solution de nitrate d'argent à 1/20; les onctions avec la vaseline boriquée, phéniquée à 3 p. 100, saturnée, belladonée; les tampons imprégnés de glycérine tannique à 3/10; les insufflations de poudre d'iodoforme; l'application quotidienne d'un suppositoire à la belladone, à la morphine, etc. La cocaïne n'a qu'un effet passager, mais permet souvent le coït.

L'électricité a été employée avec succès (Lomer) (voir I, *Prurit vulvaire*).

Le *traitement opératoire*, beaucoup plus efficace, consiste, suivant le cas, dans l'incision ou l'excision de l'hymen, des caroncules myrtiformes, d'un polype uréthral, d'un névrome superficiel, etc.

L'*opération de Sims* (voir 2e partie) n'est plus guère employée. La *dilatation graduelle* est rarement praticable, le contact des agents dilatateurs suffisant souvent à déterminer une crise de vaginisme qui s'oppose à leur introduction.

Il est préférable de recourir à la *dilatation forcée*, après anesthésie chloroformique poussée jusqu'à la résolution complète.

Tillaux a conseillé la section des filets nerveux périvulvaires, et Simpson, la névrotomie du honteux interne.

III. Névralgies pelviennes.

Sous le nom de *névralgies pelviennes*, il faut entendre, avec Richelot (1), des *douleurs pelviennes, permanentes et rebelles, sans lésions appréciables par l'examen clinique ou même microscopique, ordinairement associées à un état névropathique qui en est la cause ou l'effet.*

Étiologie et pathogénie. — Les observations rapportées ont trait, soit à des cas d'hystérie ou de neurasthénie, avec localisation pelvienne des douleurs; soit à des lésions minimes de l'utérus, des ovaires ou des trompes, consistant en sclérose, micro-kystes, adhérences, déplacements, anomalies de développement; soit, enfin, à des cas où il n'existait ni troubles nerveux généraux, ni aucune lésion locale, macroscopique ou histologique, susceptible de les expliquer. Dans ces derniers cas, lorsqu'il s'agit de névralgies graves, Terrier a émis l'hypothèse de *névrites ascendantes.*

Symptômes. — La symptomatologie se résume dans le phénomène *douleur*, qui est essentiellement variable quant à son siège, son intensité et ses caractères.

(1) *Bulletin de la Soc. de chir.*, 16 et 23 novembre 1892.

La douleur se localise de préférence au niveau du col, des culs-de-sac vaginaux (annexes), du fond de l'utérus, et de la vessie. Elle peut s'irradier aux cuisses, aux lombes, au sacrum, à l'ombilic, etc.; elle est continue ou intermittente et paroxystique, spontanée ou provoquée, et s'individualise avec chaque malade.

Diagnostic. — Nous pensons qu'il faut être extrêmement réservé dans l'emploi du mot « *névralgie pelvienne* » et ne l'admettre, en principe, que dans les cas où il n'existe aucune lésion macroscopique.

L'étendre aux lésions légères, mais *immédiatement* reconnaissables de l'œil ou du doigt, c'est remplacer, dans tous les cas difficiles, par la laparotomie exploratrice, l'examen clinique, *médical*, consacré par la tradition et dont le champ n'est limité que par l'expérience du gynécologue et les soins qu'il y apporte. Or une légèreté en entraîne une autre, et nous pensons qu'il est moins facile d'être *conservateur* si on ne cherche à serrer d'aussi près que possible le diagnostic, avant l'ouverture du ventre.

Pronostic. — Au point de vue du pronostic, les névralgies pelviennes peuvent être distinguées en névralgies *légères* et névralgies *graves*.

Les névralgies *légères* sont très communes chez les neurasthéniques ou les hystériques; signalons particulièrement, en dehors de l'*ovaralgie*, beaucoup mieux connue, la *sensibilité du fond de l'utérus à la pression*, sans phénomènes de métrite corporéale, les sensations de *brûlure*, de *picotement*, de *ténesme vesical*, éprouvées par les malades.

Si on met de côté, comme nous l'avons dit, les faits de *petites lésions accompagnées de grandes douleurs*, les névralgies *graves* doivent être considérées comme très rares.

Traitement. — Le traitement des névralgies *légères* se confond, le plus souvent, avec celui de la *neurasthénie* ou de l'*hystérie*.

Le traitement des névralgies *graves* et *rebelles* est encore très discutable. Il consiste, soit dans la laparotomie, soit dans l'hystérectomie vaginale, après une longue période d'observation et l'échec successif des divers traitements conservateurs, d'ordre médical ou chirurgical, qu'il aura paru rationnel de tenter.

On s'accorde généralement à reconnaître que l'ablation des organes douloureux ne donne, en l'absence de lésions évidentes, que des résultats très incertains. Elle serait même non seulement décevante, mais dangereuse chez les neurasthéniques (Reynier).

Nous avons déjà dit ce qu'il faut penser de l'opération de Battey (Voir : livre II, *Dysménorrhée*).

Il n'est pas rare que l'ovaire le plus douloureux soit, en apparence, le plus sain.

On donnera la préférence à l'*hystérectomie vaginale* si les douleurs sont manifestement utérines (liées ou non à un arrêt de développement), si elles s'accentuent beaucoup avec les règles, enfin, si elles n'ont pas cédé à la castration. Il est évidemment plus sûr d'enlever les annexes en même temps que l'utérus.

LIVRE XI

GROSSESSE ECTOPIQUE. — HÉMATOCÈLE PÉRI-UTÉRINE

CHAPITRE PREMIER

GROSSESSE ECTOPIQUE

La *grossesse ectopique*, anomalie beaucoup plus commune qu'on ne le croyait naguère, consiste dans *le développement de l'œuf fécondé en dehors de la grande cavité utérine*. Elle comprend la *grossesse extra-utérine* et la *grossesse dans une corne d'utérus bicorne*.

ÉTIOLOGIE

On peut convenir, avec Martin, que l'étiologie de la grossesse ectopique est encore assez obscure et attend sans doute, pour s'éclaircir, des données plus précises sur la physiologie de l'imprégnation (1).

Il semble pourtant qu'on puisse déjà la rapporter à deux ordres de causes :

Les unes, telles que les adhérences pelviennes, agissent en *s'opposant au passage de l'œuf dans le pavillon de la trompe.*

Les autres s'opposent à *sa progression dans ce même conduit.* Ainsi agissent les diverticules congénitaux de la paroi tubaire, l'état spiroïde ou *infantile* de la trompe (Freund), les tumeurs intra et extratubaires, les lésions inflammatoires, telles que soudure des franges muqueuses, destruction des cils vibratiles, abolition du péristaltisme, coudures et dilatations.

(1) Martin, *Congrès de Bruxelles*, 1893.

ANATOMIE PATHOLOGIQUE

A. Variétés topographiques de la grossesse extra-utérine.

1° Grossesse tubaire.....
- Tubaire proprement dite.
- Tubo-interstitielle.
  - Tubo-interstit. proprem. dite.
  - Utéro-interstitielle.
- Tubo-abdominale primitive.

2° Grossesse abdominale.
- Extra-péritonéale.
  - Primitive.
  - Secondaire.
- Intra-péritonéale.

3° Grossesse ovarique...
- Interne.
- Externe.

Grossesse tubo-ovarique.

La *grossesse tubaire* est de beaucoup la plus fréquente des grossesses extra-utérines. On peut même se demander, avec Tait, Alban Doran, etc., si l'œuf occupe *primitivement* tout autre siège que la trompe et si les variétés dites *ovarienne* et *abdominale* ne résultent pas le plus souvent, sinon toujours, de la modification des grossesses *tubo-ovarienne* et *tubo-abdominale* par le fait du décollement du pavillon de la trompe, de ses insertions à l'œuf.

La grossesse *tubaire proprement dite* évolue ordinairement dans la partie moyenne de la trompe (fig. 138). Elle se distingue macroscopiquement de la *grossesse dans une corne utérine rudimentaire* par l'insertion du ligament rond qui se fait en dedans du sac, dans le premier cas, et en dehors, dans le second.

La grossesse *tubo-interstitielle* se développe dans le segment de trompe qui traverse la paroi utérine et serait, d'après Schultze, assez fréquente. Elle ne se distingue guère de la *grossesse dans une corne utérine* que par une séparation moins marquée entre la tumeur et le fond de la matrice. Suivant que l'*ostium uterinum* est ou non fermé, que l'œuf fait ou non saillie dans la cavité utérine, on a distingué une grossesse *utéro-interstitielle* et une grossesse *tubo-interstitielle proprement dite.*

La grossesse est dite *tubo-abdominale*, lorsque l'œuf se développe, en partie dans la trompe, en partie dans une loge constituée par des fausses membranes et par les viscères abdominaux adhérents. Au début, cependant, de la grossesse *tubo-abdominale primitive*, implanté dans le pavillon dilaté comme un œuf de poule dans un coquetier (Wiborgh), il peut faire simplement saillie dans la cavité abdominale, sans être aucunement adhérent aux parties voisines.

La grossesse *abdominale intra-péritonéale primitive* ne s'appuie que sur un petit nombre de faits dans lesquels on a trouvé les trompes intactes et sans communication avec le sac. Mais cette constatation ne prouve pas que la grossesse n'ait pas été tubaire à ses débuts (Alban Doran). Dans la grossesse *abdominale intra-péritonéale*, qu'elle soit *primitive ou secondaire à la rupture d'une grossesse tubaire ou ovarique* (1), l'œuf fécondé s'entoure le plus souvent d'une doublure de fausses membranes. Parfois cependant les enveloppes sont uniquement constituées par le chorion et l'amnios. Le placenta peut occuper une loge distincte qui ne communique avec la loge fœtale que par un étroit orifice. Il en est de même pour les variétés *tubo-abdominale primitive* et *ovarique externe*.

La grossesse *abdominale extra-péritonale* est *secondaire* à la grossesse tubaire incluse dans le ligament large, ou grossesse *sous-péritonéo-pelvienne*.

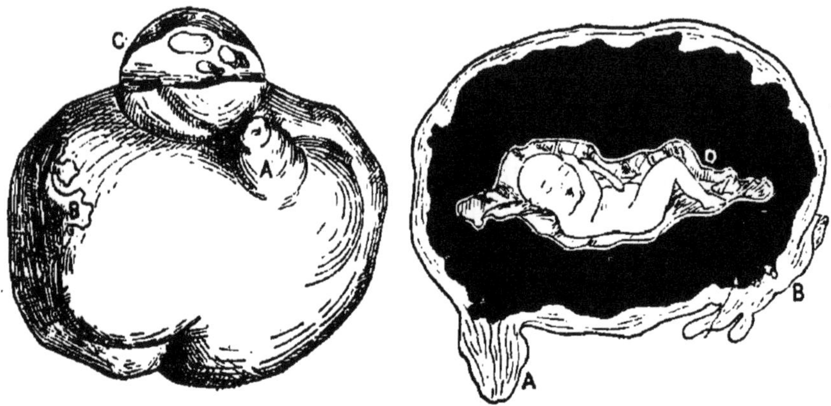

Fig. 138. — Grossesse tubaire proprement dite (d'après Martin). — A, segment utérin de la trompe ; B, pavillon ; C, ovaire ; D, fœtus dans la cavité amniotique.

D'après Martin (2), l'insertion *ovarienne* de l'ovule ne serait pas aussi rare qu'on l'a avancé dans ces derniers temps. Elle est cependant exceptionnelle si on la distingue des cas où l'ovaire est simplement adhérent au kyste fœtal ou compris, par intussusception, dans l'épaisseur des fausses membranes. Pour pouvoir dire qu'il y a *grossesse ovarique*, il faut démontrer, d'une part, l'intégrité histologique de la trompe, de l'autre, l'insertion complète du placenta sur le tissu de l'ovaire, ce qui n'est possible que si le placenta est encore petit (cas de Matthew Mann), ou l'inclusion de l'œuf dans l'ovaire (cas de Patenko), ou la continuation d'une certaine épaisseur de la couche ovigène sur le sac fœtal avec intégrité du péritoine (cas de Mouratoff).

(1) La grossesse *abdominale intra-péritonéale secondaire* comprend par suite les variétés suivantes : *tubo-abdominale secondaire, tubo-ovaro-abdominale, tubo-utéro abdominale*

(2) Martin, *loc. cit.*

On dit qu'il y a grossesse *ovarique externe* lorsque, après la fécondation, l'ovisac reste ouvert et que l'œuf se développe dans la cavité abdominale. On dit qu'il y a grossesse *ovarique interne* lorsque l'œuf se développe dans l'épaisseur du tissu ovarien, à la façon d'un kyste folliculaire (fig. 139).

On entend par grossesse *tubo-ovarienne* le développement d'un kyste fœtal dans un *kyste tubo-ovarique* préexistant.

B. **Modifications des tissus au voisinage de l'œuf ectopique.** — La muqueuse tubaire subit, au contact de l'œuf, des modifications

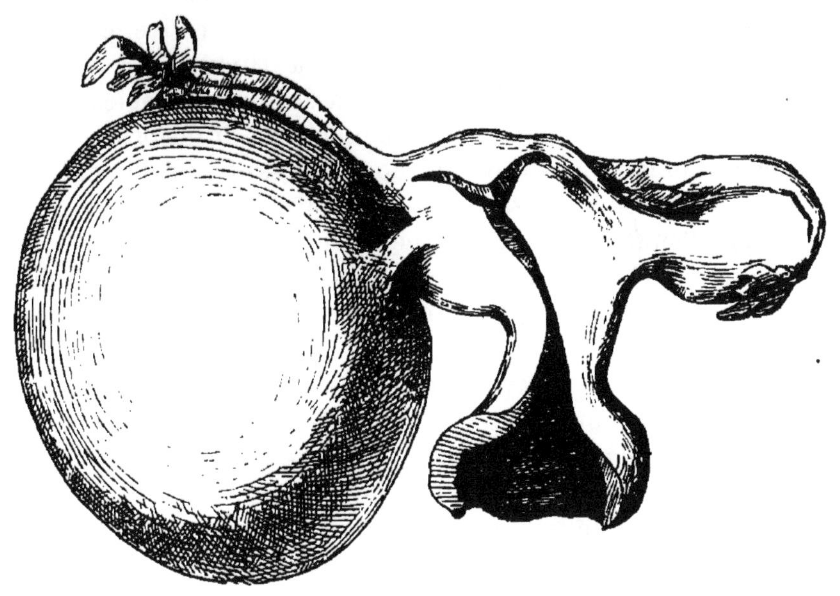

Fig. 139. — Grossesse ovarique interne (d'après Martin).

analogues à celles de la muqueuse utérine dans la grossesse normale.

L'épithélium de revêtement et les plicatures de la muqueuse disparaissent; les cellules conjonctives subissent la transformation déciduale. Il ne peut y avoir, bien entendu, de couche glandulaire profonde, comme dans la caduque utérine. Au niveau du placenta, le derme muqueux disparaît et les villosités s'implantent directement dans la paroi musculaire pour s'aboucher avec les vaisseaux. L'amincissement qui résulte de ce processus expose à la rupture, avant même qu'il y ait eu distension de la paroi. Frommel et Winckel disent avoir constaté l'existence d'une *caduque tubaire réfléchie*, particularité qui est niée par Langhans et Léopold.

Dans toute l'épaisseur de la paroi, les vaisseaux sont très dilatés, flexueux (Keller) et présentent des phénomènes d'oblitération analogues à ceux décrits par Mayor dans l'utérus, après la chute du placenta (Keller, Klein).

Jusqu'au deuxième mois (Hennig), la tunique musculaire s'hypertrophie ; plus tard, elle s'amincit et ses fibres peuvent s'écarter, au point de permettre la formation de véritables hernies ovulaires.

Le kyste tubaire est pédiculé ou sessile, entièrement développé dans la cavité abdominale ou plus ou moins inclus dans le ligament large (*grossesse sous-péritonéo-pelvienne*).

Dans le péritoine, au contact de l'œuf, tout se borne à un travail de fausses membranes et de vascularisation excessive, et rien ne rappelle la formation de la caduque. La rupture des vaisseaux néoformés peut suffire à donner lieu à des hémorrhagies graves.

L'utérus s'hypertrophie et sa muqueuse se transforme en une caduque semblable à la caduque normale, sauf que les différents feuillets sont moins accusés. Cette transformation est d'autant plus nette que l'œuf est plus rapproché de l'*ostium uterinum*.

C. **Évolution**. — a. Évolution en général. — L'évolution de la grossesse extra-utérine présente l'une ou l'autre des alternatives suivantes :

1° Ordinairement, le kyste se *rompt* durant les premiers mois : le plus souvent, entre le deuxième et le troisième, s'il y a grossesse *tubaire* (Maygrier) ; avant le troisième (Parry), le cinquième (Tait), s'il y a grossesse *interstitielle ;* vers trois mois et demi, dans le cas de grossesse *tubo-abdominale* (Tait). Telle est l'origine de la forme la plus commune de l'*hématocèle*.

2° Exceptionnellement, la rupture n'a lieu que près du terme ou même au milieu du *faux travail*.

3° La grossesse peut se terminer, avant la rupture, par la *mort du fœtus :* soit au terme ou dans son voisinage, quelques heures ou quelques jours après les phénomènes du *faux travail ;* — soit à une époque moins tardive, par le fait d'une hémorrhagie *inter-kysto-placentaire* ou d'une nutrition défectueuse.

Le plus grand nombre des cas à évolution prolongée appartiennent à la variété *sous-péritonéo-pelvienne* (Lüsk).

Qu'advient-il du fœtus, du placenta, du sac fœtal et de l'utérus ?

b. Évolution particulière : 1° *Du fœtus*. — Ordinairement, après la rupture du sac, le fœtus *meurt*. Cependant, si le placenta reste adhérent, il peut *continuer à se développer*, soit dans le ventre, soit dans le ligament large. Celui-ci peut céder à son tour après s'être déplissé dans la mesure du possible.

Dans la grossesse *interstitielle*, si la rupture a lieu du côté de l'utérus, le fœtus et l'arrière-faix peuvent être *expulsés par les voies naturelles.* Si elle se fait, à la fois, du côté de l'utérus et du côté du péritoine, le fœtus peut s'échapper dans l'utérus et le placenta dans le ventre, ou inversement. On a même vu le fœtus suivre par moitié l'une et l'autre direction.

Quand il a succombé, s'il est très jeune, il peut *se résorber.* Autrement, ou bien il entre en *putréfaction* et détermine la septicémie, accompagnée ou non de péritonite ou de suppuration qui l'*élimine* à l'extérieur et de préférence par la paroi abdominale et l'intestin; ou bien, il subit successivement la *dégénérescence graisseuse* et *calcaire* (*lithopédion*), puis *s'enkyste.* Cet enkystement, assez rare du reste, peut être très prolongé, voire indéfini; mais ordinairement, au bout de quelques mois ou de quelques années, l'élimination se produit.

2° *Évolution du placenta.* — Le placenta persiste toujours plus longtemps que le fœtus et a pu être laissé en place dans le péritoine, sans accidents. Sa résorption a été bien étudiée dans la trompe par Keller (1), Klein, Pilliet, etc. (2) : D'après Pilliet elle est caractérisée par l'atrophie progressive des villosités qui, peu à peu, perdent leurs prolongements latéraux, leurs canaux vasculaires, leur revêtement de cellules multinucléées et, finalement, se transforment en tractus fibreux. D'après Keller les cellules de revêtement épargnées par l'hémorrhagie se gonflent, se désagrègent et se transforment en une couche homogène : les cellules du stroma perdent leur aptitude à la coloration et la substance fondamentale devient granuleuse ou striée.

On fixe à un mois et demi ou deux l'interruption de la circulation placentaire; mais il faut savoir que, même au delà de cette époque, des hémorrhagies graves peuvent se produire du fait de la section ou du décollement du placenta au cours des manœuvres opératoires.

3° *Évolution du sac fœtal.* — Les hémorrhagies inter-kysto-placentaires, qu'elles soient cause de la mort de l'œuf, ou qu'elles lui succèdent du fait du retrait des villosités et de la mise à nu des lacs sanguins (Pilliet), se traduisent de différentes façons : par une hémorrhagie intra-abdominale sans rupture, à travers l'orifice tubaire ; par une rupture de la trompe, avec issue du sang dans le ventre ou le ligament large ; par une augmentation de volume du sac qui subit, par la suite, un retrait graduel, ou au contraire une tension progressive, en particulier au moment des règles (Pinard),

(1) Keller, *Cent. f. Gyn.*, 1890, n° 47, p. 853.
(2) *Bull. de la Soc. anat.*, 1892.

ce qui peut faire craindre encore la rupture, même après l'arrêt complet de la grossesse.

La réparation de la muqueuse, après l'*avortement intra-tubaire*, paraît être très lente, si bien qu'après la disparition des villosités, la présence des cellules déciduales permettrait encore de distinguer *la grossesse tubaire de l'hémato-salpinx* (Pilliet).

4° *Évolution de l'utérus.* — Quant à l'utérus, il se présente, comme dans l'avortement intra-utérin incomplet, avec les caractères de la subinvolution ; la caduque s'élimine ou s'atrophie graduellement (Dmitri de Ott).

La récidive de la grossesse tubaire a été notée un assez grand nombre de fois (3 fois sur 12 cas, Veit), ce qui s'explique par la fréquente bilatéralité des lésions annexielles.

SYMPTOMES ET DIAGNOSTIC

D'après Martin (1892), le diagnostic de la grossesse extra-utérine demeure encore, à l'heure actuelle, un diagnostic de *probabilité*, sauf dans les cas où l'on peut observer la croissance de la poche fœtale hors de l'utérus, l'existence d'une caduque intra-utérine sans chorion, ou le produit lui-même. Tait, dans 50 cas, n'a fait le diagnostic qu'après la rupture.

Nous estimons cependant que, dans un bon nombre de cas, il est des plus faciles à préciser, pour peu qu'on y pense.

I. Grossesse ectopique avant le cinquième mois. — a. Symptômes subjectifs. — Ce sont : 1° Les *symptômes rationnels de la grossesse :* période d'aménorrhée, d'autant plus importante que la femme est ordinairement bien réglée et depuis longtemps stérile (modifications du côté des seins, troubles digestifs, ligne brune, etc.) ; 2° des *métrorrhagies*, suivant parfois, d'assez près, l'aménorrhée ; 3° l'*expulsion, non constante d'ailleurs, d'une caduque*, le plus souvent au moment de la mort du fœtus ; 4° des *douleurs pelviennes* assez vives, sans qu'il existe toujours de la pelvi-péritonite ; ces douleurs sont remarquables par leur soudaineté, leur répétition et, parfois, leurs paroxysmes avec état syncopal. Ces paroxysmes se rapportent probablement à la formation de petites hématocèles dues à des fissurations successives de la poche. Les symptômes classiques de l'hématocèle peuvent du reste se montrer au grand complet dès cette époque. On peut même observer déjà le *faux travail.*

b. Signes physiques. — 1° *Existence d'une poche kystique*, extra-utérine, plus facile à percevoir dans la forme *intra-ligamentaire*, douloureuse à la pression, tendue, très vasculaire, d'un accroissement constant et régulier. On peut être assez heureux pour constater la simultanéité de son apparition et de la suppression des règles. Son développement s'accompagne parfois de phénomènes progressifs de compression du côté de la vessie, des uretères, de l'intestin qui, de plus, répond au travail d'adhérences par la diarrhée.

2° *Augmentation de volume et vacuité de l'utérus.* — Nous affirmons, par expérience, qu'en y mettant les ménagements voulus, on peut pratiquer l'exploration par le doigt ou la sonde, et même le curettage explorateur qui peut donner une certitude absolue en révélant, avec l'aide du microscope, les transformations typiques de la muqueuse.

c. Diagnostic différentiel. — Il n'est certainement pas un des symptômes précédents qui ne puisse manquer et, sauf la formation d'une caduque, aucun d'eux, pris en particulier, n'a une valeur absolue ; mais leur ensemble, ou même leur groupement partiel, permet généralement d'arriver au diagnostic.

A la période que nous envisageons, on se gardera d'une confusion : 1° *avant la rupture :* avec l'avortement, avec la rétroversion et la flexion latérale (Lüsk) de l'utérus gravide, avec les tumeurs kystiques de la trompe et de l'ovaire ; 2° *au moment de la rupture :* avec les coliques hépatiques ou néphrétiques, avec la perforation du tube digestif, l'étranglement interne ou un empoisonnement.

II. Grossesse ectopique après le cinquième mois. — Après le cinquième mois, on voit en général les douleurs pelviennes s'accentuer et, par leur violence même et leurs paroxysmes, devenir assez caractéristiques pour qui les a observées une seule fois. On arrive à percevoir les mouvements actifs et passifs, les battements cardiaques du fœtus, et il s'agit surtout, à cette époque, de ne pas confondre la grossesse ectopique avec la *grossesse normale.*

Ordinairement le kyste fœtal est immobile, peu ou pas contractile, et on arrive à l'isoler de l'utérus. De plus, si celui-ci était *gravide,* on devrait constater un certain évasement de son segment sus-vaginal et certaines modifications dans la forme et la consistance de son segment supérieur. Quant aux modifications du col, elles peuvent être les mêmes dans les deux cas.

III. **Rupture.** — A moins que la rupture n'ait lieu dans l'utérus lui-même (comme il peut arriver dans la grossesse interstitielle, auquel cas il y a hémorrhagie abondante, par les voies naturelles, avec expulsion totale ou partielle de l'œuf), les symptômes de rupture ne diffèrent de ceux de l'hématocèle d'une autre origine, que par l'expulsion, inconstante d'ailleurs, d'une caduque.

IV. **Hémorrhagie inter-kysto-placentaire.** — L'hémorrhagie inter-kysto-placentaire, sans formation d'hématocèle, est cause ou effet de la mort du fœtus et, par suite, peut s'accompagner, elle aussi, de l'expulsion d'une caduque; mais, en elle-même, elle passe à peu près inaperçue. Elle se manifeste seulement par une augmentation du volume et de la sensibilité de la tumeur qui, plus tard, pourra être prise pour un hémato-salpinx, pour peu qu'on néglige l'anamnèse et l'examen histologique de la pièce.

V. Faux travail. — Le *faux travail*, qui se produit à terme ou dans les derniers mois, consiste en des contractions rythmiques de l'utérus, comme dans l'accouchement normal. Il peut simuler, en grande partie, le travail normal : douleurs intermittentes, mais sans durcissement de la tumeur, suintement sanguinolent par le col avec expulsion de lambeaux de caduque, ouverture du col. Sa durée varie de quelques heures à plusieurs jours.

VI. Mort du fœtus. — La *mort du fœtus*, qu'il y ait rupture ou non, s'annonce par la cessation de ses battements cardiaques, s'ils existent, et, chez la mère, par l'expulsion d'une caduque, par la montée du lait et par la disparition des symptômes gravidiques. Dans les cas heureux, il y a disparition des douleurs, rétraction graduelle et durcissement de la poche.

VII. Période consécutive à l'arrêt de la grossesse ectopique. — Quand le fœtus est *mort depuis quelque temps*, le diagnostic devient beaucoup plus ardu. Il est probable que la plupart, sinon la totalité des hémato-salpinx (Veit), et même, qu'un bon nombre d'autres kystes tubaires à contenu sanguinolent ou purulent, proviennent d'*avortements ectopiques*. On pourra constater la subinvolution de l'utérus, l'existence de lait dans les seins, des reprises d'hémorrhagies internes (Dmitri de Ott), des douleurs et des troubles inflammatoires de tout genre, depuis un simple travail d'adhérences jusqu'à la suppuration et la gangrène. Les hémorrhagies utérines, qui durent parfois des mois entiers, constituent, par leur continuité, un des symptômes les plus marqués (Dmitri de Ott). On accordera une grande importance, dans les anamnestiques, à la *prolongation anormale des symptômes de grossesse* et à la *diminution rapide*, à un moment donné, du volume de la tumeur.

A moins de renseignements précis, les *lithopédions* ne sont généralement reconnus qu'après laparotomie ou au cours de leur élimination spontanée.

PRONOSTIC

Pronostic. — 508 cas de grossesse ectopique, relevés par Parry, ont donné une mortalité de 67,2 p. 100.

Il est probable, comme nous l'avons donné à entendre, qu'un bon nombre de grossesses ectopiques avortent tout au début, avant la rupture, laissant derrière elles une tuméfaction indolente et sans réaction, remplie de sang coagulé et de débris fœtaux microscopiques qui se résorbent plus ou moins bien.

Cependant, un trop grand nombre poursuivent leur cours et, dès les premiers mois, exposent la femme à un danger subit, d'autant plus grave qu'on se rapproche davantage du terme : l'hémorrhagie interne par rupture du sac ou par simple écoulement de sang à travers le pavillon de la trompe. Cette hémorrhagie, sauf tout à fait au début de la grossesse, s'arrête rarement à temps : la femme meurt, parfois subitement, le plus souvent au bout de quelques heures ou de quelques jours. L'accident peut se reproduire plusieurs fois, même après la mort du fœtus. Quand la rupture a lieu dans le ligament large et que celui-ci résiste, elle peut être considérée comme moins grave, l'épanchement étant limité.

Après les accidents *cataclysmiques* (Barnes) de l'hémorrhagie, il faut encore compter avec l'éventualité de la péritonite et de la septicémie dues à l'infection *intestino-péritonéale* ou *utéro-tubaire*.

Les *lithopédions*, après avoir été tolérés plus ou moins longtemps, déterminent ordinairement des accidents graves dus à leur élimination ou à la compression des viscères

Le pronostic est encore plus grave pour l'enfant que pour la mère. On est cependant arrivé, en ces derniers temps, à en extraire un certain nombre assez près du terme pour qu'ils aient pu vivre.

TRAITEMENT

I. Choix du traitement.

En face des dangers redoutables qu'entraîne la grossesse ectopique, le gynécologue peut avoir à choisir entre certains moyens médicaux, l'expectation armée, prête à toute éventualité, et l'intervention immédiate. Son choix dépendra surtout de l'âge de la grossesse, de l'état du sac, qui est ou non rupturé, de l'état de vie ou de mort du fœtus.

A. **Avant la rupture.** — a. DANS LES CINQ PREMIERS MOIS. — De tous les procédés médicaux proposés pour suspendre le cours de la grossesse ectopique, il n'en est que deux qui méritent encore d'être essayés : l'*injection de morphine* et la *faradisation*.

L'*injection de morphine* se fait, à la dose de 3 centigrammes, avec une aiguille *ad hoc;* on la répète, à huit jours d'intervalle, si le sac n'a pas sensiblement diminué dans ce laps de temps.

La *faradisation* doit être poussée jusqu'aux limites de la tolérance individuelle, durant cinq à dix minutes à chaque séance, et répétée deux fois par jour (Lüsk) jusqu'à retrait marqué de la tumeur. Un pôle se place dans le vagin ou le rectum et l'autre, au contact de la paroi abdominale, au voisinage de la tumeur. D'après les partisans de la méthode, quatre ou cinq séances suffiraient.

Mais l'injection de morphine ne donne jamais que des guérisons tardives et l'on n'a pas d'observation indiscutable de malade guérie par l'électricité (Martin). Il suffit de lire les faits relatés par les partisans de ce dernier moyen, pour se convaincre que son action est des plus incertaines et qu'il peut faire perdre un temps précieux. Il a de plus provoqué plusieurs fois l'accident que, précisément, l'on cherche à prévenir : la rupture du sac.

De plus, ces deux procédés doivent être appliqués, autant que possible, dans les trois premiers mois, jamais après le cinquième, c'est-à-dire dans une période où le traitement chirurgical, sauf la chance d'hémorrhagie placentaire par rupture du sac, n'offre justement pas grands dangers. En effet, si le sac est tubaire ou ovarien, et pédiculisable, ce qui a lieu dans la grande majorité des cas, les difficultés de son extirpation n'excèdent pas celles d'une ablation facile d'annexes (Pozzi).

b. Au delà du cinquième mois. — Au delà du cinquième mois, l'opération devient beaucoup plus grave. L'incision et le décollement du placenta donnent lieu, jusque vers le deuxième mois après la mort du fœtus et même au delà, à des hémorrhagies redoutables et parfois rapidement mortelles; en effet, l'époque de l'oblitération placentaire n'a rien de fixe.

Fœtus vivant ou mort depuis peu. — Aussi, dans le cas où le fœtus était *vivant* ou *mort depuis peu*, conseillait-on naguère une prudente expectation, étant données les chances moindres de rupture et l'éloquence lugubre des statistiques opératoires [Maygrier (1886) : l'enfant étant vivant : 15 morts sur 17 cas. Harris (1880 à 1888) : 6 sur 10].

Cependant, les grandes chances que l'on a d'élever l'enfant; l'imminence de la rupture, si le fœtus est vivant et les chances de septicémie, s'il est mort ; les risques d'hémorrhagie, au moment du décollement du placenta, après une attente inutile ; et, par-dessus tout, le perfectionnement de la technique et l'amélioration connexe des statistiques; toutes ces raisons expliquent la tendance actuelle à opérer toujours, sauf contre-indications d'ordre général.

On intervient généralement dès que la grossesse ectopique est reconnue si le fœtus est mort, même depuis peu ; avant le faux travail, de la trentième à la trente-cinquième semaine, en gardant jusque-là l'arme au bras, si le fœtus est vivant.

Fœtus mort depuis longtemps. — Si le fœtus est mort depuis longtemps, s'il est transformé en *lithopédion*, l'intervention est encore à conseiller en vue des accidents possibles de compression ou d'élimination. Enfin, dans le cas d'élimination spontanée, le chirurgien sera le plus souvent obligé de venir en aide à la nature, soit en dilatant la fistule rectale, abdominale ou autre, soit en faisant une contre-ouverture au point voulu.

B. **Après la rupture.** — Si la grossesse ectopique est jeune, c'est-à-dire ne dépasse pas six semaines à deux mois ; s'il existait antérieurement de la pelvipéritonite et si les phénomènes généraux sont peu marqués, ce qui peut faire espérer l'enkystement ; si la femme peut être immédiatement secourue, nous comprenons, jusqu'à un certain point, l'expectation armée, dans l'espoir d'une résorption des produits fœtaux ou d'un relèvement des forces. Mais il faut savoir qu'on court le risque de voir la grossesse continuer sa marche, malgré la rupture, et se compliquer d'inflammation septique, ou tout au moins plastique, qui plus tard pourra gêner singulièrement l'action chirurgicale ; enfin, que l'on peut voir survenir, même après la mort du fœtus, des hémorrhagies graves, externes ou internes.

En tout cas, en dehors des conditions exceptionnelles précitées, il faudra toujours suivre les préceptes rationnels posés par Tait : 1° opérer sans retard et, comme pour toute autre hémorrhagie, s'efforcer de tarir directement les sources du sang ; 2° enlever le sac s'il est possible.

En attendant l'arrivée du chirurgien, on devra, en présence des phénomènes de la rupture, mettre la malade au repos absolu ; appliquer de la glace sur le ventre et des compresses froides, fréquemment renouvelées, sur les cuisses ; administrer, par cuillerées à bouche, une potion de perchlorure de fer (à 25 gouttes environ), et 5 gouttes de teinture de digitale toutes les deux heures, dans le but de favoriser la formation des caillots. D'autre part, instituer le traitement général du collapsus : injections sous-cutanées d'éther, alcool à l'intérieur, etc.

Dans l'intervalle des crises, si l'on croit devoir attendre, on maintiendra avec soin le repos général, l'asepsie du vagin, la liberté du ventre.

Dans la suite, si la grossesse est très jeune, le traitement peut parfois se borner à l'emploi de moyens résolutifs. Mais si elle dépasse six semaines, il faudra le plus généralement recourir à l'action chirurgicale.

II. Choix du procédé opératoire.

A. Élythrotomie. — On ne peut faire choix de l'*élythrotomie* que si le fœtus est mort, si le sac bombe nettement dans le vagin, si l'on découvre, par l'auscultation, l'insertion du placenta sur la paroi antérieure du kyste, si l'on se croit sûr qu'elle ne se fait pas sur sa face inférieure, enfin, si l'on n'est pas gêné par la situation de la vessie.

B. Hystérectomie vaginale. — Il est certain que l'hystérectomie vaginale, en raison de la vascularisation des tissus, peut offrir plus de difficultés d'hémostase que dans les inflammations chroniques du petit bassin. Pichevin a vu une malade mourir sur la table opératoire au cours de cette intervention préliminaire, et nous en avons vu une autre bien près de succomber. Alban Doran préconise pourtant l'hystérectomie en cas de *grossesse ectopique dans une corne d'utérus rudimentaire*, étant donnée l'impossibilité de constituer un pédicule tubaire. Dmitri de Ott a recours à la voie vaginale quand la tumeur suppure ou se nécrose. C'est effectivement le cas de rentrer dans le thème général de l'hystérectomie pour suppurations pelviennes, si l'élythrotomie ne suffit pas (voir livre VI, chap. IV).

C. Laparotomie. — La laparotomie expose beaucoup moins à l'accident le plus sérieux qu'on ait à craindre : l'*hémorrhagie d'origine placentaire.*

Pour la combattre, il n'est qu'un bon moyen : l'extirpation rapide de tout le sac, ou seulement du placenta, suivie de tamponnement. Si l'incision du kyste tombe sur le placenta, l'hémostase se fera par compression digitale des bords de la plaie.

Pour prévenir l'hémorrhagie placentaire : 1° il faut éviter de léser l'organe au moment de l'ouverture du sac : malheureusement nous n'avons aucun moyen sûr de reconnaitre sa situation (Martin) ; 2° si le sac n'est pas extirpable, et surtout, si le fœtus est vivant ou mort depuis moins de deux ou trois mois, il faut éviter toute traction sur le placenta et le cordon, aussi bien au cours de l'opération que durant les jours qui suivent (Pinard). On pourra, à l'occasion, renfermer le placenta à l'intérieur du kyste, par une suture continue, comme l'a fait Tait.

a. Marsupialisation. — Si les difficultés de l'extirpation totale sont jugées trop grandes *a priori*, on doit faire d'emblée la *marsupialisation*, méthode très sûre et à laquelle il faut recourir ici, plus volontiers que dans tout autre cas, en raison de la résistance ordinaire et de l'extrême vascularité des adhérences. La technique ne présente d'ailleurs rien de spécial (voy. 2e partie). Le fœtus une fois extrait par les pieds et le cordon lié, on cherchera à momifier le placenta en l'imprégnant d'un mélange de poudre de tannin et d'acide salicylique ou de benzoate de soude (Werth); il est expulsé par lambeaux, du dixième au vingtième jour. Le sac peut se fermer en quinze ou vingt jours ; au bout de deux mois, on ne trouve plus trace de ses parois (Pinard).

b. Extirpation totale. — Si l'extirpation est jugée possible, après avoir fixé provisoirement la poche et extrait le fœtus, on coupe les points de suture et l'on rompt successivement les adhérences, en faisant à mesure une hémostase soigneuse. Il faut savoir d'ailleurs s'arrêter à temps et se borner à une simple extériorisation de la poche si l'intérêt vital de la patiente le commande. Pozzi a réuni 27 cas d'extirpation totale pratiqués en ces dernières années, avec 26 guérisons et 1 mort.

CHAPITRE II

HÉMATOCÈLE PÉRI-UTÉRINE

Dans son acception la plus large, le terme *hématocèle* désigne une collection sanguine enkystée dans le bassin, autour de l'utérus. Mais une distinction s'impose, au double point de vue clinique et anatomique, relativement au siège de l'épanchement qui est *intra* ou *extra-péritonéal*.

I. — HÉMATOCÈLE INTRA-PÉRITONÉALE

Nous rappellerons, comme se rattachant plus particulièrement à l'historique de la question, les noms de Ruysch (1737), de Bernutz (1843-80), de Nélaton et de son élève Viguès (1849-53), de Nonat (1855), de Gallard (1858-60), de Ferber (1862), de Virchow (1863), de Besnier (1877), de Veit (1877), de Poncet (1878), de Jousset (1883), de Schröder (1868-88), de L. Tait (1889-91), etc.

L'hématocèle intra-péritonéale est aussi qualifiée de *rétro-utérine* (Nélaton), *utérine* (Bernutz), *péri-utérine* (Gallard, Poncet), *circum-utérine* (de Sinéty), *pelvienne* (Mc Clintock, Pozzi).

Étiologie et pathogénie.

Les recherches sur la pathogénie de l'hématocèle ont engendré de nombreuses théories qui se groupent sous deux chefs principaux : l'épanchement du sang est *primitif* et provient d'un des organes du petit bassin ; ou bien il est *secondaire* à la pelvi-péritonite.

A. **Théories de l'épanchement primitif.** — 1° *Le sang provient de l'ovaire.* — Au moment de l'hyperhémie menstruelle, la trompe ne s'appliquant pas sur l'ovaire, le sang qui provient de la rupture du follicule de de Graaf s'épanche dans le péritoine (Nélaton, Lenoir, Laugier). La théorie de la *ponte extra-utérine*, de Gallard, que l'ovule soit fécondé ou non, et que la ponte se fasse pendant les règles ou dans leur intervalle, se rapproche de la précédente.

2° *Le sang provient de la trompe.* — L'exagération de l'hémorrhagie physiologique *intra-tubaire* entraîne l'épanchement du sang dans le péritoine (Trousseau, Puech); ou bien, le sang, qui provient en surabondance de l'ovaire, pénètre dans la trompe, la dilate et s'épanche secondairement (Voisin).

3° *Le sang provient de l'utérus.* — Le sang menstruel reflue dans le péritoine, par les trompes, lorsqu'un obstacle existe à son écoulement normal [spasme du col (Ruysch, Haller, Bernutz), endométrite exfoliatrice (A. Guérin)].

4° *Le sang provient de la rupture des veines*, variqueuses (Ollivier d'Angers, Richet, Devalz), ou non (Puech), du plexus utéro-ovarien.

5° *Le sang provient de la rupture d'une grossesse extra-utérine.* Huguier, qui en avait observé deux cas, donnait à ces épanchements le nom de *pseudo-hématocèles*. La théorie de Gallard, dans sa seconde proposition, *ponte intra-péritonéale de l'ovule fécondé*, se rapproche de celle-ci.

B. **Théories de l'hémorrhagie secondaire à la pelvi-péritonite** [*pachy-pelvi-péritonite hémorrhagique* (Besnier, Dolbeau, Virchow, Ferber, Friedreich, etc.)]. — Il existe préalablement une pelvi-péritonite subaiguë ou chronique : les vaisseaux de nouvelle formation, peu résistants, se rompent dans l'épaisseur ou dans l'intervalle des néo-membranes. C'est un mécanisme analogue à celui de l'*hématocèle de la tunique vaginale* (Gosselin).

Toutes ces théories s'appuient sur des autopsies. Aucune ne peut être généralisée ; mais il semble actuellement prouvé qu'on a le plus souvent affaire à la *rupture tubaire* (1). Cette opinion d'une

(1) Voir Binaud, *Thèse*, Bordeaux, 1892.

grossesse tubaire préalable, pressentie par Bernutz, Besnier, Schröder, Gallard, est partagée par Veit, Kiwisch, Fritsch, Imlach, L. Tait, B. Hart, Thomas, Emmet, Lusk, Parvin, Barnes, Galabin, Playfair, Pozzi, Segond, etc., etc.

Que la rupture soit due à la surdistension de la trompe, aux altérations de sa paroi (Kaltenbach) ou aux adhérences extérieures, elle a ordinairement lieu dans les deux ou trois premiers mois (voir chap. I). L'hémorrhagie, toujours abondante, se fait subitement ou par afflux successifs dans le cul-de-sac de Douglas où elle s'enkyste ou dans une poche péritonéale préexistante.

En dehors de la rupture de la grossesse tubaire, l'hématocèle intra-péritonéale provient des causes suivantes, comprises ou non dans les théories sus-énoncées : rupture d'un hémato-salpinx, d'un kyste hématique de l'ovaire (Bœckel, Laugier, Rollin, voir livre VI); salpingorrhagie (Pozzi) résultant d'une affection tubaire ou de l'exagération du flux cataménial ; débordement de l'hématométrie ; ouverture d'une veine du plexus tubo-ovarien ou de vaisseaux de nouvelle formation dans des loges de pelvi-péritonite. Dans ces différents cas, l'épanchement est généralement moins considérable et plus lent à se former.

En somme, l'hématocèle intra-péritonéale dépend le plus souvent de la *salpingite*, soit directement, soit indirectement, par l'intermédiaire des lésions qu'elle entraîne (péri-salpingite, péri-ovarite, grossesse tubaire, etc.).

Les *hémorrhagies intra-péritonéales* qui se produisent parfois, au cours de certaines intoxications ou infections (f. éruptives, f. typhoïde, ictère grave), dans le scorbut, l'hémophilie, ou sous l'influence de l'une quelconque des causes précitées, n'ont pas l'allure de l'hématocèle proprement dite quand le péritoine est absolument sain, car, en ce cas, il résorbe rapidement le sang qui s'y épanche. L'*enkystement* suppose une altération préalable de la séreuse (Ferber, Poncet), ordinairement réalisée par les lésions préexistantes des trompes, et, en seconde ligne, un écoulement sanguin sans pression trop forte.

L'hématocèle, plus fréquente entre vingt-cinq et trente-cinq ans, est, tout compte fait, une affection assez rare, malgré l'opinion de Seyfert et d'Olshausen qui l'auraient observée respectivement chez 5 p. 100 et 4 p. 100 de leurs malades.

Exceptionnelle chez les vierges, elle se déclare ordinairement au cours des règles ou d'une congestion pelvienne, parfois spontanément, mais, le plus souvent, à l'occasion d'un traumatisme abdominal, d'un effort, d'une chute, du coït, d'une injection froide, d'un refroidissement général, d'une émotion vive, ou encore, d'un avortement (Byford).

Anatomie pathologique.

La tuméfaction *siège* sur le plancher du bassin, dans le cul-de-sac de Douglas, entre l'utérus et le rectum (*h. rétroutérine*) ; beaucoup plus rarement, entre l'utérus et la vessie (*h. anté-utérine*) ; il faut, pour qu'elle se localise en ce dernier point, que le cul-de-sac recto-utérin soit comblé par des adhérences ou par une tumeur.

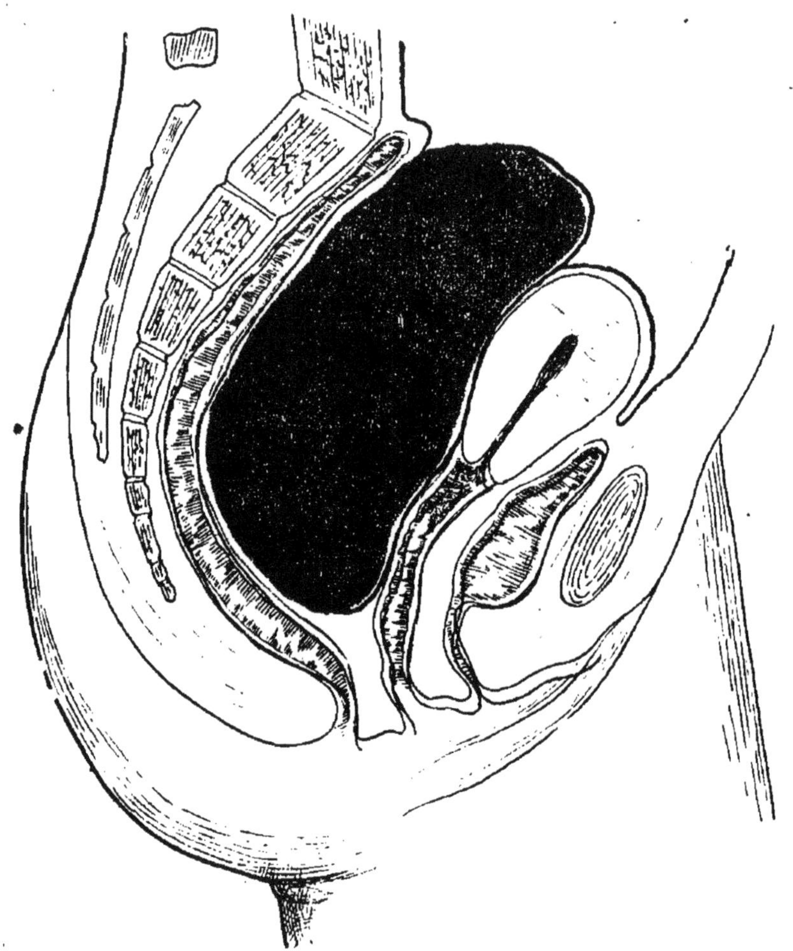

Fig. 140. — Hématocèle intra-péritonéale, rétro-utérine.

Dans la forme la plus fréquente, elle est en rapport : en *avant*, avec l'utérus, qui est comprimé ou refoulé en haut derrière le pubis, parfois avec la paroi abdominale quand l'épanchement est considérable et abaisse l'organe ; en *arrière*, avec le rectum, qui est aplati contre le sacrum ; en *haut*, avec la masse intestinale qu'elle soulève ; en *bas*, avec le cul-de-sac de Douglas ; *latéralement*, elle peut s'étendre plus ou moins loin, en dehors de l'utérus. La poche peut atteindre ou même dépasser le volume d'une tête d'adulte. Quand l'épanchement est secondaire à la pelvi-péritonite, elle est formée par des fausses membranes plus ou moins épaisses, cloisonnées, adhérentes à l'intestin, aux franges épiploïques, à l'épiploon, aux annexes. Quand l'épanchement s'est fait dans un cul-de-sac absolument libre, elle est uniloculaire et constituée, dès le troisième jour (Jousset), par des néomembranes qui se moulent sur le sang épanché et le séparent, à la façon d'un véritable diaphragme pathologique (Bernutz), du reste de la cavité abdominale, en agglutinant l'intestin, l'épiploon, l'S iliaque.

Peu à peu les parois augmentent d'épaisseur et de consistance par stratifications successives de néomembranes et de dépôts fibrineux, et peuvent arriver à présenter, par places, une dureté quasi cartilagineuse, tandis qu'en d'autres points elles demeurent minces et souples.

Le sang retenu ne garde pas longtemps sa fluidité. Il se transforme bientôt en un liquide de couleur rougeâtre ou noirâtre et mélangé de caillots. On rencontre assez souvent des débris de fœtus (38 fois sur 59 cas réunis par Binaud ; 11 fois sur 40 cas opérés par Tait) et, plus souvent encore, du placenta ou, tout au moins, des villosités choriales mélangées à des caillots contenus dans l'une des trompes, ordinairement rupturée.

Abandonné à lui-même, l'épanchement finit par se résorber ou suppure. Dans ce dernier cas, on rencontre, à l'ouverture du ventre, une masse de caillots blanchâtres surnageant, dans un liquide citrin, au-dessus d'une couche plus ou moins épaisse de pus.

Enfin, indépendamment des lésions annexielles préexistantes, on peut observer des lésions de voisinage, telles que compression et dilatation des uretères avec néphrite consécutive (Dumontpallier), étranglement intestinal (A. Magnin).

Symptômes.

Symptomes subjectifs et fonctionnels. — La multiplicité de ses causes permet de comprendre que l'hématocèle puisse être précédée de troubles assez variables : tantôt les règles ont diminué ou disparu depuis deux ou trois mois; il s'est produit du gonflement des seins, des malaises, des troubles gastriques, etc. (se reporter au chapitre précédent); tantôt la malade présentait depuis longtemps des symptômes de métrite, d'ovaro-salpingite, avec ou sans poussées de pelvipéritonite, des troubles menstruels divers.

Quand il s'agit de la rupture d'une grossesse tubaire, ce qui est le cas le plus fréquent, l'hématocèle s'annonce d'une façon brusque et plus ou moins dramatique.

Dans la forme *cataclysmique* (Barnes), la malade est prise subitement d'une douleur intense dans le petit bassin, avec petitesse du pouls, hypothermie, état syncopal pouvant être suivi de mort rapide.

Mais, plus souvent, le collapsus prend fin pour céder la place à des phénomènes d'irritation péritonéale et des symptômes d'anémie aiguë.

Il survient des douleurs péritonéales vives, ressemblant à des coliques intestinales (Courty) qui, s'irradiant vers les reins et le rectum, s'exaspèrent au moindre mouvement. Le météorisme manque rarement; la pâleur est extrême, la soif ardente, la respiration anxieuse, le pouls filiforme et incomptable. Il y a des frissons, des nausées, quelquefois des vomissements, des bourdonnements d'oreilles, de l'obscurcissement de la vue, avec beaucoup d'agitation. La température centrale se relève, peut atteindre 39° et contraste avec le refroidissement des extrémités.

Au bout de deux ou trois jours, cet état s'amende : les douleurs deviennent plus sourdes, le météorisme diminue, la température s'abaisse, tout en se maintenant souvent encore vers 38° pendant plusieurs jours. J. Bartlett a signalé l'apparition d'une large ecchymose sous-ombilicale.

Mais tout danger n'est pas écarté, car l'hémorrhagie peut se reproduire une ou plusieurs fois avant que l'enkystement ne soit effectué et entraîner la mort.

Quand l'hématocèle relève de toute autre cause (salpingorrhagie menstruelle, rupture de vaisseaux néoformés dans une poche néomembraneuse, etc.), elle se fait ordinairement avec beaucoup moins de fracas et peut même passer inaperçue. La douleur est alors plus localisée et moins vive, le ballonnement moindre et les symptômes d'anémie peu ou point marqués.

Les *phénomènes de compression*, proportionnels à l'abondance de l'épanchement, s'accusent, surtout du côté du *rectum*, par de la douleur spontanée et de la *dyschésie*, par la constipation, l'occlusion, la rectite glaireuse; du côté de la vessie, par la dysurie, le ténesme et, plus rarement, par la rétention ou l'incontinence ; du côté des nerfs, par des névralgies lombo-abdominales et crurales ; exceptionnellement, du côté des uretères, des reins, des veines iliaques.

Il est ordinaire que l'utérus présente un suintement sanglant dont la pathogénie est du reste très variable (simple congestion, métrite, expulsion de caduque, évacuation de la trompe).

Signes physiques. — Quand l'épanchement s'est fait dans un péritoine libre d'adhérences, on perçoit, par le palper combiné, une tumeur arrondie qui fait saillir le cul-de-sac de Douglas, repousse l'utérus en haut et en avant contre le pubis et, plus rarement, en bas, remonte sur ses faces latérales ou même les dépasse largement, d'un côté et de l'autre : dans ce cas, elle affecte la figure d'un cœur de carte à jouer dont la dépression médiane correspond à l'utérus.

La *fluctuation* n'est guère perceptible que tout à fait au début et, plus aisément, par le toucher rectal combiné à des pressions rapides, mais légères, sur la région hypogastrique. Elle fait bientôt place à une résistance élastique au milieu de laquelle on peut parfois démêler la crépitation des caillots, comparable à celle de la neige froissée. Plus tard, la consistance devient inégale et les alternatives de mollesse et de dureté que rencontre le doigt explorateur pourraient parfois faire croire qu'on a crevé la poche.

Quand le cul-de-sac de Douglas est oblitéré par des adhérences, l'épanchement se fait au-dessus de lui et assez haut, quelquefois, pour être inaccessible par le vagin ; ou bien, en avant de l'utérus (*hématocèle ante-utérine*), dans le cul-de-sac vésico-utérin : c'est alors ce cul-de-sac qui bombe dans le vagin et la main hypogastrique ne perçoit pas l'utérus en avant de la tumeur.

Marche.

En dehors des cas, assez rares, où la mort survient rapidement par le fait de l'abondance ou de la répétition de l'hémorrhagie, l'hématocèle, après apaisement des accidents du début, prend ordinairement une allure chronique. Quand l'épanchement doit *se résorber*, les douleurs pelviennes vont en diminuant peu à peu, se ravivant à l'occasion des règles, du coït, d'un effort.

Les symptômes généraux disparaissent ; la tumeur décroît, se rétracte ; l'utérus s'éloigne progressivement de la symphyse, mais peut demeurer définitivement fixé dans une position vicieuse. La résorption n'est souvent complète qu'au bout de cinq ou six mois

La *rupture spontanée* du kyste sanguin dans la cavité abdominale est un accident de début et relativement rare (6 fois sur 52, Courty). Suivant que le sang épanché est ou non aseptique, il se résorbe ou provoque la péritonite.

Une terminaison plus fréquente est l'*ouverture dans une cavité voisine, après inflammation de la poche et suppuration de son contenu.* L'infection procède sans doute, presque toujours, de la voie utéro-tubaire et se montre à une période assez éloignée du début. La malade est prise de frissons, de nausées, de vomissements ; la température s'élève, les phénomènes de voisinage s'accentuent, la tumeur devient douloureuse, se ramollit, puis se rompt, en donnant issue à un sang noir, épais, visqueux, plus ou moins mélangé de pus.

L'ouverture *dans le rectum* est assez fréquente (13 fois sur 52, Courty), et s'annonce par de la rectite glaireuse et des coliques. Si elle est suffisamment large pour permettre l'évacuation complète, elle se ferme assez vite et il ne persiste bientôt plus qu'un petit foyer d'induration. Est-elle étroite et fistuleuse, l'évacuation se fait en plusieurs temps et peut durer plusieurs semaines ; dans ce cas, la guérison peut encore s'établir à la longue, mais il faut s'attendre à voir la malade succomber à la scepticémie chronique.

L'ouverture *dans le vagin* est plus rare (7 fois sur 52) et beaucoup plus favorable. Enfin, la poche peut encore se rompre *dans le vagin et le rectum*, à la fois ; dans la *vessie*, dans la cavité *abdominale*, en occasionnant une péritonite suraiguë.

Pronostic.

L'hématocèle peut être suivie de mort : *très rapidement* quand l'hémorrhagie est abondante ; à *brève échéance* si elle se répète à courts intervalles ou si la poche néoformée se rompt ; plus ou moins *tardivement*, du fait de la suppuration. Ces diverses éventualités ne répondent heureusement qu'à la minorité des faits ; mais, dans les cas les plus heureux, il persiste presque toujours des lésions pelviennes, antécédentes ou consécutives à l'épanchement : déviations utérines, brides péritonéales, fistules, etc., qui sont la cause de troubles prolongés. L'hématocèle entraine généralement la *stérilité*. Il est rare qu'elle *récidive* (Schröder).

Diagnostic.

Une hématocèle de *grand volume*, survenant brusquement, avec un ensemble de symptômes graves d'anémie aiguë et de péritonisme, est pour ainsi dire toujours due à la *rupture d'un kyste fœtal*, et l'on se reportera, dans ces circonstances, pour le diagnostic différentiel, à ce qui a été dit au chapitre précédent.

Une hématocèle de *moyen* ou de *petit volume*, avec manifestations moins dramatiques, peut être également due à l'évolution de la grossesse tubaire, *à une fissuration prémonitoire de sa rupture*, ou à l'une quelconque des causes, d'intervention moins fréquente, que nous avons énumérées plus haut : rupture d'une *varice pelvienne* (liv. VII, chap. III), d'un *vaisseau de néoformation dans une loge de pelvi-péritonite* (liv. VI, chap. IV), d'un *kyste hématique de l'ovaire* (liv. VI, chap. IV) ; ou bien, *salpingorrhagie* due à l'*inflammation de la trompe* (liv. VI, chap. IV), *atrésie génitale* (liv. III, chap. IV). Il suffira donc, pour préciser le diagnostic pathogénique et différentiel, de se reporter aux notions acquises sur ces diverses affections.

Traitement.

On peut être forcé de recourir, d'emblée, à l'intervention chirurgicale, soit par l'*abondance* ou la *répétition des hémorrhagies*, soit par d'autres accidents, *précoces*, tels que la *rupture de la poche*, ou *tardifs*, tels que la *suppuration*, l'*obstruction intestinale*, la *compression des uretères*.

En dehors de ces cas où l'on n'est *interventionniste* que la *main forcée*, il en est d'autres où il est permis de l'être de *propos délibéré* (Ozenne). Ce sont ceux dans lesquels l'*abondance* ou la *persistance* de l'épanchement fait craindre l'impuissance du traitement médical et l'intervention de complications ultérieures. Routier conseille d'opérer quand, au bout de deux ou trois semaines de repos au lit, la tuméfaction n'a pas franchement tendance à rétrocéder.

Traitement médical.

Au début, on *combattra l'hémorrhagie et les phénomènes de collapsus* par les moyens déjà indiqués au chapitre précédent.

Puis l'on *modérera la réaction péritonéale* à l'aide de sangsues, ou mieux, de glace, si la malade est affaiblie. On opposera à la *douleur* l'opium, les injections de morphine.

Plus tard, on *activera le processus de résorption* en appliquant, à l'hypogastre, des vésicatoires volants, de l'onguent mercuriel, et en favorisant les fonctions urinaire et intestinale.

On attendra, pour faire lever la malade, que les règles se soient passées sans incident.

Traitement chirurgical.

Relativement à la voie à suivre, les opérateurs se divisent en deux camps : les uns, tels que L. Tait, Imlach, Baumgærtner, sont partisans de la *laparatomie antérieure;* le plus grand nombre, tels que Munde, Byford, Gusserow, Zweifel, Roth, Champneys, Linning, Schourinoff, etc., préfèrent l'*incision vaginale*.

La *laparotomie* donne peut-être des résultats plus rapides, elle est beaucoup plus favorable à l'hémostase; mais, au point de vue de la friabilité de la poche et des difficultés qu'on peut avoir à la suturer à la paroi, l'*incision vaginale* est certainement plus sûre.

La *laparotomie* semble donc préférable tout à fait au début, alors qu'il s'agit de parer à l'hémorrhagie, et même, à une période éloignée, dans le cas de poche volumineuse et suppurée, lorsqu'on est en droit de croire à son adhérence intime avec la paroi abdominale. En tout autre cas, on choisira l'*incision vaginale*, pour peu que la tuméfaction proémine suffisamment dans le vagin.

Quelle que soit la décision prise et à moins d'indications pressantes (hémorrhagie à répétition, suppuration de la poche), on n'opérera que trois semaines au moins après les premiers accidents, afin d'être sûr de trouver les parois du kyste assez épaisses et l'hémorrhagie interne arrêtée (Schourinoff).

L'incision vaginale sera antéro-postérieure ou transversale, suivant les cas, et assez large pour assurer l'évacuation *facile* et *complète* de la poche avec les doigts ou une cuillère, et avec un lavage antiseptique. Cette évacuation étant faite, on tamponnera la cavité et le vagin à la gaze iodoformée, et on appliquera un bandage compressif sur le ventre. Le tout sera laissé en place pendant quarante-huit heures pour éviter une hémorrhagie. Puis on supprimera la compression abdominale et l'on remplacera la gaze iodoformée par des tubes en caoutchouc qui assureront beaucoup mieux le drainage. L'*abrasion* ou le *curettage* de la poche n'offrent que des dangers. Il faut se contenter de la laver quotidiennement à l'eau naphtolée, par l'intermédiaire des drains. Après évacuation successive de débris de caillots, il ne reste bientôt plus qu'un suintement rosé. La poche se rétractant peu à peu, on peut enlever généralement les drains du huitième au dixième jour.

On continue les lavages avec une sonde à double courant, et au bout de trois à six semaines, la guérison peut être complète.

La *ponction simple* est insuffisante et expose à l'infection de la poche.

La *laparotomie sous-péritonéale* a été pratiquée une fois par Pozzi. Elle ne présente guère, comme indications, que l'inaccessibilité de la tuméfaction par le vagin et le mauvais état général de la malade.

II. — HÉMATOCÈLE EXTRA-PÉRITONÉALE

L'hématocèle extra-péritonéale, ou *pseudo-hématocèle* (Huguier), *hématocèle sous-péritonéo-pelvienne* (Bernutz) ; *hématome* (Kuhn, Veit, Martin) ; *thrombus* des ligaments larges (Deneux), est constituée par un épanchement de sang dans le tissu cellulaire sous-péritonéal.

Étiologie et pathogénie.

Cet accident résulte, soit de la *rupture d'une veine du ligament large*, soit de la *rupture, dans le ligament large, d'une grossesse tubaire*.

La première éventualité peut dépendre, soit du *varicocèle pelvien* (voir livre VII, chap. IV), soit d'une opération qui, en nécessitant la *ligature des ligaments larges* sur une certaine étendue [ablation des annexes, d'un kyste du ligament large (Veit et L. Tait)], provoque l'engorgement des plexus voisins. Elle se réalise de préférence à l'époque des règles et se trouve favorisée par leur cessation brusque, le coït, un effort quelconque.

La *rupture intra-ligamentaire de la grossesse tubaire* a lieu vers la douzième semaine ; elle peut se produire isolément ou coïncider avec une rupture intra-péritonéale (L. Tait).

L'hématocèle extra-péritonéale se rencontre surtout de 30 à 45 ans. Nous ne citerons que pour mémoire les opinions très personnelles de Byrne, qui en fait une cause fréquente et méconnue de phlegmons du ligament large, et de Beigel, qui la considère comme l'origine ordinaire de l'hématocèle intra-péritonéale.

Anatomie pathologique.

L'épanchement peut n'occuper qu'un point limité du ligament large, vers son bord supérieur ou à sa base. S'il est plus considérable, il le dédouble en entier, peut fuser, à travers le tissu cellulaire, jusque dans les fosses iliaques, le long du rachis, en avant ou en arrière de l'utérus, de façon à rejoindre l'autre ligament. Dans ce dernier cas, il existe deux tumeurs latérales, de volume inégal, et dont le trait d'union, *anté* ou *rétro*-utérin, n'est pas toujours appréciable au palper.

La *poche*, limitée supérieurement par le péritoine, est anfrac-

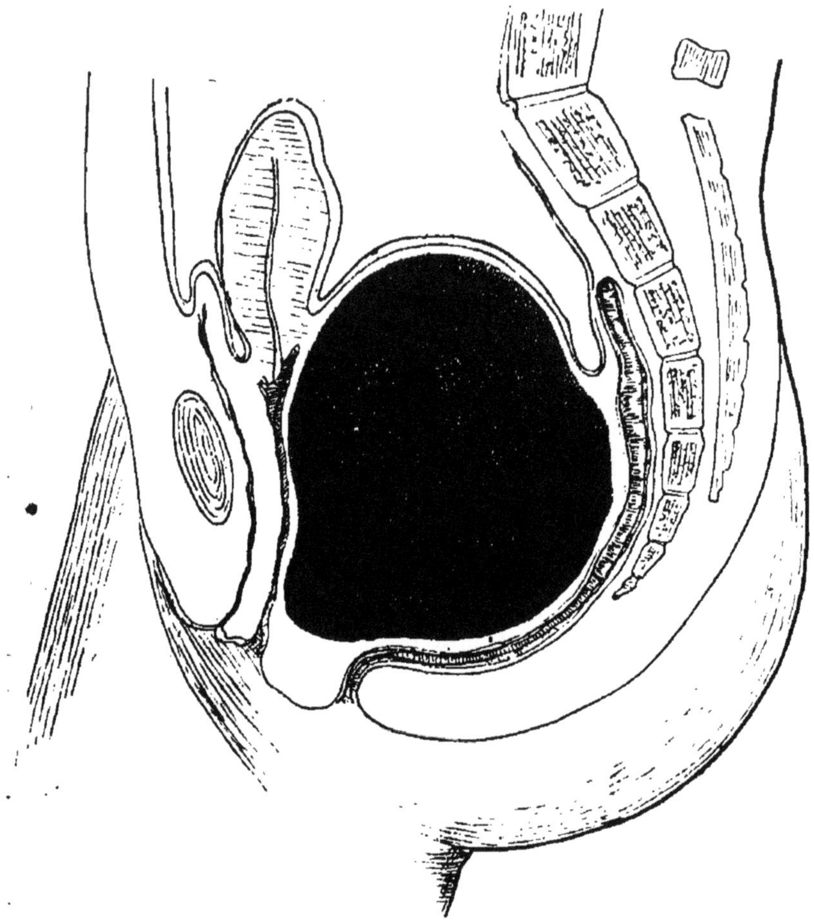

Fig. 141. — Hématocèle extra-péritonéale.

tueuse, hérissée, dans les cas récents, de tractus cellulaires et de débris vasculaires, doublée, dans les cas anciens, de couches fibrineuses. Elle peut communiquer, par une déchirure secondaire, avec la cavité péritonéale.

Le *sang contenu*, d'aspect variable, subit d'ailleurs, avec le temps, les mêmes transformations régressives que dans les hématomes des autres régions; mais ces transformations sont plus lentes et se répartissent souvent d'une façon inégale dans les différents points de la collection. La résistance des feuillets du ligament large tend à modérer l'hémorrhagie qui est généralement moins abondante que dans la forme intra-péritonéale.

On rencontre souvent des kystes sanguins des ovaires et une hyperplasie de l'endométrium à forme hémorrhagique.

Il peut y avoir de l'œdème et des thromboses par compression dans les organes voisins ou même éloignés.

Symptômes.

Le début de l'hématome intra-ligamentaire est analogue à celui de l'hématocèle intra-péritonéale. Il est caractérisé par une douleur vive, syncopale, ressemblant à des coliques ou à des tranchées utérines (Martin), survenant ordinairement pendant les règles et chez des femmes bien portantes antérieurement.

Dans quelques cas, on a pu soupçonner un début de grossesse extra-utérine.

Les symptômes de compression sont les mêmes que dans la variété intra-péritonéale, mais les phénomènes réactionnels sont moins intenses. Le ventre étant moins ballonné et moins sensible, l'exploration bimanuelle donne des résultats assez précis. L'utérus est immobilisé, souvent ramolli et dévié d'un côté ou de l'autre, en même temps que porté en arrière ou en avant, par une tumeur unilatérale, plus rarement bilatérale, qui lui est intimement accolée. Si elle est peu volumineuse, cette tumeur peut n'être accessible que par le toucher. Dans le cas contraire, on se rend parfaitement compte que sa partie supérieure est limitée par le ligament large distendu (L. Tait). Sa consistance est plutôt molle et pâteuse qu'élastique ou fluctuante ; on y perçoit parfois la crépitation sanguine.

Il est facile de s'assurer, par le toucher rectal, que le cul-de-sac de Douglas est libre. On a noté plusieurs fois la coloration ecchymotique du vagin et même de la paroi abdominale (Weissinger).

Marche.

La *résorption* de l'épanchement est fréquente et s'annonce par son durcissement et sa diminution progressive : elle demande, pour être complète, de un à cinq mois. La *suppuration* s'accompagne des symptômes ordinaires du phlegmon. La poche peut se *rompre* dans le ventre : cet accident est signalé par une nouvelle crise de collapsus ; puis survient l'une quelconque des éventualités que nous connaissons.

Pronostic.

L'hématome ne peut guère entraîner la mort que s'il vient à se rompre dans le ventre. Quand il est d'origine opératoire, il n'a d'autre inconvénient que de retarder la convalescence de dix ou quinze jours (L. Tait). Quand il dépend de la grossesse tubaire, il est beaucoup plus sérieux. Il faut surtout compter, d'une façon générale, avec l'éventualité de la *rupture* et de la *suppuration*.

Diagnostic.

L'hématome diffère de l'hématocèle intra-péritonéale : par son *siège* et par la vacuité du cul-de-sac de Douglas ; par l'intensité moindre de la réaction péritonéale et les limites plus nettes de la partie supérieure de la tumeur ; par les inégalités et les bosselures de sa partie inférieure.

Le *phlegmon du ligament large* a un début moins brusque et marqué par des symptômes fébriles ; il dépend ordinairement de l'état puerpéral. A une période éloignée du début, on pourrait confondre l'hématome avec une *tumeur du ligament large* (fibrome, kyste), avec des *exsudats paramétritiques* ou *périmétritiques*, avec la *salpingo-ovarite*. Le diagnostic s'établira surtout d'après le mode de début et les anamnestiques, car, en ces circonstances, les signes physiques sont d'une appréciation difficile.

Traitement.

L'*expectation* suffit dans la grande majorité des cas. Au début, on aura recours, comme nous l'avons indiqué pour l'hématocèle intra-péritonéale, aux moyens hémostatiques et antiphlogistiques ; plus tard, aux révulsifs et aux résolutifs.

L'intervention n'est indiquée que dans le cas d'accidents graves de compression, de rupture intra-abdominale ou de suppuration. Malgré les succès de Martin (9 sur 10), qui nettoie la poche et la suture au-dessus d'un drain sortant par le vagin, la *laparotomie transpéritonéale* ne nous semble justifiée que s'il y a eu rupture dans le péritoine.

La *voie vaginale* peut être suivie lorsque la tumeur fait nettement saillie de ce côté ; mais elle expose à la blessure de l'uretère et des gros vaisseaux et aux hémorrhagies secondaires. En principe, la *laparotomie sous-péritonéale* de Pozzi paraît être l'opération de choix.

DEUXIÈME PARTIE

MANUEL OPÉRATOIRE

LIVRE I

ASEPSIE. — ANESTHÉSIE. — RÉUNION ET HÉMOSTASE MASSAGE. — ÉLECTRISATION

CHAPITRE PREMIER

ASEPSIE

MÉTHODES ET PROCÉDÉS

Les méthodes d'*asepsie* employées en gynécologie ne diffèrent que par des détails d'application de celles qui font loi en chirurgie générale. Elles sont basées sur l'emploi de la *chaleur*, des *agents chimiques*, ou de *ces deux moyens réunis*.

Chaleur. — La chaleur est utilisée sous forme *sèche* ou *humide*.

La *stérilisation par la chaleur sèche* comprend le *flambage* et le *chauffage à l'air sec*. Le *flambage* consiste à maintenir l'objet à stériliser dans une flamme quelconque, de préférence celle du gaz ou de l'alcool, pendant un temps assez long pour déterminer, au contact de l'objet, la volatilisation de quelques gouttes d'eau.

Les *étuves à air sec*, ordinairement employées, celles de Poupinel (fig. 142), de Chantemesse, etc., sont constituées par des caisses à deux enveloppes, entre lesquelles circule un courant d'air chaud obtenu par la flamme du gaz. Malgré l'adjonction d'un régulateur à mercure, il est difficile d'obtenir, avec ces appareils, une température constante et égale dans les différents points de la caisse. Aussi est-il prudent de pousser, autant que possible, la température de l'étuve sèche, jusqu'à 200° et de combiner son action à celle d'un autre procédé de stérilisation, eau bouillante, liquide antiseptique, etc. L'étuve de Sorel, avec régulateur au xylène, n'offrirait pas le même inconvénient.

La *stérilisation par la chaleur humide* comprend : 1° la stérilisation par *vapeur sous pression surchauffée ;* 2° la stérilisation par *ébullition* dans l'eau ou dans un liquide bouillant à une température supérieure à l'eau.

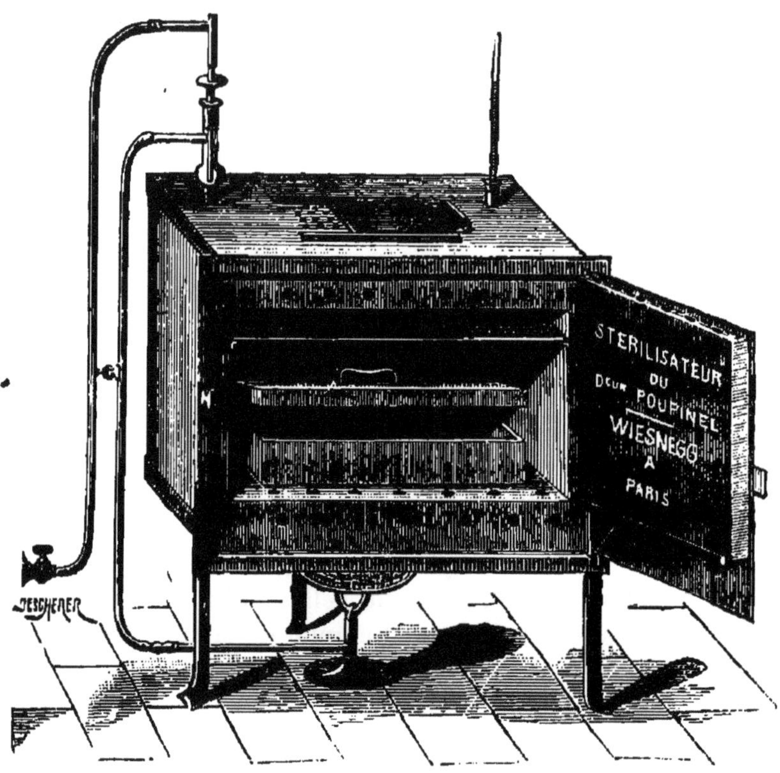

Fig. 142. — Étuve sèche de Poupinel.

La *vapeur sous pression surchauffée* s'obtient à l'aide des *autoclaves*, qui ne sont que des marmites de Papin modifiées (fig. 143). Ces appareils permettent d'obtenir, sous une pression de 3 à 4 atmosphères, une température de 134° à 144° et offrent beaucoup plus de sûreté que l'étuve sèche.

L'*ébullition dans l'eau simple*, durant dix minutes, suffit le plus souvent. Cependant, il vaut mieux la continuer durant une heure (Terrier et Peraire) ou mieux, durant une demi-heure, la veille et le matin même de l'opération. Et encore, ce procédé de stérilisation n'offre-t-il les garanties voulues que pour les objets qui n'ont pas été en contact avec des substances septiques : en effet, la **spore** de la **septicémie gangréneuse** ne meurt pas dans l'eau bouillante et ne meurt qu'au bout de 10 minutes à 120°.

L'*ébullition* dans une *solution de carbonate de soude* à 1 ou 2 p. 100 permet d'obtenir une température de 104°, 6 ; une *solution de*

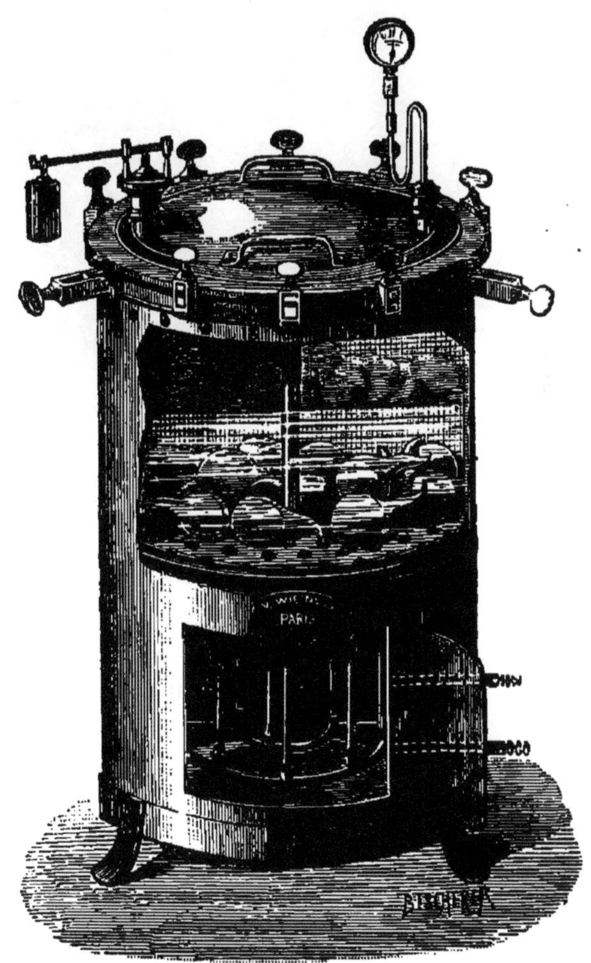

Fig. 143. — Autoclave de Chamberland.

carbonate de potasse de même titre atteint 135°. Le bain d'huile donne 120° (appareil de Tripier) ; la glycérine bout à 280°, mais il faut se contenter de la maintenir entre 120° et 150°, température à laquelle elle n'émet pas de vapeurs désagréables ; on peut s'en servir, sous le contrôle du thermomètre, dans un récipient ordinaire, ou mieux dans l'appareil de Mally (fig. 144).

La stérilisation par *ébullition dans l'alcool sous pression*, imaginée, en 1891, par Powler, de New-York, s'obtient à l'aide de simples bocaux de verre trempé remplis d'alcool, bien bouchés et mis

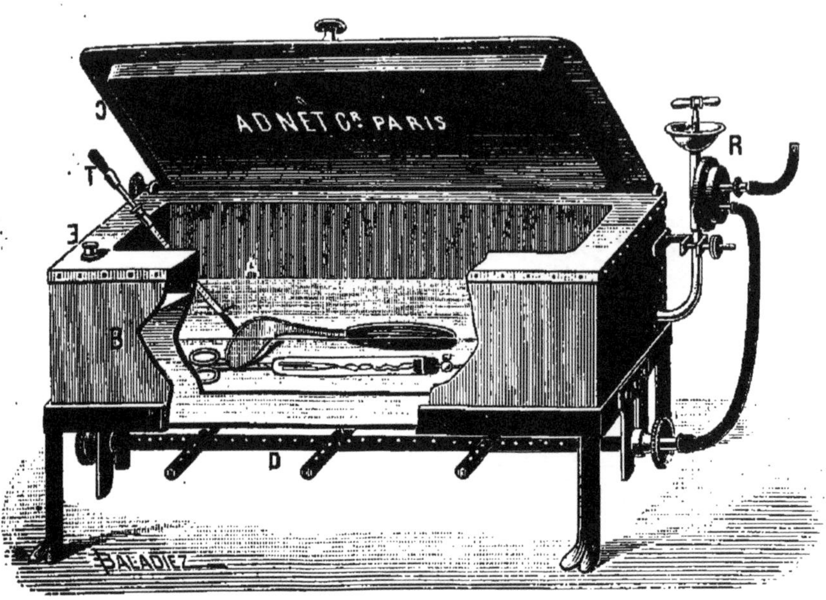

Fig. 144. — Stérilisateur à la glycérine de F. Mally.

au bain-marie, ou à l'aide d'une marmite spéciale (fig. 145). Le contact des vapeurs d'alcool doit être continué pendant une heure.

Fig. 145. — Stérilisateur pour l'ébullition dans l'alcool sans pression.

Agents chimiques. — Les agents chimiques les plus employés t : la solution de sublimé corrosif à 1 p. 1000, la solution phéni- à 50 p. 1000, le permanganate de potasse à 10 p. 1000.

Terrillon et Chaput (1) conseillent, pour le lavage de la peau, un *alcool antiseptique* contenant, par litre :

Sublimé........	2 grammes.
Thymol...........................	1 —
Phénol...........................	1 —

et, pour la conservation des fils et des tubes en caoutchouc, une solution renfermant, par litre :

Sublimé....	2 grammes.
Thymol..........................	1 —
Phénol..........................	5 —
Alcool..........................	20 —

Eau q. s. pour compléter le litre.

MODES D'APPLICATION

I. Milieu opératoire.

On doit se garder d'exagérer le luxe de la salle opératoire et de compliquer ses aménagements. On obtiendra un bon éclairage avec une baie vitrée, s'ouvrant au plafond, et des fenètres ordinaires, ou mieux, un large vitrage occupant tout un côté de la pièce.

Les parois de verre ou de faïence n'offrent aucune supériorité, au point de vue de l'asepsie, sur une bonne couche de peinture au vernis. Le sol sera, de préférence, en mosaïque ou en asphalte. Le vieux poèle en faïence vaut les poèles les plus perfectionnés : il est d'un réglage facile et donne une chaleur douce et constante (Lucas-Championnière) qu'on maintient au degré voulu, soit 25°.

Pas de lavabos à évacuation centrale ou à renversement, d'un nettoyage impossible, mais de simples cuvettes et un évier bien siphonné, en faïence ou en tôle vernie.

Si l'on opère en ville, il faut faire enlever de la pièce dont on a fait choix, tous les objets inutiles, surtout les tentures et les meubles en tapisserie, et prescrire un nettoyage à fond. S'il s'agit d'une intervention intra-péritonéale, on fera laver le plancher avec la solution de chlorure de zinc à 1/5 et les murs, le plafond, avec la solution de sublimé à 1 p. 1000. On pourra même recourir aux pulvérisations de sublimé, à la fumigation soufrée. En tout cas, il faut s'opposer absolument au nettoyage à sec de la *dernière minute*, qui soulève les poussières accumulées (Le Dentu).

(1) Terrillon et Chaput, *Manuel d'antisepsie et d'asepsie chirurgicales*, 1893.

II. Matériel chirurgical.

1° **Liquides aseptiques.** — La stérilisation de l'eau s'obtient par le surchauffage de la vapeur (appareil Sorel : passage dans un tube rougi de 180° à 200°), ou par la chaleur sous pression de 120 à 130° (appareil Geneste, Herscher et Rouart), ou, plus simplement, par la double ébullition d'eau filtrée au filtre Pasteur, pratiquée la veille et le matin même de l'opération, durant une demi-heure. L'eau salée à 6 ou 7 p. 1000 donne plus de sécurité que l'eau simplement filtrée, mais altère les instruments. On la réserve pour les lavages intra-abdominaux et pour les injections vaginales quand il ne s'agit que d'entretenir l'asepsie relative des premières voies.

2° **Récipients.** — Après un lavage mécanique, les récipients en *métal* seront traités par le flambage à la flamme du gaz, ou mieux, d'une certaine quantité d'alcool versée à leur intérieur. Ceux qui ne peuvent supporter le feu seront lavés : 1° à la solution de carbonate de potasse chaude à 20 grammes par litre ; 2° à l'eau bouillie ; 3° à l'eau régale (mélange d'acide nitrique et chlorhydrique), ou simplement à l'acide nitrique ; enfin, à l'eau bouillie qui enlèvera l'excès d'acide. Les récipients de petit volume, bocaux, tubes de verre, etc., seront passés à l'étuve, ou bien bouillis et ensuite lavés à l'eau régale. On n'emploiera que des bouchons de fer-blanc beaucoup moins dispendieux que ceux de verre et dont on assure la fermeture en les doublant de ouate, ou des bouchons de caoutchouc ; pour asepsier ces derniers on les maintient quelque temps dans l'éther qui, en même temps, enlève l'excès de soufre, et on les fait bouillir dans l'eau ou la glycérine. Terrillon recommande de recouvrir les bouchons d'un capuchon de papier pour éviter les poussières.

3° **Éponges et compresses-éponges.** — Les *éponges* doivent être, les unes, rondes et de dimensions moyennes ou petites ; les autres, plates et assez larges.

Après les avoir débarrassées des particules minérales qui y sont incluses, à l'aide de ciseaux pointus et d'un battage au maillet, on les lave à grande eau, puis on les place dans une bassine émaillée où on leur fait subir la série des opérations suivantes : Séjour de 10 à 12 heures dans la solution de permanganate de potasse à 1 p. 1000. Lavage à l'eau bouillie. Décoloration par la solution saturée de bisulfite de soude du commerce, à laquelle on ajoute, au bout d'un certain temps, une solution d'acide chlorhydrique à 2 p. 1000 pour parfaire la décoloration. On laisse ces éponges 20 à 25 minutes dans ce mélange ; puis on les lave plusieurs fois dans l'eau stérilisée, en les exprimant jusqu'à ce que l'eau de lavage soit tout à fait claire, et on les immerge dans la solution de phénol à 50 p. 1000, où elles doivent demeurer durant au moins quinze jours. Avant de s'en servir, on les exprime et on les débarrasse de l'acide phénique par un lavage dans l'eau stérilisée (mode de préparation de la Salpêtrière).

Les *compresses-éponges* se préparent avec de la gaze sans apprêt ou de la gaze ordinaire du commerce, dégommée par ébullition, durant une heure, dans une solution de carbonate de soude à 20 p. 1000, puis essorée dans l'eau filtrée. On en forme des carrés de trente centimètres de côté environ, comprenant de quatre à huit épaisseurs de gaze et ourlés exactement à grands points sur les bords. Pour les stériliser, on les maintient dans l'autoclave à 130° durant une demi-heure; ou bien, on les cuit, pendant deux heures, dans une solution de sublimé à 1 p. 1000 ; on les conserve dans une solution du même titre et, avant de s'en servir, on a soin de les rincer plusieurs fois dans l'eau salée bouillie et chaude. Si on veut les avoir sèches, on les maintient, à la suite des manipulations précédentes, pendant une heure, dans l'étuve sèche, et on les conserve dans des flacons bien bouchés.

Ces compresses, plus faciles à désinfecter et d'un prix de revient inférieur à celui des éponges, les remplacent avantageusement dans tous leurs usages. Saisies entre les doigts ou avec des pinces-longuettes, par un bord, par un coin, ou après avoir été repliées plusieurs fois sur elles-mêmes, elles se prêtent, beaucoup mieux que les éponges, à toutes les modifications de forme et de volume que l'on peut désirer. Au cours des opérations intra-péritonéales, en particulier, elles s'insinuent et s'étalent très facilement autour de la tumeur à enlever, préservent suffisamment les viscères du traumatisme instrumental ou de toute cause de contamination, étanchent parfaitement le sang et se moulent très bien dans les cavités où il s'agit de faire l'hémostase par compression ou du nettoyage.

Pour éviter de laisser dans le ventre des éponges ou des compresses, il est indispensable de les monter sur des pinces ou d'en connaître exactement le nombre.

4° **Fils à sutures.** — a. Catgut. — Un bon *catgut* doit être souple, solide et se résorber complètement. Ce fil, formé d'intestin de mouton, est difficile à stériliser, et l'on tend de plus en plus à le remplacer par la soie pour les sutures perdues. Il est plus prudent de l'asepsier soi-même.

Le procédé le plus sûr est celui de Reverdin : on commence par dégraisser les fils réunis en écheveau, par un contact de 7 à 8 heures avec l'éther, suivi d'un lavage dans une nouvelle quantité de liquide; on les fait sécher complètement ; puis on les porte à l'étuve sèche, après les avoir enroulés sur des bobines que l'on renferme dans des tubes bouchés à l'ouate. Tubes et bobines doivent être absolument secs. Pour éviter de griller le catgut ou, tout au moins, de le rendre cassant, il faut élever très lentement la température de l'étuve : mettre une heure pour atteindre 100°, et une demi-heure pour atteindre 150°, température qui devra être maintenue durant deux heures. On laisse le fil se refroidir à l'étuve ; 8 à 10 jours après, on renouvelle la même opération, puis on fait séjourner le catgut 24 heures dans l'essence de bois de genévrier et on le conserve dans l'alcool absolu ou antiseptique.

A défaut d'étuve, on pourra recourir au procédé primitif de Lister que Lucas-Championnière considère encore comme le meilleur. Il consiste à faire macérer la corde à boyaux, durant cinq ou six mois, dans le mélange suivant : acide phénique cristallisé, 20 ; eau, 2, et huile d'olive 100.

La préparation à l'*essence de bois de genévrier* donne un catgut très souple. Après avoir réuni les fils en un écheveau, on les lessive à fond dans le savon de potasse, en usant de la brosse ; on les fait séjourner une demi-heure dans l'éther et une heure dans le sublimé à 1 p. 1000 ; on les enroule sur des cadres ; on les maintient huit jours dans l'essence de bois de genévrier ; enfin, on les conserve dans l'alcool rectifié additionné de 1/10 d'essence de bois de genévrier. Au moment de s'en servir, on les immerge dans une solution aqueuse de sublimé à 1 p. 1000. Quel que soit le procédé employé, on choisira avec soin la matière première dont la qualité est très variable suivant la provenance.

b. Soie. — La soie doit être plate et tressée (soie de Czerny). Pour la stériliser, on la fait bouillir dans l'eau simple pendant 20 minutes; on l'enroule sur des rouleaux de verre; on la plonge dans le sublimé à 2 p. 1000, et on la maintient dans l'autoclave entre 120 et 125° durant une demi-heure. On peut encore se contenter de la faire bouillir, la veille et le matin même de l'opération, durant 20 minutes, dans la solution phéniquée à 50 p. 1000 de préférence à la solution de sublimé à 1 p. 1000, qui rend les fils plus cassants et expose à l'intoxication chez les prédisposées. On la conserve dans une solution identique.

Au bout de deux ébullitions dans le sublimé et de deux ou trois ébullitions dans l'eau phéniquée (1), la soie devient cassante. Il ne faut donc en faire bouillir, chaque fois, que la quantité jugée

(1) Terrier et Péraire, *Manuel d'asepsie et d'antisepsie chirurgicales* (1893).

nécessaire. Lucas-Championnière préfère la stériliser et la conserver, sans ébullition préalable, dans une solution de sublimé à 1 p. 100 et, au moment de l'opération, il la plonge dans la solution antiseptique faible où baignent déjà les instruments.

Pour assurer la stérilisation, mieux vaut disposer tout d'abord le fil en écheveau et ne l'enrouler sur des cylindres, ou mieux, sur des cadres de verre, qu'au sortir de l'étuve ou de l'eau bouillante. Au moment de s'en servir, il est bon de les placer dans des récipients à large ouverture, des cristallisoirs, par exemple, qui permettent de les saisir sans les sortir du liquide antiseptique. On peut encore faire usage de boites spéciales qui mettent les bobines à couvert et ne livrent passage qu'à l'extrémité du fil qu'on résèque au moment même de l'opération.

c. Crins de Florence. — Les crins de Florence, après dégraissage dans l'eau de savon chaude, puis dans l'éther, sont stérilisés comme les soies. Les mêmes remarques leur sont applicables au point de vue des effets de l'ébullition. Ils sont conservés, tout droits, dans des tubes de longueur suffisante, d'où ils sont extraits, un par un, avec des pinces flambées.

d. Fils d'argent. — Les fils d'argent, introduits par Sims dans la pratique gynécologique et le plus souvent remplacés, à l'heure actuelle, par les crins de Florence, sont stérilisés comme les instruments.

5° **Instruments métalliques.** — Les instruments proprement dits doivent être entièrement métalliques et nickelés, et présenter le moins possible de fentes, de rainures et d'aspérités.

Après l'opération, on les immerge dans l'eau froide qui facilite, beaucoup mieux que l'eau chaude, le détachement des caillots ; on les nettoie minutieusement à la brosse et avec des linges aseptiques ; on les fait bouillir dix minutes ; on les égoutte ; on les dispose dans une boite métallique spéciale, à fermeture hermétique (fig. 146 et 147) ; on les *flambe* en mettant le feu à quelques grammes d'alcool projeté à leur surface ; enfin on les recouvre d'ouate hydrophile aseptique. On peut encore, après le flambage, les disposer dans une vitrine bien close.

Avant l'opération, on les fait bouillir pendant une demi-heure, la veille au soir (faire suivre de flambage) et, le matin même, dans de l'eau filtrée. On les extrait finalement de l'eau bouillante avec des pinces flambées et on les immerge dans une solution antiseptique (acide phénique à 2 1/2 p. 100, par exemple), qui les préservera des poussières et facilitera la chute des caillots. Cette dernière manœuvre ne doit être faite qu'au moment même de l'opération ou bien, si elle a lieu un peu avant, les plateaux seront recouverts de toile gommée aseptique. Le liquide antiseptique sera changé, au cours de l'opération, à mesure qu'il deviendra trouble.

Le chauffage à l'étuve sèche, entre 180 et 200°, pendant trois quarts d'heure à une heure, est un procédé plus scientifique ; mais l'ébullition, convenablement pratiquée, offre la même sécurité, sauf pour des instruments ayant servi dans des foyers septiques. En ce cas, à défaut d'étuve, on a la ressource du bain de glycérine, de

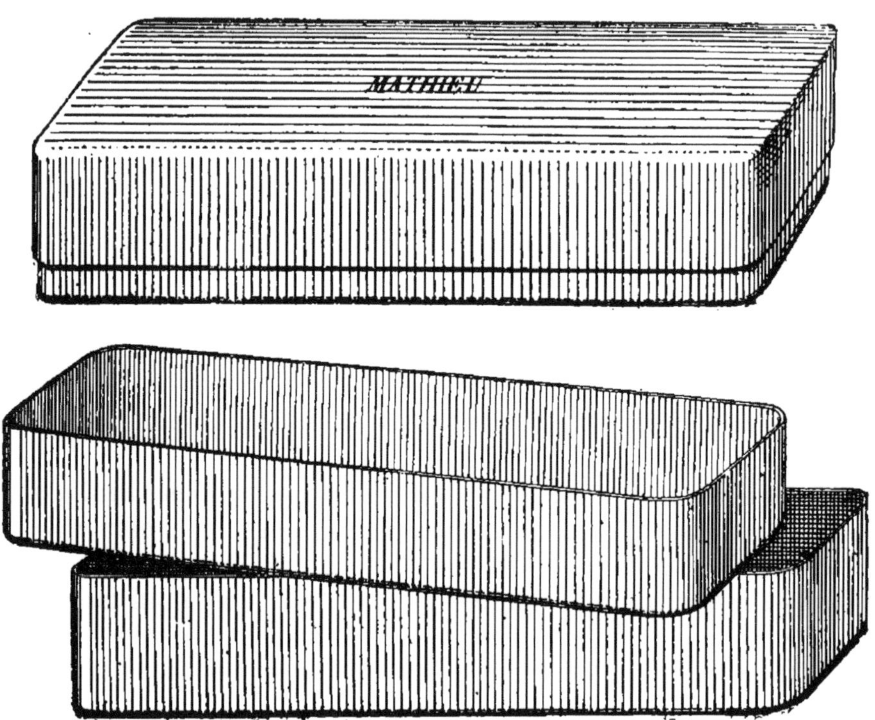

Fig. 146 et 147. — Plateaux pour instruments pouvant s'emboiter l'un dans l'autre.

la solution de carbonate de potasse, etc., ou du flambage. Ce dernier procédé expose à détremper les instruments.

L'eau bouillante et la chaleur sèche enlevant le fil de l'acier, il ne faut y recourir, pour les pointes et les lames, que si elles se sont attaquées à des tissus septiques, après quoi on les envoie au repassage. Autrement, on se contente de les conserver dans le chloroforme (Lucas-Championnière), ou de les laver, au moment de s'en servir, avec un tampon d'ouate imbibé de ce liquide. On peut encore faire usage d'un mélange d'alcool absolu additionné de 1 p. 10 d'éther et de 1 p. 12 d'ammoniaque. Les aiguilles creuses, telles que celles de Reverdin, doivent être conservées dans le chloroforme après avoir été démontées et flambées avec ménagement : pour cela, on plonge les pièces dans l'alcool, on les en retire vivement et on les allume ; cette manœuvre doit être répétée trois ou quatre fois.

6° **Sondes et bougies en gomme.** — Les *sondes et bougies en gomme* sont ramollies par la chaleur humide et altérées par les antiseptiques liquides. Guyon les soumet, durant trois heures, dans un appareil spécial, au contact de l'acide sulfureux. Mais il est plus simple de les stériliser dans la glycérine, ou encore, si elles sont formées d'huile de lin sur trame de soie, de les maintenir, durant une demi-heure, à 140°, dans l'étuve sèche, après les avoir renfermées dans des éprouvettes stérilisées et bouchées à l'ouate (Poncet). A défaut de ces moyens, on les lavera intus et extra à l'alcool à 70°, puis au sublimé à 1 p. 1000 (Le Dentu), et on les conservera dans des éprouvettes stérilisées.

7° **Tubes en caoutchouc.** — Les *tubes en caoutchouc* (drains, sondes, tubes pour le lavage abdominal, pour l'évacuation des liquides kystiques, pour les ligatures élastiques, etc.), doivent d'abord être débarrassés de l'excédent du soufre de la vulcanisation par une macération de trois heures dans une lessive de soude à 1 p. 10, à la température de 60°, ou par un lavage au permanganate de potasse, suivi d'un lavage au bisulfite de soude pour décolorer ; puis on les brosse intus et extra ; enfin, on les fait bouillir durant une demi-heure dans la solution phéniquée forte, de préférence à la solution de sublimé qui les ramollit trop ; ou mieux encore, on les soumet au bain de glycérine ou à la vapeur humide sous pression, à 120°, pendant vingt minutes, après les avoir immergés dans une solution de sublimé à 1 ou 2 p. 1000. On les conserve dans une solution identique et on a soin de les faire bouillir immédiatement avant de s'en servir.

8° **Table opératoire.** — Les *tables opératoires* en métal nickelé s'aseptisent facilement par un lavage avec la solution de sublimé à 2 p. 1000. Cependant, on peut obtenir un résultat suffisant sur une table en bois, en donnant la préférence au bois de hêtre qui est peu perméable aux liquides et susceptible d'un beau poli.

9° **Objets de pansement.** — Les pièces de pansement, ouate, gaze, bandes, sont asepsiées par la vapeur humide sous pression, puis séchées. Les appareils de Lautenschläger, Sorel, etc., réunissent ces deux conditions. On peut encore recourir à l'ébullition quand elle est possible.

10° **Tentes intra-utérines.** — De toutes les substances utilisables pour obtenir la dilatation progressive de l'utérus (éponge comprimée (Simpson 1844), laminaire (Sloan 1862), racine de gentiane (Winckel 1867), tupelo (Sussdorf 1877), racine de guimauve, écorce d'orme rugueux, ivoire décalcifié, etc.), la laminaire et l'éponge sont les plus employées.

Laminaires. — Les racines de laminaire (*laminaria digitata, de la classe des algues fucacées*), qui doublent de volume par la dilatation, se trouvent chez les fabricants sous forme de bâtonnets cylindri-

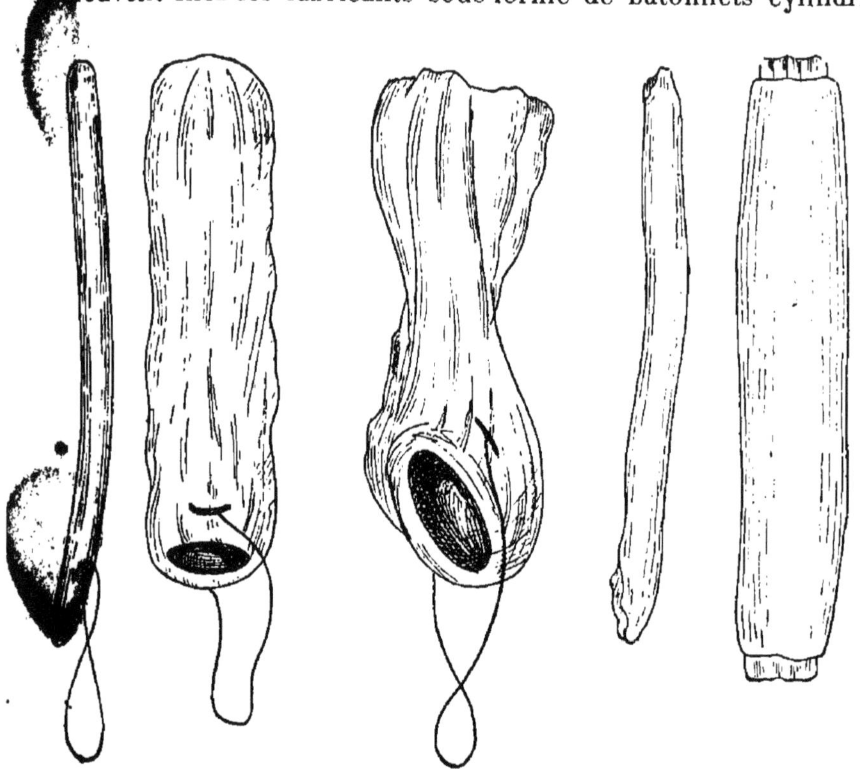

Fig. 148. — A gauche de la figure, trois laminaires du commerce, l'une sèche et deux autres dilatées (celle du milieu porte l'empreinte de l'orifice interne du col) ; à droite de la figure, deux laminaires brutes, l'une non dilatée et l'autre dilatée.

ques, de calibre progressif, tournés ou polis soigneusement à leur surface, pleins ou perforés dans leur longueur (Greenhalg), arrondis à une extrémité et munis, à l'autre, d'un fil destiné à en faciliter l'extraction.

En raison de la régularité de leur surface, ces tiges pénètrent facilement dans l'utérus, mais tendent aussitôt à en sortir. De plus, comme leur longueur ne varie guère qu'entre 5 et 8 centimètres, il peut se faire que la tige employée soit trop longue ou, au contraire, trop courte : dans le premier cas, elle viendra buter sur la cloison recto-vaginale ou sur le fond de l'utérus et déterminera une ulcération ou même une perforation. Dans le second cas, elle pourra s'enclaver au-dessus de l'orifice interne, pendant sa turgescence, surtout chez les nullipares, au point d'être très difficile à dégager.

Enfin ces tiges, parfaitement lisses et cylindriques à l'état sec, se hérissent, en gonflant, d'aspérités parfois très saillantes qui accrochent la muqueuse ou le relief de l'orifice interne et rendent les manœuvres d'extraction très douloureuses.

Nous préférons de beaucoup les tiges *brutes* du commerce ; elles présentent, à l'état sec, des cannelures longitudinales qui ne sont en rien défavorables à leur introduction et favorisent leur maintien ; de plus, elles se dilatent en cylindres parfaitement lisses et réguliers (fig. 148).

Nous conseillons la préparation suivante (1) : On choisit les tiges les plus dures et les plus lisses. Après les avoir lavées et brossées, on les segmente en fragments de 6 à 10 centimètres et on les plonge dans une solution chaude de sublimé à 1 p. 1000.

Quand elles ont acquis leur maximum de turgescence (au bout de douze à vingt-quatre heures), on râcle la surface de celles qui présentent quelques inégalités (il y en a très peu dans ce cas). Puis, lavage à l'eau bouillie, nouvelle immersion dans l'eau naphtolée, durant vingt-quatre heures, pour éliminer le sublimé, sous peine d'exposer les malades à des ulcérations caractéristiques du col ou du vagin et à de légers accidents de résorption. Ces accidents sont probablement dus à la concentration du sublimé par le fait de la dessiccation.

Il ne reste plus qu'à retirer les tiges du bain naphtolé, à en arrondir les extrémités avec un bistouri et à les faire sécher incomplètement dans une étuve modérément chauffée ou un simple four de cuisine. *Quand elles sont encore malléables*, bien qu'à peu près totalement rétractées, on les plonge dans de l'éther naphtolé à 1 p. 100 ou iodoformé à 5 p. 100, où elles *finissent de se rétracter tout en conservant leur souplesse.* On les conserve dans ce même liquide.

Ainsi préparées, ces tentes ne flattent pas l'œil comme les tiges lisses et ne se dilatent peut-être pas aussi vite ; mais elles se maintiennent bien en place, se dilatent en un cylindre très régulier, assurent, sans perforation centrale, l'écoulement des liquides, sont aussi faciles à introduire qu'à extraire et peuvent être taillées de la longueur voulue. Il est facile d'augmenter, au besoin, leur sou-

(1) S. Bonnet, *Bulletins et Mémoires de la Soc. obstétr. et gynéc.*, Janv. 1892.

plesse, en les plongeant, durant quelques secondes, dans une solution antiseptique chaude.

Éponges a la ficelle. — Les tentes-éponges du commerce se présentent sous forme de petits cônes de divers calibres, taillés sur des éponges comprimées qui doivent leur poli, soit à l'action du papier de verre, soit à un enduit de cire ou de gomme arabique. Elles sont généralement traversées à leur base par un cordonnet. Ces tentes ne peuvent guère dilater que la cavité cervicale ; d'autre part, comme elles comprennent parfois plusieurs morceaux d'éponges, il est arrivé que l'un de ces morceaux se détachât de la masse principale au moment de l'extraction et déterminât, dans la suite, par son séjour prolongé, des accidents plus ou moins graves d'infection.

Les éponges cylindriques, comprimées à la ficelle et préparées par le chirurgien ou sous sa surveillance, nous paraissent préférables à tous les points de vue. Voici notre mode de préparation :

Il est une variété de grosses éponges, à larges mailles et à tissu très résistant, formées d'une base grossière dont émergent de longues branches coniques atteignant 20 centimètres de longueur et plus : ces éponges, peu appréciées dans le commerce, portent le nom de *tétines*, en raison de leur grossière ressemblance avec des mamelles de vache. Chacun des mamelons isolé, épointé et régularisé aux ciseaux, peut fournir, par morcellement, deux ou trois tentes qui, réduites par compression, ne dépasseront guère les dimensions de laminaires de moyen calibre. Pour les tentes plus grosses, on peut se servir des éponges dites *indiennes*, de tissu également résistant et de valeur commerciale inférieure.

Une fois qu'elles sont blanchies par le commerçant à l'aide du permanganate de potasse et du sulfite de soude, on débarrasse ces éponges de leur calcaire, on les régularise aux ciseaux et on les soumet aux mêmes manipulations que les laminaires : immersion de vingt-quatre heures au moins dans la liqueur de Van Swieten, lavage à l'eau bouillie, immersion de vingt-quatre heures dans l'eau naphtolée. Il n'y a plus qu'à les exprimer et à les comprimer avec une ficelle de fouet stérilisée.

Pour cela, on fixe la ficelle à un clou, on la tend fortement et on enroule l'éponge sur elle. Tous les tours de spire doivent être en contact. On obtient ainsi des tiges droites, rigides, parfaitement cylindriques et déjà suffisamment asepsiées.

Quand on veut s'en servir, on en détache un fragment de la longueur voulue, après avoir déroulé la ficelle ; on taille ce fragment en pointe, à son extrémité ; on le plonge dans l'éther iodoformé et on attend, avant de s'en servir, que l'évaporation de l'éther soit complète, ce qui ne demande que quelques minutes.

III. Opérateur et aides.

L'opérateur et ses aides n'auront pas touché de substances septiques depuis au moins quarante-huit heures.

Leur linge de corps et leurs vêtements doivent être d'une propreté irréprochable.

De plus, avant toute opération trans-péritonéale, ils se vêtiront de blouses de toile tombant jusqu'aux talons et passées à l'étuve humide ou dans la solution de sublimé à 1 p. 1000, après lessivage.

Asepsie des mains. — Ils prêteront une attention minutieuse au nettoyage des mains et des avant-bras :

1° Couper les ongles courts ;

2° Laver et brosser les mains, les avant-bras, les ongles, durant cinq minutes, avec du savon noir ou antiseptique, de l'eau très chaude et une brosse neuve ou bouillie, si elle a servi, et conservée dans le sublimé : inutile d'employer des brosses trop rudes; elles creusent l'épiderme de sillons qui donneront ultérieurement asile aux micro-organismes ;

3° Curer les ongles avec un cure-ongles mousse, ou simplement une allumette taillée en biseau ;

4° Nouveau brossage suivi de rinçage ;

5° Immersion successive des mains et des avant-bras dans une solution de permanganate de potasse à 10 p. 1000 et une solution saturée de bisulfite de soude dans l'eau stérilisée ;

6° Lotion à l'alcool simple (alcool à 90° ou alcool dénaturé), ou antiseptique ;

7° Immersion de quelques minutes dans la solution de sublimé à 1 p. 1000.

A défaut de permanganate de potasse et de sulfite de soude, la lotion à l'alcool et l'immersion dans le sublimé peuvent suffire, si l'on a fait, avec le soin voulu, le nettoyage mécanique (Le Dentu).

Pour éviter les gerçures, on ne se servira, au cours de l'opération, que d'eau bouillie ou de solutions antiseptiques faibles (solution de sublimé à 1 p. 3000, d'acide phénique à 25 p. 1000). Au besoin, on fera suivre le lavage savonneux, post-opératoire, d'une onction à la glycérine.

IV. Malade.

1° **Peau.** — La veille de l'opération, on fera prendre à la malade un grand bain savonneux d'une demi-heure et l'on commencera l'asepsie de la région opératoire : on la lavera à la brosse et au savon, on la rasera et on la recouvrira de compresses trempées, non dans le sublimé, qui provoque parfois de l'érythème, mais dans la solution phéniquée faible.

Immédiatement avant l'opération, changer les draps de la malade et son linge de corps, entourer ses membres inférieurs d'un bandage ouaté aseptique et compléter l'asepsie de la région opératoire : après savonnage et brossage (fouiller avec soin la dépression ombilicale), passer le rasoir, même sur les parties glabres, enlever le savon avec un courant d'eau, et frotter la région avec un linge rude stérilisé, tandis qu'on l'arrose successivement d'éther, d'alcool et de sublimé à 1 p. 1000. On l'entoure ensuite de plusieurs compresses stérilisées, ou bien on l'enveloppe d'une seule compresse de grandes dimensions que l'on fend largement suivant la future section de la peau.

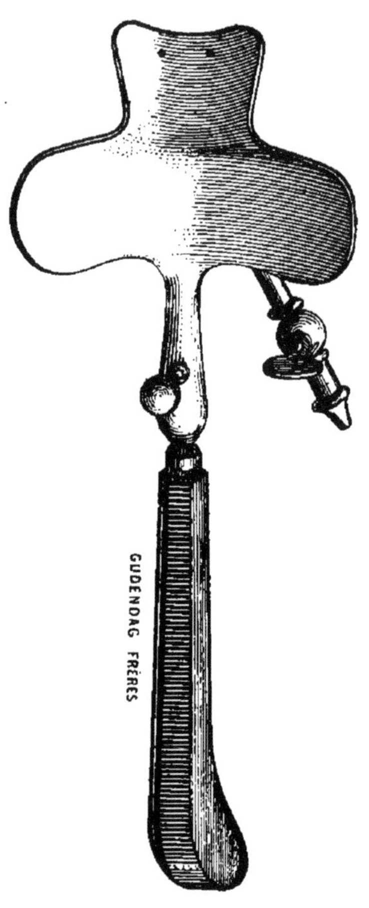

Fig. 149. — Valve irrigatrice de Fritsh

2° **Vulve.** — La vulve doit être savonnée, brossée, rasée, lavée à l'éther, puis au sublimé.

3° **Vagin.** — Durant les quatre ou cinq jours qui précèdent toute opération gynécologique, on doit pratiquer matin et soir un lavage du vagin avec le sublimé à 1 p. 3000 suivi de tamponnement iodoformé. Le lavage, pour être efficace, doit être accompagné de frictions faites jusqu'au fond du cul-de-sac avec l'index et le médius de l'une, puis de l'autre main. Il est bon, en outre, de procéder sous le chloroforme, immédiatement avant l'opération, au brossage et au savonnage de la cavité vaginale, avant de faire le

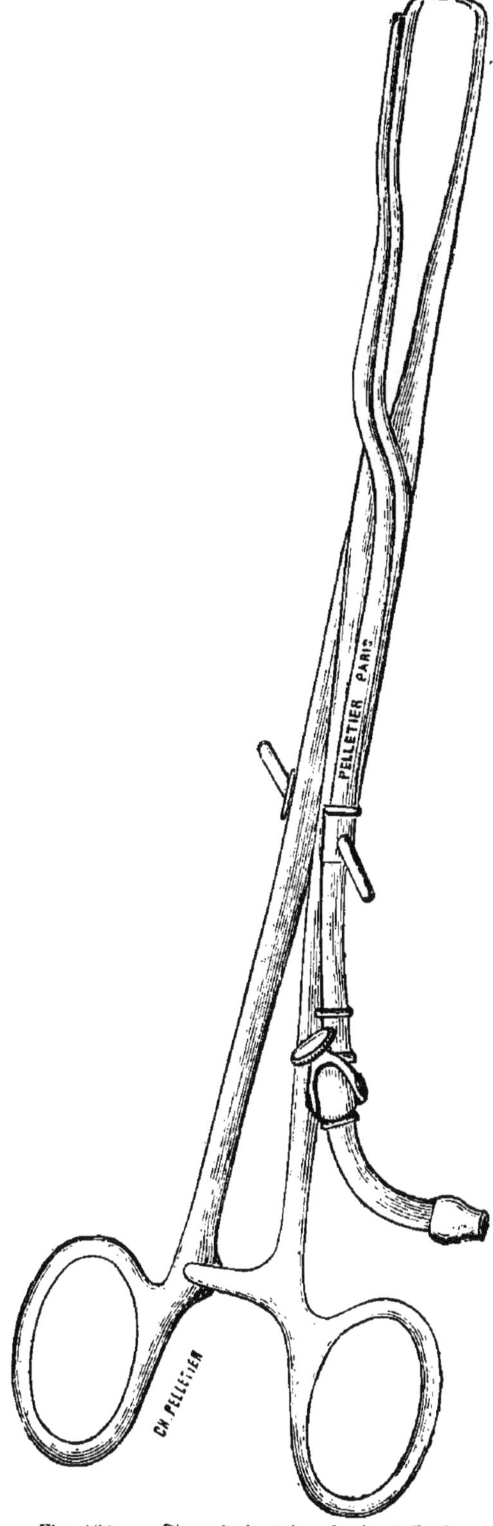

Fig. 150. — Pince irrigatrice de Paul Petit.

lavage antiseptique. Ce savonnage pourra être fait, dès la veille, avec des tampons montés sur pinces.

4° **Utérus.** — Avant de pratiquer le cathétérisme, il est indispensable, si le corps utérin n'est pas manifestement contaminé, d'asepsier autant que possible la cavité cervicale par un badigeonnage fortement antiseptique, après abstersion des mucosités.

Il est toujours bon d'asepsier la cavité utérine avant l'hystérectomie abdominale. Terrillon et Chaput conseillent l'injection intra-utérine de quelques grammes de teinture d'iode portée aussi haut que possible avec une sonde en gomme. S'agit-il d'hystérectomie vaginale, le plus simple paraît être de pratiquer un curettage préliminaire suivi de badigeonnage au chlorure de zinc à 1 p. 10 (Segond). Enfin, en cas de cancer végétant du col, on ne manquera pas, avant d'entreprendre l'ablation totale, de détruire par la curette et le feu les portions ramollies du néoplasme, sources ordinaires de l'infection péritonéale.

5° **Asepsie interne.** — Purger la malade l'avant-veille et lui donner un lavement la veille, dès l'après-midi, pour être sûr qu'il soit rendu avant l'opération. Administrer le naphtol ou ses similaires quelques jours auparavant, au cas de laparotomie, de périnéorrhaphie, de fistule recto-vaginale; le salol, à la dose de 2 à 3 grammes, s'il s'agit d'une fistule vésico-vaginale.

Asepsie au cours de l'opération. — Au cours de l'opération, on maintiendra le champ opératoire aseptique, en ayant recours, suivant la région et la nature de l'opération, soit au tamponnement, soit à l'irrigation intermittente ou continue avec de l'eau bouillie ou des liquides faiblement antiseptiques (eau salée à 7 p. 1000, naphtolée à saturation, etc.).

Pour l'irrigation continue du col utérin, du vagin, du périnée, on remplacera avec avantage la canule droite, qui immobilise la main d'un aide, par des appareils qui se maintiennent seuls en place sur le pénil, tels que la valve de Fritsh (fig. 149), la valve de Pichevin, notre tube irrigateur en étain, transformable à volonté (fig. 244); mais nous donnons actuellement la préférence à une *pince irrigatrice* qui, tout en assurant l'abaissement ou la tension des tissus, permet de porter le courant liquide au point même où il est nécessaire (1) (fig. 150).

CHAPITRE II

ANESTHÉSIE

I. — ANESTHÉSIE GÉNÉRALE

La résolution musculaire est indispensable pour faire certains diagnostics d'affections abdominales et la plupart des opérations gynécologiques.

A l'étranger, on emploie encore beaucoup l'éther; il en est de même à l'école de Lyon. En Allemagne, quelques laparotomistes mélangent le chloroforme à l'alcool. En Amérique, on a préconisé un mélange de chloroforme, d'alcool et d'éther. En France, le chloroforme est adopté par la majorité des chirurgiens, soit seul, soit associé à d'autres subtances.

(1) L'idée première de la *pince irrigatrice* revient à Berlin, de Nice; mais le modèle auquel nous nous sommes arrêtés offre beaucoup plus de commodité. Il peut être manœuvré d'une seule main : l'index et le médius prenant appui sur deux ailettes latérales, le pouce fait manœuvrer à volonté le robinet à poussette du tube à irrigation.

1° Chloroformisation simple

Le chloroforme pur a une densité de 1,48; il ne doit ni rougir ni décolorer le papier de tournesol, ni réduire le nitrate d'argent. On le conserve à l'abri de l'air et de la lumière en petits flacons teintés et hermétiquement bouchés.

Modes d'administration. — Le chloroforme s'administre au moyen de masques et de cornets ou, simplement, avec une compresse ou un mouchoir.

Le *cornet de Reynaud, ou cornet de la marine* (fig. 151), en carton doublé de flanelle, muni d'un diaphragme intérieur perforé au centre pour le passage de l'air, est un très bon instrument dont les mérites sont bien établis [absence d'accidents mortels depuis quarante ans dans les hôpitaux de la marine (Rochard, Leroy de Méricourt, Bérenger-Féraud) (1)]. Poitou-Duplessy l'a heureusement perfectionné en permettant de le plier, de changer à volonté le diaphragme et en adaptant à celui-ci une petite cupule qui recueille directement le chloroforme au dehors. Cet appareil, non seulement assure le mélange intime des vapeurs chloroformiques avec un volume d'air considérable, mais permet de calculer à peu près la dose de chloroforme employée et réalise d'une façon pratique, suffisamment approximative, la méthode des mélanges titrés de Paul Bert.

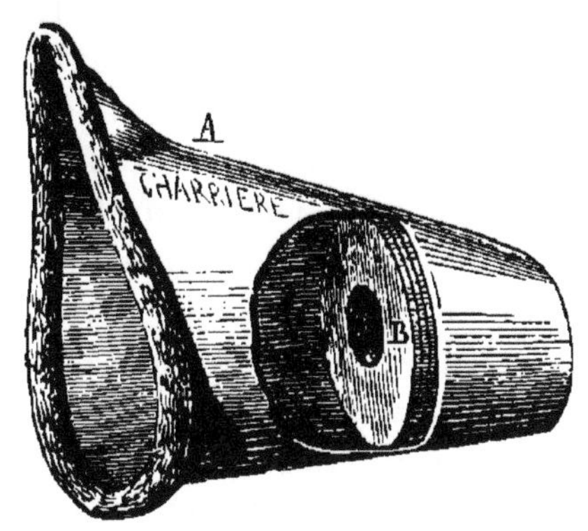

Fig. 151. — Cornet à chloroforme de la marine.

Nous nous contentons ordinairement d'un mouchoir plié que nous appliquons, sous forme de gouttière, sur le nez et la bouche, sans les obturer. Nous renfermons le chloroforme, au moment de nous en servir, dans un flacon muni d'un bouchon à stilligoutte; ou bien nous pratiquons une fente latérale dans le bouchon en liège de la bouteille où il est conservé.

La malade à chloroformiser doit être à jeun, le thorax et le cou libres de toute constriction et la bouche débarrassée, s'il y a lieu, de

(1) *Congrès de chirurgie*, 1886.

toute pièce dentaire. On s'est renseigné sur l'état du cœur, des poumons et des reins.

Les altérations graves des reins sont une contre-indication. Il en est de même des dégénérescences du myocarde ; par contre, dans les lésions orificielles, le chloroforme doit être donné résolument et jusqu'à narcose complète (Hart et Barbour, Terrier, Quénu). Il vaut mieux endormir la malade dans son lit en lui évitant la vue des instruments et des préparatifs. Quand elle est sur la table opératoire, le chloroformisateur se place derrière sa tête ou à sa droite. Il a une main sur le pouls et ne perd pas de vue le visage et la région épigastrique, afin de surveiller la coloration des lèvres, le degré de dilatation des pupilles et les mouvements respiratoires. Au début, on tient la compresse assez éloignée du visage et on y verse quelques gouttes seulement de chloroforme afin de tâter la susceptibilité de la malade. Nous rejetons le *procédé de sidération* et n'employons que le procédé *dosimétrique*, c'est-à-dire des doses faibles et continues (1). Avec cette façon de procéder, la période d'excitation, surtout chez la femme, est supprimée ou se borne à un peu de loquacité; il se produit successivement : de l'engourdissement des membres; de l'auto-perception des battements du cœur et des carotides qui, d'abord accélérés et quelquefois irréguliers, se régularisent et se ralentissent bientôt; puis de l'obnulation progressive de l'intelligence et des sens, l'ouïe survivant ordinairement la dernière. L'anesthésie complète est caractérisée par la résolution musculaire, le ronflement, la contraction de la pupille et l'abolition du réflexe palpébral.

La durée de l'anesthésie et la quantité de chloroforme employée pour l'obtenir varient avec chaque malade. On peut admettre, pour le premier point, une moyenne de dix à vingt minutes; mais les alcooliques, les éthéromanes, etc., demandent beaucoup plus de temps.

Il n'est besoin, pour entretenir l'anesthésie, que de doses très faibles.

L'opération ne doit pas être commencée avant qu'elle soit complète, surtout s'il s'agit d'ouvrir le péritoine, de dilater le sphincter de l'anus ou celui de la vulve ; mais, quand il s'agit d'interventions de longue durée et peu douloureuses, nous nous contentons, à un moment donné, de maintenir la malade un peu en deçà de la période chirurgicale, en lui conservant le réflexe oculaire.

(1) Voir : Marcel Baudoin, *Gaz. des Hôp.*, 1890, nos 65 et 68.

L'attention la plus soutenue est de rigueur pendant toute la durée de la chloroformisation, car il est de fait que la plupart des accidents mortels ou des alertes coïncident avec une distraction de l'aide responsable.

Accidents de la chloroformisation. — Les accidents qui sont à craindre au *début de la chloroformisation : suffocation, spasme laryngé et bronchique, syncope respiratoire* et plus souvent *cardiaque*, relèvent de l'irritation des premières voies par un chloroforme impur ou donné à doses trop massives. Fr. Franck a conseillé de leur opposer la cocaïnisation préalable; mais on les prévient d'une façon plus simple en commençant par de très faibles doses et en tenant, tout d'abord, la compresse assez éloignée du visage, de façon à établir graduellement l'accoutumance.

A *la période d'ivresse chloroformique*, on observe la *syncope secondaire* ou *bulbaire* (Duret), qui peut être *respiratoire* ou *cardiaque;* cette dernière survient surtout par excitation périphérique (opération commencée trop tôt, mouvements brusques imprimés à la malade, tels que l'élévation soudaine de la tête et du tronc, pendant le transport du lit sur la table opératoire).

A *la période d'anesthésie confirmée*, la syncope *respiratoire* est *toxique, paralytique*, et précède, dans l'immense majorité des cas, l'arrêt du cœur. En général, elle ne survient pas brusquement, comme la syncope cardiaque, et s'annonce par la dilatation soudaine des pupilles, la pâleur ou, au contraire, la cyanose de la face et surtout des lèvres, les modifications du pouls et de la respiration. Les indications que fournit le pouls, pour avoir moins de valeur que les anomalies de la respiration, ne sont pas à négliger : son accélération soudaine, son ralentissement au-dessous de 60, son irrégularité, doivent mettre le chloroformisateur sur ses gardes.

Si la syncope survient, il faut établir immédiatement un courant d'air et faire glisser la malade sur la table opératoire de façon à lui mettre la tête en bas. Tandis que le chloroformisateur la maintient et attire la langue au dehors, un aide flagelle la face, ou mieux, la région cardiaque, et un ou deux autres aides pratiquent la respiration artificielle [compression rythmée de la poitrine associée à l'élévation et à l'abaissement alternatif des bras (Sylvester), ou mouvements de traction rythmés imprimés à la langue (Laborde)]. Ces tentatives doivent être prolongées très longtemps (on a vu la respiration se rétablir au bout de deux heures d'effort). On pourra leur associer la faradisation des phréniques, les inhalations de nitrite d'amyle, et mieux, d'oxygène.

La cyanose, si elle coïncide avec la dilatation *graduelle* des pupilles, le retour du réflexe oculaire et des spasmes du diaphragme, indique l'imminence de *vomissements*. Il faut alors augmenter la dose de chloroforme.

La dilatation graduelle des pupilles, l'élévation, l'abaissement ou la divergence des globes oculaires, puis le retour du réflexe cornéen annoncent le *retour de la sensibilité*.

Le *spasme du larynx* et la *procidence de la langue en arrière* sont caractérisés par de l'apnée ou une respiration spasmodique, bruyante et irrégulière, avec cyanose des lèvres et de la face. Il faut alors élever le tronc au lieu de renverser la tête en bas, *projeter en avant le maxillaire inférieur*, en appuyant avec une main en arrière de l'une des branches montantes, et attirer la langue au dehors avec une pince. Nous nous servons de préférence d'une simple pince tire-balles qui ne produit qu'un traumatisme insignifiant. Au besoin, on aura recours à la respiration artificielle et même à la trachéotomie qui est ici particulièrement indiquée. Ces accidents sont certainement moins à craindre que la syncope ; cependant ils peuvent avoir une durée alarmante et même se terminer fatalement.

S'il existe des *mucosités* abondantes qui gênent la respiration et se dénoncent par de gros râles humides, on en débarassera le fond de la gorge avec de petites éponges montées.

La syncope peut encore se produire, mais à titre exceptionnel, il est vrai, quelque temps après les dernières inhalations de chloroforme. Il est donc prudent de solliciter le réveil de la malade en lui flagellant légèrement la face, si l'état du pouls, du facies, etc., inspirent quelques craintes. En tout cas, on laissera auprès d'elle, jusqu'au réveil spontané, un aide de confiance.

Il est des malades qui *vomissent* pendant vingt-quatre heures et plus après une chloroformisation de courte durée, et d'autres qui n'ont que quelques nausées après une ou deux heures d'anesthésie. L'état gastrique, le siège de l'opération, peuvent être pour quelque chose dans ces différences ; dans la plupart des cas, il s'agit d'une idiosyncrasie à peu près impossible à prévoir.

On a essayé, mais sans résultats constants, contre les vomissements dus au chloroforme, divers procédés. Le mieux paraît être de maintenir l'opérée à la diète absolue, jusqu'à cessation des nausées, en lui permettant seulement, pour tromper la soif, de se rincer la bouche à l'eau froide.

Dès que les nausées auront cessé, on permettra d'abord un peu de grog froid, à doses fractionnées : on en donnera d'abord une cuillerée à dessert; si cette dose est gardée, on en donnera une autre, un quart d'heure après et ainsi de suite, en rapprochant et augmentant les doses à mesure que l'on sera plus assuré de la tolérance. Puis on passera au bouillon, aux potages. Si le liquide est vomi, on instituera de nouveau la diète pendant au moins deux ou trois heures. Si les vomissements sont encore très persistants au delà de dix-huit heures, on aura recours à l'injection sous-cutanée de chlorhydrate de morphine 1/2 centigramme et d'atropine 1 milligramme, aux pulvérisations d'éther, aux pointes de feu sur la région épigastrique. On soutiendra au besoin la malade par des lavements nutritifs.

S'il y a des efforts considérables n'arrivant à évacuer qu'un peu de mucus et donnant lieu à des évacuations franches de bile, Bantock conseille d'administrer un peu d'eau chaude. Si la coloration grise indique un long séjour de la bile dans l'estomac, il donne de l'eau bicarbonatée.

Presque toujours le chloroforme entraîne à sa suite une albuminurie transitoire (Terrier) et aggrave les lésions rénales.

2° Procédés mixtes.

Dès le principe, on a reconnu la nécessité de mélanger le chloroforme à une certaine quantité d'air. En dehors des appareils destinés à titrer le mélange (P. Bert, R. Dubois), les masques, les cornets, la compresse employée avec l'expérience voulue, réalisent suffisamment ce desideratum. Nous préférons, pour notre part, tenir la compresse soulevée par le bas, de façon à faciliter le mélange de l'air, au lieu de la tenir étroitement appliquée sur les orifices respiratoires.

Parmi les procédés mixtes proprement dits, celui de François Franck (*cocaïnisation préalable des premières voies*) ne vise que les accidents du début, qui sont suffisamment évités, comme nous l'avons dit, avec le procédé dosimétrique et lent.

L'*injection de narcéine*, recommandée par Laborde, n'a pas été suffisamment sanctionnée par la clinique.

Dastre et Morat conseillent d'injecter, un quart d'heure ou une demi-heure avant de commencer l'anesthésie, 1 à 2 centimètres cubes de la solution suivante : chlorhydrate de morphine 10 centigrammes, sulfate d'atropine 5 milligrammes, eau distillée 10 grammes. Ce procédé, expérimenté et discuté depuis 1883, nous semble très recommandable, surtout pour les opérations de longue durée. Il ne supprime pas les vomissements et on lui a imputé quelques accidents tardifs (Reynier, Terrier); mais il rend l'anesthésie très calme, très régulière, et permet de l'entretenir avec une dose de chloloforme beaucoup moindre.

L'association du *bromure d'éthyle* au chloroforme a été conseillée en 1880 par Lucas-Championnière, puis appliquée par Poitou-Duplessy (1), et après lui, par Richelot, Terrier et Hartmann. Poitou-Duplessy fait d'abord respirer le bromure d'éthyle, goutte à goutte, pendant deux à cinq minutes, jusqu'à obnubilation de l'intelligence, congestion de la face et dilatation de la pupille ; puis il lui substitue le chloroforme à doses fractionnées. Il se sert du cornet que nous avons indiqué plus haut et qui assure largement le mélange de l'air. Terrier préconise l'anesthésie complète en une ou deux minutes avec le bromure d'éthyle versé à doses massives.

Cette méthode, qui a toujours réalisé une anesthésie facile, régulière et sans incidents, abrège considérablement la période de début, atténue la sensibilité des muqueuses des premières voies, l'excitabilité nerveuse centrale et la réflectivité bulbo-médullaire (P.-Duplessy); aussi est-elle recommandable pour les opérations de longue durée, surtout chez des malades âgées ou atteintes d'affections cardiaques ou pulmonaires (Richelot).

L'anesthésie par le bromure d'éthyle seul ne convient que pour des opérations très courtes.

II. — ANESTHÉSIE LOCALE

L'anesthésie locale par *réfrigération*, à l'aide de pulvérisations d'éther, de chlorure ou de bromure d'éthyle, n'est guère usitée en gynécologie.

On a eu recours à la solution de cocaïne pour la périnéorrhaphie immédiate, ou même tardive, la colporrhaphie, l'amputation du col, voire même le raccourcissement des ligaments ronds (Hamilton). Mais son emploi nous parait devoir être réservé à des opérations de courte durée et portant sur un champ opératoire restreint en surface et en profondeur : ablation de tumeurs circonscrites de la vulve, du vagin ou du col, débridement de l'hymen, dilatation intra-utérine, injection intra-utérine de teinture d'iode (Lediberder), curettage de l'utérus en l'absence de nervosisme et de lésions annexielles (Schwartz), etc.

(1) P.-Duplessy, *Archiv. de méd. navale*, 1887. — *Soc. d'obstétr. et de gynéc.* Avril 1892

La solution de cocaïne s'emploie en badigeonnages ou en applications prolongées sur les muqueuses, et en injections interstitielles dans la peau ou dans les tissus profonds.

Les accidents auxquels elle expose (Dudley, Hallopeau, etc.) surviennent plutôt à la suite des injections interstitielles qu'après les badigeonnages ; ils consistent en vertiges, hallucinations, vomissements, anxiété précordiale et respiratoire, adynamie, syncope. Ces accidents, généralement passagers, ont été quelquefois suivis de mort ou peuvent se prolonger durant plusieurs semaines. Ils ne sont pas toujours en rapport avec la quantité de médicament employée et le degré de concentration de la solution.

Pour les injections interstitielles, il est prudent de ne pas dépasser le titre de 2 p. 100 et la quantité absolue de 10 à 15 centigrammes (Reclus). Pour les badigeonnages, on peut élever le titre à 5 et même 10 p. 100 et faire des applications réitérées. La solution doit être fraîchement préparée à l'eau bouillie ou stérilisée par addition, soit d'acide phénique pur (0,35 p. 100 Hamilton), soit de quelques gouttes de liqueur de Van Swieten. Il est probable, en effet, que si la cocaïne compromet parfois la réunion primitive (Hancks), le fait est dû non pas tant à ses qualités anémiantes qu'à l'impureté de son véhicule.

Pour le curettage de l'utérus, Schwartz procède ainsi : l'utérus étant dilaté, il porte dans sa cavité un applicateur garni d'ouate imprégnée d'une solution de cocaïne à 5 p. 100. Il le laisse en place pendant deux minutes et demie et il recommence la même manœuvre trois fois, c'est-à-dire, de manière à laisser la solution en contact avec la muqueuse pendant une durée de sept à dix minutes. Des tampons imprégnés de la même solution sont en même temps appliqués sur le col et dans les culs-de-sac. D'autres opérateurs injectent une certaine quantité de la solution dans la cavité utérine au moyen de la seringue de Braun.

Pour anesthésier *la muqueuse du vagin et de la vulve*, on y appliquera, pendant cinq à dix minutes, des tampons imprégnés de la solution.

Pour la trachélorrhaphie, on fera, au sommet de l'angle de la déchirure et dans l'épaisseur des lèvres, des injections interstitielles, très doucement poussées, en ne dépassant pas un total de 5 à 6 centigrammes de cocaïne. On pourra, au besoin, prolonger son action au cours de l'opération, à l'aide de badigeonnages.

S'il s'agit d'*inciser la peau*, c'est dans l'épaisseur même du derme, et non dans le tissu cellulaire sous-cutané, que doit pénétrer la solution (Reclus). L'injection, pratiquée au moyen d'une seringue de

Pravaz, à longue aiguille, doit circonscrire l'aire opératoire : son trajet dessine un bourrelet blanchâtre qui sert de guide pour l'incision. Celle-ci peut même être faite au thermo-cautère, à condition de procéder rapidement.

CHAPITRE III

RÉUNION ET HÉMOSTASE

I. — RÉUNION

1° Instruments. — A. Aiguilles. — Les aiguilles employées en gynécologie sont les aiguilles dites *chirurgi-*

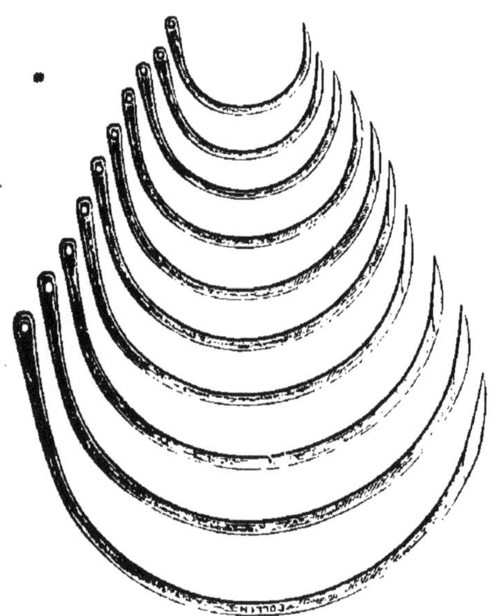

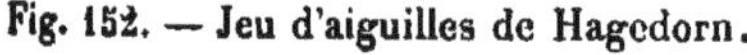

Fig. 152. — Jeu d'aiguilles de Hagedorn.

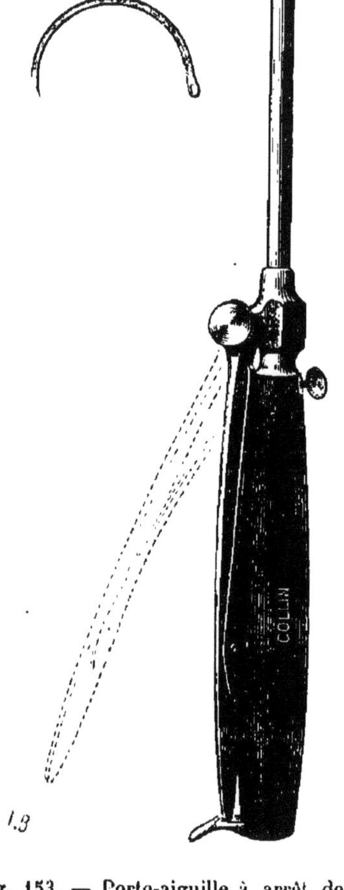

Fig. 153. — Porte-aiguille à arrêt, de Pozzi, pour petites aiguilles plates (de Hagedorn).

cales et les aiguilles de *Hagedorn*. Les aiguilles *chirurgicales* sont courbes suivant les faces, légèrement élargies en fer de lance vers la pointe et pourvues d'un chas allongé ouvert sur les faces. Celles qui servent le plus souvent sont courbées dans toute leur longueur et se rapprochent plus ou moins de la demi-circonférence ; mais, pour le col, il est préférable de recourir à des aiguilles courbées seulement du côté de la pointe, en forme d'hameçon.

Les *aiguilles de Hagedorn* sont régulièrement plates, courbées selon

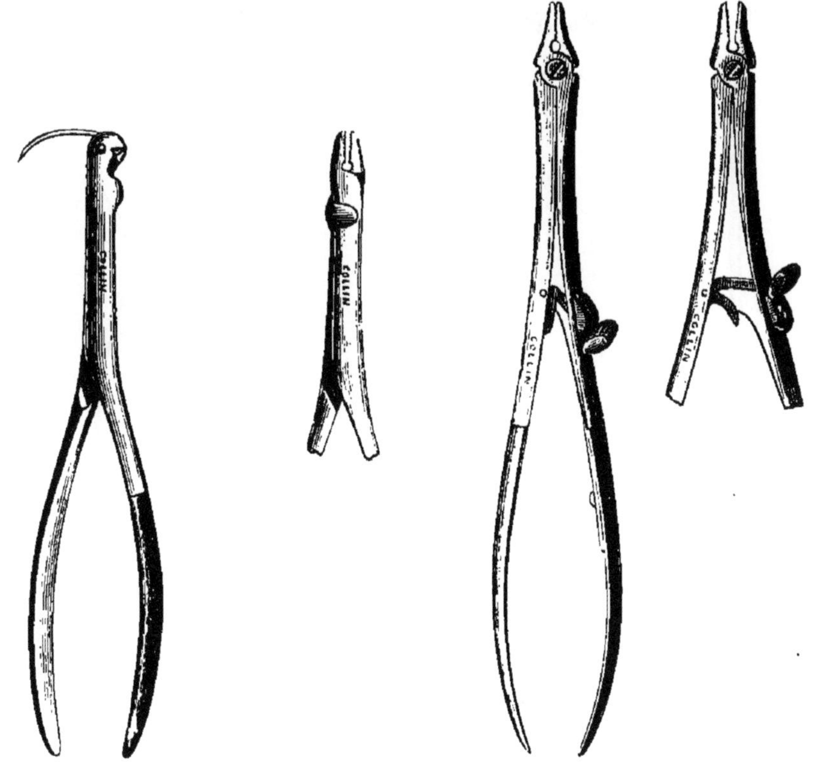

Fig. 154. — Porte-aiguille à arrêt, de Pozzi, pour grandes aiguilles plates (de Hagedorn).

Fig. 155. — Pince porte-aiguille, de Martin, modifiée par Collin.

Fig. 156. — Porte-aiguille à arrêt pour aiguilles ordinaires, fermé et ouvert.

es bords et terminées en biseau à leur pointe (fig. 152). Elles sont plus pénétrantes et moins fragiles que les premières ; de plus, la petite plaie longitudinale qu'elles produisent est moins apparente et a moins de tendance à s'étendre sous l'action des fils.

Les unes et les autres comprennent dix à douze grandeurs différentes.

B. Porte-aiguilles. — Quand il s'agit de sutures exigeant plus de précision que de force, il est préférable de se servir de l'un des nombreux porte-aiguilles à *cran d'arrêt.* Pour les aiguilles ordinaires, il en existe des modèles innombrables. On choisira les moins compliqués au point de vue de la manœuvre et du nettoyage (fig. 156). Pour les aiguilles de Hagedorn, les meilleures paraissent être les deux modèles de Pozzi, l'un pour les petites aiguilles et l'autre pour les grandes (fig. 153 et 154).

Si l'on doit traverser de grandes épaisseurs de tissus, il vaut mieux se servir de la simple *pince de Martin*, modifiée par Collin (fig. 155). Blondel lui a fait adapter un ressort qui maintient

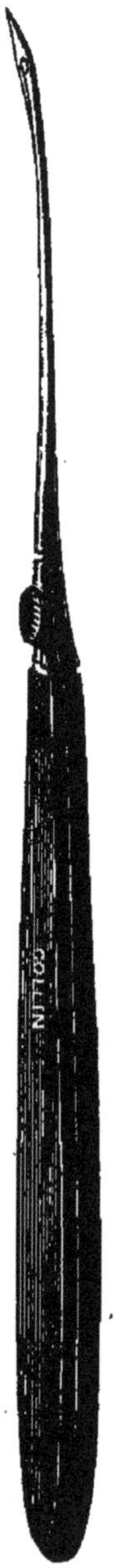

Fig. 157. — Aiguille montée à chas mobile, de Jacques Reverdin.

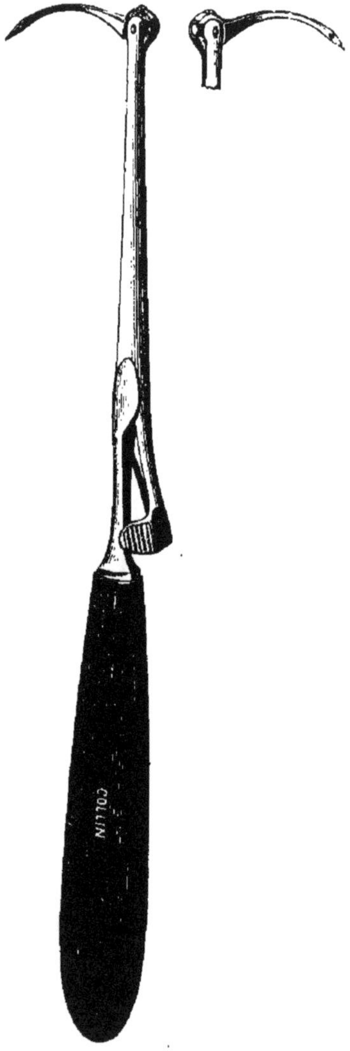

Fig. 158. — Aiguille montée à chas mobile, d'Auguste Reverdin.

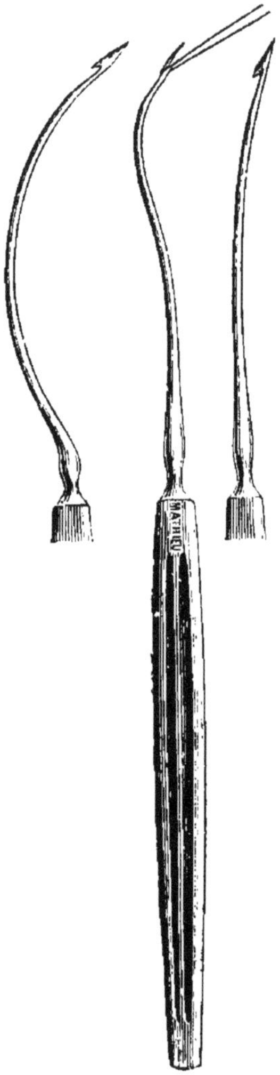

Fig. 159. — Aiguilles montées à chas échancré.

les branches spontanément écartées dès que la main cesse de les comprimer, ce qui facilite beaucoup les manœuvres.

C. Aiguilles montées. — L'*aiguille de Jacques Reverdin* (fig. 157), dont on peut faire modifier, à volonté, les dimensions et la courbure, se nettoie très bien, après démontage (voir chap. I); elle est très pénétrante, saisit facilement et rapidement les fils et convient pour toutes les régions aisément accessibles.

Auguste Reverdin a fait construire un instrument similaire, mais d'orientation différente, qui peut être utilement employé pour les sutures cavitaires : il se compose d'aiguilles de divers modèles, à chas mobile, qui s'emmanchent à poste fixe, pour tout le temps désirable, perpendiculairement à l'axe d'un porte-aiguille spécial et soit à droite, soit à gauche des mors. Au repos, l'aiguille est fermée : il suffit, pour l'ouvrir, d'une simple pression sur un ressort (fig. 158).

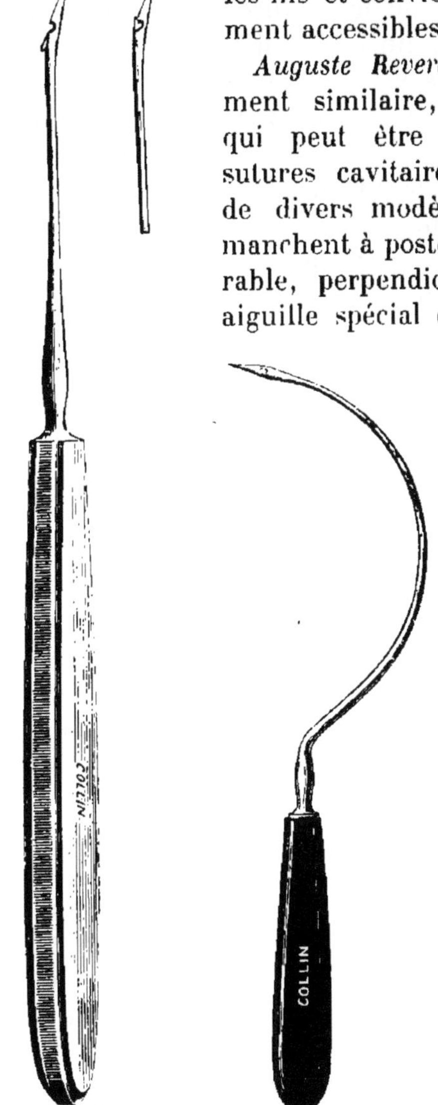

Fig. 160. — Aiguille montée de Lamblin.

Fig. 161. — Aiguille montée courbe d'Emmet.

On peut encore se servir d'aiguilles montées à *chas échancré* (fig. 159) ou de l'*aiguille de Lamblin* (fig. 160), qui répondent aux mêmes indications que l'aiguille de J. Reverdin, sont d'un nettoyage plus rapide, mais accrochent plus facilement les tissus.

La grande aiguille montée courbe, d'Emmet (fig. 161), est très commode pour les sutures profondes, en particulier dans la périnéorrhaphie.

D. Fils a suture. — Le *crin de Florence*, imputrescible, parfaitement lisse, très solide sous un petit volume, est généralement préférable pour les sutures *amovibles*. Il remplace avec avantage le *fil d'argent*. Pour les sutures du col et du vagin, il offre l'inconvénient d'être plus difficile à retrouver que les autres fils, quand il s'agit de l'enlever.

Le *catgut*, non seulement se résorbe complètement dans les tissus, mais consolide la réunion immédiate en servant de gangue à une infiltration d'éléments jeunes : il *s'organise* (Lucas-Championnière). On l'emploie surtout pour les sutures *perdues* et pour les sutures *continues*. Mais, étant données les difficultés de sa préparation, beaucoup de chirurgiens lui préfèrent actuellement la *soie* pour ces deux usages. La facilité avec laquelle il se relâche, la rapidité de sa résorption, doivent le faire rejeter pour les ligatures vasculaires auxquelles la soie convient bien mieux.

Nous employons surtout le catgut pour les opérations sur le col quand nous les combinons aux colporrhaphies, afin d'éviter les difficultés de l'enlèvement ultérieur des fils, après rétrécissement du vagin (1).

2° **Modes de suture**. — On doit toujours chercher à obtenir une réunion primitive : la première condition à réaliser, dans ce but, est l'asepsie de la plaie ; la seconde, l'affrontement exact des surfaces cruentées et le placement méthodique des sutures. Toute plaie opératoire doit être symétrique et taillée de telle sorte que ses bords puissent s'adapter régulièrement, sans excès de tension comme sans trop de laxité. Autrement, les tissus se sectionnent sur les fils, ou bien il se produit des espaces morts où s'accumulent les liquides : dans les deux cas, la réunion est compromise.

Toute aiguille courbe doit être enfoncée, non pas perpendiculairement au tissu à traverser, mais suivant une ligne qui prolonge virtuellement sa courbure. En effet, toute pression qui tend à rapprocher ou à éloigner ses extrémités, provoquera sa rupture ou gênera, tout au moins, sa progression.

A. Suture a points séparés. — Les *points séparés* sont *profonds* ou *superficiels*. Les points d'entrée et de sortie des premiers doivent être d'autant plus éloignés des bords de la plaie que la suture est plus profonde. Le fil chemine sous toute la surface cruentée, ou bien accroche seulement, de loin en loin, les tissus profonds et ressort, entre temps, à la surface de la plaie. Dans le premier cas, l'aiguille doit avoir des dimensions proportionnées à l'étendue de la plaie ; si elle n'y suffit pas, on la passe en deux temps, en la faisant sortir complètement au milieu du trajet.

Les points *superficiels* doivent être faits avec des aiguilles et des fils plus fins que ceux employés pour les points profonds, et s'interposer régulièrement à ceux-ci. Les fils pénètrent et sortent très près

(1) Voir les expériences de Thomson sur la résorbabilité des fils, in *Centr. f. gyn.*, 1880, p. 409, et Th. Dumoret, 1889, p. 49.

des bords de la plaie et ne comprennent que le tégument, peau ou muqueuse, avec ou sans une faible épaisseur des tissus sous-jacents. Il est bon de placer d'abord les fils profonds, puis les superficiels et de nouer ceux-ci les premiers. On interpose souvent aux fils profonds et superficiels des fils *demi-profonds*.

Les fils doivent être plus ou moins espacés suivant les cas. Ils doivent être modérément serrés et d'autant moins qu'ils sont plus superficiels : on les assujettit par un nœud du chirurgien (fig. 162, n° 1), renforcé d'un deuxième nœud ordinaire pour la soie et le crin de Florence, et d'un troisième pour le catgut qui a plus de tendance à se relâcher. Dans certaines opérations autoplastiques, comme celles des fistules, lorsqu'on craint de déchirer un lambeau très mince en nouant le fil, on en fixe les chefs dans un tube de Galli ou un disque de plomb qu'on aplatit ensuite au moyen d'une pince.

Pour les sutures de l'intestin, on se servira de soie fine passée avec l'aiguille petit modèle de Reverdin, ou avec des aiguilles fines et courbes arrondies.

Pour assurer la réunion, au moment où l'on serre les fils, on refoulera les tissus qui tendent à faire hernie avec une pince fermée, une sonde cannelée, ou bien, on mettra les deux bords de la plaie en contact avec le pouce et l'index de chaque main ou avec deux pinces.

B. Suture continue. — La suture *continue simple* n'a d'autre avantage que sa rapidité. La suture *continue à étages* trouve son emploi dans les cas où la plaie est trop large ou trop profonde pour être sûrement affrontée par des points amovibles. Mais elle peut toujours être remplacée par des *points séparés perdus*.

L'aiguille, enfilée d'un long fil, traverse d'abord un des angles de la plaie : on tire le fil et on le noue solidement en laissant un chef libre assez long pour être saisi dans une pince. Cette pince, confiée à un aide, servira à tendre les surfaces à réunir. L'aiguille pénètre alors en dehors du bord gauche de la plaie, ou en dedans, et à une distance variable, suivant que la suture est simple ou à étages, chemine dans la profondeur et ressort de l'autre côté. On tire le fil à fond, puis on continue de la même façon, par une série de tours de spire, passés comme un lacet dans les anneaux d'un corset, jusqu'à l'angle opposé de la plaie. La tension doit être suffisante pour assurer l'affrontement et assez modérée pour ne pas étrangler les tissus. Pour prévenir le relâchement des points de suture, l'aide doit tendre le fil au-dessous du point passé pendant que l'aiguille trace le point suivant.

Dans le cas de *suture continue simple*, quand le fil a parcouru toute la longueur de la plaie, on l'arrête au moyen d'un nœud, après avoir vérifié l'exactitude de l'affrontement. S'il s'agit d'une suture à étages, on recommence les points par un trajet rétrograde, en piquant les tissus en dehors des points d'entrée du pre-

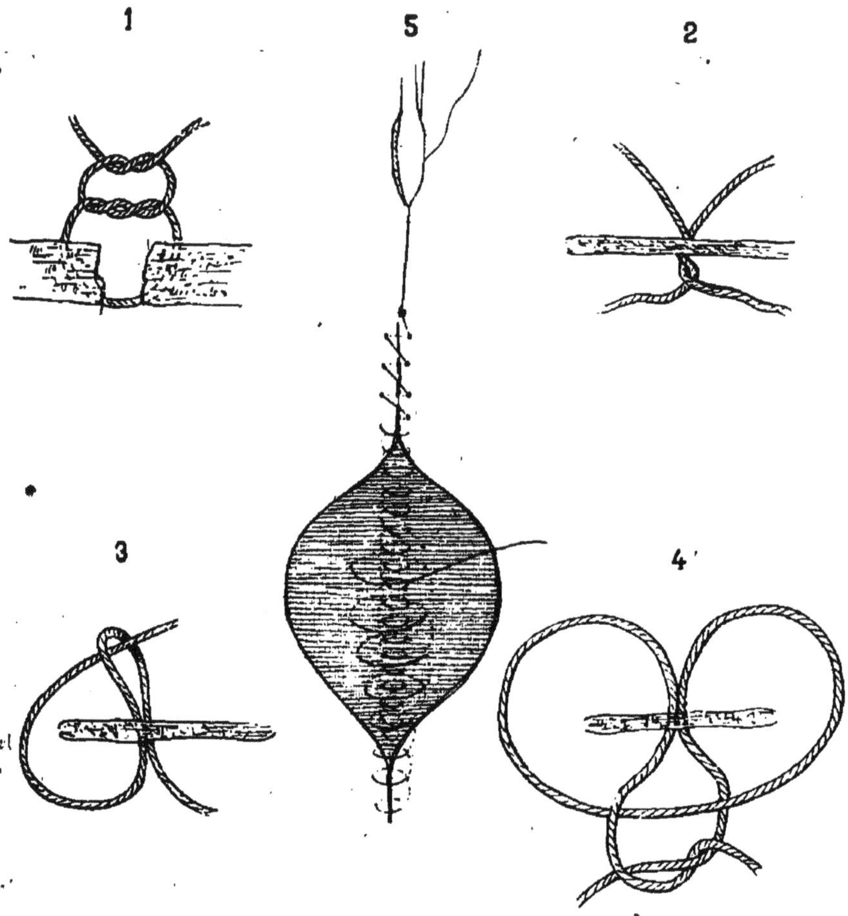

Fig. 162. — 1, nœud du chirurgien ; 2, ligature en chaîne à deux chaînons : entre-croisement des chefs correspondants de deux fils accolés et provenant de la section d'une anse de fil dont on a traversé un pédicule ; 3, nœud de Bantock ; 4, nœud de Lawson Tait (Staffordshire Knot) ; 5, suture continue à étages superposés.

mier plan : on fait ainsi deux ou trois plans de sutures qui rapprochent de plus en plus les bords de la plaie (fig. 162, n° 5). Lorsque ceux-ci se trouvent amenés à une distance telle qu'ils puissent être affrontés sans tension exagérée, on assure leur coaption par un dernier surjet continu ou par des points séparés *mixte*).

II. — HÉMOSTASE

1° **Hémostase provisoire.** — Pour obtenir l'*hémostase provisoire*, au cours des opérations gynécologiques, on a généralement recours à la *forcipressure directe* (fig. 163 et 164) des vaisseaux ou à la *forci-*

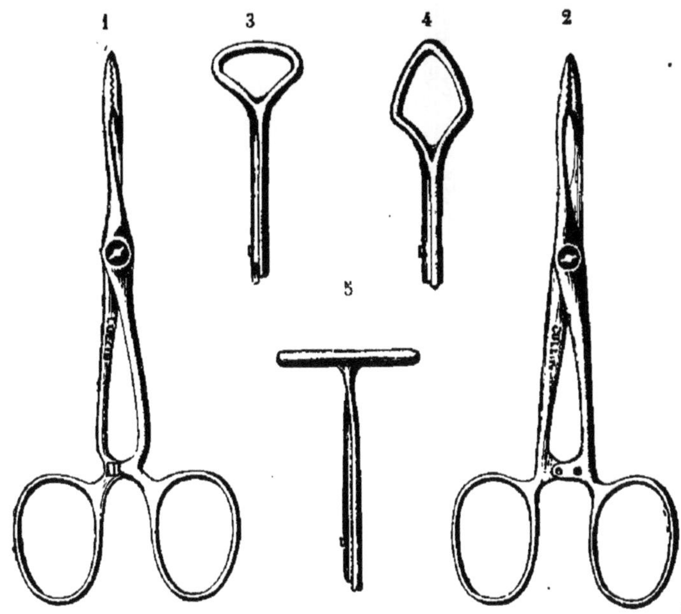

Fig. 163. — 1, petites pinces de Péan pour la forcipressure directe ; 2, petites pinces de Kœberlé pour la forcipressure directe ; 3, 4, petites pinces en cœur, et 5, petites pinces en T pour la forcipressure en masse.

pressure en masse (fig. 165), à l'*irrigation chaude* et au *tamponnement*.

Martin a conseillé de faire précéder l'hystérectomie *cervicale* ou *totale* de la ligature médiate des utérines à travers les culs-de-sac vaginaux.

Nous parlerons plus loin de la *ligature élastique provisoire* avant l'hystérotomie et l'hystérectomie.

2° **Hémostase définitive.** — A. Suture. — La *suture* est le moyen d'hémostase le plus certain et le plus rapide, dans la plupart des opérations de petite gynécologie. En effet, les vaisseaux sectionnés pendant une opération sur le col, sur le vagin ou la vulve sont en général trop peu volumineux pour donner lieu à une hémorrhagie inquiétante. Aussi, au lieu de perdre du temps à appliquer des pinces qui gênent les manœuvres, ou à faire des *ligatures isolées*, mieux vaut se hâter d'achever l'avivement et de suturer en

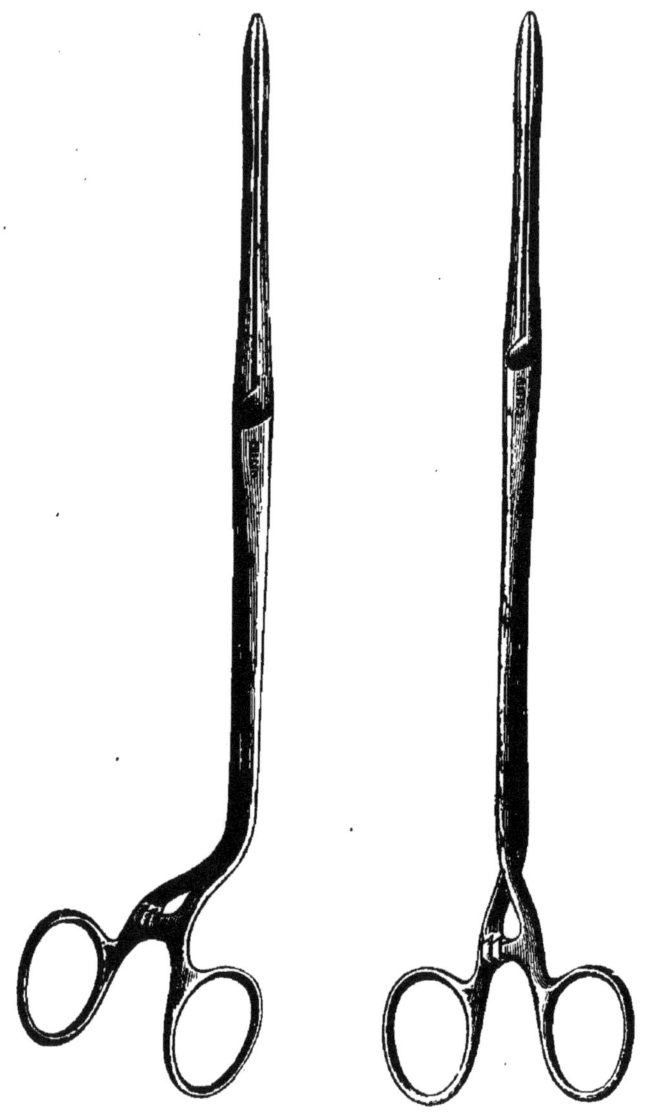

Fig. 164. — Grandes pinces (modèle Collin) pour la forcipressure directe.

passant les premiers points au-dessous des vaisseaux qui donnent le plus.

B. Ligature directe. — La *ligature directe* a été particulièrement conseillée pour les vaisseaux du moignon utérin après l'hystérectomie et pour ceux des pédicules annexiels charnus et friables.

C. Ligature en masse. — La *ligature en masse* est d'un usage courant. Elle doit être perpendiculaire aux tissus qu'elle enserre, sans

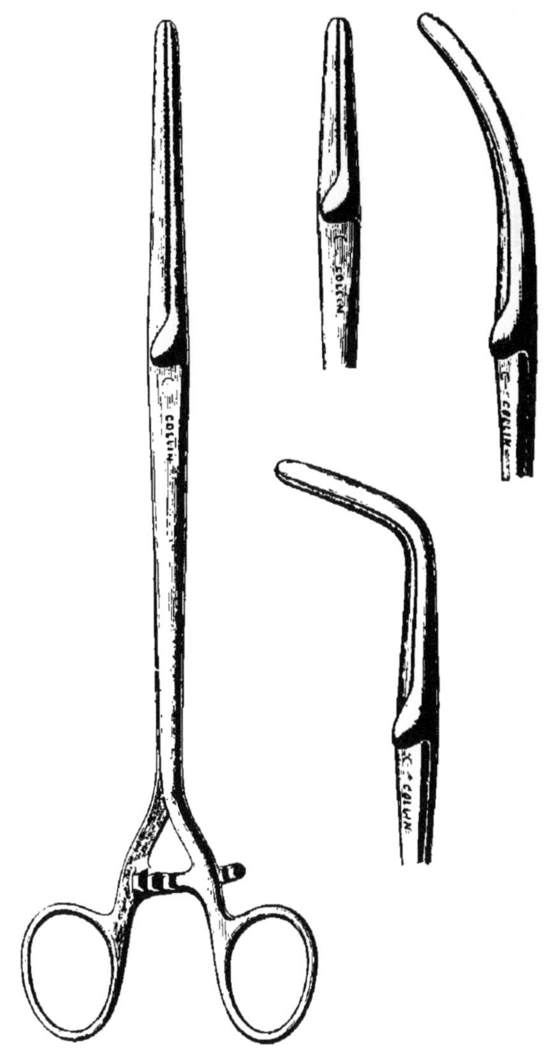

Fig. 165. — Pinces à longues branches et à mors plus ou moins longs (ces derniers préférables), droits, courbes et coudés, pour la forcipressure en masse.

quoi elle glisse. D'une façon générale, pourvu qu'elle ne soit pas trop grosse, la soie tressée plate est le meilleur agent de constriction ; mais le caoutchouc permet d'entourer une plus grande quantité de tissus.

La ligature en masse *ordinaire* se compose d'un ***nœud du chirur-***

gien (fig. 162, n° 1) ou d'un nœud *simple* (plus facilement serré et fixé provisoirement avec une pince), surmontés, l'un ou l'autre, d'un deuxième nœud simple.

Lorsque le pédicule à serrer est mince, on se contente d'une ligature ainsi faite.

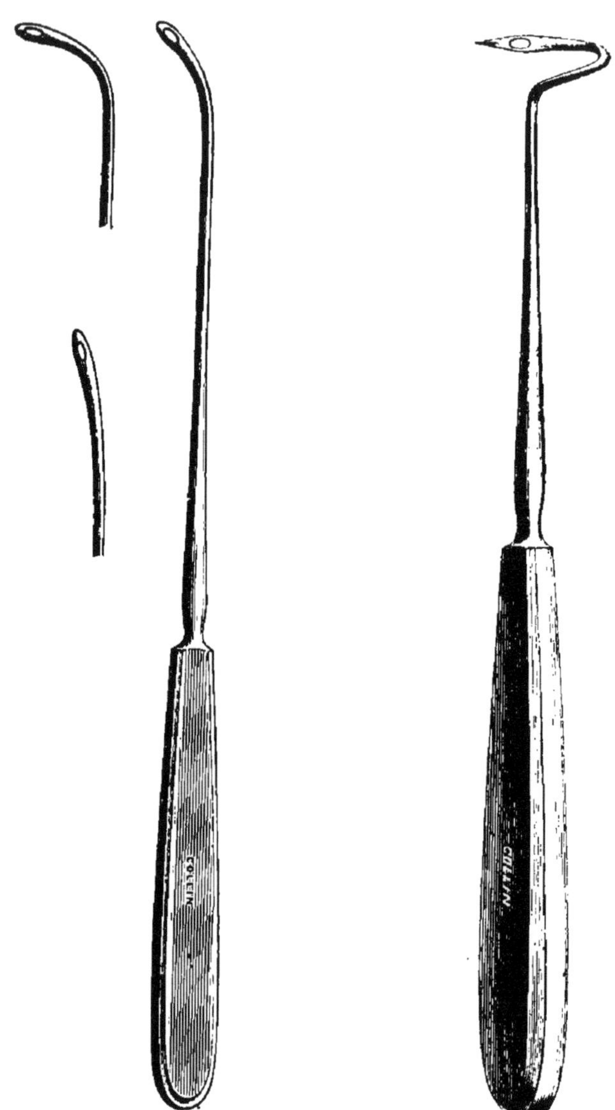

Fig. 166. — Aiguille montée, mousse, plus ou moins courbe du bout, suivant son axe.

Fig. 167. — Aiguille de Deschamps pointue.

S'il est de moyen volume, on le traverse en son milieu avec une aiguille plus ou moins courbe du bout suivant son axe (fig. 166), ou avec une aiguille de Deschamps, pointue (fig. 167) ou mousse, suivant l'épaisseur et la résistance des tissus, et armée d'un fil double. Puis on sectionne l'anse en son milieu et on noue, de part et d'autre, les deux fils qui résultent de cette section, après les avoir *entre-croisés* (fig. 162, n° 2); ou bien, on a recours aux *nœuds spéciaux de Bantock* ou de *L. Tait* (fig. 162, n°s 3 et 4).

Si le pédicule est très large, comme celui de certains kystes, on emploie la ligature *en chaîne*, à chaînons plus ou moins nombreux.

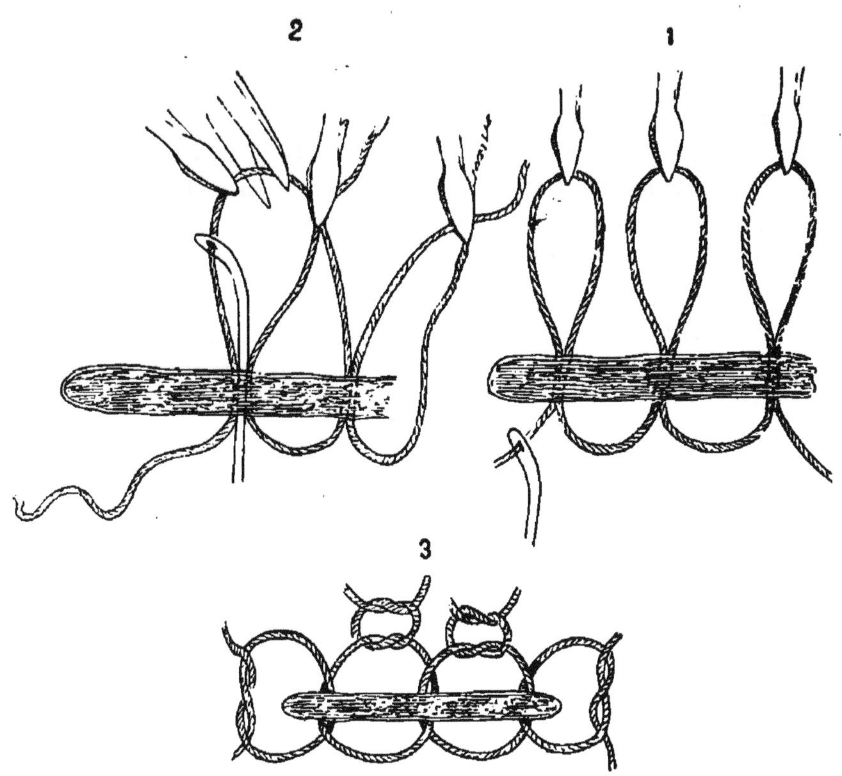

Fig. 168. — Ligature en chaîne. — 1, première manière : on constitue toutes les anses avant de les séparer (Wallich); 2, deuxième manière : on sépare les anses à mesure; 3, les fils sont croisés, noués et prêts à être serrés.

Nous conseillons de la pratiquer de la façon suivante (fig. 168, n° 2) : On traverse une première fois le pédicule, près d'une de ses extrémités, avec l'aiguille armée d'un très long fil double, à chefs inégaux; l'anse étant saisie et attirée dans une pince, on retire l'aiguille, sans la désenfiler, en la faisant glisser sur le chef le plus long ; on sectionne le fil près de la pince, on saisit dans cette pince les deux chefs qui doivent être noués ensemble et, dans une autre pince, celui qui correspond à l'aiguille. On traverse de nouveau le pédicule avec l'aiguille qui entraîne le fil ; une deuxième anse est ainsi formée, attirée et sectionnée ; on joint au fil déjà fixé dans la deuxième pince, le chef qui lui correspond ; on fixe l'autre chef dans une troisième pince, on retire de nouveau l'aiguille en la faisant glisser sur le fil, et l'on continue ainsi jusqu'à ce que tout le pédicule soit divisé en faisceaux d'égal volume. On croise entre eux les fils voisins ; enfin on les noue (fig. 168, n° 3), et, pour pouvoir exercer le degré de constriction voulue, on libère *à mesure* le pédicule du tissu de la tumeur.

Wallich passe toutes les anses de fil avant de les sectionner (fig. 168, n° 1).

On peut encore procéder de la façon suivante : On passe d'abord un première anse de fil qu'on sectionne ; puis on introduit l'aiguille à vide, à une certaine distance ; on la charge du fil le plus voisin et d'un autre fil simple, et on la fait rétrograder ; on la repasse à vide un peu plus loin, et ainsi de suite.

Ou bien encore, en supposant que trois chaînons soient suffisants, on passe, à égale distance des extrémités du pédicule, deux anses séparées ; on les sectionne ; on entre-croise deux à deux les quatre fils résultant de cette section : on noue aux deux extrémités du pédicule les deux fils extrêmes ; puis, sur chacune des faces, et en même temps, les chefs correspondants des deux autres fils.

Mais nous préférons de beaucoup la première façon de procéder.

D. Forcipressure en masse. — La *forcipressure en masse* n'est guère utilisée, pour l'hémostase définitive, comme procédé de choix, que dans l'hystérectomie vaginale (voir livre IV, chap. II).

E. Tamponnement hémostatique. — Le *tamponnement hémostatique* trouve surtout son emploi dans le cas d'hémorrhagie d'origine utérine (voir *Tamponnement vaginal* et *Tamponnement intra-utérin*, livre II, chap. II et III), et dans les cas d'hémorrhagie en nappe de la cavité péritonéale (livre IV, chap. I).

CHAPITRE IV

ÉLECTRISATION

I. — ÉLECTRISATION STATIQUE

L'*électrisation statique* générale, avec étincelles sur la partie supérieure du rachis et sur les lombes, s'est montrée efficace dans quelques cas d'aménorrhée et de dysménorrhée, au bout de dix à douze séances (Lerat). Leloir conseille l'*effluve électrique* dans le prurit vulvaire.

Les bains électriques, avec ou sans étincelles ou aigrettes, rendent des services chez les neurasthéniques.

II. — FARADISATION

La *faradisation*, sous les auspices de Tripier, a devancé, en gynécologie, l'emploi du *courant continu*.

On l'a employée : dans les cas d'arrêt de développement ou de troubles de nutrition de l'utérus et des annexes ; dans la superinvolution ; dans certaines formes d'aménorrhée, de dysménorrhée

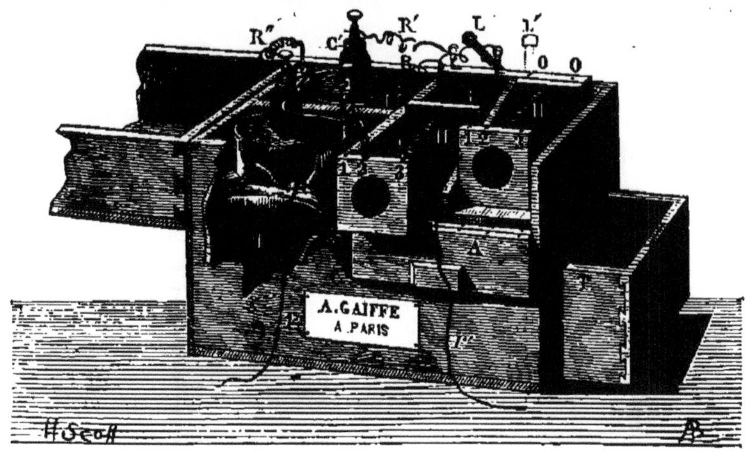

Fig. 169. — Appareil d'induction volta-faradique de Gaiffe, actionné par deux couples au bioxyde de manganèse.

ou d'irrégularité menstruelle ; dans la subinvolution de l'utérus et de ses ligaments ; pour combattre des déviations, des métrorrhagies ; dans les névralgies pelviennes symptomatiques ou essentielles (névralgies lombo-abdominales, coccycodynie) ; dans l'incontinence d'urine ; dans le cas de tumeurs (fibromes et même kystes de l'ovaire) et de tuméfactions inflammatoires (salpingo-ovarite, etc.) ; dans la grossesse ectopique.

Le mode d'application diffère suivant les affections en cause et suivant les opérateurs.

Quand il s'agit de faradiser l'utérus, l'application externe des deux rhéophores est généralement insuffisante. Il faut appliquer l'un d'eux seulement sur la région hypogastrique et l'autre au contact du col ou dans la cavité utérine, ou mieux, user de l'électrode intra-utérin bipolaire d'Apostoli (fig. 170).

Pour combattre les antédéviations, Tripier introduit le pôle + dans le rectum, et le pôle — dans l'utérus jusqu'au niveau de l'orifice interne ; s'il s'agit d'une rétrodéviation, le pôle — est placé comme précédemment et le pôle + dans la vessie, au contact de la paroi antérieure de l'utérus, ou encore, sur les deux régions inguinales ou l'hypogastre.

Les *névralgies lombo-abdominales* et le *prurit vulvaire* sont justiciables de la faradisation externe.

Dans la *coccycodynie*, Gräfe place un des pôles sur le sacrum et l'autre

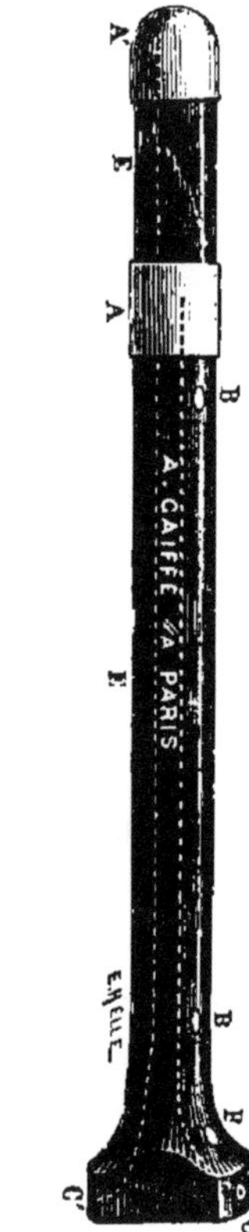

Fig. 170. — Électrode intra-utérin bipolaire d'Apostoli.

Fig. 171. — Électrode vaginal bipolaire d'Apostoli.

sur le coccyx ; trois à huit séances, d'intensité progressive, lui ont généralement donné de bons résultats.

Dans la *grossesse ectopique*, on a pour but de tuer le fœtus : le pôle positif est placé extérieurement sur la paroi abdominale ; le pôle négatif, au niveau de la tumeur, par l'intermédiaire du vagin ou du rectum. On fait passer un courant de force progressive pendant cinq à dix minutes, et l'on continue les séances tant que l'on croit le fœtus encore vivant. En général, il n'en faudrait pas plus de trois ou quatre. Ce procédé, mis en usage surtout en Amérique (Garrigues, Brothers, Buckmaster) et en Russie (Kalabine, Warnek, Nedowetsky), aurait donné quelques succès, mais aurait aussi déterminé la rupture du kyste (Janvrin, Brothers).

Dans les *kystes de l'ovaire*, surtout dans les kystes proligères uni- ou multiloculaires, de petit et de moyen volume, Nœggerath (1890) emploie les courants induits de la façon suivante : Le pôle négatif du courant secondaire est introduit dans le vagin sous forme d'une éponge humide, tandis que l'électrode positif, électrode-éponge de la largeur de la main, est appliqué sur le ventre. Le courant doit être tout juste assez fort pour être perçu de la malade, mais la durée de la séance est au moins d'une demi-heure au début et, plus tard, d'une heure. Il suffirait de trois applications par semaine pendant un mois et demi ou deux, puis l'on attend l'action éloignée du traitement; s'il échoue, il faudrait conclure à la malignité de la tumeur.

Reymond et Mally ont appliqué les courants induits aux *fibromes*, dans le service de Terrier. L'électrode indifférent, représenté par une plaque métallique, est placé sur l'abdomen. L'électrode actif est une sonde métallique, malléable, de 2 millimètres de diamètre, entourée d'un manchon isolant en caoutchouc, sauf à son extrémité sur une étendue de 3 centimètres ; cette sonde est introduite dans la cavité utérine et reliée au pôle négatif, si ce sont les hémorrhagies qui dominent, au pôle positif, s'il s'agit de combattre l'élément douleur. Les séances, au nombre de trois par semaine, sont de cinq minutes dans le premier cas, de dix minutes dans le second, et on augmente la force du courant jusqu'à produire la contracture des muscles abdominaux. Ce traitement, prolongé de quinze jours à trois mois, a fait cesser les hémorrhagies et les douleurs sans diminuer en rien le volume des tumeurs.

Munde emploie aussi la faradisation, mais à haute dose, contre les fibromes interstitiels.

III. — GALVANISATION

Méthodes. — La *méthode d'Apostoli* (1), pour les lésions utérines

(1) Voir Apostoli, Sur un nouveau traitement de la métrite (*Nouv. archiv. d'obst. et de gynécologie*, 1886, p. 501).

et péri-utérines, consiste en une *galvano-caustique*, soit en *applications superficielles*, soit sous forme d'*électro-puncture*. Elle utilise aussi l'*action interpolaire* du courant dont la physiologie intime est encore hypothétique. Enfin les expériences récentes d'Apostoli et Laquerrière (1) ont démontré l'*action antiseptique* du pôle + qu'il vaut donc mieux employer toujours comme pôle actif.

Danion, dans le traitement du fibrome, n'utilise que l'action *mécanique* du courant.

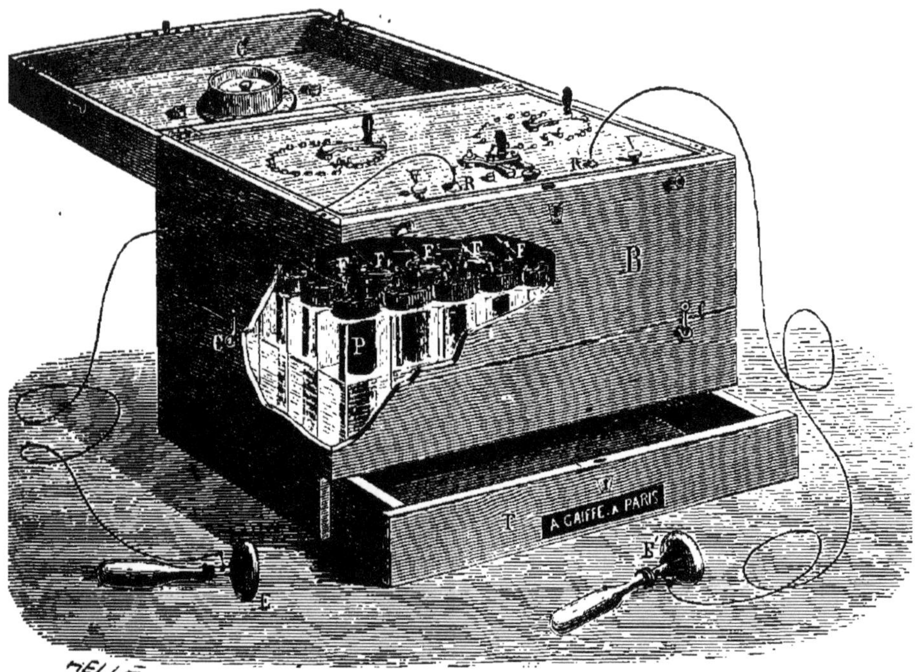

Fig. 172. — Batterie au manganèse de Gaiffe.

Gautier, dans le but d'utiliser les combinaisons nouvelles qui résultent du passage de l'électricité dans les corps composés, a imaginé de se servir d'électrodes de cuivre qui donnent naissance, au pôle positif, à de l'oxychlorure de cuivre non toxique et hémostatique (*méthode d'électrolyse interstitielle*).

Le *courant alternatif sinusoïdal*, découvert en 1891 par d'Arsonval (2), a été employé avec succès par Apostoli contre la douleur en général, la leucorrhée et dans le cas d'exsudat pelvien. Mais il augmenterait plutôt les hémorrhagies, serait sans influence sur l'hydrorrhée et ne diminuerait en rien le volume des fibromes (3).

(1) *Revue internationale d'électrothérapie*, août 1891.
(2) D'Arsonval, *Archives de physiologie*, 1er janvier 1892.
(3) Mme Kaplan-Lapina. *Th. Paris*, 1893.

Appareil instrumental. — L'appareil instrumental comprend

1° Une *pile* pouvant donner de 100 à 250 milliampères (fig. 172);

2° Un *galvanomètre* d'intensité bien réglé et gradué à 250 milliampères (fig. 178) ;

3° Des *rhéophores* souples et résistants ;

4° Des *électrodes* spéciaux.

L'*excitateur intra-utérin* le plus souvent employé est en métal inattaquable, or, aluminium ou mieux *platine* (Apostoli), et doit avoir le volume et la forme d'un hystéromètre ordinaire ; il est monté sur un manche creux, et on l'engaine, au moment de s'en servir, sur une hauteur variable, dans un tube isolateur en celluloïde (fig. 174).

Apostoli se sert aussi d'excitateurs en charbon de cornue ayant

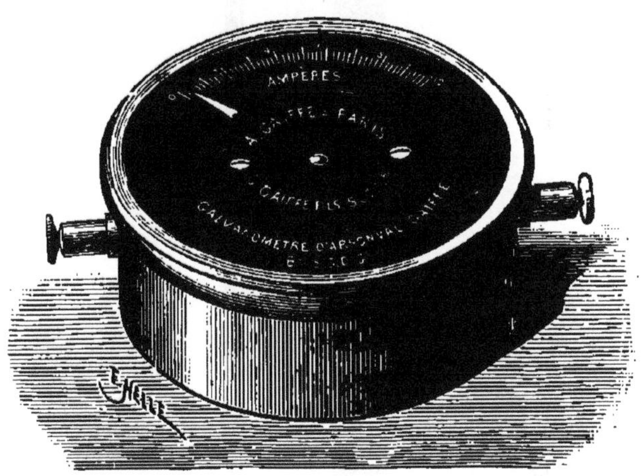

Fig. 173. — Galvanomètre d'Arsonval-Gaiffe.

la forme de cylindres de 2 centimètres 1/2 de long, portés sur une tige métallique entourée de caoutchouc. Ces cylindres, de 5 à 12 millimètres de diamètre (fig. 175), permettent de localiser plus étroitement l'action galvano-caustique et s'emploient lorsque l'utérus est très perméable. Danion emploie, comme excitateur intra-utérin, un index de platine qu'il introduit seulement dans le col, etc.

Pour la galvano-puncture, on donnera la préférence au trocart d'Apostoli, trocart en acier terminé par une pointe en or très fine et isolé, dans sa portion vaginale, par une gaine en gutta-percha.

L'*électrode indifférent* est formé d'une plaque d'étain recouverte de peau de chamois, ou mieux, pour les grandes intensités, d'un gâteau rectangulaire de terre glaise (Apostoli) de 30 centimètres sur 20 centimètres de côté et 1 centimètre 1/2 d'épaisseur, enveloppé dans de la tarlatane. La terre glaise doit être aussi plastique que possible et assez molle pour se modeler sur la peau et l'imprégner d'humidité. Elle est reliée au rhéophore par l'intermé-

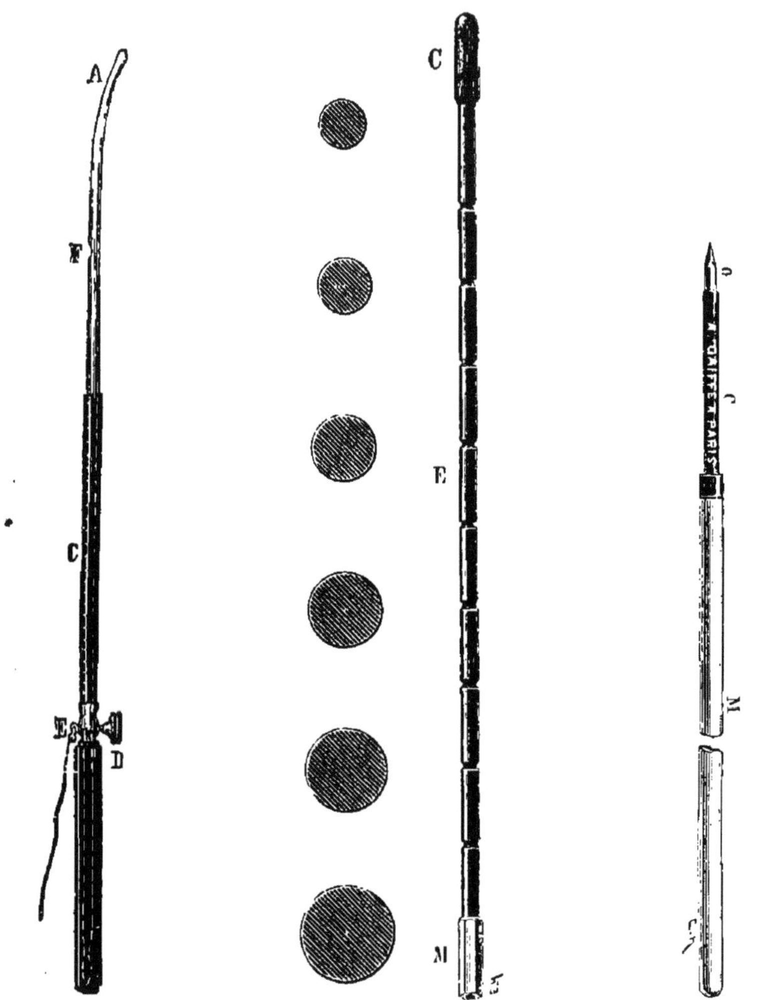

Fig. 174. — Électrode en platine d'Apostoli pour l'électrolyse intra-utérine.

Fig. 175. — Électrode en charbon de cornue d'Apostoli pour l'électrolyse intra-utérine.

Fig. 176. — Trocart à galvano-puncture d'Apostoli.

diaire d'une plaque métallique d'environ 10 centimètres de côté qu'on inclut dans l'épaisseur de la brique. La gélosine, conseillée par Ménière, est d'un maniement plus agréable que la terre glaise, mais ne présente pas les mêmes avantages au point de vue de la conductibilité du courant.

Technique opératoire. — A. En général. — *Galvano-caustique in-*

tra-utérine. — Pour la *galvano-caustique intra-utérine*, le gâteau de terre glaise étant appliqué au-dessus du pubis, en dehors des poils, et maintenu par la malade avec ses deux mains étendues à plat, l'excitateur est introduit comme un hystéromètre et avec les mêmes précautions. On s'assure que le manchon isolateur affleure le col et déborde la vulve; on fixe solidement les rhéophores aux électrodes et on amène l'aiguille du galvanomètre au 0; enfin, l'excitateur étant maintenu d'une main, on fait mouvoir de l'autre la manette du collecteur, en ne perdant pas de vue le galvanomètre. L'intensité du courant doit être augmentée très lentement et subordonnée à la tolérance individuelle. Pour les premières séances il faut se borner à des doses faibles, 30 à 40 milliampères par exemple. Au bout de cinq à dix minutes au plus, on suspend le courant « *d'une façon progressive*, couple par couple, et jamais brusquement, pour éviter tout choc et toute contraction douloureuse consécutive de l'utérus ou de la paroi abdominale » (Apostoli).

L'opération terminée, la malade garde le repos pendant une heure au moins. Il se produit parfois, immédiatement après le retrait de l'électrode, quelques coliques utérines, un léger écoulement sanguin et, dans les jours qui suivent, un peu de leucorrhée. On doit recommander l'usage des injections antiseptiques, le repos et l'abstention du coït. Les séances d'électrisation sont renouvelées deux ou trois fois par semaine. La durée totale du traitement dépend de la nature et du degré des lésions : il varie de deux ou trois semaines à plusieurs mois.

Galvano-puncture. — Pour pratiquer la *galvano-puncture*, on conduit sur le doigt le trocart spécial dont nous avons parlé jusqu'au contact de la tumeur ou de la tuméfaction inflammatoire et on l'y enfonce de 2 centimètres environ. Le courant, tout en étant beaucoup mieux localisé que dans la galvano-caustique intra-utérine, est tout aussi bien supporté. Il est évident qu'on doit asepsier, avec le plus grand soin, et le trocart et la surface à ponctionner. Apostoli a renoncé à la galvano-puncture négative ; avec le pôle + qui est antiseptique, il ne craint plus la suppuration et la gangrène.

B. Technique opératoire en particulier. — *Galvanisation dans la métrite.* — *Apostoli* conseille la galvano-caustique intra-utérine comme traitement de la métrite. Tout d'abord, il employait le pôle +, coagulant et hémostatique, dans les formes congestives et hémorrhagiques, et le pôle —, fluidifiant, dans les formes anciennes et scléreuses. Actuellement, il n'emploie plus, comme pôle actif, que le pôle + qui, seul, d'après lui, a une action antiseptique. Nous pensons qu'au lieu de recourir à de fortes intensités, il vaut mieux s'en tenir à une cautérisation superficielle, c'est-à-dire, ne pas dépasser 40 à 50 milliampères.

Quand la métrite est à l'état subaigu, ou même aigu, Apostoli ne renonce pas à sa méthode, mais se limite à des intensités très faibles et très lentement progressives.

Galvanisation des fibromes. — *Apostoli* a recours à la galvano-caustique à haute dose, de 100 à 250 milliampères, sous forme de galvano-caustique intra-utérine, ou de galvano-puncture quand l'utérus est imperméable ou qu'il s'agit d'obtenir des effets à la fois puissants et rapides. La galvano-puncture des fibromes n'est douloureuse qu'au moment où l'aiguille traverse la paroi vaginale. Nous avons déjà indiqué ce qu'on pouvait attendre de ces procédés. Un certain nombre de gynécologues, et nous sommes du nombre, pensent qu'il est inutile d'atteindre les hautes intensités conseillées par leur promoteur : en général, il suffit de 50 à 60 milliampères pour obtenir l'action sédative, la plus constante d'ailleurs, et de 100 à 150 milliampères pour arriver aux effets hémostatiques.

Cutter pratique de la façon suivante la galvano-puncture des fibromes : il se sert d'une puissante batterie de Stohrer ; les électrodes, en forme de sondes cannelées, pointues et tranchantes sur les bords de la gouttière, sont profondément introduits dans l'épaisseur de la tumeur, à un intervalle d'un demi-centimètre. Le lieu d'élection dépend du siège et de la saillie du fibrome ; la ponction est faite, soit à travers les parois abdominales, soit à travers la muqueuse du vagin ou du rectum. Chaque application a lieu sous le chloroforme, dure trois minutes environ et se renouvelle tous les huit ou quinze jours, suivant la tolérance. En procédant ainsi, Cutter cherche à obtenir, non pas une cautérisation ni une décomposition chimique, mais une modification dans le processus de nutrition. Son procédé, de son aveu même, n'est pas sans dangers, car il a eu à déplorer 4 morts sur 50 cas.

Gehrung, de Saint-Louis, ponctionne la tumeur en son point le plus accessible, vagin ou paroi abdominale, au moyen d'un trocart à double canule auquel il adapte l'électrode négatif, et fait passer, pendant cinq à vingt minutes, un courant de 50 à 100 milliampères. Le trocart est alors retiré et la canule laissée en place, pour assurer l'écoulement du liquide résultant de la galvano-caustique, l'abstersion du trajet par des injections et le renouvellement de l'électrisation sans ponction nouvelle.

Chéron, dès 1868, a tenté d'appliquer les courants continus au traitement des fibromes en utilisant seulement leur action mécanique. A cet effet, il place un tampon positif dans le vagin, au contact du col, et l'électrode négatif sur le ventre. Il a été suivi dans cette voie par Aimé Martin (1879), qui interrompait ou renversait le courant, après les premières séances; par Onimus, Ménière, Munde, Carpenter, etc.; enfin, par Danion et Lucas-Championnière.

Danion emploie, comme électrode indifférent, une plaque de terre glaise ou une plaque d'étain recouverte de peau de chamois et, comme excitateur, un index de platine qu'il introduit dans le col, ou un tampon d'amadou qu'il applique à sa surface.

Il laisse passer, pendant trois à six minutes, un courant de 40 à 70 milliampères avec l'électrode intra-cervicale, et de 150 milliampères avec le tampon, puis renverse deux ou trois fois le courant. A chaque interruption, la malade éprouve une sensation de chaleur et de fourmillement. Ce traitement, qui doit être poursuivi pendant des mois, aurait, d'après Lucas-Championnière, une action analogue à celle des eaux chlorurées sodiques et leur serait associé avec avantage.

Galvanisation dans les phlegmasies péri-utérines. — Pour appliquer le galvano-puncture aux phlegmasies péri-utérines, on est le plus souvent obligé d'endormir la malade. Le trocart est enfoncé au point culminant de la tuméfaction, en dehors des battements artériels et aussi près que possible de la face postérieure de l'utérus. On fait passer, durant cinq à dix minutes, un courant de 50 à 250 milliampères. Une seule séance pourrait parfois suffire. Il est nécessaire, après l'opération, de pratiquer un pansement antiseptique et de maintenir la malade au repos.

Pour les exsudats anciens, sans collection liquide, et *pour les névralgies pelviennes*, on emploie la galvanisation intra-utérine positive ou les simples applications vaginales au moyen d'un électrode métallique entouré d'ouate humide et promené autour du col, au niveau des points malades.

Galvanisation dans les sténoses. — Dans les cas de sténose utérine ou vaginale, on emploie un électrode de forme appropriée relié au pôle négatif et une intensité de 60 à 100 milliampères au plus; les séances doivent être assez longues, de dix à vingt minutes environ.

On a encore conseillé les courants continus dans le *vaginisme* (Lomer), le *cancer* (Gibbons, Steavenson, etc).

En résumé, l'électrisation, sous toutes ses formes, rend d'incontestables services à la gynécologie.

Ses effets se font surtout sentir à l'égard des symptômes subjectifs et fonctionnels des fibromes et dans les cas d'exsudats anciens ou de douleurs pelviennes avec peu ou pas de lésions.

Apostoli avance, de plus, qu'elle peut être d'un grand secours pour le diagnostic (1). D'après lui, l'*insuccès curatif* de la faradisation dans les *douleurs ovariennes* indiquerait une lésion profonde et non une simple névralgie. La sensibilité utérine au courant continu serait généralement tributaire de celle des annexes. Si les douleurs provoquées par le passage du courant ne s'atténuent pas rapidement dès les premières séances, ou si, *a fortiori*, elles augmentent, cette intolérance impliquerait l'existence d'une lésion justiciable de l'ablation.

La grossesse et la suppuration péri-utérine constituent les deux contre-indications principales à l'emploi de l'électricité en gynécologie. Jusqu'à nouvel informé, les tumeurs fibro-kystiques et malignes paraissent échapper à son action.

CHAPITRE V

MASSAGE

Le *massage gynécologique*, appliqué judicieusement, avec méthode et douceur, après un diagnostic précis et par un médecin expérimenté, peut rendre des services.

Le reproche d'*immoralité* qu'on s'est plu à lui adresser n'est pas plus justifié qu'il ne le serait pour le simple toucher.

Nous pensons qu'il doit être réservé, à titre d'*adjuvant*, d'*essai* ou de *palliatif*, à certaines formes de métrite interstitielle avec peu d'écoulement; à l'hypertrophie subinvolutive de l'utérus; aux déviations mobiles ou légèrement adhérentes; au prolapsus du premier degré, sans lésion notable du plancher pelvien; enfin et surtout, aux exsudats péri-utérins d'ancienne date et aux *douleurs pelviennes* avec peu ou pas de lésions appréciables. Il est contre-indiqué s'il existe un état aigu quelconque, une suppuration pelvienne, un soupçon de grossesse. Il ne peut rendre aucun service en cas de néoplasmes bénins ou malins.

Nous nous bornerons à donner un aperçu de la méthode de Thüre Brandt (2) qui commande, en somme, toutes les autres.

(1) Apostoli, Des contributions nouvelles du traitement électrique (faradique et galvanique), en gynécologie (*Congrès internat. de gynécol. et d'obst., de Bruxelles*, 15 septembre 1892).

(2) Consulter, pour plus de détails : Stapfer, *la Kinésithérapie gynécologique* (*Ann. de gynécol. et d'obst.*, de août à octobre 1892).

Elle comporte l'emploi successif du massage proprement dit et d'une gymnastique spéciale. Les séances durent de trois à dix minutes, suivant le degré d'assuétude, et débutent par une exploration minutieuse. Elles sont quotidiennes ou bi-quotidiennes et sont continuées sans interruption, même pendant les règles, surtout en cas d'adhérences. La durée totale du traitement varie de deux à trois mois et plus. La malade n'est pas obligée au repos.

I. — MASSAGE PROPREMENT DIT

Position de la malade et de l'opérateur. — Le massage *externe*, c'est-à-dire portant uniquement sur les parois abdominales, n'a guère d'usage en gynécologie. Le massage de Brandt est *mixte*, c'est-à-dire *vagino* ou *recto-abdominal*, quelquefois *recto-vagino-abdominal*.

La *malade* est couchée sur le bord d'un lit peu élevé ou sur une chaise longue sans bras, les vêtements flottants, les jambes et les cuisses à demi fléchies, en abduction légère, le dos élevé tout juste assez, par des coussins, pour déterminer le relâchement des muscles abdominaux (fig. 177). Si l'on veut agir sur un ligament large, il est bon, pour détendre particulièrement les obliques, de faire incliner la tête et le tronc du côté correspondant.

La vessie et le rectum doivent être vides et l'on opère en dehors de la période de digestion.

L'*opérateur* est assis commodément sur un tabouret bas, aussi près que possible de la malade, à hauteur des cuisses et le plus souvent à gauche ; il passe l'avant-bras sous la cuisse correspondante et n'introduit dans le vagin, d'après Brandt, que l'index gauche bien graissé ; mais nous ne voyons que des avantages à employer l'index et le médius réunis, surtout si l'on a l'habitude de toucher avec ces deux doigts. Pour le massage recto ou recto-vagino-abdominal, on introduira l'index seul dans le rectum.

Le pouce s'appuyant sur la symphyse pubienne, les autres doigts sont fléchis au maximum dans la paume de la main ou étendus sur la fesse correspondante. La main libre est posée à nu sur le ventre, le talon sur le mont de Venus, les phalangettes des quatre derniers doigts, à plat, au-dessus du pubis, et non graissées.

Massage analgésique préparatoire. — Le doigt vaginal ou rectal est fixé *à côté* du point douloureux et la main abdominale exécute, autour de ce point, en remontant toujours dans le sens des courants veineux et lymphatique, de petites frictions circulaires. Le doigt intérieur suit de son mieux la main extérieure ; le coude correspondant *tremblotte* continuellement. La force employée, très légère pour commencer, est augmentée par degrés, en une ou plusieurs séances, à mesure que l'analgésie se développe : on se base surtout, pour la régler, sur la physionomie de la malade, et l'on gagne peu à peu du terrain, par une pression accompagnée de vibration presque invisible du poignet, jusqu'à pouvoir nettement saisir la partie malade entre les deux mains.

Le rôle du doigt intérieur se borne à servir de point d'appui aux organes et à les pousser en haut. Au besoin, il pratique aussi

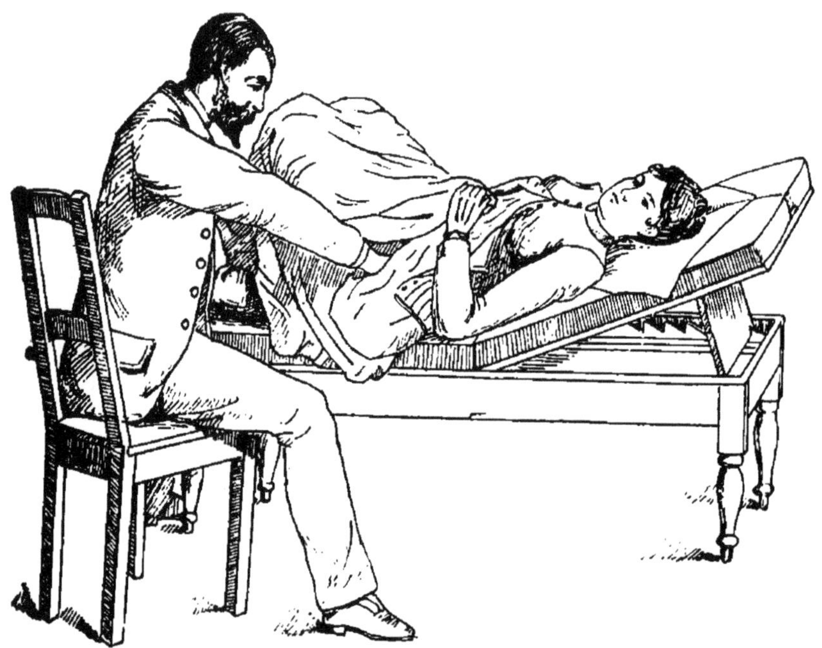

Fig. 177. — Massage d'après la méthode de Thüre Brandt ; position de la malade et de l'opérateur.

un effleurage léger, de bas en haut, dans le sens des gros vaisseaux. La main extérieure est seule à masser : elle exécute des *frictions circulaires* et, plus rarement, du *pétrissage* en *vibrant* d'une façon imperceptible.

Massage de l'utérus en position normale. — L'index vaginal, logé dans le cul-de-sac antérieur, le plus haut possible, refoule l'isthme utérin en haut et en arrière, avec une force suffisante pour maintenir l'organe, mais sans produire de douleur vive. En même temps, la main abdominale exerce des *frictions circulaires*, tantôt légères, tantôt prononcées, sur le fond, sur les faces et sur l'isthme de l'utérus. Tout en frictionnant, on incline le fond vers la symphyse. Le massage est toujours précédé ou accompagné du redressement de l'organe.

Massage de l'utérus dévié. — Les *frictions* sont précédées de la *réduction* de l'utérus, et cette manœuvre diffère suivant qu'il est *mobile* ou *fixé*, *rigide* ou *mou*.

Lorsqu'il est *mobile* et *rigide*, la réduction s'opère *par le vagin et l'abdomen*. La pulpe de l'index vaginal, appliquée sur la face antérieure du col, le refoule en arrière et en bas. En même temps, la main extérieure cherche délicatement le fond de l'utérus qu'elle accroche doucement et ramène vers le pubis. Si cette recherche est infructueuse, on déprime doucement les parois autour de l'utérus et, par des frictions circulaires et tremblottantes, on cherche à détendre et à assouplir les ligaments. Peu à peu on sent l'utérus qui monte, comme un corps flottant, sous la pression du doigt intérieur et on l'accroche par le fond. La réduction s'opère parfois brusquement.

Si l'utérus ne bascule pas par simple pression cervicale, si le col est trop élevé ou ne fournit qu'un bras de levier trop court, on emploie une manœuvre plus complexe. Avec le doigt vaginal, on soulève l'utérus graduellement et sans violence ; puis, avec la pulpe des doigts abdominaux, on pénètre au-dessus du pubis dans l'excavation, jusqu'au contact de l'isthme qu'on refoule vers la concavité sacrée. Dès que l'isthme recule, le doigt intérieur passe sur la face antérieure du col et le presse en arrière et en bas. A ce moment, l'utérus est à moitié redressé. La main extérieure, abandonnant l'isthme, remonte alors légèrement sur la face antérieure de l'organe, l'accroche par le fond et le ramène vers l'arcade pubienne.

Lorsque l'utérus est *gros* et *mou* et que le col n'offre aucune prise pour le redressement, on a recours à la réduction *recto-vagino-abdominale*. L'index, introduit dans le rectum, agit autant que possible, sur le fond ou, au moins, sur la plus grande partie de la face postérieure de l'utérus, pendant que le pouce vaginal chasse en arrière la face antérieure du col. La main abdominale procède comme précédemment pour accrocher le fond et le réduire. Cette manœuvre se fait, soit dans la position verticale, soit dans le décubitus dorsal, ou bien encore, se commence dans la première position et se termine dans la seconde.

C'est également par le massage recto-vagino-abdominal qu'on pratique la réduction et la correction des flexions antérieures ou postérieures.

Lorsque l'utérus est *fixé*, il est maintenu dans sa position vicieuse, d'après Brandt, soit par une *contracture des ligaments*, soit par *des adhérences*. Dans le premier cas, le massage s'exerce d'abord sur les ligaments. A mesure que la résistance et la douleur disparaissent, la main abdominale descend de plus en plus profondément, tandis que le doigt vaginal soulève le col en haut, comme pour exagérer la déviation. On devra user de tact et de patience et ne tenter la réduction que très doucement, lorsqu'on sentira la résistance des ligaments vaincue et le corps utérin flottant.

Si la fixation résulte d'adhérences, c'est encore par le massage périphérique qu'on devra commencer : le principe général consiste à pénétrer prudemment entre les organes soudés, à distendre leurs attaches, toujours avec lenteur, et à continuer le traitement un certain temps après la libération de l'utérus.

Les séances de redressement et de massage sont suivies de l'*élévation* de l'utérus dont nous indiquerons plus loin la technique.

Massage des ovaires, des trompes et des exsudats périmétritiques. — Contre les *exsudats pelviens*, on doit employer tout d'abord les frictions légères et concentriques. Les manœuvres de force, *pétrissage*, *pressions*, ne sont de mise qu'après disparition de toute sensibilité. Un bon moyen, pour détruire les adhérences, consiste à les attaquer avec l'index de la main intérieure introduit au fond de l'utérus, après dilatation, tandis que le médius demeure dans le cul-de-sac postérieur. En même temps, la main abdominale contrôle les mouvements internes et exécute des frictions et des malaxations périphériques et centrales. On peut agir, de la sorte, avec autant de précision que de force, tout en excluant les efforts violents qui sont le propre de la méthode de Schultze.

Il est généralement assez facile de reconnaître l'*ovaire* et de le faire glisser sur les doigts intérieurs pour le libérer.

Les *trompes* doivent être massées, autant que possible, du *pavillon* vers l'*ostium uterinum*.

Massage dans le prolapsus. — Il comprend plusieurs manœuvres: l'*élévation*, le *tapottement* et la *gymnastique*.

L'*élévation*, usitée aussi comme manœuvre complémentaire du massage utérin, exige l'assistance d'un aide et suppose la mobilité de l'utérus. Le *médecin*, placé dans la position de Brandt, appuie fortement avec l'index vaginal, sur la face antérieure du col, le plus près possible de l'isthme ; de la main droite, il déprime la paroi abdominale, au-dessus du pubis, de façon que la pulpe des doigts appuie exclusivement sur l'isthme. L'action combinée des deux mains doit mettre l'utérus en antéversion ou, tout au moins, l'empêcher de basculer en arrière.

L'*assistant*, à genoux entre les cuisses de la malade, ou solidement arc-bouté, le pied droit à terre et le genou gauche sur la couchette, se tient prêt à saisir l'utérus. Il fait pénétrer ses mains, en supination et en extension, dans le sillon préparé par la main abdominale du médecin et, en même temps, se penche en avant jusqu'à toucher presque, de son visage, celui de la malade. Puis il saisit l'utérus en avant et sur les côtés et l'étreint de ses deux mains, tandis que le médecin retire sa main abdominale, tout en conservant son doigt vaginal en place. Relevant, dans un troisième temps, ses bras et son thorax, l'aide soulève l'utérus, toujours maintenu en antéversion, jusqu'à ce que soit perçue la résistance des ligaments. Il l'abandonne alors, lentement ou rapidement suivant l'effet à produire (*excitation à la contraction* ou *suppression de la contracture*), mais toujours sans brusquerie. Cette manœuvre est répétée trois ou quatre fois par séance : elle doit toujours être indolore et le degré d'élévation est subordonné à celui du prolapsus ou à la laxité des ligaments.

Les *tapottements* précèdent généralement le massage et l'élévation. Ils se font à nu, sur les régions dorsale et sacro-iliaque, la femme étant fortement inclinée en avant et appuyée sur les mains. « La percussion du dos se fait de haut en bas et de bas en haut, à droite et à gauche de la colonne vertébrale, à quatre ou cinq reprises, avec le bord cubital des mains, poignet très souple, avant-bras et bras fixés, doigts écartés, l'auriculaire frappant le premier et par sa phalangette. Elle est précédée de deux ou trois passes rapides, de haut en bas, de la paume des mains embrassant dans leur concavité l'épine dorsale.

« Pour la percussion sacro-iliaque, on se sert du poing lâchement fermé, on frappe avec la face dorsale des phalangettes dans trois directions : oblique, sacrée et transverse. Le poignet doit être délié, les coups toujours fermes, quelquefois forts, mais élastiques, point trop rapides et donnés avec d'autant plus d'insistance qu'on veut produire plus de congestion. » (Stapfer, d'après Brandt.)

II. — GYMNASTIQUE

Les mouvements gynécologiques de la *gymnastique suédoise* sont de trois ordres : *décongestionnants*, *congestionnants* et *fortifiant la musculature pelvienne*.

A. **Mouvements décongestionnants.** — Les deux exercices les plus importants sont ceux qui provoquent : 1° l'*action réunie des abducteurs fémoraux et des muscles du dos;* et 2° l'*action isolée des mus-*

cles du dos. Pour produire la première, la malade, dans la position du massage, se soulève en prenant un point d'appui sur les épaules et les coudes. Le médecin rapproche jusqu'au contact les genoux de la malade qui résiste à son effort ; puis celle-ci écarte les cuisses, le médecin résistant à son tour. Le va-et-vient est répété huit à dix fois, avec intervalle de repos s'il y a lieu.

Pour faire agir les muscles du dos seuls, la malade, assise sur le bord d'un tabouret, étend les bras en haut et en avant, puis les ramène, en les fléchissant, en arrière du corps, pendant que le médecin résiste à ce mouvement, puis elle revient à la première position. La manœuvre est répétée cinq ou six fois.

B. **Mouvements congestionnants**. — Les uns sont *actifs* et consistent en une série d'attitudes de flexion et de redressement du corps, la malade se tenant alternativement sur l'un et l'autre pied. Les mouvements *passifs* sont exécutés par l'opérateur qui imprime successivement des mouvements de circumduction à l'une et à l'autre articulation coxo-fémorale.

C. **Mouvements développant la musculature pelvienne**. — La position de la femme est la même que pour la mise en jeu des abducteurs ; seulement c'est au mouvement d'adduction et non d'abduction que l'opérateur s'oppose. Il en résulte secondairement des contractions de toute la musculature périnéo-pelvienne.

LIVRE II

OPÉRATIONS EXTRA-PÉRITONÉALES

CHAPITRE PREMIER

OPÉRATIONS SUR LES ORGANES GÉNITAUX EXTERNES

I. — OPÉRATIONS SUR L'URÈTHRE

1° Cathétérisme évacuateur.

Le *cathétérisme évacuateur* doit être pratiqué avant toute opération gynécologique et à la suite d'un bon nombre d'entre elles, soit pour obvier à la parésie vésicale, soit pour obtenir une immobilité absolue ou pour prévenir la souillure du pansement.

On ne saurait trop veiller à l'asepsie de la sonde que l'on choisira en métal nickelé ou en verre, légèrement courbe et pourvue d'une ouverture terminale en biseau, plutôt que latérale. Avant de s'en servir, on la flambera ou on la fera bouillir et on se dispensera, autant que possible, de l'enduire de vaseline qui, en tout cas, devra être aseptique, soit boriquée ou salolée.

Après usage, la sonde sera lavée, égouttée, flambée et conservée dans un tube de verre bien bouché.

Le cathétérisme, chez la femme, est une opération des plus simples. Après avoir écarté les petites lèvres avec le pouce et l'index de la main gauche, on reconnait le tubercule antérieur du vagin, au-dessus duquel se trouve le méat ; on aseptise celui-ci par un lavage rapide avec un tampon d'ouate et on dispose, s'il y a lieu, un autre tampon destiné à protéger l'ouverture du vagin et le périnée. On introduit alors la sonde avec douceur en la tenant éloignée des petites lèvres et en abaissant un peu son pavillon. L'urine écoulée, on appuie le pouce sur l'ouverture extérieure de l'instrument et on le retire rapidement : on évite ainsi toute effusion d'urine sur la vulve.

Le sondage doit être répété toutes les cinq ou six heures, en général; plus souvent après l'hystéropexie, l'Alexander, etc.

Quand le fonctionnement de la vessie tarde à se rétablir et que l'on peut remuer la malade, on arrive souvent à la faire uriner en l'asseyant et en lui faisant incliner légèrement le haut du corps en avant.

Il faut être très réservé dans l'emploi de la *sonde à demeure* et la changer tous les jours ou, au moins, tous les deux jours. La meilleure sonde à demeure nous paraît être celle de Petzer qui se maintient très bien en place, grâce à l'ampoule qui la termine du côté de l'œil. Pour l'introduire, il suffit de distendre l'ampoule avec une sonde ordinaire en métal dont on se sert comme d'un mandrin.

2° Opérations pour épispadias et hypospadias.

Si le sphincter vésical n'est pas intéressé, il n'y a généralement pas d'incontinence et l'intervention n'est pas indispensable.

Testelin a pu guérir un épispadias de petites dimensions avec des cautérisations réitérées à la potasse caustique.

La méthode de choix consiste à aviver et à suturer les deux lèvres de la fente, en donnant, par un avivement oblique, le plus d'étendue possible aux surfaces à coapter (Roser, Schröder, Dohrn, Richelot).

En cas d'écartement plus considérable des bords, il serait indiqué de recourir à l'autoplastie par dédoublement, suivant un procédé analogue à ceux qui ont cours pour les fistules vaginales.

3° Opérations pour rétrécissement de l'urèthre.

Le rétrécissement de l'urèthre, chez la femme, qu'il soit traumatique, blennorrhagique ou syphilitique, est rarement assez serré pour nécessiter une intervention chirurgicale.

En cas d'échec de la dilatation simple, l'électrolyse a donné de bons résultats. On peut encore recourir, suivant le siège de la coarctation, au débridement du méat, ou à l'uréthrotomie interne, précédée et suivie de la dilatation.

Enfin, comme ressource extrême, on pourrait créer, par uréthrotomie externe, une fistule uréthro-vaginale, en suturant, après incision, la muqueuse uréthrale à la muqueuse vaginale et en prenant garde de ne pas intéresser le sphincter vésical dans l'incision (Voir : *Opér. p. fistules vésico-vagin.*).

4° Opérations pour dilatation de l'urèthre.

Les procédés employés ont pour but de produire un rapprochement aussi intime que possible des parois de l'urèthre, soit en les diminuant (Schröder), soit en bridant la paroi postérieure au moyen d'une opération plastique (Pawlik).

a. **Procédé de Schröder** (1). — On sépare, par une incision bilatérale, les parois antérieure et postérieure du conduit (fig. 178); on allonge les deux surfaces d'avivement qui occupent la paroi anté-

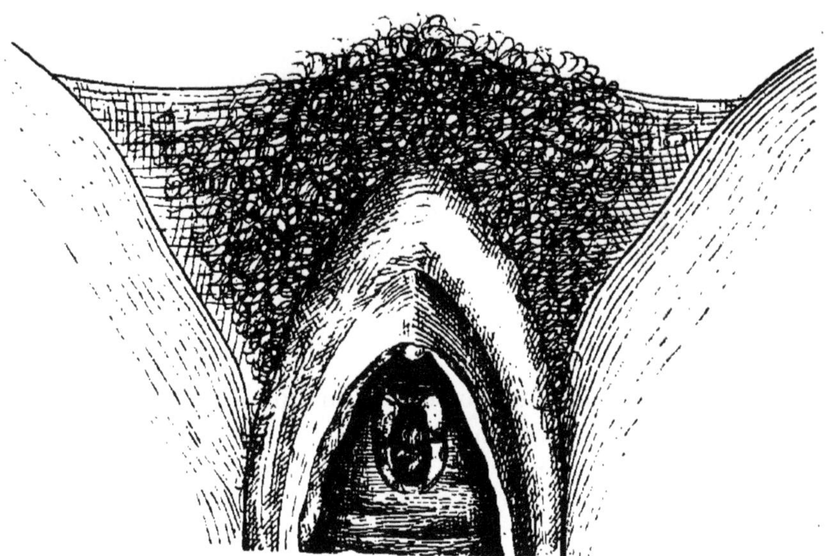

Fig. 178. — Procédé de Schröder contre la dilatation de l'urèthre (d'après Hofmeier).

rieure, puis on attire la paroi postérieure en haut et en avant, de manière à affronter ses surfaces cruentées avec celles de la paroi antérieure.

Les parois uréthrales sont ainsi allongées en même temps que le méat est rétréci et reporté plus haut et plus avant.

b. **Procédé de Pawlik** (2). — Ce procédé consiste à enlever latéralement deux fragments cunéiformes de tissu, à base vaginale allongée, à sommet profond, et légèrement incurvés en dedans, puis à suturer les deux lèvres de l'avivement en attirant l'urèthre

(1) Schröder, *Zeitschr. f. Geb. und Gyn.*, Bd V, p. 324.
(2) Pawlik, *Wien. med. Woch.*, 1883, n°s 25 et 26.

vers le clitoris. L'opération se fait en deux fois, c'est-à-dire d'un côté d'abord, puis de l'autre, à une semaine d'intervalle.

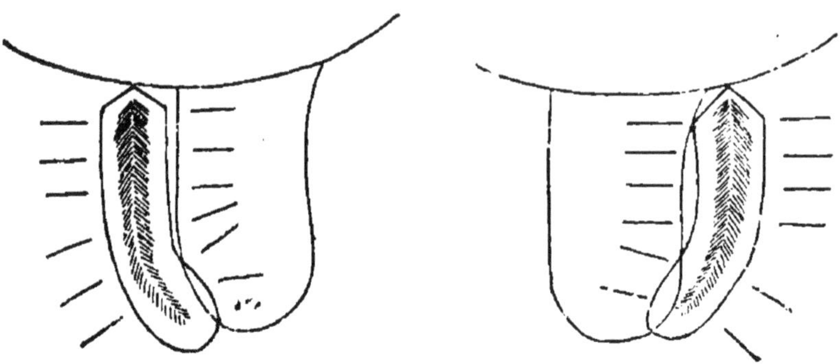

Fig. 179. — Procédé de Pawlick contre la dilatation de l'urèthre (d'après Hofmeier).

L'urèthre est ainsi tendu transversalement, et ses parois appliquées l'une à l'autre.

c. **Procédé de Winckel** (1). — Il excise, hors du septum uréthro-vaginal, un lambeau en forme de coin dont le sommet pénètre jusque dans le canal uréthral et dont la base est dirigée vers le vagin, puis il suture les bords de la plaie sur un cathéter introduit dans la vessie.

d. **Colporrhaphie sous-uréthrale.** — Lorsque la dilatation est peu marquée, on peut se contenter d'exciser, sur la paroi vaginale de l'urèthre, un lambeau ovalaire et de suturer les bords de la plaie.

5° Opérations pour tumeurs de l'urèthre.

Les tumeurs de l'urèthre, le prolapsus de la muqueuse uréthrale, ne nécessitent pas de procédés opératoires spéciaux. Si la tumeur siège assez haut, il faut se donner du jour en débridant la paroi inférieure ou supérieure du conduit. On donnera la préférence à l'incision sur les différents procédés de ligature. L'hémostase par thermo-cautérisation est ordinairement suffisante. Cependant un point de suture au catgut ou à la soie provoque, par la suite, moins de douleurs et n'expose pas à la sténose.

On laissera une sonde à demeure pendant quelques jours.

(1) Winckel, *Die Krank. der Weibl.* Stuttgart, 1886.

II. — OPÉRATIONS SUR L'HYMEN

1° Incision de l'hymen.

L'*incision de l'hymen* se fait au thermo-cautère ou au bistouri, après anesthésie à la cocaïne. S'il existe un hématocolpos abondant, il est bon de ne faire, tout d'abord, qu'une simple ponction qu'on transforme, dans la même séance ou quelques jours après, en une incision cruciale allant jusqu'à l'insertion vaginale de l'hymen. L'hémorrhagie est ordinairement très modérée : toutefois, si l'hymen est épais, on peut être obligé de recourir à la suture en surjet.

2° Excision de l'hymen.

Cette opération est généralement préférable à l'incision simple. L'hymen, étant saisi avec une pince, est tendu et attiré en bas; puis on le transperce à sa base avec un bistouri pointu, et on l'excise sur toute sa circonférence. Un fin surjet, au catgut ou à la soie, jeté sur le pourtour de l'avivement, assure à la fois l'hémostase et la réunion.

III. — CLITORIDECTOMIE

La *clitoridectomie*, c'est-à-dire l'excision du clitoris normal ou hypertrophié, se pratique aux ciseaux ou au bistouri. Le clitoris est attiré en avant au moyen d'une pince à griffes et on le résèque profondément. On termine par un ou deux points de suture.

IV. — OPÉRATIONS SUR LES LÈVRES DE LA VULVE

1° Débridement de la vulve.

Le *débridement méthodique* de la vulve est conseillé par Chaput, à titre d'opération préliminaire, dans tous les cas d'étroitesse de l'orifice vulvaire, qu'il s'agisse d'étroitesse absolue (vierges et vieilles femmes) ou relative (grosses tumeurs, fistules haut placées, utérus fixé).

L'incision doit se faire par transfixion. Oblique d'arrière en avant et de dehors en dedans, elle passe, en son milieu, à deux centimètres du centre de la fourchette, s'étend de ce point vers l'ischion, sur une longueur de 5 centimètres et, d'autre part, dans le vagin sur une égale étendue. Le débridement peut être simple ou double. Celui-ci donne à la vulve des dimensions considérables (fig. 180), soit 10 à 15 centimètres d'avant en arrière et transversalement.

L'hémostase étant faite par forcipressure, on pratique l'opération

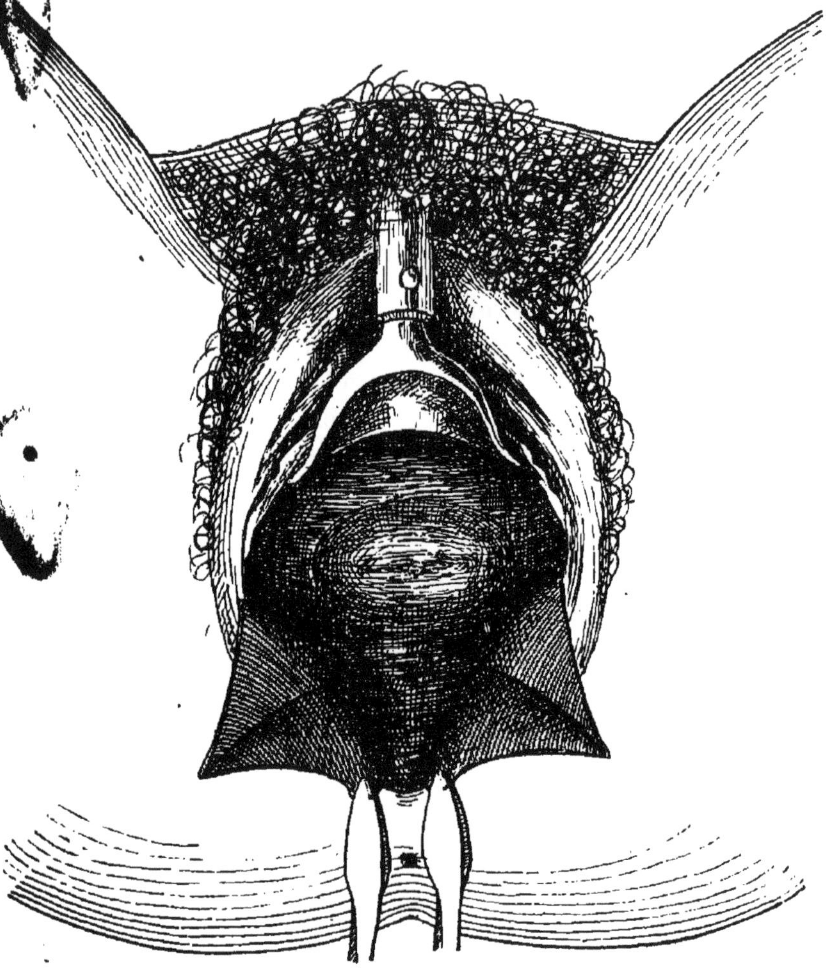

Fig. 180. — Débridement bilatéral de la vulve (Chaput).

principale, puis on réunit la plaie par des fils profonds et des fils superficiels.

Le fil profond, le premier placé, doit correspondre aux angles latéraux de la surface cruentée, c'est-à-dire, au milieu de l'incision, puis on applique successivement les sutures vaginales et les sutures cutanées, en procédant de haut en bas.

2° Extirpation des tumeurs des lèvres

A. Extirpation des tumeurs solides.

a. **Tumeurs circonscrites.** — On les enlève par *énucléation.* On trace, suivant le plus grand diamètre de la tumeur, une longue incision intéressant toute l'épaisseur de la peau et la cap-

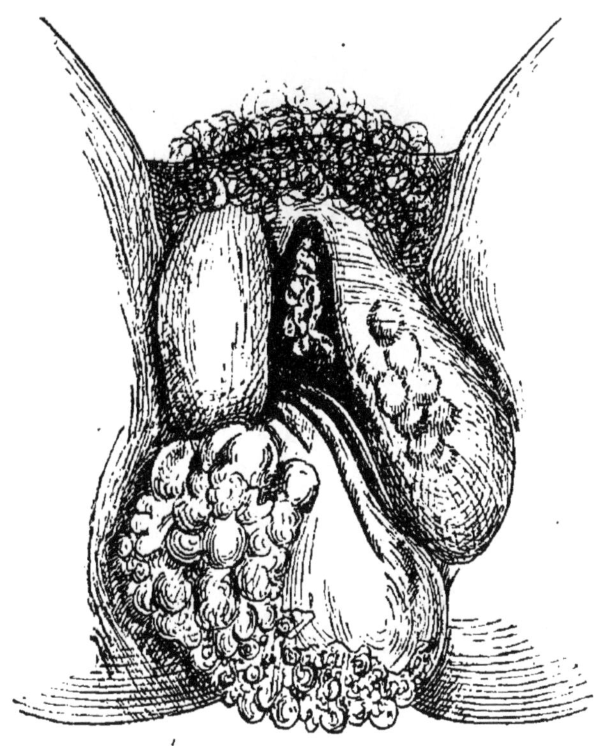

Fig. 181. — Tumeur très vasculaire de la vulve opérée par Schröder (Hofmeier).

sule, s'il y en a une ; on écarte les lèvres de cette incision, on saisit solidement la tumeur avec des pinces à griffes, puis, avec le doigt ou un instrument mousse, on la libère, en sectionnant au besoin, avec des ciseaux, les filaments cellulaires trop résistants. On pince provisoirement les vaisseaux ouverts ou on les tord ; les plus volumineux, généralement situés dans la profondeur, peuvent exiger la ligature.

Si la peau est altérée en un point ou paraît devoir être en excès, au lieu de faire une incision simple, on circonscrit, par une incision elliptique, et à l'endroit voulu, un fragment cutané qui est enlevé avec la tumeur.

La cavité, résultant de l'énucléation, est fermée par un surjet profond au catgut et par des points séparés, superficiels et demi-profonds, au crin de Florence.

Il peut se faire que la coaptation des deux parois ne puisse être complète et que l'on doive se contenter de les réunir dans la profondeur.

b. **Tumeurs infiltrées** (fig. 181). — Ce sont généralement des néo-

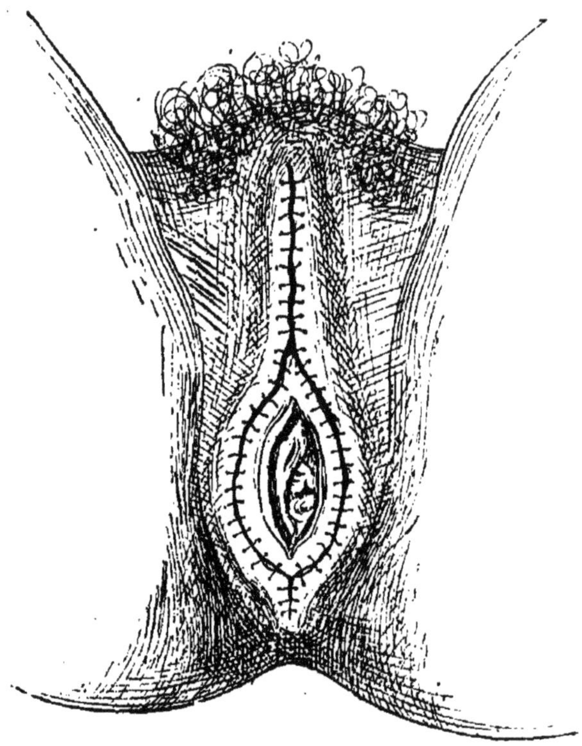

Fig. 182. — Disposition des sutures après l'ablation de la tumeur précédente (Hofmeier).

plasmes de mauvaise nature ; aussi faut-il faire en sorte de dépasser leurs limites de plusieurs centimètres.

On recherchera, autant que possible, la réunion primitive qui pourra donner une ligne de suture assez tortueuse (fig. 182).

Si l'étendue de la tumeur s'y oppose, on commencera par une abrasion aussi large que possible au bistouri, puis l'on cautérisera profondément le reste des tissus suspects au thermo-cautère. On assurera l'hémostase par des sutures partielles ou en masse.

Quand la tumeur est péri-uréthrale, on s'aide, pour la détacher, d'une sonde introduite dans le canal.

Il ne faut pas manquer d'extirper les ganglions inguinaux s'ils semblent altérés.

Fritsch, Kuester, conseillent de le faire dans tous les cas.

c. **Tumeurs pédiculées.** — Elles se traitent par excision simple, suivie ou non de ligature ou de suture.

B. Extirpation des kystes des glandes de Bartholin.

Nous croyons utile d'insister davantage sur cette opération :

On réunira les instruments suivants : appareil irrigateur, bistouri et ciseaux courbes, pince à disséquer, écarteurs, pinces à forcipressure, serres-fortes de Doléris, sonde cannelée, spatule, porte-aiguilles, aiguilles courbes moyennes et petites, catgut n° 1 et crin de Florence.

Un aide commence par pincer la grande lèvre, entre le pouce et l'index allongés au-dessous du kyste, de façon à le faire saillir sous la peau. Cette manœuvre facilite beaucoup l'incision des téguments ainsi que l'énucléation de la tumeur et suffit ordinairement à l'hémostase préventive ; on ne l'exercera qu'avec certains ménagements si le kyste est suppuré, pour en éviter la rupture.

Une incision, dépassant quelque peu la tumeur, est alors pratiquée sur la limite des nymphes et des grandes lèvres et pénètre, couche par couche, jusqu'à la capsule. Celle-ci présente une coloration gris bleuâtre quand son contenu est muqueux et se distingue plus difficilement quand elle renferme du pus.

On a conseillé d'inciser sur la face externe des grandes lèvres (Velpeau, Vidal de Cassis, Fauvel, du Havre). Mais en se portant ainsi en dehors, ce qui, d'ailleurs, laisserait une cicatrice visible, on se trouve, après l'extirpation, en présence d'un lambeau interne beaucoup trop large et trop mince. Il peut en résulter un sphacèle plus ou moins étendu, d'où béance consécutive de la vulve et tendance à la colpocèle.

Arrivé sur la paroi du sac, on la détache progressivement, d'avant en arrière, avec la spatule d'abord, puis avec le doigt, en sectionnant à mesure les brides les plus adhérentes. Les bords de la plaie cutanée sont maintenus écartés à l'aide de pinces à forcipressure fixées assez avant sur les lambeaux, ou mieux, avec les serres-fortes (pour éviter le sphacèle par compression) et, plus tard, avec des écarteurs. Il est préférable de commencer la décortication par la face interne moins adhérente que l'externe. Dès que le kyste est suffisamment libéré, on le saisit délicatement avec une compresse éponge pour l'immobiliser. L'hémostase est faite par forcipressure, ou simplement, par compression à l'aide de tampons interposés entre le kyste et sa poche celluleuse. On évitera particulièrement de sectionner l'artère transverse du périnée, à l'angle inférieur de la plaie, et le bulbe.

Les manœuvres de décortication exigent beaucoup de patience et de soin, étant donnés les adhérences et les diverticules de la glande qui, parfois, vont jusqu'à contourner l'ischion et qu'il faut absolument enlever en entier, sans crever la poche, autant que possible. Pour les faciliter, Pozzi conseille d'injecter dans le kyste, après en avoir évacué le contenu, du spermaceti liquéfié au bain-marie, à une température relativement basse, et solidifié ensuite par la glace pilée.

Quand on est arrivé sur le pédicule vasculaire, on le sectionne après y avoir placé une ligature au catgut. Cette ligature constitue le point de départ d'un surjet à étages à l'aide duquel on ferme les parties profondes de la plaie. La réunion est complétée superficiellement à l'aide de points séparés au crin de Florence.

Pour assurer l'asepsie de la plaie, nous conseillons de la recouvrir, après l'avoir cimentée d'iodoforme, avec une bande étroite et épaisse de gaze iodoformée que l'on fixe à l'aide de deux ou trois crins intermédiaires aux crins de la suture, passés en même temps que ceux-ci, mais qu'on aura évité de nouer en même temps qu'eux.

Ce procédé est d'ailleurs applicable à toutes les plaies de la même région. Le vagin est tamponné à l'iodoforme et la réunion doit être obtenue, par première intention et sans drainage, sous une compression légère avec un bandage en T.

3° Sections et résections diverses.

A. **Pour soudure des lèvres.** — La *soudure congénitale* des petites lèvres, observée parfois chez les petites filles, cède généralement à une traction divergente. Si l'*adhérence est plus intime*, ou acquise et *cicatricielle*, on incise au bistouri ou aux ciseaux, en se guidant sur une sonde cannelée introduite dans le plan médian.

Les grandes lèvres peuvent être également soudées à leur partie postérieure sur une hauteur plus ou moins grande ; on les sépare de la même façon.

B. **Pour hypertrophie des petites lèvres.** — L'*excision* des petites lèvres hypertrophiées se fait de préférence aux ciseaux ou au bistouri et l'on ferme les surfaces cruentées avec une suture en surjet, en ayant soin de ne pas trop la serrer.

C. **Pour le vaginisme.** — a. Procédé de Sims. — Après avoir excisé l'hymen ou ses débris, ou tout autre point hyperesthésique du pourtour vulvaire, Sims fait, de chaque côté de la ligne médiane, une double incision en V aboutissant, par chacune de ses branches, au raphé périnéal et se continuant, par une petite incision longitudinale qui la transforme en Y, jusqu'à 1 centimètre 1/2 du sphincter anal. Dans son tiers inférieur, cette incision en Y comprend le tissu vaginal, le sphincter du vagin et une partie du transverse du périnée. Dans la suite, Sims dilate la vulve au moyen d'une grosse bougie de verre appliquée pendant deux heures, matin et soir, et durant plusieurs semaines.

b. Procédé de Tillaux. — Tillaux (1) sectionne les filets nerveux de la vulve au moyen d'une incision en V parallèle au bord de l'orifice et dont les deux moitiés viennent aboutir à la commissure postérieure. L'opération est précédée, comme dans celle de Sims, de l'excision de l'hymen et suivie de la dilatation forcée.

c. Procédé de Simpson. — Simpson a conseillé, dans le même but, la névrotomie du *honteux interne*.

4° Dilatation de la vulve.

La *dilatation* de la vulve, qui s'adresse, comme les opérations précédentes, au vaginisme, est *lente* et *graduelle* ou *forcée*.

A. **Dilatation graduelle**. — Elle se fait avec des bougies de calibre progressif que la malade peut s'appliquer elle-même, après les avoir enduites ou non d'une pommade à la cocaïne, ou encore, avec des ballons dilatateurs, des éponges préparées.

B. **Dilatation forcée**. — La malade étant dans le décubitus dorso-sacré anesthésiée et d'une façon complète par crainte de la syncope, on introduit dos à dos, dans l'orifice vulvaire, les deux pouces ou l'index et le médius de chaque main et on les maintient écartés, au maximum pendant deux ou trois minutes, en évitant de produire des fissures. On peut remplacer les doigts par deux valves qu'on fait agir sur tout le pourtour de l'orifice et en particulier, comme le conseille Verneuil, sur le plancher périnéal.

Il est bon de terminer par un tamponnement assez serré du vagin avec la gaze iodoformée.

S'il y a synergie spasmodique du sphincter anal, on ne manquera pas d'en pratiquer aussi la dilatation.

V. — PÉRINÉORRHAPHIE

Appareil instrumental. — Ciseaux courbes et ciseaux coudés, pinces à disséquer, porte-aiguilles et aiguilles courbes, grandes et petites,

(1) Tillaux, *Annales de gynéc.*, avril 1886.

aiguilles montées d'Emmet, de Reverdin, appareil à irrigation continue. Comme fils : crins, catgut ou fil d'argent, suivant les circonstances.

1° Périnéorrhaphie immédiate.

Il faut d'abord s'orienter de façon à rapprocher de l'œil et des doigts les lèvres divergentes de la déchirure, ce qui exige une certaine attention, étant donnés la déformation et le déplacement des parties. On procédera ensuite à l'asepsie et à l'excision des lambeaux qui paraîtront trop grêles ou trop contus pour offrir des garanties suffisantes de vitalité. Cette précaution est indispensable pour obtenir la réunion primitive.

Si l'on opère immédiatement ou peu après l'accouchement et qu'il ne s'agisse que d'une déchirure incomplète, on peut se passer de l'anesthésie.

a. Suture à points séparés. — Pour les déchirures superficielles ou plus profondes, mais incomplètes, le mieux nous paraît être de recourir aux points séparés au crin de Florence.

***b. Suture à étages.** — Pour les déchirures complètes, il est préférable d'employer le surjet de catgut, à étages superposés, tel que l'a recommandé Doléris.

A l'aide du premier plan, le plus profond, on fermera de haut en bas la paroi rectale proprement dite, sans traverser la muqueuse, et de façon à la recroqueviller en dedans, comme dans la suture de Lembert. Le second plan de sutures, au début de sa course, ira chercher les deux bouts du sphincter divisé et devenu transversal, pour les rapprocher l'un de l'autre. On fera, au besoin, un troisième et un quatrième plan et l'on terminera par des points séparés, superficiels, au crin de Florence.

2° Périnéorrhaphie tardive.

La périnéorrhaphie tardive a pour but de restaurer les déchirures périnéales cicatrisées. Ici, la régularisation des surfaces est remplacée par un avivement que l'on s'efforcera de faire symétrique et que l'on prolongera au delà des limites de la déchirure, sans se préoccuper, du reste, d'en suivre les contours.

Les soins préliminaires consistent surtout à assurer la déplétion de l'intestin au moyen d'un purgatif administré l'avant-veille et d'un lavement la veille au soir.

Deux méthodes principales sont en présence : dans l'une, l'avivement se fait *en surface* et par *excision ;* dans l'autre il se fait par *dédoublement* de tissus. Cette dernière méthode, ou *méthode à lambeaux*, préconisée par Lawson Tait, est certainement la meilleure.

Les quatre procédés suivants suffisent, selon nous, pour toutes les variétés de déchirures périnéales et l'emportent, sur tous les procédés similaires, par la simplicité et la rapidité de leur exécution et par la sûreté de leurs résultats ; ce sont :

1° Le *procédé à valve semi-lunaire de Tait*, qui convient aux cas de simple insuffisance du périnée, sans rupture musculaire importante, extérieure ou sous-cutanée et sans colpocèle, circonstances rares. — 2° Ce même procédé, modifié par Doléris, sous le nom de *colpopérinéoplastie par glissement*, pour les cas de rupture incomplète du périnée, avec colpocèle inférieure, accompagnée ou non de rectocèle, et sans affaissement marqué du plancher pelvien. — 3° La *colpopérinéorrhaphie de Hégar* (que nous décrirons au chapitre des opérations vaginales), applicable aux déchirures incomplètes avec colpocèle étendue. — 4° Le *procédé à double lambeau de Tait*, le meilleur pour les déchirures complètes avec rupture plus ou moins élevée de la cloison recto-vaginale.

A. Méthode à lambeaux.

A. **Procédé à valve semi-lunaire de Tait.** — Ce procédé est généralement décrit, dans nos traités de gynécologie, avec les modifications que lui a fait subir Sänger. Voici, d'après Vulliet, comment Tait lui-même le pratique : L'index et le médius de la main gauche étant introduits dans le rectum, bien nettoyé au préalable, tendent transversalement la région ano-vulvaire ; les aides écartent la fourchette dans le même sens à l'aide d'un doigt. Le champ opératoire se trouve, de la sorte, bien étalé et tendu, et un guide sûr est offert à l'instrument coupant. On fixe, au moyen de pinces à griffes, les limites supérieures de l'incision qui varieront suivant le degré de rétrécissement vulvaire qu'on veut obtenir. Ces pinces concourent en même temps à la tension des tissus.

Ceci fait, l'opérateur, tenant de la main droite une paire de ciseaux coudés, comme ceux de Roux, enfonce la plus aiguë des deux lames dans l'épaisseur et sur le milieu du septum ano-vulvaire, à une profondeur d'au moins 1 centimètre (fig. 183), puis dirige le tranchant de côté et, de préférence, à gauche. Les doigts qui sont dans le rectum guident la pénétration de l'instrument dans l'interstice de la cloison et l'y maintiennent par la suite. La main droite, d'autre part, en s'inclinant convenablement en supination, lui donne la direction voulue pour suivre de bas en haut, jusqu'au point indiqué par la pince correspondante, les contours de la vulve.

Pour éviter de faire ressortir la lame une fois qu'elle est engagée,

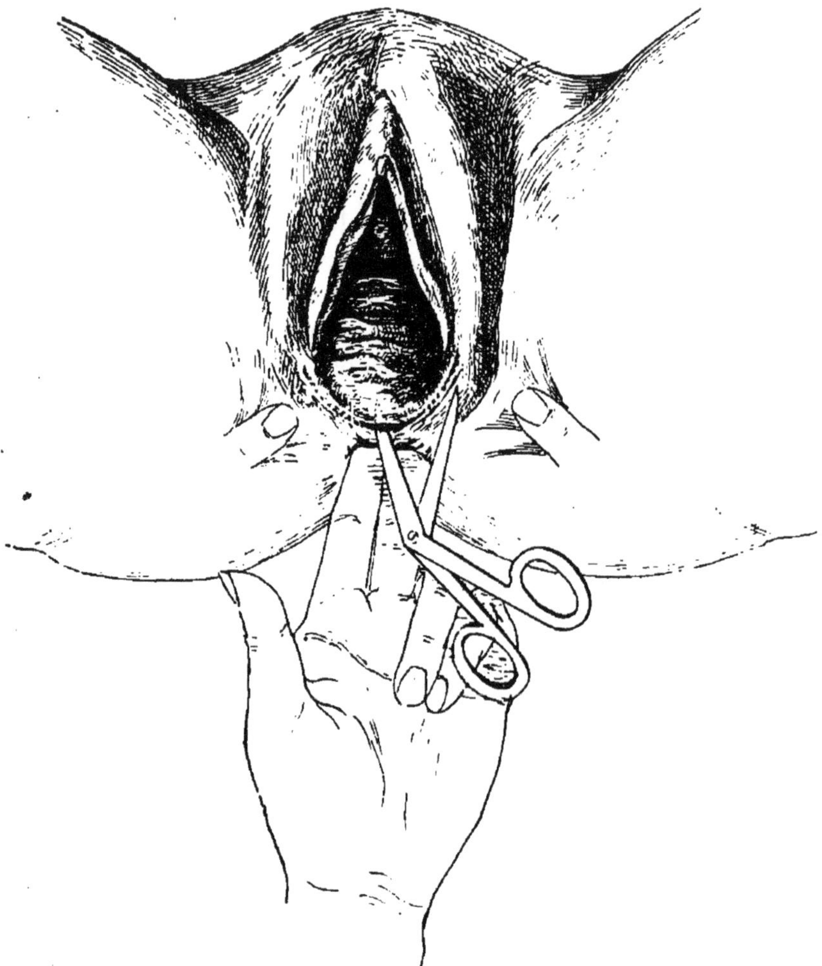

Fig. 183. — Procédé à valve semi-lunaire de Tait : introduction des ciseaux dans la cloison recto-vaginale.

il faut la pousser dans la direction de l'incision projetée et trancher à petits coups, sans fermer complètement l'instrument.

Quand on a fini la section du côté gauche, on procède de même du côté droit, en renversant la main en pronation.

Le lambeau vaginal, ainsi détaché, se rétracte et surmonte une plaie semi-lunaire qui s'étale plus qu'on ne saurait croire vers le bas, la commissure n'étant plus sustendue par le vagin.

On réunit alors transversalement et de bas en haut les bords courbes, droit et gauche, de la plaie, à l'aide de points séparés.

Lawson Tait se sert de fils d'argent et fait pénétrer l'aiguille, non dans la peau, mais exactement à la limite externe de l'avivement. Il supprimerait ainsi les douleurs locales et favoriserait

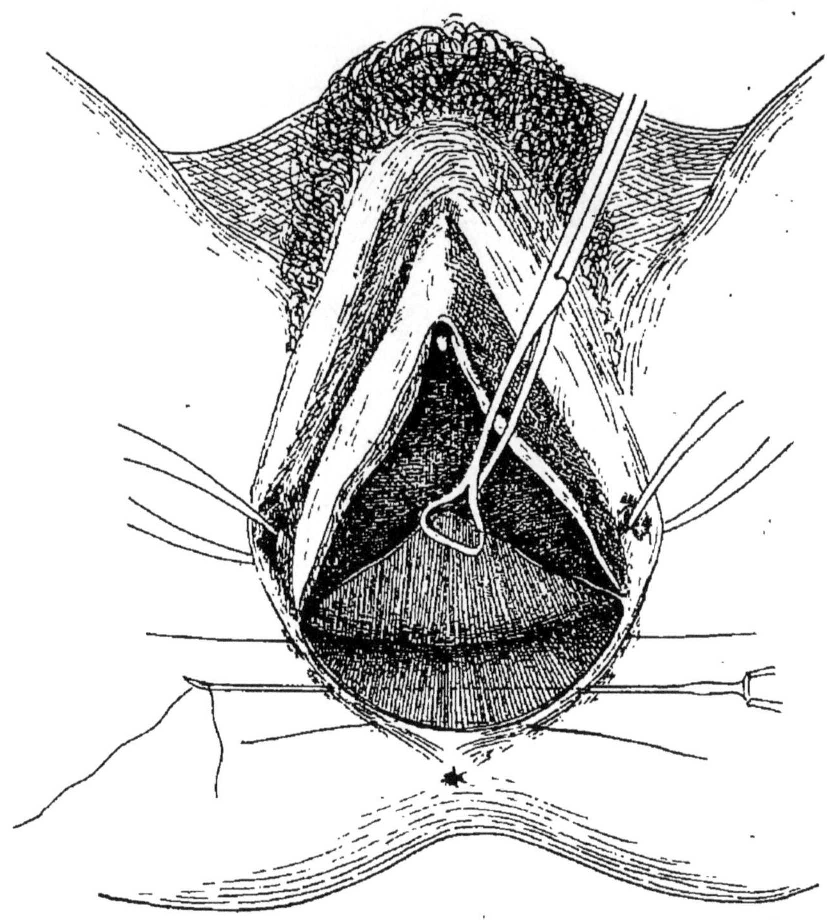

Fig. 184. — Procédé à valve semi-lunaire de Tait (modifié) : passage des sutures.

la réunion au lieu de la compromettre, étant donné qu'il assure le drainage de la sérosité.

Nous préférons cependant employer le crin de Florence et fermer complètement la plaie (fig. 184). D'autre part, au lieu d'abandonner le lambeau vaginal à lui-même, nous le réséquons après avoir appliqué un point de suture en bourse qui assure à lui seul l'occlusion du côté du vagin. Ce fil terminal pénètre et sort à un demi-centimètre des angles supérieurs de l'avivement et accroche, en plusieurs points, sur tout son pourtour et à peu de distance de la future ligne d'excision, la face cruentée de la languette, en pénétrant ou non dans le vagin (fig. 185).

Cette opération peut se pratiquer en quelques minutes.

Doléris lui a reproché : de ne reconstituer le périnée que sur

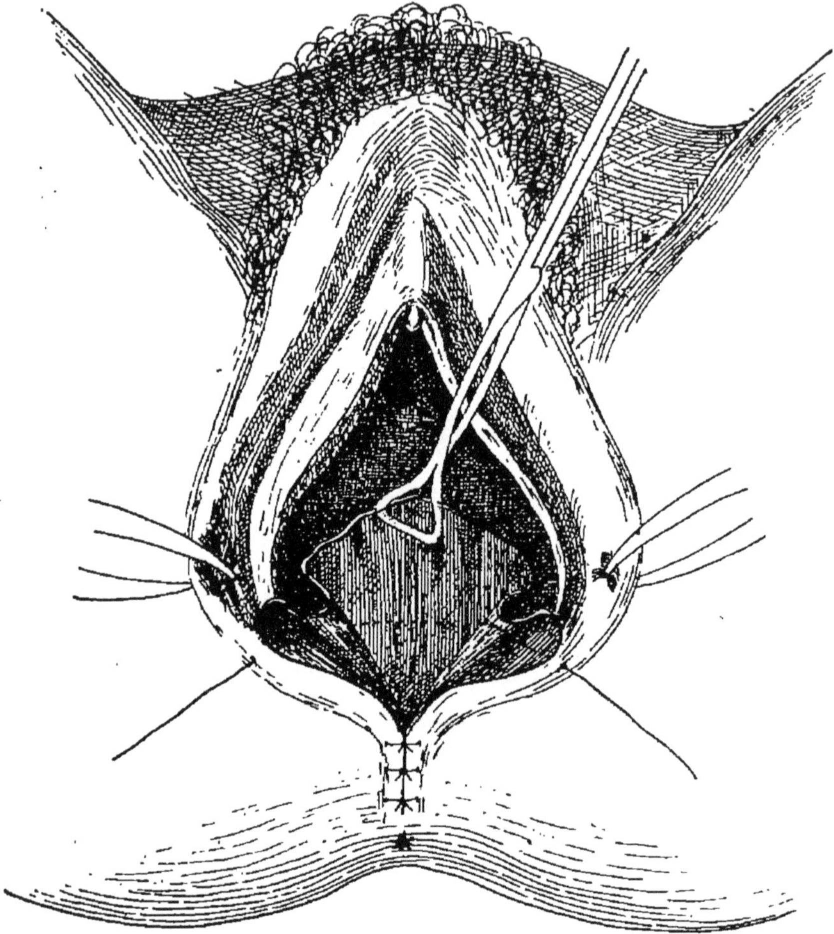

Fig. 185. — Procédé à valve semi-lunaire de Tait (modifié) : suture terminale en bourse.

une épaisseur insuffisante; de ne diminuer en rien la surabondance de la paroi vaginale, et même de l'augmenter ; de constituer, derrière l'opercule incomplet de néoformation, un sinus plus ou moins profond, nuisible à la coaptation des deux parois du vagin. D'où les modifications suivantes qui ont pour but de tendre le vagin et d'épaissir le périnée à l'aide des tissus vaginaux attirés de haut en bas vers l'anus .

B. Colpopérinéoplastie par glissement (Doléris). — Doléris, après avoir incisé les tissus à la façon de Tait, décolle le lambeau vaginal, avec l'index droit, à une hauteur telle, qu'en rapprochant le milieu de sa base du milieu du rebord cutané de l'incision première, il puisse : 1° tendre suffisamment le vagin ; 2° donner au périnée une hauteur suffisante et l'étoffer comme il convient.

L'opérateur ayant, à un moment donné, besoin de ses deux

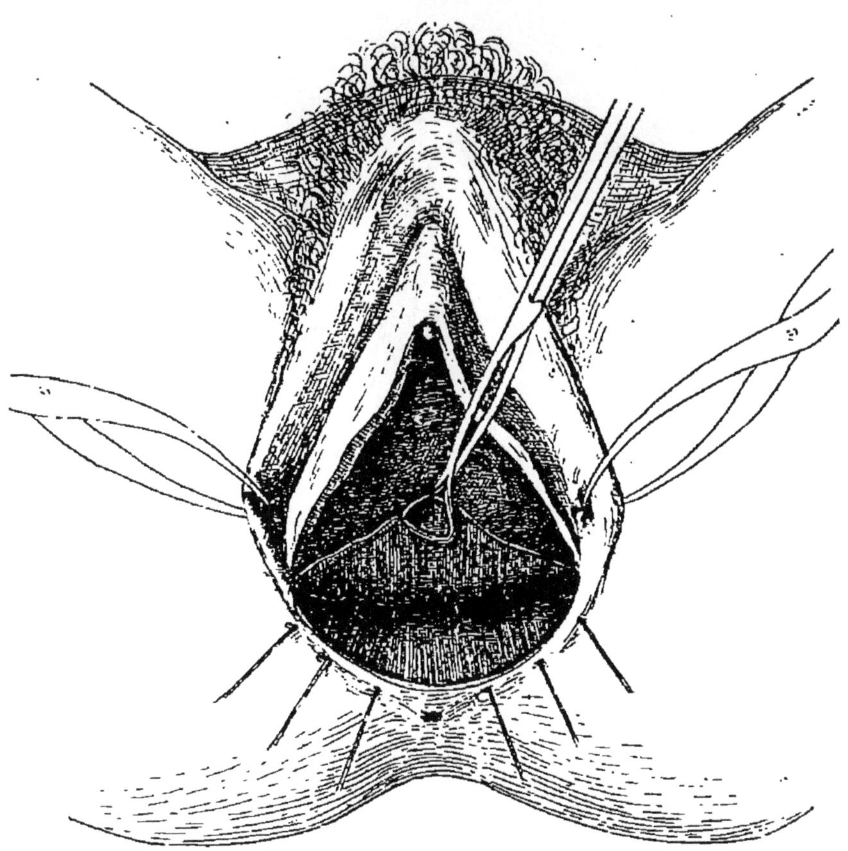

Fig. 186. — Colpopérinéoplastie par glissement : trajet des fils profonds (Doléris).

mains, ne met pas, autant que possible, les doigts dans l'anus. Le décollement étant amorcé avec les ciseaux ou le bistouri, il fait relever et tendre le bord libéré de la muqueuse avec une pince en cœur. Saisissant alors cette même lèvre de la main gauche, au-dessous de la pince, le pouce du côté de la face cruentée, l'index et le médius du côté du vagin, il poursuit le décollement avec l'index droit, en s'aidant au besoin des ciseaux et du bistouri pour retrouver le plan de clivage.

Les sutures se font au crin de Florence. Le premier fil est le plus médian, il forme l'anse la plus longue et la moins large. « L'aiguille pénètre latéralement à gauche de l'anus, chemine profondément dans la cloison recto-vaginale, et vient accrocher le lambeau vaginal tout près du point extrême du décollement. Puis l'ai-

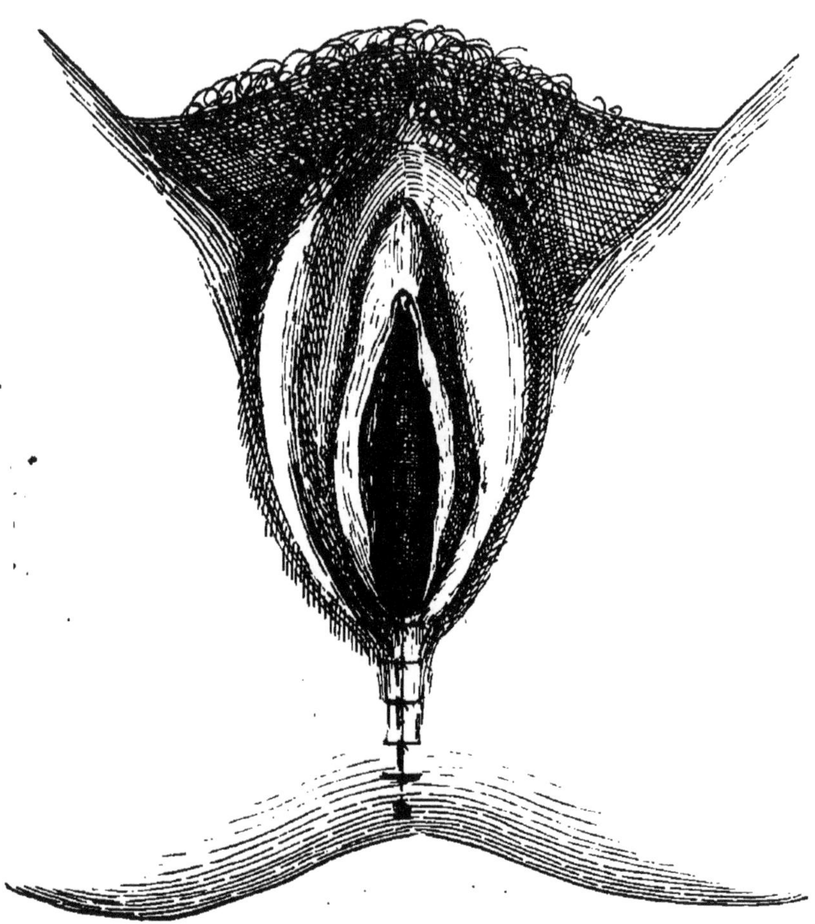

Fig. 187. — Colpopérinéoplastie par glissement : tous les fils sont serrés (Doléris).

lle suit un trajet inverse et symétrique qui la ramène sur le côté t de l'anus. On peut se dispenser de pénétrer dans le vagin contenter d'accrocher la face profonde du lambeau vaginal. du premier fil, une fois serrée, devra ramener la paroi vaale vers la commissure vulvaire, en même temps qu'elle servira onter les rebords opposés de la lèvre cutanée de l'incision. Un ème et un troisième fil sont placés d'une façon analogue et plus en dehors (fig. 186). » (Doléris.) Puis on les serre de bas en haut (fig. 187).

Après résection du lambeau, on peut, comme il a été dit, passer un fil en bourse qui assure la fermeture de la plaie vers le haut et reconstitue la fourchette. Si l'on craint d'exagérer ainsi le rétrécis-

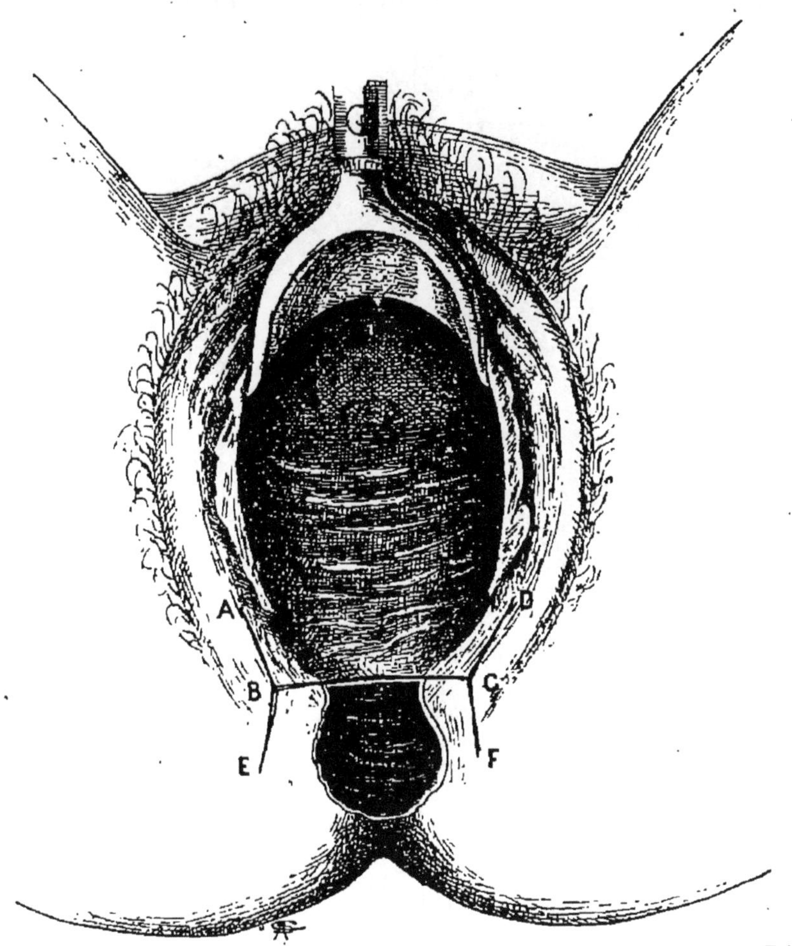

Fig. 188. — Périnéorrhaphie pour rupture complète, procédé à double lambeau de Tait : tracé de l'incision (Paul Petit et S. Bonnet).

sement de la vulve, on réunit par une suture continue les deux lèvres, muqueuse et cutanée, de la plaie restante.

C. **Procédé à double lambeau, de Tait.** — Pour bien faire comprendre ce procédé qui nous paraît le plus apte à assurer la restauration des déchirures complètes, nous le décrirons, d'après le manuel opératoire que nous avons vu suivre par Pozzi, en distinguant deux cas, suivant la profondeur de la déchirure.

1er Cas · *Déchirure complète du périnée, sans participation notable de la cloison.* — On fait une incision en H (fig. 188) : la branche transversale suit le bord de la cloison et se recourbe un peu en bas à ses extrémités, pour atteindre les lignes verticales qui passent à l'union des grandes et des petites lèvres. Les branches supérieures contournent la vulve, comme dans le procédé à lambeau unique. Les

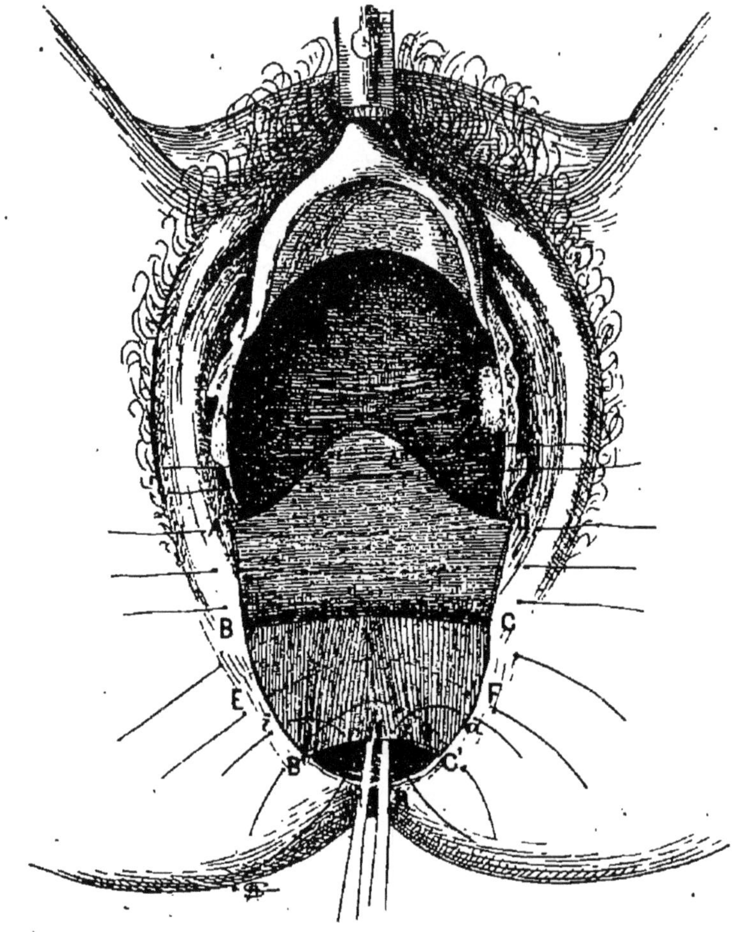

Fig. 189. — Périnéorrhaphie pour rupture complète, procédé à double lambeau de Tait trajet des sutures (Paul Petit et S. Bonnet) (1).

branches inférieures se dirigent vers les extrémités divisées du sphincter qui sont situées transversalement, de chaque côté de l'anus, et se reconnaissent parfois à une légère fossette.

L'incision tracée, on entaille les tissus de façon à obtenir deux lambeaux (fig. 189). Le lambeau supérieur, B'ABCDC", entièrement muqueux, est obtenu par simple dédoublement de la cloison, comme il a

(1) Le bord B"C" correspondait à BC avant le dédoublement, et s'est rétracté du fait de la libération des tissus. *Id.* pour AB" par rapport à AB ; DC" par rapport à DC ; B'C' par rapport à BC.

été dit plus haut, sauf qu'il est peut-être préférable de le commencer non aux ciseaux, mais au bistouri, en s'aidant d'une pince en cœur, appliquée sur la languette vaginale. Le lambeau inférieur, amorcé en son milieu BC, par ce dédoublement, est prolongé sur les côtés BE et CF (fig.188), par une entaille profonde de la peau et du tissu cellulaire sous-cutané.

Le lambeau supérieur est rabattu en haut. Le lambeau inférieur est tendu, jusqu'à la fin de l'opération, vers le bas, au moyen d'une pince et le débridement latéral en BE, CF, doit être assez profond pour que le bord inférieur B'C' se mette facilement de niveau avec le demi-anneau B'RC', constitué par le sphincter divisé. Ceci fait, on place, avec la grande aiguille d'Emmet, le fil le plus profond (un gros fil d'argent) de façon à accrocher l'arète de la cloison BC. On passe ensuite de gros crins dans l'épaisseur de la cloison BADC, qui formera la moitié supérieure du périnée (la commissure sera formée par la réunion des points A et D); des crins plus petits à travers les bords de la languette AB"C"D, qui demeurera intra-vaginale ; de gros crins dans l'épaisseur du lambeau inférieur B'EBCFC'. Les aides rapprochent alors les cuisses de la malade et l'on serre d'abord les fils superficiels intra-vaginaux, compris dans l'aire AB"C"D, puis les fils profonds, du côté du périnée. Le fil le plus inférieur doit être placé assez bas et en dehors pour accrocher les bouts du sphincter et les ramener en avant une fois qu'il est serré. Tous les fils doivent être placés de telle sorte que l'on puisse coapter, avec la plus grande exactitude, les points symétriques. L'action des fils profonds sera soutenue par des fils demi-profonds et superficiels.

Il faut enfin s'appliquer à ourler très exactement l'hémi-circonférence antérieure de l'anus de nouvelle formation en affrontant le point *a*, par exemple, avec le point *y*. Quand l'ourlet est terminé, et seulement à ce moment, on enlève la pince qui maintenait le bord inférieur du lambeau rectal au niveau voulu.

2me Cas : *Déchirure complète du périnée avec section profonde de la cloison.* — Dans ce cas, la cloison divisée s'est rétractée en s'étalant à sa base, tandis que la partie supérieure de la section se présente sous forme d'une encoche ordinairement traversée par une ou plusieurs brides cicatricielles.

On commence par sectionner ces brides. Quant à l'encoche, disons de suite, pour faciliter la description, qu'après dédoublement de la cloison et avant le placement des fils profonds, elle doit être fermée par un surjet de catgut, aussi bien sur le lambeau vaginal que sur le lambeau rectal.

Dans le cas envisagé, le dédoublement de la cloison (deux travers de doigt suffisent ordinairement) et surtout les incisures latérales doivent être poussés beaucoup plus profondément si l'on veut abaisser, sans trop de traction, au niveau de l'anus, la lèvre inférieure du lambeau rectal qui doit en reconstituer l'hémi-circonférence antérieure. Pozzi insiste particulièrement sur ce dernier point. De plus, il faut employer le fil d'argent, gros et moyen, pour toutes les sutures profondes, la tension des tissus étant ici beaucoup plus considérable. On écrase des grains de plomb perforés sur les extrémités des fils d'argent pour éviter qu'ils ne piquent la peau.

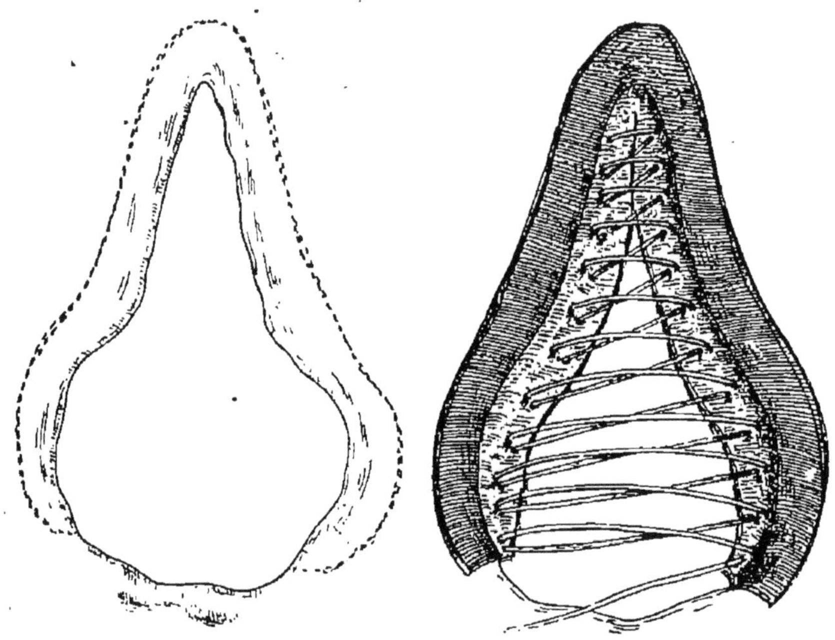

Fig. 190. — Périnéorrhaphie pour rupture complète, avec déchirure profonde de la cloison recto-vaginale : procédé de Doléris ; 1er et 3e temps.

On peut s'en tenir, en pratique, aux trois procédés que nous venons de décrire et à la colpopérinéorrhaphie d'Hégar.

Nous donnerons cependant un aperçu du procédé de Doléris pour les déchirures complètes et des procédés classiques d'Emmet et d'Hégar.

D. Procédé de Doléris pour la déchirure complète. — Ce procédé a été imaginé pour un cas de déchirure très profonde de la cloison, qui semblait échapper à la technique de L. Tait.

L'angle supérieur de la déchirure est fixé par une pince à verrou et deux serres fortes sont accrochées de chaque côté de la vulve, aux points qui devront correspondre à la fourchette. Dans un premier temps, on dessine au bistouri (fig. 190) le tracé d'une marge de 6 à 8 millimètres de largeur, tout le long de la déchirure, depuis le sommet de l'angle jusqu'à l'orifice anal, en respectant seulement 3 à 4 centimètres de son rebord postérieur.

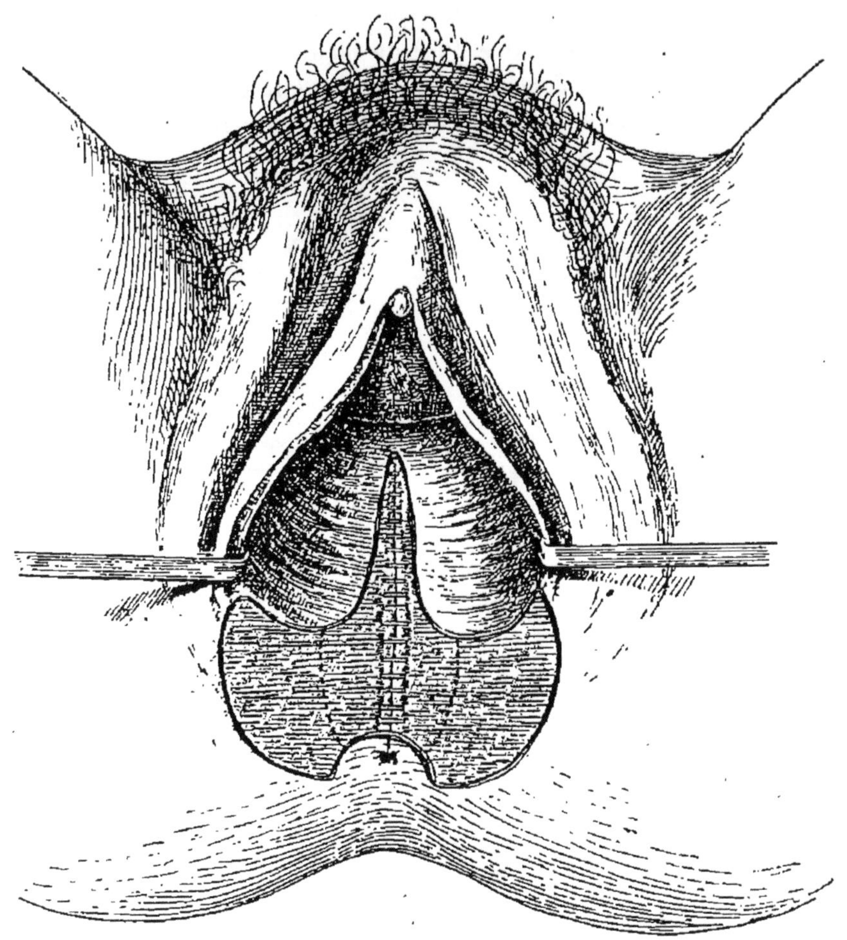

Fig. 191. — Périnéorrhaphie pour rupture complète, avec déchirure profonde de la cloison recto-vaginale : procédé de Doléris; 4e temps.

Dans un deuxième temps, on dissèque, de dehors en dedans, cette bande marginale ; au lieu de la détacher jusqu'au bord libre, on la laisse adhérente sur une largeur de 1 à 2 millimètres, de telle sorte qu'en la renversant en dedans on obtient une surface d'avivement double de celle qui eût existé si la dissection avait été poussée jusqu'au bout.

Dans un troisième temps, à l'aide d'une solide suture continue au catgut, on réunit, d'un bord à l'autre et de l'angle profond de la déchirure à l'anus, les deux bandelettes résultant de la dissection précédente en renversant leur bord interne vers le rectum (fig. 190). L'affrontement est consolidé par un second plan de sutures allant, de l'anus, rejoindre le point de départ du fil.

L'avivement est alors complété de chaque côté (au delà des lignes pointillées de la figure 191) de façon à prendre la configuration de la colpopérinéorrhaphie d'Hégar. On doit faire descendre l'avivement de chaque côté de l'anus, jusqu'au niveau de son rebord postérieur.

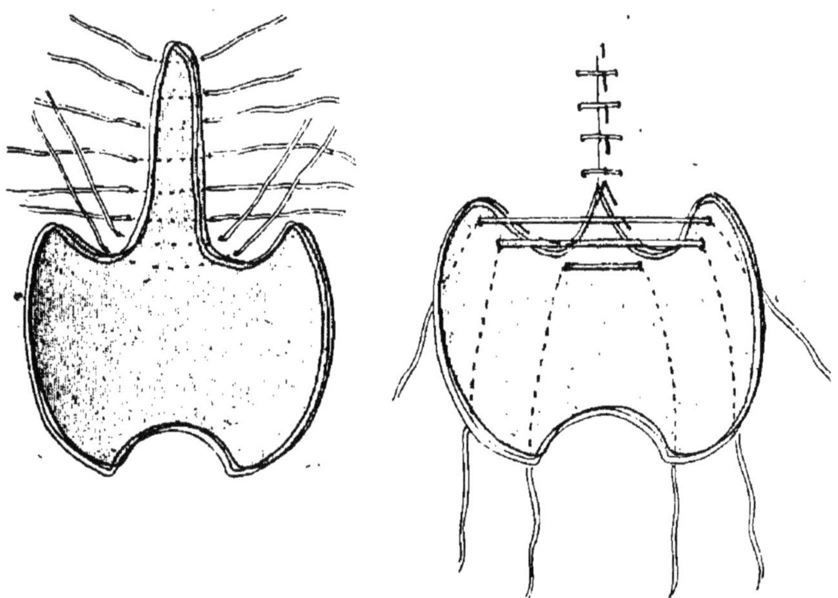

Fig. 192. — Périnéorrhaphie pour rupture complète, avec déchirure profonde de la cloison recto-vaginale : procédé de Doléris ; 5e et 6e temps.

Enfin, l'on affronte la partie vaginale de l'avivement par des points séparés transversaux, et les ailes, à l'aide de fils dirigés à la façon des fils profonds de la colpopérinéoplastie (fig. 192).

B. Méthode de l'avivement simple.

a. **Procédé d'Emmet pour la déchirure complète.** — Dans le procédé d'Emmet pour la déchirure complète, on fait un avivement par excision en forme de papillon (fig. 193). Le corps du papillon s'élève sur une hauteur plus ou moins grande de la cloison recto-vaginale, son axe antéro-postérieur correspondant à la ligne médiane.

Le bord antérieur des ailes monte plus ou moins haut, ordinairement jusqu'au quart inférieur des grandes lèvres ; leur bord postérieur contourne la limite antérieure de l'anus ; les bords latéraux rejoignent les extrémités des deux premiers.

Les parties à aviver étant tendues par l'index et le médius d'un

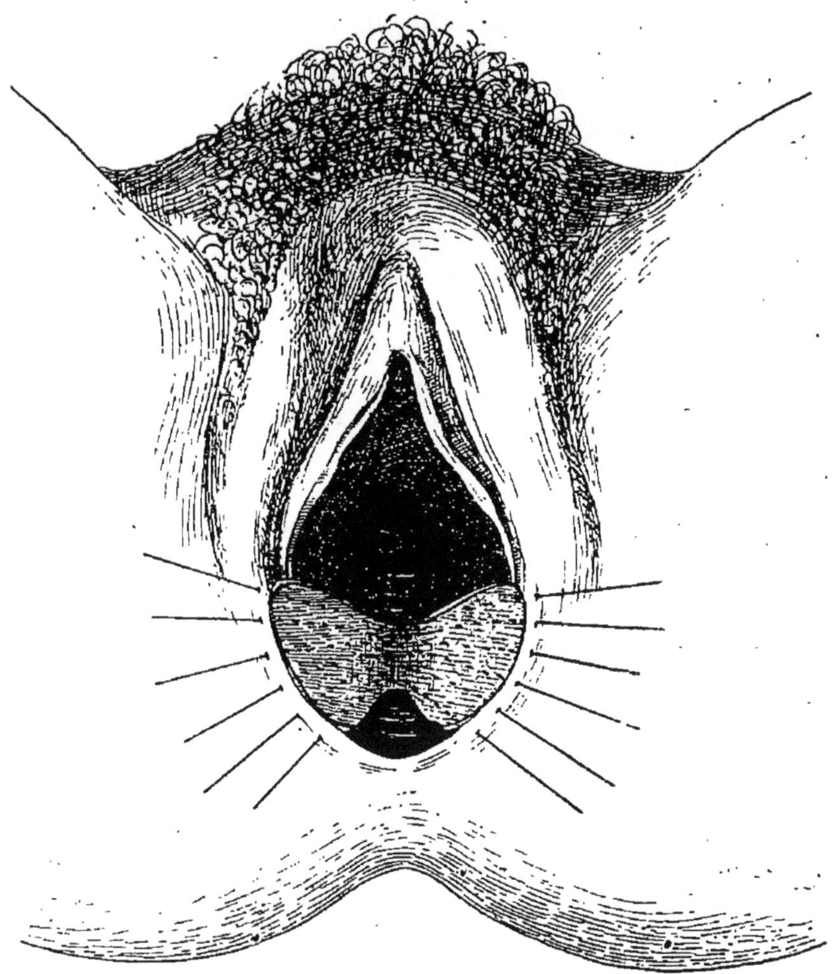

Fig. 193. — Périnéorrhaphie pour rupture complète : procédé d'Emmet.

aide introduits dans l'anus et par des pinces fixées sur les parties latérales, on commence par tracer au bistouri les limites de l'avivement qui doivent dépasser celles de la cicatrice. On avive aux ciseaux courbes sur la partie moyenne, en détachant le tissu par longues bandelettes : pour cela, il faut avoir soin de ne pas trancher entièrement le pli formé par la pression des branches des ciseaux et de le reprendre toujours un peu plus avant, après avoir entamé la section. Les ailes latérales sont ensuite avivées de la même manière, ou bien avec le bistouri, qu'on fait agir de la périphérie au centre.

Le premier fil, qui a le plus d'importance, est introduit à un centimètre en arrière de l'extrémité gauche du sphincter divisé et devenu tranversal, chemine dans l'épaisseur des tissus en accrochant fortement la cloison au passage et suit de près le contour cicatriciel de l'anus pour ressortir du côté opposé, en un point symétrique.

Un certain nombre d'autres fils sont introduits de la même façon, au-dessus du premier et à un centimètre de distance, en décrivant une courbe à concavité inférieure (sauf le plus haut placé qui assure la fourchette), de façon à attirer les tissus vaginaux vers l'anus et à renforcer de la sorte le plan périnéal.

Les fils sont noués de bas en haut, en commençant par le premier placé, qui doit reconstituer le sphincter anal. Ce fil ne doit pas être trop serré, de façon à permettre une issue facile aux gaz : on s'en assure en introduisant l'index dans le rectum après l'opération.

b. **Procédé Simon-Hégar**. — Les fils, au lieu d'être liés exclusivement du côté du périnée, sont liés : 1° du côté du vagin (fils correspondant à la tête du papillon) ; 2° du côté du périnée (c'est la plus grande masse des fils profonds) ; 3° enfin, du côté du rectum. Ces derniers pénètrent du rectum dans la plaie avivée, à 2 ou 3 millimètres de ses limites, puis sont introduits de haut en bas, du côté opposé, pour ressortir dans le rectum en un point symétrique du point d'entrée. On lie successivement les fils intra-vaginaux, les fils intra-rectaux et les fils périnéaux.

Ce procédé est plus compliqué et moins sûr que celui d'Emmet.

3° Soins consécutifs à la périnéorrhaphie.

Après avoir mastiqué la ligne de sutures avec de l'iodoforme pulvérisé, on la protège à l'aide de deux doubles de gaze iodoformée qu'on fixe dans l'ouverture vulvaire ; on lie les jambes de la malade et, une fois qu'elle est couchée, on lui place un coussin sous les genoux. Dans la suite, on évitera de laver la plaie et on y insufflera de la poudre d'iodoforme, deux fois par jour, jusqu'à formation d'une croûtelle protectrice.

Dès le cinquième jour, on enlèvera un fil ou deux en choisissant ceux qui ont tendance à sectionner les tissus. Du septième au huitième jour, tous les fils devront être enlevés. On fera bien, pour éviter la désunion, de ne supprimer ceux de la fourchette qu'après avoir renouvelé pour la deuxième fois le pansement vaginal et de laisser ensuite en place ce nouveau pansement durant trois ou quatre jours.

En constipant les malades, comme on le faisait naguère, on risque de densifier la première garde-robe au point qu'elle puisse provoquer la désunion, soit par elle-même, soit par les manœuvres d'évacuation qu'elle nécessitera. Dès le troisième jour, nous donnons généralement un laxatif et un lavement et, le surlendemain, avant l'enlèvement des premiers fils, un deuxième lavement. Dans la suite, on tâchera d'obtenir une selle, au moins toutes les quarante-huit heures, jusqu'au dixième ou onzième jour : à cette époque, on donnera une véritable purgation, soit 30 grammes d'huile de ricin.

Doléris va plus loin encore dans la méthode des évacuations précoces et conseille, dès le premier jour, l'emploi d'un laxatif administré au repas du soir.

On ne laissera pas la malade se lever avant un mois.

VI. — TRAITEMENT OPÉRATOIRE DE LA COCCYCODYNIE

1° Myotomie et ténotomie sous-cutanée.

Il suffit parfois de faire la section du grand fessier, d'un seul ou des deux côtés, au moyen d'un fort ténotome, ou d'inciser l'insertion du sphincter anal : pour cela, le ténotome est introduit immédiatement en avant de la pointe du coccyx (Simpson, Bryant, etc.).

2° Résection du coccyx.

Une incision cutanée est tracée sur toute la hauteur de l'os ; on le dénude en disséquant les deux lèvres de la plaie; on le saisit avec de fortes pinces; on le libère des parties molles en rasant sa surface avec le bistouri ou une petite rugine, et on le désarticule. Il est plus sûr d'extirper le coccyx en totalité que d'enlever seulement les deux vertèbres inférieures, comme l'a fait Simpson. On termine l'opération en suturant le plan cutané (Nott, Simpson, Hégar, etc.).

CHAPITRE II

OPÉRATIONS SUR LE VAGIN

I. — INJECTIONS VAGINALES

1° **Douche vaginale.** — La *douche vaginale*, employée dans les stations thermales, consiste en un *jet liquide*, projeté sur le col pendant une demi-minute à une minute.

2° **Bain vaginal.** — La malade, étant plongée dans un bain général ou dans un bain de siège, fait pénétrer l'eau du bain dans le vagin en déprimant la fourchette avec un ou deux doigts ou en

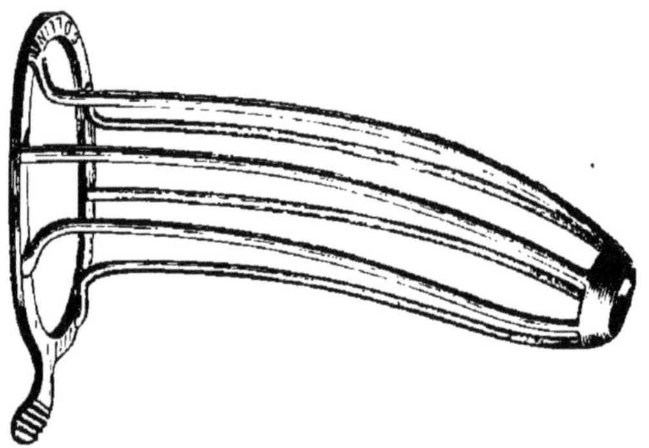

Fig. 194. — Spéculum grillagé pour bain vaginal.

introduisant dans le vagin un *spéculum grillagé*, dit *spéculum à bains* (fig. 194).

3° **Injection vaginale proprement dite.** — L'*injection vaginale proprement dite* est d'un usage courant, ce qui ne veut pas dire qu'elle soit toujours bien prise.

A. Appareils. — Les injecteurs *à ressort* (irrigateur Éguisier), *à poire aspirante et foulante* (injecteur de Davidson ou d'Higginson), sont à rejeter, car ils sont difficiles à nettoyer, se dérangent facilement et donnent un jet interrompu et trop violent. On doit leur préférer les appareils agissant par le mécanisme du siphon ou sous l'action de la pesanteur et qui se composent simplement d'un réservoir, d'un tube en caoutchouc et d'une canule. Tels sont : les injecteurs en tôle émaillée (fig. 195), en verre (bock de Pinard, laveur de Tarnier (fig. 196), le sac en caoutchouc de Doléris (fig. 197), notre sac en toile gommée ; les vide-bouteilles de Budin (fig. 198),

Lefour, etc.; le siphon, composé d'un simple tube en caoutchouc muni d'un poids en plomb à son extrémité immergée (fig. 199), ou mieux, l'injecteur-siphon de Michel, qui s'amorce à l'aide d'un compresseur à roulettes courant sur le tube en l'étranglant, etc.

Le *réservoir* doit être inattaquable par les antiseptiques usuels et contenir au moins 2 litres de liquide; il est bon qu'il soit muni d'un niveau d'eau ou d'une échelle volumétrique et, surtout, d'un thermomètre.

Le *tube en caoutchouc*, de 1m,50 à 2 mètres de long, porte sur sa longueur une pince presse-tube, ou un robinet ordinaire si l'on désire régler le débit du liquide.

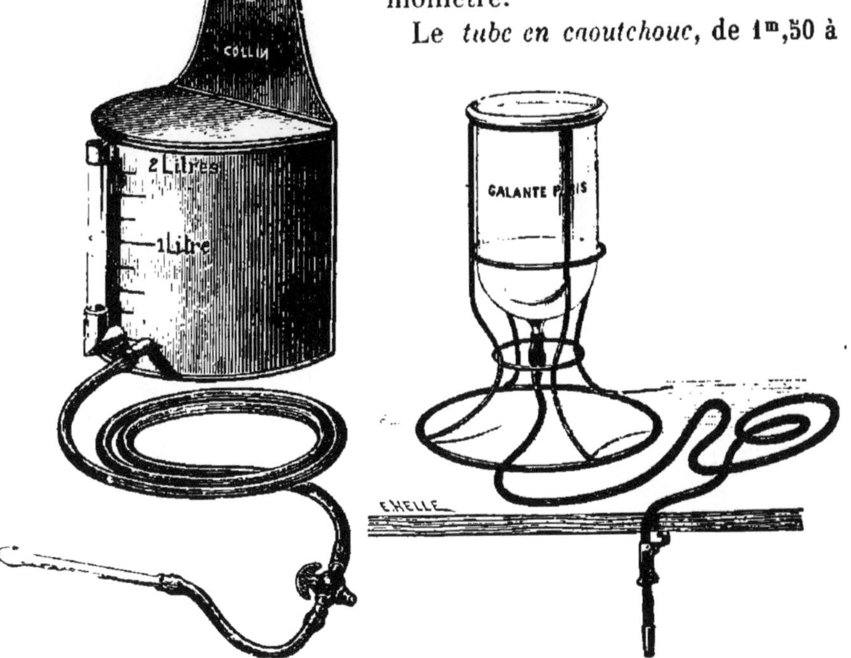

Fig. 195. — Injecteur vaginal en tôle émaillée.

Fig. 196. — Laveur de Tarnier.

On choisira, pour la malade, une canule droite, en verre trempé, de 15 centimètres de long, à bout olivaire et perforé en pomme d'arrosoir. Les canules coudées butent contre la paroi antérieure du vagin, d'où obturation partielle des orifices d'écoulement.

Les canules perforées d'un seul trou dans l'axe de l'instrument exposent la malade à porter l'injection dans l'utérus; mais elles sont préférables pour l'opérateur qui se mettra facilement à l'abri de ce petit accident, car elles permettent de mieux diriger le liquide au fond des culs-de-sac et à l'extérieur de la vulve. Les canules en vulcanite, en caoutchouc et surtout en toile gommée se crevassent, se coudent dans le vagin et l'on ne peut être assuré de leur propreté.

La canule, chaque fois qu'elle aura servi, doit être lavée *intus et extra* et conservée aseptiquement, soit dans un tube de verre, soit à l'intérieur même du récipient laveur. Celui-ci sera soigneusement recouvert ou nettoyé avant usage.

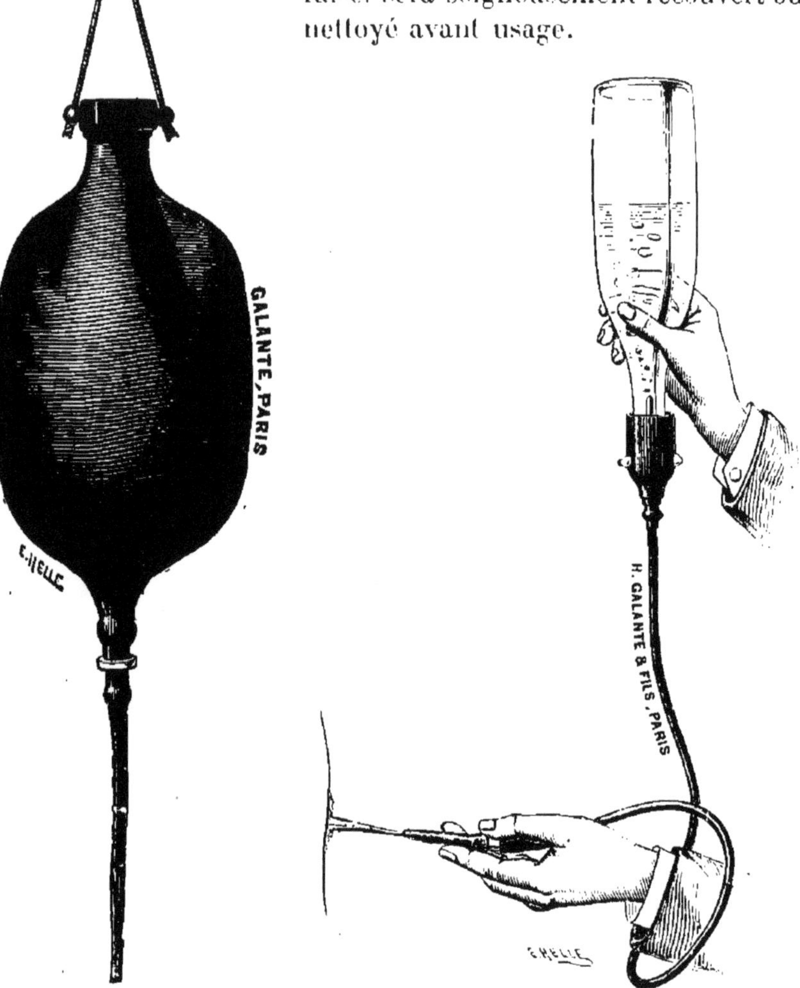

Fig. 197. — Sac en caoutchouc de Doléris.

Fig. 198. — Vide-bouteilles de Budin.

B. Technique. — Nous avons déjà indiqué de quelle façon le médecin doit procéder à l'injection vaginale.

La malade peut la prendre elle-même dans la position *accroupie*, *assise*, ou *sacro-dorsale*.

La position *genu-pectorale* serait certainement la meilleure, mais comporte trop de difficultés pratiques.

Dans la position *accroupie*, sur une cuvette, ou *assise*, sur un bidet, l'utérus s'abaisse, le vagin est raccourci et plissé, et le liquide ne peut pénétrer jusqu'au fond des culs-de-sac ; une injection, prise ainsi, suffit à peine comme mesure de propreté.

La position *sacro-dorsale* est de beaucoup préférable. La malade est allongée sur son lit, la tête basse et le siège appuyé sur un bassin en forme de biseau muni d'un tube d'écoulement ; ou bien, elle se couche en travers du lit, le siège débordant légèrement et un peu soulevé par un coussin, les jambes écartées et fléchies à angle droit, les pieds reposant chacun, à plat, sur une chaise. Une toile cirée fixée sur le coussin conduit dans un seau le liquide qui ressort de la vulve.

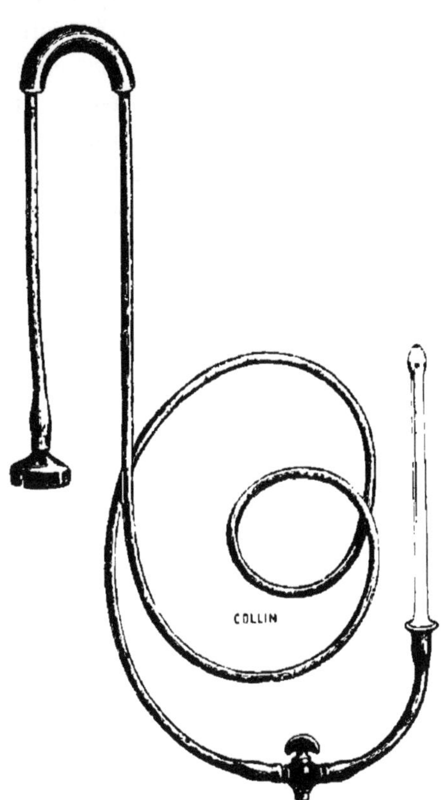

Fig. 199. — Injecteur siphon.

L'appareil laveur est fixé à proximité et à une hauteur de 1 mètre au plus au-dessus du plan du lit. La malade laisse d'abord écouler au dehors l'eau contenue dans le tuyau, qui est toujours plus froide que le reste, s'il s'agit d'une injection chaude ; l'air est en même temps expulsé, puis elle introduit la canule, en déprimant la fourchette et en suivant la cloison recto-vaginale, jusqu'au cul-de-sac postérieur, c'est-à-dire à 8 ou 10 centimètres de profondeur.

Elle la maintient d'une main et l'appuie sur la fourchette, pour assurer le retour du liquide, tandis que, de l'autre main, elle suspend de temps en temps l'injection en pinçant le tuyau et en obturant la vulve, de façon à prolonger l'action thérapeutique.

Avant de retirer la canule, elle se redresse et *tousse* ou *fait effort* à plusieurs reprises, pour vider complètement le vagin, surtout s'il s'agit d'une injection au sublimé.

C. Température des injections. — On n'emploie plus guère l'injection *froide* (0° à 12°; — en pratique, température de la chambre). Quand elle est de courte durée, ses effets anémiants sont inévitablement suivis d'une brusque réaction; quand elle est prolongée, la contraction des vaisseaux est telle, que la circulation locale peut être à peu près arrêtée.

L'injection *tiède*, en elle-même, est légèrement *calmante*.

L'injection *chaude* est éminemment *résolutive*. Son emploi, recommandé jadis par Trousseau, Kiwisch, Scanzoni, a été systématisé par Emmet. On commence par une température de 38° environ, pour arriver progressivement et rapidement, c'est-à-dire en quelques jours, à 45°, 48° et même 50°. Il faut tenir compte du refroidissement de 2° environ qui se produit dans la traversée du tuyau. Pour atténuer la sensibilité de la vulve, lors des premières injections, on peut enduire la région de vaseline, y appliquer un linge trempé dans l'eau froide, ou encore, user de l'un des appareils imaginés par Mathieu Kiwisch, Forster, etc.

D. Composition des injections. — Suivant le but qu'elles doivent remplir, les injections vaginales sont *antiseptiques*, *astringentes*, *altérantes*, *stimulantes*, *émollientes*, *narcotiques*. Inutile d'ajouter qu'elles doivent toujours être *aseptiques*.

E. Accidents. — On a signalé des accidents plus ou moins graves, et même mortels, à la suite d'injections vaginales (More Madden, Paddock, Simons, Späth, etc.). Généralement ces accidents sont peu durables et de nature réflexe, consistent en douleurs vives, vomissements, syncope, etc., et résultent de la pénétration du liquide dans l'utérus et les trompes, en particulier, pendant la période puerpérale; ou bien, de la contusion d'annexes, enflammées ou simplement prolabées, par un jet liquide trop fort ou par la canule. Mais ils peuvent aussi dépendre d'une intoxication par la substance en dissolution, à la faveur d'un large ectropion du col ou d'une ulcération du vagin ou d'une inoculation septique par une canule malpropre.

F. Contre-indications. — Peut-on prescrire des injections *pendant les règles?* Les injections froides sont susceptibles de détourner l'écoulement sanguin de sa voie normale ou de l'arrêter; mais les injections entre 30° et 38° sont parfaitement inoffensives et même très utiles lorsque le molimen menstruel survient au cours d'une infection subaiguë, surtout si cette infection est de nature blennorrhagique.

Dans tous les cas, il est d'une bonne hygiène de conseiller à toute femme déflorée, malade ou non, de prendre une injection tiède après la cessation des règles et, dans leur intervalle, au moins une fois par semaine.

L'état de virginité ne contre-indique pas les injections vaginales. On conseillera seulement une canule de dimensions moindres et l'on insistera sur les conseils donnés plus haut pour éviter la surdistension du vagin et la rétention du liquide.

II. — TAMPONNEMENT VAGINAL

1° Tamponnement porte-topique.

Les *tampons de pansement* sont généralement faits d'ouate hydrophile, aseptique, qu'on roule et qu'on tasse légèrement en forme de boule en l'entourant, ou non, d'une enveloppe de gaze. Pour permettre aux malades de les retirer, on tortille l'ouate en un point et l'on fixe, sur le pédicule ainsi obtenu, un fil solide de 20 centimètres de long environ. Les tampons cylindriques et ficelés par le milieu sont moins souples et s'appliquent moins bien sur le col. Quand le médecin doit retirer lui-même le pansement, il vaut mieux se servir de tampon sans ficelle ou de bandes de gaze.

Les tampons ainsi préparés sont porteurs de topiques *antiseptiques*, *hydragogues*, *révulsifs*, *caustiques*, *astringents*, etc. Si le topique est *liquide*, on en imprègne le tampon qu'on essore ensuite au degré voulu. S'il est *pulvérulent*, on l'incorpore par simple pression, à sec ou en facilitant l'adhérence à l'aide d'un peu de glycérine ou de vaseline ; ou encore, on creuse le tampon d'un godet qui reçoit une certaine quantité de la poudre. Les topiques *onctueux* ont généralement pour véhicule l'huile, le rétinol, la vaseline et surtout la glycérine. L'huile, le rétinol facilitent beaucoup la pénétration de l'épithélium par la substance active. La vaseline convient surtout à la vulve, en cas d'excoriations. La glycérine, préconisée par Marion Sims, détermine, grâce à son pouvoir dialyseur, des écoulements profus de liquide, d'où résultent des effets antiphlogistiques très puissants. Elle doit être chimiquement neutre, sous peine de provoquer la desquamation du vagin.

Le spéculum étant mis en place, on saisit le tampon avec une longue pince à pansement, on le porte jusqu'au contact du col et on l'y maintient appliqué avec la pince ou le doigt, tandis qu'on retire les valves. S'il s'agit d'un pansement cervical, le tampon devra être appuyé directement sur l'orifice du museau de tanche qu'on aura préalablement orienté comme il convient. S'il s'agit d'un pansement vaginal, on introduira toute une série de tampons, ou mieux, on se servira de gaze ; nous agissons de même quand nous voulons obtenir du pansement glycériné, sur l'utérus ou les annexes, le summum de ses effets.

On a imaginé bon nombre d'instruments pour permettre à la malade de placer elle-même son pansement. A ceux de Thomas, Byrne, Munde, etc., nous préférons celui de Barnes, en forme de dilatateur à gants. Une fois qu'il est placé dans le vagin, la malade y introduit le tampon qu'elle pousse et maintient ensuite avec une tige quelconque, tandis qu'elle retire le spéculum.

2° Tamponnement compressif.

Le *tamponnement compressif*, ou *tamponnement proprement dit*, se fait avec des tampons sans ficelle, du volume d'une *noix* environ. Il exige l'intervention du médecin et s'applique, de préférence, avec les valves de Sims. On doit tout d'abord évacuer la vessie et le rectum.

Le *tamponnement compressif* sert à des usages divers : comme *hémostatique*, comme *pessaire*, comme *modificateur de la circulation pelvienne* (*columnisation* du vagin), comme *dilatateur du vagin*, comme *réducteur de l'utérus inversé*, comme *soutien des tentes utérines*.

Pour rendre les tampons *hémostatiques* moins perméables au sang, on les imbibe d'une solution antiseptique faible et on les comprime sous forme de disques. Puis on les superpose aussi étroitement que possible, en comblant successivement les culs-de-sac postérieur, latéraux et antérieur et le reste du conduit, jusqu'à la vulve. Pendant qu'on retire les valves, on maintient fermement, avec les doigts ou les pinces, la colonne de tampons ainsi constituée et l'on ajoute, s'il est nécessaire, quelques disques supplémentaires pour combler le vide laissé par les instruments. Un bandage en T maintient l'appareil. Il faudra, par la suite, veiller à la miction et pratiquer au besoin le cathétérisme.

Quand il s'agit de maintenir la réduction d'un utérus dévié, on comble successivement, avec des tampons ordinaires, les culs-de-sac antérieur et postérieur, puis on applique sur le col un tampon plat et, par-dessus, un long tampon cylindrique.

La *columnisation* du vagin, analogue, comme mode d'application, au tamponnement hémostatique, a été conseillée pour la première fois par Bozemann pour le traitement des exsudats pelviens. Taliaferro qui, dans la suite, a vulgarisé ce procédé, conseille l'emploi de la laine asepsiée comme étant plus élastique que le coton.

III. — OPÉRATIONS POUR PROLAPSUS VAGINAL

1° Colporrhaphie (ou Élythrorrhaphie).

A. Colporrhaphie en général.

a. Appareil instrumental. — Sonde vésicale, rasoir, valve de Simon, écarteurs, quatre pinces à abaissement, deux serres-fortes de Doléris, pinces à disséquer à griffes, spatule, aiguilles courbes, moyennes et petites, porte-aiguilles, aiguilles montées de J. Reverdin, crins de Florence gros et moyen, une pince à forcipressure en cœur et douze petites pinces à forcipressure ordinaires, pinces à pansement, pince irrigatrice avec appareil injecteur de cinq à six litres rempli d'une solution antiseptique faible (eau bouillie salée ou naphtolée à 0,20/1000), canule vaginale en verre avec second appareil laveur de deux litres au moins.

b. Aides.— Trois aides sont indispensables : un pour l'anesthésie, deux à la vulve pour aider directement ; un quatrième, préposé aux fils et aux instruments, sera d'une grande utilité.

c. Soins préliminaires.— La malade étant mise en position dorso-sacrée, on se rend d'abord compte des dimensions à donner à l'avivement :

1° *De haut en bas :* on amène le prolapsus apparent à ce qu'il doit être (à certains moments du moins), en réalité, par une traction légère exercée sur l'utérus avec une pince à abaissement, jusqu'à manifestation de la résistance de ses ligaments. Suivant que le vagin est ou non décollé de la surface du col, le prolapsus plus ou moins accentué, on laisse la pince sur le col, ou bien, on la reporte plus ou moins bas.

2° *De droite à gauche :* on détermine, après tâtonnements, les dimensions à donner à l'avivement en jalonnant les bords de la future incision avec des pinces symétriquement placées : les pinces opposées, rapprochées jusqu'au contact, doivent donner le rétrécissement voulu, sans tendre trop fortement les tissus, sans quoi ceux-ci seraient sectionnés par les fils et se désuniraient. Cet accident est plus à craindre pour la colporrhaphie antérieure qui supporte une partie de l'effort abdominal et la pression de la vessie distendue. Il faut veiller aussi à l'exacte symétrie des pinces-jalons et en augmenter au besoin le nombre, pour obtenir, par leur écartement, la tension nécessaire à l'incision correcte et prompte des contours de l'avivement.

d. Avivement. — L'incision délimitante doit être perpendiculaire à la muqueuse et comprendre toute son épaisseur. Une fois qu'elle est tracée, en totalité ou en partie, on détache le segment de muqueuse qu'elle circonscrit, soit par petits fragments, avec les ciseaux, soit en un ou plusieurs temps, par décollement.

Avivement aux ciseaux. — L'*avivement aux ciseaux courbes*, pouvant être très superficiel, ne détermine qu'une hémorrhagie capillaire ; l'opérateur suit donc facilement les contours de l'incision première qui, d'ailleurs, s'offre plus complètement à l'œil que dans les manœuvres de décollement ; de plus, il n'a point à craindre de pénétrer dans le rectum ou la vessie. Il en résulte une grande rapidité d'exécution, pour peu que l'instrument convienne et que la muqueuse soit bien tendue. Elle doit être détachée en bandelettes étroites et assez longues.

Un autre avantage de l'avivement superficiel aux ciseaux paraît être au premier abord, d'obtenir une cicatrice mieux doublée et qui s'opposera, par suite, plus efficacement, à l'inversion de la paroi vaginale. Mais en réalité, cette économie de tissus portant sur un derme muqueux plus ou moins décollé, ne fait que favoriser la récidive de la colpocèle.

L'avivement aux ciseaux expose, d'autre part, à l'inclusion d'îlots d'épithélium passés inaperçus et qui pourront nuire à la réunion ou devenir le point de départ de petits kystes, comme nous l'avons vu dans un cas. Pour éviter cet inconvénient, on veillera à ne pas abandonner tel segment en cours d'avivement sans être absolument sûr de l'avoir complètement dépouillé de sa muqueuse.

Avivement par décollement. — Ce procédé nous semble préférable au précédent. — On amorce le décollement avec le bistouri et la pince à griffes, puis, saisissant le lambeau par son extrémité avec une ou deux pinces à pression ou avec les doigts, on continue à le détacher avec la spatule ou l'index ; on fouille les tissus, d'une part, dans la profondeur et, de l'autre, vers l'incision limitante qui n'est généralement pas assez profonde pour tomber sur le plan de clivage sous-muqueux ; il faut donc compléter à ce niveau, d'un coup de ciseaux, le détachement du lambeau, pour transformer la poche du décollement en deux surfaces planes : surface à suturer et surface cruentée du lambeau. Il est bon de ne pas faire cette section au ras même du décollement, de façon à pouvoir reconstituer les colonnes vaginales et à faciliter l'affrontement.

Pour achever la séparation des tissus sur les bords de la poche, une paire de ciseaux fermés convient mieux encore que le doigt. Quand on a perdu le plan du clivage, ou bien, si les tissus sont trop friables, il faut se résigner à détacher la muqueuse au bistouri en ayant soin d'en diriger le tranchant vers le lambeau.

Si l'on opère vite, il n'est pas nécessaire d'employer des ligatures, ni même la forcipressure, pour faire l'hémostase. Du reste, l'hémorrhagie viendrait-elle à être trop abondante par suite du grand développement des plexus veineux, le mieux serait de procéder au décollement *par étapes* et de suturer au fur et à mesure.

e. Suture. — Nous préférons de beaucoup au surjet de catgut à étages, qui peut donner des mécomptes, la suture à points séparés, au crin de Florence, moins sujet que la soie à s'infecter et à sectionner, par suite, les tissus.

La suture à points séparés comprend des fils profonds et des fils superficiels.

Les premiers doivent être placés à un centimètre d'intervalle et pénétrer la muqueuse à un demi-centimètre au moins de ses bords.

Il est de règle, après l'avivement par décollement, de faire cheminer l'aiguille dans la profondeur de la plaie jusqu'au voisinage de la ligne médiane et de lui faire parcourir, de l'autre côté, un trajet symétrique et en sens inverse. On a pour but, en procédant ainsi, d'éviter tout espace mort où puissent s'accumuler les liquides. Si l'avivement a été fait superficiellement aux ciseaux, cette précaution est inutile. Les fils profonds seront serrés tout juste assez pour assurer la coaptation. Pendant que l'opérateur noue les fils, les aides préviennent le recroquevillement des lèvres de la plaie, soit en les accrochant avec des ténaculums, soit en les soulevant avec une sonde cannelée ou les mors d'une pince longuette. Les fils superficiels ne doivent comprendre que les lèvres de la plaie et les traverser à très peu de distance de leurs bords. On obtient peut-être plus facilement la coaptation en ne serrant chaque fil profond qu'après avoir serré les deux fils superficiels situés l'un au-dessus et l'autre au-dessous. On évitera de trop multiplier les points de suture, dans la crainte du sphacèle.

Pendant toute la durée de l'opération, l'irrigation continue doit être prête à fonctionner. Il appartient aux aides de juger de son opportunité. Au cours de l'avivement aux ciseaux, il est peut-être préférable d'assécher le champ opératoire au moyen de tampons montés ; mais, avant de serrer chaque fil profond, il faut irriguer.

f. Soins consécutifs. — Après la colporrhaphie antérieure, le cathétérisme de la vessie doit généralement être continué durant cinq ou six jours. Les pansements ne seront renouvelés que tous les quatre ou cinq jours, afin d'éviter, autant que possible, le tiraillement des fils ; ceux-ci peuvent être laissés en place jusqu'au quinzième jour, s'il s'agit de crins de Florence ; jusqu'au dixième jour seulement, si l'on a employé la soie. La malade peut se lever au commencement de la quatrième semaine, mais on ne la laissera pas sortir avant un mois.

Les détails qui précèdent nous permettent de décrire en peu de mots les divers procédés de la colporrhaphie et les particularités propres à ses localisations.

Quand on doit rétrécir le vagin à la fois en avant et en arrière, il est plus commode de commencer par la paroi antérieure.

B. Colporrhaphie antérieure.

On donne généralement à l'avivement la *forme ovalaire*, de Simon, en le terminant en pointe en haut et en bas (fig. 200).

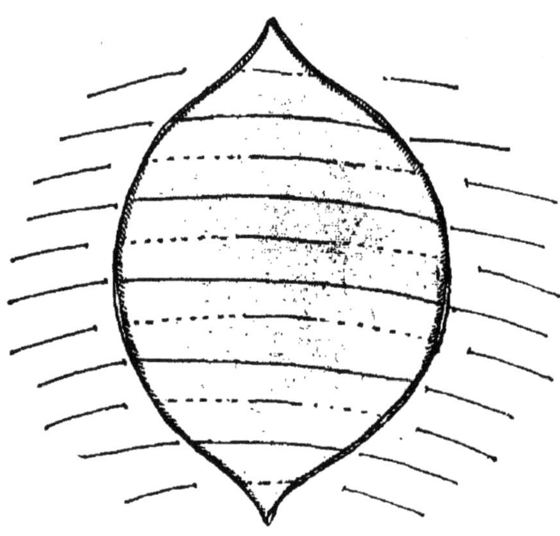

Fig. 200. — Colporrhaphie antérieure : avivement ovalaire de Simon ; trajet des sutures superficielles et profondes.

La pointe inférieure devra être assez étroite et assez longue pour que l'incision limitante se tienne à une distance convenable des pubis, au voisinage desquels la muqueuse est adhérente et ne se laisse guère distendre.

Le plus grand diamètre de l'avivement doit correspondre à la zone du plus grand relâchement : il en résulte, au cas où cette zone correspond à l'espace précervical, que l'avivement, d'ovalaire, doit devenir *triangulaire* à base supérieure (fig. 201).

Pour jalonner l'incision limitante, on fixe une pince à griffes en bas, à 2 centimètres du méat; une autre pince en haut, sur la lèvre antérieure du col, ou un peu au-dessous s'il s'agit d'une colpocèle incomplète; enfin, deux serres-fortes saisissent la muqueuse à égale distance des deux pinces. Si l'avivement doit être triangulaire, il faut encore ajouter deux pinces aux deux angles supérieurs. Nous conseillons de faire le décollement en deux

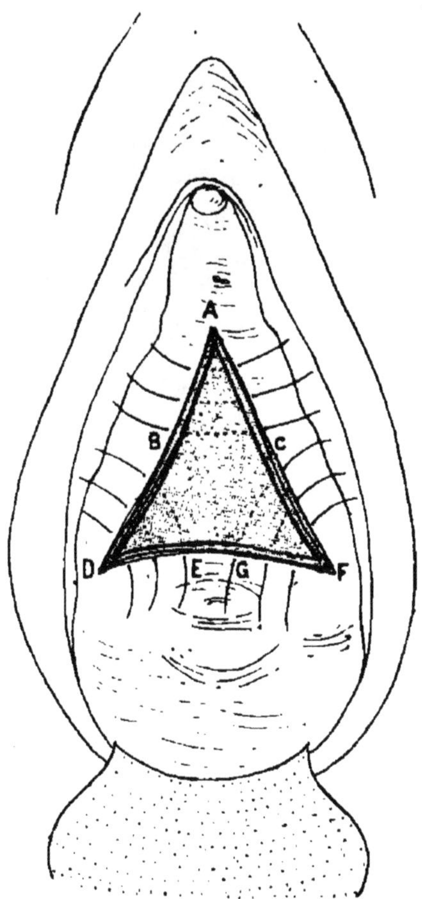

Fig. 201. — Colporrhaphie antérieure : avivement triangulaire ; trajet des sutures qui ferment les trois angles BAC, BDE, CFG (Doléris).

étapes : la première, de la pince inférieure aux serres-fortes ; la seconde, des serres-fortes à la base du lambeau (fig. 202).

Schröder ne met pas plus de trois fils profonds pour un avivement assez étendu ; ce nombre nous paraît insuffisant, car, si l'un des trois fils vient à sectionner les tissus, la désunion secondaire est fatale. Il vaut mieux placer les fils de haut en bas, c'est-à-dire du col vers le méat, et les serrer à mesure, si l'avivement est ovalaire.

On les placera, au contraire, du méat vers le col, si l'avivement est triangulaire. A mesure que l'on se rapproche de la base du triangle, le milieu de cette base se coude du fait de la constriction des fils, de telle sorte que la plaie se rapproche de plus en plus de la forme du λ grec (fig. 203). Suivant qu'on désire rétrécir plus ou moins le cul-de-sac vaginal, on multiplie ou, au contraire, on arrête plus tôt les sutures qui rapprochent les deux lèvres de la branche

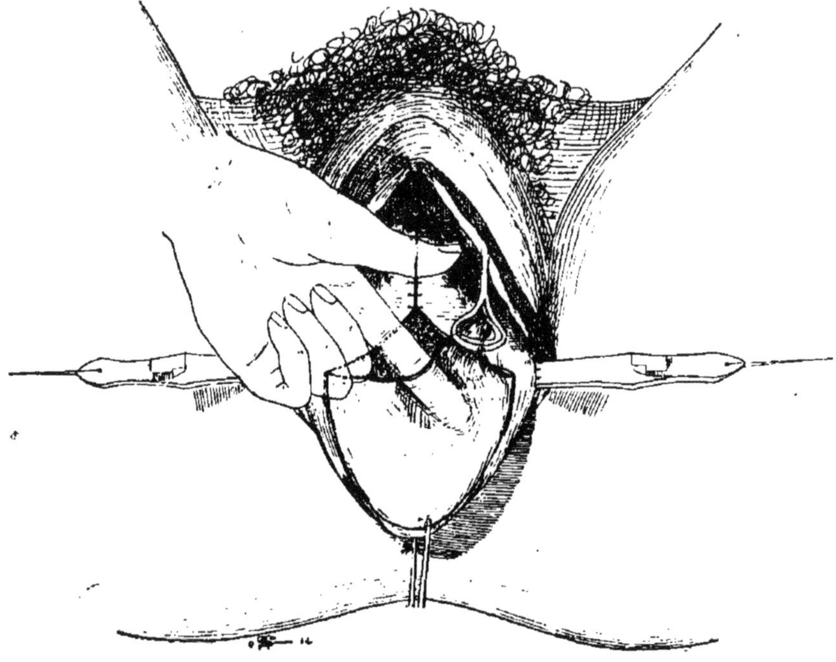

Fig. 202. — Colporrhaphie antérieure : avivement ovalaire par décollement et suture, en deux étapes.

La partie supérieure de l'avivement est suturée ; l'index gauche de l'opérateur, vu par transparence entre les deux serres-fortes, fouille les tissus à la rencontre de l'incision limitante. (Paul Petit et S. Bonnet.)

inférieure du λ, puis on rapproche, de chaque côté, les deux lèvres des branches supérieures. On termine par une suture en bourse en *u x y r* (fig. 203).

C. Opération de l'uréthrocèle.

La cure radicale de l'*uréthrocèle* a sa place tout indiquée à côté de la colporrhaphie antérieure.

Pour pratiquer cette dernière opération, Pozzi, au lieu de s'attarder à pratiquer le décollement ou l'avivement aux ciseaux, forme un pli longitudinal de la muqueuse à l'aide de plusieurs pinces tire-balles, place, à la base de ce pli, une ou deux pinces courbes et, après avoir passé préalablement sous ces pinces les fils à suture, il excise tout ce qui les dépasse.

Ce procédé n'est, en réalité, applicable à la colporrhaphie que dans les cas où la muqueuse est nettement détachée des plans sous-jacents, ce qui est loin d'être constant, sans quoi l'on court le risque d'ouvrir la vessie. Il convient au contraire très bien à l'uréthrocèle, sauf qu'ici on cherche à saisir la paroi de l'urèthre en même temps que la muqueuse. Il n'y a donc pas de traction préalable à exercer avec des pinces dans le but d'isoler ces deux couches.

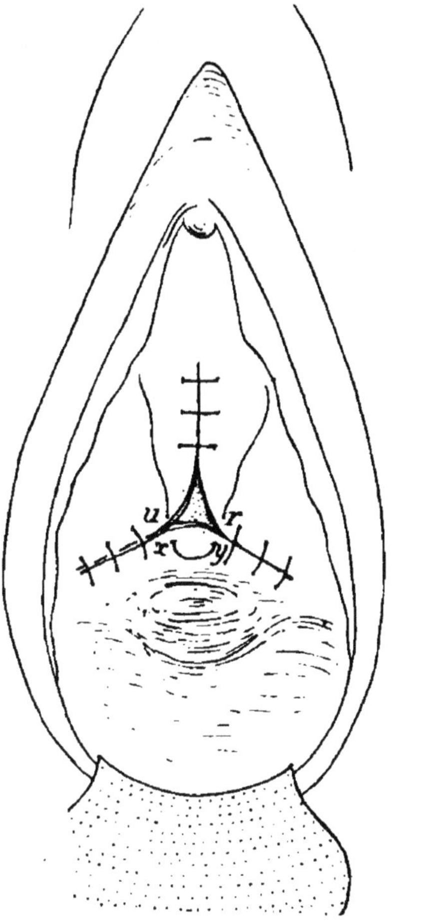

Fig. 203. — Colporraphie antérieure, après avivement triangulaire ; suture en bourse terminale (Doléris).

D. Colporrhaphie postérieure.

La *colporrhaphie postérieure* se combine ordinairement à la *périnéorrhaphie*.

A elle seule, elle n'a guère sa raison d'être que dans le cas de colpocèle localisée au cul-de-sac postérieur. L'avivement a, dans ce cas, les mêmes formes que dans la colporrhaphie antérieure.

On trouvera dans la description qui suit les détails techniques propres à l'opération.

E. Colpopérinéorrhaphie.

La *colpopérinéorrhaphie* se pratique ordinairement suivant le procédé d'Hégar légèrement modifié.

L'avivement d'Hégar a la forme d'un triangle dont le sommet correspond au voisinage du col et la base, au périnée. L'incision limitante dessine d'abord, au sommet du triangle, un angle aigu plus ou moins élévé suivant la hauteur que doit avoir l'avivement. Elle se prolonge ensuite vers le bas et, à mi-chemin du sommet de l'angle et de la vulve, commence à décrire, de chaque côté, une courbe à convexité interne pour s'éloigner des branches du pubis où les tissus, adhérents à l'os, manquent de laxité : elle se

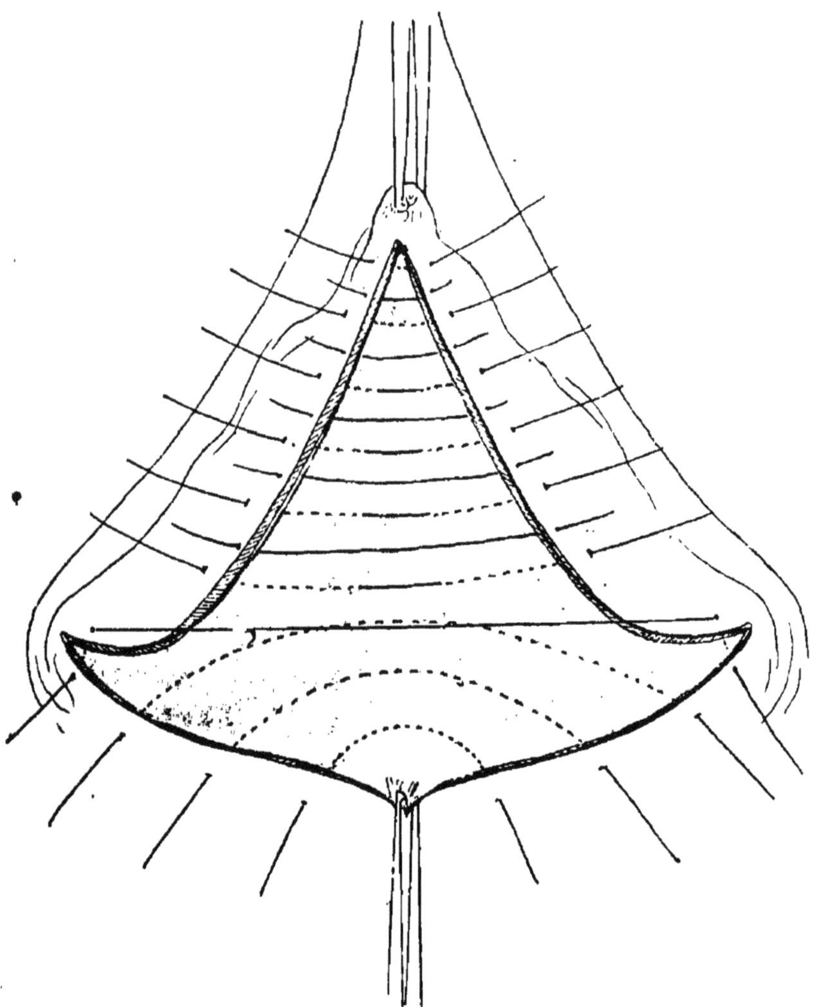

Fig. 204. — Colpopérinéorrhaphie, procédé de Hégar. (S. Bonnet et Paul Petit.)

relève ensuite pour gagner, de part et d'autre, un point de l'orifice vulvaire déterminé d'avance et plus ou moins éloigné de la commissure. Ces deux points doivent être symétriques et à une distance telle, une fois juxtaposés, que les tissus ne soient pas trop tendus, la vulve convenablement rétrécie et le périnée suffisamment allongé. De plus, les deux angles inférieurs doivent être assez allongés et assez aigus pour éviter la formation d'une poche vaginale au-dessus du périnée (Schröder).

Le jalonnement et la tension des tissus s'obtiennent à l'aide de six pinces : la première est placée au sommet du futur avivement; une deuxième, en regard de celle-ci, au niveau de la commissure (elle facilitera beaucoup la pose symétrique des fils périnéaux);

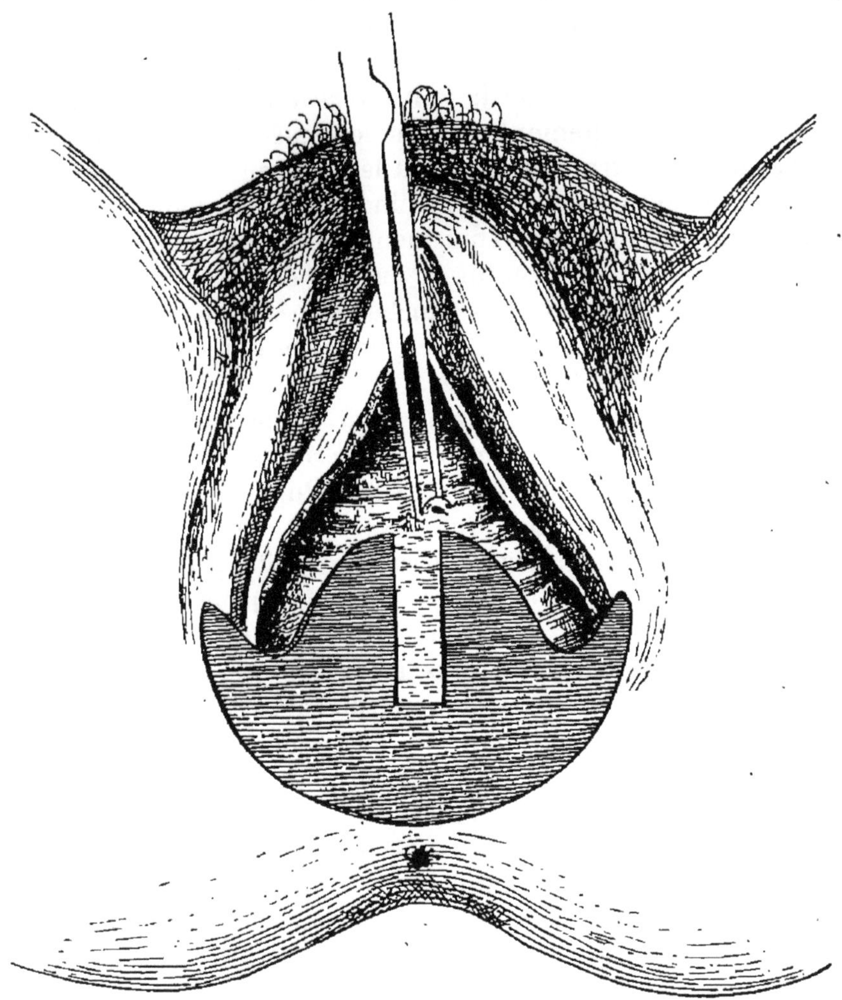

Fig. 205. — Colpopérinéorrhaphie, procédé de Martin.

deux autres (ou deux serres-fortes), aux deux extrémités de la base du triangle ; les deux dernières (ou deux serres-fortes), au milieu de ses côtés latéraux. Il est utile, pour opérer ce jalonnement, de placer deux écarteurs sur les parois latérales du vagin et un troisième sur la paroi supérieure. Ce dernier seul sera conservé dans la suite de l'opération.

Si l'on opère par décollement, il faut s'attendre à plus de difficultés que pour la colporrhaphie antérieure, vu l'étendue plus grande de la surface à aviver, ses vallonnements, le rétrécissement déjà produit par la colporrhaphie antérieure, la minceur de la cloison et l'effusion plus abondante du sang.

Lorsque le vagin présente des diverticules multiples et prononcés, le mieux est de procéder par étapes successives (trois ou quatre environ), de haut en bas. S'il s'agit, au contraire, d'une colpocèle de degré moyen, si l'avivement ne doit pas s'élever très haut, on a tout avantage à décoller de la vulve vers le col, comme dans la *colpopérinéoplastie*. Seulement, on pousse le décollement plus loin et, au lieu d'abraser transversalement le lambeau, on le sectionne aux ciseaux suivant les deux courbes indiquées plus haut.

L'avivement se fait assez rapidement de bas en haut, avec les ciseaux, pour peu qu'on accentue la tension de la muqueuse, au début, avec l'index et le médius gauches placés dans le rectum et le pouce dans le vagin; à la fin, avec l'index et le médius gauches déprimant les surfaces déjà avivées.

On passe les crins transversalement et de haut en bas et on les noue à mesure jusqu'au milieu de la courbe décrite par les bords latéraux de l'avivement. Puis on passe, avec l'aiguille d'Emmet, des fils profonds, crins forts ou fils d'argent, destinés à reconstituer le périnée. Ces fils pénètrent dans la peau à 1 centimètre et demi des bords de la plaie et décrivent une courbe à convexité supérieure, comme dans le procédé de périnéorrhaphie d'Emmet. Le plus élevé pénètre au-dessous et à peu de distance des angles latéraux de l'avivement et s'élève jusqu'au deuxième changement de direction des bords latéraux. Les autres se rapprochent de plus en plus de l'anus. Trois ou quatre suffisent. Une pince à forcipressure est placée sur chacun des chefs de ces fils. Puis on leur superpose, de haut en bas, d'autres fils vaginaux qui ne doivent comprendre que les lèvres de la plaie et qu'on serre à mesure jusqu'au voisinage de la fourchette. Les plus inférieurs de ces fils sont relevés, sans être serrés, avec des pinces à forcipressure (une pince pour les deux chefs d'un seul fil).

On noue alors les fils périnéaux de bas en haut. Il faut tendre préalable chacun d'eux pour rapprocher les tissus profonds de peau, et assurer la coaptation superficielle à l'aide de pinces à rrou.

Enfin, l'on serre les derniers fils vaginaux donc le plus inférieur constitue la fourchette.

Le procédé de *colpopérinéorrhaphie de Martin* diffère du précédent, surtout par le dédoublement de la colporrhaphie. L'avivement du vagin, au lieu d'être d'un seul tenant, est séparé en deux par la colonne postérieure que l'on ménage intentionnellement. De plus, l'avivement périnéal ne se fait qu'après la fermeture des plaies vaginales (fig. 205). La conservation de la colonne postérieure du vagin n'a qu'une minime importance; mais si l'on a recours, comme Martin, au surjet de catgut, on aura tout avantage, pour

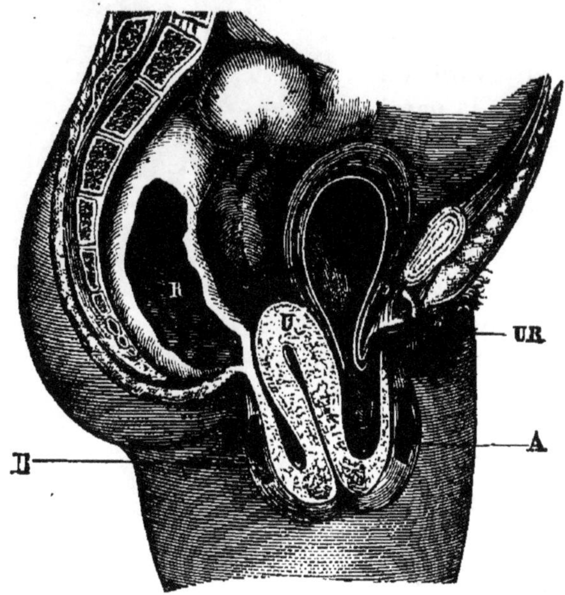

Fig. 206. — Cloisonnement du vagin, de Le Fort. — R, Rectum ; UR, Urèthre ; A, Avivement antérieur ; B, Avivement postérieur ; U, Utérus ; V, Vessie.

éviter la désunion, à adopter son procédé qui rompt en trois tronçons la continuité de la suture.

2° Cloisonnement du vagin.

Ce procédé, imaginé par Le Fort, n'est plus guère employé. Il consiste à aviver deux surfaces rectangulaires, l'une sur la paroi antérieure, l'autre sur la paroi postérieure du vagin, et à les réunir par deux rangées de sutures adossées par leurs anses et nouées latéralement (fig. 206 et 207).

3° Vaginofixation.

Pour pratiquer cette opération, Péan saisit les cloisons recto et vésico-vaginales avec quatre pinces qu'il place sur leurs bords et de manière à les limiter exactement. De chaque côté, un des mors de la pince inférieure est introduit dans le rectum et l'autre dans le vagin, tandis que, pour la pince supérieure, une des branches, plus flexible, pénètre dans la vessie, et l'autre dans le vagin. Il traverse avec son aiguille chasse-fil, aussi profondément que possible d'avant en arrière, puis d'arrière en avant, en dehors des pinces, la paroi latérale du vagin, en comprenant, dans l'anse du fil, une grande épaisseur des tissus sous-muqueux. Plusieurs fils sont ainsi placés, à 2 centimètres d'intervalle, sur toute la hauteur du vagin, comme les barreaux d'une échelle dont les deux pinces du même côté forment, avec leurs deux mors en continuité, les montants. Les parois vaginales sont de la sorte suturées fortement aux parois correspondantes du bassin; les fils, laissés en place, coupent les tissus et il doit en résulter des brides cicatricielles qui rendent la fixation définitive.

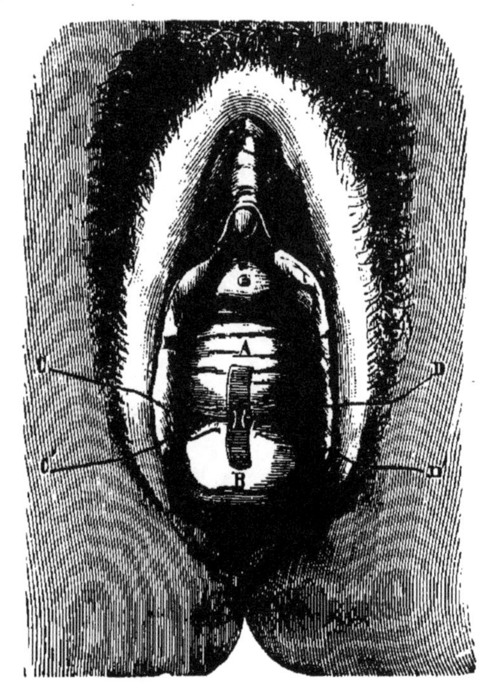

Fig. 207. — Cloisonnement du vagin, de Le Fort. — A, Surface avivée sur la paroi antérieure du vagin ; B, Surface avivée sur la paroi postérieure ; CC', Un fil du côté gauche ; DD', Fil du côté droit.

IV. — COLPOHYSTÉROPEXIE SOUS-PÉRITONÉALE

La *colpohystéropexie* consiste dans la fixation de l'utérus par l'intermédiaire du vagin. C'est une méthode assez médiocre en raison de l'insuffisance du point d'appui.

1° Fixation du col par plissement du vagin.

Amussat cautérisait au fer rouge la paroi vaginale opposée à la déviation utérine ; la bride cicatricielle qui en résultait devait ramener l'organe en bonne position.

Sims, au lieu de cautériser, suture un pli transversal du vagin.

De ces petits procédés peut se rapprocher l'*extension pré-cervicale* ou *rétro-cervicale* de la colporrhaphie, conseillée par Doléris, à titre d'adjuvant.

2° Colpohystéropexie proprement dite.

A. Colpohystéropexie postérieure. — a. Opération de Sänger. — Sänger place et noue, de chaque côté de la lèvre postérieure du col,

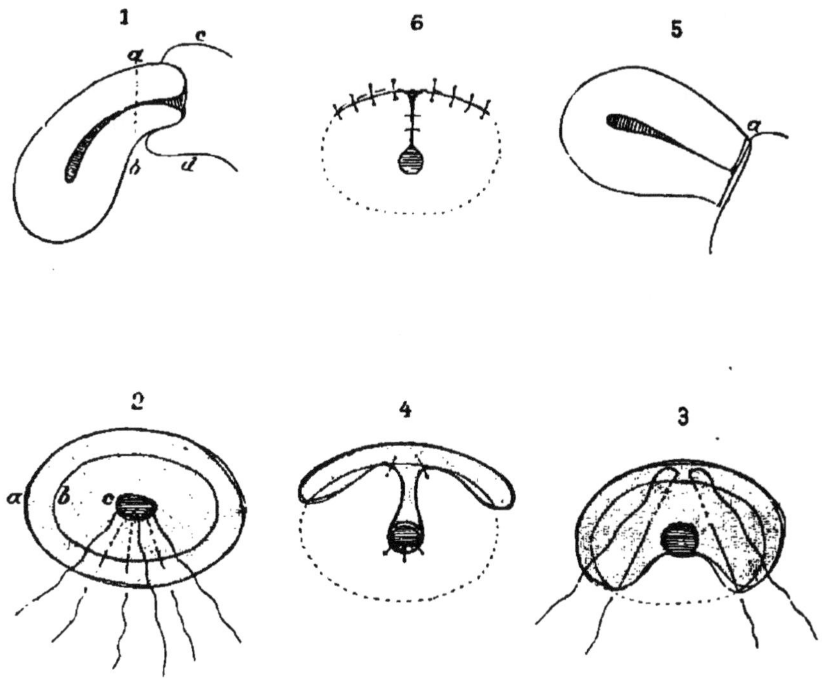

Fig. 208. — Colpohystéropexie vaginale (procédé de Nicolétis). — 1, Utérus en rétroversion ; *ab*, ligne sur laquelle doit porter la section ; *cd*, parois vaginales. — 2, Moignon utérin vu de face après l'amputation sus-vaginale, passage des trois fils médians ; *a*, paroi vaginale : *b*, bord antérieur du moignon ; *c*, orifice utérin. — 3, Fixation de la paroi vaginale postérieure à l'orifice utérin, passage des deux fils latéraux. — 4, Fixation de la paroi vaginale postérieure au bord antérieur du moignon. — 5, Utérus redressé ; *a*, insertion des deux parois vaginales sur le bord antérieur du moignon. — 6, Suture complète.

deux fils longitudinaux en anse qui passent successivement dans cette lèvre, au-dessus du cul-de-sac vaginal et enfin dans ce cul-de-sac.

b. Colpohystéropexie après hystérectomie cervicale. — Cette opération, exécutée sur le cadavre par Nicolétis (1887), a été mise en pratique par Richelot (1889).

Le *premier temps* est représenté par l'*amputation sus-vaginale circulaire* du col (fig. 208, n° 1).

Le *deuxième temps*, par la *fixation de la paroi postérieure du vagin au bord antérieur du moignon cervical*. On passe d'abord trois fils de catgut médians, de la lèvre postérieure de l'incision vaginale, *a*, dans la moitié postérieure du moignon cervical, *bc*, de manière à les faire ressortir par l'orifice utérin (fig. 208, nº 2). De chaque côté, un autre fil, passé de même à travers la lèvre postérieure de l'incision vaginale, pénètre dans le bord antérieur du moignon (fig. 208, nº 3); en serrant ces derniers fils, on recouvrira les parties latérales du moignon avec la muqueuse vaginale (fig. 208, nº 4). L'affrontement des deux lèvres de la muqueuse vaginale est alors complété par des points superficiels (fig. 208, nº 6). L'insertion de la paroi vaginale postérieure, ainsi reportée en avant du moignon, tire sur lui, par une sorte de mouvement de sonnette (fig. 208, nº 5), et doit, *théoriquement*, faire basculer en avant le fond de l'utérus.

c. Opération de Byford. — Elle agit d'une façon analogue à la précédente et consiste à suturer, après avivement, la paroi antérieure du col avec la paroi postérieure du vagin. On ne peut évidemment y recourir qu'après la ménopause.

B. Colpohystéropexie antérieure. — Rabenau sépare la paroi antérieure de l'utérus, de la vessie, l'excise sur une hauteur de 4 cent., et suture la surface de section à la tranche du vagin.

C. Colpohystéropexie double. — Jacobs (1) combine la colpohystéropexie postérieure de Sänger à la colpohystéropexie transpéritonéale de ce même auteur (2), sauf qu'il n'ouvre pas le péritoine.

V. — OPÉRATIONS POUR FISTULES GÉNITALES

1º Opérations pour fistules uro-génitales.

A. Méthodes directes.

a. Fistules vésico et uréthro-vaginales.

1º Cautérisation. — Elle se fait avec le nitrate d'argent ou d'autres caustiques chimiques, avec le thermo-cautère ou, mieux encore, avec l'électro-cautère introduit à froid et chauffé sur place, dans le trajet.

2º Réunion immédiate secondaire. — La cautérisation est pratiquée comme ci-dessus et on la renouvelle au besoin. Après la chute des eschares, c'est-à-dire vers le douzième jour (Amabile), on réunit les bords bourgeonnants au moyen de sutures (Verneuil)

(1) Septième congr. franç. de chir., 1893.
(2) Voir Livre III.

ou avec les *griffes en râteau* d'Amabile, qu'on laisse en place de cinq à huit jours.

3° Réunion primitive par avivement et suture. — A. Traitement préparatoire. — Tout le secret de la réussite, dans le traitement des fistules par la réunion primitive, réside dans le *traitement préparatoire.*

Si le vagin est rétréci, induré, et la fistule immobilisée par des tractus cicatriciels, on peut faire la dilatation extemporanée (Simon, Hégar) en sectionnant les brides et en introduisant des sondes ou des spéculums cylindriques de calibre progressif. Mais la dilatation graduelle et lente, préconisée par Bozeman (1886), modifiée et adoptée par Bandl, Pawlik, Hoffmeier, etc., assouplit les tissus d'une façon plus durable, s'ils sont profondément altérés, et permet d'éviter le danger de rupture. Elle consiste, après section, s'il y a lieu, des brides cicatricielles, à maintenir le canal béant au moyen de boules sphériques, ovoïdes ou cylindriques de diamètre croissant, en caoutchouc durci (Bozeman), ou en verre (Sims), ou encore et plus simplement, à l'aide d'éponges préparées ou d'un tamponnement méthodique à la gaze iodoformée.

On continuera la dilatation graduelle pendant longtemps, voire plusieurs semaines, et on y joindra des injections antiseptiques chaudes, à chaque changement d'appareil.

Si l'urèthre est rétréci, on lui rendra son calibre à l'aide du cathétérisme et en usant, au besoin, de la divulsion. S'il est *oblitéré*, on fera une uréthrotomie externe et on reconstituera le canal aux dépens de la muqueuse vaginale libérée et suturée au-dessous d'une sonde à demeure ; ou bien, on établira un nouveau canal juxta-uréthral au moyen d'un drain conduit jusque dans la vessie (B. Brown, L. Tait).

Dans tous les cas, il faut, par des injections, des lotions, des topiques appropriés, traiter préalablement les excoriations, les érythèmes, la cystite, et assurer l'asepsie du vagin. On conseillera aussi un traitement tonique général et l'ingestion de cachets de salol, afin de rendre, autant que possible, l'urine aseptique. Un purgatif est administré l'avant-veille, et un grand lavement la veille au soir.

B. Opération. — Elle comprend trois temps : *découverte de la fistule, avivement* et *suture.*

Il n'est pas d'opération pour laquelle on ait imaginé une instrumentation aussi variée ; mais on peut simplifier considérablement le nombre et la nature des instruments et se servir d'une table opératoire quelconque.

a. *Découverte de la fistule.* — La malade est placée dans la position qui expose le mieux le champ opératoire : position génu-pectorale, si la fistule siège très haut (Bozeman, Neugebauer), latérale (Sims), position de la taille. Cette dernière est la moins pénible et convient à la généralité des cas. Deux aides, placés latéralement, déprimeront le périnée au moyen d'une valve de Simon, écarteront les parois du vagin, aideront à tendre les bords de la fistule et maintiendront les fils. Une sonde vésicale fera saillir la fistule (Hégar). L'abaissement du col est presque toujours d'une grande utilité. Si l'on n'opère pas sous une irrigation continue, un troisième aide sera chargé d'étancher le sang au moyen de petits tampons d'ouate trempés dans une solution antiseptique faible, bien exprimés et montés sur des pinces.

L'opération n'est pas très douloureuse et peut, à la rigueur, se faire après anesthésie locale à la cocaïne ; mais la chloroformisation assure beaucoup mieux l'immobilité de la malade.

b. *Avivement.* — Il peut se faire suivant deux procédés : par *excision conoïde* d'une collerette de muqueuse vaginale autour de l'orifice fistuleux, lorsque celui-ci est de petites dimension et présente des bords épais et vasculaires ; par *dédoublement*, lorsque la perforation est large, le vagin étroit et résistant, et lorsque les bords de la fistule sont scléreux et peu vasculaires.

Excision simple. — On trace au bistouri une incision circulaire, à 4 ou 5 millimètres et même, s'il y a sclérose, à 2 ou 3 centimètres du pourtour de la fistule [avivement en cône à base large — procédé américain (Bozeman, Sims].

Un bistouri droit à long manche, à lame fine et parfaitement tranchante, coudé si la fistule est difficilement accessible, est introduit par l'incision qu'on vient de dessiner, pénètre obliquement et par transfixion sous la muqueuse vaginale et sort sur le bord de la fistule à l'union des deux muqueuses (fig. 209).

Ce bord étant bien tendu au moyen de petits crochets ou de pinces à mors fins, on excise à longs traits toute la collerette conoïde limitée, en dehors, par l'incision qu'on a tracée et qu'on suit fidèlement, en dedans, par la ligne de réunion des deux muqueuses; on enlève soigneusement tout le tissu cicatriciel. Si l'excision a été faite par lambeaux détachés et qu'on ait laissé quelques îlots de muqueuse, on les excisera avec de fins ciseaux coudés : ceux de Simon sont plus utiles pour cet usage que pour pratiquer la totalité de l'avivement.

Sans attacher autant d'importance que les Américains à la blessure de la muqueuse vésicale, il vaut mieux, contrairement à la façon de faire de Simon, éviter de la sectionner, parce qu'elle saigne abondamment.

Si la fistule siège au voisinage du triangle de Lieutaud, on évitera d'intéresser l'*urèthre*.

Si elle est juxta-cervicale superficielle, l'avivement portera, dans sa moitié antérieure, sur la cloison vaginale et, dans sa moitié postérieure, sur le tissu même de la lèvre antérieure du col; il

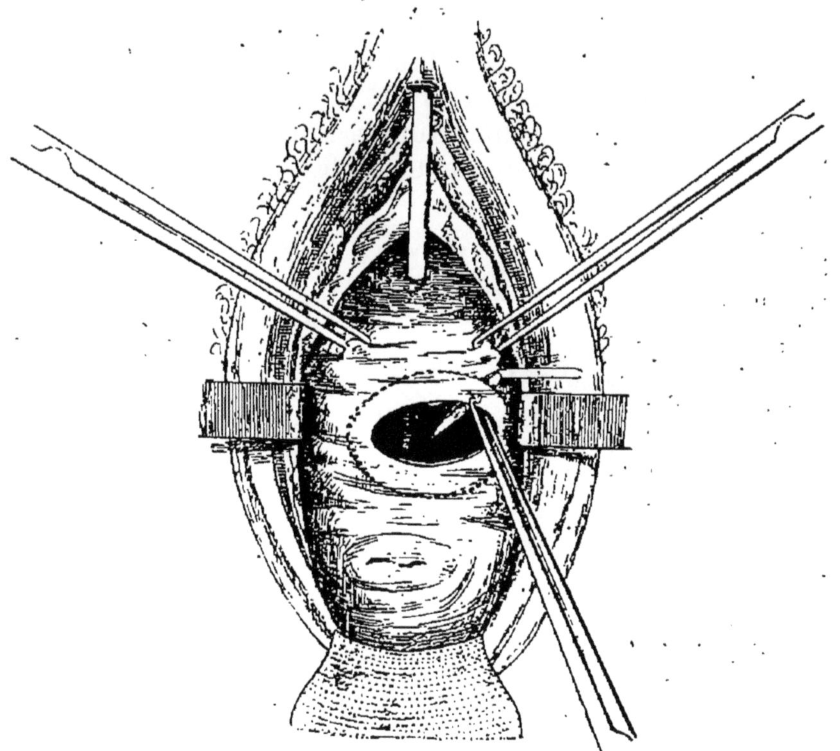

Fig. 209. — Avivement d'une fistule vésico-vaginale par excision.

devra être fait très largement sans économiser les portions de tissu scléreux qu'on rencontre.

Les fistules sont-elles multiples, on les avivera séparément en respectant les ponts de tissus qui les séparent, s'ils sont suffisamment larges et vivaces. Dans le cas contraire, on commencera par les réunir en une perforation unique.

D'une manière générale, on s'efforcera de diriger le grand axe de l'avivement perpendiculairement à celui du vagin, afin de réduire au minimum la tension des fils. Si la fistule est *circulaire et petite*, l'avivement sera prolongé transversalement à ses deux extrémités, de manière à figurer une ellipse. Si elle est *irrégulière et large*, il en suivra les bords ; la ligne de suture aura en ce cas une figure assez irrégulière, celle d'un Y (fig. 210), d'un X, par exemple.

L'hémorrhagie se borne généralement à un suintement en nappe ; si une artériole vient à donner, on la comprime provisoirement avec un petit tampon et la suture assurera son occlusion définitive. Une pince à forcipressure meurtrirait ou arracherait les bords de l'avivement et encombrerait le champ opératoire.

On peut encore, comme pour la colporrhaphie, faire l'avivement en plusieurs temps et suturer au fur et à mesure.

Dédoublement autoplastique. — Pratiqué pour la première fois par Blasius (1839), puis par Collis (1861), L. Tait (1881), Von Herff (1887), il est très usité en Allemagne (Sänger, Fritsch, Walcher, etc.), et doit être employé, de préférence, toutes les fois que la perte de substance est très large ou entourée de tissus raréfiés et peu extensibles, surtout si elle siège au niveau de l'urèthre.

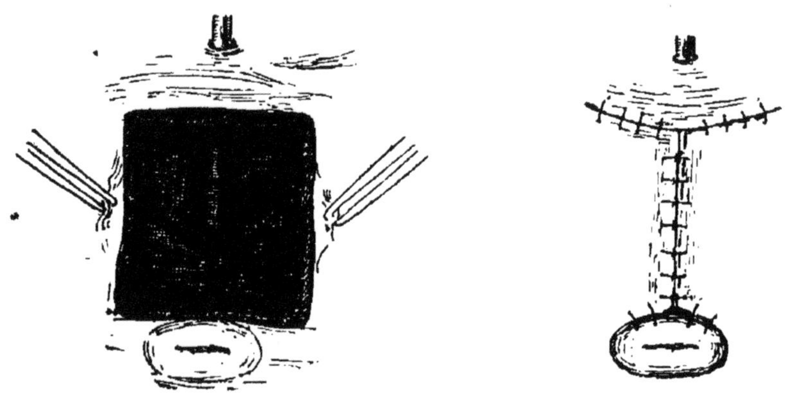

Fig. 210. — Fistule vésico-vaginale très étendue de forme quadrangulaire, après l'avivement et la suture.

Ce procédé consiste à fendre les bords de la fistule sur tout son pourtour, afin de dédoubler la cloison vésico-vaginale en deux feuillets égaux (Collis). L'étendue à donner au dédoublement est subordonnée aux dimensions de la fistule, à l'état plus ou moins scléreux de ses bords et à la laxité des tissus voisins.

De cette façon, il n'y a pas de perte de substance et, en cas d'échec, le malade ne se trouvera pas dans des conditions pires qu'avant son opération, comme il arrive après l'excision.

c. *Suture.* — On se servait exclusivement, autrefois, de fils d'argent qu'on passait avec des aiguilles spéciales (Sims, Simpson, Neugebauer, etc.) et dont on assurait la striction au moyen d'un grand luxe de tord-fils, de fulchrums, de pinces à verrou, de plaques perforées en plomb, en ivoire, de grains ou de tubes en plomb, etc. La soie fine et plate et le crin de Florence sont d'un maniement plus facile. Le catgut, employé par Hofmeier, s'infecte plus aisément et se résorbe souvent trop tôt. Comme aiguilles, on se servira de fines aiguilles courbes, rondes ou plates, montées sur un porte-aiguille quelconque, à cran d'arrêt et à manche suffisamment long.

Quand l'avivement a été fait par *excision*, une série de points séparés, profonds, ou *sutures libératrices*, pénètrent à 5 ou 6 millimètres (Simon) en dehors de l'avivement, cheminent au-dessous de la surface cruentée, sortent à la limite de la muqueuse vésicale, sans l'intéresser, puis suivent un trajet symétrique en sens inverse. Ces points alternent avec des *sutures d'affrontement* qui pénètrent

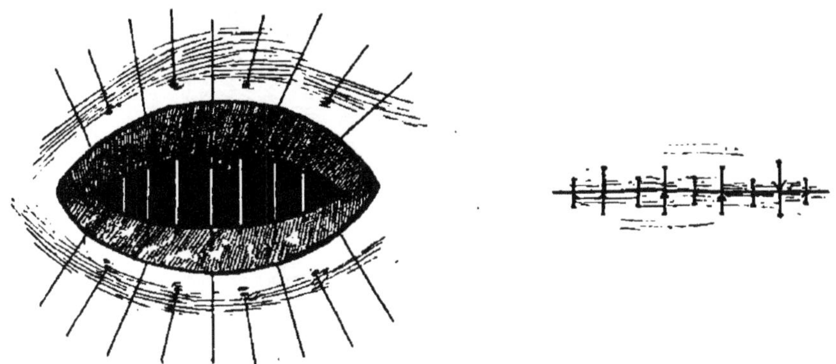

Fig. 211. — Suture de la fistule vésico-vaginale après avivement par excision ; N° 1, fils profonds et superficiels en place ; N° 2, les fils sont serrés.

très près du bord de la plaie et suivent le même trajet. Ils doivent être distants seulement de 3 à 5 millimètres ; les deux points extrêmes seront placés en dehors de l'avivement pour relâcher les tissus.

La direction générale des sutures doit être, autant que possible, perpendiculaire au grand axe de l'avivement et transversale par rapport au vagin, mais dépendra surtout du sens de la moindre tension.

Si la tension est extrême, on pourra recourir à la suture *en échelle* imaginée par Doléris (1). Elle consiste en une série bilatérale de points verticaux, croisant perpendiculairement les points de réunion dont ils maintiennent les anses.

On facilite le passage des fils en tendant le vagin au moyen de

(1) Voir *Nouv. archiv. d'obstétrique et de gynécologie*, 1888, p. 559.

pinces à mors ténus; on évitera de les faire pénétrer dans la vessie. On peut encore, à l'exemple de Simon, se servir d'un fil armé de

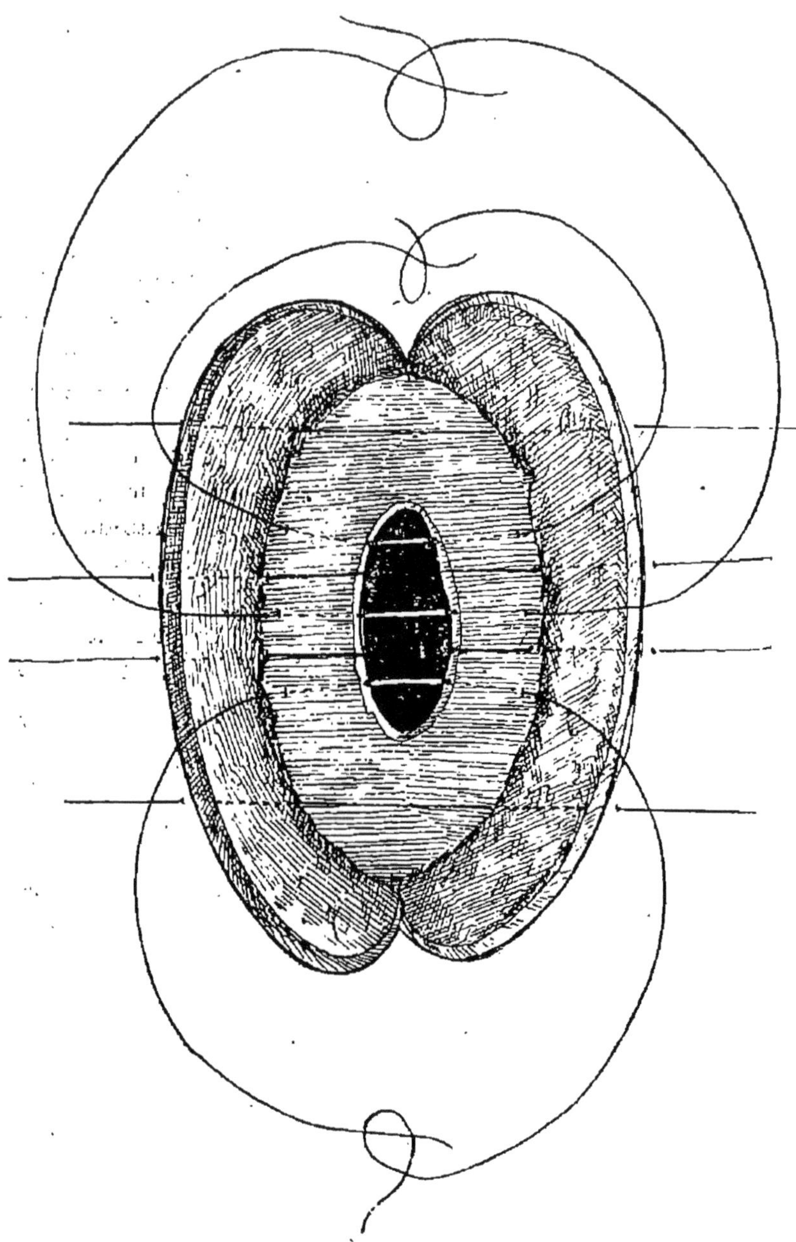

Fig. 212. — Opération de la fistule vésico-vaginale par dédoublement (Walcher).

deux aiguilles qu'on passe de chaque côté, de dedans en dehors.

Tous les fils, une fois passés, sont saisis à mesure dans des pinces à forcipressure, pour n'être point confondus; puis on les serre successivement, sous un courant d'eau aseptique, en commençant par les points extrêmes et en veillant de très près à la coaptation. Si l'on ne craint pas de déchirer les tissus, on serrera d'abord les points d'affrontement, et ensuite, les points de relâchement.

La suture faite, on pratique dans la vessie une injection de 200 à 300 centimètres cubes, pour contrôler l'exactitude de l'oblitération; on cimente d'iodoforme la ligne de suture et on termine par un tamponnement vaginal à la gaze iodoformée.

Lorsqu'on a pratiqué le *dédoublement* des lambeaux, on peut suturer isolément la muqueuse vésicale avec du catgut fin et la muqueuse vaginale, à points séparés, au crin de Florence ou à la soie (fig. 212). Collis fait une suture en surjet à deux plans. On peut encore se contenter d'adosser à elles-mêmes les deux muqueuses vésicale et vaginale, par un seul plan de sutures, en faisant sortir les fils au sommet de l'angle dièdre formé par le dédoublement.

C. Traitement consécutif. — Sims, Bozemann, Heinricius, etc., ont recours à la sonde à demeure jusqu'au douzième jour après l'ablation des fils. Pozzi ne la laisse en place que quarante-huit heures. D'autres, comme Simon, font uriner la malade spontanément ou par le cathétérisme répété toutes les deux ou trois heures. Nous croyons que, si l'occlusion est parfaite et la tension modérée, on peut adopter cette dernière façon de faire et que, dans les conditions inverses, il vaut mieux laisser en place, pendant quatre ou cinq jours, une sonde sigmoïde de Sims, ou mieux, celle de Malécot (1); on combattra le catarrhe, s'il y a lieu, par des injections boriquées.

On ne renouvellera le tamponnement vaginal que tous les trois ou quatre jours et avec beaucoup de précautions.

Les fils seront enlevés le huitième jour, en totalité ou en partie, suivant l'état de la réunion. En tout cas, on n'en laissera pas au delà du dixième jour. S'il persiste un petit pertuis, on le touchera au nitrate d'argent et, si la désunion est plus grande, on pourra tenter la réunion immédiate secondaire.

La malade sera nourrie légèrement; dès le troisième jour, on lui donnera un laxatif et on assurera, par la suite, une garde-robe quotidienne. On lui permettra de se lever du douzième au quinzième jour.

b. Fistules vésico-cervicales.

Les soins préliminaires sont les mêmes que précédemment.

Le procédé opératoire varie suivant l'accessibilité et les dimensions de la fistule.

(1) Malécot, 6e *Congrès français de chirurgie*, 1892.

Fistule accessible et large. — L'avivement se fera sur son pourtour, en forme de cône, de la cavité cervicale vers la vessie. La suture sera identique à celle des fistules vésico-vaginales (fig. 213, A).

Fistules peu accessibles. — On y accédera en dilatant préalablement le col, ou en l'ouvrant à l'aide de deux incisions latérales qu'on suturera ensuite ; puis on procédera comme plus haut. Si la fistule

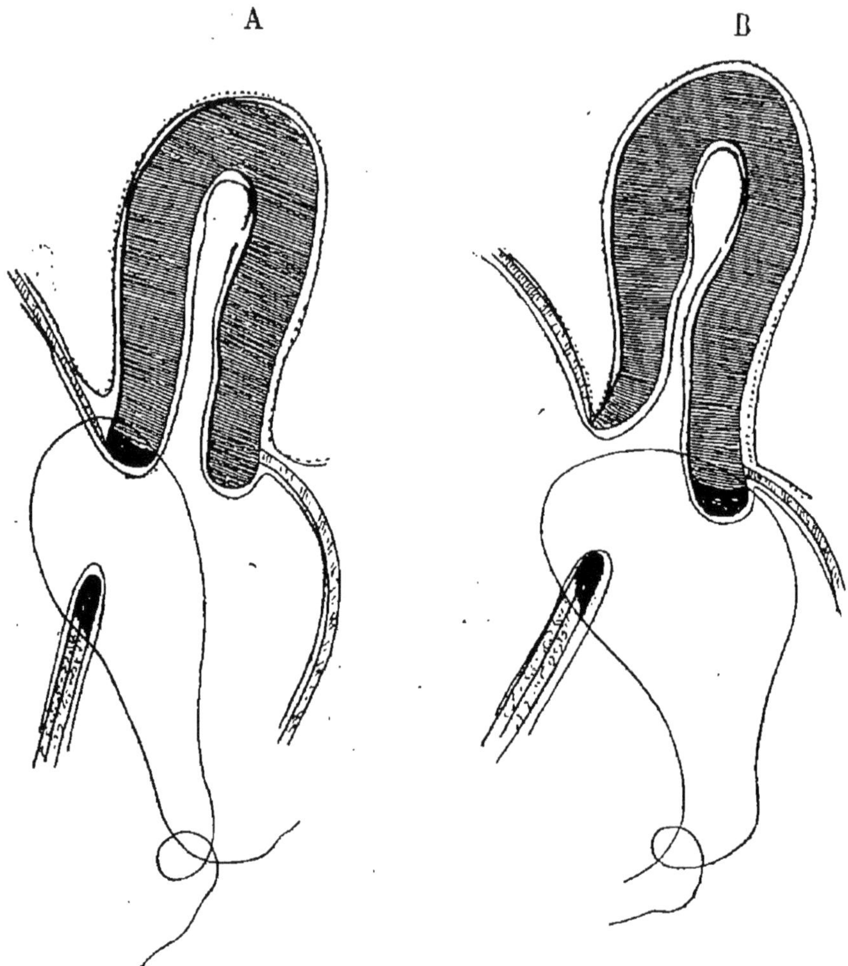

Fig. 213. — A, Fistule juxta-cervicale superficielle ; avivement et trajet des fils B, Fistule juxta-cervicale profonde ; avivement et passage des fils.

siège latéralement, on peut comprendre le pertuis dans l'incision, en réséquer les bords et suturer comme dans la trachélorrhaphie d'Emmet (Sänger, Schröder, Philimanoff, etc.). Si elle est médiane et très élevée, on disséquera la cloison vésico-vaginale jusqu'au-dessus de l'orifice fistuleux, on avivera et on suturera isolément les deux orifices, vésical et utérin (Follet, Wölfler, Champneys). On encore, on incisera directement la lèvre antérieure jusque sur la fistule, on avivera ses bords et on suturera comme dans la trachélorrhaphie (von Herff).

c. Fistules uretéro-vaginales simples.

Premier temps. — On crée d'abord une fistule vésico-vaginale artificielle près de l'orifice uretéro-vaginal. Pour cela, on excise un petit lambeau ovale de la cloison vésico-vaginale et on suture les deux muqueuses l'une à l'autre.

Deuxième temps. — Il comporte plusieurs procédés :

1° Procédé de Simon (1). — En se guidant sur une sonde introduite par la fistule dans le bout supérieur de l'uretère, on incise l'extrémité intra-pariétale de ce conduit, de manière à le transformer en gouttière et à remonter ainsi son orifice au-dessus de la fistule. On traite, dans une seconde opération, la fistule ainsi transformée en fistule vésico-vaginale.

2° Procédé de Landau (2), Bandl (3). — Une sonde est introduite dans l'uretère par la fistule artificielle, ramenée dans la vessie au moyen de pinces, puis on la fait ressortir par l'urèthre : l'écoulement de l'uretère étant ainsi reporté à l'extérieur, la fistule est assimilée à la variété vésico-vaginale et traitée comme telle en plaçant les fils perpendiculairement à la sonde qu'on laisse quelques jours en place.

3° Procédé de Schede (4), Trélat (5). — Il consiste à exciser une collerette péri-fistulaire de la muqueuse vaginale, en respectant une zone de 3 ou 4 millimètres, immédiatement concentrique à l'orifice fistuleux. On suture face à face les deux surfaces avivées : l'orifice, s'ouvrant sur la gouttière que lui forme la muqueuse vaginale conservée, l'urine se trouve ainsi reportée dans la vessie. Schede a pratiqué préalablement, comme dans le procédé de Landau, une ouverture vésicale et le cathétérisme de l'uretère. Ces deux temps de l'opération sont inutiles (Trélat).

4° Procédé de Pozzi (6). — Pozzi dédouble transversalement les bords postérieur et antérieur de la fistule et suture les deux lambeaux affrontés par leur surface cruentée.

Lorsque le bout de l'uretère est facilement accessible, on peut, comme Hergott (7), le disséquer par dédoublement sur une cer-

(1) Simon, *Wien med. Wochr.*, 1876, p. 662.
(2) Landau, *Arch. f. gyn.*, 1876, p. 426.
(3) Bandl, *Wien. med. Woch.*, 1877, nos 30 et 32.
(4) Schede, *Centr. f. gynec.*, 1881, n° 23.
(5) Trélat, *Bulletins de la Soc. de chirurgie*, 23 février 1887.
(6) Pozzi, *Soc. de chirurgie*, 13 février 1887.
(7) Hergott, *Ann. de gynécologie*, juin 1888.

taine hauteur, de manière à le rendre flottant et à le reporter dans la vessie, puis suturer le lambeau postérieur de ce dédoublement à la lèvre antérieure de la fistule, après l'avoir simplement avivée.

On peut appliquer tous ces procédés aux fistules vésico-utéro-vaginales, en les modifiant suivant les cas.

Pronostic des méthodes directes.

Dans les cas, d'ailleurs les plus fréquents, de fistules vésico et uréthro-vaginales, les opérations précédentes sont d'un pronostic bénin et atteignent ordinairement le but qu'elles se proposent.

Il est toujours facile de se rendre maître de l'*hémorrhagie primitive*. L'hémorrhagie *secondaire*, qui peut survenir du troisième au cinquième jour, s'arrête en général par le tamponnement; si elle se fait dans la vessie et en assez grande abondance, il faut sacrifier la suture et rechercher le vaisseau intéressé.

La *ligature d'un uretère* se signale par les symptômes de l'hydronéphrose aiguë et nécessite la section des fils placés à son niveau.

Les *complications infectieuses* sont actuellement exceptionnelles.

L'*incontinence d'urine* peut persister plus ou moins longtemps, surtout dans les fistules anciennes, en raison de la parésie du sphincter et de la rigidité du réservoir.

On lui opposera, suivant les cas, l'extrait d'hydrastis (Martin), la faradisation de l'urèthre, les courants continus, les injections dilatatrices (Hégar), la création d'un sphincter artificiel, le rétrécissement ou la déviation de l'urèthre (opérations de Winckel et de Pawlik; voir : liv. II, chap. I).

B. **Méthodes indirectes.**

a. Hystéro-cléisis (oblitération du museau de tanche).

1° Dans le cas de *fistule vésico-cervicale proprement dite*, on suture, après avivement, la surface intra-cervicale des deux lèvres du museau de tanche et l'on agrandit au besoin le trajet fistuleux, pour permettre le passage du sang menstruel dans la vessie.

2° Dans le cas de *fistule vésico-cervicale profonde*, avec destruction de la lèvre antérieure du col, on suture, après avivement, le bord vaginal de la fistule avec le bord libre de la lèvre postérieure du col (fig. 213, B).

b. Colpocléisis (Simon, Hégar, etc.) (oblitération du vagin).

L'opération comporte, comme premier temps, la formation d'une *fistule vésico-vaginale artificielle* (Simon), lorsqu'il s'agit d'une *fistule uretéro-cervicale* ou *vésico-cervicale étroite* et inaccessible, ou d'une *fistule uretéro-vaginale* inopérable directement. S'il s'agit d'une *fistule vésico* ou *uréthro-vaginale* de petites dimensions, on l'agrandit, au

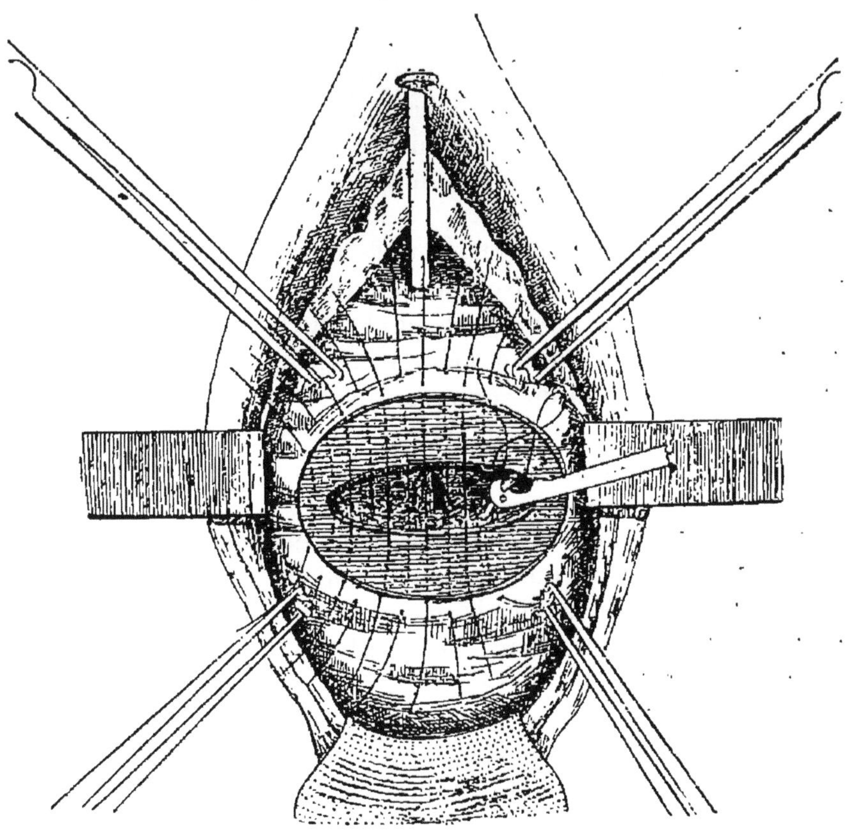

Fig. 214. — Colpocléisis.

besoin, pour permettre le libre écoulement du sang et le retour de l'urine.

Dans un second temps, on excise au-dessous de la fistule, aussi haut que possible (pour permettre le coït), une bandelette circulaire de muqueuse vaginale, ayant 1 centimètre et demi à 2 centimètres de hauteur. Puis on place des sutures qui pénètrent de bas en haut, pour la moitié antérieure de l'avivement et de haut en bas, pour sa moitié postérieure. En serrant les fils, on affronte les surfaces avivées correspondantes (fig. 214).

c. Épisiorrhaphie.

L'épisiorrhaphie n'est que le colpocléisis reporté à la vulve. Elle consiste dans l'avivement et la suture du pourtour vulvaire. On y a recours lorsque la fistule siège très bas.

d. Opération de Rose.

L'*opération de Rose* (1878), déjà pratiquée par Baker Brown et Maisonneuve, applicable, comme ressource extrême, lorsque le sphincter vésical est lésé, a pour but de dériver l'écoulement de l'urine par l'anus et exige le fonctionnement régulier du sphincter anal.

Dans une première opération, on crée une fistule *recto-vaginale* artificielle en incisant la cloison et en suturant ensemble les muqueuses vaginale et rectale. Au bout de quelques semaines, on oblitère la vulve et l'urèthre. L'urine et le sang menstruel se déversent alors dans le rectum en passant par le vagin.

Enfin, on pourrait exceptionnellement oblitérer l'urèthre et créer une fistule vésico-abdominale, plus facile à obturer au moyen d'une pelote.

Ces diverses opérations ne sont justifiées que comme pis aller, car elles présentent beaucoup d'inconvénients et de dangers : rétrécissements des orifices artificiels et accidents dus à la rétention de l'urine ou du sang menstruel ; accidents d'infection ascendante du côté des voies urinaires et génitales, du fait de la pénétration des matières et des gaz dans le vagin (opération de Rose); formation de calculs vaginaux ; stérilité ; impossibilité du coït, etc.

Pour la *néphrectomie*, voir les traités spéciaux.

2° Opérations pour fistules recto-vaginales.

Traitement préparatoire. — On tâchera de réaliser le mieux possible l'asepsie du terrain opératoire : du côté du vagin, par les injections et pansements ordinaires ; du côté du rectum, par un ou plusieurs purgatifs suivis de grands lavages et de l'administration de naphtol durant huit à dix jours; immédiatement avant l'opération, on fera un lavage à l'acide borique.

La chloroformisation est nécessaire.

A. Méthodes de colpo-périnéorrhaphie (Voir : liv. II, chap. I.)

Colpo-périnéorrhaphie d'Hégar. — On peut pratiquer l'*avivement triangulaire d'Hégar*, en le poussant au delà des limites de la fistule (Bouilly, Segond, 1890) et, avant de suturer comme à l'ordinaire, fermer la perforation rectale par la suture perdue de Lauenstein, analogue à celle de Lembert pour l'intestin.

Dédoublement de bas en haut. — Le procédé du dédoublement de bas en haut (L. Tait) est actuellement le procédé de choix (A. Guérin, Verneuil, Quénu, Desprès, Félizet, etc.).

1er Cas. — *La fistule ne siège pas très haut.* — Si le périnée est suffisamment étoffé et la fistule peu élevée, on se contentera de dédoubler la paroi recto-vaginale, à la façon de Tait, et l'on placera les sutures comme dans le procédé à lambeau unique de Tait, ou la périnéoplastie de Doléris, en ayant soin de fermer isolément l'orifice rectal au catgut perdu, et l'orifice vaginal à la soie fine. Si le périnée est déjà profondément déchiré, on le sectionne jusqu'à la fistule et l'on procède comme dans le cas de déchirure complète.

2me Cas. — *La fistule est très élevée.* — On poursuit encore le dédoublement jusqu'au-dessus de la fistule, mais l'on bourre la plaie de gaze iodoformée au lieu de chercher à la suturer. A. Guérin suture de plus, isolément, le rectum et le vagin. Quénu fait de même et relâche le sphincter anal en l'incisant en arrière.

Félizet ne suture pas l'orifice vaginal et sectionne la paroi rectale depuis l'orifice jusqu'au sphincter inclusivement.

B. Méthodes d'oblitération directe.

a. Oblitération directe par le vagin.

1° **Avivement avec perte de substance.** — La technique est analogue à celle que nous avons indiquée pour les fistules urinaires.

Pour tendre les bords de la fistule, on y fixera des pinces, ou bien, l'on introduira dans le rectum un tampon de gaze, un petit ballon de Petersen ou l'index gauche revêtu d'un doigt de caoutchouc (Le Dentu). On avivera largement le pourtour de l'orifice et on le fermera au moyen de deux plans de sutures à points alternés : *points de relâchement* et *points d'affrontement*. Ces derniers ne doivent comprendre que la muqueuse vaginale et sont serrés les premiers ; les autres cheminent sous toute la largeur de la surface cruentée en respectant la muqueuse rectale. On se servira, comme fils, de crins de Florence ou de minces fils d'argent réunis par des tubes de Galli. La direction à donner aux fils sera indiquée par le sens de la moindre tension.

2° Procédés d'autoplastie. — Ils ne peuvent faire l'objet d'une description générale. Nous ne citerons qu'à titre d'indication les procédés : du *dédoublement*, tel qu'il a été décrit pour les fistules vésico-vaginales d'après Walcher, et modifié par Sänger (1), qui pratique à la soie la suture isolée et soigneuse de la muqueuse rectale; l'*autoplastie par glissement*, de Fritsch (2), et l'*autoplastie par glissement à lambeaux superposés et à disposition valvulaire* de Le Dentu (3).

b. Oblitération directe par le rectum.

Cette voie n'a guère été suivie que par Simon et Emmet, et dans des cas exceptionnels. La section du sphincter est inutile, grâce à l'anesthésie qui le relâche et permet d'y placer des écarteurs comme dans le vagin.

La malade est placée dans la position latérale ou genu-pectorale et la fistule bien éclairée. L'avivement est pratiqué sous le contrôle d'un doigt introduit dans le vagin pour faire saillir la fistule. Les sutures, au fil d'argent, sont placées de telle sorte qu'elles comprennent plus de tissu du côté du vagin que du côté du rectum; on les serre dans des tubes de Galli et on les recouvre d'une bandelette de gaze iodoformée.

Ce procédé permet d'atteindre des fistules très élevées; par contre, l'hémorrhagie est beaucoup plus abondante, les vomissements chloroformiques peuvent produire la désunion et le retrait des fils est difficile.

Soins consécutifs. — Les pansements consistent en un tamponnement modéré à la gaze iodoformée sèche, comme pour les fistules vésico-vaginales.

On constipait autrefois les malades pendant dix ou douze jours : tous les chirurgiens ne sont pas encore unanimes sur le moment où on devra provoquer la première évacuation intestinale. On tend cependant à adopter la pratique d'Hégar qui nourrit légèrement ses opérées les trois premiers jours et administre, dès le quatrième, du calomel et des laxatifs, de manière à provoquer des

(1) Sänger, *Buffalo med. and surg. J.*, juin 1891.
(2) Fritsch, *Centr. f. gyn.*, 1888, p. 804.
(3) Le Dentu, *Bulletins et mémoires de la Soc. de chirurgie*, 1890, t. XVI, p. 590.

selles quotidiennes, mais non diarrhéiques. On facilitera, au besoin, la première évacuation par un lavement donné prudemment.

Les fils de soie seront enlevés dès le huitième jour. Les crins de Florence et les fils d'argent, qui sectionnent moins les tissus, peuvent rester en place jusqu'au douzième jour.

Pronostic opératoire. — Les opérations pour fistules recto-vaginales sont bénignes : on ne court le danger de blesser le péritoine que dans les fistules très élevées. Grâce à une antisepsie rigoureuse, les succès sont incomparablement plus nombreux qu'autrefois. Néanmoins les procédés d'avivement simple, en raison du peu d'épaisseur de la cloison et des chances d'infection, échouent plus souvent que pour les fistules vésico-vaginales. Les procédés de périnéorrhaphie éludent ces inconvénients et doivent toujours être préférés quand ils sont applicables.

3° Opérations des fistules entéro-vaginales.

A. Fistules proprement dites.

a. **Cautérisation.** — Au nitrate d'argent ou au thermo-cautère.

b. **Avivement et suture.** — On procède, comme dans les fistules recto-vaginales, soit par avivement avec *perte de substance*, en avivant au besoin la lèvre postérieure du museau de tanche ; soit *par dédoublement* des bords et suture isolée des deux muqueuses, en évitant de blesser le péritoine.

c. **Autoplastie.** — Au moyen d'un lambeau pris sur la muqueuse vaginale (Heine).

d. **Laparotomie.** — Libération de l'anse intestinale et oblitération de l'orifice au moyen de la suture de Lembert.

B. Anus vaginal contre nature.

a. **Transformation de l'anus vaginal en fistule proprement dite.** — Le premier temps de l'opération consiste à détruire l'éperon et à rétablir la continuité du tube digestif. Pour cela, on applique sur l'éperon un entérotome de Dupuytren (O. Weber) dont les mors sont chaussés d'un tube de caoutchouc (Pozzi), au lieu des pinces à longs mors (Verneuil). Au bout de quatre à six jours, l'éperon est sectionné ; on retire l'entérotome et on peut tenter l'oblitération directe de la fistule persistante.

b. **Anastomose du bout supérieur avec le rectum.** — Applicable lorsque le bout inférieur est oblitéré.

1° Procédé de Jobert. — Le segment supérieur de l'intestin est détaché de son adhérence vaginale et suturé à une boutonnière pratiquée sur la cloison recto-vaginale. (Procédé théorique que n'a sanctionné, à notre connaissance, aucun succès.)

2° Procédé de Casamajor (1829). — Introduction, par le vagin, dans le bout supérieur de l'intestin, de l'une des branches d'une longue pince à courbure concentrique au sacrum ; l'autre branche est placée dans le rectum à travers la cloison. La constriction détermine l'adhérence des deux portions, et la chute de l'eschare produit une large communication entre elles. Mais, dans le cas de Casamajor, la fistule ne put être oblitérée.

Verneuil a proposé de faire cette section au moyen d'un tube de caoutchouc suivant la même voie que les branches de la pince.

3° Laparotomie. — Les deux bouts de l'intestin sont isolés de leurs adhérences, avivés et suturés l'un à l'autre. Si le bout inférieur est trop rétréci, on abouchera le supérieur à la portion la plus voisine du gros intestin (Roux).

Ce procédé est seul applicable au cas de fistule entéro-utérine.

4° Procédé de Simon. — Il consiste à créer une large fistule recto-vaginale et à faire au-dessous le *colpocléisis*.

VI. — OPÉRATIONS POUR TUMEURS DU VAGIN

1° Opérations pour kystes vaginaux.

La *ponction suivie d'injection* caustique est dangereuse si le kyste se prolonge dans le ligament large.

A part les contre-indications dont nous parlerons plus loin, l'*extirpation totale* est préférable à tout autre procédé. On incise la muqueuse et la capsule sur son grand axe et on énuclée la poche avec un instrument mousse, ce qui est relativement facile si les parois de la tumeur sont épaisses ; mais, le plus souvent, elles sont minces et le kyste se rompt : pour obvier à cet inconvénient, on peut recourir à l'injection préalable de blanc de baleine (Pozzi). La cavité déterminée par l'énucléation est comblée par une suture en surjet ou à points séparés.

Si le kyste présente, avec la vessie ou le rectum, des adhérences telles, qu'on craigne d'ouvrir ces cavités en faisant l'énucléation complète, on se contentera de l'*excision partielle ;* puis on réunira, par un ourlet, la paroi kystique restante à la muqueuse vaginale (Schröder), ou bien, on la tamponnera simplement à la gaze iodoformée.

Si le kyste est situé très haut, l'extirpation totale, et même la résection, peuvent être assez difficiles, étant donnée l'abondance de l'hémorrhagie. On se contentera donc le plus souvent, en pareil cas, de l'*incision simple*, suivie de curettage et de tamponnement à la gaze iodoformée.

Si le kyste a un prolongement élevé et si l'on suppose qu'il pénètre dans le ligament large (kyste wolffien), on excisera la partie inférieure saillante, on curettera le reste et on tamponnera à la gaze (Chalot).

2° Opérations pour tumeurs solides du vagin.

L'extirpation des tumeurs *circonscrites* (sessiles, interstitielles ou pédiculées) n'offre rien de particulier.

Les tumeurs *diffuses* sont généralement de nature maligne et, dans ce cas, les tentatives de *cure radicale* n'offrent guère de chances de succès. On devra se contenter, le plus souvent, d'une *extirpation partielle* destinée à *faciliter les pansements.*

VII. — OPÉRATIONS POUR ATRÉSIE DU VAGIN

1° Atrésie inférieure et limitée.

Lorsque l'atrésie siège immédiatement au-dessus de l'hymen et qu'elle est constituée par une cloison peu épaisse, on y pratique une incision transversale ou cruciale, ou bien, on l'excise (Voir : *Opérations sur l'hymen*, liv. II, chap. I).

2° Atrésie très étendue ou absence du vagin.

L'intervention est, en ce cas, beaucoup plus difficile et consiste à *créer un vagin artificiel.*

La malade étant dans la position de la taille, on introduit un cathéter dans la vessie et deux doigts dans le rectum ; on trace une incision transversale, rectiligne ou à concavité antérieure (Picqué), qui divise les téguments à égale distance de l'urèthre et de l'anus. Puis, avec un doigt ou une spatule, et à petits coups de bistouri, en combinant prudemment la dilacération et la dissection, on se fraye pas à pas une voie entre la vessie et le rectum, en se guidant constamment sur la sonde vésicale et les doigts rectaux. On est d'autant plus exposé à blesser la vessie, l'intestin ou le péritoine que l'on gagne davantage en profondeur.

On se trouve bientôt en présence de l'une des conditions suivantes :

L'atrésie n'est que partielle et on arrive dans un cul-de-sac vaginal vide.

Ou bien, il y a hématocolpos et l'on perçoit la poche remplie de sang : en ce cas, on y pratique d'abord une ponction, puis une incision quand on suppose l'évacuation à peu près complète.

Enfin, il peut y avoir absence totale du vagin, avec ou sans utérus. Dans ce cas, on s'arrête à 6 ou 8 centimètres de profondeur, après avoir élargi autant que possible, dans le sens transversal, le conduit qu'on a créé. On peut s'en tenir là ; mais mieux vaut, comme l'a fait Picqué (1), revêtir de tégument le vagin artificiel, au moyen d'une *autoplastie par glissement*. On fait passer, par les extrémités de l'incision transversale du début, deux débridements latéraux en H ; on dissèque, d'une part, la muqueuse vestibulaire ; de l'autre, la peau de la région inter-vulvo-anale ; enfin, l'on fait glisser les deux lambeaux ainsi obtenus sur les parois correspondantes du vagin artificiel et on les y maintient par des sutures. Un tamponnement à la gaze iodoformée est maintenu jusqu'à cicatrisation complète. Que l'on pratique ou non l'autoplastie, le résultat opératoire se maintient difficilement. Pour assurer autant que possible la perméabilité du conduit, on viendra en aide au coït en conseillant la dilatation fréquente à l'aide des doigts, des bougies d'Hégar ou de pessaires à air.

CHAPITRE III

OPÉRATIONS SUR L'UTÉRUS

I. — RÉDUCTION MANUELLE ET INSTRUMENTALE DES DÉPLACEMENTS UTÉRINS

1° Réduction du prolapsus.

Dans les cas récents, rien n'est plus facile que de réduire l'utérus prolabé à l'aide d'une simple pression de bas en haut, ou d'un taxis méthodique agissant de la périphérie au centre, suivant le degré de la lésion. Dans les cas anciens, pour triompher de l'engorgement par stase et des rétractions ligamentaires, il faut préalablement soumettre la malade au repos, aux injections

(1) Picqué, *Annales de gynécologie*, février 1890, p. 124.

chaudes, au massage, pendant plusieurs jours ; et encore, à la suite de ces différentes manœuvres, la réduction complète n'est-elle pas toujours possible.

2° Réduction des rétrodéviations.

La réduction des rétrodéviations se fait, soit dans le décubitus dorsal, soit, en cas de difficulté, dans le décubitus genu-pectoral

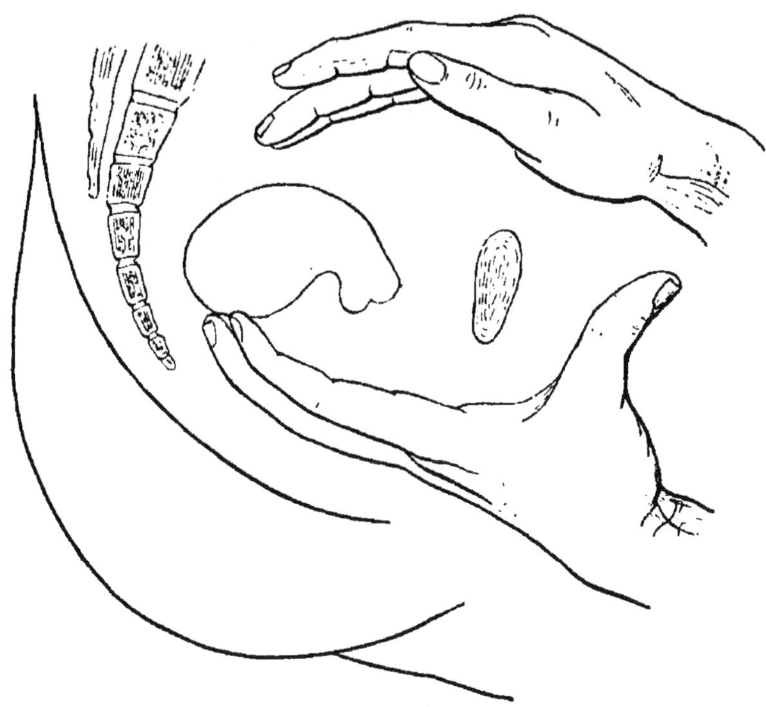

Fig. 215. — Réduction manuelle de la rétrodéviation mobile. Procédé de Schultze : 1er temps.

qui supprime la pression abdominale et pourrait même, de ce fait, suffire à redresser l'organe, soit à lui seul, soit à l'aide d'une simple dépression de la fourchette par une valve ou un doigt. Martin n'admet pas ce mécanisme de *reposition spontanée aérienne* (Courty) et, pour lui, la réduction de l'*utérus rétrodévié* ne peut se faire dans la position genu-pectorale, en l'absence d'une action directe de la main ou du cathéter, que par la tension digitale ou instrumentale de la paroi vaginale postérieure.

A. Réduction manuelle.

a. Rétrodéviation mobile. — PROCÉDÉ DE SCHULTZE. — Avec deux doigts introduits dans le rectum ou le vagin, on soulève l'utérus, sous le contrôle de l'autre main placée sur l'abdomen (fig. 215). Lorsque le corps de l'organe a été remonté jusqu'au détroit supé-

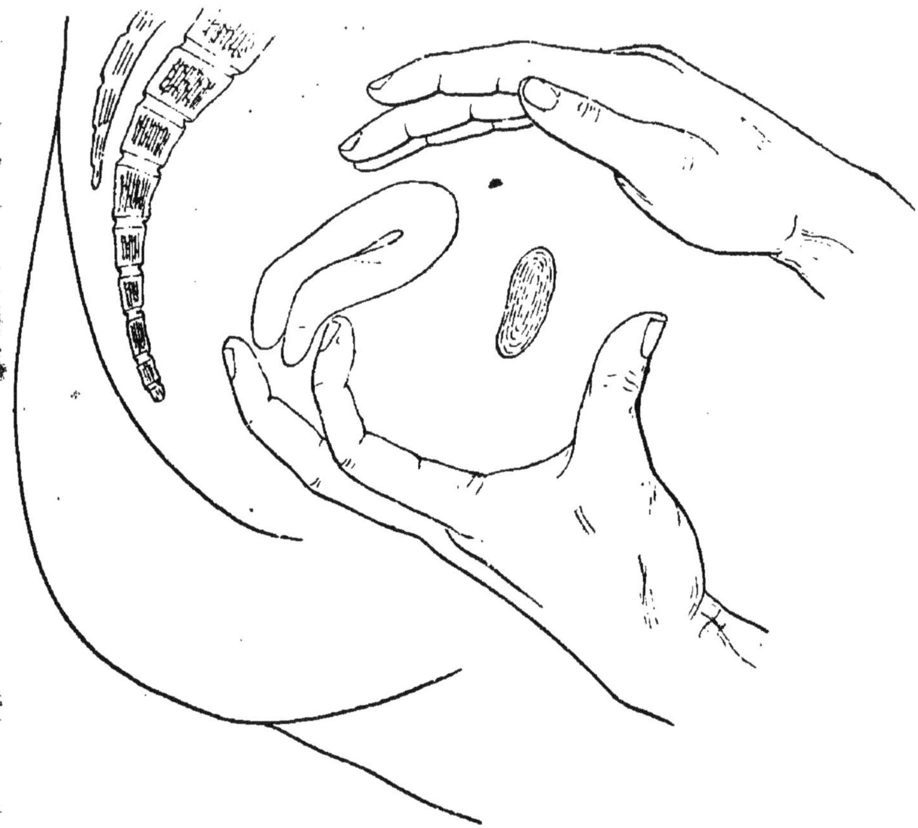

Fig. 216. — Réduction manuelle de la rétrodéviation mobile. Procédé de Schultze : 2e temps.

rieur, manœuvre qui peut être facilitée par l'un des doigts vaginaux repoussant le col en arrière, le fond est saisi par la main hypogastrique qui l'amène doucement en avant (fig. 216).

PROCÉDÉ DE KÜSTNER. — La manœuvre précédente exige, pour réussir, une grande souplesse de la paroi abdominale ou l'anesthésie chloroformique. Küstner conseille d'y joindre l'abaissement préalable du col qui commence la réduction.

b. **Rétrodéviation adhérente.** — S'il y a des adhérences péritonéales, Schultze les décolle indirectement, sous le chloroforme, à l'aide des doigts introduits, d'une part, dans le rectum, de l'autre, dans le vagin ou le col et agissant les uns à la rencontre des autres.

Nous avons déjà dit ce qu'il faut penser de ce procédé (voir : 1re partie, liv. VIII, chap. III).

B. Réduction instrumentale.

Nous préférons, dans la plupart des cas, la réduction *instrumentale* à la réduction *manuelle*.

On a imaginé un grand nombre d'ingénieux *redresseurs* dont les plus connus sont ceux de Sims, de Jennison, d'Elliot, d'Emmet, de Trélat, de Miller. Le plus simple est une sonde épaisse et arrondie à son extrémité, inflexible, mais courbe, comme celle de Peaslee, ou très peu malléable, comme celle de Simon.

Nous nous servons aussi volontiers, dans les utérus dilatés, de la sonde de Doléris, qui offre une large surface d'action.

On introduit l'instrument sur les doigts, la courbure dirigée en arrière, jusqu'au fond de l'utérus ; puis on abaisse le manche en exécutant une sorte de tour de maître qui ramène la courbure de la tige en avant. On facilite, au besoin, ce mouvement, en appuyant sur le fond de l'utérus avec deux doigts introduits dans le vagin. Puis on continue à abaisser le manche, prudemment et sans violence, en tenant compte du degré de résistance des ligaments ou des adhérences et du chemin parcouru. Lorsque le fond de l'organe a été amené au niveau du détroit supérieur, la main qui suivait le mouvement à travers le cul-de-sac vaginal postérieur vient se placer sur l'abdomen pour achever la réduction.

Si l'on opère dans la position genu-pectorale, après avoir appliqué la valve de Sims et abaissé le col, on introduit la sonde avec sa courbure dirigée en arrière, puis on retourne doucement l'instrument en poussant l'utérus hors du bassin suivant la voie la plus facile. On retire alors l'instrument et on achève la réduction dans le décubitus dorsal (Schultze).

3° Réduction de l'inversion

Comme nous l'avons déjà exposé, la réduction de l'inversion peut se faire à l'aide du *taxis manuel*, du *taxis instrumental*, d'appareils ou de pansements agissant par *pression continue*, ou enfin, par *pression continue associée au taxis*.

Nous n'avons à revenir ici que sur la première et la dernière de ces méthodes.

A. — Taxis manuel.

Il y a lieu de distinguer dans le *taxis manuel*, qui se fait avec ou sans l'aide du chloroforme, les manœuvres de *refoulement*, de *contre-pression* et de *libération*.

A. **Refoulement.** — Le *refoulement central* (Viardel) se fait avec une main disposée en cône et agissant sur le fond de l'organe.

Pour pratiquer le *refoulement latéral* (Denucé), on saisit à pleine main le globe utérin, de telle sorte que les quatre derniers doigts pressant à sa surface, au voisinage de l'une des cornes, le pouce puisse faire glisser la paroi de bas en haut, au point diamétralement opposé, grâce à la membrane séreuse qui la double.

Lüsk a imaginé un procédé intermédiaire aux deux précédents : le *refoulement central* ayant été exercé jusqu'à production de plis qui s'opposent à sa continuation, on maintient la main en place pendant dix minutes, dans le but d'obtenir un relâchement, puis on retire le pouce de la cupule et l'on refoule les plis avec la fourche comprise entre le pouce et l'index.

Le refoulement *périphérique*, ou mieux *pédiculaire*, est absolument semblable à la manœuvre utilisée pour les hernies intestinales et consiste à faire rentrer, les premiers, les segments de paroi utérine sortis les derniers.

B. **Contre-pression.** — Tandis que l'une des mains exerce le *refoulement*, l'autre pratique la *contre-pression*, soit en s'appuyant sur l'hypogastre, ce qui est le plus simple, soit en accrochant le col par l'intermédiaire de la paroi rectale ou vésicale (Tait), soit en le saisissant avec des pinces à griffes.

C. **Libération.** — Les manœuvres de libération, qui ont pour but de vaincre la résistance des fibres circulaires du col, consistent, soit en dilatation instrumentale de sa cavité, soit en incisions portant sur sa longueur (Courty, Barnes, Browne).

B. — Pression continue associée au taxis.

La pression continue associée au taxis a été pratiquée avec la de d'Esmarch (Morey, de Boston).

Chassagny a eu l'idée ingénieuse de remplacer cet appareil par trois ligatures indépendantes, formées de bandes ou de tubes en caoutchouc, placées à une certaine distance les unes des autres et se terminant par une boucle qui se défait facilement. Sous la pression de ces anses élastiques, l'utérus se réduit en une tige rigide qui se laisse repousser dans le col. Dès que la première ligature y est engagée, on la défait et l'on pousse la seconde, puis la troisième, que l'on défait de même, l'une après l'autre, à leur entrée dans le museau de tanche.

II. — PESSAIRES ET LEUR MODE D'EMPLOI

A part un petit nombre de cas peu accentués, d'origine récente, traumatique ou puerpérale, les déplacements génitaux ne peuvent être *guéris* par les *pessaires*. Ces appareils atténuent certainement les symptômes d'ordre mécanique, mais tendent à aggraver les lésions dont ceux-ci dépendent en distendant les parois vaginales et en provoquant ou ravivant l'inflammation.

Force est bien cependant de leur accorder quelque crédit, dans les cas où la malade ne veut ou ne peut se soumettre au traitement chirurgical.

Nous parlerons seulement des pessaires vaginaux qui n'agissent guère, en somme, qu'en provoquant la tension du vagin. Les uns le tendent en masse (pessaire de Gariel) (fig. 217), d'autres par un mécanisme de levier (pessaire genre Hodge) (fig. 218), d'autres circulairement (pessaire de Dumontpallier) (fig. 219).

Contre-indications. — Les principales contre-indications à l'emploi de ces appareils consistent : dans l'inflammation péri-utérine, qui rend le déplacement irréductible et le pessaire insupportable; dans les lésions profondes du périnée, qui enlèvent à l'appareil sa base d'action; dans les érosions vaginales, qui s'aggraveraient rapidement à son contact.

Composition des pessaires. — Les pessaires sont faits de caoutchouc durci, de celluloïde, d'aluminium, d'étain, de caoutchouc (sac à air de Gariel), de fil de cuivre recouvert de caoutchouc. Ces différentes substances, sauf la première, ont le grand inconvénient de s'incruster assez rapidement de sels calcaires, d'où lésions du vagin, enkystement de l'appareil. L'étain, le fil de cuivre recouvert de caoutchouc, ne servent ordinairement qu'à prendre la forme de l'appareil définitif. L'aluminium a pour lui sa légèreté. Schultze préfère le celluloïde.

Choix des pessaires. — Pour bien choisir un pessaire, ou mieux, pour le modeler convenablement, il faut tout d'abord se rendre compte de la longueur, de la laxité et de la courbure du vagin, de la profondeur des culs-de-sac, du poids de l'utérus.

Les substances les plus malléables sont : le celluloïde, qui se ramollit après 3 minutes d'immersion dans l'eau bouillante et, en second lieu, le caoutchouc durci, qui arrive à s'assouplir après une malaxation

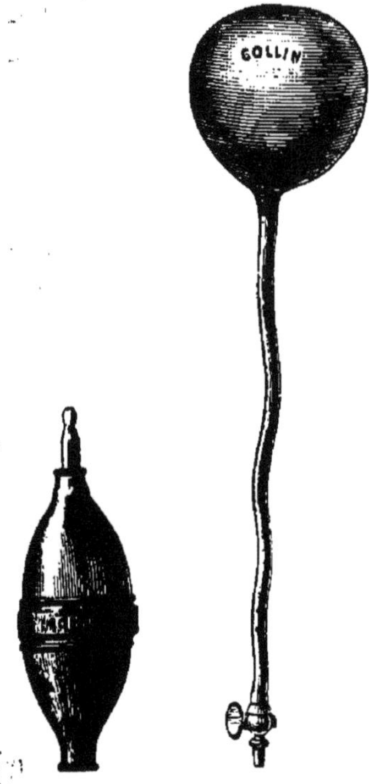

Fig. 217. — Pessaire à air de Gariel avec sa poire insufflatrice.

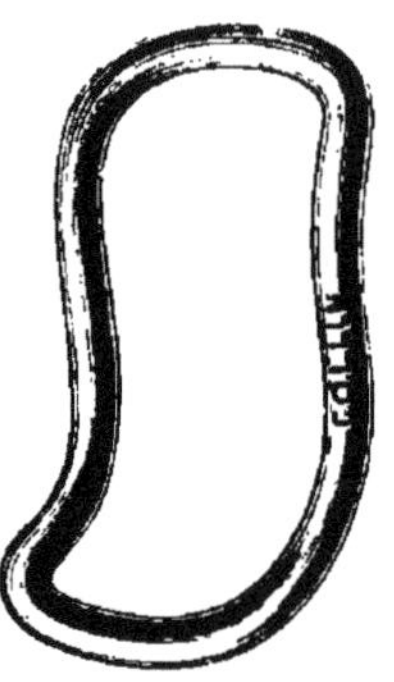

Fig. 218. — Pessaire-levier, genre Hodge (modèle de Smith).

assez prolongée dans l'huile ou aux approches d'une flamme (Munde).

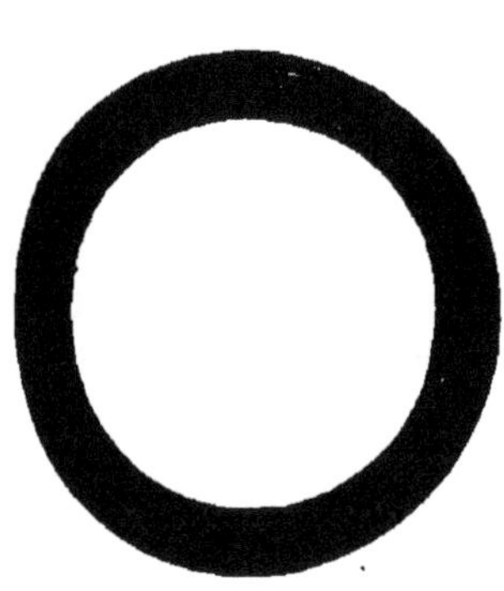

Fig. 219. — Anneau pessaire de Dumontpallier.

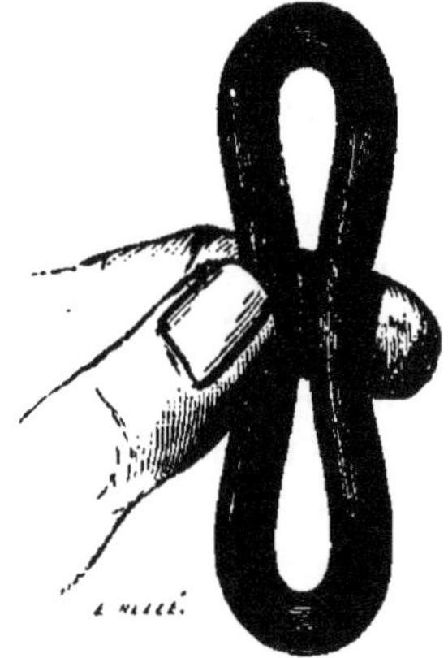

Fig. 220. — Manière de saisir le pessaire à anneau.

La branche inférieure d'un pessaire-levier ne doit pas descendre au-dessous du pubis. La branche supérieure, tout en atteignant le fond des culs-de-sac, ne doit pas exercer de tiraillements prononcés ni peser sur l'isthme utérin par son extrémité.

Introduction et surveillance des pessaires. — On ne doit introduire un pessaire qu'après s'être assuré de la réduction du déplacement.

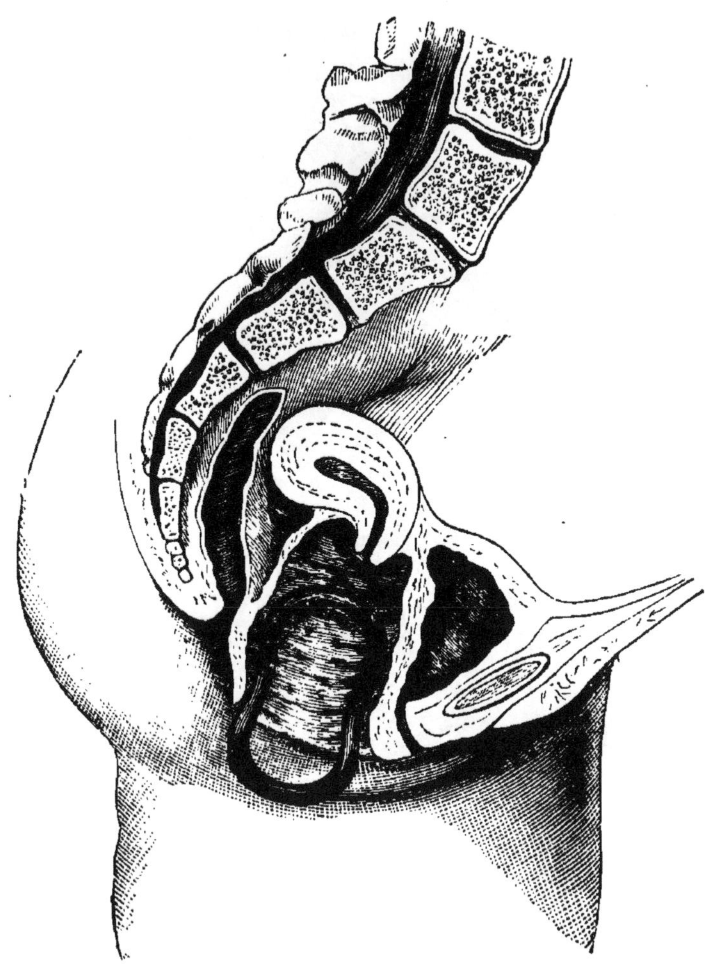

Fig. 221. — Introduction du pessaire de Smith : 1er temps (Barnes).

L'appareil étant enduit de vaseline, on place la malade dans le décubitus latéral ou dans la position de la taille.

Pour introduire un pessaire-anneau, genre Dumontpallier, on commence par le plier en 8 de chiffre avec une pince à mors larges et forts, ou simplement, avec le pouce d'un côté, l'index et le médius de l'autre (fig. 220), puis on l'introduit dans le sens de la vulve et on le glisse dans le vagin. Lorsqu'il est arrivé au voisinage du col, on l'abandonne peu à peu à son élasticité et l'on corrige sa position avec le doigt.

L'introduction d'un pessaire-levier, genre Hodge, est un peu plus délicate. L'appareil, tenu entre le pouce et l'index droit, étant

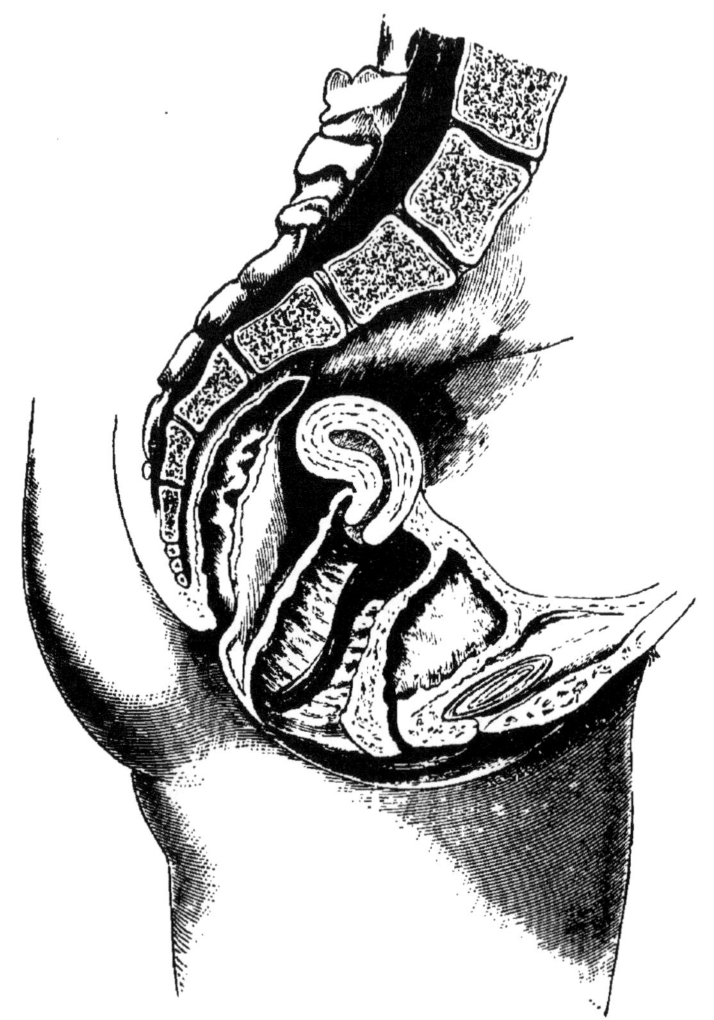

Fig. 222. — Introduction du pessaire de Smith : 2e temps (Barnes).

présenté dans le sens de la vulve, est introduit peu à peu dans le vagin (fig. 221), tandis que la main gauche écarte d'abord les petites lèvres, puis déprime le périnée afin d'éviter toute pression sur vestibule. L'instrument étant arrivé au niveau du museau de tanche (fig. 222), le procédé ordinaire consiste à lui imprimer un tour de spire qui le conduit dans le cul-de-sac postérieur (fig. 223).

On assure son contact aux points voulus en pressant avec l'index droit au-dessous de sa barre supérieure.

Mundé trouve la manœuvre suivante plus facile et plus sûre : l'instrument étant dirigé vers le cul-de-sac antérieur est arrêté au niveau du museau de tanche, puis obliqué légèrement et de telle

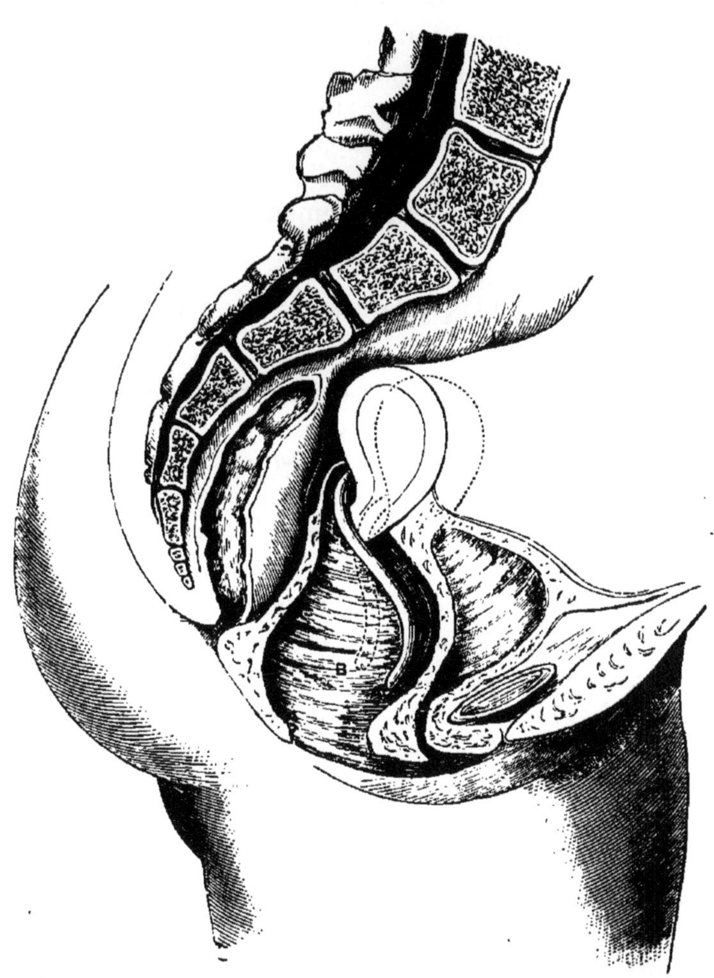

Fig. 223. — Introduction du pessaire de Smith : 3e temps (Barnes).

sorte que sa branche antérieure regarde en avant et à droite de la malade, et sa branche postérieure en arrière et à gauche. L'opérateur, étant en arrière, glisse son index droit au-dessus du pessaire, accroche la barre supérieure et la fait passer dans le cul-de-sac postérieur par un mouvement de torsion. Il assure son contact au fond du cul-de-sac en ramenant la barre inférieure vers le périnée.

Le pessaire étant mis en place, il faut s'assurer qu'il n'a pas tendance à se déplacer quand la malade est debout et qu'elle prend les positions les plus usuelles. Il convient de faire un nouvel examen à bref délai et de retirer de temps à autre l'instrument (plus ou moins souvent, suivant la matière dont il est composé), afin de le nettoyer.

Un pessaire ne doit pas occasionner de douleurs, ni même de gêne, au bout de quelques jours. Il ne doit pas empêcher le coït.

Il est nécessaire que la malade se maintienne l'intestin libre et qu'elle prenne tous les jours une injection vaginale antiseptique. En cas d'ulcérations du vagin, supprimer momentanément l'appareil. Au bout de quelques mois ou de plusieurs années, suivant les cas, essayer de l'enlever définitivement.

III. — PANSEMENTS UTÉRINS

1°. — Pansements extra-cervicaux

A. Cautérisation ignée. — La *cautérisation ignée*, de même que la cautérisation *chimique*, n'est plus guère employée, à l'heure actuelle, que pour le traitement palliatif du cancer.

On la pratique ordinairement avec le thermo-cautère de Paquelin, en choisissant de préférence un cautère cylindro-conique d'un certain volume, qui garde bien la chaleur. Si l'on n'a pas sous la main de spéculum cylindrique en bois, en ivoire ou en caoutchouc durci, on peut fort bien se servir d'un spéculum métallique ordinaire, à condition de faire suivre chaque application du cautère d'un jet d'eau froide.

Pour les cautérisations de longue durée, Wilson a imaginé d'entourer la tige et le manche du thermo-cautère d'un fourreau métallique dans lequel passe un courant continu d'eau froide. La cautérisation terminée, on fait une large irrigation vaginale, puis un tamponnement serré avec de la gaze antiseptique si l'on a quelques raisons de craindre une hémorrhagie secondaire. On devra toujours éviter d'intéresser la muqueuse vaginale, surtout au niveau du cul-de-sac postérieur, voisin du péritoine.

B. Application des topiques liquides. — L'application des topiques *liquides* est *temporaire* et consiste en *badigeonnages* avec des tampons montés sur pinces ; ou *permanente*, et comporte alors un tamponnement à demeure (voir liv. II, chap. II).

S'il s'agit de topiques escharotiques ou cathérétiques, on prendra le soin de préserver le cul-de-sac postérieur à l'aide d'un tampon, et il vaudra généralement mieux recourir à des spéculums inaltérables, en verre, en bois ou en ébonite.

C. **Application des topiques pulvérulents.** — Les topiques *pulvérulents* s'appliquent sur le col à l'aide d'un tampon placé à demeure ou secoué comme une houppe à poudre, ou mieux, avec un *insufflateur.* Pour que les appareils de ce genre, en général assez défectueux, remplissent leur but, il est nécessaire que la substance employée soit très sèche et finement pulvérisée.

2°. — Pansements intra-utérins.

Ces pansements exigent une certaine perméabilité du canal cervico-utérin qu'on réalise préalablement, s'il est nécessaire, par la dilatation rapide ou lente.

A. **Badigeonnages intra-utérins.** — Quand l'utérus est largement dilaté, les *badigeonnages intra-utérins* peuvent se faire avec un tampon monté sur une pince à pansement, une bandelette de gaze iodoformée appliquée sur les mors d'une pince longuette, ou encore, un écouvillon doux.

Quand l'utérus est peu perméable, on se sert des *applicateurs*

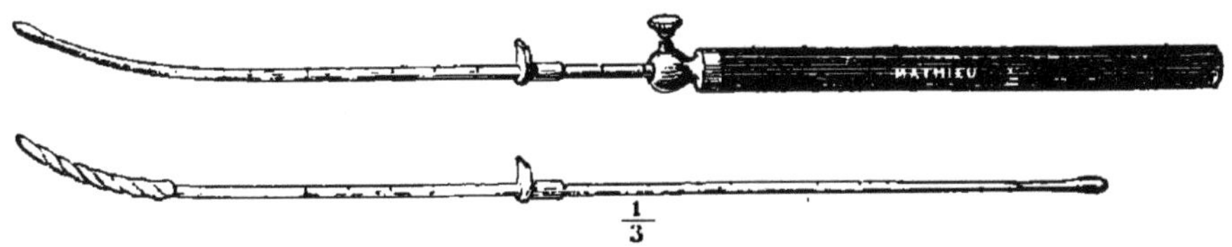

Fig. 224. — Applicateur pour pansements intra-utérins.

(fig. 224). Ce sont des tiges flexibles assez minces pour pouvoir être introduites dans la cavité utérine après avoir été garnies d'une couche d'ouate de plusieurs millimètres d'épaisseur. L'instrument de ce genre, le plus pratique, se compose d'une tige en laiton nickelé, c'est-à-dire malléable, un peu plus mince qu'un hystéromètre, munie d'un manche cylindrique ou en forme d'anneau, et terminée, à l'autre extrémité, sur une hauteur de 4 à 5 centimètres, par un pas de vis ou des encoches. On enroule en ce point une bandelette d'ouate après avoir mouillé la tige pour faciliter l'adhérence.

Il faut que cette garniture d'ouate ne soit ni trop mince, ni trop épaisse, ni trop tassée, ni trop lâche, qu'elle tapisse la tige sur une hauteur de 6 à 7 centimètres et recouvre très exactement son extrémité sans trop la dépasser. A défaut d'*applicateurs*, on peut se servir de petites tiges d'osier qu'on garnit d'encoches à l'une de leurs extrémités.

Avant d'employer l'applicateur, il est indispensable de se rendre compte, par le cathétérisme, de la direction et des dimensions de la cavité utérine, pour juger de la courbure à donner à l'instrument et de l'épaisseur d'ouate dont on peut l'entourer. Une fois qu'il est garni, on le plonge dans le topique liquide ou onctueux qui a été choisi et, après avoir essoré convenablement l'ouate, on le fait glisser dans l'utérus. Si le topique est caustique (chlorure de zinc ãã, par ex.), il détermine généralement la contraction de l'organe sur le cylindre d'ouate et s'assure de lui-même une action suffisante. S'il est simplement cathérétique, antiseptique, il faut imprimer à la tige un mouvement de rotation ou de va-et-vient, pour bien imprégner tous les replis de la muqueuse.

S'il y a du catarrhe cervical, il faut tout d'abord débarrasser la muqueuse endo-cervicale du mucus très adhérent qui la recouvre et l'isole, soit en l'essuyant avec de l'ouate sèche, ou imprégnée d'une solution de bichromate de potasse à 1/8, soit en la lavant avec une solution de carbonate de soude à 1/100 (Schultze).

Si l'on veut éviter que l'ouate ne s'exprime dans le col au point d'y épuiser son action, il faut dilater la cavité cervicale si elle est étroite et introduire l'instrument d'emblée, jusqu'au fond de l'utérus, afin d'éluder la contraction de l'orifice interne.

Le badigeonnage une fois fait, on retire rapidement l'instrument. S'il est retenu par une contraction, on attend qu'elle ait cessé.

Ces applications sont parfois assez pénibles, surtout chez les nullipares et les nerveuses; mais la douleur dépend beaucoup moins de l'attrition de la muqueuse malade que de la contraction utérine; elle est beaucoup moindre quand on fait préalablement la dilatation progressive et ne survit guère au retrait de l'instrument.

B. Introduction des crayons médicamenteux. — Les *tentes solubles*, ou *crayons médicamenteux*, sont des bâtonnets cylindriques, composés d'un véhicule soluble, au moins en partie (gomme adragante, glycérine et poudre de guimauve, par ex.), auquel est incorporée une substance active, *caustique* (chlorure de zinc, sulfate de cuivre, etc.), ou *antiseptique* (iodoforme, salol, naphtol, ichtyol, etc.) (1). Ces bâtonnets s'introduisent de la même façon que les laminaires (voir chap. III, n° 4).

(1) Crayons de Von Hacker;

Iodoforme pulvérisé	20 grammes.
Gomme arabique	ãã 2 grammes.
Glycérine	
Amidon	

F. s. a. des crayons du même calibre que les crayons ordinaires de nitrate d'argent.

C. **Injections intra-utérines.** — Les unes ont uniquement pour but une action *modificatrice;* ce sont des injections de faible volume ou même des *instillations.* Les autres visent en même temps à une action *détersive et antiseptique;* ce sont des injections de grand volume, de véritables *irrigations.*

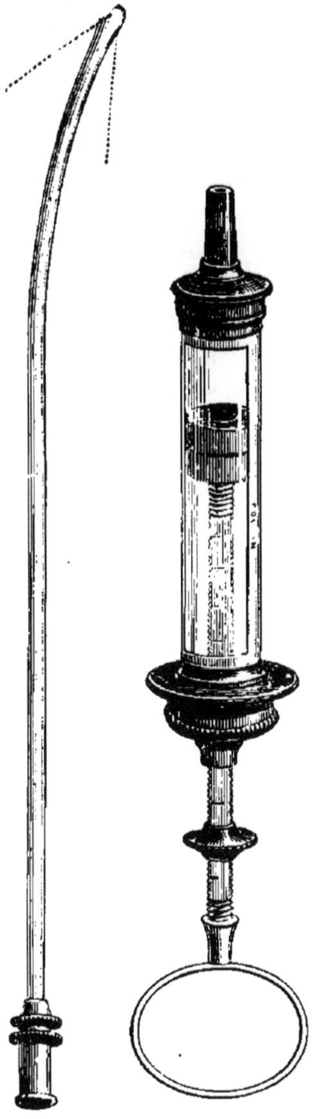

a. Injections modificatrices. — Les *injections modificatrices* se font ordinairement avec des seringues de faible capacité et pourvues d'une longue canule. La plus connue est celle de Braun. Le corps de pompe est en verre et d'une capacité de 3 centimètres cubes; la monture est en vulcanite; il en est de même de la canule qui se termine par une olive percée d'un trou très petit et à direction récurrente, de telle façon que le liquide ne puisse être projeté vers l'orifice des trompes (fig. 225).

Pour assurer le retour du liquide, on doit veiller à ce que cette canule puisse pénétrer librement dans la cavité utérine.

Enfin, s'il y a flexion de l'utérus, il est facile de la courber comme il convient après l'avoir ramollie dans l'eau bouillante.

Le col étant bien exposé, fixé et débarrassé de ses mucosités, un tampon est placé dans le cul-de-sac postérieur, ou bien l'on dirige sur l'orifice du museau de tanche une irrigation continue. L'instrument est chargé et expurgé d'air, puis l'on introduit la canule jusqu'au fond de l'utérus et on la retire plus ou moins vite tandis qu'on pousse l'injection.

Fig. 225. — Seringue de Braun.

Dans les utérus suffisamment dilatés, nous nous servons d'un appareil greffé sur la sonde à lavage de Bozemann-Fritsh (fig. 227). Au tube irrigateur qui traverse le manchon d'évacuation, nous avons accolé un autre conduit de dimensions moindres, se terminant, du côté du manche, par un ajutage auquel se visse une poire en caoutchouc. Dans le but d'éviter l'action des caustiques, la surface de l'instrument est platinée et le tube irrigateur seul est muni d'un robinet. La poire en caoutchouc étant chargée du liquide modificateur et fixée à sa place, on ouvre le robinet irrigateur; quand l'utérus est bien expurgé du sang ou des mucosités, on ferme le robinet, puis l'on pousse l'injection caustique et on la fait immédiatement suivre d'un nouveau lavage.

Cet instrument permet de réduire autant qu'on veut le contact du liquide modificateur avec l'utérus et d'en éviter l'action sur le vagin.

b. Injections détersives et antiseptiques. — A la suite de l'accouchement ou de l'avortement, ces injections sont parfois suivies d'accidents toxiques ou septiques, de simples phénomènes d'irritation péritonéale, d'embolies, de troubles nerveux (Mangin) qui seraient dus au passage du liquide dans les sinus veineux de l'aire placentaire, ou dans le péritoine, par la trompe. En dehors de la période puerpérale, cette dernière voie peut seule être suivie; encore faut-il des conditions très particulières, telles que la dilatation de l'ostium uterinum ou l'existence de diverticules utérins déterminés par des fibromes sous-muqueux.

Pour éviter ces accidents, on se servira de *sondes à double courant*. De plus, en cas d'accouchement ou d'avortement récent: 1° On aura soin de ne pas élever l'appareil laveur au-delà de 40 centimètres, hauteur correspondant à la pression veineuse. Si, malgré cette précaution, il y a menace de rétention, en même temps qu'on suspend l'injection, il faut abaisser le récipient au-dessous du plan du lit. 2° Si l'on croit devoir recourir aux antiseptiques, il faut donner la préférence aux antiseptiques non toxiques: naphtol β à 0,40 par litre d'eau bouillie, par ex., s'il s'agit d'antisepsie préventive; sulfate de cuivre à 1/100, justement préconisé par Charpentier, s'il s'agit d'antisepsie curative. Si, malgré les faits nombreux d'intoxication grave ou mortelle qu'il a occasionnés dans ces circonstances, on croit devoir recourir au sublimé, au moins faut-il faire suivre son action d'un simple lavage aseptique. Ces précautions sont particulièrement nécessaires en cas d'altération des émonctoires (peau, rein, foie), ou de mauvais état général (anémie quantitative, état de collapsus).

Dans les différents modèles de sonde intra-utérine, le retour du liquide est assuré, soit par le simple écartement des branches, soit par des conduits spéciaux creusés dans l'épaisseur ou sur les parois latérales de l'instrument.

Le type des premières est la sonde de Doléris (fig. 226), formée de deux branches creuses s'écartant grâce à l'action d'une vis mobile que l'on doit faire glisser au préalable jusqu'au voisinage du col. Deux orifices d'écoulement sont percés sur la face interne des bran-

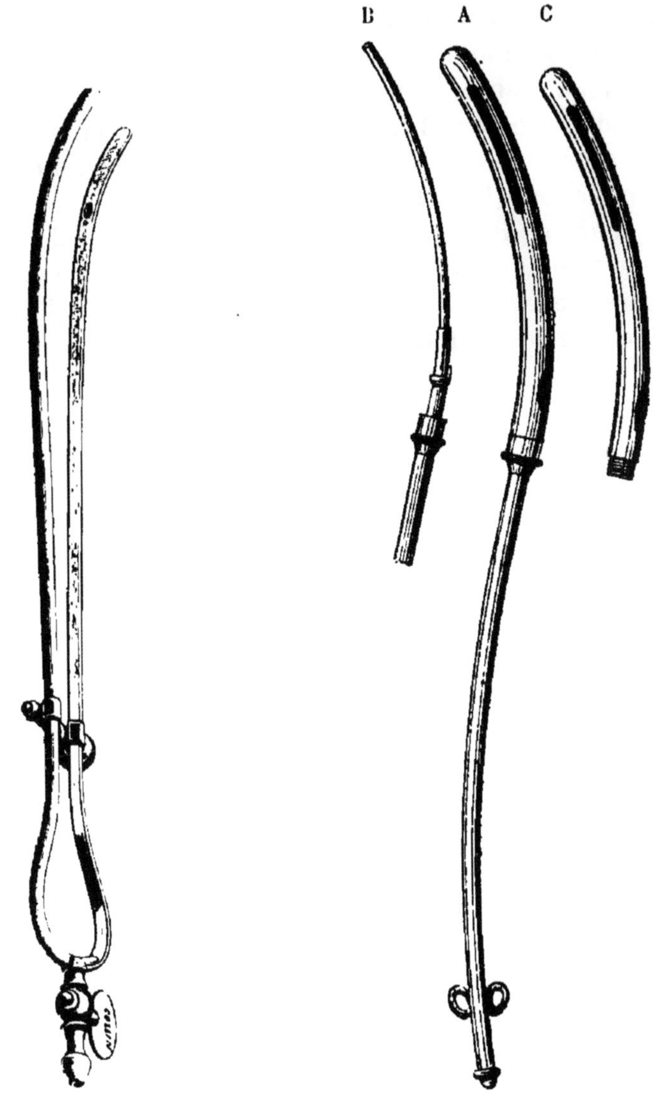

Fig. 226. — Sonde intra-utérine de Doléris.

Fig. 227. — Sonde de Bozemann-Fritsch. — A, Sonde montée. — B, C, Les deux parties de la sonde démontée.

ches, à 1 centimètre environ de leur extrémité. Cette sonde a été modifiée de différentes façons : Pichevin, Gaches-Sarraute, ont eu surtout en vue la facilité du nettoyage. Dans une sonde construite par Mathieu, les branches s'engainent l'une dans l'autre à leur extrémité ; d'autre part, à l'aide d'une vis à crémaillière, on obtient un écartement elliptique dont le plus grand axe transversal correspond à peu près à l'orifice interne, et un écoulement de liquide d'autant plus abondant que l'écartement est plus considérable, etc.

Les sondes de ce genre conviennent bien pour les utérus dilatés et, en général, pour toutes les irrigations cavitaires : poches d'hématocèle, de kyste, d'abcès salpingiens ou autres, etc.

La sonde de Bozemann-Fritsch passe facilement là où les précédentes ne sauraient être introduites (utérus modérément dilaté par l'inflammation) (fig. 227).

Dans la sonde de Budin, excellente pour les usages obstétricaux, le retour du liquide se fait par une simple gouttière creusée sur l'une des faces de l'instrument (fig. 228). Olivier se sert d'une sonde analogue, cannelée sur tout son pourtour.

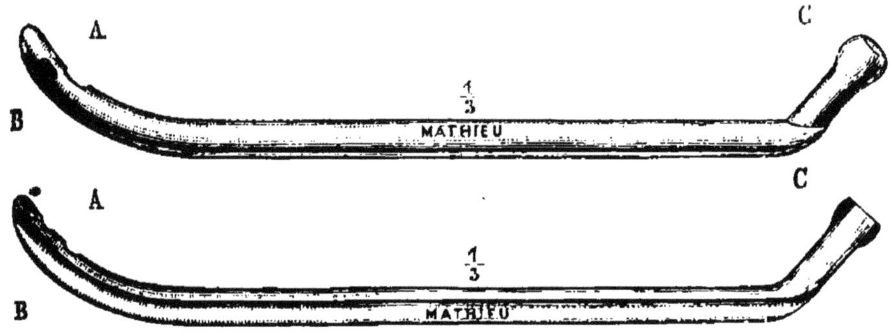

Fig. 228. — Sonde intra-utérine de Budin (Mathieu).

Schultze emploie un jeu de sondes de calibre progressif (la plus petite ne dépasse pas le volume d'un hystéromètre), à courant unique, simplement formées de tiges parfaitement cylindriques, lisses et creuses, munies d'orifices d'évacuation multiples et très petits. Ces sondes sont d'un maniement très facile et on peut les employer sans crainte, en dehors de la période puerpérale, pour peu que l'on choisisse parmi elles celle qui peut pénétrer sans frottement.

On introduit ces divers instruments comme le cathéter, soit en les guidant sur le doigt, soit en s'aidant du spéculum et de l'abaissement.

D. Drainage de l'utérus. — On a conseillé, pour le drainage de la cavité utérine, des cylindres rigides en verre (Fehling), en métal (Sevastopoulo), en caoutchouc durci (Ahlfeld Miede, Schede, etc.), des mèches de verre pilé (Schwartz), des tubes de caoutchouc (Bonnaire, Verchère), des faisceaux de crins de Florence (Chéron), etc.

On se sert, le plus ordinairement, de la gaze iodoformée ou de tubes en caoutchouc. Le *drainage à la gaze iodoformée* a été surtout recommandé par Fritsch. Après avoir fixé le col, on saisit une longue bandelette de gaze à l'aide d'une pince longuette très étroite et courbe, ou bien on en coiffe, en la repliant plusieurs fois sur elle-même, un hystéromètre ordinaire, le *tasseur* de Skutsch ou un instrument similaire; puis on la porte jusqu'au fond de l'utérus et on la tasse jusqu'à l'orifice du col, mais très modérément, afin de permettre le libre écoulement des sécrétions. On laisse pendre son extrémité dans le vagin et on la renouvelle au bout d'un ou deux jours. Au second pansement, l'utérus est plus souple, plus perméable et admet aisément une bande plus volumineuse. La gaze peut être imprégnée de glycérine iodoformée, créosotée à 1/3, etc.

Si l'utérus est suffisamment dilaté, on peut y introduire un tube flexible de caoutchouc, en croix, perforé ou non de trous latéraux, et à travers lequel il sera possible de pratiquer des injections. Des tubes de gros calibre, construits sur le modèle de la sonde à demeure de Pezzer ou de Malécot, sont encore préférables (Verchère). Ils sont plus faciles à introduire et mieux tolérés.

IV. — FÉCONDATION ARTIFICIELLE

Pour pratiquer la fécondation artificielle, il faut :

1° Asepsier et alcaliniser le milieu vaginal par des injections appropriées ;

2° Recueillir le sperme émis dans le cul-de-sac vaginal avec un spéculum de Fergusson ou de Sims chauffé à la température du corps ;

3° Faire pénétrer quelques gouttes du sperme recueilli dans la cavité utérine. On peut se servir, à cet effet, des seringues de Rou-

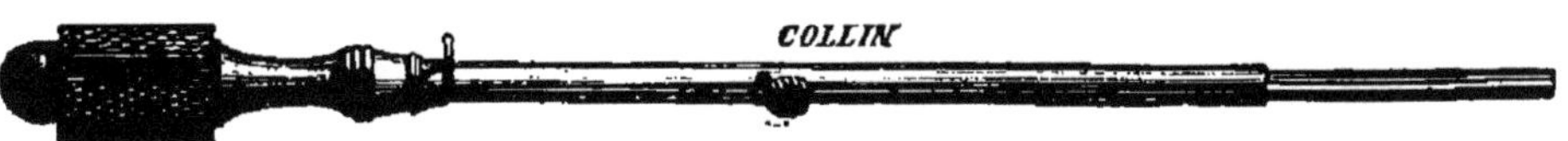

Fig. 229. — Seringue de Pajot pour la fécondation artificielle.

baud, de Courty, de Braun, de Pajot (fig. 229) ou, plus simplement, de l'hystéromètre ou d'un applicateur entouré d'ouate aseptique. L'un ou l'autre de ces instruments, stérilisé par la chaleur et porté à la température du corps, est chargé du liquide séminal et introduit dans la cavité utérine suivant le manuel opératoire de l'hystérométrie. Un tampon aseptique constitue tout le pansement et la malade garde le repos pendant quelques heures.

V. — DILATATION DE L'UTÉRUS

1°. — Divulsion.

La divulsion, ou dilatation forcée, s'obtient au moyen d'instruments de modèles variés, mais dont le mécanisme est à peu près

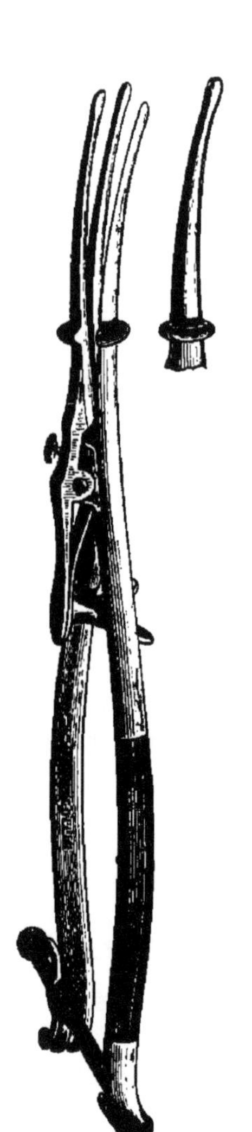

Fig. 230. — Dilatateur utérin à trois branches, de Sims.

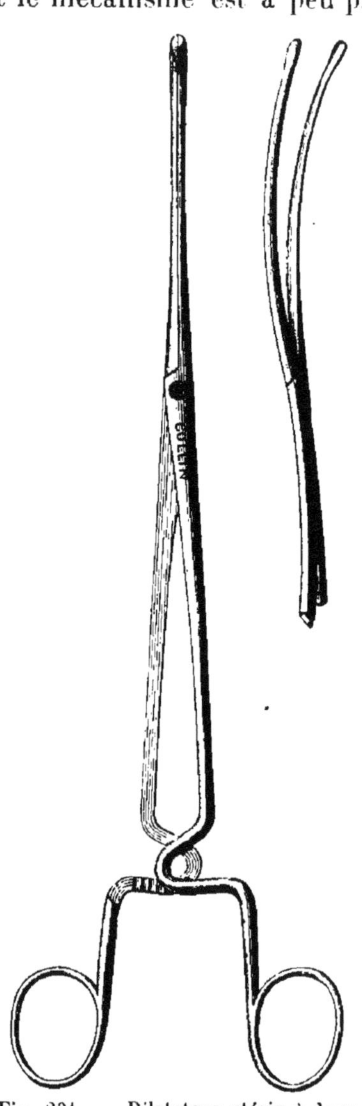

Fig. 231. — Dilatateur utérin à deux branches, de Collin.

le même. Ils se composent essentiellement d'une ou plusieurs branches ou valves qui s'introduisent, rapprochées, dans le canal utérin et le dilatent en s'écartant sous l'action de leviers puissants.

Les modèles les plus nombreux sont *à deux* valves ou branches, arrondies sur leur face extérieure et à écartement parallèle ou divergent. Les plus connus sont ceux d'Ellinger, Pajot, Schultze, Siredey, Palmer, Ball, Collin (fig. 231), Mathieu, etc. Ceux de Huguier, Scanzoni, Sims (fig. 230), Bossi, sont à *trois* branches. Celui de Leblond est à *quatre* branches. Celui de Segond en compte un plus grand nombre encore et se trouve disposé, en même temps, pour l'irrigation intra-utérine, etc. (fig. 232).

Nous nous servons de préférence du dilatateur de Sims, qui est très puissant et bien en main. Ses trois branches, légèrement incurvées, s'écartent en divergeant grâce à un mode particulier d'articulation ; ce mouvement est commandé par la pression de la main sur les deux bras de levier qui servent en même temps de manches, ou mieux, par la mise en jeu d'une manivelle qui progresse sur un pas de vis. Le renflement circulaire qu'on ajoute parfois à 5 centimètres de l'extrémité des branches en limite beaucoup trop l'introduction.

Le col étant fixé et mis à découvert, on introduit l'instrument fermé dans l'utérus, à la profondeur voulue, et on l'ouvre lentement. Pour éviter qu'il ne dérape, en déchirant parfois les tissus, il est bon, en même temps qu'on maintient le col, d'abaisser le fond de l'utérus avec la main gauche appuyée sur l'hypogastre.

Il est bien difficile d'obtenir ainsi, en dehors de la période puerpérale, une dilatation suffisante pour le passage du doigt.

De plus, la divulsion est douloureuse au point de provoquer parfois la syncope ; elle peut produire des déchirures, surtout dans le cas de tumeur maligne ; enfin, son action ne porte que sur des points limités. Aussi ne s'en sert-on guère que sous le chloroforme et pour faciliter rapidement le passage d'une tente ou d'un instrument dans l'utérus.

2°. — Dilatation rapide progressive.

Elle est basée sur la même méthode que la dilatation de l'urèthre chez l'homme et se fait au moyen de bougies de calibre gradué. Ces bougies sont en métal, en vulcanite ou en verre. Peaslee semble être le premier qui en ait fait construire (1870) ; les siennes étaient en acier et se sériaient au nombre de cinq. Hancks en réunit deux sur le même manche et porta la série à huit. Il a fait aussi construire des dilatateurs creux et de forme olivaire, en caoutchouc durci, qui comportent dix numéros différents et peuvent se visser sur un même manche. Ces instruments ont pour but de remplacer le ballon de Barnes dans les cas post-obstétricaux. Les dilatateurs de Fritsch ressemblent à de longs cautères.

On se sert surtout des bougies d'Hégar (fig. 233); elles sont pleines, parfaitement lisses, très légèrement courbes, cylindriques, et se terminent, d'un côté, par une extrémité faiblement conique,

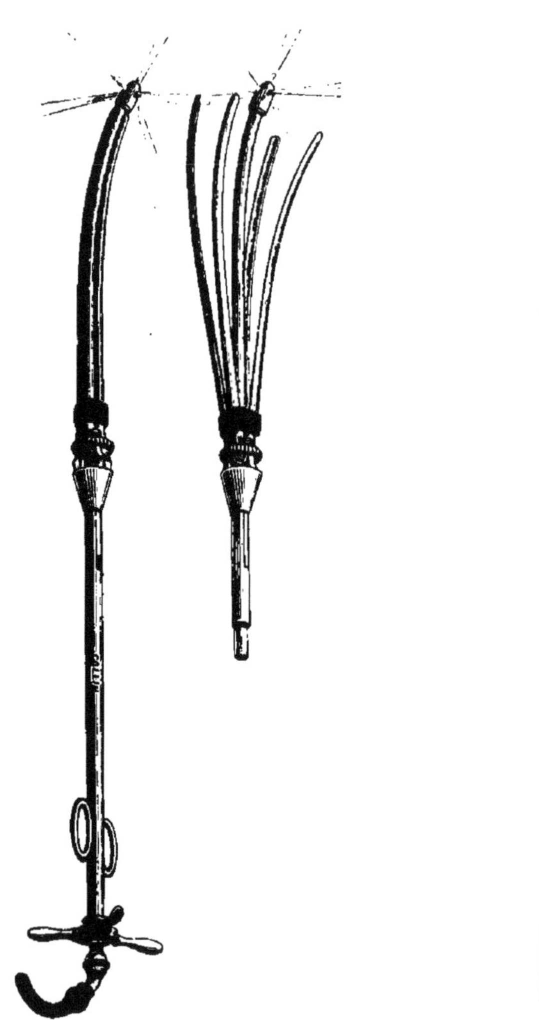

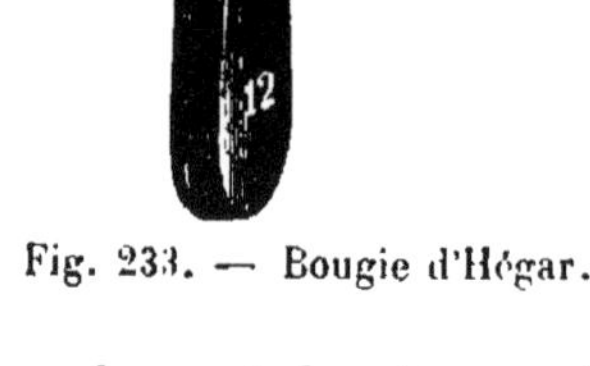

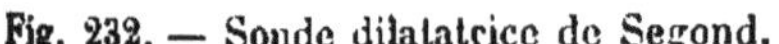

Fig. 232. — Sonde dilatatrice de Segond.

Fig. 233. — Bougie d'Hégar.

de l'autre, par un manche aplati en forme de spatule. On en fait en vulcanite, en verre, en aluminium, en cuivre, en acier nickelé. On peut les réunir deux par deux aux extrémités d'un même manche, pour en diminuer le nombre. Elles mesurent de 12 à 14 centimètres de longueur, et comportent vingt-six numéros et plus. La plus petite a un diamètre de 2 millimètres, et les numéros suivants augmentent chacun de 1 millimètre sur celui qui le précède.

Ces tiges, étant lisses, sont faciles à asepsier par immersion prolongée dans une solution de sublimé, si elles sont en caoutchouc durci ; par ébullition ou flambage, si elles sont en verre ou en métal. Les bougies en vulcanite présentent l'avantage de devenir malléables dans l'eau bouillante et de garder,après immersion dans l'eau froide, la courbure qu'on leur a imprimée. On peut ainsi les adapter aux coudes de flexion qui compliquent si fréquemment les sténoses.

Après avoir fixé le col de l'utérus avec une pince à griffes et le fond avec une main posée à plat sur l'hypogastre, on enduit de vaseline la bougie dont on va se servir et on l'introduit comme l'hystéromètre, qui a dû indiquer la voie à suivre. On commence par introduire une sonde, de calibre tel, qu'elle passe à frottement doux : on la laisse un instant à demeure, puis on la retire et on la remplace aussi vite que possible par le numéro suivant.

On continue de même en sautant, entre temps, un numéro, si l'introduction est facile; dans le cas contraire, on suit rigoureusement la série.

Le temps exigé pour mener l'opération à bien varie nécessairement suivant la dilatabilité du col et le calibre qu'on veut obtenir.

Plusieurs séances sont parfois nécessaires.

Enfin, il faut ou non, suivant les cas, recourir à l'anesthésie.

Avec un utérus rigide, on peut obtenir en un quart d'heure une dilatation de 6 à 8 millimètres, suffisante pour faciliter l'écoulement menstruel ou le passage des spermatozoïdes ; mais, pour atteindre l'ouverture nécessaire au passage du doigt, il faut au moins une heure et le secours du chloroforme. Dans la période post-obstétricale, on peut espérer ce dernier résultat en un temps trois ou quatre fois moindre.

En partant de ces données, la dilatation par les bougies semble surtout recommandable, en cas de sténoses et de flexions, pour compléter la dilatation commencée par la laminaire et pour la maintenir.

On peut rapprocher de ce procédé ceux de L. Tait et de Molesworth.

Le dilatateur à traction élastique, de Tait, se compose : 1° de quatre bougies coniques de calibre gradué et limitées par une collerette en relief, qu'on visse successivement sur un même support; 2° de fils élastiques qu'on fixe, d'une part, sur l'extrémité libre de la tige et, de l'autre, sur une ceinture. Dès que la bougie n° 1 est entrée dans l'utérus jusqu'à la collerette, on la remplace par le n° 2, et ainsi de suite. La malade reste couchée et l'on obtiendrait ainsi, en vingt-quatre ou trente-six heures, sans danger et sans douleur, une dilatation très prononcée.

L'appareil de Molesworth n'est qu'un perfectionnement, ou une complication, des dilatateurs en caoutchouc. Il se compose d'une série de quatre tubes de cette substance qu'on introduit avec un mandrin creux et malléable dont on se sert ensuite pour les remplir d'eau. Emmet a imaginé un instrument analogue.

3° Dilatation lente progressive.

Elle se fait au moyen de corps poreux et turgescibles auxquels on a donné le nom de *tentes utérines*. Simpson, dès 1844, avait employé l'éponge comprimée. Sloan, en 1862, préconisa la laminaire, qui fut bientôt adoptée par Simpson, Wilson, C. Braun et la majorité des gynécologues. On s'est encore servi de racine de gentiane (Winckel, 1867), de guimauve, d'écorce d'orme rugueux, d'ivoire décalcifiée, de tupelo (*Nyssa aquatica*, Sussdorf, 1877), etc. De ces différentes substances, deux seulement sont d'un usage courant : la laminaire et l'éponge préparée (1).

A. Dilatation par la laminaire. — La malade étant dans le décubitus dorsal, on met le col à découvert au moyen de deux valves et on l'abaisse avec une pince-érigne fixée sur la lèvre antérieure. La malade peut tenir elle-même cette pince si l'on n'a pas d'aide sous la main.

Sur les indications données par l'hystéromètre, on choisit une laminaire d'un calibre approprié, on modèle sa courbure suivant celle du trajet intra-utérin et on lui donne une longueur telle qu'elle doive déborder légèrement l'orifice externe, une fois mise en place. On la ramollit au besoin dans de l'eau chaude et aseptique et on l'enduit de vaseline, ou mieux, d'axonge phéniquée ou naphtolée. Le sublimé peut être inégalement réparti dans le corps gras et donner lieu à des accidents. On saisit ensuite la tige avec une pince à pansement, par une de ses extrémités, ou par le milieu si elle est trop flexible, et on la pousse doucement jusqu'au fond de l'utérus. Le col étant fortement relevé par la pince fixatrice, on bourre de tampons iodoformés le cul-de-sac vaginal postérieur et l'on recouvre l'orifice utérin, dirigé dès lors dans l'axe du conduit, avec un gros tampon, puis l'on achève le tamponnement du vagin.

(1) Pour la préparation des laminaires et des éponges, voir : livre I, chapitre I.

En procédant de la sorte, on peut être sûr que la tige ne sortira pas trop tôt de l'utérus et ne viendra pas ulcérer la cloison recto-vaginale.

La force d'expansion des laminaires est considérable (200 livres par centimètre carré, M. Duncan). Elles mettent environ douze à dix-huit heures à atteindre leur maximum de turgescence.

Les sensations qu'elles provoquent sont très variables. Certaines malades, multipares ou peu nerveuses, éprouvent à peine une pesanteur, une douleur légère et sourde ; d'autres, surtout les nullipares atteintes de conicité du col et d'antéflexion, ont des coliques violentes accompagnées parfois de vomissements et de lipothymie.

En général, l'introduction de la première laminaire est suivie, au bout de une à quatre heures, de douleurs expultrices qui durent seulement quelques heures et sont suffisamment calmées par un lavement laudanisé, un cataplasme, ou un suppositoire à la morphine.

Les applications suivantes sont généralement beaucoup mieux supportées. Cependant, si on prolonge la dilatation au delà de trois ou quatre jours, les malades se plaignent souvent d'un *énervement* pénible.

Il est certainement recommandable de maintenir les malades au lit ou sur une chaise longue, pendant toute la durée de la dilatation ; mais, confiants dans l'antisepsie, nous avons souvent agi tout autrement sans avoir eu à le regretter.

Quand, au bout de vingt-quatre heures, on enlève le tamponnement vaginal, la laminaire, lubréfiée par les sécrétions utérines et augmentée de volume dans tous les sens, sous forme d'un cylindre très régulier, s'échappe généralement d'elle-même. Dans le cas contraire, on l'extrait avec des pinces, et très facilement d'ailleurs, sauf, pourtant, dans deux cas :

1° La tige peut être *enclavée au-dessus de l'orifice externe*. Il faut alors dilater le museau de tanche avec les mors d'une pince à pansement, faire glisser ces mors, aussi haut que possible, entre les parois de l'utérus et la tige, et saisir celle-ci, comme une tête dans un forceps, en la repoussant légèrement en haut pour la désenclaver. Si cette manœuvre ne réussit pas, on peut recourir au débridement bilatéral du col.

2° Quand l'anneau musculaire de l'orifice interne n'a pas cédé à la dilatation, la tige se trouve *étranglée* à ce niveau, tout en étant dilatée au-dessus et au-dessous.

Dans ce cas, il faut la saisir aussi haut et aussi largement que possible et l'extraire lentement, par un mouvement de torsion, en s'aidant de contre-pression sur le col.

L'extraction étant faite, il est bon de débarraser la cavité utérine de ses sécrétions au moyen d'une injection ou d'un essuyage.

Une première laminaire assouplit les tissus de telle sorte qu'il est facile, dès le second jour, d'en introduire une beaucoup plus grosse ou plusieurs réunies en faisceau.

Puis l'on passe aux *éponges préparées.*

B. Dilatation par l'éponge préparée. — Après avoir choisi l'éponge, on la trempe dans l'éther iodoformé et l'on attend, avant de l'introduire, qu'elle soit bien sèche, surtout si l'éther, de préparation déjà ancienne, a pris une teinte brun foncé due à une certaine quantité d'iode libre. Autrement, indépendamment du *goût d'éther* qui poursuit parfois les malades pendant plusieurs heures, on court le risque de produire, sur le col et le vagin, des exulcérations douloureuses et assez longues à disparaitre. L'éponge étant solidement saisie entre les mors d'une pince, ou l'enrobe d'axonge antiseptique et on l'introduit rapidement jusqu'au fond de l'utérus. Si l'on tâtonne, la tente, s'imprégnant rapidement des liquides qu'elle rencontre, se gonfle, perd sa rigidité et ne peut être employée.

On recommande généralement de ne point laisser les éponges plus de dix à douze heures dans l'utérus. Il est certain qu'au bout de ce temps elles ont acquis leur maximum d'expansion ; mais il n'y a nul inconvénient à les laisser séjourner davantage si elles sont rigoureusement désinfectées et si les sécrétions ne sont pas trop septiques.

On les extrait par un mouvement de vrille après les avoir saisies assez haut, dans l'intérieur du canal cervical, et en exerçant une contre-pression sur le col. De cette façon, on triomphe aisément des adhérences qu'elles ont pu contracter avec la muqueuse, et l'on risque moins de les déchirer ou de violenter les ligaments utérins.

L'éponge est à la fois un excellent moyen de dilatation et un très bon porte-topique. Elle distend très régulièrement la cavité utérine, étale la muqueuse en s'insinuant dans tous ses replis, la draine et la liquéfie en quelque sorte, à tel point, qu'après avoir constaté l'existence de fongosités épaisses, on est tout surpris de ne ramener, par le curettage, qu'une bouillie rosée, peu abondante, i se mélange au sang. Enfin, c'est un bon moyen d'attente contre les hémorrhagies d'origine utérine. A ce point de vue, on tient parfois, en dehors du résultat immédiat dû à la compression surfaces saignantes, certains effets secondaires relevant bablement de la distension du muscle et de ses nerfs : ainsi, une dilatation à l'éponge ou à la laminaire, cessée au moment des règles, pourra en diminuer notablement l'abondance.

La dilatation à l'éponge est généralement suffisante, au bout de trois ou quatre jours, pour l'exploration digitale. On peut, du reste, la compléter et la régulariser avec les derniers numéros des bougies d'Hégar. Lorsqu'on veut provoquer des modifications circulatoires et nutritives sur le tissu utérin ou sur les tissus voisins, on la prolonge durant huit à quinze jours.

Nous avons déjà envisagé ses indications et contre-indications (Voir : 1re partie). Quant aux accidents qu'elle peut déterminer, en dehors de phénomènes réflexes et douloureux, assez rares ou très tolérables, ils se résument, en somme, dans l'*infection;* or, avec les précautions que nous avons indiquées, l'infection n'est pas à craindre.

C. **Procédé de Vulliet.** — Le procédé de *Vulliet* (1886) consiste à bourrer la cavité utérine de boulettes de coton, trempées préalablement dans une solution d'éther iodoformé puis séchées et fixées à un long fil. Ces boulettes, du volume d'un pois à celui d'une amande, sont introduites de la façon suivante : la malade est placée de préférence dans la position genu-pectorale ; mais Vulliet admet aussi la position de la taille. Le col étant anesthésié à la cocaïne et déjà dilaté, si besoin est, par l'application préalable d'une laminaire ou de bougies, on engage un tampon dans le col et on le pousse au fond de l'utérus avec une sonde rigide ; on continue de même jusqu'à obturation complète de la cavité utérine. Ce premier tamponnement reste à demeure durant deux jours et, au bout de ce temps, on lui en substitue un autre plus volumineux. Au bout de six à huit *obturations* successives, réparties en quinze à vingt jours, on obtient une dilatation telle que l'endoscopie de toute la cavité utérine devient possible.

Mais c'est là un mince avantage à côté des multiples reproches qu'on peut adresser à ce procédé, entre autres, la lenteur de son application et les souffrances qu'il provoque. On peut cependant l'utiliser pour l'hémostase et pour le pansement du cancer utérin.

VI. — CURETTAGE DE L'UTÉRUS (1)

A. **Moment de l'opération.** — A moins d'urgence, il vaut mieux ne pas opérer au moment même des règles ou à leur approche, mais, de préférence, une semaine environ après leur cessation.

(1) Voir, pour l'historique et l'exposé détaillé de l'opération, l'excellente revue de Pichevin, in *Gaz. des hôp.*, 5 avril 1890.

B. Soins préliminaires.

a. Dilatation préalable. — La *dilatation préalable* est *nécessaire* toutes les fois que le canal utérin n'admet pas *facilement* le passage des instruments.

Quand nous pouvons attendre et que la malade s'y prête, nous préférons généralement, à la dilatation rapide par les divulseurs et les bougies, la dilatation lente par la laminaire et l'éponge, qui étale les tissus à abraser, les aseptise et prépare, ou même commence leur détachement.

b. Anesthésie. — Si la malade est courageuse, peu nerveuse, si l'utérus est suffisamment ouvert de lui-même et peu sensible, si les annexes ne sont pas enflammées, on peut se passer de l'anesthésie ou ne recourir qu'aux badigeonnages à la cocaïne. Mais, avec la narcose, on est beaucoup plus sûr de faire un curettage complet.

c. Choix des aides et des instruments. — En dehors de l'aide chargé de l'anesthésie, un seul suffit, à la rigueur, si la malade, une fois placée dans la position sacro-dorsale, a les jambes maintenues par un appareil.

On réunira les instruments suivants : un dépresseur périnéal (valve de Sims ou de Simon), un écarteur, une pince à abaissement du col, un hystéromètre, une sonde à irrigation intra-utérine avec appareil laveur, une pince à pansement, un dilatateur mécanique ou les bougies d'Hégar si la dilatation préalable n'a pas été faite, un ou deux écouvillons (fig. 234), enfin, des curettes (fig. 235, H). On

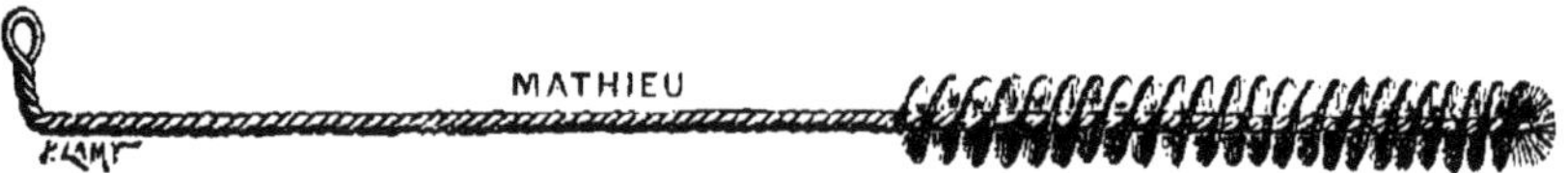

Fig. 234. — Ecouvillon de Doléris.

aura le choix entre des modèles très variés : curettes en forme de gouttière (Récamier, Roux, Martin, Pozzi) (fig. 235 : 2 et D), de cuiller (fig. 235 : 1) ou de cupule (Simon) (fig. 235 : A, B, C), de boucle plus ou moins allongée et incurvée (Sims) (fig. 235 : 3 et E, F, G), à manche flexible (Thomas, Sims, Simpson), etc.

Pour le curettage des muqueuses hyperplasiques, on se servira de préférence, sur les différentes faces de la paroi utérine, de curettes en cuiller ou en boucle assez large et, au niveau des cornes, d'une curette à boucle étroite. du modèle Sims, à tranchant perpendiculaire (fig. 235 : E). Pour le curettage obstétrical, les curettes en gouttières longues et larges sont celles qui conviennent généralement le mieux. Pour le curettage du cancer du col, on se servira, tout d'abord, d'une large cuillère de Simon.

La plupart des opérateurs, et nous sommes du nombre, préfèrent aujourd'hui les curettes *tranchantes* aux curettes *mousses*. Il n'y a

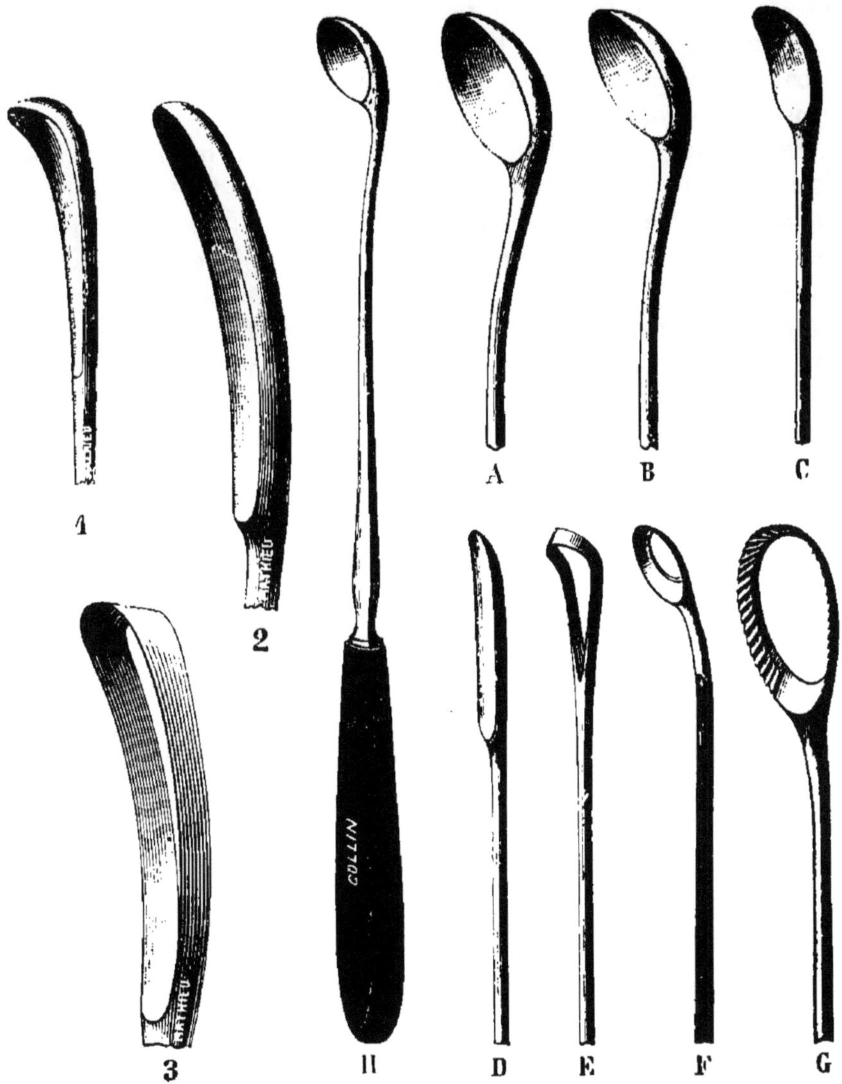

Fig. 235. — Modèles divers de curettes.

aucun inconvénient, au point de vue physiologique, à entamer superficiellement la paroi musculaire du corps de l'utérus. Dans le col, il faut même enlever des copeaux de 2 à 3 millimètres d'épaisseur, si on veut arriver à triompher d'un catarrhe tenace sans recourir au bistouri : nous nous servons, à cet effet, d'une curette à boucle très tranchante qui, au point de vue de l'asepsie, est traitée comme un bistouri. S'il y a danger de perforation (utérus cancéreux, utérus subinvolué et infecté), il est prudent de se servir de curettes à large surface ; mais il est au moins inutile qu'elles soient mousses, car c'est beaucoup plus par pression que par section que l'on risque de traverser la paroi.

Dans tous les cas, il faut que la curette soit bien en main et de dimensions appropriées.

C. **Technique.** — La malade est dans la position de la taille, sur une table opératoire, ou simplement, en travers de son lit. On découvre le col avec une valve périnéale large et courte et un écarteur appliqué sur la paroi vésico-vaginale. On fixe une pince à griffes sur la lèvre antérieure, et à un centimètre au moins du bord libre du col si les tissus sont ramollis par un néoplasme, par l'accouchement ou la dilatation artificielle, on retire l'écarteur et on abaisse modérément l'organe. La pince est alors confiée à l'aide afin qu'on puisse, au besoin, contrôler l'action de la curette avec une main portée sur la paroi abdominale.

On s'assure, avec l'hystéromètre, de la direction et de la profondeur de la cavité utérine et, si elle n'est pas suffisamment perméable, on la dilate au moyen d'une dilatateur mécanique ou des bougies d'Hégar.

a. Curettage pour hyperplasie simple de l'endométrium. — La curette est introduite doucement et prend le contact du fond de l'utérus. Puis on racle la cavité de haut en bas, en agissant successivement sur les parois antérieure et postérieure, sur les bords et sur la voûte ; on continue méthodiquement cette manœuvre tant que la curette ramène des fragments muqueux. On est averti que la paroi musculaire est mise à nu par une sensation de résistance plus ou moins accentuée, suivant que le muscle est ramolli ou scléreux. Dans ce dernier cas, il peut se produire un bruit spécial et nettement perceptible pour l'opérateur et ses assistants : c'est le *cri utérin*. On termine en fouillant les cornes avec une curette plus petite.

En cas de flexions et de versions, on devra insister particulièrement au niveau des coudures et des parties déclives, la muqueuse y étant généralement beaucoup plus épaisse.

Dans la métrite chronique, non compliquée de suppuration pelvienne, on ne peut guère perforer l'utérus, à moins d'une grande inexpérience ou de violences excessives. En effet, la paroi est épaisse et résistante et se durcit encore sous l'action de la curette. Elle peut même se contracter au point de rendre difficiles les mouvements de va-et-vient de l'instrument : on devra, en ce cas, en prendre un moins large ou user de nouveau du dilatateur.

Si l'organe est atone, ramolli par la subinvolution ou la dilatation prolongée, il s'allonge sous les pressions exercées à son intérieur. Ou bien, tandis que la curette est nettement arrêtée à petite distance, au niveau d'une corne, elle s'enfonce parfois très loin, au point symétrique, dans un canal infundibuliforme qui ne peut être qu'une corne anormale ou la trompe : nous avons eu plusieurs fois cette sensation. Enfin, une muqueuse très épaisse, doublée de caillots, donne une sensation de mollesse qui inspire quelques craintes aux débutants.

Ces différentes éventualités étant bien connues n'arrèteront pas la main de l'opérateur, mais exigeront quelques préraulions supplémentaires : on se servira, de préférence, de curettes larges; on agira uniquement en surface, sans exercer de pression avec l'extrémité de l'instrument ; enfin, on contrôlera son action avec une main placée sur l'hypogastre.

b. Curettage obstétrical. — Pour l'*endométrite septique pure*, sans rétention des membranes, compliquant les suites de couches, on fera le curettage comme précédemment, en veillant de près à ne pas produire de perforation.

S'il y a rétention de membranes, et que la sonde ou la curette ne renseignent pas suffisamment sur le siège des produits retenus, on commencera par faire l'exploration digitale.

Si la masse est volumineuse, on en extrait tout d'abord la plus grande partie par morcellement, avec les doigts ou des pinces à faux germe ; puis on use de la curette.

S'agit-il de caillots fibrineux ou de fragments placentaires qui ne demandent qu'à se détacher, on peut, si l'on veut, se servir d'une curette *mousse*. Mais, si l'adhérence est plus intime, la curette *tranchante* est nécessaire ; on choisira de préférence, comme nous l'avons dit, une curette en forme de gouttière longue et large et portée sur un manche de dimensions suffisantes. Avec le doigt introduit dans l'utérus, on se rend compte de temps en temps du travail accompli et du point sur lequel on doit porter l'instrument. En même temps, un aide maintient par l'abdomen le globe utérin et renseigne au besoin l'opérateur sur les sensations qu'il éprouve : inversion de la paroi, existence ou non du contact médiat de la curette, etc.

On continue ainsi, en alternant le curettage avec l'exploration digitale et les irrigations intra-utérines, jusqu'à évacuation complète de la cavité.

Il faut agir vite, car la malade est souvent épuisée déjà par l'hémorrhagie et, tant qu'il reste des débris placentaires, l'écoulement sanguin est assez abondant.

Dans les cas, très rares du reste, d'adhérence vraie du placenta, la curette tranchante devient insuffisante et il faut procéder à son morcellement avec des pinces à griffes guidées sur le doigt, en ayant bien soin de s'arrêter aux limites de la paroi utérine.

c. Curettage pour tumeurs malignes ou sphacélées. — Pour le *cancer du col*, on commence par abraser les bourgeons fongueux avec une cuillère de Simon large et tranchante et l'on résèque, au bistouri ou aux ciseaux, les débris flottants qui lui résistent ; puis, avec une curette plus petite, en cuillère ou en boucle, on fait la toilette complète des anfractuosités, de façon à mettre partout à nu le tissu de sclérose qui entoure les masses néoplasiques. Ici, comme précédemment, il faut opérer très rapidement en vue de l'hémorrhagie, et se rendre compte, de temps à autre, de la marche de l'opération, soit en touchant, soit en s'éclairant avec des tampons montés ou des douches d'eau chaude.

Si les cloisons recto et vésico-vaginale sont envahies, il vaut mieux éviter d'y passer la curette, même sous le contrôle d'un doigt dans le rectum ou d'une sonde dans la vessie, et se contenter d'agir ultérieurement en ces points avec le thermo-cautère.

S'il y a *cancer du corps*, cancer par propagation ou cancer primitif, il faut user de toutes les précautions déjà indiquées pour éviter la perforation de la paroi utérine, surtout en avant, au niveau de la vessie et des uretères. On comprend que la perforation intra-péritonéale soit ici d'une gravité extrême en raison de la septicité des sécrétions ; mais elle est moins à craindre qu'on ne le pourrait croire, en raison des adhérences protectrices qui environnent l'organe.

On agira sur les *tumeurs sphacélées* comme sur les fragments de placenta, en employant alternativement des curettes, des pinces à morcellement et de larges irrigations intra-utérines.

D. Soins complémentaires et consécutifs. — 1° A la suite du curettage pour hyperplasie simple de la muqueuse utérine ou pour accidents septiques, il est bon de faire une copieuse injection dans l'utérus pour entraîner les caillots et les débris de tissus (sublimé à 1/3000, en dehors de la période puerpérale ; acide phénique à 1/100, naphtol à 0,40/1000, etc. au cours du puerperium). On termine par l'application de solutions cathérétiques (glycérine créosotée à 1/3, chlorure de zinc à 1/10, etc.), sous forme de *badigeonnage*, *d'injection* (voir n° III) ou par l'intermédiaire de l'*écouvillonnage* qui complète à merveille l'action de la curette.

L'*écouvillon* (Doléris) est un instrument analogue au rince-bouteilles, formé d'une tige métallique flexible, garnie, sur une certaine hauteur, de crins solides, de longueur et de rigidité variables, coupés au même niveau. On le choisit d'un volume convenable, on l'assouplit, s'il est besoin, par immersion dans l'eau chaude et on l'introduit jusqu'au fond de l'utérus, en lui imprimant un mouvement de vrille. Puis on le fait tourner un certain nombre de fois sur lui-même pour bien *balayer* toute la cavité utérine, et on le retire par un mouvement analogue au mouvement d'introduction.

On se contentera généralement, comme pansement, d'un simple tamponnement du vagin à la gaze iodoformée. Le tamponnement intra-utérin sera réservé aux cas de septicémie et de subinvolution de l'utérus, pour assurer le drainage des liquides et solliciter les contractions de l'organe. Nous n'avons jamais eu à l'employer, pour obtenir l'hémostase, qu'après avoir poursuivi les glandes intra-cervicales jusque dans l'épaisseur du muscle.

Les douleurs post-opératoires sont nulles si l'on s'est contenté, après le curettage, de badigeonner ou d'écouvillonner à la glycérine créosotée, à la créosote pure, au chlorure de zinc à 1/10 ; elles sont parfois assez vives, et peuvent s'accompagner de rétention d'urine, à la suite de l'injection de perchlorure de fer. Le tamponnement intra-utérin détermine souvent des coliques peu intenses, mais assez durables. Dans tous les cas, il est facile de soulager la malade avec un cataplasme ou une injection sous-cutanée d'atropomorphine.

Durant les premiers jours, il se produit un écoulement séreux, d'abord teinté de sang et bientôt incolore. Nous savons déjà à quelles causes attribuer le retour du catarrhe (voir : 1re partie, liv. V, chap. III).

Le pansement vaginal doit être renouvelé tous les deux ou trois jours, suivant l'abondance des sécrétions. Au bout de huit ou dix jours, on peut faire lever la malade et substituer au pansement à la gaze des injections antiseptiques, bi-quotidiennes, qui devront être continuées jusqu'aux prochaines règles.

La reprise des rapports conjugaux n'aura lieu qu'après leur cessation.

Les règles sont parfois retardées de 15 jours, d'un mois, ou même davantage, ce qui s'explique par la profondeur plus ou moins grande de l'abrasion ou par l'époque où l'on a opéré, relativement à la dernière menstruation ; mais jamais nous n'avons vu l'aménorrhée définitive résulter d'un curettage. Enfin, tout le monde est aujourd'hui d'accord pour en faire le traitement le plus efficace de la stérilité relevant de lésions de l'endométrium.

2° A la suite du curettage pour cancer du col, on cautérise au fer rouge (voir : *Pansements cervicaux*, n° III) le cratère formé par la curette et on le bourre de tampons imprégnés d'une solution caustique (chlorure de zinc à 1/2 ou 1/5, de préférence). Puis l'on applique un pansement vaginal susceptible, tout à la fois, d'assurer l'antisepsie et de neutraliser le caustique employé (voir : 1re partie, liv. IX, chap. II).

VII. — HYSTÉROTOMIE SOUS-PÉRITONÉALE

La malade est placée dans la position de la taille ; le périnée est déprimé avec la valve de Simon, et le col abaissé. Au besoin, les parois latérales du vagin sont écartées avec des valves et l'on use de l'irrigation continue.

1° Hystérotomie cervicale

A. Scarifications du col

A. Scarifications externes. — 1° Scarifications déplétives. — Pour pratiquer la *saignée locale* du col, il est inutile de recourir à des appareils spéciaux (cylindres à lames cachées, ventouses artificielles, lames tranchantes de formes diverses). Un bistouri ordinaire, à lame convexe, est très suffisant.

Après avoir fait une injection antiseptique, on pratique, tout autour de l'orifice externe, un certain nombre d'incisions radiées de 3 à 4 millimètres de profondeur et de 1/2 centimètre de longueur environ, qui doivent donner, en moyenne, de 15 à 20 grammes de sang. On les fait suivre d'un pansement antiseptique et on les renouvelle d'abord tous les quatre jours, puis, dès qu'une amélioration s'est manifestée, toutes les semaines seulement, jusqu'à guérison (Terrillon).

L'écoulement de sang s'arrête spontanément, à moins qu'on n'ait ouvert une veine variqueuse ; en ce cas, il suffit de faire, sur l'incision qui donne, une compression un peu prolongée avec un tampon monté sur pince, ou de recourir au crayon de nitrate d'argent, au thermo-cautère, et de serrer davantage la gaze du pansement.

2° Ouverture des kystes folliculaires. — Pour ouvrir les kystes folliculaires de l'ectropion, on remplacera les incisions par de simples ponctions suivies d'attouchements avec la teinture d'iode ou le nitrate d'argent.

B. **Scarifications intra-cervicales.** — Les *scarifications intra-cervicales* ont pour but d'ouvrir les culs-de-sac intra-musculaires qui échappent à l'action de la curette. On les fera, de préférence, avec

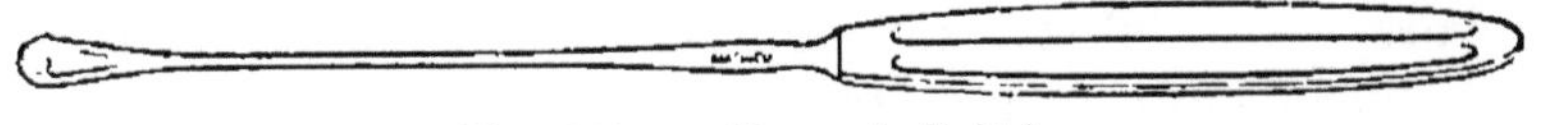

Fig. 236. — Herse de Doléris.

la *herse de Doléris* (fig. 236) qu'on promènera de haut en bas, de l'isthme vers l'orifice externe, en exerçant la pression nécessaire à la pénétration des dents coupantes de l'instrument.

B. **Discision** (ou **dilatation sanglante**) **du col**

a. Discision de l'orifice externe.

On peut la pratiquer avec les divers métrotomes, avec un bistouri ordinaire ou boutonné, avec les ciseaux de Kuchenmeister

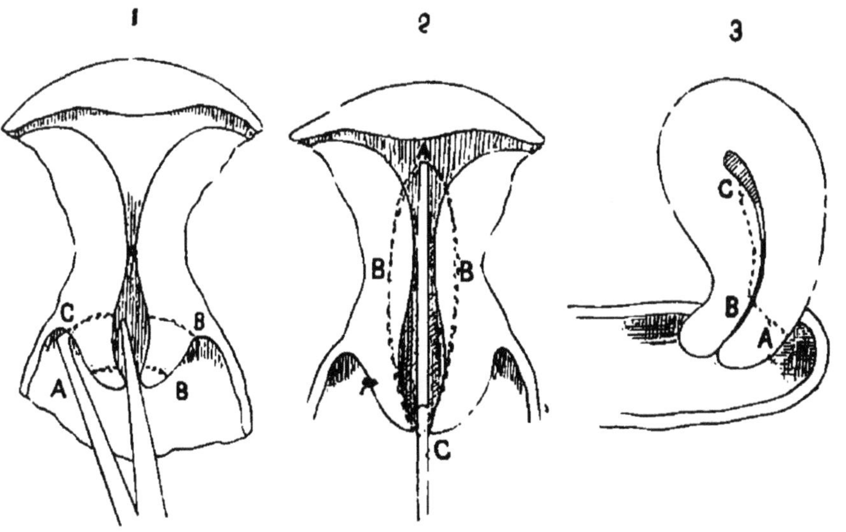

Fig. 237. — N° 1. Discision bilatérale de l'orifice externe. — N° 2. Discision bilatérale de l'orifice interne et du canal cervical : procédé de Simpson. — N° 3. Discision antéro-postérieure de l'orifice interne et du canal cervical (opération de Sims).

(fig. 237, n° 1), dont l'une des lames se termine par un crochet qui empêche l'instrument de glisser. Mais des ciseaux ordinaires suffisent.

Le col étant maintenu de la main gauche avec une pince à abaissement, on se borne à entamer la commissure, à droite et à gauche, jusqu'à une hauteur de 1/2 à 1 centimètre ; ou bien, comme le recommande Munde, on joint à ce *débridement bilatéral* une section analogue sur la partie moyenne des deux lèvres (*incision cruciale*). Fritsch enlève alors avec les ciseaux les quatre lambeaux triangulaires ainsi délimités et bourre de gaze iodoformée la plaie infundibuliforme qui en résulte.

Il n'y a nul avantage à faire les incisions multiples, *rayonnantes*, de Kehrer.

L'incision terminée, on brise la résistance des fibres musculaires au moyen d'un dilatateur mécanique ; on touche les surfaces avivées avec un caustique ou le thermo-cautère, dans le but d'empêcher leur réunion primitive et de faire l'hémostase ; puis on place un tampon intra-cervical de gaze iodoformée qu'on renouvellera jusqu'à cicatrisation.

b. Discision de l'orifice interne et du canal cervical.

1° Discision bilatérale. — C'est à cette opération que sont surtout destinés les divers métrotomes, instruments de diérèse à lame cachée, unique (Collin, Simpson, Sims) ou double (Greenhalg, Peaslee), que l'on fait saillir de la largeur voulue.

Opération de Simpson. — L'instrument est introduit fermé, comme un hystéromètre, jusqu'au-dessus de l'orifice interne. On règle alors, au moyen d'une vis placée sur le manche, le degré de saillie qu'on veut donner aux lames, et l'incision se fait sur toute la hauteur du canal cervical, en même temps qu'on retire l'instrument (fig. 237, n° 2). Si le métrotome est à lame unique, on répète la même manœuvre du côté opposé.

Opération de Peaslee. — La trachélotomie de Peaslee consiste à inciser seulement l'orifice externe et l'orifice interne, de manière à leur donner respectivement 6 et 5 millimètres d'ouverture. Le métrotome de Peasle, dont les lames tranchantes, arrondies et mousses à leur extrémité, ont une largeur calculée en conséquence, coupe de bas en haut.

2° Discision antéro-postérieure (opération de Sims). — Cette opération s'adresse aux flexions de l'utérus. On incise, avec des ciseaux, la lèvre postérieure du col, en deux moitiés latérales, jusqu'à l'insertion du vagin. L'orifice utérin se trouve ainsi reporté en haut et en arrière. A travers cette ouverture, on pratique alors l'incision plus ou moins profonde des tissus de l'angle de flexion, en avant ou en arrière, suivant que la flexion est antérieure ou postérieure. La courbure de la cavité cervico-utérine se trouve ainsi redressée. Sims se sert, pour ces discisions, de son métrotome qui n'est qu'un bistouri à long manche et à lame articulée de manière à pouvoir prendre la direction et l'inclinaison nécessaires.

On substituera avec avantage aux métrotomes, dont l'action est assez aveugle, un bistouri boutonné à lame longue et étroite. Il faut seulement savoir que, dans la discision bilatérale, la profondeur de l'incision doit augmenter de haut en bas et de telle sorte que, limitée à 2 ou 3 millimètres au niveau de l'orifice interne, elle doit atteindre jusqu'à 1 centimètre au niveau du museau de tanche. On peut s'aider aussi de la dilatation préalable au moyen d'une tige de laminaire.

Soins consécutifs. — La discision étant pratiquée, on fait la dilatation mécanique du trajet suivi par l'instrument tranchant et l'on maintient le calibre obtenu au moyen d'un tube de verre ou de caoutchouc, de 6 à 7 centimètres de longueur et de diamètre approprié (Sims, Thomas), ou au moyen du tamponnement iodoformé. Ce dernier moyen est préférable en cas d'hémorrhagie de quelqu'importance. On renouvellera le pansement tous les deux jours, et la cicatrisation secondaire devra être achevée au bout de deux à quatre semaines.

Pronostic. — Sur 3500 discisions quelconques, Munde a trouvé 7 cas de mort et 20 p. 100 d'accidents consistant en hémorrhagies ou en inflammations du paramétrium. On a encore signalé des hémorrhagies tardives, l'ouverture du tissu cellulaire, du péritoine, d'un uretère, la paramétrite. Mais ces données n'ont plus qu'une valeur très relative. Il en est ainsi, du reste, pour l'opération elle-même. Ses résultats éloignés, au double point de vue de la dysménorrhée et de la stérilité, sont le plus souvent incertains ou négatifs, la sténose tendant à se reproduire, et plus étroite encore, au bout de peu de temps.

C. Hystérotomie cervicale profonde infra-vaginale.

La section bilatérale profonde du col se pratiquera, de préférence, avec de forts ciseaux droits, ou mieux, coudés à angle obtus au niveau de l'articulation. Les lames sont introduites dans le plan transversal et médian, l'une dans la cavité cervicale, l'autre en dehors et poussée jusqu'au niveau de l'insertion du vagin. On sectionne franchement et d'un seul coup tout le tissu interposé. La même manœuvre sera répétée de l'autre côté du col.

Pour répondre à des indications particulières (exploration de la cavité du corps, section de polypes peu accessibles, etc.), il faut pousser l'incision plus haut. On écarte alors les deux lèvres du col et l'on procède, de bas en haut, à petits coups de ciseaux ou de bistouri portant seulement en dedans sur le tissu utérin.

On peut inciser ainsi jusqu'à l'orifice interne en évitant d'atteindre, en dehors, les limites de la paroi utérine ; on agrandira, au besoin, la voie d'exploration avec un dilatateur mécanique.

Si la section ne dépasse pas l'insertion du vagin, elle saigne peu ; lorsqu'elle remonte plus haut, elle peut intéresser l'artère utérine ou l'une de ses branches et déterminer une hémorrhagie plus considérable.

Pour prévenir cette hémorrhagie, on pourra, à l'exemple de Martin, faire la ligature médiate provisoire des utérines, en enfonçant profondément une grande aiguille courbe, armée d'une soie forte, à travers chaque cul-de-sac latéral du vagin et au ras du col. Mais, si *la section doit être réparée*, l'hémostase préventive est superflue.

Deux ou trois points de suture suffisent pour réunir les surfaces cruentées. On veillera surtout, au point de vue de l'hémostase définitive, à l'affrontement exact du vagin dans les parties profondes de la plaie.

Si l'on veut empêcher la réunion spontanée des lèvres, tout en assurant l'hémostase (mode de traitement des hémorrhagies fibromateuses, de la stérilité), on aura recours à l'un des procédés suivants :

1° Toucher les surfaces avivées par l'instrument tranchant avec le fer rouge ou un caustique (acide phénique, chlorure de zinc, acide nitrique, etc.).

2° Faire une suture continue en surjet sur chacune des quatre surfaces de section (Macan de Dublin, Doléris). Pour faciliter leur réunion indépendante, Pozzi a imaginé de les évider (1).

3° Introduire transversalement, entre les deux plaies angulaires, une sorte de mors, formé d'un petit tube à drainage ou d'une mèche de gaze iodoformée, et passer deux points de suture, l'un au-dessous du drain, pour son maintien, l'autre au-dessus, pour l'hémostase. Ce petit appareil est retiré au bout de deux ou trois jours et l'on touche, par la suite, les surfaces avivées, tous les deux jours, avec l'acide phénique (Doléris).

4° Faire la section au thermo-cautère au lieu d'employer l'instrument tranchant.

(1) Pozzi, *Soc. de chir.*, 8 fév. 1893. — Wm. S. Bagot, de Denver (Colorado), a revendiqué, depuis, la priorité, au sujet de cette modification. (*Nouv. Arch. d'Obst. et de Gynéc.*, 25 sept. 1893.)

2° Hystérotomie du col et du corps.

L'opération comporte plusieurs temps :

1° *Section bilatérale de la portion vaginale.* — Comme ci-dessus.

2° *Incision vaginale.* — On circonscrit le col par une incision courbe intéressant toute l'épaisseur de la muqueuse vaginale et passant à quelques millimètres au-dessus de son insertion au col (on la fera passer plus haut, si le but de l'opération comporte la résection d'une partie des parois vaginales exubérantes). Si l'irrigation chaude ou la pression momentanée d'un tampon ne suffit pas à l'hémostase, on a recours à la forcipressure ou à la torsion des artérioles qui donnent.

3° *Libération du col.* — Avec les doigts, une spatule, les ciseaux fermés, etc., on dilacère le tissu cellulaire en avant et en arrière du col, de manière à le libérer jusqu'au-dessus de l'orifice interne, en veillant à ne pas ouvrir les culs-de-sac péritonéaux et surtout la vessie. La désinsertion du col, lorsque la muqueuse vaginale a été complètement incisée, se fait facilement et sans perte notable de sang.

4° *Prolongement de la section bilatérale.* — Se fait par petits coups de ciseaux ou de bistouri, et jusqu'au-dessus de l'orifice interne. La partie inférieure de l'utérus se trouve ainsi divisée en deux valves dont l'écartement permet le libre accès de sa cavité.

5° Le but de l'opération étant rempli (exploration, myomectomie, etc.), on procède, sauf indication contraire, à *la suture des plaies utérine et vaginale.* Les deux lèvres du col étant saisies isolément dans des pinces à griffes, sont attirées à droite par l'aide de droite, et l'on réunit l'incision de gauche au moyen de points séparés au catgut ; on procède de même pour le côté droit.

On termine en rétablissant l'insertion du vagin, tout autour du col (Péan et Secheyron).

3° Hystérotomie sous-péritonéale dans le traitement des fibromes.

A. Excision des polypes.

a. **Excision simple.** — 1° Si la tumeur est montée sur un pédicule très mince, il suffit de la saisir avec une pince à griffes et de lui imprimer quelques mouvements de torsion pour la détacher sans hémorrhagie notable. Dans le cas où le pédicule, s'insérant assez haut, vient à se rompre dans sa continuité, il est facile d'en extraire les débris avec la curette tranchante ou des pinces.

2° Si le pédicule est assez volumineux pour résister à la torsion, mais s'implante assez bas pour être accessible jusqu'à sa base, on le sectionne aux ciseaux courbes après l'avoir étreint, pour plus de sécurité, dans une ligature ou dans une pince courbe qu'on laissera en place pendant vingt-quatre à trente-six heures. S'il s'insère au-dessus de l'orifice interne et que celui-ci ne soit pas suffisamment dilatable, on pratiquera tout d'abord une large dilatation avec la laminaire et l'éponge, puis l'on fera l'excision comme plus haut.

L'instrument tranchant remplace avantageusement le serre-nœud de Maisonneuve, l'écraseur de Chassaignac et l'anse galvanocaustique. Ces instruments n'avaient d'autres raisons d'être que les difficultés inhérentes au grand volume de la tumeur, difficultés dont on triomphe aujourd'hui avec beaucoup plus de sécurité, à l'aide du *morcellement*.

Si cependant on veut y recourir, on procédera de la façon suivante :

La tumeur, saisie avec des pinces à griffes, est fortement abaissée; avec une sonde, ou mieux un doigt, on explore toute la surface du pédicule, on reconnait exactement son point d'insertion et l'on s'assure, autant qu'il est possible, de l'absence d'inversion de la paroi utérine.

L'anse de l'instrument adopté est alors passée autour de la tumeur et conduite avec le doigt jusqu'à la base du pédicule. Puis l'on fait jouer progressivement le mécanisme constricteur (vis du serre-nœud, crémaillère de l'écraseur, etc.), en contrôlant avec un doigt la direction et les progrès de la section jusqu'à son achèvement. Au fur et à mesure qu'elle se resserre, l'anse tend à se redresser et à mordre sur la paroi utérine. Pour éviter le mieux possible ce danger, on fixera, au sommet de l'anse métallique, un gros fil de soie qu'on maintiendra tendu au dehors (Guéniot).

b. Allongement opératoire et morcellement. — Si le volume du polype est tel qu'on ne puisse atteindre son pédicule ou lui faire franchir la vulve, on aura recours à l'*allongement opératoire* ou au *morcellement* qui rendent inutiles les débridements de la fourchette pratiqués par H. Smith, Barnes, etc.

Le fibrome étant solidement saisi avec une pince à mors, on pratique à sa surface une série d'incisions parallèles en escalier (Simon), ou une incision spiroïde pénétrant jusqu'au milieu de la tumeur (Hégar) (*allongement opératoire*), ou mieux, on en détache un ou plusieurs morceaux, en plein tissu, par *évidement conoïde.*

On n'emploie actuellement, comme instruments actifs, que le bistouri et les ciseaux. La pince céphalotribe de Franckenhausen, la pince-forceps de Martin, le térébrateur de Segond, etc., sont inutiles.

La tumeur, une fois allongée ou amoindrie, laisse, entre elle et les parois vaginales, un libre accès au doigt ou aux instruments jusqu'à son pédicule. Celui-ci est alors traité, comme précédemment, par torsion et section au ras d'une pince qui l'enserre à sa base.

On terminera l'opération par un coup de curette tranchante destiné à abraser la muqueuse généralement hypertrophiée et à niveler la surface d'exérèse.

B. Énucléation des fibromes sous-muqueux ou interstitiels.

Cette méthode préconisée dès 1833 par Velpeau et vulgarisée surtout par Amussat (1840-42) ne résista pas longtemps, en France, aux méfaits de la septicémie. Conservée en Allemagne et surtout en Amérique, elle nous est revenue réhabilitée par l'antisepsie, et ses résultats, entre les mains de Péan, Terrillon, Bouilly, Lucas-Championnière, Terrier, Doléris, Segond, etc., ont fait oublier les insuccès d'autrefois.

Énucléation simple. — L'*énucléation simple* s'applique à des tumeurs d'un volume tel qu'elles puissent être accouchées dans leur intégrité.

I. Énucléation simple en une seule séance. — 1° *Découverte de la tumeur.* — Si le col n'est pas effacé et la tumeur facilement accessible, on a recours, préalablement, à la dilatation progressive à laquelle on ajoute, ou non, la section bilatérale du museau de tanche. Il faut que l'utérus soit assez ouvert pour livrer passage simultanément à l'index de l'opérateur et aux instruments.

2° *Incision de la muqueuse et de la capsule.* — L'index de la main gauche reconnaît le siège, la saillie et les limites de la tumeur. Le long de ce doigt, resté en place comme guide protecteur, on introduit l'utérotome à lame cachée de Vulliet, ou mieux, un bistouri boutonné à long manche, et l'on incise la capsule formée de la muqueuse seule (*f. sous-muqueux*) ou doublée de tissu utérin (*f. interstitiel*) sur toute la hauteur de la saillie. Si cette saillie est très prononcée, on remplacera avec avantage l'incision longitudinale par une incision circulaire à sa base.

3° *Décortication de la tumeur.* — La tumeur fait aussitôt saillie à travers la plaie. On la saisit alors avec de fortes pinces de Museux ou de Simon en faisant écarter, au besoin, les lèvres de l'incision avec d'autres pinces à griffes. Puis on l'abaisse autant que possible et on l'isole de la capsule, soit simplement avec le doigt, si elle est peu adhérente et facilement accessible, soit, dans le cas contraire, avec une spatule montée, une curette, l'extrémité de ciseaux mousses ou des énucléateurs de modèles divers (Pozzi, Sims, Simpson, Emmet, G. Thomas). Les brides résistantes sont sectionnées avec de longs ciseaux courbes guidés sur le doigt.

On facilite beaucoup ces manœuvres en imprimant des mouvements de torsion à la pince fixée sur la tumeur. En même temps, l'un des aides, tenant une main appliquée sur la paroi abdominale, fixe et abaisse l'utérus et surveille le travail qui se fait, pour prévenir la perforation ou l'inversion de la paroi utérine. Mais l'opérateur doit se mettre lui-même à l'abri de ces accidents en suivant constamment ses manœuvres du doigt.

Quand l'énucléation aura atteint la base de la tumeur, un ou deux mouvements de torsion achèveront de détacher celle-ci. Il faut agir vite, en vue de l'hémorrhagie qui peut être assez abondante, et n'exercer que des tractions modérées, sous peine d'inverser et de blesser l'utérus. Quand l'énucléation simple est trop laborieuse, il ne faut pas hésiter à passer au morcellement ou même, suivant les cas, à l'hystérectomie totale. Cette dernière opération s'impose en cas de perforation, si la solution de continuité ne peut être facilement réunie.

4° *Accouchement de la tumeur.* — La tumeur, une fois détachée, est entraînée au dehors, soit en entier, soit par morceaux, suivant son volume. Il est arrivé que, faute d'exécuter un morcellement suffisant, on a rupturé l'utérus, le périnée, le cul-de-sac postérieur du vagin et même le cul-de-sac de Douglas.

II. Énucléation simple en plusieurs séances. — A. On pratique d'abord une incision profonde de la capsule et on enlève ce qu'on peut de la tumeur; au bout de quelques jours, grâce à la rétraction et à la contraction utérines, les portions restantes seront devenues plus facilement énucléables, et l'on achèvera l'ablation (M. Duncan, Sims, Martin).

B. Ou bien, on pratique seulement (Atlee, Vulliet), tout d'abord, l'incision de la capsule, on institue un traitement propre à favoriser l'énucléation [électricité, ergotine (Vulliet)] et, au bout de deux jours à trois semaines, on active le travail spontané d'expulsion.

Ces deux procédés, engendrés par les difficultés de l'énucléation, sont péniblement supportés par les malades et exposent beaucoup à l'infection. Ils ne sont même plus discutables devant les facilités actuelles du morcellement. On peut en rapprocher, en les réprouvant encore plus et pour les mêmes raisons :

C. Les *scarifications* faites, plus ou moins nombreuses et profondes à la surface de la tumeur, dans un but hémostatique (B. Brown, Martin);

D. La méthode de *destruction partielle et de segmentation de la tumeur*, de B. Brown et Kœberlé : elle consiste à inciser la capsule, à isoler autant que possible la tumeur, puis à la lacérer et même à en enlever des fragments au moyen de ciseaux tranchants sur leur bord externe ou d'un térébrateur. On compte sur l'élimination ultérieure par gangrène et suppuration.

Traitement consécutif a l'énucléation. — L'énucléation étant achevée, on résèque aux ciseaux courbes les lambeaux qui flottent dans la cavité cruentée, on curette la muqueuse environnante et, après avoir irrigué l'utérus avec une solution faiblement antiseptique, mais très chaude, on le bourre de gaze iodoformée, ou mieux, salolée, si la cavité du fibrome est très large et la malade très anémiée ou atteinte de lésions rénales.

Si le fibrome était sphacélé, le pansement sera renouvelé tous les jours et précédé chaque fois d'une large irrigation antiseptique. Sinon, on pourra le laisser en place trois ou quatre jours et le changer ensuite tous les deux jours en prenant régulièrement la température de la malade, afin d'intervenir au premier symptôme d'infection. Lorsqu'on a laissé une partie de la tumeur, on doit multiplier les pansements et les lavages et redoubler de précautions antiseptiques jusqu'à ce que l'élimination soit achevée.

La rétraction du tissu utérin est généralement très rapide. On l'activera avec l'ergot ou l'ergotine et, si la loge déshabitée est très large, il sera utile de comprimer le ventre.

Pronostic opératoire de l'énucléation. — Les statistiques de Lomer, de Gusserow, etc., accusent de 14 à 16 p. 100 de mortalité ; mais Léopold n'a eu qu'une mort sur 28 cas, et cette proportion semble beaucoup plus d'accord avec les conditions créées par l'antisepsie et les indications beaucoup plus limitées de l'opération.

C. **Morcellement intra-utérin.**

Instituée depuis une dizaine d'années par Péan, cette méthode a été exposée, dans diverses publications, par l'auteur lui-même et surtout par son élève Sécheyron (1). Ici le morcellement est prati-

(1) Sécheyron, *De l'hystérotomie vaginale*, Thèse Paris 1888, et *Traité d'hystérotomie et d'hystérectomie par la voie vaginale*. Paris, O. Doin, 1889.

qué, systématiquement et d'emblée, comme manœuvre essentielle et non plus comme moyen adjuvant.

L'opération comporte plusieurs temps :

1° *Libération du col de ses insertions vaginales* (voir p. 658).

2° *Incision bilatérale du col et du segment inférieur de l'utérus*

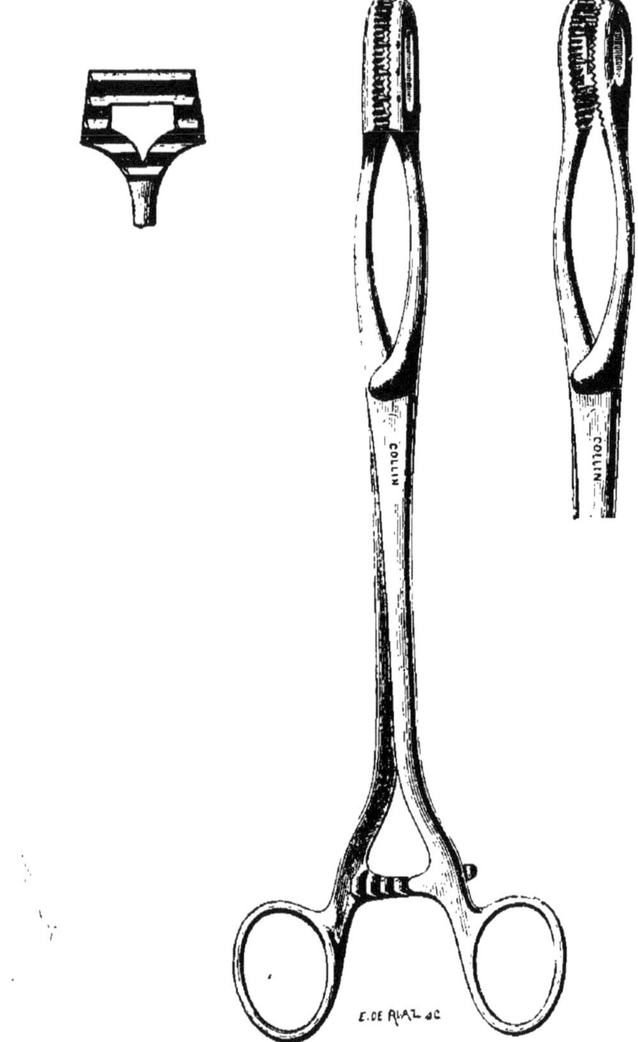

Fig. 238. — Pinces pour le morcellement des fibromes intra-utérins.

qu'aux corps fibreux (voir p. 658). — On pourrait la remplacer très tageusement, dans certains cas, par la section médiane de u-Muller (1) (voir liv. IV, chap. II).

° *Morcellement de la tumeur*. — Péan a fait construire par Mathieu

Bouilly, communic. or.

toute une série de pinces, droites et courbes, à mors dentés ou cannelés, ronds, carrés, fenêtrés ou non (fig. 238), pour la préhension de la tumeur. On peut aussi se servir de pinces genre Museux, en forme de râteaux, à deux ou plusieurs dents, dont nous parlerons plus explicitement au sujet de l'hystérectomie vaginale totale.

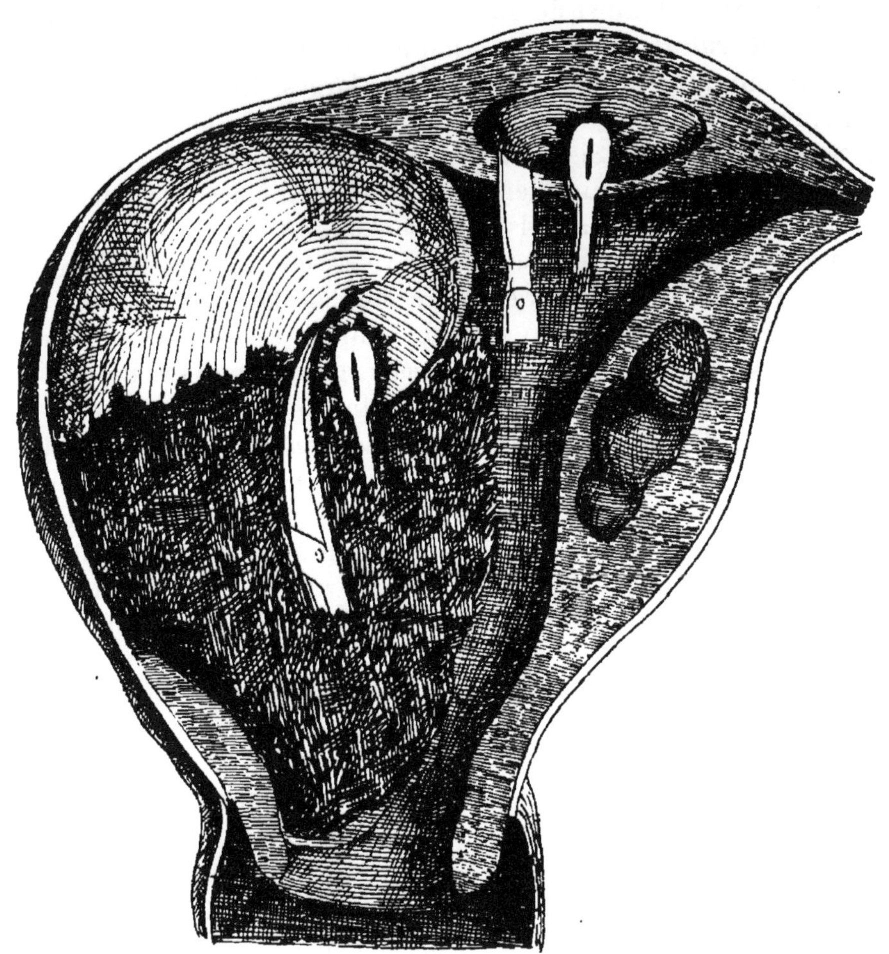

Fig. 239. — Morcellement des fibromes intra-utérins (Péan).

On place deux rétracteurs dans le vagin et deux autres, plus étroits, dans l'utérus, et l'on s'aide au besoin d'une lampe électrique (Péan) pour découvrir la tumeur.

Si on ne peut la voir, on la perçoit au moins du doigt. On la saisit avec des pinces solides à mors dentés, on l'abaisse avec vigueur et on l'incise profondément, au ras de la pince. On prolonge l'incision autant que possible, suivant le grand axe de la tumeur, et l'on place une seconde pince sur celle de ses deux lèvres qui est libre. Le manche de cette seconde pince est déjeté de côté, de telle façon qu'il s'efface devant l'instrument tranchant, et on le confie, dans cette position, à la main d'un aide. On excise alors, aussi largement que possible, les tissus sous-jacents à la première pince. On incise de nouveau le fibrome au-dessus de la seconde pince, et ainsi de suite, en veillant toujours à faire de l'*évidement central*, c'est-à-dire à morceler le fibrome en son milieu et aussi loin que possible des ligaments larges. En agissant de la sorte, on opérera presque à blanc, car le tissu même de la tumeur est à peu près exsangue. Si l'on rencontre des noyaux fibreux, on les énuclée d'une pièce pour aller plus vite. On remplace, entre temps, le bistouri par les ciseaux s'ils paraissent d'un usage plus commode. A mesure que l'on progresse, on arrive à enlever des morceaux de plus en plus volumineux et, à un moment donné, le *culot* de la tumeur, excédant parfois en volume toute la masse déjà enlevée, sera extirpé, souvent d'un seul morceau, grâce à une traction modérée aidée ou non de mouvements de torsion.

4° *Toilette de l'utérus. Excision ou suture du col.* — La toilette et l'hémostase du champ opératoire demandent beaucoup de soins. De petites éponges ou des tampons montés étanchent les parois cruentées et découvrent les points saignants qui sont saisis dans des pinces longuettes; on en place ainsi, au besoin, jusqu'à une vingtaine et on les laisse à demeure de trente-six à quarante-huit heures.

Si les manœuvres opératoires ont amené l'ouverture des culs-de-sac péritonéaux ou de la paroi utérine, il vaut beaucoup mieux terminer l'opération par l'hystérectomie totale; dans le cas contraire on suture les lèvres du col ou on les excise si elles sont trop contuses, et l'on réunit les lèvres de l'incision vaginale.

Soins consécutifs (voir : *Énucléation*).

Pronostic opératoire. — Cette méthode, d'une application beaucoup plus restreinte que l'*hystérectomie totale par morcellement*, a donné de beaux succès à Péan, Terrillon, Bouilly, Pozzi, etc.

D. Énucléation trans-vaginale.

C'est une opération exceptionnelle, applicable à des fibromes peu volumineux développés au-dessus de l'insertion vaginale du col et dans le tissu cellulaire péri-utérin.

On incise le vagin au niveau de la tumeur (S. Sutton, Van er, Wallace, Czerny, Olshausen), quelquefois aussi le col utérin (Bœckel); on ouvre la capsule et on énuclée la tumeur en la morcelant au besoin.

L'ouverture du péritoine est une complication fâcheuse qu'il faudra traiter plutôt par le drainage que par la suture.

Greenhalg, dans trois cas de ce genre, a incisé le vagin et la capsule au fer rouge dans le but d'obtenir l'élimination de la tumeur par suppuration. Ces tentatives ont été deux fois suivies de mort, ce qui n'est pas surprenant.

VIII. — HYSTÉRECTOMIE CERVICALE

La malade est placée dans la position de la taille. On déprime le périnée avec une valve courte de Simon et on abaisse le col avec une pince à traction. A moins d'une grande étroitesse des voies génitales, de difficultés marquées à abaisser le col, il est inutile de placer des écarteurs sur les parois latérales du vagin. Le doigt d'un aide introduit de chaque côté, un peu en arrière de la base des petites lèvres, suffit à découvrir le champ opératoire.

Nous n'avons jamais recours à l'hémostase préventive (ligature élastique, tourniquet utérin d'Emmet, ligature médiate de l'utérine, etc.). L'hémostase provisoire s'obtient très suffisamment en exagérant la tension des tissus et, au lieu de s'encombrer de pinces à forcipressure, si des artérioles viennent à donner, il faut s'efforcer d'en arriver très rapidement à la réunion, en commençant par les points les plus saignants.

L'*irrigation continue* est des plus utiles. On se servira, soit d'une canule ou d'une valve irrigatrice, soit, de préférence, de la pince irrigatrice (voir liv. Ier, chap. 1er). On en règle le fonctionnement de façon à obtenir un jet modéré, au moment des incisions, et un jet plus fort quand il s'agit de déblayer les surfaces d'avivement ou de chasser les caillots accumulés dans le fond du vagin.

On aura généralement quatre aides : un pour l'anesthésie, deux autres pour aider directement, un quatrième pour enfiler les aiguilles et passer les instruments.

1° Hystérectomie cervicale infra-vaginale

A. Trachélorraphie.

La *trachélorraphie* (de τράχηλος, col, et ῥαφή, de ῥάπτειν, coudre) a pour objet la réparation des déchirures du col.

Elle exige des soins préparatoires d'asepsie qui visent particulièrement la métrite du col (dilatation et pansements, curettage, hersage, excision de la muqueuse).

L'opération étant peu douloureuse et assez courte, l'anesthésie locale par la cocaïne peut, à la rigueur, suffire.

Une pince à abaissement est fixée sur chacune des lèvres du col. En rapprochant ces deux pinces, on se rend compte de l'étendue à donner à l'avivement pour que le col reprenne à peu près sa forme et pour que l'orifice néoformé, tout en étant bien central, soit un peu plus large qu'à l'état normal.

S'il existe un noyau cicatriciel au niveau de l'angle de la déchirure, on commence par l'enlever. Puis, les deux lèvres du col étant écartées au maximum avec les pinces qui les fixent, on procède à l'avivement et à la suture.

a. **Procédé d'Emmet.** — Les tissus étant un peu plus difficiles à aviver au niveau de l'angle cicatriciel, on remplace celui-ci, tout d'abord, par un angle cruenté en agrandissant la déchirure d'un léger coup de ciseaux. Puis on circonscrit la bandelette cicatricielle qui borde chaque lèvre par une incision peu profonde et on la détache avec un bistouri à lame fine ou avec les ciseaux coudés d'Emmet.

Pour la suture du côté gauche, le col est attiré à droite; l'aiguille pénètre dans la lèvre postérieure, à 2 millimètres du bord externe de l'avivement, chemine au-dessous de la surface cruentée et ressort à un millimètre en dedans ou en dehors du bord interne; elle suit un trajet semblable, mais en sens inverse, dans la lèvre antérieure. On place ainsi deux à quatre points de suture (fig. 240, n° 1), suivant la hauteur de la déchirure, en procédant de haut en bas; puis on noue les fils en dehors, en les serrant modérément.

Pour la suture du côté droit, le col est attiré à gauche; les fils suivent le même trajet, mais passent dans la lèvre antérieure, d'abord, de dehors en dedans, puis dans la lèvre postérieure, de dedans en dehors.

On s'assure de la perméabilité du canal cervical avec l'hystéromètre et, s'il semble trop étroit, on supprime le point de suture le plus inférieur.

Il est bon de maintenir dans le canal un drain de verre ou de caoutchouc ou, plus simplement, une mèche de gaze, jusqu'à la cicatrisation.

b. **Trachélorraphie par dédoublement.** — Sänger (1), à la suite de Fritsch (2), de Sutton (3) etc., décolle de dehors en dedans sans

(1) Sänger, *Centr. f. Gyn.*, 1888, p. 769.
(2) Fritsch, *Ibid.* p. 804.
(3) S. Sutton, *Amer. J. of obst.*, oct. 1886.

les exciser, les bandelettes cicatricielles qui se correspondent sur chaque lèvre et les affronte en même temps que les lèvres ellesmêmes (fig. 240, n° 3).

Dürhssen (1) fait une incision d'un demi-centimètre de profondeur tout le long et au milieu de la surface cicatricielle des

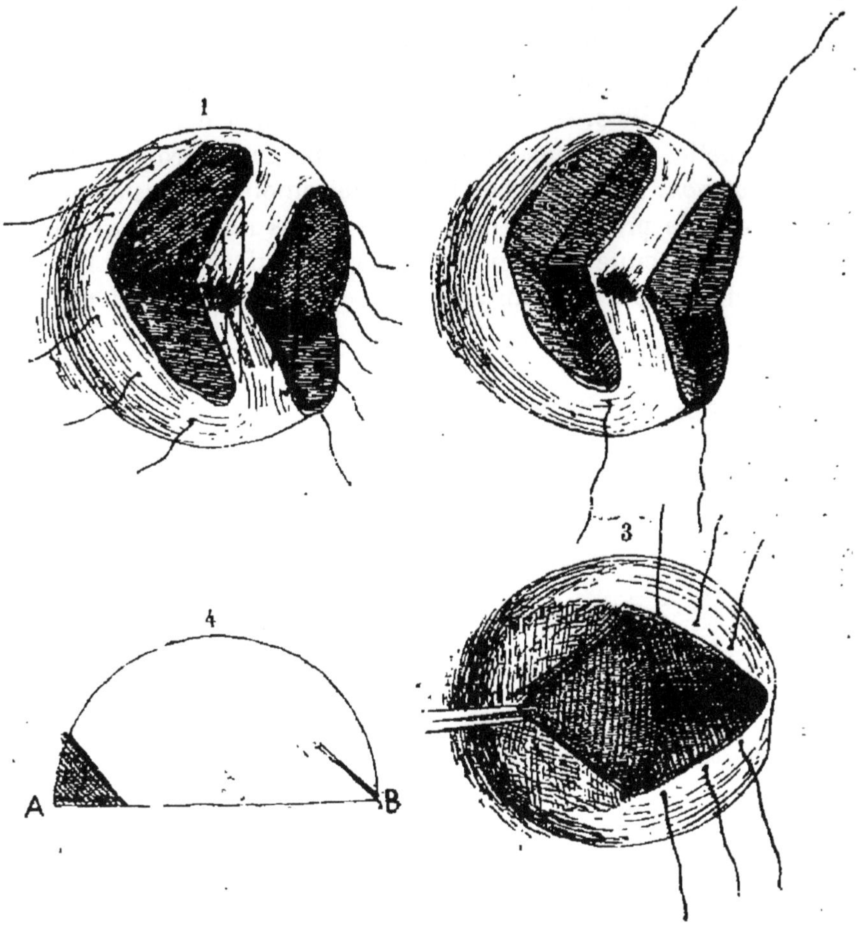

Fig. 240. — Trachélorraphie : 1, Procédé d'Emmet. — 2, Procédé de Dürhssen. — 3, Procédé de Sänger. — 4, Schéma figurant l'une des lèvres du col en coupe transversale, avec l'excision d'Emmet sur l'un des côtés, A, et l'avivement par dédoublement de Dürhssen et Sänger sur l'autre côté, B.

deux lèvres. Par leur écartement spontané ou provoqué, les deux lèvres de cette incision s'étalent en une surface angulaire, dont la moitié supérieure est réunie à l'inférieure par les sutures d'Emmet. Si la déchirure n'est pas trop profonde, on peut se contenter d'un seul fil qui chemine au-dessous de l'angle dièdre de la plaie (fig. 240, n° 2).

(1) Dürhssen, *Vade-mec. de gyn.*, p. 87.

Ces procédés ne sont applicables qu'à des déchirures non compliquées de sclérose.

B. Amputation de la portion vaginale du col.

Les procédés d'exérèse du col par l'écraseur, le thermo-cautère (Kœberlé), ou l'anse galvano-caustique (Grünewald, Spiegelberg, etc.), ne donnent que des moignons informes, exposent aux hémorrhagies, à l'infection et à la sténose, et ne sont plus usités.

a. Procédé de Sims. — Ce procédé mérite d'être encore cité, à l'heure actuelle, en ce sens qu'il a marqué un grand progrès : la *suture du moignon.* Après incision bilatérale remontant plus ou moins haut, suivant la profondeur des lésions, Sims réséquait perpendiculairement chacune des lèvres, après quoi il réunissait la muqueuse vaginale de la lèvre antérieure à celle de la lèvre postérieure,

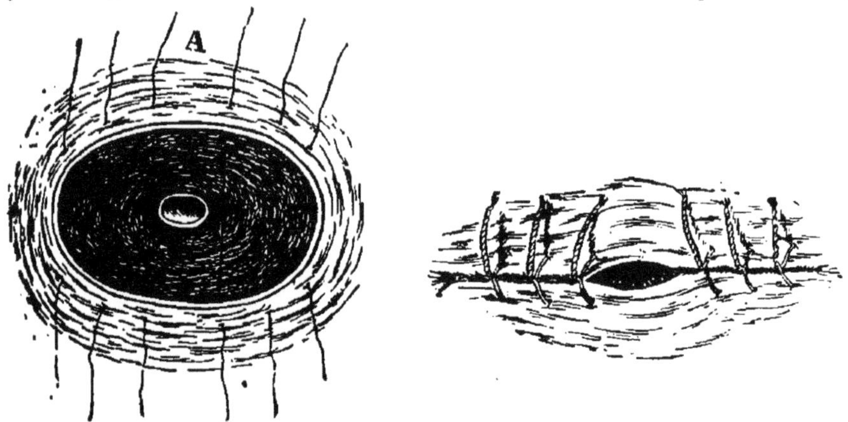

Fig. 241.— Le moignon après l'amputation circulaire du col. Lambeaux réunis par des sutures suivant le procédé de Sims.

par deux ou plusieurs points de suture latéraux, en laissant au milieu un espace libre correspondant au canal cervical (fig. 241).

b. Procédé d'Hégar. — Hégar a perfectionné le procédé de Sims en affrontant la muqueuse vaginale à la muqueuse endocervicale tout autour de l'orifice du col.

Mais cette façon de faire est encore inférieure aux deux suivantes qui suffisent à tous les cas :

c. Procédé de Schröder (*amputation cunéiforme de chaque lèvre*). — Nous croyons utile d'insister sur cette opération, d'un usage courant en gynécologie (1).

Les instruments nécessaires pour la pratiquer sont les suivants : Une valve de Simon, deux écarteurs assez longs pour pénétrer jusqu'au fond des culs-de-sacs vaginaux, étroits, et légèrement con-

(1) Paul Petit : *Note sur l'amputation sous-vaginale du col par le procédé de Schröder : Nouv. Arch. d'Obst. et de Gyn.*, 1891.

caves en dedans, de façon à mieux s'effacer devant le bistouri et les pinces; notre pince irrigatrice ou tel autre instrument pouvant servir à l'irrigation continue; deux pinces à abaissement; deux bistouris à lame courte et convexe, fraîchement aiguisés; une

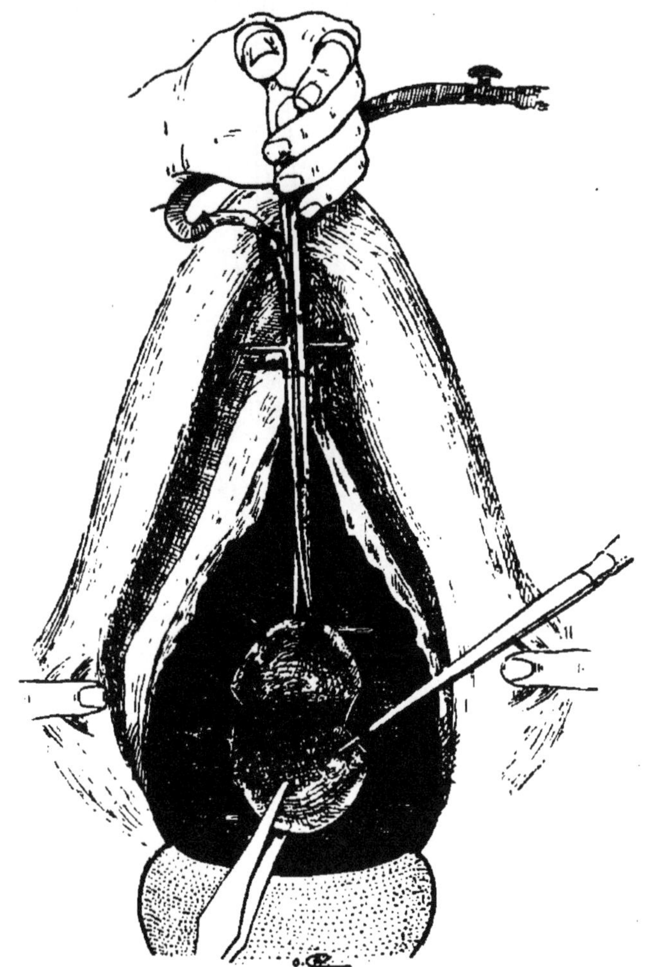

Fig. 242. — Amputation de la portion vaginale du col suivant le procédé de Schröder 1er temps de l'incision de la lèvre postérieure (notre pince irrigatrice est fixée sur la lèvre supérieure du col) (Paul Petit et S. Bonnet).

paire de forts ciseaux droits; des pinces à dissection à griffes; une douzaine de petites pinces à forcipressure; des pinces à pansement; un hystéromètre; deux récipients à injection, dont l'un, destiné à l'irrigation continue, sera d'une contenance minima de 5 litres; un porte-aiguilles; des aiguilles spéciales, plates et courbées en forme d'hameçons. Le catgut n° 2, à l'essence de genévrier, très souple, est préférable au crin de Florence et à la soie dont l'extraction nécessite parfois des recherches assez pénibles et qui exposent à la désunion.

Le col, étant solidement abaissé par un aide qui appuie le bord cubital de la main sur le pubis, on le sectionne bilatéralement jusqu'à la hauteur voulue en entamant le tissu utérin plus loin que

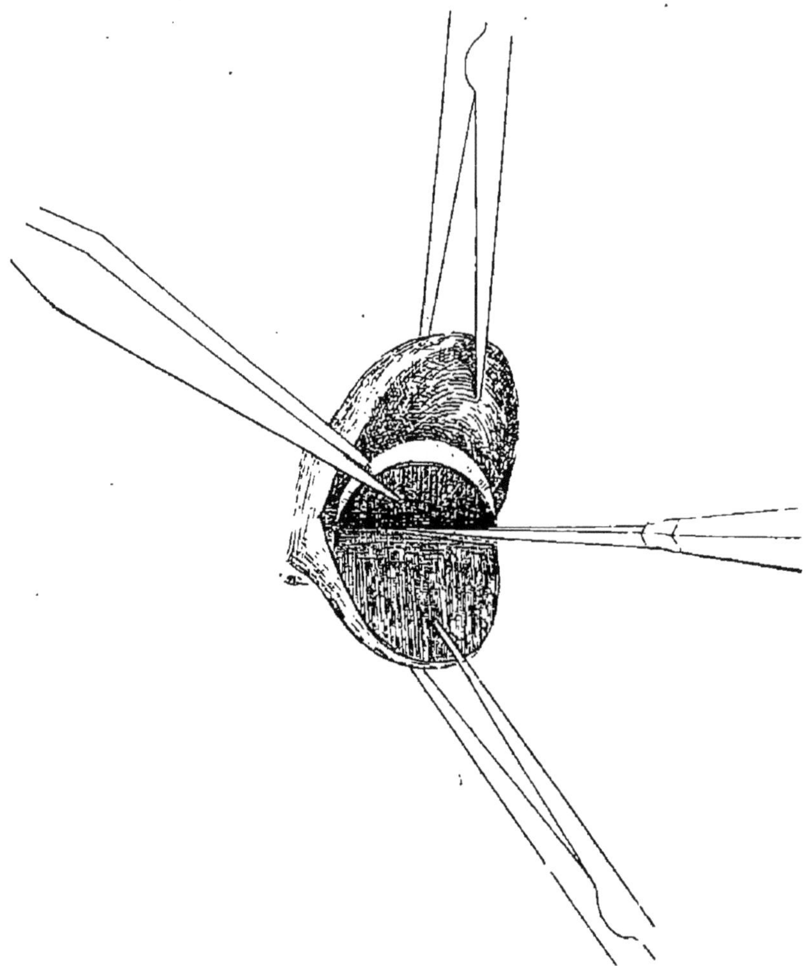

Fig. 243. — Amputation de la portion vaginale du col suivant le procédé de Schröder : le bistouri achève le détachement d'un segment cunéiforme sur la lèvre postérieure (S. Bonnet et Paul Petit).

le vagin; l'aide relève alors fortement la lèvre antérieure, en même temps qu'il l'abaisse vers la vulve, de façon à bien dégager la lèvre postérieure; on saisit celle-ci assez avant, avec des pinces à disséquer tenues près des mors, et l'on fait, à partir de l'un des angles de la section bilatérale, une incision légèrement courbe, à convexité antérieure, qui va aboutir à l'angle opposé (fig. 242). La profondeur de cette incision varie suivant le degré des lésions (profondeur des kystes folliculaires, volume du col, etc.).

De l'une à l'autre de ses extrémités, on trace une incision demi-circulaire, profonde de quelques millimètres et qui suit le contour du museau de tanche. (Pour éviter les échappées, il est commode de faire passer la lame du bistouri entre les mors mêmes des pinces à disséquer.)

Une pince à traction étant fixée sur la lèvre inférieure de l'incision, de façon à tendre les tissus, on la confie à un aide; puis l'on saisit la lèvre opposée avec la pince à disséquer et, replaçant le bistouri dans le sillon, on se porte progressivement et à petits coups

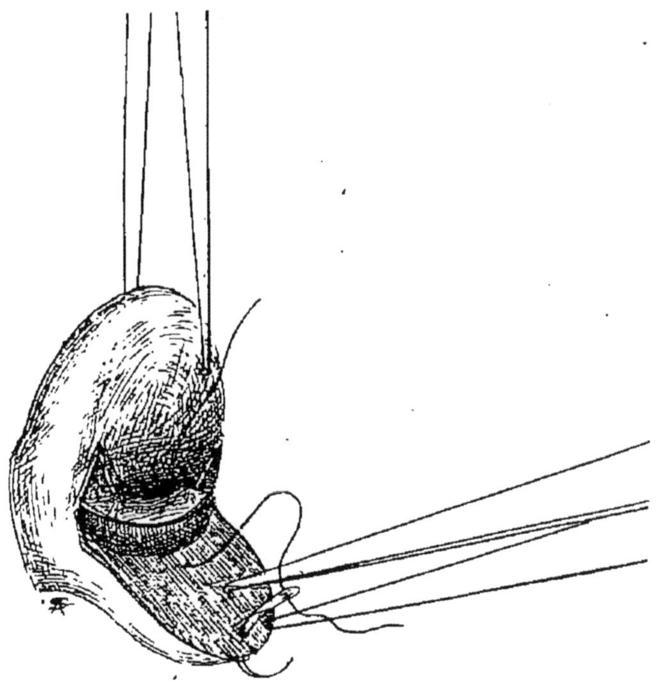

Fig. 244. — Amputation de la portion vaginale du col suivant le procédé de Schröder : passage d'un fil à suture à travers l'éperon et le lambeau (Paul Petit et S. Bonnet).

à la rencontre de l'incision première, en agissant, de préférence, de droite à gauche et d'avant en arrière. Dès que les deux incisions se sont rencontrées sur toute leur longueur, le segment en forme de coin, qu'on se proposait de réséquer, se détache (fig.243). De cette façon se trouve constituée une large surface d'avivement se terminant dans la profondeur par un coude à angle à peu près droit, ouvert en avant.

On fait saillir cette sorte d'éperon, d'abord à l'aide d'une pince à griffes fixée au-dessous ou au-dessus et, plus tard, à l'aide des premiers fils placés. Les aiguilles, enfoncées à un demi-centimètre au moins au-dessus de lui, cheminent au-dessous de la surface cruentée, ressortent au-dessus d'elle, au tiers supérieur du grand lambeau, et traversent définitivement celui-ci à son tiers inférieur, pour sortir sur sa face vaginale, à quelques millimètres de son bord libre (fig. 244).

Pour passer commodément les aiguilles, il faut les saisir avec le

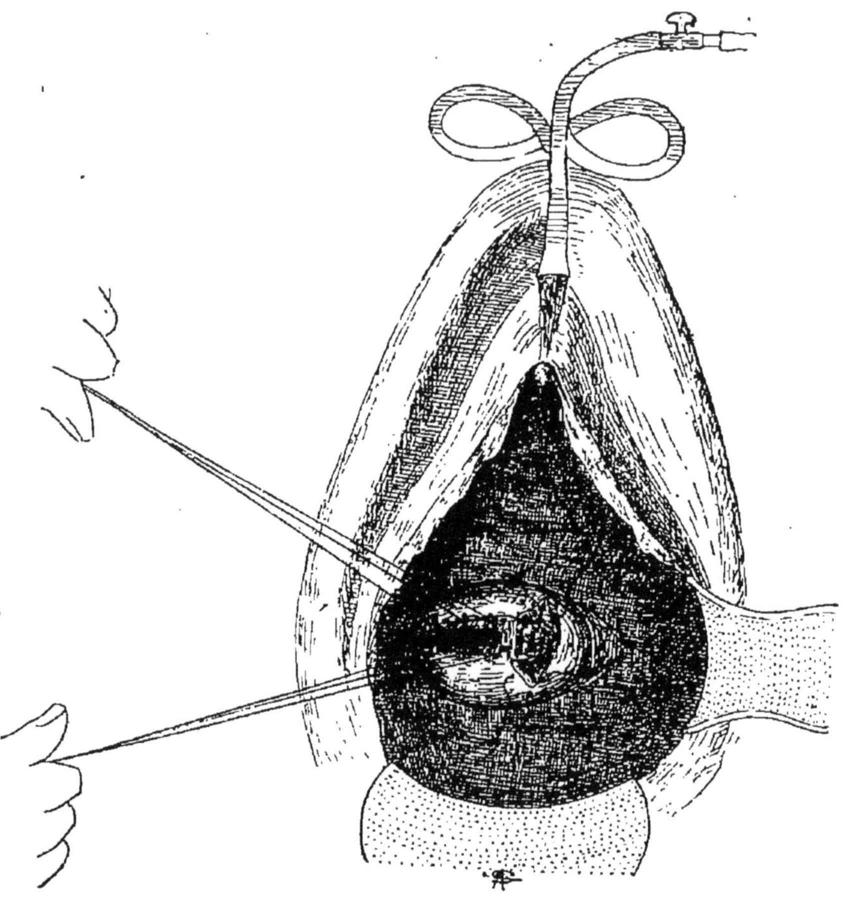

Fig. 245. — Amputation de la portion vaginale du col suivant le procédé de Schröder : sutures latérales (notre tube irrigateur en étain est fixé sur le pénil) (S. Bonnet et Paul Petit).

porte-aiguille au-dessous du chas, les introduire un peu obliquement par rapport au plan antéro-postérieur ou se placer soi-même de côté et debout, leur imprimer un mouvement qui corresponde bien à leur courbe et les faire arriver en deux temps, comme nous l'avons dit, à destination. Il est préférable de placer d'abord le fil médian, puis les fils latéraux. En général, trois suffisent. Au moment où on les lie, on fait rabattre, au besoin, le lambeau vers l'éperon avec une pince à disséquer, de manière à bien assurer l'affrontement. Mais, si les fils sortent à une distance suffisante du bord libre, cette manœuvre est généralement superflue : l'affrontement se fait de lui-même.

Les fils, une fois liés, sont réunis en un faisceau et saisis dans une pince à forcipressure qu'on abandonne à elle-même.

La lèvre antérieure est alors réséquée suivant les mêmes règles, sauf qu'il est plus commode, pour tracer les contours du lambeau, de remplacer la pince à disséquer par la pince à traction déjà en place. Lorsqu'il y a dégainement prononcé du col, il faut veiller de près à ne pas blesser la vessie. On fera bien, dans ce but, d'y

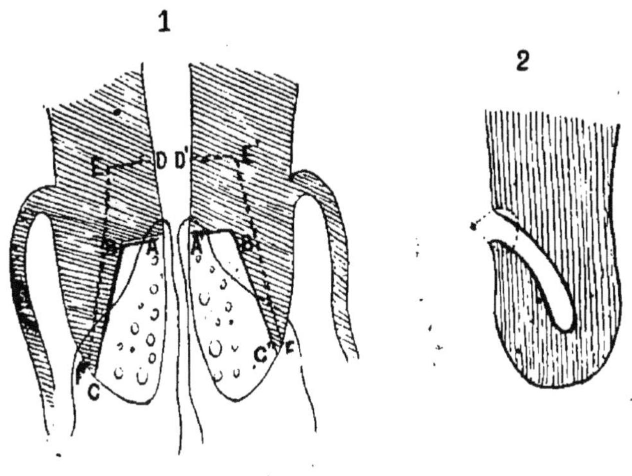

Fig. 246. — Schéma figurant le col en coupe verticale et antéro-postérieure vue de côté, et l'amputation cunéiforme de Schröder : 1. ABC, A'B'C', surface cruentée des lambeaux taillés sur les deux lèvres ; AF, A'F', passage des fils ; DEF, D'E'F', tracé de l'incision supra-vaginale. 2. Affrontement du lambeau.

maintenir une sonde d'homme tandis que le bistouri passe à son voisinage.

Les deux lèvres étant suturées, l'un des aides attire vers lui, en les écartant l'un de l'autre, les deux faisceaux de fils supérieur et inférieur, de façon à mettre sous les yeux de l'opérateur les deux bords d'une incision latérale (fig. 245). Au besoin, on use d'un écarteur pour refouler la paroi correspondante du vagin. Puis, l'avivement étant régularisé aux ciseaux, on suture, en ayant bien soin de comprendre, dans chaque fil, les quatre épaisseurs de tissu qui se présentent : les deux tranches vaginales en dehors, les deux tranches utérines en dedans (fig. 245). Il est préférable de placer tout d'abord, sans le serrer, le fil commissural, c'est-à-dire le plus inférieur, puis l'on continue la suture de haut en bas en veillant soigneusement à l'affrontement et à l'hémostase, particulièrement au niveau de l'angle de la section, surtout quand celle-ci empiète notablement sur le vagin. Le côté opposé est traité de la même manière.

Pour obtenir la réunion immédiate et pour prévenir l'atrésie : 1° il est indispensable que les deux lèvres, antérieure et postérieure, soient très exactement bordées par la rencontre des deux muqueuses, cervicale et vaginale, et qu'il n'y ait point, dans l'intervalle des points de suture, de parties cruentées faisant hernie et susceptibles de se souder, dans la suite, d'une lèvre à l'autre ; 2° il est bon de faire l'orifice externe un peu plus large que nature et d'introduire jusqu'à l'orifice interne, une fois l'opération terminée, une petite mèche de gaze iodoformée.

En prenant ces précautions, on n'aura à craindre, dans la suite, ni l'atrésie ni même la sténose ; Doléris estime qu'elles sont particulièrement utiles lorsqu'il s'agit de cols en voie de sclérose active, du fait, par exemple, d'un traitement intempestif par les caustiques.

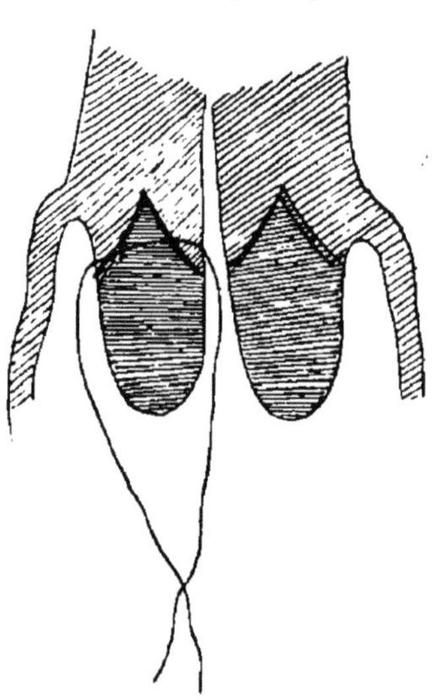

Fig. 247. — Schéma figurant le col en coupe vertical et antéro-postérieur vue de côté et l'amputation à deux lambeaux égaux de Simon Markwald.

d. **Procédé de Simon Markwald** (1), — (*Amputation biconique*, ou mieux, *à deux lambeaux égaux sur chaque lèvre*). Le col étant abaissé comme précédemment, on saisit la lèvre postérieure près de son bord libre et on l'incise obliquement de bas en haut, de la muqueuse intra-cervicale vers la profondeur du tissu ; puis on la relève et l'on fait, en partant de la muqueuse cervico-vaginale, une incision semblable, mais en sens inverse, qui rencontre la première à angle aigu. Ainsi se trouve intercepté et excisé un fragment en forme de coin à base inférieure. Les deux lambeaux résultant de cette excision sont affrontés et suturés au catgut à l'aide de fils qui cheminent sous la surface cruentée (fig. 247). Les mêmes manœuvres sont pratiquées sur la lèvre antérieure, et l'on termine en fermant les sections latérales comme dans l'opération de Schröder.

Pansement et soins consécutifs à l'hystérectomie infra-vaginale.

(1) Markwald, *Arch. f. gyn.*, 1875, t. VIII, p. 48.

— S'il n'y a pas de suintement, le pansement à la gaze iodoformée ne sera renouvelé que tous les trois ou quatre jours. La malade pourra se lever du douzième au quinzième jour. On surveillera avec soin le retour possible du catarrhe utérin, s'il existait auparavant, et on le combattra, s'il se manifeste, par des pansements intra-utérins quotidiens. A la sténose, suite de fautes opératoires, on opposera la dilatation progressive ou l'électrolyse négative à la dose de 20 à 40 milliampères environ.

Pronostic opératoire. — L'hystérectomie infra-vaginale ne comprend que des opérations bénignes. Il est toujours facile de se rendre maître de l'*hémorrhagie*. L'*échec de la réunion* provient du placement défectueux des sutures ou de l'insuffisance des soins préalables d'antisepsie. On préviendra le sphacèle, toujours très limité d'ailleurs, en ne multipliant pas trop les sutures et en évitant de les trop serrer.

2° Hystérectomie cervicale supra-vaginale.

A. Procédé de Huguier (Amputation conoïde). — Dans ce procédé, très en vogue autrefois, après avoir incisé le vagin en avant et en arrière du col, et détaché la vessie sur une certaine hauteur, on incise le tissu cervical obliquement, de bas en haut et de dehors

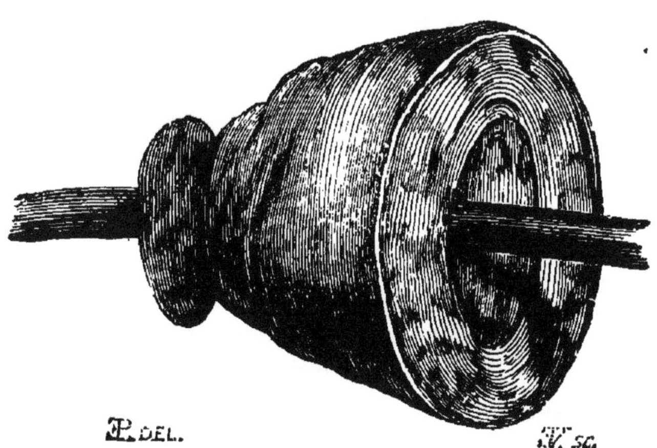

Fig. 248. — Fragment du col provenant d'une amputation conoïde, suivant le procédé de Huguier.

en dedans, de façon à en détacher un fragment en forme de cône dont la base répond à l'orifice externe (fig. 248).

Procédé de Schroder. — Ce procédé est de beaucoup préférable au précédent.

Après avoir incisé le vagin en avant et en arrière, on sépare le col, sur une étendue suffisante, de la vessie en avant et du cul-de-sac péritonéal en arrière. On réunit l'une à l'autre des deux côtés les deux incisions vaginales et l'on dégage le col, en ces points, en appliquant une ou deux ligatures à la base des ligaments larges. Puis, on divise le col à la hauteur voulue (fig. 245, n° 1), en deux valves, l'une antérieure et l'autre postérieure, et on les résèque. On passe alors des fils à travers le lambeau vaginal antérieur et on les fait cheminer le long de la paroi postérieure de la vessie et à travers la paroi antérieure de l'utérus pour les faire ressortir dans le canal cervical. En serrant ces fils, on s'efforce d'affronter la muqueuse vaginale à la muqueuse endocervicale. On agit de même en arrière et l'on termine par des sutures latérales comme dans l'amputation *infra-vaginale*.

Cette opération ayant pour but principal de ménager le péritoine, on doit refermer celui-ci par des sutures s'il vient à être ouvert.

Si l'opérée a dépassé la ménopause et que l'on doute de l'asepsie du champ opératoire (cancroïde végétant), on pourra, comme nous l'avons vu faire par Terrillon, se borner, après résection du col, à pratiquer le tamponnement à la gaze iodoformée sans avoir recouvert le moignon.

CHAPITRE IV

OPÉRATIONS SUR LA PAROI ABDOMINALE

I. — RACCOURCISSEMENT EXTRA-PÉRITONÉAL DES LIGAMENTS RONDS

(OPÉRATION D'ALQUIÉ-ALEXANDER)

PREMIER TEMPS. — **Découverte des ligaments.** — La région étant soigneusement rasée, asepsiée et environnée de compresses de gaze stérilisée, l'opérateur se place à gauche de la malade, ayant la table opératoire à hauteur d'appui. Après avoir reconnu, avec le pouce et l'index gauche, les deux *épines pubiennes*, points de repère principaux qu'il faut éviter de confondre avec les *angles du pubis*, il fait une incision de 4 à 5 centimètres partant de l'épine gauche. Cette incision, contrairement à ce qu'écrivent les auteurs, ne doit pas suivre exactement l'arcade de Fallope, mais limiter avec elle un angle aigu ouvert en haut et en dehors. On sectionne successivement les différentes couches de la paroi, en s'aidant, au besoin, d'écarteurs à griffes et en faisant strictement l'hémostase, jusqu'à apparition de l'aponévrose nacrée du grand oblique. A ce moment, on fixe directement l'index gauche sur l'épine pubienne ; l'extrémité pénicillée du ligament est immédiatement en dehors. Les autres points de repère, *peloton adipeux* de l'anneau inguinal externe, *piliers* de cet anneau, reconnaissables au doigt et à l'œil, sont évidemment bons à reconnaître, mais beaucoup moins sûrs. En effet, la boule de graisse peut manquer ou se fusionner, chez les femmes obèses, avec le pannicule ambiant; quant à l'anneau inguinal externe, il peut être réduit à un pertuis insignifiant et se confondre avec d'autres fentes aponévrotiques qui existent sur le pilier externe ou plus en dehors.

Saisissant tout à la fois la boule graisseuse et les fibrilles terminales du ligament, entre le pouce et l'index gauches, ou tout d'abord, avec une pince à griffes, l'opérateur, sans chercher à isoler les fibrilles, se porte, avec la sonde cannelée, à la rencontre de leur point de fusionnement. Il *amorce* ainsi le *dégagement* du ligament et s'assure qu'il offre la résistance voulue.

Puis il obture la plaie avec un tampon antiseptique et passe au côté droit. Il est plus commode de faire l'incision droite sans changer de place, en restant à la gauche de la malade ; mais il n'en est pas de même pour la recherche du ligament correspondant.

En ayant recours au point de repère pubien, nous avons toujours trouvé les deux ligaments. De même, nous avons toujours pu les raccourcir tous deux, bien que chez les femmes grasses, en particulier, ils puissent être assez grêles, soit d'un seul côté, soit des deux à la fois.

Si le raccourcissement *unilatéral* a souvent donné de beaux succès, il faut savoir qu'il expose, au cours de la grossesse, à une déformation fâcheuse, analogue, comme disposition et résultats, aux asymétries congénitales par développement inégal de l'une des cornes ; Chaleix, de Bordeaux, a tout récemment signalé un cas de dystocie de la délivrance qui semblait bien reconnaître cette origine.

Deuxième temps. — **Redressement de l'utérus.** — Les deux ligaments étant reconnus, un aide redresse l'utérus avec la sonde et s'assure que le fond de l'organe prend bien le contact de la paroi abdominale. Cette manœuvre peut demander pas mal de patience et de ménagements, lorsque le vagin et le col ont été préalablement rétrécis par des sutures. L'aide maintiendra la sonde en place jusqu'à fixation de l'un des ligaments et en prenant point d'appui non sur la fourchette, mais sur un doigt de la main gauche, si l'Alexander a été précédé d'une colporrhaphie.

Troisième temps. — **Isolement et raccourcissement des liga-**

ments. — Le ligament rond étant saisi par son extrémité et modérément tendu avec une pince à mors fenêtrés, l'opérateur s'applique à le séparer des filaments fibreux qui se portent de sa surface aux parois du trajet inguinal et particulièrement à la paroi inférieure. Avec une forte sonde cannelée saisie non loin du bec et profondément introduite le long du ligament (fig. 249), on arrive généralement à rompre ces sortes de petits tendons qui n'existent guère que dans la moitié antérieure du canal. Au besoin, on

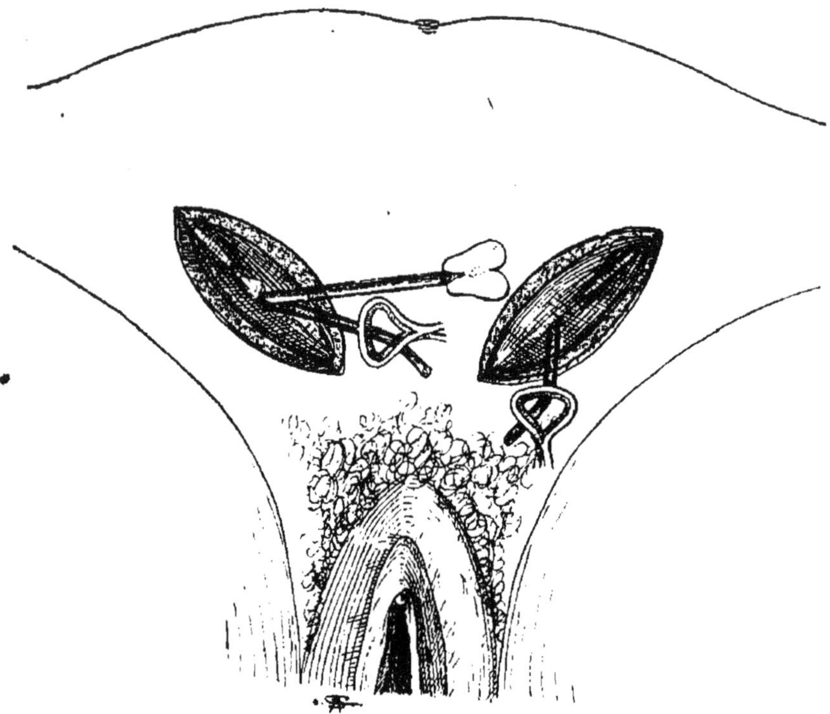

Fig. 249. — Raccourcissement extra-péritonéal des ligaments ronds : du côté gauche, la sonde cannelée, introduite dans le canal inguinal, dégage le ligament correspondant ; du côté droit, le ligament est déjà suturé aux piliers (S. Bonnet et Paul Petit).

aura recours au bistouri mousse ou aux ciseaux, mais il faut couper le moins possible pour éviter d'entamer le corps même du ligament.

On est également autorisé, pour se donner du jour, à débrider la paroi antérieure du trajet sur une étendue de 1 à 2 centimètres, mais nous trouvons au moins inutile le débridement systématique de bout en bout conseillé par Edebohls, Newmann et Chalot. Cette pratique n'a le plus souvent raison d'être que si le ligament vient à se rompre ; nous avons dû y recourir dans un cas, et des deux côtés, pour nous rendre maître d'une hémorrhagie assez abondante due à la section d'une artère anomale qui longeait le ligament.

Il ne faut exercer de traction un peu forte sur ce dernier qu'après avoir mis au jour sa portion résistante et nacrée.

Si le cul-de-sac péritonéal vient à être attiré au dehors, Duplay conseille de l'enserrer avec une ligature au catgut, mais cette précaution est inutile.

On a généralement tendance à se borner à un raccourcissement insuffisant; c'est dans cette faute et dans l'abstention ou l'insuffisance d'opérations plastiques sur le vagin et le périnée qu'il faut chercher l'explication de la plupart des insuccès. Le raccourcissement doit atteindre en général de 10 à 12 centimètres et, en tout cas, doit être tel, que le fond de l'utérus, abandonné à lui-même, se maintienne au contact de la paroi abdominale.

Quatrième temps. — **Suture des ligaments.** — Le ligament étant bien tendu par une pince, on en suture une certaine longueur aux piliers de l'anneau et au périoste du pubis. On résèque l'extrémité non suturée. Quelques opérateurs préfèrent la conserver, dans le but de renforcer les adhérences; mais, en ce cas, il faut éviter de la séparer du pubis pour ménager ses connexions vasculaires.

On a généralement recours à des points séparés au catgut ou à la soie qui embrassent en même temps les ligaments et les piliers ou le périoste; Cittadini se sert du crin de Florence. Il faut éviter de trop rapprocher les sutures; trois points suffisent généralement. Si l'on a ouvert la paroi antérieure du canal, il faut avoir soin de la fermer tout d'abord afin d'éviter les hernies consécutives.

Casati, après avoir fait une incision unique et curviligne étendue d'un anneau à l'autre et dégagé les ligaments, les entre-croise et les fixe profondément par un surjet de catgut.

Doléris a, dans quelques cas, procédé à peu près de même : après avoir incisé les téguments de chaque côté du pubis et dégagé les ligaments, il les a fait passer sous la peau intermédiaire aux deux incisions, puis les a entre-croisés, comme Casati, avant de les fixer.

Segond, après avoir fixé le ligament à l'angle supérieur de l'orifice inguinal, le fait passer à travers deux petites boutonnières parallèles aux deux piliers et fixe le nœud ainsi formé à l'aide d'un ou deux points de suture.

Chalot ouvre entièrement le canal inguinal et fixe le ligament dans toute son étendue, après l'avoir disséqué au delà de l'anneau inguinal interne.

Cinquième temps. — **Occlusion de la plaie.** — Après avoir étanché avec soin la plaie, on résèque tous les débris flottants et l'on procède à la suture.

Pozzi a recours à la suture continue au catgut en commençant par obturer l'orifice inguinal externe. On emploie généralement la suture à points séparés : trois points profonds doivent suffire ; avant de les serrer, on fait largement pincer les lèvres de la plaie, jusqu'à leur base, entre le pouce et l'index d'un aide, de manière à les affronter exactement. On complète la réunion par quelques points superficiels. Le drainage ne peut être que nuisible.

Pansement et soins consécutifs. — On recouvrira les sutures de gaze antiseptique et d'une épaisse couche d'ouate qui fera le tour du ventre ; puis l'on fixera ce pansement avec un double spica légèrement compressif. On a proposé de doubler le bandage ordinaire, à la gaze, d'une bande de caoutchouc ; mais cette bande est inutile et expose davantage aux escharres. La malade restera au lit durant vingt-cinq jours environ et ne marchera pas avant six semaines.

Reid, exagérant les conseils donnés par Alexander, fait porter un pessaire durant cinq à six mois. Nous croyons cette précaution inutile après la sixième semaine, si l'on a consolidé le vagin et le périnée, ce qui est ordinairement nécessaire, et préférons, en tout cas, aux pessaires, la prolongation du tamponnement à la gaze iodoformée.

II. — INCISIONS PARIÉTALES POUR ABCÈS PELVIENS

Les incisions pariétales, pour abcès pelviens, se font le plus souvent au-dessus de la branche horizontale du pubis. Il faut éviter de porter le bistouri à plus de deux travers de doigt de l'os. Le drainage se fait exactement comme dans la laparotomie sous-péritonéale (voir liv. III, chap. I).

On peut avoir encore à inciser : au voisinage de l'épine iliaque antérieure et supérieure ; à l'orifice externe du canal inguinal ou dans le voisinage de la paroi abdominale ; dans le triangle de Scarpa ; au niveau du trou obturateur ; au-dessous du grand fessier [on pourra, dans ce dernier cas, introduire un drain à travers l'échancrure sciatique jusque dans le bassin (Delbet)].

LIVRE III

OPÉRATIONS TRANS-PÉRITONÉALES

Sous le nom d'opérations *trans-péritonéales* nous comprenons toutes celles dans lesquelles on ne fait que traverser la cavité péritonéale sans pratiquer, à son intérieur, de manœuvres instrumentales ou manuelles.

CHAPITRE PREMIER

PONCTIONS ET INCISIONS

I. — PONCTIONS

Le trocart employé devra avoir environ 3 à 4 millimètres de diamètre.

1° Ponction abdominale.

On la fera sur le milieu d'une ligne comprise entre l'ombilic et l'épine iliaque antérieure et supérieure, ou mieux, en cas de tumeur abdominale, sur la ligne blanche, pour éviter plus sûrement de pénétrer dans une veine. Après avoir asepsié la peau et le trocart, on percute, au lieu d'élection, pour s'assurer de la matité, puis on enfonce le trocart d'un coup sec, au point choisi, en évitant de le faire pénétrer de plus de 5 ou 6 centimètres.

Le liquide étant évacué, on retire l'instrument, on badigeonne la petite plaie au collodion iodoformé, on applique un bandage ouaté qu'on aura disposé à l'avance sous la malade, pour éviter de la remuer, et on lui recommande l'immobilité absolue au lit, dans le décubitus dorsal, pendant quarante-huit heures.

2° Ponction vaginale.

Landau conseille de faire la ponction sans autre instrument que le trocart et en le guidant sur les doigts, après avoir refoulé la tumeur vers le vagin, par l'intermédiaire de la paroi abdominale. Mais il est plus sûr d'avoir recours aux écarteurs et à l'abaissement de l'utérus avec la pince à griffes.

II. — INCISIONS

1° Incisions simples par le vagin.

A. **Lignes d'élection.** — Pour éviter de blesser la vessie ou les uretères en avant, le rectum en arrière, l'artère utérine sur les côtés, il est indispensable de bien connaître les lignes à suivre. Il faudra, dans tous les cas, éviter les artères vaginales qu'on sentira battre sous le doigt.

a. Incision postérieure. — Elle peut être *transversale*, *circonférentielle*, *longitudinale* ou en *L*.

L'*incision transversale*, la plus usitée, doit porter sur la partie la plus saillante du cul-de-sac.

Quand la tumeur ne bombe pas suffisamment, on a recours à l'incision *circonférentielle*, qui n'est que le premier temps de l'hystérectomie vaginale (Voir liv. IV, chap. II, n° III).

L'incision *longitudinale* (ou *verticale*, *interligamentaire*), conseillée par Byford, Boisleux, etc., a pour but d'éviter la section des ligaments utéro-sacrés. Picqué, Delbet, lui reprochent de donner moins de facilités que les précédentes pour agir sur les parties latérales du bassin. Les parois du vagin étant écartées, on attire fortement en haut la lèvre postérieure du col avec une pince à griffes : on fait ainsi saillir les deux ligaments utéro-sacrés que l'on suit de l'œil et du doigt jusqu'à leur attache au col. On incise alors verticalement, au milieu de la dépression qu'ils limitent, en commençant immédiatement au-dessous de la bride transversale formée par leur insertion sur le col, c'est-à-dire à 1 centimètre environ, pour aboutir à 4, 5 ou 6 centimètres plus haut (Boisleux).

Delbet a proposé une incision en *L*, combinaison de l'incision transversale et longitudinale.

Quelle que soit la direction de l'incision, il est bon d'introduire au préalable un doigt dans le rectum pour guider l'instrument tranchant.

b. Incision latérale. — Elle ne doit pas dépasser, en avant, le diamètre transversal du col et se prolongera, en arrière et en dehors, dans la direction des vaisseaux de la région. D'après Fritsch, quand il s'agit d'un abcès, il n'y aurait pas lieu de redouter, autant qu'on pourrait le croire, la lésion de l'uretère et de l'artère utérine, ces deux organes étant l'un et l'autre refoulés par le pus, le premier en avant et le deuxième en haut.

c. Incision antérieure. — Elle doit suivre les contours du col.

B. **Procédés.** — a. Incision au bistouri. — Si la tuméfaction fait franchement saillie dans le cul-de-sac vaginal, on la fera maintenir par des pressions ménagées sur l'abdomen, puis on incisera couche par couche, en suivant le travail du bistouri de l'œil et du doigt et en s'aidant de l'écartement des parois vaginales et de l'abaissement de l'utérus.

Si elle ne fait que l'affleurer, il est bon de commencer par une ponction, puis de débrider au bistouri de chaque côté du trocart faisant l'office de conducteur. Pour agrandir l'incision, qui doit être aussi large que possible, il est assez commode de se servir de pinces longues qu'on ouvre au degré voulu.

b. Procédé de Laroyenne. — Laroyenne emploie une instrumentation spéciale. Il ponctionne la tuméfaction avec un trocart légèrement courbé à son extrémité, ayant la longueur de l'hystéromètre et le volume du trocart à hydrocèle; les quatre cinquièmes supérieurs de la tige qui porte la pointe de l'instrument, amincis en forme de ressort, ont une flexibilité suffisante pour franchir la portion courbée de la canule; enfin, celle-ci est à

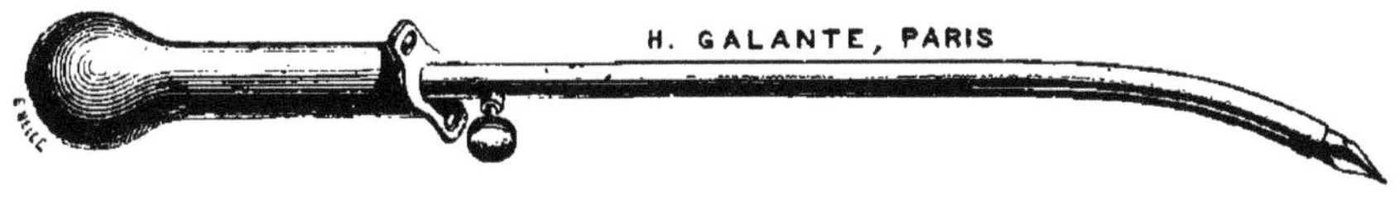

Fig. 250. — Trocart de Laroyenne.

moitié fendue dans sa partie supérieure pour servir de sonde cannelée (fig. 250).

La ponction étant faite et la tige du trocart enlevée, on introduit dans la cannelure directrice un lithotome gradué qu'on ouvre en le retirant.

Pour arrêter l'hémorrhagie et assurer en même temps la filtration des liquides, on introduit à moitié dans l'ouverture obtenue une éponge antiseptique qui doit être assez volumineuse pour s'y étrangler. Cette éponge est laissée en place vingt-quatre heures, puis remplacée par un drain.

c. PROCÉDÉ DE VULLIET. — Vulliet procède à peu près comme Laroyenne en employant des instruments analogues. Le gros trocart est remplacé par une sorte de trocart explorateur muni d'un robinet, et le lithotome par un couteau semblable à l'uréthrotome, terminé, sur le côté opposé à la lame, par un petit anneau ouvert qui glisse sur la canule. Vulliet recommande d'explorer tout d'abord, avec le plus grand soin, pour faire d'emblée toutes les ponctions nécessaires.

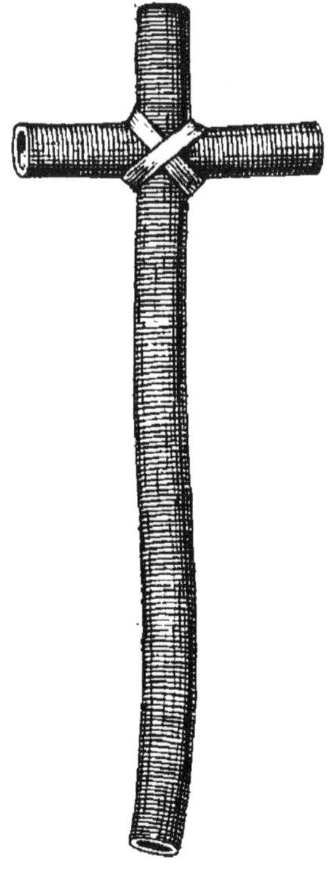

Fig. 251. — Drain en T.

C. **Lavage et drainage**. — Quel que soit le procédé employé, on veillera avec soin à l'asepsie du foyer, après l'avoir ouvert. On se contentera autant que possible d'un seul lavage, immédiatement après l'incision, avec un liquide non toxique comme l'eau bouillie et salée, par exemple, et sous une faible pression, car la voûte de la poche peut n'être constituée que par des fausses membranes peu résistantes.

On placera ensuite un tamponnement à la gaze iodoformée, qu'on remplacera au bout de quarante-huit heures par un drain. On emploie ordinairement un drain en T (fig. 251). Le Dentu l'engaine dans un tube en caoutchouc durci, pour l'empêcher de se couder. Segond se sert d'un drain terminé par un renflement discoïde (fig. 252).

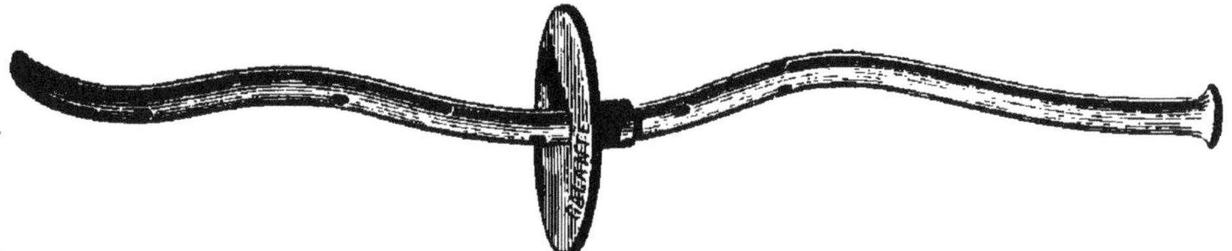

Fig. 252. — Drain à pavillon discoïde.

Si, par exception, on croit utile de pratiquer des lavages répétés, on les fera par l'intermédiaire d'un tube double ou mieux, avec la sonde de Doléris, en drainant à la gaze dans l'intervalle. Dans tous les cas, il faut éviter le contact du tube avec le fond de la poche. Dans ce but, on le fixera aux cuisses à l'aide d'un fil, ou bien on le suturera aux lèvres de la plaie qu'on réunira ensuite au-dessus et au-dessous (Byford).

Généralement, on peut cesser le drainage vers la fin de la deuxième semaine. Le tamponnement du vagin doit être renouvelé tous les deux ou trois jours. Fristch conseille d'y joindre des injections vaginales fréquentes et de rejeter les drains auxquels il reproche d'être difficiles à fixer, contraires à la rétraction de la poche et susceptibles de provoquer des hémorrhagies ou des fistules intestinales par compression.

2° **Laparotomie sous-péritonéale** (Pozzi).

A un centimètre au-dessus de l'arcade crurale, on fait une incision de 8 à 10 centimètres, analogue à l'incision classique pour la ligature de l'iliaque externe. Après avoir incisé couche par couche jusqu'au fascia transversalis, on effondre celui-ci en dedans de la gaine des vaisseaux qu'on évite avec soin en se portant vers le ligament de Gimbernat et la ceinture osseuse. Puis l'on décolle le péritoine, en s'aidant de grands écarteurs ordinaires ou des écarteurs spéciaux de Collin, munis à leur extrémité d'une courbure destinée à ménager le péritoine et à faire office de miroir.

Lorsqu'on se croit arrivé sur la paroi de la poche, il est bon, avant de la ponctionner, de pratiquer le toucher, à la fois par le vagin et par la plaie, après avoir vidé la vessie. La ponction, une fois son ouverture agrandie, doit être suivie de lavage et de drainage, soit par l'abdomen, soit par le vagin, soit de ces deux côtés à la fois. Deux doigts de la main gauche étant introduits dans le vagin pour servir de guide, on conduit de haut en bas, à travers le cul-de-sac vaginal, avec le gros trocart de Chassaignac, et mieux, avec la pince de Wölfler, la grande branche d'un drain en T, jusqu'à appuyer sa branche transversale au fond de la plaie; puis l'on tasse par-dessus, jusqu'à l'incision supérieure, une longue mèche de gaze iodoformée qui est remplacée tous les deux ou trois jours et diminuée peu à peu. On s'abstiendra, autant que possible, par la suite, de faire des lavages. L'ouverture du vagin doit être assez large pour ne pas étrangler le drain.

CHAPITRE II

HYSTÉROPEXIE TRANS-PÉRITONÉALE

1° FIXATION EXTRA-ABDOMINALE DE LA LIGATURE

A. **Procédé Sims-Kelly.** — L'utérus est soulevé par deux doigts introduits dans le vagin et amené en antéflexion, au-dessus de la symphyse. Puis on place deux ou trois points de suture qui traversent la peau et les tissus sous-jacents, la paroi antérieure de l'organe, et sortent de la paroi abdominale en un point symétrique au point d'entrée.

Les fils sont noués sur une petite plaquette d'ivoire ou d'argent munie d'encoches pour les recevoir.

Le résultat obtenu a été médiocre dans les trois cas de Kelly, et Sims n'a pu achever son unique opération.

B. **Procédé de Caneva-Crespi.** — Section de la paroi, comme pour une laparotomie, mais en s'arrêtant à la face externe de la séreuse, et décollement de son feuillet pariétal sur une étendue de 4 à 5 centimètres carrés.

Au moyen d'une sonde introduite, par le vagin, dans l'utérus, on fait soulever et appliquer l'organe contre l'incision pariétale; puis au moyen de sutures verticales (Caneva), ou horizontales (Crespi), au nombre de 2 à 5, on fixe sa face antérieure au péritoine décollé. Des fils de renfort au catgut accrochent en même temps les aponévroses.

Assaky, pour prévenir l'interposition d'une anse intestinale entre l'utérus et la séreuse pariétale, conseille d'employer la position inclinée de Trendelenburg.

Vaton, afin de préserver la vessie, propose de décoller, non le feuillet pariétal, mais le feuillet vésical postérieur de la séreuse et de poursuivre le décollement, dans la même couche, jusque sur la face antérieure de l'utérus. Ce procédé n'a été expérimenté que sur le cadavre.

C. **Procédé de Candela.** — Après désinfection de l'utérus et du vagin, et application de l'utérus en antédirection derrière la symphyse, on passe, au moyen d'une canule-aiguille spéciale, un premier fil qui traverse le fond de l'utérus, de dedans en dehors, au niveau d'une de ses cornes, et sort par la paroi abdominale.

Un deuxième fil est passé de la même manière au niveau de l'autre corne.

Puis, les deux chefs vaginaux des fils sont solidement noués et l'on tire sur un des chefs abdominaux de manière à faire passer le nœud à l'extérieur : ainsi se trouve constituée une anse de fil au moyen de laquelle on accole l'utérus à la paroi en la nouant sur une plaquette d'ivoire.

2° FIXATION INTRA-VAGINALE DE LA LIGATURE

Procédé de Schücking. — La vessie étant refoulée en haut au

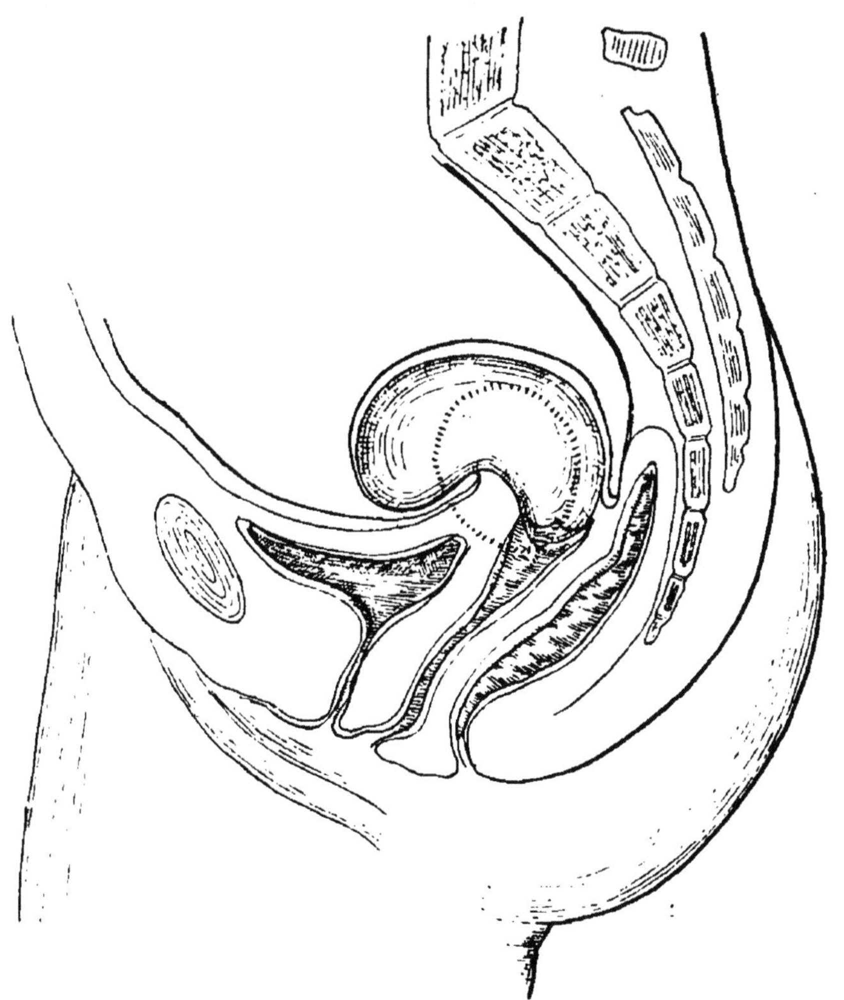

Fig. 253. — Hystéropexie trans-péritonéale : procédé de Schücking.

moyen d'une sonde, l'utérus dilaté et réduit, une aiguille spéciale à ressort, chargée d'un fil de soie, traverse successivement la paroi antérieure de cet organe et le cul-de-sac antérieur du vagin fortement refoulé par un doigt qui sert de guide. Le fil est lié dans le vagin et enlevé au bout de quinze jours.

CHAPITRE III

HYSTÉRECTOMIE PARTIELLE POUR INVERSION UTÉRINE

Nous signalerons simplement quelques-uns des anciens procédés d'exérèse : section à l'*écraseur linéaire* dont la chaine doit être resserrée lentement d'heure en heure (Demarquay), toutes les minutes (Greenhalg) ; section à l'*anse galvanocaustique* (Veit, Spiegelberg, Breisky, Howitz) ; au *thermo-cautère* (Spencer Wells). Avant d'employer ces instruments, il faudrait, pour éviter l'hémorrhagie et la réinversion du moignon dans la cavité péritonéale, passer, au-dessus de la future ligne de section, des ligatures qui seraient fortement serrées après l'exérèse.

La *ligature lente*, avec les serre-nœuds ordinaires armés d'un fil métallique ou de caoutchouc, est également abandonnée.

I. — PROCÉDÉ DE PÉRIER (1)

1° L'utérus, saisi avec des *pinces à mors semi-annulaires, coudés et engainés dans un tube de caoutchouc* (fig. 254, 1 et 1'), est amené à l'extérieur, et l'inversion est complétée, s'il y a lieu.

2° Une anse de soie très solide est passée autour de l'utérus, immédiatement au-dessus des mors de la pince, et les deux bouts du fil sont engagés dans l'œil d'une tige métallique conduite le long de l'utérus. Cette tige se termine, à l'autre extrémité, par une crémaillère. On vérifie le placement exact du fil, on le tend au maximum et on le fixe sur l'utérus par un nœud double.

3° Un anneau de caoutchouc est assujetti contre ce nœud constricteur et avec le même fil, par un autre nœud triple, c'est-à-dire solidement établi, car c'est sur lui que portera la traction (fig. 254, n° 2).

4° Au moyen d'un crochet quelconque, on saisit la partie libre de l'anneau élastique pour le tendre et l'accrocher, aussi loin que possible, à l'un des crans de la crémaillère (fig. 254, 2').

(1) Périer, *Revue de chir.*, déc. 1886, p. 969.

5° L'utérus est remis à la place qu'il occupait dans le vagin ; la tige, maintenue droite par le sens de la traction, sort par la vulve sans presser sur les parties molles.

Dans les jours qui suivent, on fait des injections antiseptiques et l'on maintient la tension de l'anneau élastique en l'accrochant

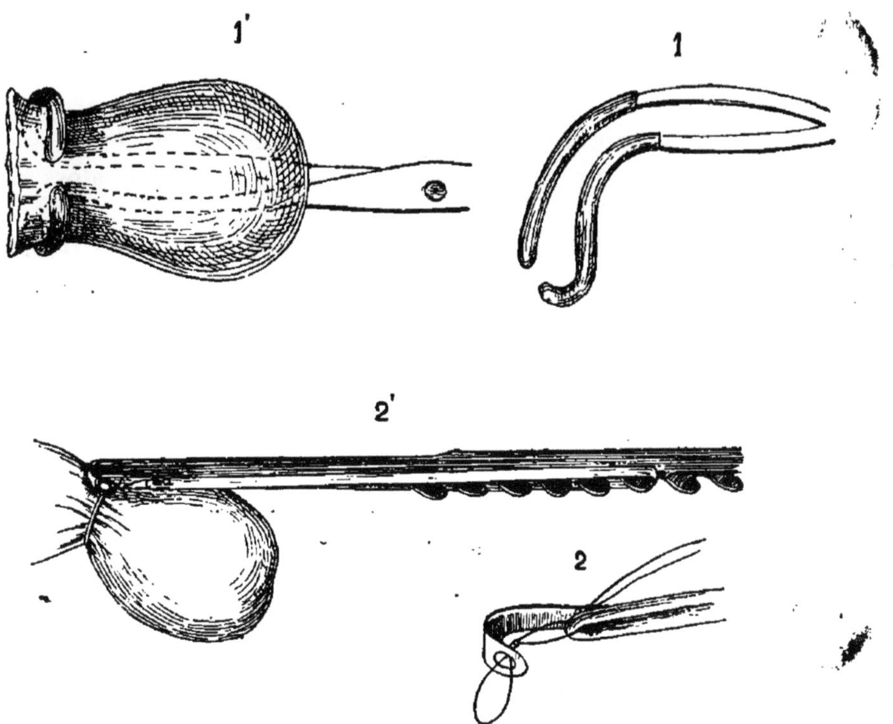

Fig. 254. — Procédé de ligature à traction élastique de Périer, pour l'inversion utérine.

de plus en plus bas. Le corps de l'utérus se détache, ratatiné, du 9e au 14e jour.

Ce procédé a donné de beaux succès, mais exige des soins minutieux d'antisepsie et détermine, durant les cinq ou six premiers jours, des douleurs assez vives que l'on combat par des injections de morphine.

II. — PROCÉDÉ DE KALTENBACH

L'utérus étant abaissé, on passe d'avant en arrière, au-dessus du point où devra porter la section, plusieurs fils, soies ou crins de Florence. Afin de n'avoir pas à se préoccuper de l'hémorrhagie, on peut appliquer au-dessus de ces fils une ligature élastique provisoire.

On résèque toute la partie de l'utérus située au-dessous des fils; puis ceux-ci sont noués à la surface du moignon de façon à fermer la cavité péritonéale et à assurer l'hémostase. Il est bon, pour plus de sûreté, de lier transversalement, sur le côté correspondant du moignon, chacun des fils latéraux. On ajoutera, s'il est besoin, des points complémentaires.

Quelques opérateurs, M. Clintock, Duncan, Goossens, etc., ont simplement appliqué, avant l'excision, une ligature en masse, élastique ou non, sur le pédicule. Celui-ci se détache alors du 15e ou 20e jour.

On pourrait également enserrer le pédicule dans une double ligature élastique passée par transfixion.

LIVRE IV

OPÉRATIONS INTRA-PÉRITONÉALES OU LAPAROTOMIES

Nous entendons par *laparotomie*, terme qui, rigoureusement, veut dire *incision du flanc*, l'ouverture de la cavité abdominale et, implicitement, l'ensemble des opérations *intra-péritonéales* dont elle ne constitue, le plus souvent, que le premier temps.

Suivant la voie choisie, la laparotomie se divise en : laparotomie *antérieure* ou *abdominale ;* laparotomie *postérieure* ou *sacro-coccygienne*, et laparotomie *inférieure*, comprenant la laparotomie *vaginale* et la laparotomie *périnéale.*

Les deux premières voies se distinguent nettement de la troisième par leurs principaux avantages et inconvénients : d'un côté, facilité plus grande pour l'exploration et l'arrêt des hémorrhagies ; de l'autre, chances plus grandes de septicémie.

Nous renvoyons au chap. I, liv. I, pour tous les détails relatifs à l'*asepsie* qui, dans la cavité abdominale, doit le plus généralement remplacer l'*antisepsie*.

CHAPITRE PREMIER

LAPAROTOMIE ANTÉRIEURE OU ABDOMINALE

I. — PRINCIPES GÉNÉRAUX DE LA LAPAROTOMIE ANTÉRIEURE

1° Préparatifs.

A. **Appareil instrumental.** — Il faut simplifier autant que possible l'appareil instrumental qui, pourtant, doit pouvoir permettre de parer à toute éventualité.

a. Matériel de diérèse. — Scalpels. — Ciseaux droits et courbes. — Sonde cannelée. — Pinces à disséquer. — Curette. — Trocart courbe de Chassaignac. — Appareil aspirateur de Potain. — Trocart à piston et à pointe cylindro-conique pour la ponction des kystes (fig. 255). — Thermo-cautère.

b. Matériel de forcipressure. — Une douzaine de petites pinces de Kœberlé ou de Péan. — Pinces plus longues, de même modèle, analogues aux pinces à pansement. — Quelques pinces en cœur, en T. — Une demi-douzaine de grandes pinces longues, droites et courbes, pour la forcipressure en masse. — Une douzaine de pinces longuettes, droites et courbes. — Trois ou quatre pinces à kystes, dentées ou non dentées, pour les kystes à parois friables (fig. 256). — Une demi-douzaine de pinces à griffes, uni ou bi-dentées.

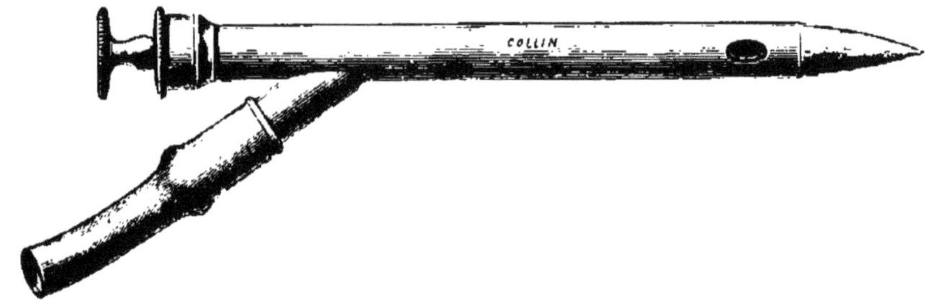

Fig. 255. — Trocart à piston et à pointe cylindro-conique pour la ponction des kystes.

Il est bon de se servir toujours du même nombre de pinces, d'un modèle donné, pour faciliter leur contrôle avant la fermeture du ventre. Cette même précaution doit être observée pour les éponges et les compresses-éponges.

c. Matériel de ligature et de suture. — Aiguilles montées, mousses, plus ou moins courbées perpendiculairement au manche (Deschamps), ou dans le même sens que le manche (Péan). — Aiguilles de Hagedorn, ou plates, grandes et moyennes; aiguilles rondes et fines pour la suture intestinale ; porte-aiguilles appropriés. — Aiguilles de Reverdin ou de Lemblin pour la suture de la paroi abdominale (1). — Soies grosses et soies très fines. — Catgut de moyen volume. — Crin de Florence. — Deux liens élastiques pleins, de 5 millimètres, ou mieux, deux tubes n° 13 Charrière. — Deux broches pour hystérectomie (fig. 257).

d. Instruments divers. — Sonde de femme ; sonde d'homme pour reconnaître les déviations de la vessie ; une paire d'écarteurs ; un

(1) Voir livre I, chap. III.

récipient de verre avec tube et canule pour le lavage abdominal; plusieurs douzaines d'éponges ou de compresses-éponges.

e. Table opératoire. — Il existe actuellement un grand nombre de tables opératoires. Pour la position dorso-sacrée, on se servira d'une

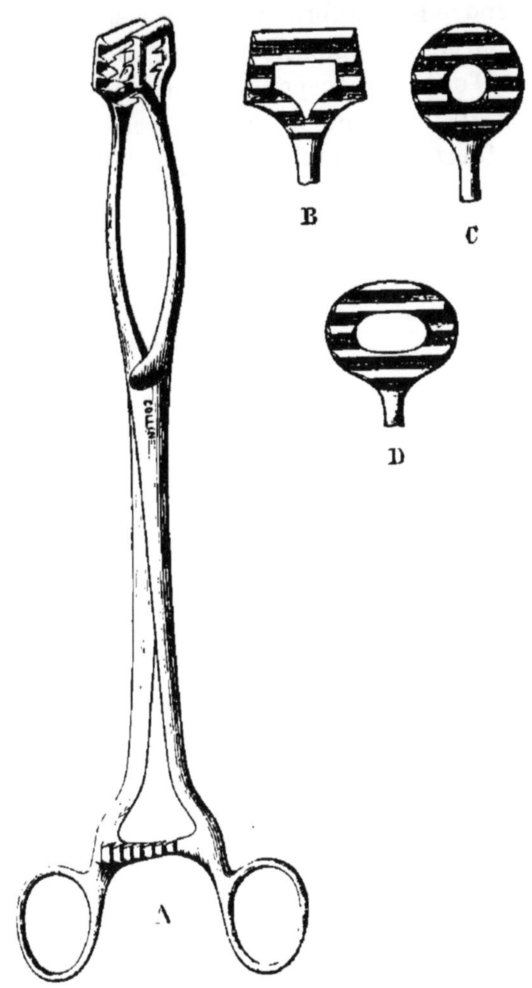

Fig. 256. — Pinces à kyste. — A, Pinces à plateau denté, fenêtré et carré (Péan). — B, C, D, Pinces à plateau canuelé, fenêtré, et de formes diverses (B, carrée, C, ronde, et D, ovale).

table quelconque, en métal, en verre et métal (fig. 258), ou simplement en bois peint, et présentant les dimensions et l'assiette voulues.

Pour la position *inclinée de Trendelenburg*, on donnera la préférence à la table de Delagénière (fig. 260 et 261) et, mieux encore, à l'appareil de Péraire (fig. 259) dont le mécanisme est aussi simple, qui peut se disposer sur une table quelconque et permet d'obtenir une inclinaison plus marquée. On ne dépasse généralement pas 45°.

B. Objets de pansement. — Poudre d'iodoforme et de salol et gaze à l'iodoforme ou au salol ; ou simplement, gaze aseptique. — Ouate ou étoupe aseptique. — Bandage de corps en flanelle.

C. Aides. — L'opérateur doit faire, par lui-même, le plus possible, et restreindre le nombre de ses assistants au strict nécessaire. L'aide chargé du chloroforme et l'aide direct sont seuls indispensables. D'ordinaire, cependant, on en prépose un troisième au service des instruments et des fils, et un quatrième à la manœuvre du thermo-cautère, de l'aspirateur et aux besognes

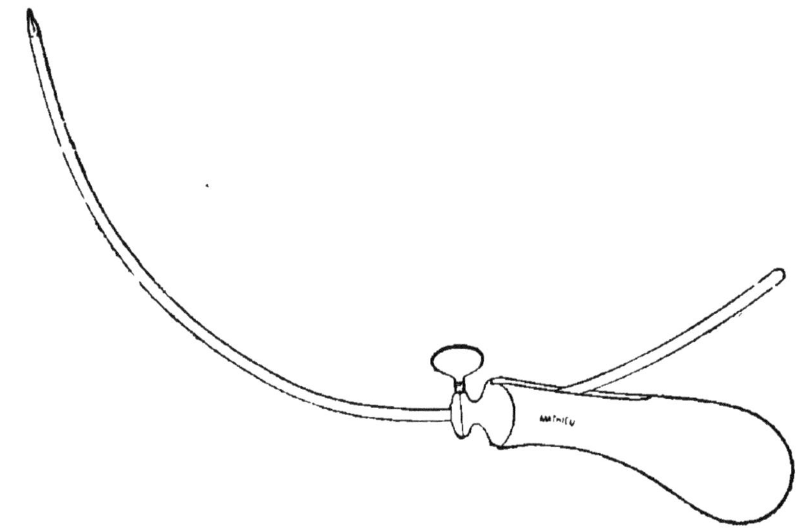

Fig. 257. — Broches pour hystérectomie abdominale.

imprévues : maintien d'une sonde dans la vessie, refoulement, par le vagin, des tumeurs enclavées, etc. Une infirmière fait le gros service.

D. Position de la malade. — La malade est placée dans la *position dorso-sacrée*, ou mieux, le plus généralement, dans la *position inclinée de Trendelenburg* (voir : 1re partie, liv. I, chap. I).

Dans la *position dorso-sacrée*, les anses intestinales *libres* tendent constamment à sortir du ventre, à s'interposer entre la tumeur à extraire et les doigts de l'opérateur ou ses instruments, gênent les manœuvres et s'exposent à être froissées ou souillées.

Dans la *position de Trendelenburg*, au contraire, elles sont refoulées vers le diaphragme, hors du champ opératoire, et peuvent être très suffisamment isolées et protégées, même contre l'issue de liquides

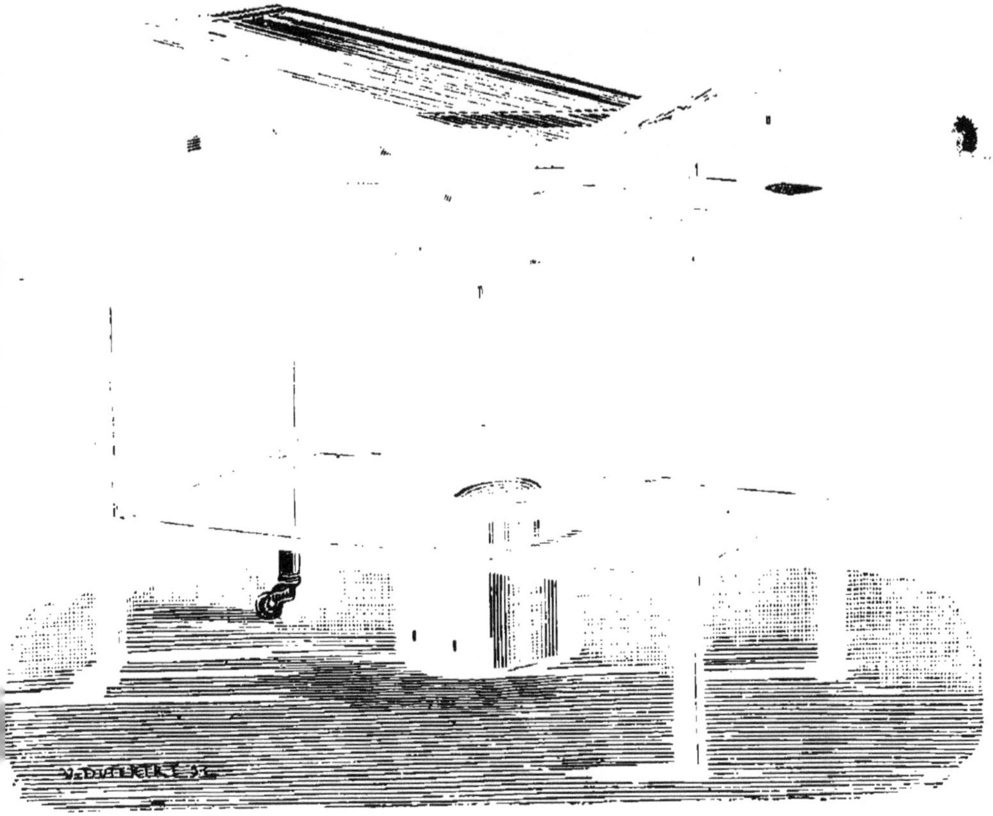

Fig. 258. — Table opératoire de Dupont, en verre et métal.

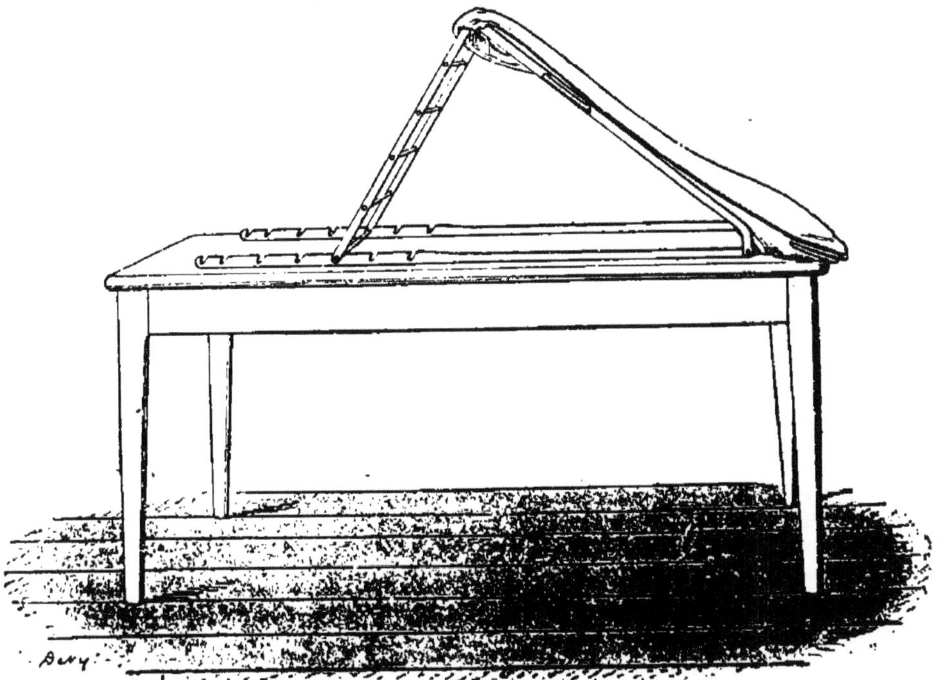

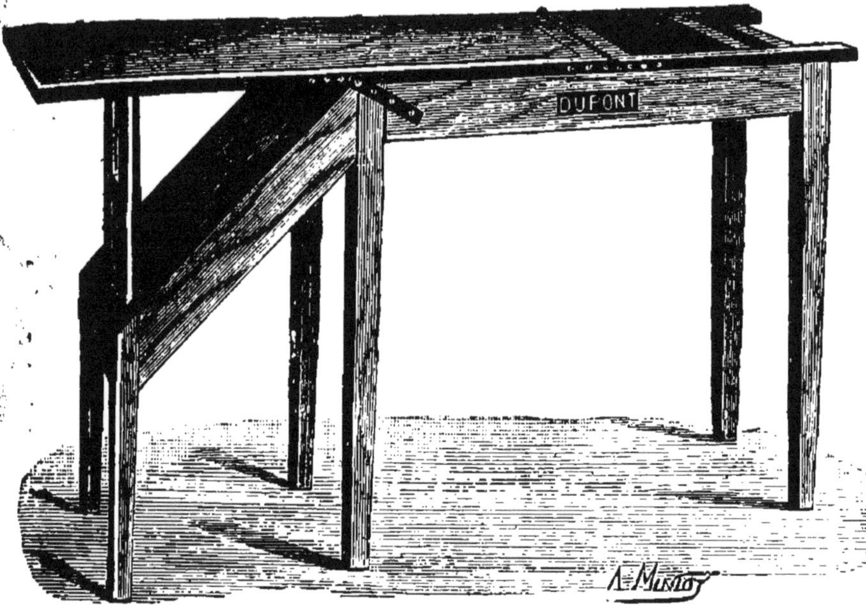

Fig. 260. — Table opératoire de Delagénière, disposée pour le décubitus dorso-sacré.

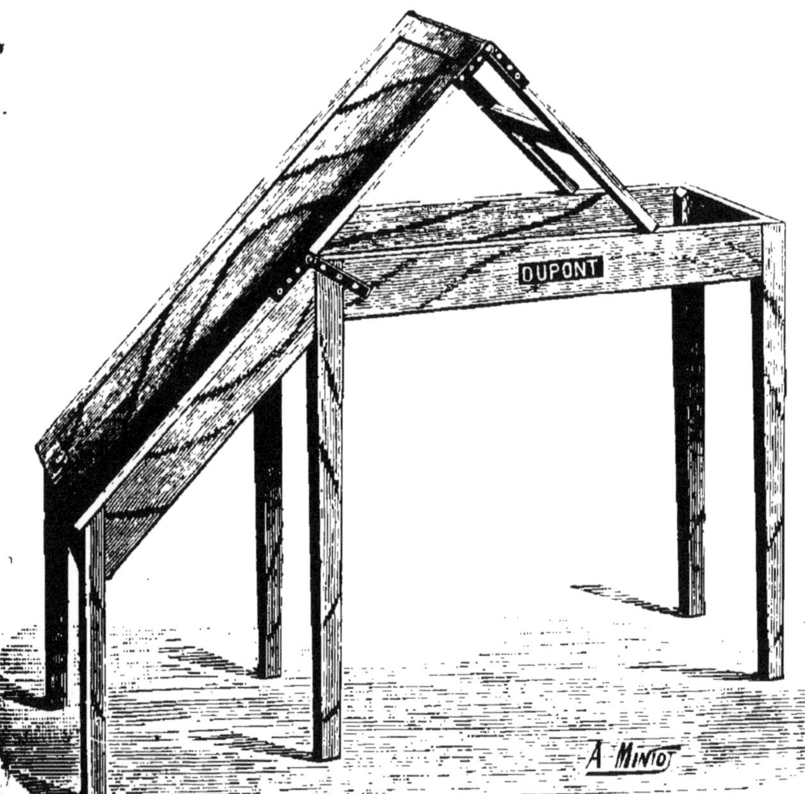

Fig. 261. — Table opératoire de Delagénière, disposée pour le décubitus incliné.

septiques, au moyen d'un lit de compresses-éponges. Quand il n'y a pas d'adhérences et que la tumeur est peu volumineuse (kystes inflammatoires des annexes, petits kystes néoplasiques du ligament large, etc.), on saisit d'un seul coup d'œil, moyennant un écartement modéré des parois, l'ensemble de la tumeur et ses rapports avec le rectum, l'utérus, la vessie, les ligaments larges et les culs-de-sac péritonéaux qui s'effacent et se laissent très bien voir jusqu'au fond. Il serait même facile, dans ces conditions, de photographier les organes dans leurs rapports. Existe-t-il des adhérences, elles se présentent, toutes tendues, à l'action du doigt ou des instruments et dans l'ordre suivant lequel elles doivent être détruites. En un mot, l'opérateur ne voit et ne touche que les organes sur lesquels il doit agir et ceux-ci se présentent dans les conditions les plus favorables. Une hémorrhagie vient-elle à se produire dans la profondeur du petit bassin par le fait d'une avulsion, d'une section ou du glissement d'un pédicule dans sa ligature, on aura, sous l'œil et le doigt, les vaisseaux qui donnent et toute facilité pour les lier.

Cependant si, comme Pozzi, on renonce, pour les cas ordinaires, au secours des yeux, nous comprenons qu'on préfère, sauf exceptions (hémorrhagie pelvienne grave, adhérences profondes et très serrées), la position dorso-sacrée, car elle semble plus favorable aux manœuvres de décortication digitale.

Mais si l'on veut toujours profiter de l'œil et du doigt, ce qui paraît plus rationnel, nous croyons, avec Delagénière, Terrier et autres, qu'il vaut mieux recourir à la position inclinée. On peut l'obtenir, au besoin, à l'aide d'un ou plusieurs coussins glissés sous une alèze, ou en faisant placer le jarret gauche de la malade sur l'épaule droite d'un aide, le jarret droit sur l'épaule gauche d'un autre aide, les deux aides tournant le dos à la table. Mais on ne peut jamais obtenir, de la sorte, qu'un résultat incomplet et il vaut beaucoup mieux employer, d'emblée, l'un des appareils spéciaux que nous avons indiqués.

2° Section de la paroi abdominale.

L'incision varie de longueur suivant le volume de la tumeur et les difficultés d'extraction. Elle doit être aussi courte que possible et ne pas approcher la symphyse de plus de deux travers de doigt.

La peau et le pannicule adipeux étant sectionnés et l'hémostase faite à mesure, on cherche l'interstice des muscles droits, *vers le haut de la plaie*, en s'aidant d'écarteurs et, au besoin, d'une traction indirecte sur la ligne blanche par l'intermédiaire d'une pince fixée sur la peau, au voisinage de l'ombilic.

Les muscles droits étant écartés et les aponévroses traversées, le fascia graisseux pré-péritonéal est saisi entre deux pinces et on le sectionne en dédolant. Le péritoine, saisi et soulevé de même, est effondré avec le bistouri agissant à plat; l'index, introduit dans la brèche, sert de guide protecteur pour la prolongation de la section, en haut et en bas, avec les ciseaux.

En règle générale, on ne doit pas pénétrer dans le péritoine avant d'avoir complètement assuré l'hémostase. On aura soin de fixer des pinces sur les bords de son ouverture afin de les retrouver facilement au moment de la suture.

Pour éviter de léser la vessie, on se rendra compte, en incisant le péritoine vers le bas, de l'épaisseur de tissu qui coiffe le doigt; en cas de doute, on examinera à contre-jour ou l'on mettra une sonde dans le réservoir.

Pour s'orienter convenablement, on peut être amené, en raison de l'étendue des adhérences, du grand volume ou de la situation sous-séreuse de la tumeur, à prolonger l'incision au-dessus de l'ombilic. En ce cas, il vaut mieux contourner celui-ci que de le sectionner directement; de plus, la tumeur étant extériorisée on rétrécira l'ouverture par le haut à l'aide de pinces ou de sutures provisoires qui s'opposeront à l'issue de l'intestin.

3° Extraction de la tumeur.

Avant de pouvoir *extérioriser* la tumeur, il faut, le plus souvent, la *libérer* de ses adhérences naturelles ou artificielles, la *ponctionner* si elle est kystique et faire, au fur et à mesure, l'*hémostase*.

A. Destruction des adhérences.

a. **Adhérences pariétales.** — Les *adhérences pariétales* sont assez facilement déchirées avec la main introduite à plat. Si l'une des brèches qui en résultent du côté de la paroi offre quelque importance, il ne faut pas manquer de suturer, sans quoi elle serait ultérieurement comblée par l'intestin, d'où la possibilité d'obstruction au cours des matières.

Pour agir dans le fond du petit bassin, on se trouvera très bien de la position de Trendelenburg ou, à son défaut, du soulèvement des culs-de-sac par la main d'un aide introduite dans le vagin. Leprévost (du Havre) a conseillé l'emploi du ballon de Petersen : si l'on veut agir dans le Douglas, on place le ballon dans le rectum;

si l'on veut agir dans le cul-de-sac vésico-utérin, on place le ballon dans le vagin.

b. **Adhérences épiploïques.** — Le détachement de l'épiploon exige des ligatures soignées, simples ou en chaîne, suivant l'épaisseur des tissus, surtout en cas d'infiltration graisseuse.

Lorsque la membrane est adhérente à l'enceinte pelvienne, à la façon d'un toit jeté sur les viscères sous-jacents, mieux vaut, au lieu de passer au travers, la libérer progressivement de bas en haut. Si elle adhère à des organes qui doivent rester en place, on s'efforcera toujours de l'en détacher entièrement; si elle adhère à la tumeur à enlever, on n'hésitera pas à la réséquer à distance pour gagner du temps.

c. **Adhérences intestinales.** — D'une façon générale, en cas d'*adhérences viscérales* un peu étroites, il est toujours prudent de s'aider de la vue. Ainsi, avec la position dorso-sacrée, ne faut-il généralement pas s'attaquer aux adhérences intestinales avant qu'elles aient été amenées, au moins partiellement, au dehors. On les détache avec la pulpe du doigt, ou encore, avec le doigt coiffé d'une compresse-éponge, avec une pince à disséquer, en ayant toujours soin d'exercer ses efforts sur la tumeur elle-même. Quand il s'agit d'adhérences lâches, on peut les dérouler rapidement à l'aide du thermo-cautère. Au besoin, laisser une partie de la coque de la tumeur adhérente à l'intestin et en cautériser la surface, ou la fermer par une suture (Schröder), si elle est peu étendue. Si les adhérences intestinales sont trop intimes et trop larges, il faut savoir s'arrêter à temps.

Dans le cas d'ouverture de l'intestin, recourir à la suture de Lembert à la soie fine. Une déchirure qui n'intéresse que la séreuse, et même la musculeuse, est assez bénigne : si elle est peu étendue, on la traite par la suture au catgut ou à la soie, à points séparés; si elle est plus large, on se contente de l'hémostase par compression, de l'attouchement avec la solution phéniquée, ou encore, de l'action du thermo-cautère à distance.

d. **Adhérences viscérales de la région supérieure de l'abdomen.** — Pour se rendre maître des adhérences d'une grosse tumeur aux organes de la partie supérieure de l'abdomen, rate, vésicule biliaire, foie, il ne faut pas craindre d'agrandir au besoin l'incision pariétale jusqu'à l'appendice xiphoïde.

e. **Adhérences vésicales.** — Pour détacher la vessie étalée sur la face antérieure d'une tumeur qui l'a entraînée dans sa marche ascendante, on aura recours avec avantage à l'action simultanée de deux pinces à disséquer, après avoir pratiqué une boutonnière au péritoine, et l'on aura soin de se guider sur une sonde d'homme alternativement manœuvrée par l'opérateur lui-même et par un aide. Les plaies non pénétrantes de la vessie seront traitées comme celles de l'intestin. Les plaies pénétrantes, si elles ne dépassent pas 3 ou 4 centimètres, seront suturées au catgut ou à la soie fine, par points rapprochés de 1 à 2 millimètres; après quoi, l'on placera une sonde à demeure. La suture pourra même être tentée pour des plaies beaucoup plus étendues (Terrillon). Si on laisse un pédicule ovarien ou utérin en dehors de l'abdomen, préférer le surjet de catgut, sur deux étages, à la soie qui, étant plus poreuse, s'infecte plus facilement, et drainer la cavité de Retzius à la gaze iodoformée (Terrillon). Dans ces mêmes conditions de pédiculisation externe, pour éviter de comprendre la vessie dans la ligature élastique, quand le pédicule est très court et très voisin du réservoir, il est bon de passer, au-dessous du lien, une broche qui en prévient le glissement.

f. **Adhérences utérines.** — Les adhérences à l'utérus n'offrent de particulier que les difficultés d'hémostase, relevant ordinairement de la déchirure du muscle (voir plus loin).

g. **Adhérences sous-séreuses.** — Les tumeurs sous-séreuses, non pédiculées, ne peuvent être enlevées que par *décortication*. Après avoir pratiqué une boutonnière à la séreuse, on procède par décollement ou arrachement avec les doigts, en s'aidant, au besoin, des ciseaux et de la spatule, et en ne s'arrêtant à faire la forcipressure que pour les gros vaisseaux. Quand les adhérences sont très intimes, il est bon, s'il s'agit d'un kyste, de s'aider de la main introduite dans la tumeur, après avoir fixé les lèvres de l'ouverture faite dans ce but, avec une couronne de pinces. On peut encore, pour diminuer la longueur du travail, tracer au bistouri, à une certaine distance du pôle supérieur de la tumeur, une grande ellipse qui ne comprend que son enveloppe séreuse, et au-dessous de laquelle seulement on entreprend le travail de séparation (Pozzi). A un moment donné, on arrive, dans les profondeurs de la plaie, sur le pédicule vasculaire qu'il faut lier avant de le sectionner.

Si les ligaments larges sont incomplètement disséqués, on peut commencer par raser avec des ciseaux les bords latéraux de la tumeur, en faisant progressivement l'hémostase, et terminer par décortication.

S'il s'agit, non d'un kyste parovarien, mais d'un kyste ovarien en partie inclus, il faut d'abord le vider et l'attirer au dehors; puis on le décortique à sa base pour amincir le pédicule.

Enfin, si l'énucléation est impossible, on a recours à la *marsupialisation* (voir plus loin).

Quant à la poche ligamenteuse, plus ou moins anfractueuse, qui reste, ou bien on se contente de l'aplanir en excisant les débris flottants; ou bien, si elle est peu profonde et peu étendue, on la ferme par une suture en surjet. S'il persiste un suintement sanguin, on fait le tamponnement de Mickulicz et l'on ne tente la marsupialisation de cette poche celluleuse elle-même que si l'on craint l'issue d'un liquide plus ou moins septique à son intérieur, comme l'urine, par exemple.

Les *blessures de l'uretère* ne se produisent guère qu'au cours des opérations de ce genre ou de l'hystérectomie vaginale. Pozzi les range en trois catégories : 1° *simples déchirures latérales;* 2° *déchirures complètes avec intégrité des connexions du conduit;* 3° *ruptures complètes avec dissection de l'un des bouts,* généralement l'inférieur, qui se trouve, par suite, exposé à la mortification. S'il s'agit d'une laparotomie antérieure, Pozzi conseille, pour les cas des deux premières catégories, la suture très exacte de la plaie avec la soie fine (conformément aux règles de la suture intestinale), suivie de l'introduction dans l'uretère, par la vessie, d'une petite sonde en gomme, jusqu'au-dessus de la déchirure. En cas d'échec, ce à quoi il faut bien s'attendre, on fera la marsupialisation et le tamponnement de la poche résultant de l'énucléation de la tumeur. Pour le troisième ordre de faits, le même auteur conseille, avec une expérience heureuse à l'appui : l'établissement d'une fistule uretérale lombaire avec le bout supérieur du conduit, puis l'application d'une sonde uretérale à demeure et le tamponnement antiseptique du péritoine, comme drainage préventif de l'infiltration d'urine, au niveau du bout vésical qui est lié et fixé à l'angle inférieur de la plaie abdominale. La néphrectomie, pratiquée à la suite d'une opération importante, pouvant avoir des conséquences fatales, est remise à une époque ultérieure.

Rôle des aides. — Au cours de ces manœuvres de libération, les aides, pour bien remplir leur rôle, doivent constamment maintenir sous l'œil et le doigt de l'opérateur, au point précis, le champ de son action. Ils protégeront les anses intestinales sous un lit de compresses-éponges, veilleront à l'asepsie extérieure, étancheront le sang, pratiqueront les ligatures, atténueront la résistance des parois abdominales en les soulevant avec la main en crochet ou des écarteurs, etc.

L'opérateur n'hésitera pas, pour se donner du jour et de l'aisance, à prolonger l'incision vers le diaphragme et à pratiquer, au besoin, l'*éviscération*, c'est-à-dire à extérioriser les intestins sous un lit de compresses humides, chaudes et aseptiques. La position de Trendelenburg rend généralement cette manœuvre inutile.

B. Ponction des tumeurs kystiques.

On se dispense de ponctionner les tumeurs de petit volume qui, à l'inverse des grosses, se libèrent mieux de leurs attaches, quand elles sont remplies de liquide ; à moins toutefois que leur paroi ne soit très friable et qu'on ait lieu de croire à la septicité de leur contenu. En ce cas, si la tumeur ne peut être amenée facilement entre les lèvres de la plaie extérieure, il faut avoir soin, avant de la ponctionner, de la cerner avec une couronne de compresses-éponges montées sur pinces, et de récliner l'intestin.

La ponction est faite avec l'aiguille de Dieulafoy ou le gros trocart à pointe ronde, suivant le volume de la poche et la nature du contenu. Dès que l'instrument a traversé la paroi, on saisit celle-ci, de chaque côté de la canule, avec une pince à forcipressure qui la maintient soulevée. De plus, l'on applique, au-dessous et de bord et d'autre de l'orifice de ponction, les mors d'une pince à kystes : ces mors serrent légèrement la canule au moment où on l'extrait et se referment immédiatement derrière elle, en obturant l'ouverture. Grâce à ces manœuvres, on peut prévenir toute effusion de liquide dans le péritoine.

Il est indispensable, pour les kystes à contenu colloïde, et plus expéditif pour ceux qui renferment un liquide abondant et non septique, de remplacer la ponction par l'ouverture au bistouri. Enfin, en cas de tumeur polykystique, on est ordinairement obligé de rompre à la main les cloisons secondaires pour obtenir une évacuation suffisante.

C. Hémostase.

Les *adhérences* doivent être surtout traitées par déchirure et ne nécessitent, par suite, qu'un petit nombre de ligatures. De plus, l'usage méthodique des pinces à forcipressure permet de poursuivre ce travail sans interruption et de gagner encore, par la suite, beaucoup de temps, les pinces n'exigeant pas toutes d'être remplacées par des fils.

Le *suintement en nappe* cède généralement à la compression par les éponges ou les compresses, exercée de quelques minutes à un quart d'heure (Tait). En cas d'insuccès, on aura recours, suivant les cas, au fer rouge, à la suture en surjet ou au tamponnement de Mickulicz (voir plus loin). Dans quelques cas, on a eu recours sans inconvénient aux liquides hémostatiques, tels que le perchlorure de fer. Enfin, comme ressource extrême, on a la forcipressure à demeure, pratiquée avec de longues pinces entourées de gaze iodoformée et laissées en place durant quarante-huit heures, à la manière de drains.

Les hémorrhagies provenant de *déchirures de l'utérus* sont parfois très difficiles à arrêter. Le thermo-cautère étant ordinairement impuissant, on aura recours à la suture en surjet dont on complétera au besoin l'action par le tamponnement : en cas d'insuccès, on n'a d'autre ressource que l'hystérectomie.

Pour les hémorrhagies *pariétales* rebelles et d'un accès difficile, on a conseillé une série de moyens plus ou moins ingénieux, qu'on a rarement l'occasion d'appliquer : fils passés à travers toute l'épaisseur de la paroi abdominale et autour de la surface qui saigne, puis noués sur un rouleau de gaze iodoformée ; suture soudant la surface qui saigne à la surface symétrique, quand le suintement a lieu assez près des lèvres de l'ouverture extérieure.

Quand une hémorrhagie importante a lieu dans les profondeurs du petit bassin, il est indispensable de mettre tout d'abord, et autant que possible, la région en lumière. On y parvient en refoulant l'intestin avec des compresses, et mieux, en plaçant la malade dans la position inclinée ; en attirant peu à peu la surface cruentée, indirectement avec une pince à griffes fixée sur l'utérus et directement avec des pinces-clamps convenablement superposées. Puis on fait, de préférence, une ligature après pincement. Si on ne peut y arriver, on passe, au-dessous des vaisseaux qui donnent, un ou plusieurs points de catgut, à l'aide de fines aiguilles qu'on enfonce peu profondément pour ménager l'uretère. Dans un cas, Routier aurait arrêté une hémorrhagie de la veine iliaque par le simple tamponnement.

D. **Extériorisation de la tumeur.**

La tumeur étant libérée de ses attaches, on peut encore rencontrer certaines difficultés pour l'amener à l'extérieur. Ces difficultés peuvent tenir : 1° à son volume et, en ce cas, il faut la morceler ou mieux, s'efforcer de l'engager par sa plus petite circonférence, en rétractant fortement les parois abdominales, ou agrandir l'incision extérieure ; 2° à son enclavement total ou partiel (lobe d'un fibrome accroché sous le pubis, par exemple); 3° à un simple phénomène de *cohésion*, ainsi qu'il arrive pour des kystes de petit volume inclus dans le Douglas (Schwartz). Dans ce dernier cas, dès que le doigt a pu s'insinuer entre le péritoine pariétal et la tumeur, celle-ci devient tout à coup complètement mobile.

Quand il s'agit d'une tumeur très volumineuse, on aura dû l'évacuer lentement si elle est kystique, et il faut l'extraire de même afin d'atténuer les phénomènes de décompression vasculaire et de prévenir, en particulier, la syncope.

Tandis que la tumeur sort peu à peu du ventre, l'aide maintient appliquées à son contact les lèvres de la plaie abdominale, pour prévenir l'issue de l'intestin.

4° Ablation de la tumeur.

A. Ablation totale.

Quand la tumeur a pu être complètement dégagée, jusqu'à son pédicule, on sectionne celui-ci après ligature. Le pédicule est-il peu accessible, on commencera par exciser la plus grande masse de la tumeur, après l'avoir enserrée à la base avec une pince courbe ou un lien élastique. Est-il très épais et mal différencié, il faut y tracer un sillon avec une forte pince à pression ou décortiquer, s'il y a lieu, la base de la tumeur.

Le lien élastique est réservé aux pédicules résistants ou très épais; pour les autres, on emploie la soie plate et tressée de Czerny, du n° 3 au n° 6. Il faut savoir qu'au-dessus du n° 4 elle se relâche assez facilement une fois nouée. Le catgut est complètement à rejeter.

La ligature la plus usitée est la ligature en chaîne, à deux ou plusieurs anses (voir : liv. I, chap. III).

Les nœuds de Lawson Tait et de Bantock (*ibid.*) sont réservés à l'ablation des annexes saines ou enflammées ; et encore, lorsqu'il s'agit d'ovaro-salpingite, peut-on avoir affaire à des pédicules très charnus pour lesquels ils n'offrent aucune sécurité.

Il est de règle d'user du thermo-cautère pour sectionner ou pour cautériser, après section, la lumière de la trompe ou de l'utérus.

La section terminée, il est bon de s'assurer, au bout de quelques instants, que le pédicule ne saigne pas, la ligature ayant pu se relâcher du fait des modifications apportées à la tension des tissus par le passage du moignon dans le petit bassin. En vue de cette vérification, on aura eu soin d'appliquer une pince longuette sur le moignon, afin d'éviter toute traction fâcheuse sur les fils.

Il peut arriver que, par crainte d'une hémorrhagie secondaire ou de la septicémie, on soit obligé de renoncer à rentrer le pédicule. En ce cas, on le fixe à l'extérieur ; ou bien encore, s'il s'agit d'un pédicule utérin, on l'extrait par le vagin ou par l'abdomen.

B. Ablation partielle.

S'il s'agit d'une tumeur solide, on la traite, à l'endroit choisi pour la section, comme il vient d'être dit pour le véritable pédicule.

S'il s'agit d'une tumeur liquide, on en fait la *marsupialisation*.

Marsupialisation. — Cette méthode consiste à fixer le fond de la poche dans l'angle inférieur de la plaie abdominale, et de telle sorte que sa surface interne, étant en continuité directe avec la peau, se trouve complètement isolée du péritoine.

1° En règle générale, quand le contenu du kyste est septique ou supposé tel, l'isolement, par la suture, de la portion qui doit rester dans le ventre, doit précéder l'ouverture et la résection de la portion extériorisée.

On commence donc, avant même de faire une ponction (à moins qu'elle ne soit nécessaire aux manœuvres de libération), par entourer la base de la poche d'une couronne de sutures qui la réunissent à la paroi. On peut procéder de diverses façons : la plus expéditive consiste à comprendre, dans une série elliptique de points séparés, perpendiculaires aux lèvres de la plaie abdominale, toute l'épaisseur de celle-ci, mais une partie seulement de l'épaisseur de la poche : on évite ainsi l'effusion du liquide contenu, à travers les trous des aiguilles, et l'infection de celles-ci. Après quoi, par une autre série de points séparés, on ferme le ventre au-dessus de la poche, en ayant soin de comprendre celle-ci dans l'anse du fil le plus inférieur.

Le procédé suivant offre peut-être une sécurité plus grande : A l'aide d'un surjet de catgut, on ferme le péritoine au-dessus de la poche et on l'adosse à son pourtour ; puis, une fois qu'elle est ouverte et asepsiée, on passe une série de points séparés comprenant toute son épaisseur et toute celle de la paroi abdominale, et complétant, au-dessus, l'occlusion du ventre.

Quel que soit le procédé choisi, il est nécessaire, pour éviter l'éventration : 1° que les différentes couches de la paroi abdominale, peau, muscles, aponévroses, péritoine, soient comprises dans la suture, au niveau comme au-dessus de la marsupialisation ; 2° que l'ouverture du kyste soit limitée aux dimensions nécessaires : si on a dû la faire assez grande, pour l'évacuation de parties solides volumineuses (fœtus, par exemple), il est toujours facile de la réduire à l'aide de points séparés appliqués de haut en bas et comprenant, en même temps, les lèvres de la poche et celles de la paroi abdominale.

2° Lorsque le kyste a été préalablement ponctionné et que son contenu est franchement aseptique, on agrandit suffisamment l'ouverture dans le sens de la ligne blanche, on la fixe comme il a été indiqué plus haut, et dans toute son épaisseur, par une couronne de points séparés, puis on effectue au-dessus l'occlusion du ventre.

L'évacuation d'une poche septique doit toujours être suivie d'un nettoyage soigneux par des lavages accompagnés de frictions, voire même, par un curettage si on ne craint pas de perforer la paroi. On draine ensuite avec un gros tube de caoutchouc entouré de gaze iodoformée. Le pansement est renouvelé suivant les besoins, c'est-à-dire, dans les débuts, une ou deux fois par jour.

La guérison survient généralement entre un et trois mois. On la facilite, s'il y a lieu, par des curettages répétés du trajet.

5° Toilette du péritoine.

La tumeur étant enlevée et l'hémostase parachevée, on procède à la toilette du péritoine par *essuyage* ou *lavage*.

A. Essuyage. — On le pratique avec des compresses ou des éponges montées sur pinces que l'on porte aux points voulus et particulièrement dans la cavité de Douglas.

Quand le liquide épanché est aseptique (sang, liquide de kyste prolifère, etc.), un simple *essuyage* est suffisant.

Quand le liquide épanché est septique, mais peu abondant, et qu'il a pu être recueilli en plus grande partie sur des compresses, on se contentera encore de l'essuyage suivi de badigeonnage à la solution phéniquée forte et de drainage à la gaze iodoformée.

B. Lavage. — Le lavage, exposant par lui-même à diffuser les germes, on ne l'emploiera que si l'on suppose la diffusion déjà faite (abondance des matières épanchées au cours de l'opération, poussée récente de péritonite par rupture d'un pyosalpinx, etc.).

Théoriquement, il doit rendre également des services en cas de *shock opératoire*, agissant alors à la manière d'une transfusion (Delbet).

Il aurait, dans quelques cas, provoqué la syncope (Polaillon).

L'eau employée doit être à la température de 38° et avoir subi la double ébullition. On l'additionne ordinairement de 7/1000 de sel marin et on s'en sert à l'aide d'un appareil laveur quelconque, agissant simplement par la pression atmosphérique.

Quand il y a péritonite purulente, Delbet conseille l'usage successif des solutions suivantes : 1° durant dix minutes, lavage avec la solution salée à 7/1000 qui, outre ses effets mécaniques, diminue la puissance d'absorption du péritoine ; 2° lavage avec une solution antiseptique (solution biiodurée à 1/20000, sublimée à 1/3000) ; 3° nouveau lavage avec la solution physiologique de sel marin, pour enlever l'excès de substance toxique.

La canule doit être assez longue pour atteindre tous les recoins de la cavité abdominale. On assure, à mesure, l'évacuation du liquide, en comprimant de temps à autre les flancs, et on l'active en pratiquant le siphonage, du ventre vers une cuvette posée à terre. En général, une douzaine de litres suffisent.

6° Drainage.

Le drainage du péritoine, qui fut conseillé, au début de la laparotomie, comme méthode générale, n'est pas sans inconvénients : il entraine la formation d'adhérences, expose à l'éventration, à la contamination du péritoine, durant les deux premiers jours, et de la cavité néoformée autour du drain durant ceux qui suivent. On ne doit donc l'employer que dans des conditions bien déterminées : ascite, suintement sanguin persistant, surfaces cruentées assez larges et non réunies, reliquat de tissus morbides, péritonite suppurée, rupture d'un foyer septique dans des conditions telles que le nettoyage, pendant et après l'opération, semble insuffisant, ouverture d'une cavité ou d'un conduit naturel.

Généralement, à l'heure actuelle, on ne draine que par l'abdomen, le drainage *abdomino-vaginal* étant réservé aux cas où une poche septique descend très bas et s'accole au cul-de-sac de Douglas.

Chaput, en ces derniers temps, a conseillé d'en étendre l'usage : il l'emploie dans l'hystérectomie vaginale, dans les laparotomies pour salpingites suppurées et rupturées, etc. Au lieu d'arrêter le tube dans le cul-de-sac de Douglas, il lui fait traverser la paroi abdominale. Il le fixe en ce point avec une épingle de sûreté et, au milieu du vagin, avec deux pinces à forcipressure sans obturer son calibre. Le drain, ainsi placé, serait très favorable aux lavages (quatre lavages à l'eau bouillie en vingt-quatre heures et, si la température se maintient élevée, irrigation continue) (1).

A. **Drainage tubulaire**. — Quand on veut faire du *drainage proprement dit*, qu'on cherche à assurer l'écoulement d'un liquide,

(1) Chaput, *Soc. de gynéc.*, déc. 1892.

il ne faut pas se borner à l'emploi de la gaze, dont l'action capillaire s'épuise complètement au bout de deux ou trois jours; le mieux est d'employer le drain de verre, sans perforation latérale, bourré de coton ou de gaze que l'on renouvelle, ou, plus simplement, le drain de caoutchouc rouge entouré ou non de gaze.

B. Drainage à la gaze. — Si l'on veut surtout réaliser un *tamponnement*, soit *hémostatique*, soit *isolateur et antiseptique*, on emploiera, soit simplement des lanières de gaze aseptique auxquelles seront fixés des fils de soie, soit le tamponnement méthodique de Mickulicz.

a. Tamponnement simple. — Au lieu de tasser les lanières en un seul faisceau, de la profondeur à la surface, il vaut mieux les disposer en deux couches : l'une profonde, l'autre superficielle et qui sera changée plus souvent.

b. Tamponnement de Mickulicz. — Pour faire le *tamponnement de Mickulicz*, on introduit d'abord au fond de la plaie un carré de gaze iodoformée, en le saisissant en son milieu, au bout d'une pince. Ce carré de gaze est ainsi transformé en un sac que l'on bourre de lanières de même tissu. Au fond du sac et du côté de son ouverture, et à l'extrémité des lanières, sont fixés autant de fils de soie qu'on marque de un, deux, trois nœuds, suivant l'ordre d'après lequel on devra extraire les tampons correspondants. On évite ainsi des tiraillements fâcheux.

Il est inutile de laisser le tamponnement *hémostatique* plus de quarante-huit heures en place, ce qui permet de ne pas renoncer à la réunion par première intention en vue de laquelle on aura disposé un ou deux fils d'*attente*.

S'agit-il de tamponnement *isolateur et antiseptique*, on évitera d'y toucher jusque vers le troisième jour ; les deux jours suivants, on enlèvera les bandelettes et, le cinquième jour, le sac lui-même, s'il y en a un. En raison des adhérences du sac avec la cheminée de néo-membranes qui l'entoure, son extraction est assez pénible pour la malade et demande quelques précautions.

S'il existe encore, à ce moment, un écoulement notable, on placera dans le trajet, suivant l'abondance des sécrétions, soit un drain de caoutchouc, soit une simple mèche de gaze qu'on renouvellera tous les deux jours environ.

7° Suture de la plaie abdominale.

Pour fermer la plaie abdominale, on a recours à la *suture à un seul plan*, ou mieux, à la *suture à étages* qui prévient beaucoup plus sûrement l'éventration.

A. **Suture à un seul plan.** — On commence par étendre une compresse-éponge au-devant de l'épiploon et de la masse intestinale, pour mettre ces organes à l'abri des aiguilles et des anses de fils. Puis l'on passe, de haut en bas, une série de *points profonds*, au crin de Florence, intéressant toute l'épaisseur de la paroi abdominale, y compris le péritoine, distants de 1 centimètre et demi les uns des autres et de 1 centimètre environ des bords de la plaie. Terrillon conseille de traverser la séreuse à quelques millimètres seulement de ses lèvres pour éviter d'amorcer des hernies dans l'intervalle des fils. Il est très important de faire passer les fils extrêmes aux angles mêmes de la section péritonéale.

Tous les fils profonds étant placés, on les noue de haut en bas, en attirant peu à peu, dans le même sens, la compresse protectrice qu'on enlève complètement avant de serrer les deux ou trois derniers fils ; mais, tout d'abord, on aura eu soin de tendre fortement ces fils afin d'éviter qu'ils n'accrochent l'épiploon, et on les maintiendra tendus jusqu'à ce qu'ils soient noués. La coaptation exacte de la peau sera assurée par quelques points superficiels.

B. **Sutures à étages.** — La *suture à étages* se fait, soit à points continus, soit à points séparés.

a. *Suture continue, au catgut, sur trois plans* (Pozzi). — Le plan profond comprend les bords de la section péritonéale et du fascia sus-jacent. Le plan moyen rapproche les muscles droits et ferme leurs loges aponévrotiques. Le plan superficiel opère la réunion cutanée. Pozzi obtient, avec cette suture, des résultats parfaits. Nous préférons cependant la suivante qui réussit aussi bien tout en étant plus expéditive :

b. *Suture à points séparés sur deux plans.* — Le plan profond de *points perdus*, points ordinaires ou *points du pelletier*, fait avec de la soie de moyenne grosseur, comprend le péritoine et les aponévroses. Les plans superficiel et demi-profond de *points amovibles*, ordinaires, faits au crin de Florence, comprennent la peau et le tissu cellulaire sous-cutané.

8° **Pansement.**

Une fois la suture terminée, on procède rapidement au pansement qui sera composé des différentes pièces énumérées plus haut. Il faut éviter de trop serrer le bandage extérieur, dans la crainte de provoquer la formation d'adhérences (Müller), surtout si on laisse dans le ventre une grosse tumeur, comme c'est le fait dans la castration pour fibrome. Si la plaie abdominale est complètement fermée, le pansement sera laissé en place jusqu'à l'enlèvement des fils, à moins d'élévation de la température ou d'accélération du pouls.

9° Traitement post-opératoire.

A. Traitement des suites normales.

a. **Soins immédiats.** — La malade étant replacée dans son lit, les cuisses relevées, on la réchauffe au moyen de bouillottes et on lui administre un lavement stimulant.

b. **Alimentation.** — Le second jour, on se bornera à des liquides (grog, lait coupé d'eau de Vals-Saint-Jean, etc.), à la dose de 1 litre au plus dans les vingt-quatre heures et par petites quantités à la fois. Le troisième jour, on permettra des soupes légères au lait, au bouillon avec un jaune d'œuf. Vers le cinquième jour, on passera aux viandes légères et aux œufs. On évitera, durant quelque temps encore, les légumes et surtout les farineux (Hofmeier).

c. **Évacuation intestinale.** — Pour prévenir les accidents septiques d'origine intestinale, au lieu de donner comme autrefois l'opium, on est actuellement d'accord pour provoquer les selles de bonne heure, soit dès le deuxième jour. C'est ainsi que Terrillon prescrit à ses opérées, vers cette époque, si elles n'ont pas d'émissions gazeuses, 60 centigrammes de calomel ou un verre d'eau de Sedlitz. Pozzi, faisant observer avec raison que les laxatifs sont le plus souvent vomis, préfère donner, dès le soir du second jour, un lavement de 6 cuillerées à bouche de vin de Bordeaux additionné de 3 cuillerées de glycérine. Le lendemain, s'il n'y a pas émission de gaz, second lavement de même composition, additionné de 1 à 2 cuillerées à bouche de miel de mercuriale, et introduction dans l'anus, à 10 centimètres de profondeur, d'une sonde en gomme n° 20. Sébileau préfère l'emploi de la sonde œsophagienne. Le sondage sera répété deux ou trois fois par jour et même, au besoin, toutes les deux ou trois heures. Le cinquième ou sixième jour, on donne une purgation légère et, dans la suite, un lavement quotidien, si besoin est.

d. **Cathétérisme.** — Il est généralement nécessaire de sonder l'opérée durant un à deux jours, et à des intervalles de trois à six heures au plus. Inutile d'insister sur la nécessité absolue d'un cathétérisme aseptique.

e. **Retrait des fils.** — Les fils peuvent être enlevés dès le huitième jour s'il n'y a pas de tympanisme. Il vaut cependant mieux, si l'on n'a pas fait de suture à étages, ne les enlever que le dixième jour. Si, à cette époque, il y a tympanisme, on consolidera la cicatrice à l'aide d'une suture sèche.

f. **Décubitus et durée du séjour au lit.** — En général, et si tout marche à souhait, la malade devra demeurer dans le décubitus horizontal absolu jusqu'au cinquième jour. Le dixième jour, on lui permettra de s'asseoir dans son lit et, vers le quinzième, dans un fauteuil. Elle fera ses premiers pas au bout de la troisième semaine et ne reprendra ses occupations qu'au bout d'un mois. Pendant les deux premiers mois, elle portera une ceinture appropriée.

B. Traitement des suites anormales.

A. **Accidents précoces.** — a. Douleurs et agitation. — On opposera aux douleurs et à l'agitation, qui sont assez accentuées à la suite de certains traumatismes opératoires, l'injection d'atropo-morphine à faible dose, répétée, s'il est besoin, à intervalles éloignés. Mais il ne faut pas donner l'opium à l'intérieur, dans la crainte de provoquer la *paralysie intestinale*.

b. Hémorrhagie interne secondaire. — Elle s'annonce par des symptômes d'anémie aiguë et un fort abaissement des replis de Douglas avec soulèvement douloureux des régions inguinales (Hofmeier); de plus, si on a placé un drain, il s'en écoule un sang franchement rouge, déterminant sur le linge une tache de couleur uniforme. En présence de ces symptômes, il ne faut pas hésiter à rouvrir le ventre pour lier les vaisseaux qui donnent; puis, si l'état de la malade est grave, on lui fera une injection intra-veineuse ou sous-cutanée de solution stérilisée de sel marin à 6/1000; on lui élèvera les bras en abaissant sa tête et en comprimant la racine de ses cuisses; on la réchauffera extérieurement; on lui donnera des lavements stimulants et plusieurs injections d'éther à dix minutes d'intervalle.

c. Shock. — Sous le nom de *shock*, on a réuni à tort des phénomènes de collapsus trop souvent suivis de mort et qui sont dus aux causes les plus diverses : *anémie aiguë post-opératoire; hémorrhagies secondaires méconnues; troubles profonds déterminés dans le fonctionnement du cœur, des reins,* par le *traumatisme opératoire* (simples phénomènes d'*inhibition* ou *fautes opératoires*, telles que la *ligature des uretères*), par l'action des *anesthésiques* ou des *antiseptiques*.

Le traitement préventif découle de l'analyse de ces causes : grande rapidité d'exécution, emploi ménagé du chloroforme, suppression des antiseptiques à l'intérieur du péritoine, sauf dans des cas exceptionnels. Quant au traitement curatif, il consistera dans l'emploi des moyens indiqués plus haut et communément employés dans le collapsus : frictions chaudes, injections d'éther, etc., auxquels on ajoutera, suivant les cas, des ventouses scarifiées sur la région des reins, si l'on croit à une congestion de ce côté, des injections sous-cutanées de caféine, s'il y a dégénérescence du cœur, etc.

d. Atonie intestinale. — L'*atonie intestinale*, très fréquente à des degrés divers, peut n'être que la manifestation première de la péritonite, comme elle peut l'engendrer du fait de la *coprostase.*

Quand elle est *primitive*, elle relève probablement de l'hyperémie veineuse due à l'exposition prolongée des intestins à l'air, et se manifeste : par l'arrêt, plus ou moins complet, des matières et des gaz par le bas, par des éructations, des vomissements, des douleurs au niveau des fausses côtes, des coliques peu vives, de la gène respiratoire, une grande agitation, voire une élévation subite de la température.

C'est pour la prévenir que l'on conseille l'évacuation intestinale précoce. Il n'est du reste pas de meilleur moyen curatif à conseiller que les évacuants : mise en jeu de la sonde rectale, douches ascendantes d'eau de Seltz ou de plusieurs litres d'infusion de camomille additionnés d'huile et de savon (Léopold), pilule d'huile de croton (huile de croton 1 goutte et mie de pain q. s.), lavements électriques. On y joindra avec avantage les antiseptiques intestinaux s'il n'y a pas vomissements, soit : salol et magnésie āā 2 grammes par jour, en six cachets.

e. Péritonite septique et occlusion intestinale. — La *péritonite septique*, qui résulte d'une *hétéro-infection* (par insuffisance d'asepsie des opérateurs, des instruments ou des téguments de l'opérée) ou d'une *auto-infection* (par épanchement de liquide septique, reliquat de poches suppurées, moignon tubaire ou utérin non désinfecté, paralysie intestinale), ne présente, comme *symptôme constant*, que la *faiblesse cardiaque* due à l'intoxication par les ptomaïnes, et qui se traduit par l'*irrégularité*, la *petitesse* et l'*accélération du pouls.*

La continuation ou la reprise des vomissements au delà du second jour, sous forme porracée, le ballonnement du ventre, le facies pâle et grippé, la voix cassée, le refroidissement des extrémités, le désaccord entre le nombre des pulsations et la température qui peut tomber au-dessous de la normale, aussi bien que les caractères mêmes du pouls, constituent un *syndrome commun* à la *péritonite* et à l'*occlusion intestinale.*

Dans la péritonite *sans étranglement*, il est vrai, l'absence de gaz et de matières est ordinairement moins absolue ; les vomissements sont moins habituellement fécaloïdes ; le ballonnement se généralise plus rapidement ; il y a, au moins au début, élévation de température, et quand cette hyperthermie, survenant dans les trois premiers jours, suit une marche ascendante, elle est assez caractéristique. Il en est de même de l'hyperesthésie générale de l'abdomen quand elle coexiste avec les modifications du pouls.

Mais la brusquerie et la limitation première de la douleur est commune à l'*occlusion* et à la *péritonite par perforation*.

En somme : 1° On peut toujours, après la laparotomie, *circonscrire le diagnostic entre la péritonite et l'occlusion intestinale*.

2° On peut croire, avec peu de chances d'erreur, à la *péritonite*, quand il y a hyperthermie, hyperesthésie de l'abdomen avec faiblesse cardiaque ; à l'*absence d'occlusion*, quand il y a hyperthermie, vomissements non fécaloïdes, émission de quelques gaz et surtout de matières liquides.

3° En dehors de ces signes, on ne peut qu'hésiter *entre l'obstruction simple et l'obstruction liée à la péritonite*. Cette dernière coïncidence est fréquente, la péritonite pouvant engendrer la paralysie complète de l'intestin ou son étranglement ; l'occlusion, d'autre part, engendrant la péritonite adhésive ou par perforation. Le signe de Briquet et Velpeau (auscultation du cæcum, pendant qu'on pousse une injection dans le rectum), le signe de Wahl (météorisme extrême et rapide de l'anse étranglée, dans l'étranglement aigu, reconnaissable à la vue, au palper et à la percussion), et le signe de Schlange (dilatation et mouvements péristaltiques de l'intestin au-dessus de l'obstacle, dans l'occlusion chronique), ne peuvent que confirmer, quand ils existent, l'idée d'occlusion (Comte).

Le diagnostic du *siège*, sinon *anatomique*, au moins *topographique*, de l'occlusion est parfois possible, au début, grâce à ces mêmes signes (Comte).

A la suite de la laparotomie, on observe rarement l'*occlusion lente par obstruction* (soudure de l'intestin à des surfaces cruentées, accumulations fécales, etc.), différenciable au signe de Schlange et à l'intensité moindre des symptômes généraux. On a surtout affaire : 1° A l'*occlusion brusque par étranglement* (*étranglement complet* ou *pincement* de l'intestin par des adhérences, par un pédicule, par une ligature ; *coudure*, *torsion*, etc.), différenciable à la gravité des symptômes de collapsus et au signe de Wahl, quand il s'agit d'étranglement véritable, etc. ; 2° à la *paralysie intestinale*, qui peut simplement relever du froissement des parois intestinales ou d'une action réflexe, locale ou générale (hystéro-traumatisme (Henrot), mais qui, le plus souvent, annonce la péritonite.

Cette *pseudo-occlusion* est à craindre quand l'*atonie intestinale* résiste aux moyens indiqués.

Pour *prévenir l'occlusion intestinale*, à la suite de la laparotomie, on ménagera, autant que possible, le péritoine et l'intestin, au cours de l'opération, en les protégeant contre les instruments, en s'abstenant de les mettre au contact de l'air, de solutions irritantes, etc ; on veillera, surtout dans l'hystérectomie abdominale avec pédicule interne, à ce que le pédicule des tumeurs gagne le fond du petit bassin sans saisir l'intestin au passage ; on comblera, par la suture continue, les plaies anfractueuses résultant des manœuvres de décortication ; on refoulera, avec une compresse-éponge convenablement étalée, l'épiploon et la masse intestinale, lorsqu'on refermera le ventre ; on usera de bonne heure des laxatifs ; on évitera les bandages trop serrés.

A-t-on de bonnes raisons de croire à l'existence d'une occlusion intestinale, il faut tout d'abord recourir aux lavements gazeux et aux lavements électriques, avec une insistance plus ou moins grande suivant que l'on croira avoir affaire à l'occlusion par obstruction ou paralysie, ou bien à l'étranglement. L'action chirurgicale étant décidée, peut-être vaudrait-il mieux, d'une façon générale, recourir à l'*entérotomie* dans le premier cas, surtout si la malade est très affaiblie, et à la *gastrotomie* dans le second, surtout si la malade a conservé suffisamment de forces.

S'agit-il de péritonite, c'est encore la réouverture du ventre, suivie de lavages, qui semble être la méthode la plus rationnelle, bien qu'elle n'ait encore donné qu'un petit nombre de succès. Après avoir sectionné un ou deux points de suture, on fait un lavage en plusieurs temps, suivant le procédé de Delbet (voir plus haut), à l'aide d'une canule de verre de 25 centimètres qu'on promène à droite, à gauche, en bas, en haut, jusque sous le diaphragme ; après quoi, on remplace le pansement ouaté par un lit de compresses imbibées de liqueur de Van Swieten et recouvertes elles-mêmes d'une feuille de taffetas gommé surmontée d'un sac de glace.

Le lavage est renouvelé une, deux fois, le lendemain et le surlendemain, si on le juge utile. En agissant de la sorte, Jullien a réussi à sauver une malade dont l'état paraissait absolument désespéré. Nous avons revu cette malade dans le service de Pozzi qui dut lui faire la cure d'une éventration consécutive.

Chaput pense que l'on pourrait essayer du drainage abdomino-vaginal avec lavages fréquents ou irrigation continue.

f. Température et pouls en général. — Étant données ses modifications dans le shock, la péritonite et l'étranglement interne, on comprend que le *pouls* ait une part prépondérante dans le pronostic post-opératoire de la laparotomie.

L'*hyperthermie* peut exister dans les premiers jours, du fait seul des délabrements produits ou de l'existence de la péritonite au moment de l'opération, et n'a de signification grave, même si elle est assez prononcée, que si elle s'accompagne d'accélération du pouls. Cependant, si la température s'élève au-dessus de 39° dans les trois premiers jours, et surtout si cette élévation est régulièrement progressive, il s'agit ordinairement de septicémie et, tout à fait exceptionnellement, d'inflammation circonscrite. Une élévation, du cinquième au huitième jour, doit faire craindre une suppuration tégumentaire et, plus tard, un abcès (Hofmeier).

g. Péritonite localisée. — Elle s'annonce par une tuméfaction siégeant d'habitude dans le repli de Douglas, alors que la partie supérieure de l'abdomen reste souple et insensible. Son traitement n'a, dans l'espèce, rien de particulier.

h. Phénomènes nerveux. — Indépendamment des accidents graves dont nous venons de parler, on a signalé, dans les jours qui suivent la laparotomie, des troubles variés, assez rares d'ailleurs, qui, probablement, ne sont que des actions réflexes et dépendent de l'hystéro-traumatisme : crachotement (Lucas-Championnière et Richelot), vomissements ayant pour caractères de se produire sans effort (Lucas-Championnière, Martin), péritonisme, troubles cardio-vasculaires, paralysies passagères.

Quant au *délire post-opératoire*, assez fréquent dans les opérations qui portent sur l'appareil génital de la femme en général (38 cas sur 68 réunis par Le Dentu), il peut être, d'après cet auteur, tout à fait indépendant de la septicémie et de l'alcoolisme, et attribuable à d'autres causes d'ordres très divers : hystérie, manie, démence sénile, brightisme, intoxications (morphine, chloroforme, iodoforme, cocaïne).

B. Accidents tardifs. — a. Accidents infectieux et occlusion intestinale. — La *septicémie péritonéale* peut encore se montrer entre le dixième et le quinzième jour, du fait de la mortification des tissus au niveau des ligatures perdues. Cependant les symptômes inflammatoires qui se manifestent à cette époque se rapportent ordinairement à des inflammations circonscrites, péri-pédiculaires ou pariétales : dans le premier cas, on doit recourir à des opérations diverses, depuis l'incision simple jusqu'à l'hystérectomie; dans le second, à la désunion partielle de la plaie suivie d'injections avec des solutions antiseptiques faibles, de badigeonnages avec des solutions fortes et de tamponnement à la gaze iodoformée.

Parmi les phénomènes infectieux tardifs, il faut encore compter la *parotidite*, assez rare du reste.

L'*occlusion intestinale*, quand elle se produit au cours de la convalescence, est plus facile à distinguer de la péritonite septique et de la simple atonie de l'intestin que dans les premiers jours qui suivent l'opération.

Corps étrangers abandonnés dans la cavité abdominale. — Des expériences de Thompson, Hamilton, Jalaguier (1), etc., et des observations cliniques publiées tant en France qu'à l'étranger, il résulte que l'abandon d'éponges, de compresses-éponges ou d'instruments, dans la cavité péritonéale, peut avoir des conséquences diverses. Il se produit toujours des adhérences, sauf, peut-être, si le corps étranger est très petit (Thompson). La malade meurt rapidement d'obstruction ou de péritonite septique due à la désinfection incomplète de l'objet (surtout s'il s'agit d'éponge) ou à la lésion de la paroi intestinale ; ou bien, le corps étranger s'enkyste et, dans la suite, peut se résorber s'il s'agit d'éponge ou, plus souvent, s'élimine par l'intestin ou la paroi abdominale.

b. Urémie. — Parmi les accidents tardifs, il faut encore signaler l'*urémie*, que nous avons déjà vue se dissimuler derrière les phénomènes généraux du shock.

c. Embolie. — L'*embolie* est particulièrement fréquente après l'hystérectomie abdominale.

d. Désunion de la plaie. — La *désunion de la plaie*, suivie de l'issue de l'intestin au milieu des pièces du pansement, n'a pas en général les conséquences graves que l'on pourrait craindre.

e. Hémorrhagies. — Les *hémorrhagies tardives* sont dues à des reliquats inflammatoires ou à la congestion passive provoquée par les ligatures vasculaires, et consistent en *métrorrhagies*, *hématocèle* (Bouilly) ou *hématome* (Tait).

f. Troubles dus a la ménopause artificielle. — Les troubles dus à la *suppression des règles* se traduisent par des bouffées de chaleur, des vertiges, des sensations de pesanteur, des désordres psychiques, en particulier à l'époque ordinaire des règles ; ils s'atténuent peu à peu, mais parfois ne laissent pas que de tourmenter beaucoup les malades. On leur opposera l'hydrothérapie, les distractions morales, les purgatifs salins, les scarifications du col (Pozzi) ou l'application de quelques sangsues sur les bras ou les cuisses

(1) Jalaguier, *Bull. de la Soc. anatom.*, mars 1893.

(Lucas-Championnière) au moment du molimen menstruel.

g. Éventration. — La cure radiale de l'*éventration post-opératoire* peut se faire suivant plusieurs procédés :

Le procédé de Simon consiste à refouler vers la cavité abdominale toute l'épaisseur des tissus et à rapprocher la peau au-dessus de l'orifice de la hernie.

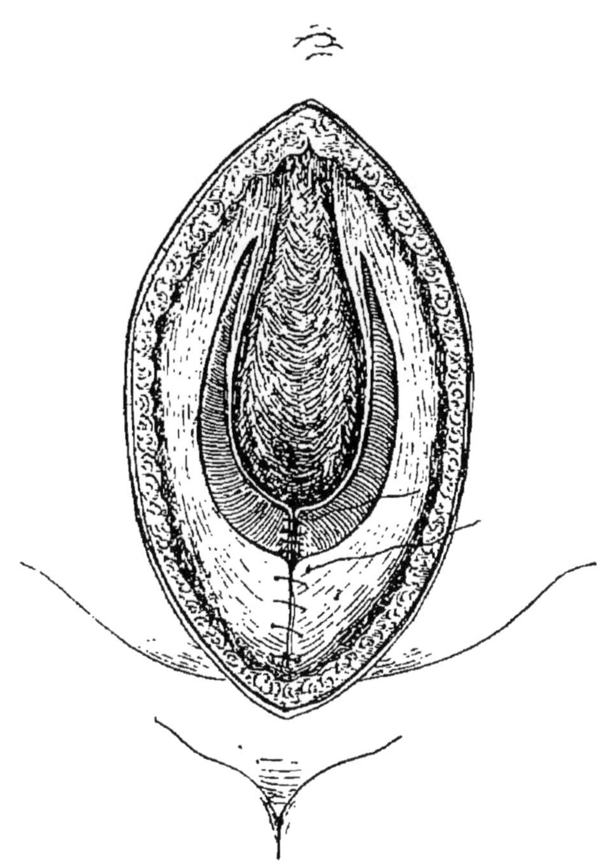

Fig. 262. — Cure radicale de l'éventration post-opératoire : procédé de Goullioud.

Magdl résèque toute l'épaisseur des tissus, y compris le sac, et fait ensuite une suture à étages.

Chrobak procède de même, sauf qu'il se contente de refouler le sac.

Le procédé de Goullioud paraît être le plus perfectionné. On commence par pratiquer une incision elliptique qui permet de retrouver, à la périphérie de la hernie et en dehors de la cicatrice, les différentes couches de la paroi. Le segment de peau et de tissus sous-cutanés, enserré par l'incision, est enlevé. Si les anfractuosités du sac ou les adhérences de l'épiploon font craindre l'étranglement, on les résèque, sinon on peut se contenter de les refouler. Cela fait, on ferme, par des surjets de catgut superposés, le péritoine s'il a été réséqué, la couche aponévrotique, la peau et les tissus sous-cutanés. Au lieu de suturer sur un seul plan l'aponévrose, Goullioud, après l'avoir fendue au-devant des muscles droits, suture séparément les deux lèvres aponévrotiques internes et les deux lèvres aponévrotiques externes, ce qui donne une cicatrice beaucoup plus résistante (fig. 262).

II. — OPÉRATIONS POUR AFFECTIONS DES ANNEXES

1° **Extirpation des tumeurs des annexes.**

L'extirpation des tumeurs de l'ovaire (ovariotomie), du ligament large et des tumeurs, plus rares, de la trompe, du ligament rond, etc., exige souvent une incision abdominale assez étendue.

On commencera cependant par faire une incision moyenne, également distante de l'ombilic et du pubis, et ce n'est qu'après avoir ponctionné la poche, s'il s'agit d'un kyste, et libéré en partie les adhérences, qu'on prolongera, si besoin est, la section vers le diaphragme.

Pour tout ce qui a trait à la libération des adhérences, à l'hémostase, à la section du pédicule ou à la marsupialisation des poches inextirpables, etc., nous renvoyons à l'article précédent.

2° **Ovaro-salpingectomie** (1).

L'*ovaro-salpingectomie* se pratique : 1° dans un but indirect, pour obvier aux vices de conformation, aux atrésies acquises de l'utérus, aux métrorrhagies rebelles, aux névroses graves d'origine génitale : c'est l'*opération de Battey*, sauf que cet opérateur n'avait en vue que l'ablation de l'ovaire, la *castration ;* 2° elle se pratique beaucoup plus souvent sur les annexes enflammées et adhérentes : c'est l'*opération de Tait*.

a. Soins préliminaires. — Il sera toujours bon, au préalable, de provoquer, autant que possible, la résorption des exsudats périmétritiques par le repos, les injections chaudes, le tamponnement glycériné, etc. Si la métrite est encore en puissance, il vaut mieux

(1) Le terme *ovaro-salpingectomie* est préférable au mot *castration*, en ce sens qu'il implique la nécessité, proclamée par Tait, de l'extirpation simultanée de la trompe et de l'ovaire.

faire d'abord le curettage de la muqueuse utérine que de s'en remettre à son atrophie ultérieure.

b. **Position de la malade.** — La position de Trendelenburg est, ici, préférable à toute autre.

c. **Incision abdominale.** — Il suffit, en général, de pouvoir introduire deux ou trois doigts quand les annexes sont saines et l'utérus peu volumineux, quatre doigts ou la main entière quand les annexes sont adhérentes et kystiques. Quand elles accompagnent un fibrome volumineux, atteignant l'ombilic, l'incision s'élèvera d'emblée au sommet de la tumeur où l'on a beaucoup de chances de les rencontrer (Bouilly).

d. **Ablation.** — Dans le cas d'ovaro-salpingite, on tombe ordinairement, tout d'abord, après section de la paroi, sur un épiploon épaissi, vascularisé, jeté comme un pont résistant au-devant de la masse intestinale auquel il adhère, de même qu'à la paroi abdominale et, parfois aussi, au pubis. Il ne faut pas hésiter à le lier par petits paquets et à le réséquer, s'il est notablement altéré ou s'il s'oppose à l'accès des parties à enlever. Dans ce dernier cas, on peut être contraint de passer au travers, pour se frayer ensuite un chemin entre les anses intestinales.

Après avoir pris le contact du fond de l'utérus, on s'oriente en partant de ses cornes et, une fois arrivé sur la tuméfaction, on l'entoure, autant que possible, d'une enveloppe de compresses montées.

Si elle est kystique et assez volumineuse et si on a lieu de craindre sa rupture, mieux vaut, avant d'entreprendre sa libération, la vider avec un trocart capillaire.

Si, au contraire, elle est petite et pourvue de parois résistantes, on évitera cette manœuvre qui, en ce cas, est inutile et rend même l'extraction plus difficile.

Les adhérences de l'oophro-salpingite sont ordinairement très serrées, et l'important, pour s'en rendre maître, est d'arriver à trouver le *plan de clivage* (Pozzi). Ce premier point résolu, on insinue peu à peu les doigts entre les organes adhérents et la tumeur, en agissant surtout vers celle-ci et avec la force voulue. On s'aide au besoin de tractions modérées, par l'intermédiaire de *pinces à cadre* ou de pinces de Museux à mors courbes et très fins (Bouilly).

Dans le cas d'adhérences étroites avec l'appendice vermiforme, on doit réséquer celui-ci après ligature.

Les salpingites du tiers interne de la trompe peuvent évoluer entre les deux feuillets du ligament large et nécessiter son ouverture.

Les manœuvres de libération seront souvent beaucoup simplifiées par la section préalable du ligament *infundibulo-pelvien*. Cette section se fait entre deux ligatures, ou mieux, entre deux pinces longuettes passées au-dessous du ligament. Il peut être préférable, en certains cas, de sectionner la trompe et le ligament de l'ovaire à 1 centimètre environ de l'utérus. On sera étonné de la facilité avec laquelle s'isoleront, à la suite de l'une ou l'autre de ces manœuvres, des annexes qui jusque-là semblaient invinciblement fixées.

Si la décortication porte sur une poche remplie de pus ou supposée telle, il est indispensable, pendant toute sa durée, de maintenir avec soin l'enveloppe protectrice de compresses-éponges. En effet, quelle que soit l'habileté de l'opérateur, l'effusion du pus est souvent inévitable, car il faut compter, non seulement avec l'amincissement de la poche en certains points, mais encore avec l'ouverture des collections adventices et la rupture des adhérences qui ferment le pavillon de la trompe.

En cas de fibrome, si les annexes ne se présentent pas d'emblée, on les cherchera en suivant les contours de la tumeur, qu'on fera au besoin pivoter sur son axe sans la faire sortir du ventre. Par le fait de l'étalement du ligament large, la trompe est parfois située à une certaine distance de l'ovaire (Bouilly).

L'ovaire et la trompe, une fois libres, sont attirés au dehors et, autant que possible, avec la main, car les pinces *bicoudées*, *à cadre* ou autres, exposent davantage à l'écrasement de ces organes ou à la rupture de leurs attaches. Quand la brièveté ou la rigidité du ligament large rend son extériorisation plus difficile, Tait conseille de l'érailler à sa base avec les doigts profondément introduits. Mais il suffit ordinairement, dans ces cas, de la position de Trendelenburg et de la mise en jeu des écarteurs.

e. **Ligature.** — La ligature doit être faite à 1 centimètre au moins au-dessous du hile de l'ovaire et aussi près que possible de la corne utérine, de telle sorte que l'on soit sûr d'enlever la presque totalité de la trompe et la totalité de l'ovaire qui s'infiltre parfois assez avant dans l'épaisseur de son ligament propre.

Si on emploie la ligature *en chaîne* (voir : liv. I, chap. III), il faudra passer le fil double à travers le ligament large, exactement au point où se placerait la *ligature simple* ou l'un des nœuds spéciaux de Tait ou de Bantock. En effet, il ne faut pas chercher à gagner vers la corne utérine en obliquant le nœud interne de ce côté, sous peine de s'exposer à son relâchement ultérieur.

La *ligature en chaîne* convient à la généralité des cas. Elle est préférable à toute autre pour les pédicules épais, charnus et gorgés de sucs : il est même bon, parfois, de faire trois chaînons au lieu de deux, et de pratiquer au-dessus une ligature simple de sûreté. La trompe se déchire-t-elle sous la constriction du fil, il ne faut pas hésiter à placer une seconde ligature au-dessous de la première, en la serrant un peu moins ; au besoin même, on obturera séparément les vaisseaux à la surface du moignon.

Les *nœuds de Tait et de Bantock* ne conviennent guère que pour les pédicules longs et minces.

Le *nœud simple* sera réservé aux cas de castration pour fibromes dans lesquels l'extrême vascularité du ligament large peut donner à craindre de le traverser (Bouilly).

f. **Section du pédicule.** — L'ovaire et la trompe étant extériorisés autant que possible, sur un lit de compresses-éponges qui protège l'intestin et la paroi abdominale, on commence la section du pédicule aux ciseaux et on l'achève au thermo-cautère (Pozzi), en ayant soin d'introduire la pointe du cautère dans la lumière de la trompe.

3° Opérations conservatrices sur les annexes.

La *salpingostomie*, de Martin et Skutsch, consiste dans l'excision d'un fragment de trompe kystique, suivie de réunion de la muqueuse à la séreuse tout autour de l'orifice. C'est une tentative inadmissible s'il y a suppuration, et vouée à l'insuccès en cas d'inflammation adhésive un peu active.

A côté de la *résection de l'ovaire*, suivie de suture, pratiquée en ces derniers temps avec succès par Pozzi, nous citerons la simple *ponction des microkystes* suivie de *thermo-cautérisation* (Pozzi), la *reposition* de l'organe par le raccourcissement intra-abdominal des ligaments ronds, l'*expression de la trompe*, proposée par Polk, l'*expression de la trompe suivie de cathétérisme et de lavage antiseptique*, proposée par Munde.

III. — OPÉRATIONS POUR AFFECTIONS DE L'UTÉRUS

1° Hystéropexie abdominale intra-péritonéale.

Les *hystéropexies* (ou fixations de l'utérus), pratiquées après laparotomie antérieure, comprennent les *gastro-hystéropexies* et le *raccourcissement intra-abdominal des ligaments utérins.*

A. Gastro-hystéropexies.

Les *gastro-hystéropexies* consistent à fixer l'utérus, en bonne position, à l'enceinte abdominale. A part le procédé mixte de Klotz et Roux, le lieu d'élection, pour le passage des fils à travers la paroi, siège au voisinage immédiat de son ouverture.

Les premiers temps opératoires sont les mêmes dans tous les cas :

Premier temps. — Laparotomie exploratrice.

Deuxième temps. — Libération et réduction de l'utérus : destruction des adhérences, exploration et ablation des annexes s'il y a lieu ; réduction et élévation de l'utérus à l'aide d'une pince fixée sur le fond de l'organe ou avec deux doigts appuyant sur le col.

Les différences dans la façon de procéder portent sur le *troisième temps* ou temps de la *fixation*.

On fixe à la paroi : l'utérus lui-même (*méthode directe*), ou bien les pédicules annexiels ou les ligaments (*méthode indirecte*), ou bien enfin, l'utérus d'une part et les pédicules annexiels ou les ligaments d'autre part (*méthode mixte*).

a. Méthode directe.

Elle comprend de nombreux procédés que nous grouperons, avec Delagénière (1), sous trois chefs principaux : *sutures temporaires ; sutures perdues ; sutures après avivement préalable de la face antérieure de l'utérus.*

1° Procédés à sutures temporaires (*L. Tait, G. Thomas, Léopold, Hennig*).— *Tait* traverse, avec deux minces fils d'argent, les lèvres de la plaie abdominale dans toute leur épaisseur et le muscle utérin près du fond de l'organe.

Léopold, puis *Klotz*, passent trois fils de soie de la même manière : le premier fil, au niveau de l'insertion des ligaments ronds : le deuxième, à 1 centimètre au-dessous, près de l'origine des trompes ; le troisième, en arrière de l'insertion des trompes. Le trajet de chacun de ces fils dans le muscle utérin mesure environ 2 centimètres.

Boldt ne comprend, dans l'anse du fil, que la séreuse, sans pénétrer dans le tissu utérin.

Gottschalk se sert des deux points inférieurs de la suture abdominale pour fixer l'utérus, et ne prend aussi que la séreuse.

(1) H. Delagénière, *Annales de gynéc.*, décembre 1890, p. 417.

Dans tous ces procédés, les sutures fixatrices font partie des sutures profondes de la paroi et sont enlevées du dixième au quinzième jour.

2° **Procédés à sutures perdues** (*Czerny-Terrier*). — *Czerny* passe seulement deux fils en anse dans le tissu utérin, au niveau du fond de l'organe.

Terrier, posant en principe que l'hystéropexie doit être faite

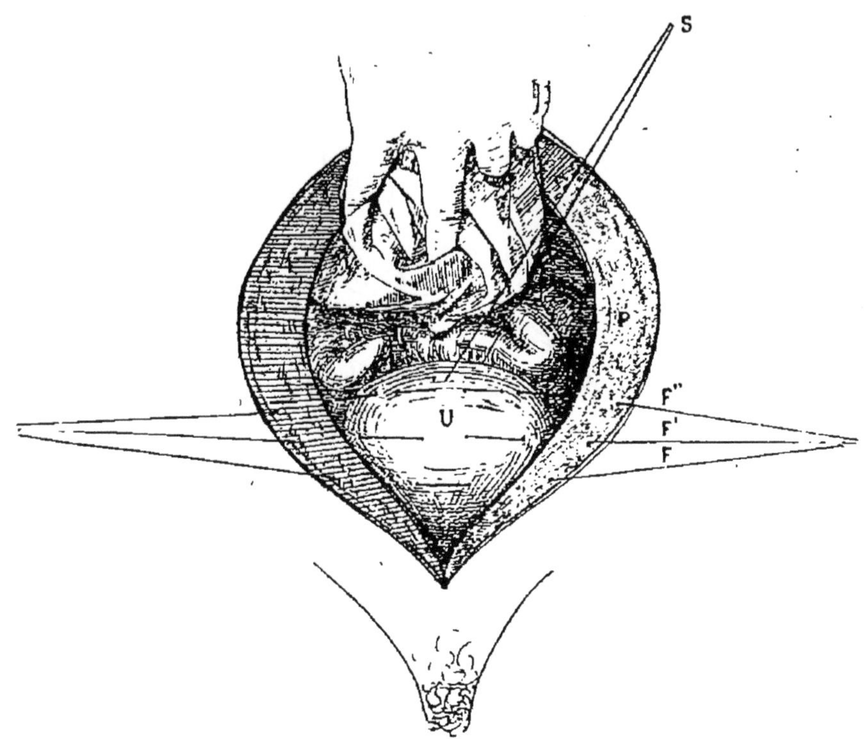

Fig. 263. — Gastro-hystéropexie : procédé de F. Terrier ; U, Utérus. F, F' F", Fils fixateurs (anses avec points passés) ; S, Fil de soie destiné à amener l'utérus en avant pendant l'opération et à le maintenir ; P, Paroi abdominale (Dumoret).

aux dépens du fond et de la face antérieure de l'utérus, sur la plus grande largeur possible, multiplie les fils et procède ainsi :

L'utérus, saisi d'une main, est attiré vers l'ouverture péritonéale. A l'aide de l'aiguille de Reverdin on passe d'abord longitudinalement, au fond de l'organe, un premier fil de soie qui sert à le soulever et à faciliter le placement des sutures. Ce fil est surtout utile en cas de prolapsus. Une grosse soie est alors passée obliquement à travers la paroi abdominale et à gauche de son ouverture, *sans comprendre la peau ;* elle sort à 15 millimètres en dedans de la plaie péritonéale, est conduite de gauche à droite, *en faufilé*, à travers le tissu utérin, au-dessus de l'isthme, puis traverse symétriquement la lèvre droite de l'incision abdominale, en exceptant toujours la peau. Un deuxième, un troisième et quelquefois un quatrième fil sont placés de même de bas en haut et serrés dans le même ordre (fig. 263 et 264). Le fil longitudinal est alors enlevé ou, au besoin, fixé lui-même à la paroi.

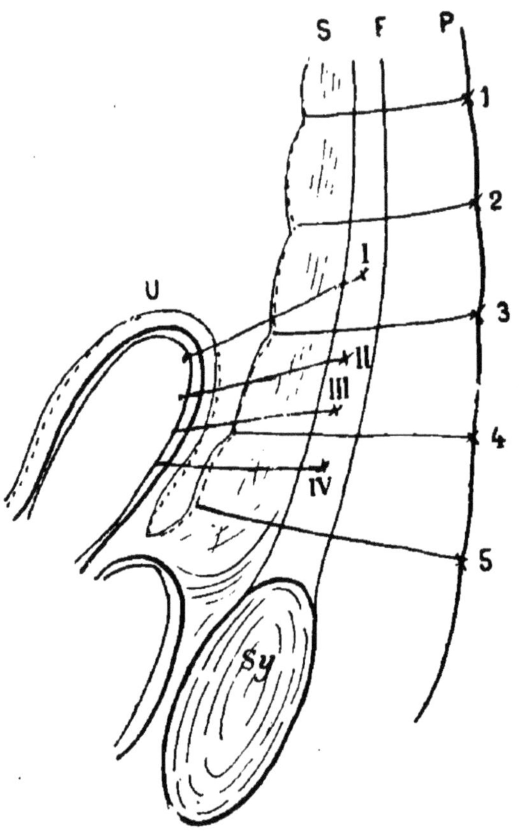

Fig. 264. — Gastro-hystéropexie : procédé de F. Terrier (schéma représentant le bassin en coupe verticale et médiane, et les fils serrés) ; *Sy*, Symphyse pubienne ; U, Utérus ; S, Séreuse péritonéale ; F, Fascia sous-péritonéal, aponévroses et muscles de la paroi abdominale ; P, Peau et tissu cellulaire sous-cutané ; I, II, III, IV, Fils fixateurs de l'utérus. — 1, 2, 3, 4, 5, Points de suture de la plaie abdominale (Baudoin).

Au-dessus de ces sutures fixatrices perdues, la plaie abdominale est fermée par des points demi-profonds et superficiels.

Laroyenne fixe d'abord l'utérus par autant d'aiguilles qu'il est nécessaire, puis il passe les fils au moyen de ces aiguilles laissées en place et les noue à mesure.

Pozzi emploie la suture continue à la soie fine. Le fil prend point d'appui inférieurement sur le plan séro-fibro-musculaire de l'incision pariétale, puis il remonte par un surjet ascendant dont la spirale traverse successivement la partie profonde de la lèvre gauche de la plaie abdominale, une épaisseur peu considérable de l'utérus, de bord et d'autre du plan médian, puis la partie profonde de

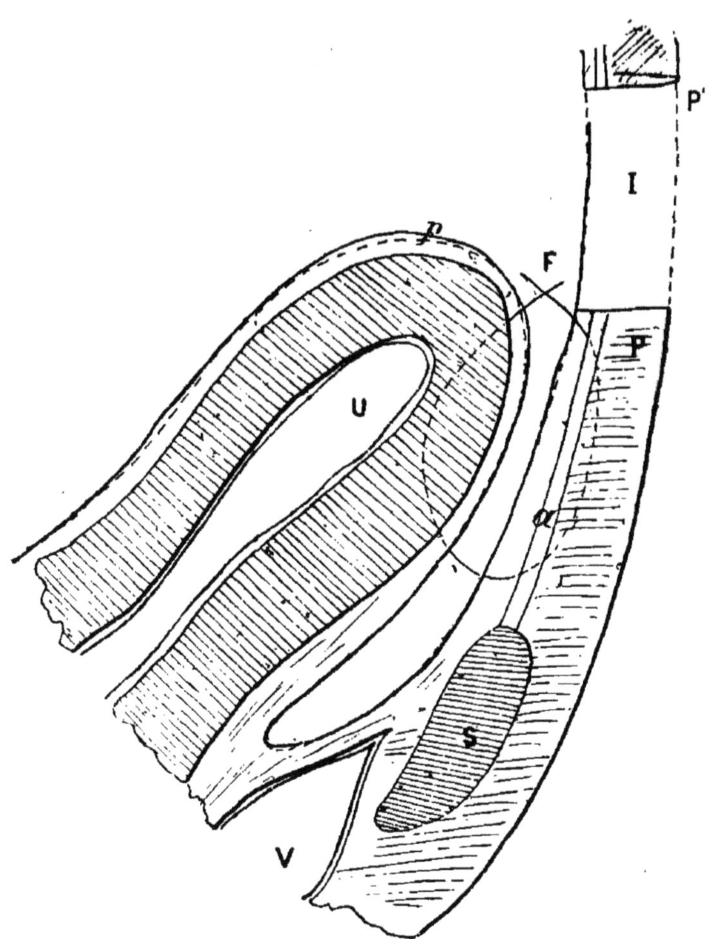

Fig. 265. — Gastro-hystéropexie : procédé de Faucon (schéma représentant le bassin en coupe verticale et médiane) ; P, Coupe de la paroi abdominale ; *a*, Aponévrose de la paroi abdominale ; P', Paroi abdominale, au-dessus de l'incision abdominale ; I, Incision de la laparotomie ; S, Symphyse pubienne ; V, Vessie ; U, Utérus ; *p*, Péritoine utérin ; F, Fil fixateur vertical, médian, et son nœud intra-péritonéo-abdominal (Baudoin).

l'autre lèvre abdominale. Dès que l'utérus est suffisamment fixé à la paroi, le surjet à la soie est arrêté.

Terrillon passe dans l'intervalle des sutures perdues, utéro-pariétales, des sutures temporaires profondes comprenant seulement la paroi abdominale dans toute son épaisseur et destinées, avec des sutures semblables passées au-dessus de l'utérus, à fermer la plaie abdominale. Il serre d'abord les fils de l'hystéropexie, puis ceux de la suture pariétale.

Picqué laisse libre la face antérieure de l'utérus et fixe l'organe par quatre sutures, deux de chaque côté (sutures symétriques bilatérales), traversant le tissu utérin dans une étendue de 1 centimètre 1/2. Il y ajoute ordinairement un point inférieur médian.

Zinsmeister (de Vienne) se sert de catgut et fait deux sutures verticales, une de chaque côté, à 2 centimètres de la ligne médiane. L'aiguille pénètre d'abord de *haut en bas*, dans le tissu utérin, puis de *bas en haut* dans la paroi, à l'exclusion de la peau, et ressort dans la cavité abdominale où les fils sont noués (*suture intra-péritonéo-abdominale*).

Faucon (de Lille) fixe l'utérus au-dessous de l'angle inférieur de l'incision abdominale qui s'arrête à trois travers de doigt au-dessus de la symphyse pubienne. Trois longs crins de Florence sont conduits de *haut en bas* dans le tissu utérin sur une hauteur de 2 à 3 centimètres, puis de *bas en haut* dans l'épaisseur de la paroi et noués dans la cavité abdominale, comme dans le procédé de Zinsmeister (fig. 265).

3° **Procédés comportant l'avivement de la face antérieure de l'utérus.** — *Léopold*, avant de fixer ses sutures, gratte la séreuse avec le dos du bistouri sur une étendue de 4 centimètres environ.

Thiriar fait un véritable avivement : il dissèque un lambeau séro-utérin rectangulaire de 15 centimètres de hauteur et étendu d'un ligament rond à l'autre.

Il est reconnu que ces avivements préalables ne donnent pas une adhérence plus solide (Demboski, Terrier, Gottschalk).

b. Méthode indirecte.

La *gastro-hystéropexie indirecte* constitue ordinairement le temps complémentaire d'une laparotomie faite pour ablation de tumeur ou d'annexes malades. Nous nous contenterons de citer les procédés suivants :

1° **Fixation des pédicules annexiels à la paroi abdominale après ovaro-salpingectomie** (*Kœberlé*).

2° **Fixation des cornes et des bords de l'utérus** (*Olshausen-Sänger*). — Un premier fil est passé autour du ligament rond d'un côté, en dedans de l'artère épigastrique, sans blesser la trompe, puis à travers la paroi abdominale. Deux autres fils sont passés au-dessous, le long du bord interne du ligament large, et ne comprennent, dans leur anse, que son feuillet antérieur (fig. 266); on en fait autant de l'autre côté.

Ce procédé, de l'aveu même de ses auteurs, laisse entre l'utérus et la vessie une fente dans laquelle pourrait s'engager et s'étrangler une anse intestinale.

3° **Fixation des ligaments tubo-ovariens** (*H. Kelly*). — *Kelly* fixait d'abord les cornes utérines : il y a renoncé et suture au péritoine pariétal, par trois points de chaque côté, le *ligament tubo-ovarien*. Les sutures sont intra-péritonéales et perdues.

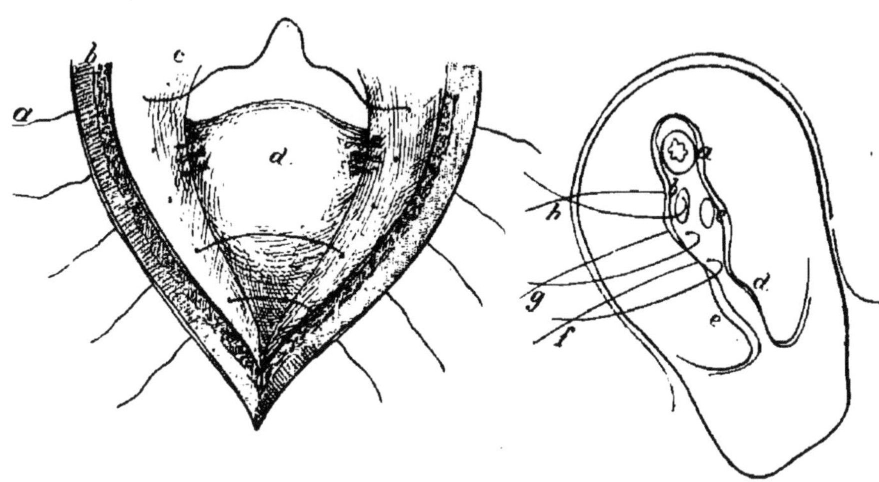

Fig. 266. — Gastro-hystéropexie : Procédé d'Olshausen-Sänger. — 1, Fils fixateurs en place : *a*, Fils de la suture abdominale ; *b*, Muscles et aponévroses de la paroi ; *c*, Péritoine ; *d*, Utérus. — 2, Schéma de la disposition des fils fixateurs : *a*, Trompe ; *b*, Ligament rond ; *c*, ligament de l'ovaire ; *d*, feuillet postérieur du ligament large ; *e*, feuillet antérieur du ligament large ; *f*, *g*, *h*, fils fixateurs (Sänger).

Les adhérences déterminées par ce procédé sont lâches, lamelleuses et insuffisantes dans la plupart des cas.

4° **Fixation des ligaments larges** (*Winiwarter*). — Le fil fixateur passe à travers le ligament large, au-dessous de l'ouverture de la trompe dans l'utérus, puis est fixé aux bords de la plaie abdominale.

c. Méthode mixte.

Elle consiste, sans règles précises, à fixer, non seulement le corps de l'utérus, mais aussi les ligaments ou un pédicule annexiel (Hennig, Prochownik, Hofmeier, Prager, Doléris).

Klotz et *Roux* (de Lausanne), après avoir fixé à la plaie abdominale le pédicule d'une trompe ou d'un ovaire, placent un tube de verre en arrière de l'utérus (*étançonnage utérin*) et le laissent en place trois ou quatre semaines pour provoquer la formation d'adhérences postérieures. Polk avait déjà pratiqué ce drainage rétro-utérin.

B. Raccourcissement intra-abdominal des ligaments utérins.

1° Raccourcissement intra-abdominal des ligaments ronds. — *Ruggi* (de Bologne) traverse le ligament rond, près du canal inguinal, avec une aiguillée de catgut munie d'un nœud à son extrémité ; il le traverse ensuite avec le même fil près de son extrémité utérine ;

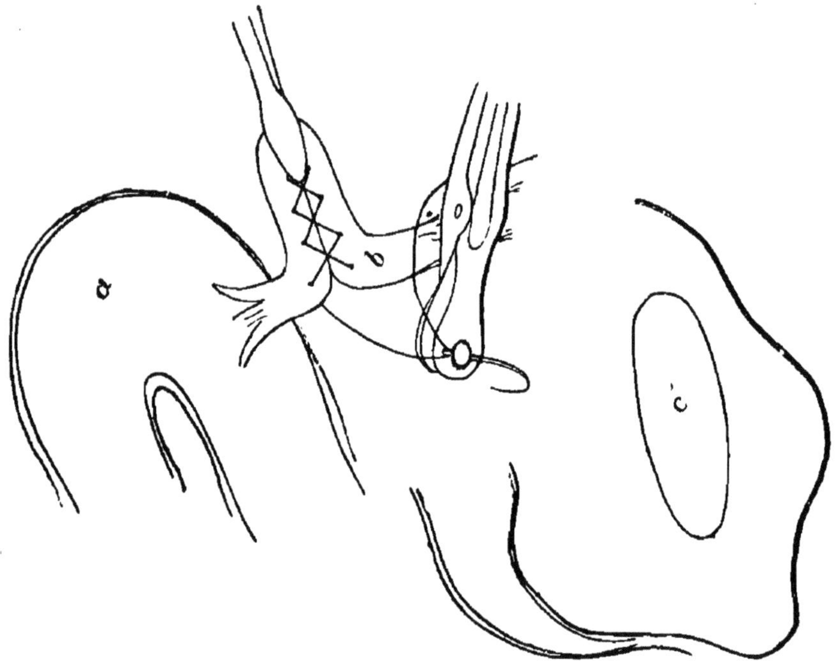

Fig. 267. — Raccourcissement intra-abdominal des ligaments ronds : procédé de Ruggi. Repliement terminé. — *a*, Utérus ; *c*, Pubis ; *b*, Anse repliée.

le ligament est ainsi replié en dehors et ses deux moitiés sont maintenues en contact au moyen d'une double suture en surget (fig. 267). — Même manœuvre sur l'autre ligament.

Gill Wylie obtient la plicature en saisissant le ligament à sa partie moyenne et en l'attirant fortement en dehors. Il avive par grattage les deux surfaces qui se correspondent et assure leur contact et leur adhérence par trois solides ligatures de soie passées autour de la coudure du ligament.

Bode accroche cette coudure à la corne utérine au moyen d'un fil qui traverse la corne après avoir entouré le ligament.

Polk coude, non plus en dehors, comme Wylie, mais en dedans, en avant de l'utérus, les deux ligaments ronds qui se trouvent ainsi amenés au contact par leur coude : on avive leur surface de contact et on les anastomose au moyen d'une suture. Ils forment ainsi un X en arrière de la vessie.

Dudley coude l'extrémité utérine des ligaments en avant de l'utérus et les suture à la face antérieure de l'utérus.

Nous avons vu Doléris combiner la gastro-hystéropexie par sutures perdues avec la fixation, dans la plaie, des ligaments ronds raccourcis.

2° **Raccourcissement intra-abdominal des ligaments utéro-sacrés.** — Proposé par *Kelly*, exécuté une fois par Frommel, ce procédé consiste à fixer les replis de Douglas au péritoine des parties latérales du bassin.

3° **Raccourcissement intra-abdominal des ligaments larges.** — *L. Tait* plisse la partie supérieure et interne du ligament large, en comprenant dans l'anse du fil l'extrémité utérine du ligament rond : c'est, en réalité, une combinaison du raccourcissement des ligaments larges avec celui des ligaments ronds.

Imlach, au contraire, agit sur le ligament infundibulo-pelvien en faisant le plissement sur le bord externe du ligament large, à l'exclusion du ligament rond.

Dans le cas de prolapsus, surtout vaginal, des vieilles femmes, *Picqué*, après avoir ouvert la cavité abdominale de chaque côté, suivant la ligne d'incision de l'opération d'Alexander, fixe, d'un côté, la corne utérine correspondante et, de l'autre, l'aileron moyen ou le ligament utéro-ovarien.

Un bon nombre des procédés d'hystéropexie que nous venons de passer en revue ne sont pas sortis du domaine spéculatif, et la plupart des autres n'ont été exécutés qu'un petit nombre de fois, avec des résultats incertains ou décevants. Les procédés de gastro-hystéropexie *directe par sutures perdues* sont généralement préférables à tous les autres et, parmi eux, le procédé Czerny-Terrier, avec ses variantes, est le plus employé en France.

Il ne semble pas qu'il ait jamais entravé sérieusement le fonctionnement de la vessie ni qu'il ait occasionné des désordres graves au cours de la grossesse ou de l'accouchement (1).

Comme *traitement post-opératoire*, Terrier se borne aux irriga-

(1) Se reporter, pour plus de détails, au travail de Baudoin : *Hystéropexie abdominale antérieure et opérations sus-pubiennes dans la rétrodéviation de l'utérus* (Thèse Paris, 1890).

tions vaginales. D'autres opérateurs, Pozzi, Poncet, Laroyenne, maintiennent, pendant toute la durée du séjour au lit, un tamponnement dans le vagin, ce qui paraît préférable, surtout en cas de prolapsus.

D'autres encore, Sänger, Léopold, Picqué, etc., font porter pendant quelque temps un pessaire de Hodge ou autre.

Dans tous les cas, la malade doit garder le lit pendant trois à quatre semaines.

2° Hystérotomie et hystérectomie abdominales.

Les opérations diverses, rangées sous ce double chef, comportent toutes l'*hémostase provisoire* de la partie à enlever : elle est actuellement réalisée par la *ligature élastique ;* l'écraseur, les pinces de Billroth, les fils métalliques de Kœberlé et Péan, sont universellement abandonnés.

Utilisée pour la première fois en 1877 par Kleberg, d'Odessa, la ligature élastique a été systématisée et vulgarisée par Martin, dès 1878. Elle comporte l'emploi de tubes en caoutchouc de 5 à 6 millimètres de diamètre [tubes ordinaires, tubes à drainage, sonde de Nélaton n° 14 (Terrillon)], préférables aux cordons pleins dont la vulcanisation est souvent incomplète et la résistance moindre, si bien qu'ils peuvent casser spontanément deux ou trois jours après leur application (Terrillon). On passe le tube d'avant en arrière, puis d'arrière en avant, autour du pédicule de la tumeur, on entre-croise ses deux chefs et on les fixe au degré de *tension voulue* au moyen d'un double nœud (Olshausen), d'un ligateur mécanique (modèles Pozzi, Collin, Terrillon, Segond, Walcher, etc.), ou, plus simplement, avec une pince à pression ordinaire.

A. Myomectomie.

La *myomectomie* s'adresse aux fibromes pédiculés.

Le pédicule est-il étroit, on l'enserre dans une ligature en chaîne et on le sectionne à quelques millimètres au-dessus.

Est-il trop large pour que cette ligature donne la sécurité désirable, on le résèque à sa base, suivant deux incisions qui se rejoignent à angle aigu dans leur profondeur, et l'on rapproche les bords de l'entonnoir ainsi creusé à l'aide de fils de soie cheminant à 5 ou 6 centimètres les uns des autres, sous toute la surface cruentée. La distance qui doit les séparer des bords de la plaie dépend de la profondeur de celle-ci, et leur striction doit être telle qu'ils puissent assurer la réunion sans déchirer le tissu utérin.

Lorsque la plaie est large et profonde, Hofmeier, à l'exemple de

Schröder, espace les fils profonds à la soie, place de bas en haut plusieurs plans de suture continue au catgut et ne serre les fils de soie qu'une fois cette suture terminée.

Si de gros vaisseaux sont ouverts, on fera bien de les lier séparément.

Enfin, la réunion du péritoine sera assurée par une suture semblable à celle de Lembert, à points séparés ou continus.

Si, après l'enlèvement de la ligature élastique, il se produisait un suintement sanguin de quelque importance, on passerait obliquement un nouveau fil au-dessous du point saignant.

Si la cavité utérine n'a pas été ouverte, ce qui est l'ordinaire, on peut abandonner sans crainte l'utérus dans la cavité abdominale. Dans le cas contraire, on le fixerait à la paroi suivant l'un des procédés que nous décrirons plus loin.

B. Énucléation des fibro-myomes interstitiels.

Pratiquée déjà par Spencer-Wells et par Spiegelberg, cette méthode a été particulièrement préconisée par Martin, depuis 1880. Doléris, Bouilly, Terrier, Pozzi, etc., l'ont employée avec succès. Chevrier (1) en a réuni 125 observations.

La ligature élastique étant mise en place, on incise la capsule du fibrome dans toute son épaisseur et sur son plus grand axe, en suivant, autant que possible, les faisceaux sous-jacents du muscle utérin (fig. 268, 1); puis on saisit la tumeur avec des pinces à griffes et on l'énuclée de la même façon que par la voie vaginale.

La cavité se rétracte aussitôt. Si, en raison du volume de la tumeur, les parois sont trop étoffées, on en résèque ce qui est nécessaire pour obtenir une coaptation exacte, puis l'on procède à la suture comme après la myomectomie (fig. 268,2).

Il peut arriver que la cavité utérine soit ouverte (10 fois sur 16 cas, Martin). En pareil cas, Martin suture d'abord isolément la muqueuse, puis fait le drainage utéro ou péritonéo-vaginal. Hégar préfère le drainage abdominal. En vue de cette éventualité, il est prudent d'assurer, au préalable, l'asepsie du vagin par des pansements et l'asepsie de l'utérus par le curettage.

C. Décortication des fibromes intra-ligamentaires.

La tumeur, étant saisie avec de fortes pinces, est attirée autant que possible vers l'extérieur. Si elle fait une forte saillie dans la

(1) Chevrier, *Nouv. Archiv. d'obst. et de gyn.*, 1891, n^os^ d'avril et juillet.

cavité péritonéale, on place, à la base de cette saillie, une ligature élastique. Dans le cas contraire, on enlève tout d'abord, si possible, les annexes du côté où on opère, puis on sectionne, entre deux pinces, la portion encore accessible et non dédoublée du ligament large correspondant, si tant est qu'elle existe.

Ces manœuvres préalables sont parfois impossibles à réaliser ; mais, dans tous les cas, on devra se rendre compte très exactement

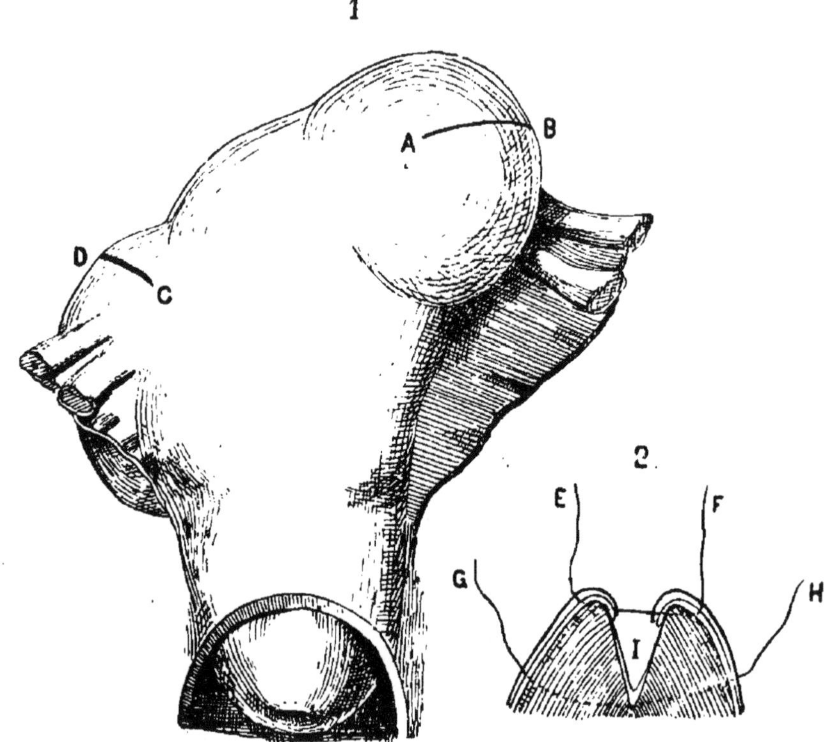

Fig. 268. — Énucléation des fibro-myomes interstitiels et sous-péritonéaux. — 1, AB, CD, lignes d'incision. — 2, Disposition des sutures : EF, Suture superficielle séro-séreuse ; GH, Suture profonde ; I, Cavité résultant de l'énucléation (Doléris).

de la situation et des limites de la vessie qui, très souvent, dans les cas envisagés, est allongée et aplatie au-devant de l'utérus et de la tumeur.

Une incision longitudinale, ou circulaire si la tumeur est volumineuse, ouvre la loge intra-ligamentaire ; puis on saisit les lèvres de l'incision avec des pinces en T, la tumeur elle-même avec de fortes pinces à griffes, et on la décortique peu à peu avec les doigts en pratiquant, chemin faisant, la ligature ou le pincement des vaisseaux. A un moment donné, on arrive sur un pédicule que l'on traite comme il a été dit plus haut, ou bien sur le corps même de l'utérus en continuité directe avec le fibrome. Dans ce dernier cas, la *décortication* se terminera par une *hystérectomie*.

Pour les détails complémentaires de l'opération et le traitement de la poche anfractueuse qui en résulte, se reporter au paragraphe Ier du présent chapitre.

D. Hystérectomie supra-vaginale.

S'il s'agit d'une tumeur fibro-kystique à larges cavités, on en réduit le volume par la ponction ; mais il vaut mieux prolonger l'incision abdominale jusqu'à l'appendice xiphoïde que de perdre son temps à pratiquer le morcellement ou l'énucléation de noyaux fibreux isolés, à la façon de Péan et Kimball.

Pour dégager la tumeur, il suffit ordinairement de fortes pinces fixées dans son tissu et d'une main glissée sur sa face postérieure. Si elle est enclavée, on peut la faire soulever de bas en haut par le vagin. A. Reverdin a imaginé dernièrement un procédé qui facilite beaucoup ce temps de l'opération. Il fixe sur la tumeur une grande et forte pince à plusieurs dents, une sorte de forceps, dont on accroche les anneaux à une corde qui passe sur une poulie fixée au plafond. La corde de traction est manœuvrée par un aide, à une certaine distance de la table opératoire qu'on mobilise en tel ou tel sens, de façon à donner à la tumeur la direction voulue.

Delagénière, s'inspirant de ce procédé, se sert pour attirer, soutenir et mouvoir la tumeur, d'une sorte de tire-bouchon à hélice qu'il fait saisir par un aide ou que l'on peut adapter au besoin à une paire de moufles.

Dès que la masse fibromateuse est attirée au dehors, un aide doit rapprocher derrière elle les lèvres de l'incision abdominale.

Avant d'appliquer la ligature élastique, on se rendra compte des connexions de la vessie et on la détachera, s'il y a lieu, de la face antérieure de l'utérus, après avoir ouvert le cul-de-sac vésico-utérin. Il faut également veiller à ne point saisir dans l'anse du tube l'intestin, l'épiploon ou le péritoine pariétal. On tâche, au contraire, d'y comprendre les trompes et les ovaires, à moins que cette manœuvre ne soit contre-indiquée par une tension trop grande des tissus : en ce cas, on sectionne obliquement le ligament large, de chaque côté, entre deux pinces, jusqu'au futur pédicule, et on applique le lien élastique de telle sorte qu'il enserre l'angle inférieur de chaque section.

(1) *Nouv. Archiv. d'obst. et de gyn.*, octobre 1892.

On garnit alors la tumeur, à sa base, de compresses absorbantes et on la résèque circulairement, à deux travers de doigt au-dessus de la ligature, après l'avoir ou non fendue par le milieu pour faciliter son ablation.

Si les ligaments larges ont été sectionnés au préalable, après forcipressure, on remplace la pince hémostatique externe par une ligature en chaîne, en ayant soin de placer l'anse de fil la plus interne au voisinage immédiat du caoutchouc et de faire passer les deux chefs correspondants en dedans de celui-ci, avant de les serrer. La pince interne et les annexes sont enlevées en même temps que la tumeur.

Suivant le procédé choisi, on fixe alors d'une façon définitive le lien constricteur, soie ou caoutchouc, ou bien on le supprime après avoir passé des sutures qui ferment la plaie utérine. Si l'hémostase définitive doit être confiée au lien de caoutchouc, on le fait glisser à la place qu'il doit occuper, c'est-à-dire le plus bas possible, s'il n'y est déjà du fait de la ligature primitive ou de son glissement automatique au cours de l'évidement du moignon. Puis, on étire fortement ses deux chefs entre-croisés, on les enserre, au ras du tissu utérin, dans une ligature solide à la soie, on les étire de nouveau et on place, pour plus de sûreté, une deuxième ligature au-dessus de la première. Quand les ligaments larges n'ont pas été traités à part, il est prudent, pour peu que la tension des tissus soit prononcée, de lier séparément les annexes avant de les supprimer et de fixer le bord supérieur des ligaments larges au caoutchouc avec un fil de soie passé en écharpe.

Si l'on doit extérioriser le pédicule, on aura eu soin, avant de pratiquer la section circulaire, de passer, au-dessus de la ligature élastique et au travers de la tumeur, deux broches nickelées qui se superposent à angle aigu et prennent appui, de chaque côté, sur la paroi abdominale. Une fois qu'elles sont en place, on supprime leurs pointes à l'aide d'un double mouvement de traction et de torsion combinées si elles sont *amovibles*, à l'aide d'une pince coupante, si elles sont *fixes*.

Traitement du pédicule. — 1° Méthode extra-péritonéale. — Cette méthode consiste à extérioriser la face cruentée du pédicule de manière à la séparer le mieux possible du péritoine.

Dans le procédé usuel, on la *fixe en dehors de la plaie abdominale*. On a également tenté de la *renverser dans le vagin*.

a. *Fixation de la face cruentée du pédicule en dehors de la plaie abdominale.* — Ce procédé, mis d'abord en pratique par Kœberlé et Péan, a été réglé et perfectionné par Hégar.

La ligature élastique et les broches étant en place et la tumeur enlevée, on maintient le moignon dans l'angle inférieur de la plaie avec des pinces à griffes et on commence par lui faire subir un traitement destiné à favoriser son asepsie et son élimination. Les uns se contentent de diminuer le plus possible son volume et de thermo-cautériser sa surface et la cavité utérine jusqu'à la ligature. D'autres y ajoutent l'emploi de substances caustiques (chlorure de zinc (Hégar et Kaltenbach), à peu près abandonné), ou de poudres dessiccantes [4/5 de tannin, pour 1/5 d'iodoforme (Pozzi)].

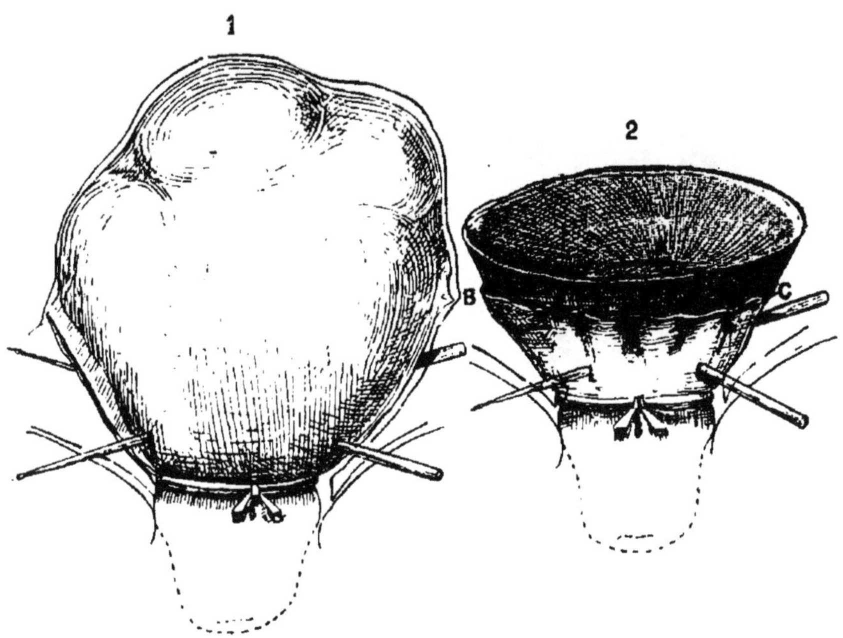

Fig. 269. — Hystérectomie supra-vaginale, méthode extra-péritonéale : procédé de Doléris. — 1, Placement des broches et de la ligature élastique. — 2, Évidement du moignon : A, Cavité résultant de l'évidement ; BC, Collerette séreuse rétractée (Doléris).

Voici la façon de faire de Doléris (1), qui nous paraît être la meilleure : Au moyen des ciseaux ou du bistouri, on évide profondément le moignon, en énucléant les noyaux fibreux qui peuvent y être inclus et en ménageant, à la périphérie, une collerette séro-musculaire. On cautérise fortement toute la surface évidée jusqu'à ce qu'elle soit parcheminée et sonore à la percussion et on la saupoudre d'une couche d'iodoforme. Enfin, pour que les broches ne déchirent pas la mince couche de tissus qui les sépare de l'extérieur, on ferme sur elle-même la surface cruentée avec des points

(1) Doléris, *Bull. de la Société obst. et gyn.*, 1891, p. 66.

séparés à la soie, de façon à donner au moignon à peu près le volume et la forme d'un bouchon de champagne (fig. 270).

Le pédicule étant ainsi façonné, on l'isole du péritoine au moyen d'une suture continue (Pozzi) ou entrecoupée (Hégar), passée circulairement, avec une aiguille fine et courbe, au-dessous de la ligature élastique (fig. 271). Les points supérieur et inférieur doivent être particulièrement soignés et suffisent souvent à eux seuls.

Il résulte de cette suture une *gouttière péri-pédiculaire* (Hégar) qu'on remplit d'une poudre antiseptique, iodoforme, ou mieux, iodoforme mélangé de 4/5 de tannin étuvé (Pozzi), ou encore, salol, pour éviter l'intoxication.

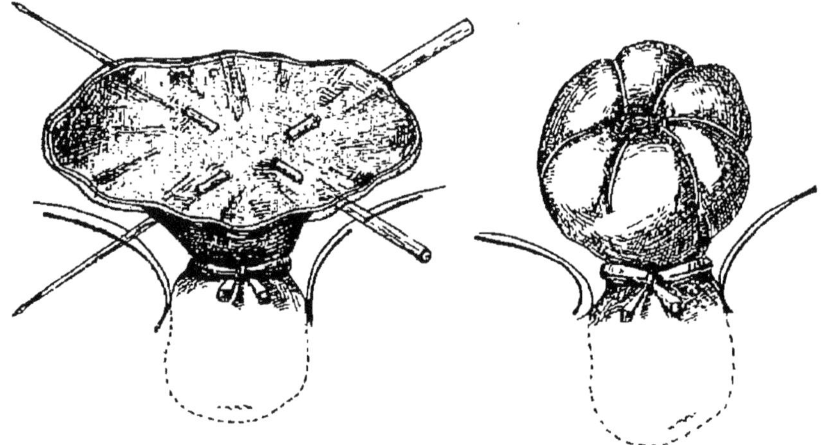

Fig. 270. — Hystérectomie supra-vaginale, méthode extra-péritonéale : procédé de Doléris. — 1. L'évidement est poussé jusqu'au voisinage des broches. — 2, Suture du pédicule en bouchon de champagne (Doléris).

Terrillon ne suture pas le péritoine pariétal au péritoine du pédicule. Il se contente de réaliser l'obturation cherchée en serrant suffisamment la boutonnière abdominale autour du pédicule, ayant ainsi pour but de ménager le péritoine et d'éviter des suintements de sang qu'il est impossible de surveiller.

Après avoir achevé la suture de la plaie abdominale au-dessus et au-dessous du pédicule, on garnira les extrémités des broches de petits rouleaux de gaze iodoformée pour amortir la pression qu'elles exercent.

Le pansement peut n'être changé qu'au bout d'une semaine. Pour hâter l'élimination du pédicule, Pichevin (1) en pratique, tous les deux jours, la *volatilisation*, en le cautérisant profondément

(1) Pichevin, *Médecine moderne*, 2 avril 1891.

au thermo-cautère, jusqu'au-dessous de la ligature. Après la chute du pédicule (vers le 12e jour), il panse antiseptiquement, pendant quelques jours, l'entonnoir bourgeonnant qui en résulte, puis il pratique, après curettage, comme l'a conseillé Fehling, la réunion immédiate secondaire.

La plupart des opérateurs se contentent, à chaque pansement, de réséquer les fragments sphacélés et de maintenir le pédicule dans

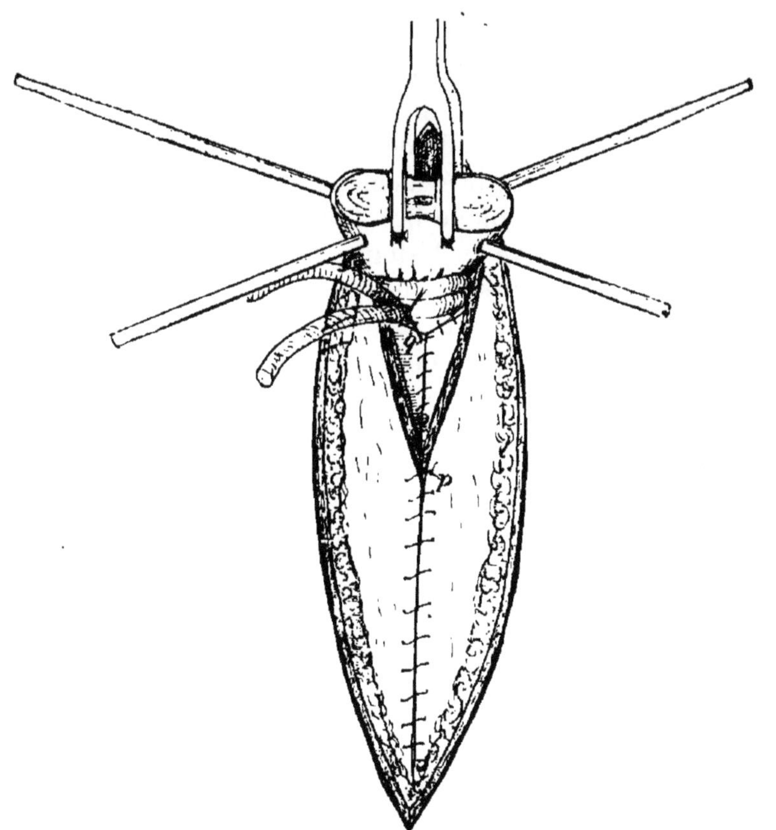

Fig. 271. — Hystérectomie supra-vaginale, méthode extra-péritonéale : suture continue, au catgut, du péritoine et du plan musculo-aponévrotique (Pozzi).

une atmosphère *sèche* de poudre antiseptique. Dans ces conditions, il se détache du dixième au vingtième jour (vers le douzième avec le procédé de Doléris), et l'on hâte sa chute par des tractions modérées.

Quand cet événement tarde à se produire, Fehling, du quatorzième au vingtième jour, sectionne les tissus immédiatement au-dessous du lien élastique. Puis il aseptise l'entonnoir et fait la réunion immédiate secondaire en plaçant un drain dans le canal cervical. On peut se contenter de panser à plat avec la gaze iodoformée.

b. *Renversement du pédicule dans le vagin.* — *Meinert* (1885) a fait, une fois et sans succès, la tentative de renverser le pédicule dans le vagin par le cul-de-sac de Douglas.

Plus récemment (1890), et plus heureusement, *Byford* l'a renversé en avant, dans le cul-de-sac antérieur, après décollement de la vessie.

2° MÉTHODE INTRA-PÉRITONÉALE. — Dans cette méthode, on se contente d'asepsier la plaie utérine sans la suturer et l'on abandonne le moignon dans le petit bassin, au contact des anses intestinales, après l'avoir ligaturé avec un lien de caoutchouc ou de soie.

Une condition essentielle de succès consiste à amincir le moignon le plus possible, par évidement; il faut pourtant éviter de lui donner une forme conique qui favoriserait le glissement de la ligature. Puis on enlève au bistouri la muqueuse utérine et un certaine épaisseur des tissus sous-jacents; on cautérise au fer rouge l'entonnoir ainsi creusé et le reste de la surface cruentée; on les saupoudre d'iodoforme, et on laisse le moignon glisser dans le ventre. On le ramène au bout de quelques minutes à l'extérieur pour s'assurer que les lambeaux du ligament large ne se sont pas dégagés de la ligature. Enfin, on le laisse gagner définitivement les profondeurs du petit bassin, en écartant avec soin, sur son passage, les anses intestinales qui pourraient s'étrangler sous sa pression.

a. *Ligature élastique.* — Ce procédé est aussi dénommé procédé d'*Olshausen*, bien que cet opérateur ne l'ait employé que 3 fois sur 17 opérations, et encore, par nécessité. C'est le plus expéditif : il consiste simplement à fixer d'une façon définitive, ainsi que nous l'avons décrit, le lien élastique provisoire.

b. *Ligature à la soie.* — *Dmitri de Ott*, utilisant la ligature à la soie, préconisée par Kocher, passe dans le plan horizontal, à 1 centimètre 1/2 environ de la surface du moignon et à peu de distance de la cavité utérine, quatre fils qui s'entre-croisent à angle droit, deux sur les faces latérales (ce sont les plus nécessaires), un autre en avant, et le dernier en arrière. Après avoir serré ces fils, il passe, à l'aide d'un long stylet aiguillé, une mèche de gaze iodoformée de l'abdomen dans le vagin, par le canal utérin resté libre.

3° MÉTHODE RÉTRO-PÉRITONÉALE. — Cette méthode consiste à recouvrir le moignon avec le péritoine qui l'entoure.

a. *Juxtaposition de la suture péritonéale avec la suture utérine.* — *Schröder*, après avoir lié séparément les artères utéro-ovariennes et utérines, fait la résection cunéiforme de la tumeur, à 3 centimètres au-dessus de la ligature élastique, en ayant soin d'inciser la séreuse un peu au-dessus du tissu fibromateux ; puis il évide largement le moignon de façon à faciliter l'affrontement de ses bords. On excise alors, aussi profondément que possible, la muqueuse utérine (Olshausen) et on la cautérise au moyen d'un caustique, ou mieux, avec le fer rouge, en respectant les surfaces périphériques. Ces surfaces sont rapprochées à l'aide de la suture déjà indiquée pour la myomectomie : suture à points séparés profonds à la soie, doublée d'une suture continue à étages au catgut et de points séparés superfi-

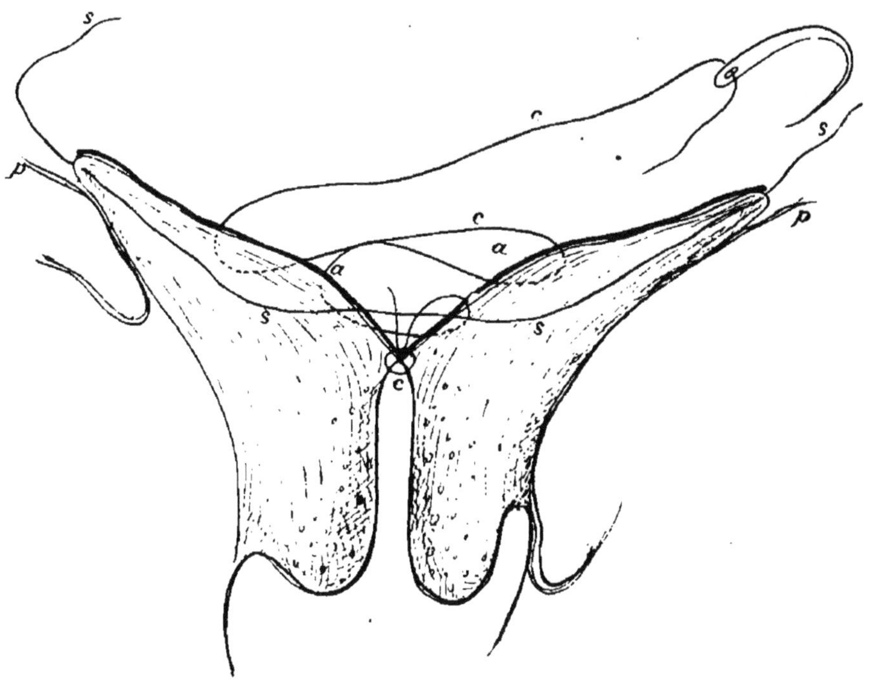

Fig. 272. — Hystérectomie supra-vaginale, méthode rétro-péritonéale : procédé de Schröder. — *c*, *a*, *a*, *c*, Suture continue ; *s*, *s*, *s*, *s*, Point séparé profond ; *p*, *p*, Péritoine.

ciels à la soie (fig. 272). On aura soin de placer les points profonds : 1° obliquement par rapport à l'axe de l'utérus, afin d'étreindre plus sûrement les vaisseaux, dont les plus gros doivent du reste être liés isolément (Spencer Wells) ; 2° de droite à gauche, c'est-à-dire de telle sorte que le grand axe du moignon suturé soit parallèle à la plaie abdominale (Gersung, Fritsch).

Si l'hémostase semble insuffisante après le retrait du lien élastique, on peut, à l'exemple de Martin et de Léopold, traverser le pédicule par un double fil de soie et le lier en deux moitiés. Le drainage péritonéo-vaginal, que pratique toujours Martin, est inutile dans les cas simples.

Kocher jette autour de l'utérus un fil de soie très solide, au besoin doublé ou quadruplé. Ce fil est d'abord maintenu serré et n'est noué qu'après ablation de la tumeur suivant le procédé de Schröder. La réunion des surfaces cruentées se fait à l'aide d'une suture en surjet à la soie, profonde et superficielle. La ligature circulaire à la soie aurait, sur la ligature élastique, l'avantage de ne pas glisser et de déterminer l'atrophie progressive du moignon au lieu de le nécroser.

Zweifel ménage deux petits lambeaux séro-musculaires, l'un en avant, l'autre en arrière du moignon ; il les affronte par une série d'anses de soie qui traversent horizontalement le moignon, dans le même plan, et par des sutures superficielles au catgut.

b. *Non-juxtaposition de la suture péritonéale avec la suture de l'utérus ou sa surface cruentée.* — Le procédé de *Chrobak* consiste essentiellement dans la *dissection de deux lambeaux séreux et la non-juxta position de leur ligne de suture avec la suture du tissu cervical.* Celle-ci se fait d'avant en arrière, à l'aide de quelques points séparés à la soie. Le col a été sectionné au préalable à un centimètre environ au-dessus de l'insertion du vagin et cautérisé énergiquement avec le thermo-cautère. Sur les côtés, les moignons des ligaments larges sont recouverts par le péritoine à l'aide d'une suture séro-séreuse.

c. *Procédé à lambeau unique, de Richelot.* — *Richelot* incise superficiellement la tumeur sur sa face antérieure, entre les deux ligaments larges; puis il détache, vers le cul-de-sac vésico-utérin, un lambeau musculo-péritonéal suffisant pour recouvrir le moignon. Il enserre alors les ligaments larges et le pédicule dans une ligature élastique qui n'est que provisoire et sert simplement à préparer la constriction d'une ligature définitive à la soie : celle-ci est faite avec un fil double qui traverse le moignon immédiatement au-dessous du caoutchouc et se noue à droite et à gauche, après entre-croisement ; on lui superpose, pour plus de sûreté, une ligature simple, également à la soie.

Richelot se débarrasse de la tumeur dès que le lien élastique est placé et enlève celui-ci aussitôt que les soies sont serrées. Enfin, il rôtit le moignon au thermo-cautère et le recouvre avec le lambeau péritonéal qu'il fixe à son bord postérieur pa un surjet au catgut.

Cette façon de procéder lui a donné, sur vingt et un cas, dix-neuf guérisons et deux morts (1).

4° Méthode mixte. — a. *Séquestration rétro-pariétale du moignon, avec drainage abdominal.* — Inspiré par Billroth, pratiqué d'abord et décrit par ses élèves, Wölfler et von Hacker, ce procédé a été adopté, avec quelques modifications de détail, dans un certain nombre de cas, par Sänger, Fritsch, Doléris, Pozzi, Kelly, etc. Il consiste, d'une manière générale, à isoler le moignon de la cavité péritonéale au moyen de sutures séro-séreuses unissant le péritoine pariétal au péritoine pédiculaire, et à le suspendre ou le

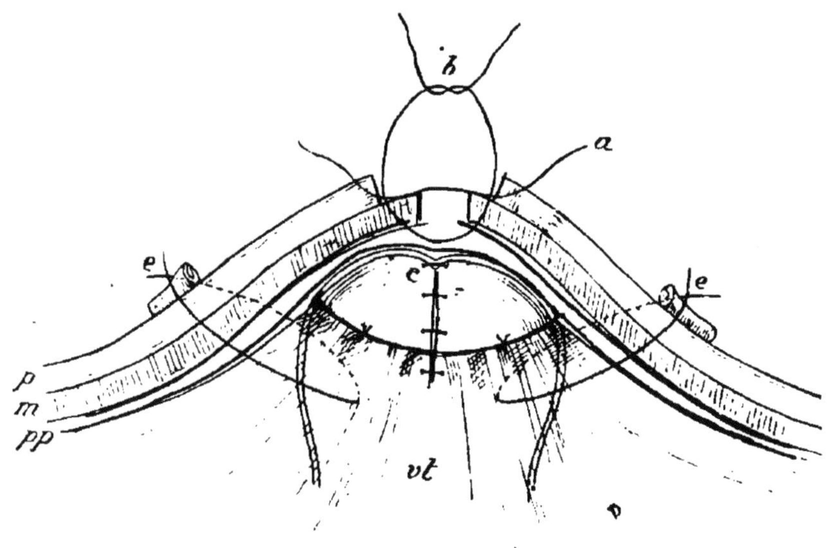

Fig. 273. — Hystérectomie supra-vaginale : procédé de Wölfler-Hacker. — *p*, Peau ; *m*, Muscles ; *p. p*, Péritoine : *vt*, Pédicule recouvert du péritoine pariétal ; *c*, Suture du péritoine viscéral au catgut ; *e*, *e*, Suture encheviIlée du moignon sur des rouleaux de gaze iodoformée ; *a*, Suture cutanée ; *b*, Suture musculo-aponévrotique (Coupe transversale schématique).

fixer dans l'interstice ou au-dessous des deux lèvres de l'incision abdominale.

Von Hacker passe une forte soie à travers l'une des lèvres de la plaie abdominale, puis à travers l'un des bords du moignon, et la fait ressortir en sens inverse, du même côté de la paroi. Il agit de même du côté opposé. Les deux fils sont serrés juste assez pour que le sommet du pédicule, traité préalablement suivant le procédé de Schröder, s'insinue entre les lèvres de l'incision pariétale, et on les noue sur un petit rouleau de gaze iodoformée. On suture la

(1) Richelot, *Ann. de gynéc. et d'obstétr.*, mai 1893.

plaie comme d'habitude, en laissant un hiatus suffisant pour le passage d'un drain au niveau du moignon; de plus, on fixe le péritoine pariétal, en collerette, à la base de celui-ci (fig. 273).

Sänger ne pratique pas la suspension au moyen des fils latéraux; mais il enveloppe le pédicule, de toutes parts, avec le péritoine pariétal décollé sur une certaine étendue (fig. 274).

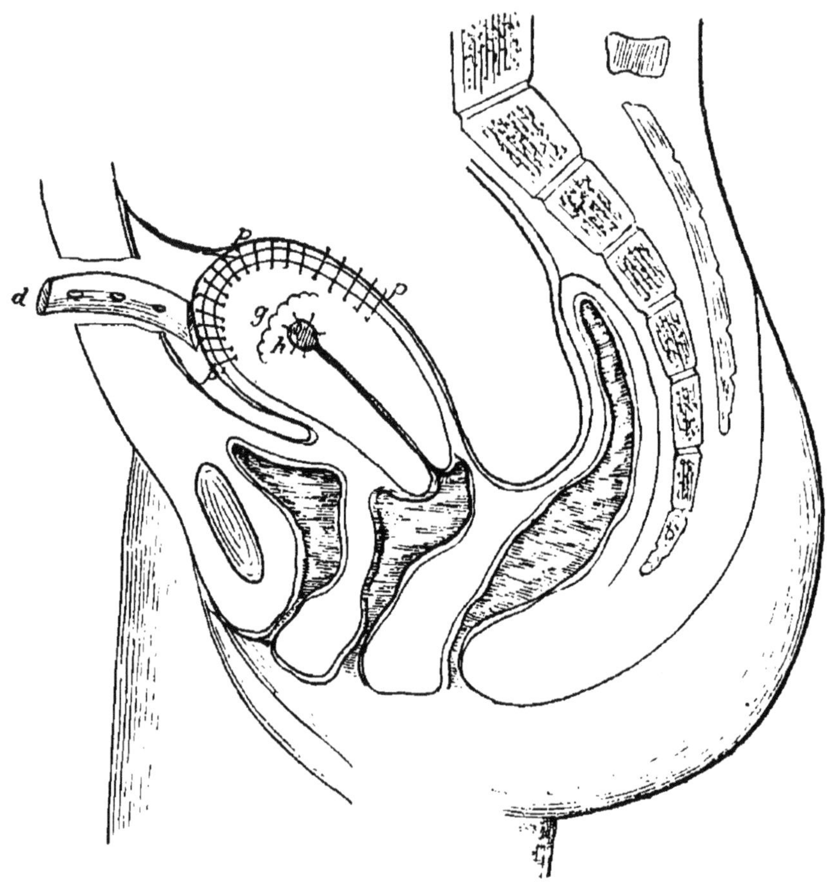

Fig. 274. — Hystérectomie supra-vaginale : procédé de Sänger. — *p*, *p*, Péritoine pariétal suturé sur la face postérieure du pédicule ; *pp'*, Suture du péritoine viscéral ; *g*, *h*, Sutures profondes du moignon ; *d*, Drain.

b. ***Fixation rétro-pariétale avec drainage abdomino-vaginal.*** — ***Chaput*** (1) fait l'hémostase médiate à la périphérie du moignon, où siègent presque toutes les artères, de la façon suivante : Il place sur cette zone une couronne de pinces hémostatiques en cœur munies de griffes en forme de dents de piège à loup. Puis il fait

(1) Chaput, 7e *Congrès français de chirurgie*, 1893.

desserrer lentement le lien de caoutchouc par un aide, isole au bistouri, tout autour des points saignants, de petits prismes de tissu utérin qui demeurent adhérents par leur base, les saisit avec ses pinces spéciales et les lie fortement avec une grosse soie, en même temps qu'il enlève ces pinces.

Il désinfecte le moignon en promenant le thermo-cautère à sa surface et en cautérisant sa cavité à la teinture d'iode et au chlorure de zinc au dixième, puis il introduit par le canal utérin, jusque dans le vagin, une mèche de gaze iodoformée qui, du côté du péritoine, reste au ras du pédicule. Il applique celui-ci derrière la paroi abdominale à l'aide d'un fil qui traverse sa partie postérieure et les deux lèvres de la plaie pariétale, place à la partie inférieure de celle-ci une mèche de gaze iodoformée qui va jusqu'à la plaie pédiculaire et achève enfin la suture de la paroi.

H. Kelly s'est contenté, dans un cas, de fixer au dehors, dans une pince, le faisceau des fils qui avaient servi à ligaturer le pédicule, afin de pouvoir parer à une hémorrhagie.

E. **Hystérectomie totale.**

a. Hystérectomie totale abdominale.

Cette méthode, imaginée par Freund, pour le traitement du cancer utérin, a été dernièrement reprise par *Guermonprez* (de Lille) (1) et *Doyen* (2) (de Reims).

La façon de faire de Guermonprez ne diffère guère de celle de Freund. Son opération comprend : 1° la section des ligaments larges jusqu'à peu de distance des artères utérines ; 2° la section transversale du péritoine vésico-utérin ; 3° la séparation de la vessie, avec les doigts, jusqu'à la lèvre antérieure du museau de tanche ; 4° l'ouverture de la paroi antérieure du vagin, en forme de boutonnière peu étendue, à partir de son insertion au col ; 5° la transfixion de la paroi vaginale postérieure, suivant le plan médian, au moyen d'une forte sonde cannelée passée par la boutonnière antérieure ; 6° le détachement du vagin, à droite et à gauche, après hémostase préventive à l'aide de deux pinces-clamps introduites au lieu et place de la sonde cannelée.

Doyen procède de la façon suivante : « La tumeur étant sortie du ventre et rabattue en avant sur le pubis recouvert de serviettes

(1) Guermonprez, *Bull. de l'Acad. de médecine*, 14 septembre 1891. — Camelot, *Nouv. Archives d'obst. et de gyn.*, août 1892.

(2) Doyen, *Deux procédés inédits d'hystérectomie abdominale et vaginale* (*Archiv. provinc. de chirurg.*, 1er décembre 1892).

stérilisées, le péritoine qui la recouvre est incisé d'un seul coup, dans le plan médian, depuis le cul-de-sac de Douglas jusque sur le point le plus saillant. Le vagin est ouvert, en arrière du col, sur une pince introduite par la vulve. Le péritoine est alors vivement sectionné en forme de raquette, et de telle sorte que l'incision partant, pour y revenir, de la section longitudinale postérieure de la

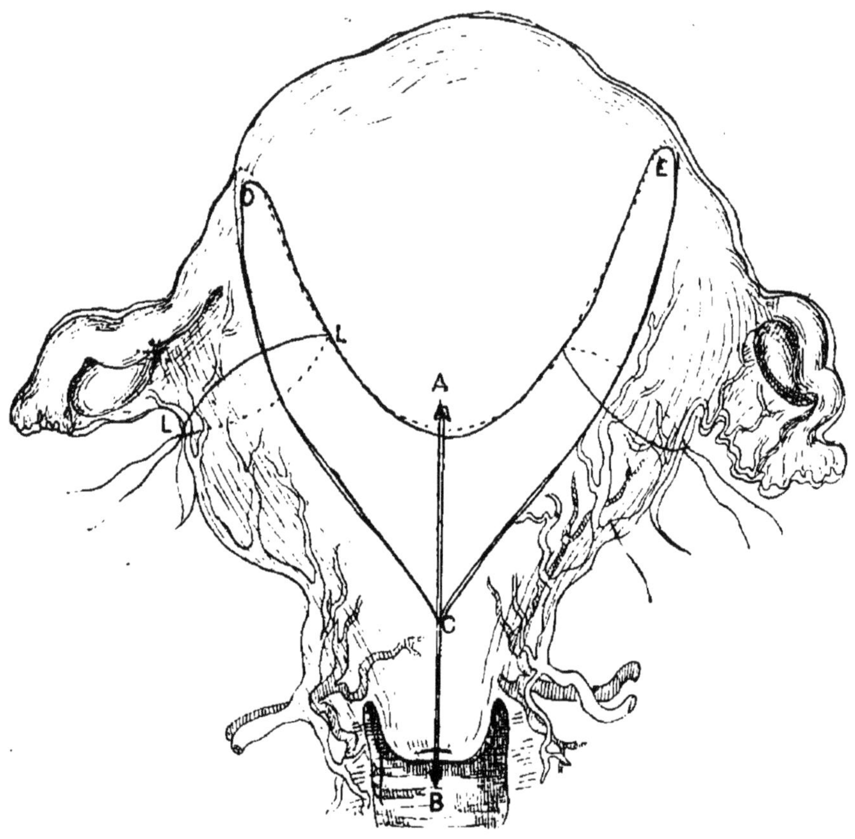

Fig. 275. — Hystérectomie totale, abdominale : procédé de Doyen. — BCADE, Tracé de l'incision en raquette ; LL, Ligatures jetées en dedans des annexes (d'après Doyen).

séreuse, suive à peu près l'équateur de la tumeur, passe latéralement au-dessus des annexes et, en avant, très loin de la vessie (fig. 275). Faisant alors tenir entre les doigts de l'aide le ligament large gauche, l'opérateur le détache rapidement de l'utérus avec les ciseaux ou le bistouri, en prenant soin d'empiéter légèrement sur le tissu utérin. Une ligature, jetée en dedans des annexes, suffit d'ordinaire pour assurer l'hémostase.

« La séreuse est alors décollée, avec les doigts ou des ciseaux mousses, des faces antérieure et postérieure de la tumeur, et le deuxième ligament large est à son tour détaché et lié.

« Il est alors aisé, en rasant le tissu utérin, de détacher d'un seul coup, en complétant la décortication sous-péritonéale, la totalité de la tumeur, y compris le col, visible par l'incision du cul-de-sac postérieur (fig. 276).

« C'est à peine s'il est nécessaire de lier isolément une ou deux

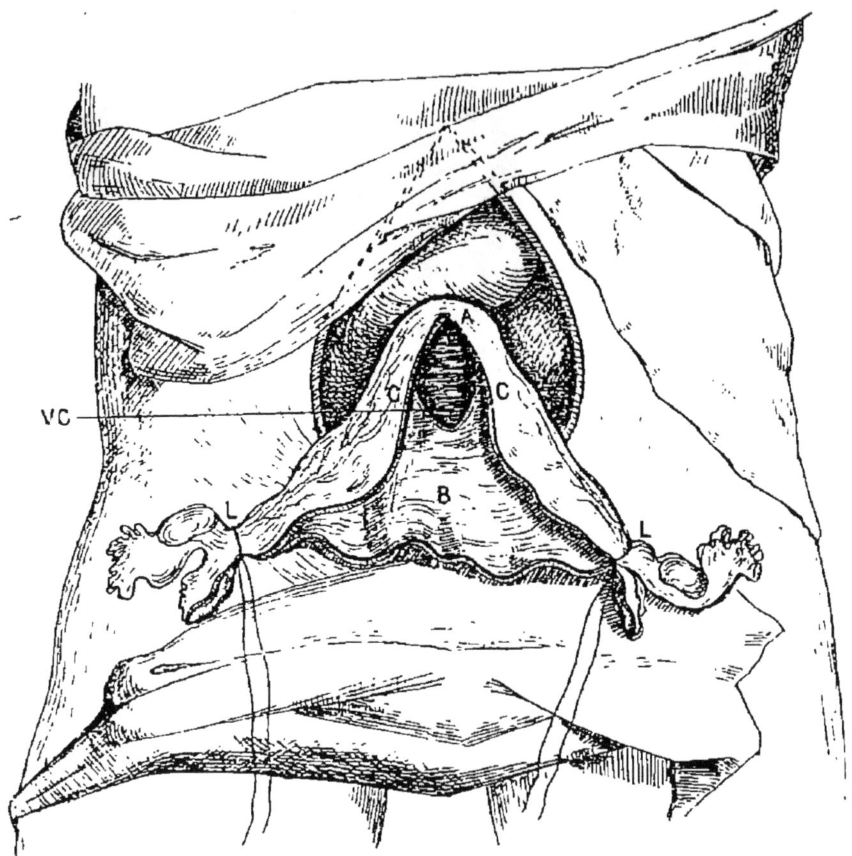

Fig. 276. — Hystérectomie totale, abdominale : procédé de Doyen. — Collerette péritonéale provenant de la décortication de la tumeur : ACC, Sa surface intra-péritonéale ; B, surface utérine ; VC, Brèche vaginale ; L, L, Ligatures des pédicules annexiels (d'après Doyen).

artérioles, au voisinage du col. Les fils qui assurent l'hémostase des pédicules latéraux sont passés dans le vagin, ainsi que la vaste collerette péritonéale qui entoure la tumeur. Le ventre est momentanément fermé à l'aide de trois ou quatre pinces à griffes émoussées, et l'hémostase définitive des ligaments larges est pratiquée à l'aide de deux pinces de Doyen, à mors élastiques, placées à la vulve.

On fait alors la toilette du péritoine, on tamponne le vagin, en plaçant au besoin, au-dessous du tampon de gaze, un double drain, puis l'on ferme en surjet ou en bourse le péritoine pelvien (fig. 277) (1). »

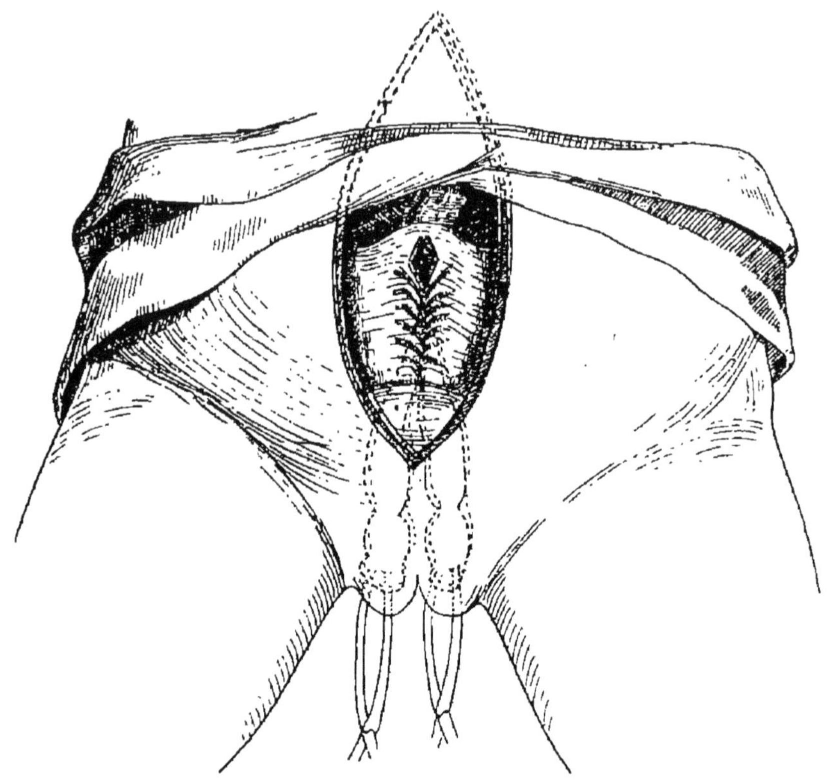

Fig. 277. — Hystérectomie totale, abdominale : procédé de Doyen. — Renversement dans le vagin des pédicules annexiels et suture du péritoine pelvien (d'après Doyen).

Le procédé d'extériorisation, de Reverdin, est ici particulièrement utile pour amener les culs-de-sac vaginaux sous la main de l'opérateur.

b. Hystérectomie totale vagino-abdominale.

Cette opération, conseillée, dès 1830, par Delpech et reprise depuis par Rydygier et Bardenheuer (1880), Kœberlé, Chaput (1893), consiste : 1° à désinsérer ou enlever le col utérin par le vagin, en procédant comme nous l'indiquerons à propos de l'hystérectomie vaginale ; 2° à extirper le corps de l'utérus et la tumeur par l'abdomen, ce qui est considérablement facilité par la suppression des attaches de l'organe au plancher pelvien : on peut arriver en effet

(1) Doyen, *loc. cit.*

à amener entièrement la tumeur au-devant des parois abdominales (fig. 278) et à lier les ligaments larges à ciel ouvert.

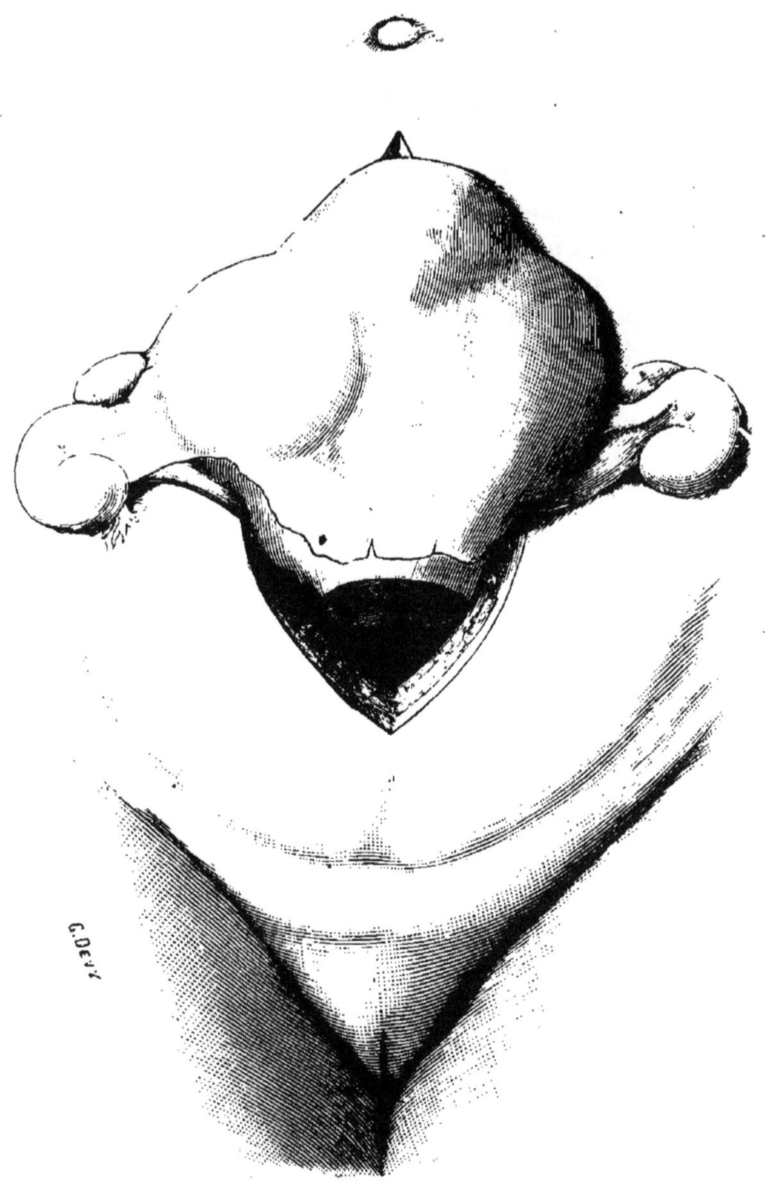

Fig. 278. — Hystérectomie totale, vagino-abdominale. — Le col a été libéré et sectionné par le vagin, et le corps de l'utérus, avec la tumeur et les annexes, est amené au-devant de la paroi abdominale (Chaput).

Cleveland ne se sert de la laparotomie que pour guider, à l'aide d'une main introduite dans le petit bassin, l'application des pinces longues sur les ligaments larges, par le vagin.

c. Hystérectomie totale abdomino-vaginale.

Employée à l'étranger par Martin, Léopold, Fritsch, Lister, etc., en France, par Bouilly, Goullioud, etc., et surtout par Péan, qui en a récemment formulé les indications et la technique (1), l'*hystérectomie abdomino-vaginale* comporte les deux mêmes temps que l'opération précédente, mais pratiqués dans l'ordre inverse.

On fait d'abord l'hystérectomie supra-vaginale suivant un des procédés de ligature perdue.

Avant d'appliquer la ligature élastique, il faut avoir soin de lier à part les vaisseaux utéro-ovariens, sinon, quand on voudra détacher le pédicule par le vagin, ces vaisseaux pourront se dégager trop tôt du caoutchouc sous l'influence des tractions ou échapper à l'action des pinces (Le Bec). La tumeur étant détachée, on désinfecte la muqueuse utérine suivant les procédés ordinaires, ou l'on ferme son orifice de section avec une pince de Museux. Enfin, on détache le col par le vagin, comme dans l'hystérectomie totale par cette voie, en s'aidant ou non du toucher intra-abdominal pour pratiquer la forcipressure des ligaments larges (Le Bec).

En remplaçant la ligature élastique, après l'ablation de la tumeur, par un lien métallique (Péan) ou une soie, on facilitera beaucoup les manœuvres vaginales. On peut encore, au lieu de faire la ligature élastique, se contenter d'appliquer des pinces sur la partie supérieure du ligament large et remplacer, dans la suite, ces pinces abdominales, temporaires, par des pinces vaginales à demeure (Jacobs).

Choix de la méthode et du procédé d'hystérectomie abdominale.

Renvoyant au livre IX, chap. III, de la 1re partie pour les indications propres aux méthodes et procédés de l'hystérectomie abdominale, nous n'envisagerons ici que leur valeur intrinsèque.

La *fixation du pédicule en dehors de la plaie abdominale* est toujours assez péniblement supportée, n'aboutit que lentement à la guérison, expose à l'éventration, à des fistules utérines ou pariétales, à des adhérences avec l'épiploon et l'intestin, à des troubles nerveux ; elle ne met pas complètement à l'abri de la septicémie :

(1) Péan, *Bull. de l'Acad. de méd.*, 7 juin 1892.

en somme, ce procédé est peut-être le plus *imparfait*. Par contre, si l'on interprète comme il convient les statistiques les plus récentes, c'est encore, à l'heure actuelle, le *moins dangereux*.

Delétrez (1892) (1) n'a eu pourtant que des succès dans dix-huit cas traités par la *ligature élastique intra-péritonéale* et, en réunissant ces cas à ceux de Terrillon, Richelot, Treub et Debézieux, il arrive à un total de 165 opérations par ce procédé, avec une mortalité de 11 p. 100. Cette série est au moins aussi favorable que les séries les plus récentes relatives à la méthode extra-péritonéale. Il faut pourtant reconnaître, en mettant à part les statistiques, toujours sujettes à discussion, que la ligature élastique perdue d'un pédicule utérin ne saurait être assimilée, comme on la dit, à la ligature d'un pédicule ovarien. En effet, si les expériences de Martinetti (1888) tendent bien à démontrer l'innocuité d'un tube élastique abandonné dans le péritoine, il n'en est pas moins vrai, en pratique, que le tube ne reste pas toujours paisiblement enkysté et que souvent, dans un intervalle variant de quelques mois à un an ou plus, il s'élimine par le col (2), le vagin, le rectum ou la vessie. Or ce travail éliminateur a été suivi, dans un certain nombre de cas, de péritonites mortelles (Olshausen, Czerny, Hégar).

La *ligature élastique perdue*, quel que soit par ailleurs le procédé employé, expose de plus : à l'hémorrhagie, primitive ou secondaire, par glissement du lien ; à l'occlusion intestinale ; à l'infection péritonéale, par gangrène du moignon, par insuffisance d'asepsie de la muqueuse utérine, ou même, de la tranche du muscle qui contient souvent des germes infectieux (Boisleux), les *ligatures perdues à la soie* exposent certainement moins aux trois premiers de ces dangers.

La thrombose, l'embolie, le shock ne sont pas plus fréquents dans la méthode *extra-péritonéale* que dans la méthode *intra-péritonéale*.

Le *procédé de Schröder* a l'inconvénient de faire saigner l'utérus au niveau des points de suture (Chaput) et d'être assez long à appliquer : il a donné, entre les mains de son auteur, 94 guérisons opératoires et 41 morts, sur 135 cas, soit 30 p. 100 de mortalité.

Zweifel (3), en février 1889, publiait une série de 22 succès avec ses *ligatures partielles juxtaposées*.

(1) Delétrez, 1er *Congrès intern. d'obst. et de gynéc.* Bruxelles, 1892.

(2) La pénétration de l'anneau élastique dans la cavité utérine s'explique facilement par son action uniformément concentrique aidée de la poussée qu'exercent derrière lui, en se renfermant à mesure, les tissus sectionnés (Terrillon).

(3) Zweifel, *Soc. obst. de Leipsick* (*Centr. f. Gyn.*, 1889, n° 32, p. 570).

Chrobak (1), avec son procédé *à double lambeau*, a obtenu, en l'espace de neuf mois, 17 guérisons sur 17 cas, sans avoir fait de sélection opératoire. Richelot (2), par son procédé *à lambeau unique*, 18 guérisons sur 21 cas.

L'*extirpation totale en deux temps* a l'inconvénient d'être un peu longue. Elle a dernièrement donné à Routier 3 morts sur 6 cas ; à Rouffaert, 5 guérisons sur 5 cas ; à Goullioud, 1 succès sur 2 cas ; à Schwartz, 1 succès sur 1 cas (3).

L'*hystérectomie totale abdominale*, qui supprime complètement le pédicule, semble être appelée à devenir la méthode de choix ; mais on ne saurait encore la conseiller, avec les procédés en cours, que dans des cas exceptionnels. Guermonprez a publié 3 cas avec 2 insuccès. Le procédé de Doyen a donné à son auteur 10 succès sur 11 cas ; mais il expose à de grandes pertes de sang et ne résout pas, notamment, les difficultés que présente l'hémostase des artères utérines.

Aussi pensons-nous qu'on peut encore réserver une certaine place aux *procédés mixtes de suspension et de séquestration rétro-pariétale*, dans les cas où il est impossible de fixer le pédicule à la paroi ou trop dangereux de l'abandonner dans le ventre.

Chaput a obtenu par son procédé 6 guérisons opératoires sur 8 cas.

CHAPITRE II

LAPAROTOMIE VAGINALE

I. — OPÉRATIONS SUR LES ANNEXES

1° Extirpation des annexes et des tumeurs annexielles par la voie vaginale.

Il faut, pour que cette opération soit justifiée, que le vagin soit suffisamment souple et largement dilaté ou dilatable (recourir au besoin, dans les quarante-huit heures qui précèdent, au ballon de Gariel) ; que la tumeur ne dépasse pas le volume d'une orange, et qu'elle fasse saillie dans le cul-de-sac de Douglas.

L'incision du cul-de-sac postérieur est faite suivant l'un des modes indiqués au livre III, et la cavité péritonéale est ouverte. L'opérateur,

(1) Chrobak, *Centr. f., Gyn.* 1891, n° 11, p. 169.
(2) Richelot, *Ann. d'obst. et de gyn.*, mai 1893.
(3) 7° *Congrès français de chir.*, 1893.

introduisant l'index et le médius à travers la plaie, va à la recherche de la tumeur en se faisant aider de pressions progressives et soutenues sur la paroi abdominale; il la saisit et la dégage, s'il y a lieu, de ses adhérences, en s'aidant de pinces à cadre non dentées (Segond) de préférence à tout autre instrument, l'attire entre les lèvres de la plaie, la saisit au niveau de son pédicule entre les mors d'une pince longuette et courbe et, enfin, l'excise, après ligature en chaîne de son pédicule. Puis il draine le cul-de-sac postérieur et fait la suture partielle de la plaie, s'il y a tendance à la hernie intestinale.

L'hémostase, au cours de l'opération, s'obtient généralement par simple compression avec des éponges montées, ou par des douches chaudes. Si la perte de sang devient inquiétante, si les adhérences sont trop prononcées pour permettre une extirpation complète, si surtout ces difficultés coïncident avec une irruption de pus dans le champ opératoire, le mieux est de recourir, séance tenante, à l'hystérectomie par morcellement.

2° Marsupialisation par la voie vaginale.

Cette opération est applicable aux poches kystiques qui sont adhérentes au pourtour du cul-de-sac de Douglas tout en étant quelque peu distantes du vagin. L'index étant introduit dans l'incision pratiquée à travers la paroi inférieure de la poche, on attire les bords de cette incision au contact de la plaie vaginale et on les fixe en ce point avec des sutures ou, simplement, avec des pinces à pression qui seront maintenues en place pendant quarante-huit heures.

3° Incision en deux temps, de Hégar et Wiedow.

Cette façon de procéder est analogue à l'opération de Volkmann pour les kystes du foie et s'applique dans les mêmes circonstances que la marsupialisation, quand les adhérences ne semblent pas suffisantes. Elle consiste, après incision vaginale : 1° à tamponner à la gaze iodoformée jusqu'au contact du sac ; 2° à ouvrir ce sac au bout de quelques jours.

II. — OPÉRATIONS SUR L'UTÉRUS ET SES LIGAMENTS

1° Hystéropexie vaginale intra-péritonéale.

A. Hystéropexie après ouverture du cul-de-sac vésico-utérin. — Ce procédé, qui a été proposé par *Sänger*, consiste à inciser transversalement le cul-de-sac antérieur du vagin et le cul-de-sac péritonéal vésico-utérin, puis à suturer le corps de l'utérus au vagin avec des fils d'argent. On termine par une réunion longitudinale du vagin de façon à prévenir la déviation du col en avant.

B. Hystéropexie après ouverture du cul-de-sac de Douglas. — *Freund*, après ouverture transversale du cul-de-sac postérieur du vagin, libération et réduction de l'utérus, a suturé la face postérieure de la portion sus-vaginale du col à la séreuse pariétale située au-dessus du promontoire, au voisinage de l'insertion des ligaments utéro-sacrés.

Sänger a proposé d'ouvrir, au bistouri ou au thermo-cautère, le cul-de-sac de Douglas et de provoquer la formation d'adhérences postérieures au moyen d'un tamponnement intra-séreux à la gaze iodoformée.

Byford a exécuté, par cette voie, le *raccourcissement* et la *suture des ligaments utéro-sacrés*, comme par la voie abdominale.

2° Hystérectomie vaginale totale.

Le grand danger de l'*hystérectomie vaginale* est l'*hémorrhagie*. Aussi, tous les procédés relatifs à cette opération ont-ils pour but l'*hémostase préventive*. L'utérus étant abordé par ses gros vaisseaux suivant ses bords et ne renfermant guère, en son milieu, que des capillaires, les procédés en question sont compris, par suite, dans deux méthodes principales :

L'une est basée sur la *section des ligaments larges après hémostase préventive;* l'autre, d'un emploi plus récent, sur la *section médiane* ou le *morcellement médian* de l'utérus, suivi d'*hémostase préventive* et de *section des ligaments larges*.

La première se subdivise elle-même en deux et comprend : l'*hystérectomie en bloc par section bilatérale* et l'*hystérectomie par morcellement valvulaire*. La seconde ne comprend que des procédés de *morcellement : section médiane et totale*, de Müller-Quénu ; *hémisection médiane*, de Doyen ; *hémi-morcellement médian*, de Doyen, qui se rapproche de l'*évidement conoïde* pratiqué par Péan sur les grosses tumeurs.

Quels que soient la méthode et le procédé employés, les soins *préliminaires*, la *désinsertion du vagin* et l'*ouverture des culs-de-sac péritonéaux* se pratiquent de la même façon.

Soins préliminaires.

De même que pour les autres opérations sur les voies inférieures, on pratique, durant les quatre ou cinq jours qui précèdent l'hystérectomie, des lavages et des pansements antiseptiques de la vulve et du vagin. Immédiatement avant l'opération, on fait un nouveau lavage de ces parties et on aseptise, le mieux possible, l'utérus : s'il existe des végétations cancéreuses du col, on les abrase à la curette et on les cautérise au thermo-cautère. Quant à la cavité utérine, on se contente de la traiter par des badigeonnages caustiques, à la teinture d'iode, au chlorure de zinc au 1/10, etc. (1), ou mieux, on fait précéder leur action du curettage (Segond).

En cas d'étroitesse ou de rigidité trop grandes du conduit vulvo-vaginal, on peut être obligé de faire préalablement la *dilatation de la vulve* (Péan, Terrier) ou même la *dilatation du vagin :* Doyen applique systématiquement le ballon de Gariel pendant 48 heures, ce qui facilite énormément, en toute occurrence, la descente de l'utérus et la manœuvre des instruments. On n'aura recours que dans le cas d'absolue nécessité au *débridement de la vulve*, conseillé par Chaput.

Appareil instrumental.

Bistouris : un bistouri ordinaire, un bistouri à long manche et à lame courte et droite (fig. 279), un bistouri à lame courbe sur le plat.

Ciseaux : une paire de ciseaux ordinaires, une paire de ciseaux longs et courbes sur le plat (fig. 280).

Pinces à traction : au moins deux pinces fortes à mors *tridentés* [les dents, pour bien assurer la prise sans déchirer les tissus, doivent être coniques, mousses, non tranchantes et implantées perpendiculairement sur les mors (Segond)]; de quatre à six pinces *bidentées*, de force moyenne (fig. 281) ; deux pinces à mors *fenêtrés*, non dentées, dites *pinces à cadre* (fig. 282), pour saisir les annexes; pinces *unidentées* et *pinces de Segond* (un seul mors est muni de dents, tandis que l'autre est en forme de spatule) (fig. 283). Ces

(1) Quénu semble avoir été le premier à systématiser l'asepsie intra-utérine avant l'hystérectomie vaginale : il la pratique par étapes, à mesure qu'il fait la *section médiane*.

deux dernières sortes de pinces sont destinées à favoriser la pose des pinces à traction *proprement dites :* elles s'insinuent facilement entre les écarteurs et l'utérus quand celui-ci vient à s'échapper dans le petit bassin, s'implantent sans danger dans les tissus sous le

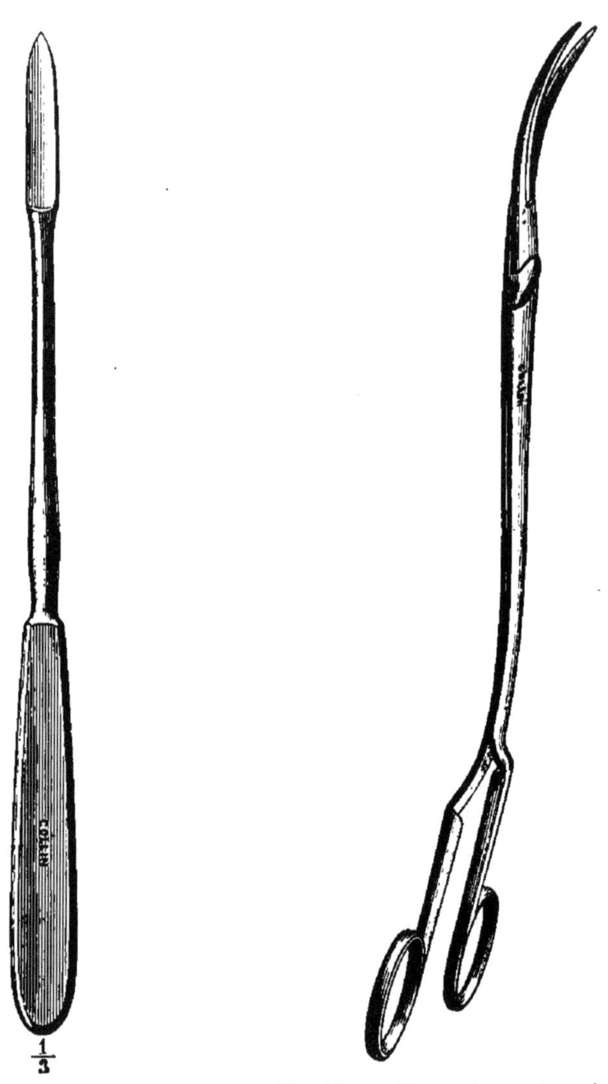

Fig. 279. — Bistouri à long manche et à lame courte et droite.

Fig. 280. — Ciseaux longs et courbes sur le plat.

seul contrôle du doigt et ne doivent servir qu'à les abaisser sans déployer beaucoup de force.

Pinces pour la forcipressure directe. — Une douzaine de pinces ordinaires et une douzaine, longues de 16 à 22 centimètres (fig. 284).

Pinces pour la forcipressure en masse. — La plupart des opérateurs se servaient naguère de pinces longues, droites ou courbes, susceptibles d'enserrer en masse toute la hauteur du ligament large : *pinces de Péan*, droites et courbes sur le champ (fig. 285); *pinces de Le Dentu*, courbes sur le plat et avec mors postérieur dépassant l'autre ; *pinces de Doyen*, à mors cintrés (fig. 286) ; *pinces de Doléris*, à branches démon-

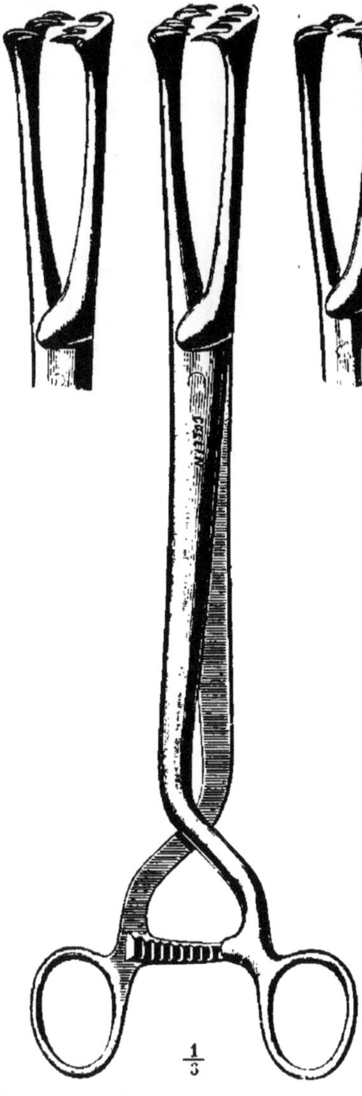

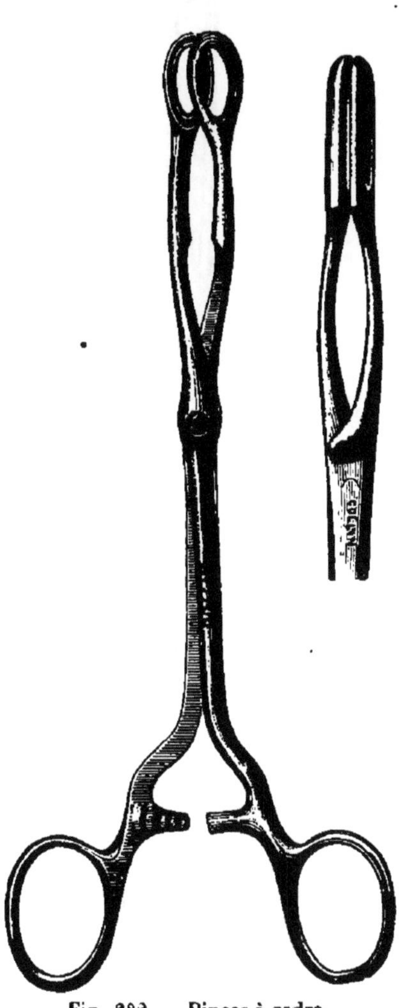

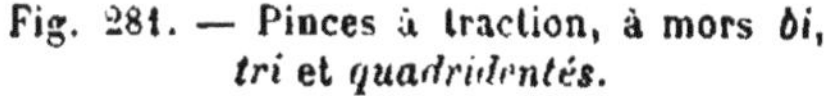

Fig. 281. — Pinces à traction, à mors *bi*, *tri* et *quadridentés*.

Fig. 282. — Pinces à cadre.

tantes comme un forceps et dont l'une se termine par un petit crochet qui recouvre l'extrémité de l'autre A l'heure actuelle, on donne généralement la préférence à des pinces à mors droits et solides, ne dépassant pas 6 centimètres de long, et que l'on superpose en nombre voulu. Saisissant les tissus sur une hauteur peu considérable, ces *longuettes fortes* en assurent très bien l'hémostase, car leurs mors arrivent facilement au contact jusqu'à leur extrémité ; on peut du reste leur donner à cet effet la forme *cintrée*, de Doyen. De plus, elles sont plus faciles à retirer

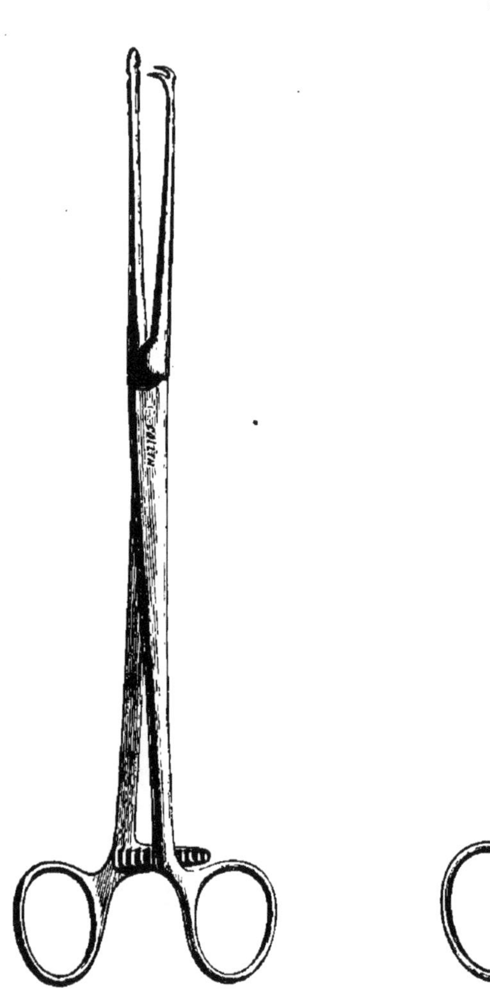

Fig. 283. — Pinces à abaissement, de Segond, pour l'hystérectomie vaginale : un seul mors est muni de dents, et l'autre est en forme de spatule.

Fig. 284. — Pinces hémostatiques de 22 centimètres.

et mieux supportées par les malades. Chaput se sert de pinces à *dents de crocodile* qui préviendraient encore mieux le dérapage.

Écarteurs. — Écarteurs de *Doyen* : modèles de 0,045 millimètres de largeur et de trois longueurs différentes (0,06 cent., 0,10 cent., 0,12 cent.) (fig. 287) ; modèles de 0,060 millimètres de largeur et de trois longueurs différentes (0,06 cent., 0,09 cent., 0,12 cent.). Deux valves plus étroites (2 cent. 1/2 à 3) et longues de 10 à 12 centimètres (fig. 289). Péan se sert, pour décoller les tissus quand ils sont

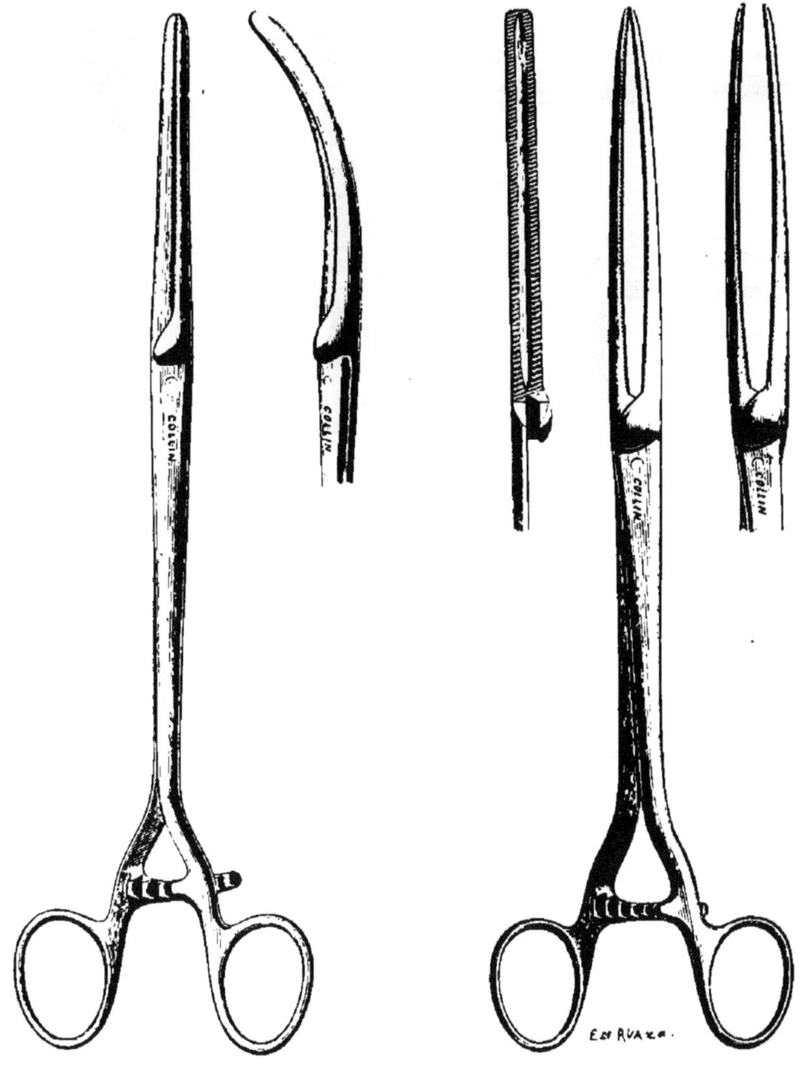

Fig. 285. — Pinces de Péan, droites et courbes sur le champ, pour la forcipressure en masse.

Fig. 286. — Pinces de Doyen, à mors cintrés, pour la forcipressure des ligaments larges.

difficilement accessibles, d'une valve en *truelle* (fig. 288). Segond, de son côté, a imaginé, pour protéger la vessie, un écarteur *à angle mobilisable* par une vis de rappel (fig. 290); le manche de cet instrument peut ainsi être tenu toujours vertical pour la plus grande commodité de l'opérateur, quelle que soit l'obliquité de la branche insinuée entre la tumeur et la vessie.

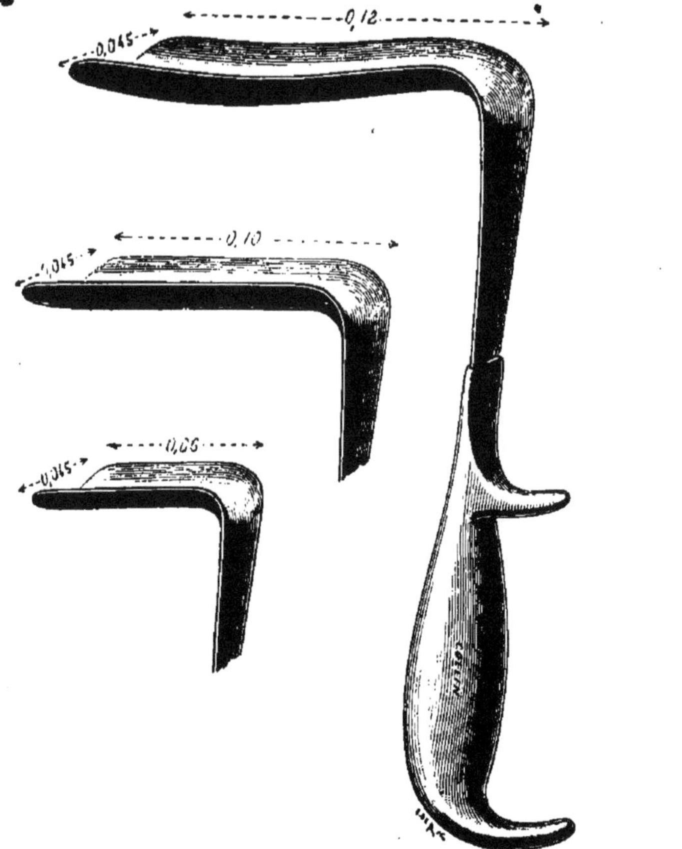

Fig. 287. — Écarteurs de Doyen, pour l'hystérectomie vaginale (modèle de 0,045 millimètres de largeur et de trois longueurs différentes).

Fig. 288. — Valve en truelle de Péan, pour l'hystérectomie vaginale.

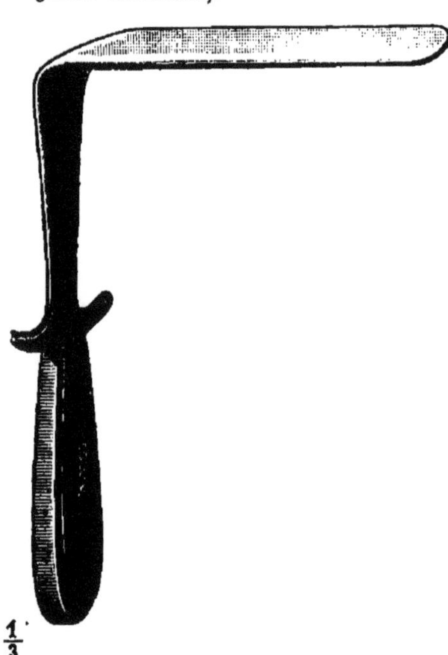

Fig. 289. — Valve étroite et longue pour l'hystérectomie vaginale.

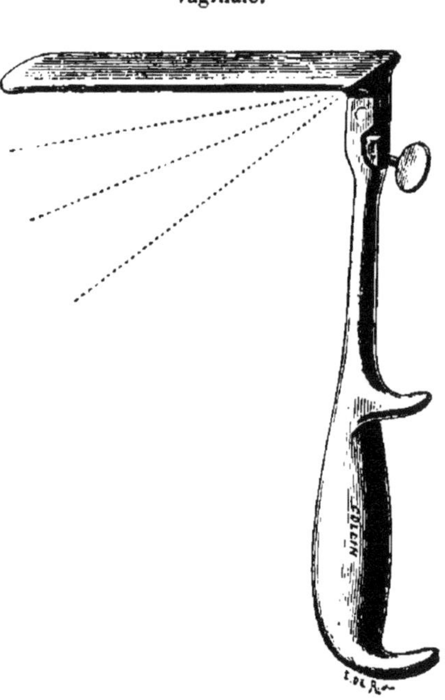

Fig. 290. — Écarteur de Segond, à angle mobilisable, pour l'hystérectomie vaginale.

Opération.

1° Désinsertion du vagin, avec ou sans ouverture des culs-de-sac péritonéaux.

La malade étant en position dorso-sacrée, une valve courte et large déprime la commissure vulvaire. Puis le col est saisi dans des pinces à traction et abaissé dans la mesure du possible. Si le tissu cervical est friable, on emploie des pinces à surface de préhension assez large, et au lieu d'en placer une seule sur la lèvre postérieure, on en met une ou deux autres sur la lèvre antérieure ; on peut encore saisir les deux lèvres à la fois dans une pince à mors tridentés. Au besoin, on facilite l'abaissement par une pression exercée sur le fond de l'organe à travers la paroi abdominale.

Premier temps. — Le col étant fortement relevé, on incise la muqueuse vaginale tout autour de son insertion postérieure, en plein cul-de-sac, ou au contact immédiat du col s'il existe des adhérences périmétritiques (fig. 291). On arrive rapidement au cul-de-sac péritonéal après avoir détaché les tissus au ras de l'utérus avec le doigt ou les ciseaux ; on ouvre le cul-de-sac et on agrandit l'ouverture avec deux doigts. On introduit alors, jusque dans la cavité péritonéale, une valve longue et large qui remplace la valve courte antérieurement appliquée dans le vagin. On lui superpose une éponge montée si l'épiploon ou l'intestin ont tendance à se hernier. Martin conseille de faire l'hémostase de la tranche vaginale par des sutures transversales, à points séparés, à l'aide de l'aiguille de Deschamps. Cette précaution est généralement inutile. Il en est de même de l'emploi du thermo-cautère conseillé par Sänger.

Il est rare qu'on ne puisse atteindre et ouvrir du premier coup le cul-de-sac de Douglas ; dans le cas contraire, il faut remettre cette manœuvre à une période ultérieure ; mais il est indispensable qu'elle ait eu lieu pour qu'on puisse faire le pincement en masse des ligaments larges, et elle facilite beaucoup l'abaissement de l'utérus, surtout dans l'hystérectomie par *section médiane*.

Deuxième temps. — Le col étant abaissé et porté en arrière, on complète l'incision circulaire du vagin. En avant, on aura soin de passer à quelque distance au-dessous de la vessie, en se guidant, pour plus de sûreté, sur une sonde introduite dans le réservoir, s'il y a décollement des insertions vaginales. Sur les côtés, il est permis d'infléchir un peu l'incision pour éviter l'artère utérine ; mais, en mordant la base du ligament large, on hâtera beaucoup la descente de l'organe (Richelot) (1). En tout cas, il faut creuser l'incision jusqu'au muscle utérin. Segond fait précéder l'incision circulaire de deux petites incisions latérales qui la rencontrent à angle droit en partant des ligaments larges; ces incisions sépa-

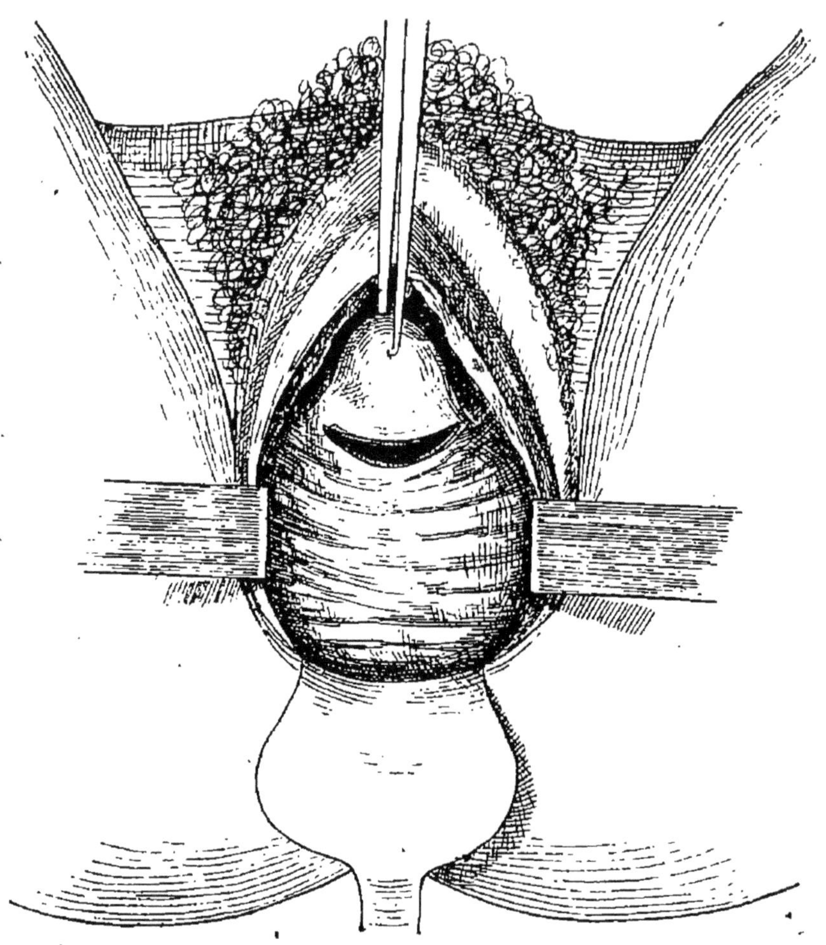

Fig. 291. — 1er temps de l'hystérectomie vaginale : ouverture du cul-de-sac vaginal postérieur (Martin).

rent la collerette du vagin en deux valves qui se détachent plus facilement.

Troisième temps. — On décolle la vessie de bas en haut, avec l'ongle du pouce gauche ou de l'index droit; en sectionnant à mesure les brides résistantes avec des ciseaux manœuvrés à petits

(1) Richelot, *Man. opér. de l'hystérect. vagin* (*Archiv. gén. de méd.*, juin, juillet 1893).

coups et à la rencontre du tissu utérin. A un moment donné, le bourrelet des tissus décollés venant à masquer la ligne de clivage, on le relève avec une valve appuyée obliquement sur la face antérieure de l'utérus. Quand cet organe est mobile et de volume normal, on arrive assez vite sur le cul-de-sac péritonéal que l'on reconnait à son reflet bleuâtre et à ses rapports ; en ce cas, on l'ouvre avec les ciseaux et les doigts. Mais si l'utérus est adhérent ou notablement augmenté de volume, il se peut que le cul-de-sac ne soit pas encore atteint alors que le tissu cellulaire est déjà suffisamment décollé pour que la ligne de clivage échappe à la vue : en ce cas, on laissera le décollement de la vessie s'achever de lui-même au contact de l'écarteur et le péritoine s'ouvrira, à un moment donné, presque à l'insu de l'opérateur. Ou bien, celui-ci, passant le doigt en crochet à travers le cul-de-sac de Douglas et au-dessus de l'utérus, fera bomber la séreuse de haut en bas et l'amènera au-devant de l'instrument tranchant. Segond ne recherche même pas le cul-de-sac péritonéal ; il l'ouvre quand il se présente.

Il est indispensable, avant de s'attaquer au corps même de l'utérus ou aux ligaments larges, de dégager avec soin la base de ceux-ci, de chaque côté, avec les index glissés derrière leur feuillet péritonéal antérieur.

2° Excision de l'utérus.

Première méthode. — Section primitive des ligaments larges après hémostase.

PREMIER PROCÉDÉ. — HYSTÉRECTOMIE EN BLOC PAR SECTION BILATÉRALE.

A. *Hémostase par les fils.* — Les fils métalliques (Coudereau) et le catgut (Demons) sont abandonnés pour la soie plate.

a. *Hémostase après renversement.* — L'utérus étant bien libéré en avant et en arrière, ce dont on s'assure en explorant ses deux faces avec le doigt, on le fait basculer en *arrière* (Martin, Schröder) ou en *avant* (Czerny, Demons, Fritsch, etc.), ce qui est beaucoup plus difficile sans *morcellement médian*. Pour cela, on saisit le fond de l'organe avec les doigts, avec un crochet, ou mieux, avec une pince de Museux courbe. Les obstacles à cette manœuvre tiennent surtout à des adhérences ou à des brides vaginales : on doit les rompre tout d'abord, de son mieux, quand elles existent ; puis on place une ligature serrée sur la base des ligaments larges, à 1 centimètre au plus de l'utérus, on sectionne le pédicule ainsi formé, en dedans du fil, et on renouvelle la tentative de bascule. Quand celle-ci est opérée, les ligaments se trouvent eux-mêmes tordus et renversés, de telle sorte que leur bord supérieur, avec ses ailerons, apparaît dans l'ouverture vaginale. On fait alors la ligature à la soie du ligament du côté gauche, en deux ou trois faisceaux, en procédant du bord supérieur vers la base, puis

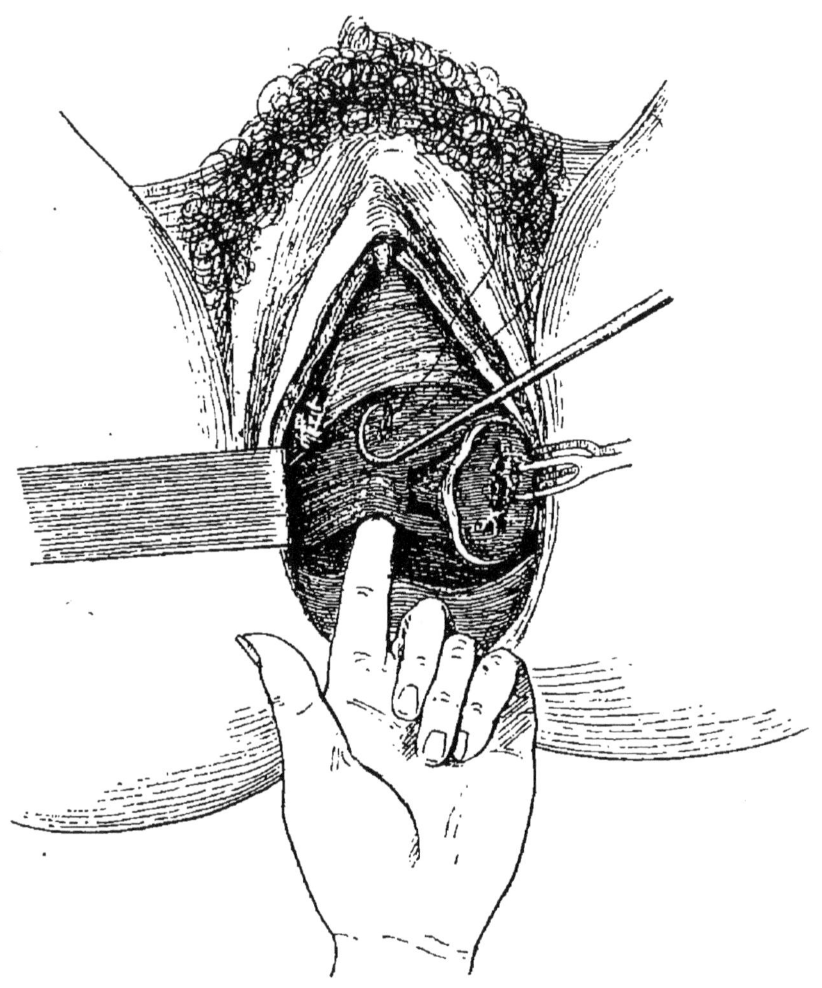

Fig. 292. — Hystérectomie vaginale : placement d'un fil à la base du ligament large droit.

on sectionne au ras de l'utérus. Quand la section est achevée, l'utérus s'échappe de lui-même hors de la vulve. La ligature et la section du ligament droit se font, par suite, très aisément.

Cette manœuvre de la bascule est d'exécution facile lorsque l'utérus est peu volumineux, suffisamment mobile et que la vulve et le vagin sont assez larges. Dans les conditions opposées, il en est tout autrement, et le renversement est parfois impossible. En ce cas, on peut procéder à la ligature *in situ* des ligaments, que pratiquent du reste systématiquement bon nombre d'opérateurs (Billroth, Léopold, Olshausen, Schröder, Hofmeier, etc.).

b. *Hémostase in situ.* — On attire fortement le col du côté opposé au ligament qu'on veut lier et on refoule, au contraire, les parois vaginales du côté correspondant, au moyen d'un écarteur.

Puis on conduit l'aiguille de Deschamps armée d'un fil double, d'avant en arrière, à travers le ligament et à peu de distance de sa base, à la rencontre de l'index gauche qui accroche celle-ci par derrière (fig. 292). On dégage le fil avec le doigt, une pince ou un crochet mousse, on le lie et on le sectionne au ras du col.

On place de l'autre côté une ligature symétrique.

L'utérus, plus libre, s'abaisse alors davantage et l'on saisit le reste du ligament gauche dans une série de trois ou quatre anses de fils qu'on place, de bas en haut, sous le contrôle de la vue ou du doigt, et dont on sectionne à mesure les chefs. Lorsque l'utérus se trouve entièrement détaché d'un côté, il bascule latéralement et on lie beaucoup plus facilement le ligament du côté droit.

On peut encore, si l'on veut, opérer alternativement des deux côtés, en abaissant de plus en plus la matrice, à mesure qu'on la libère.

Signalons, en terminant, quelques modifications de détail : Olshausen emploie la ligature élastique, à titre définitif, pour l'hémostase des ligaments larges ; Hégar et Kaltenbach l'emploient à titre provisoire. Jennings fait aussi une ligature provisoire en masse, à la soie, et parfait l'hémostase avec des ligatures ou des pinces à demeure.

B. *Hémostase par la forcipressure à demeure.* — Ce procédé relève de la méthode générale de pincement hémostatique. Péan l'employait à titre provisoire dans tous les cas et, à titre définitif, lorsque la ligature présentait de trop grandes difficultés. L'*idée* de l'appliquer systématiquement, *à tous les cas*, semble appartenir à Spencer Wells (1882) ; mais on doit en attribuer la paternité effective à Richelot qui l'a mise en pratique dès 1885, et l'a consacrée depuis lors par un nombre considérable de succès (1).

a. *Hémostase in situ.* — Lorsque les deux culs-de-sac, antérieur et postérieur, sont ouverts et l'utérus bien libéré en avant et en arrière, on abaisse l'organe aussi fortement que possible en le por-

(1) Voir pour cette question de priorité, *Comptes rendus du Congrès français de chirurgie*, 1886, p. 388. Secheyron, *loc. cit.*, p. 528. *Nouv. Archiv. d'obst. et de gyn.*, 1889, p. 449.

tant à droite, de manière à tendre et à faire descendre davantage le ligament large du côté gauche. On accroche alors le bord supérieur du ligament, en avant ou en arrière, avec un ou deux doigts dont on se sert, comme *guide-protecteur*, pour fixer la pince à 1 centimètre environ de l'utérus. Si l'on veut saisir, avec cette

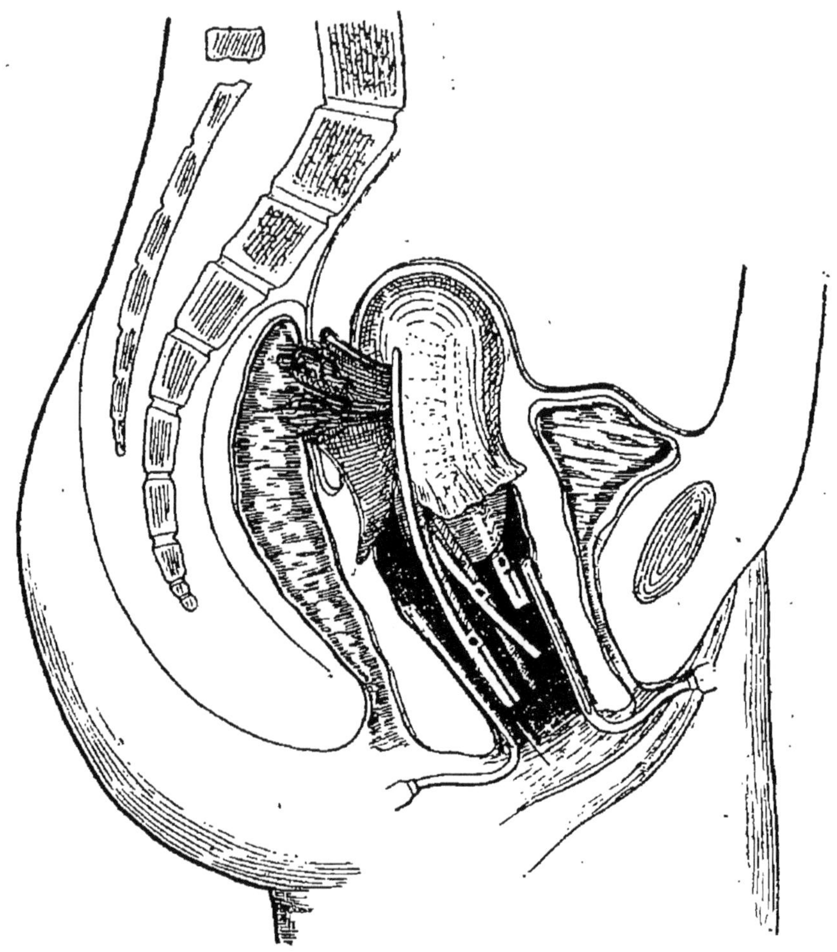

Fig. 293. — Forcipressure, *in situ*, des ligaments larges (Péan).

seule pince, toute la hauteur du ligament, on s'assure qu'elle en dépasse bien le sommet et on la serre, en évitant soigneusement de comprendre entre ses mors l'épiploon ou une anse intestinale (fig. 293). Puis on coupe entre la pince et l'utérus et au ras de l'organe. Celui-ci est alors entraîné en bas, extériorisant le ligament du côté droit dont il est alors facile d'opérer le pincement et la section. Si l'hémostase n'est pas parfaite, on peut saisir directement le vaisseau qui donne dans une pince hémostatique ou glisser jusqu'à son niveau une pince longuette, en dehors de la pince longue.

Mais il est préférable de faire l'hémostase en deux étages, à l'aide des longuettes fortes de 6 centimètres. On saisit le ligament large de bas en haut dans une de ces pinces et on le coupe dans sa hauteur, sans atteindre tout à fait son extrémité. Puis on place une seconde pince, en dedans de la première, en y comprenant le bord supérieur du ligament qu'on accroche avec le doigt, et l'on complète la section.

b. *Hémostase après renversement.* — Richelot applique ce procédé de la façon suivante : « Mettant l'index et le médius de la main gauche, face dorsale en bas, à la place de la valve postérieure, il les insinue dans le cul-de-sac de Douglas, le plus haut possible, et s'assure qu'une anse d'intestin grêle ne vient pas gêner la manœuvre. Tranquille de ce côté, il va saisir, avec une pince-érigne, la face postérieure de l'utérus et l'attire, tandis que ses deux doigts dépassent le fond, l'accrochent, le poussent de haut en bas. Une seconde érigne, au besoin, reprend la même face un peu plus haut, et bientôt le corps utérin sort par la brèche. Pendant ce temps, le segment inférieur est toujours maintenu par la pince à traction, si bien que l'utérus se plie en deux, col et corps, dans le vagin, et que les souillures du museau de tanche ne vont pas toucher le péritoine.

« Cette manœuvre de la bascule a ramassé chaque ligament large et diminué sa hauteur. L'index, toujours dans la brèche postérieure, glisse à droite et prend dans sa concavité le bord supérieur du ligament renversé; l'extrémité de ce doigt se montre dans le cul-de-sac utéro-vésical, qu'on ouvre à ce moment si ce n'était déjà fait. Puis, prenant une pince longuette, on la fixe sur le ligament large de haut en bas, c'est-à-dire de sa base à son bord supérieur. Avec des mors de 6 centimètres, on dépasse facilement ce bord, que la face palmaire du doigt pousse au-devant de l'instrument. On éloigne un peu vers la droite le talon de la pince, pour n'être pas au ras de l'utérus, on coupe, avec les ciseaux, tout près de lui et on le fait sortir en entier. Enfin, le saisissant à pleine main, on place de même et plus facilement la pince du côté gauche. Un dernier coup de ciseaux termine l'opération. Si la pince est un peu trop courte pour dépasser le bord supérieur, il est aisé de mettre au niveau de la corne utérine une longuette supplémentaire avant d'achever la section (1). »

(1) Richelot, *loc. cit.*

Péan place d'abord des pinces longues et droites sur la base des ligaments larges et sectionne ; puis il fait basculer l'utérus et pince alors, en une ou plusieurs fois, la partie supérieure des ligaments (fig. 294).

Deuxième procédé. — Hystérectomie par morcellement valvulaire.

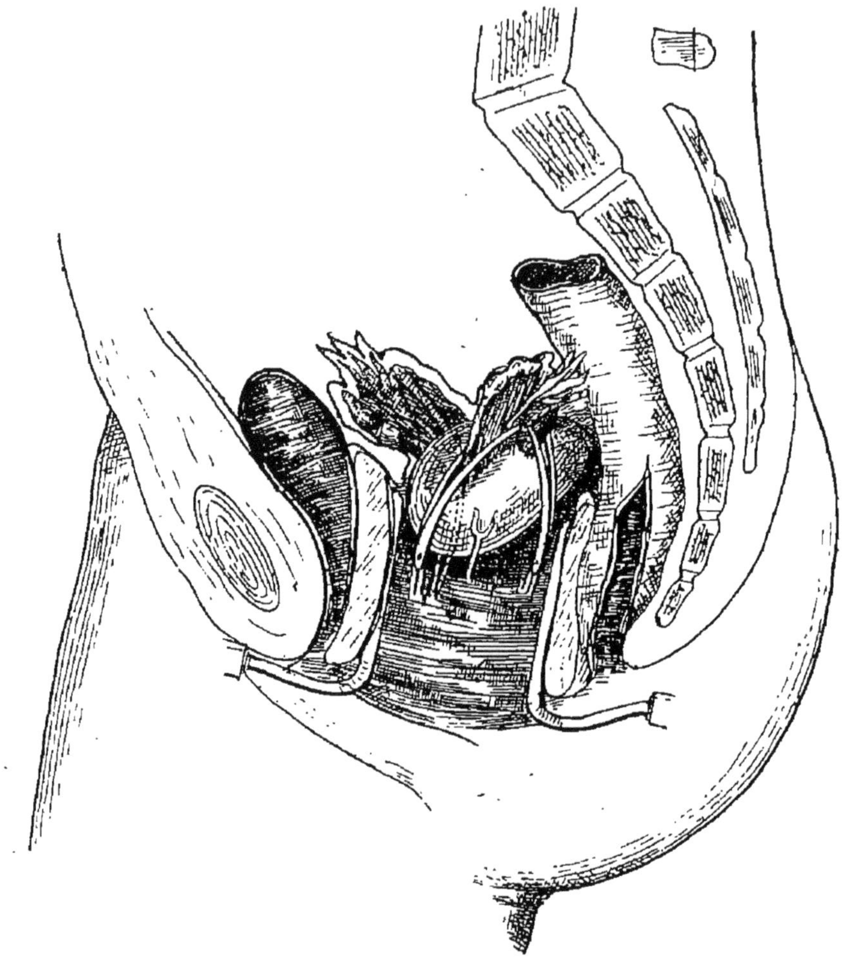

Fig. 294. — Forcipressure, en deux temps, des ligaments larges, avec renversement de l'utérus (Péan).

Ce procédé, créé par Péan (1), dès 1886, sous le nom de *castration utérine vaginale par morcellement*, a été dernièrement vulgarisé par Segond (2).

(1) Péan, *Cliniques*, *Gaz. des hôpitaux*, 1889, p. 42, et 1891, n° 75 ; *Bull. de l'Acad. de méd.*, 1er juillet 1890 ; *X*e *Congrès international de Berlin*, août 1890, etc.
(2) Segond, *Bull. de la Soc. de chir.*, 25 février 1891.

Il consiste essentiellement dans un morcellement par étapes successives qui comprennent chacune quatre manœuvres principales : « 1° La libération des faces antérieure et postérieure de l'utérus ; 2° la section partielle des ligaments larges après pincement ; 3° la division en deux valves de la portion d'utérus libérée par les deux manœuvres précédentes ; 4° l'excision des deux valves ainsi obtenues.

« La libération des faces antérieure et postérieure de l'utérus doit se faire par décollement juxta-utérin à l'aide de l'extrémité mousse d'un long écarteur de Péan qu'on manœuvre à la manière d'une rugine.

« Quand il s'agit de suppuration pelvienne, il se peut que le décollement se poursuive jusqu'au bout sans qu'on ouvre ni le péritoine, ni la moindre collection. L'utérus est alors comme énucléé des fausses membranes qui l'entourent. Il se peut aussi que l'on soit parfois conduit à laisser au fond de la plaie les parties les plus élevées de l'organe ; mais il n'en résulte, au reste, aucun inconvénient sérieux au point de vue du résultat thérapeutique (1). »

Chaque fois que l'on sectionne un segment des ligaments larges après l'avoir forcipressé, les écarteurs doivent rester en place pour protéger la vessie et le rectum. Avant d'exciser le segment d'utérus préalablement divisé en deux valves, il faut avoir soin de fixer la base de chacune d'elles avec une pince à abaissement. On ne doit jamais pincer ou réséquer une portion de tissu sans avoir une vision nette de la région.

Deuxième méthode. — Section ou résection médiane de l'utérus, suivie d'hémostase et de section des ligaments larges.

Premier procédé. — Section médiane et totale. — Ce procédé, imaginé par Müller (1882) et dernièrement repris par Quénu (1891), se pratique, d'après cet opérateur, de la façon suivante (2) : On place deux pinces à traction sur les côtés de l'orifice externe et on incise verticalement, entre elles deux, au milieu de la portion du col libérée, de telle sorte que la section figure un triangle dont la base s'élargit par l'écartement des deux moitiés du col incisé. Il est capital de ne prendre les ciseaux que lorsque la dénudation est bien nette. On peut, au fur et à mesure de l'ouverture de la cavité utérine, toucher la muqueuse avec une solution de chlorure de zinc au dixième.

On reporte ensuite ses pinces à traction un peu plus haut, tou-

(1) Segond, *loc. cit.*

(2) Quénu, *Bull. et mém. de la Soc. de chir.*, 4 nov. 1891 ; *Ann. d'obs., et de gynéc.*, mai 1892.

jours sur les côtés, et l'abaissement d'une nouvelle portion d'utérus permet au doigt d'accomplir une nouvelle dénudation, suivie d'une nouvelle section antéro-postérieure. Bientôt le fond de l'utérus apparaît, on l'accroche avec le doigt introduit par le cul-de-sac qui a été ouvert et on achève l'incision médiane.

Il faut, à ce moment, saisir près du fond chaque moitié utérine et l'attirer au dehors en lui faisant subir un mouvement de torsion ; les deux pinces à traction étant ainsi rejetées sur les côtés et tenues par un aide, le chirurgien n'a plus à s'occuper que du nettoyage de la cavité péritonéale, de l'ouverture ou de l'ablation des poches, etc. On termine l'opération en assurant l'hémostase définitive, soit au moyen de pinces, soit au moyen de ligatures, et on résèque chaque moitié d'utérus. Dès le début de l'opération, on peut placer une ligature, à l'aide d'une aiguille courbe, sur l'étage inférieur des ligaments larges.

Deuxième procédé : Hémisection médiane. — Procédé imaginé, dès 1887, par Doyen (de Reims) qui le décrit de la façon suivante (1) : « Le col est saisi latéralement par deux pinces à griffes qui y demeurent fixées jusqu'à la fin de l'opération. Ces pinces étant attirées en bas, et un court écarteur maintenu par l'aide au-dessous du pubis, on sectionne, de bas en haut, la paroi antérieure du col ; le cul-de-sac péritonéal vésico-utérin, généralement apparent au dessous de l'écarteur, est ouvert par le premier ou le second coup de ciseaux. L'ouverture en est agrandie à l'aide de ces derniers, entr'ouverts et agissant comme un instrument mousse, et la lèvre antérieure de la séreuse chargée sur l'écarteur.

« L'utérus est saisi, à droite et à gauche, sur les lèvres de la section longitudinale, par deux nouvelles pinces à griffes, et attiré en bas ; un nouveau coup de ciseaux prolonge la section et deux autres pinces saisissent l'organe aussi haut que possible. Les deux pinces immédiatement sous-jacentes sont enlevées pour être appliquées plus haut. La section est prolongée jusque sur le fond de l'utérus, s'il le faut, pour en obtenir l'extraction (fig. 295). Le plus souvent, si la vulve n'est pas trop étroite et si l'utérus ne se montre que doublé de volume, le renversement progressif se fait sans difficulté et sans qu'il soit nécessaire de prolonger très haut, sur le corps, la section longitudinale.

« Lorsque l'utérus est hors de la vulve, nous n'avons fait encore aucune hémostase.

« Nous détachons avec les doigts, s'il y a lieu, et nous attirons aussi

(1) Doyen, *loc. cit.*

bas que possible, avec des pinces à anneaux, les annexes altérées ou non, et nous appliquons nos pinces à mors élastiques en commençant, à moins d'indication contraire, par le ligament large du côté gauche. Ce ligament étant saisi à l'aide de la main gauche, au delà des annexes, nous introduisons une première pince presque verticalement, une des branches en avant, l'autre en arrière, et nous

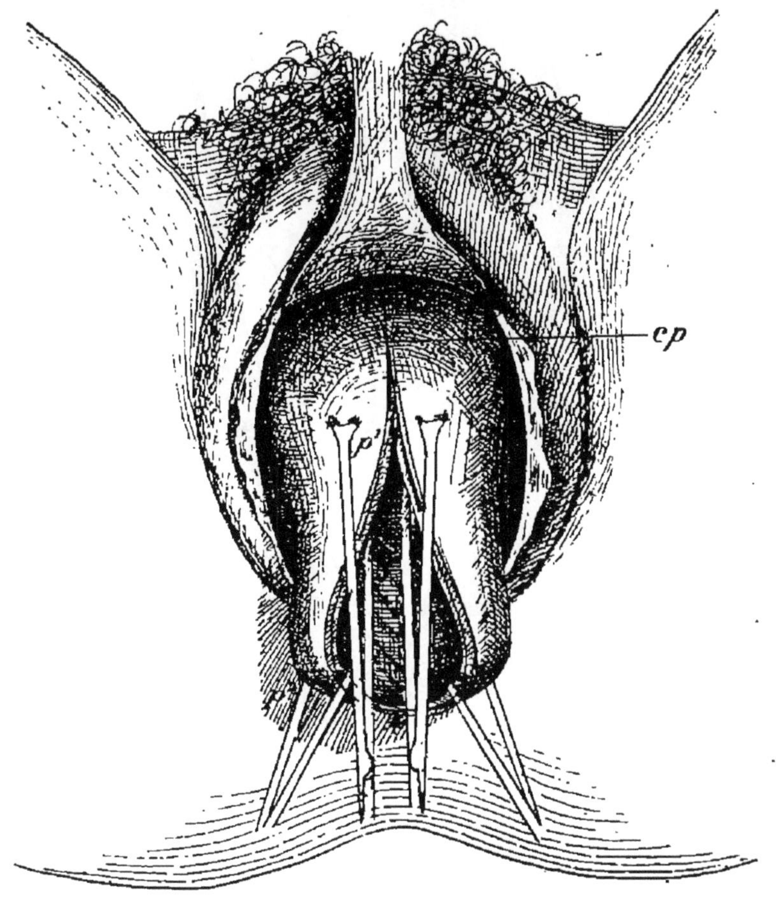

Fig. 295. — Hystérectomie vaginale : procédé de l'hémisection médiane (Doyen).

la fermons modérément, de façon à nous assurer par le contact direct de ses extrémités avec l'index gauche, au niveau du cul-de-sac postérieur, que rien ne lui échappe, et que, par contre, elle ne saisit aucun organe étranger. La pince est alors serrée au maximum ; une seconde, plus grêle, est appliquée au-dessous, pour plus de sécurité, et le ligament large sectionné à quelques millimètres d'elle. L'autre ligament est traité de même. Si la grande pince, ce qui est bien rare, n'a pu d'emblée être appliquée au-dessous des annexes, on place ensuite, au delà de l'ovaire et de la trompe, une pince plus petite, et on les résèque. »

TROISIÈME PROCÉDÉ : MORCELLEMENT MÉDIAN. — Modification du

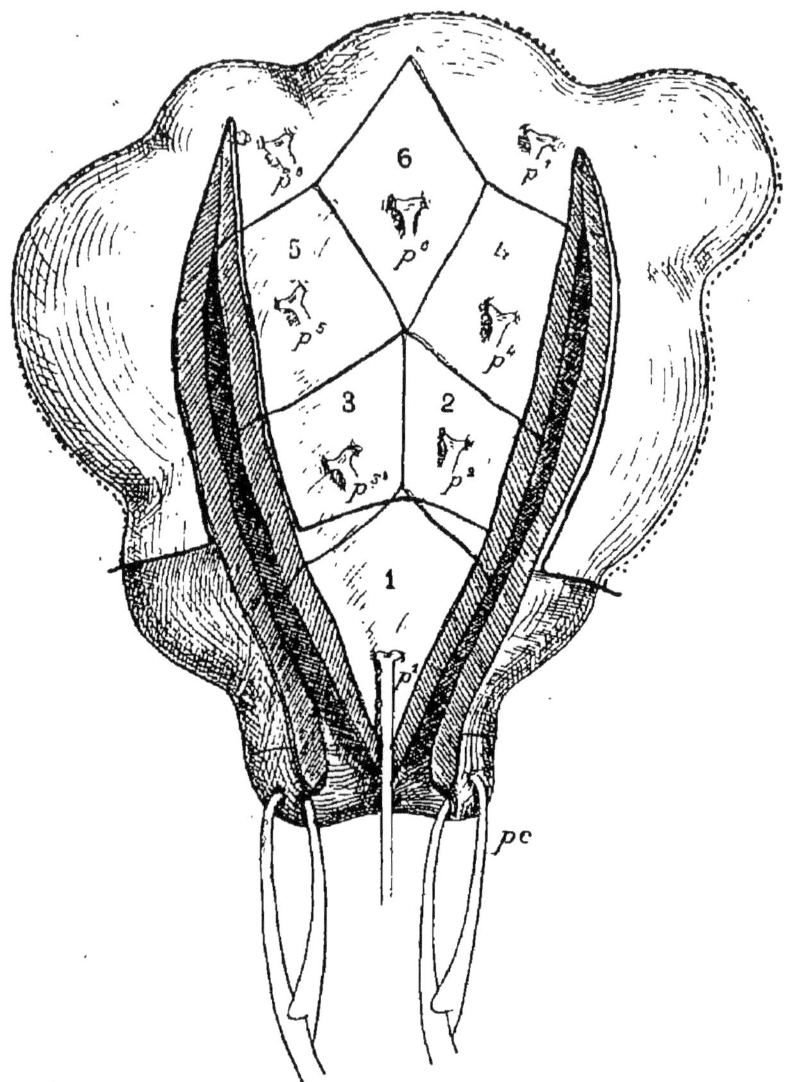

Fig. 296. — Hystérectomie vaginale : morcellement médian de la face antérieure d'un utérus fibromateux (Doyen).

procédé précédent, également imaginé par Doyen, et analogue à l'*évidement conoïde* de Péan : « L'utérus abaissé et les culs-de-sac péritonéaux largement ouverts, le col, tenu latéralement par deux pinces, est incisé en long sur sa face antérieure et saisi plus haut, sur les lèvres de la section, avec deux nouvelles pinces. Nous avons alors à choisir entre deux méthodes : enlever de chaque côté de la section longitudinale des fragments de tissu aussi gros que possible, ou, ce qui est plus rapide, sectionner le corps de l'utérus en V, sur sa surface antérieure, en ménageant les parties latérales de l'organe (fig. 296).

« Il faut avoir pratiqué cette opération pour en comprendre les avantages. C'est à peine, en effet, dans la plupart des cas, s'il est nécessaire de réséquer deux ou trois fragments de la tumeur et, en abaissant successivement, soit le V médian, soit les lambeaux latéraux de l'utérus, il arrive souvent qu'on enlève en entier et en peu de temps, une tumeur très volumineuse, de 10 à 12 centimètres de diamètre.

« On peut opérer, dans bien des cas, presque sans écarteur, et l'index droit, introduit par le cul-de-sac antérieur dans le péritoine, sert à guider la tumeur pendant qu'on l'abaisse par des tractions méthodiques.

« Quatre ou cinq fois seulement, il est arrivé à l'auteur, par suite d'impossibilité matérielle, d'abandonner le cul-de-sac antérieur, pour attaquer, par le postérieur, un fibrome sous-péritonéal enclavé.

« Dans les cas de ce genre, il ne pratique toujours que la section médiane partielle de l'utérus, et, au moment où le fond apparaît, ce dernier se trouve encore relié au col sur lequel demeurent fixées les deux premières pinces à griffes (1). »

Troisième méthode : Méthode mixte. — PROCÉDÉ DE SEGOND. — Segond commence par faire le morcellement du col à la façon de Péan, en ayant soin de saisir et de sectionner les ligaments utéro-sacrés en même temps que la base des ligaments larges, ce qui facilite l'abaissement.

Il continue en morcelant la face antérieure du corps de l'utérus, et toujours, autant que possible, par tranches horizontales. Le morceau à exciser étant solidement attiré par deux pinces à traction implantées, l'une à droite et l'autre, à gauche, sur son bord inférieur, il amorce l'incision à droite, à la hauteur voulue, en tenant le tranchant un peu oblique de bas en haut par rapport à la surface de l'utérus; il fixe aussitôt, sur la lèvre supérieure de l'incision, une pince à griffes qu'il se contente, pour le moment, de faire rabattre en dehors afin de dégager le champ opératoire; puis il continue l'amorçage sur la gauche et fixe, de la même manière, une seconde pince à traction de ce côté. Il achève l'excision de la tranche ainsi limitée vers le haut, saisit des mains de ses aides les

(1) Doyen, *loc. cit.*

deux pinces d'attente et reprend les mêmes manœuvres de bas en haut, en se tenant toujours à bonne distance des ligaments larges, jusqu'à ce que le fond de l'utérus vienne à basculer sous ses yeux. Il pince alors de haut en bas, à la rencontre des pinces à forcipressure déjà en place, la portion des ligaments larges qui n'est pas encore saisie.

On comprend que, dans les cas complexes, on puisse trouver avantage aux combinaisons les plus variées.

Ainsi Richelot, quand l'utérus est adhérent et « descend mal », conseille-t-il un procédé analogue à celui de Segond : Morcellement de Péan, jusqu'à ce que l'organe refuse de s'abaisser et, à partir de ce moment, morcellement médian par sections verticales ou obliques (1).

De même, pourra-t-il être très commode, pour diminuer la longueur de l'utérus, de commencer par abattre le col, surtout s'il est volumineux, à la façon Péan-Segond ; puis de faire la section médiane, surtout si l'on a des fibromes à morceler; et, entre temps, si on y trouve plus de commodité, de libérer complètement l'utérus de ses attaches, sur un côté, comme on le fait dans l'hystérectomie sans morcellement. Nous avons vu M. Bouilly procéder, de cette façon avec beaucoup d'avantage, dans un cas de cancer du col compliqué de fibromes multiples du corps.

Toilette du champ opératoire.

L'extirpation de l'utérus est généralement suivie de l'atrophie des annexes (Brennecke, Péan). Il vaut cependant mieux les enlever dans tous les cas, surtout chez les femmes jeunes, car l'ovulation continue toujours pendant un certain temps (Grammatikati, Glaevecke). Ce complément opératoire s'impose : quand il s'agit d'obvier à des hémorrhagies incoercibles ou à des troubles nerveux graves ; quand les annexes sont envahies par un cancer venu de l'utérus ; quand elles sont chroniquement enflammées et adhérentes.

Dans ce dernier cas, leur extirpation est souvent assez aisée, mais parfois elle ne peut être que partielle (poches suppurées de vieille date), ou même est tout à fait impossible (pachy pelvi-péritonite).

(1) Richelot, *loc cit.*

On va les chercher avec l'index et le médius, en s'aidant du jeu des écarteurs, de l'abaissement du col, de pressions sur l'abdomen et de tractions modérées sur les pinces longues qui enserrent le sommet des ligaments larges (Richelot). On les décolle, on les amène à l'extérieur avec les doigts ou des pinces à cadre, on les pédiculise sur des pinces longuettes et on les excise. Quand il s'agit de poches remplies de liquide, il est quelquefois utile de les ponctionner pour faciliter leur dégagement. Si le liquide est du pus ou supposé tel, on aura soin, s'il vient à faire irruption, d'user largement de l'irrigation, et mieux, de la douche vaginale. On aura, du reste, pris soin de préserver le cul-de-sac de Douglas avec des éponges montées.

Si les poches ne pouvaient être extraites, au moins faudrait-il les ouvrir largement, les unes après les autres et, autant que possible, sous le contrôle de la vue. Celles qui sont au contact de l'utérus sont souvent déjà ouvertes au cours de l'opération, par le travail des écarteurs.

Les annexes étant enlevées, on fait bâiller largement la brèche vagino-péritonéale, en y appliquant de larges écarteurs, en avant et en arrière, et en se servant des pinces fixées sur les ligaments larges comme d'écarteurs latéraux (Richelot). On extrait les caillots avec des tampons, ou mieux, des éponges montées, et on parfait l'hémostase par la forcipressure directe, en particulier sur la tranche vaginale postérieure.

Il est bon de réunir, à ce même niveau, s'il est possible, le péritoine au vagin.

Un certain nombre d'opérateurs se contentent de bourrer de gaze l'ouverture, quelles que soient ses dimensions (Fritsch, Léopold, Kuester, etc.). D'autres suturent le péritoine en laissant ouverte la plaie du tissu cellulaire (Staude, Schede, Kaltenbach, Tauffer, etc.). La conduite la plus rationnelle consiste à rétrécir l'ouverture au moyen d'un ou deux points de suture latéraux, comprenant le péritoine, la base des ligaments larges et le vagin (Demons, Terrier, Bouilly, Pozzi, etc.), et à drainer ensuite au moyen d'une bande de gaze iodoformée.

Düvelius obtient ce rétrécissement latéral en fixant aux culs-de-sac latéraux du vagin le pédicule des ligaments larges, une fois qu'ils sont ligaturés.

Dans le cas de cancer de l'utérus, Richelot recommande d'exciser une bandelette plus ou moins large du vagin, afin de diminuer les chances de récidive.

Dans le prolapsus, il est ordinairement nécessaire d'agir de même, ou mieux, de faire suivre l'hystérectomie de la colpopérinéorrhaphie.

Pansement.

Le plus simple est le suivant : Une première bande de gaze iodoformée, modérément tassée dans le cul-de-sac de Douglas et le fond du vagin, fait l'office de drain ; une seconde gaze remplit le vagin en séparant les pinces en deux faisceaux ; une troisième, enroulée autour de leurs poignées, préserve la vulve de leur contact immédiat.

On recouvre le tout d'un gros tampon d'ouate qu'on fixe avec un bandage en T, et l'on termine en plaçant, à demeure, une sonde vésicale de Pezzer.

Segond emploie, de préférence aux bandes de gaze ordinaires, des bandelettes de la largeur du doigt, formées de deux doubles de gaze et ourlées, simplement stérilisées si le champ opératoire est aseptique, iodoformées dans le cas contraire. Ces bandelettes permettraient de faire un pansement beaucoup plus méthodique et moins douloureux à enlever.

Soins consécutifs.

Il est utile de maintenir, pendant les premiers jours, une vessie de glace sur l'abdomen.

Les pinces à forcipressure sont retirées au bout de quarante-huit heures. On commence par les déclancher, puis on les ouvre largement et on les tire doucement au dehors. On enlève ensuite la sonde à demeure. Le pansement vaginal n'est changé qu'après un minimum de quatre jours (Segond), cinq ou six jours (Richelot), et supprimé, au bout d'un laps de temps égal, pour être remplacé par des lavages vaginaux à faible pression.

On ne s'étonnera pas de l'odeur méphitique de la gaze extraite : cette odeur est due au voisinage de l'intestin. Les injections vaginales, nécessaires pour l'élimination des débris sphacélés, sont continuées jusqu'à occlusion parfaite de la brèche vagino-péritonéale, c'est-à-dire, pendant douze à dix-huit jours. Mais la plaie qui reste au fond du vagin met environ deux mois à se cicatriser (Richelot). Les malades peuvent se lever du quinzième au vingtième jour.

Accidents et complications opératoires.

a. Procidence de l'intestin et de l'épiploon. — Cet accident est rare et présente peu de gravité. On réduit la partie herniée au moyen d'une éponge montée, on diminue les dimensions de l'ouverture et on la bourre de gaze iodoformée.

b. Lésions de l'intestin grêle. — L'intestin grêle est facilement préservé de la forcipressure au cours de l'opération. Dans la suite, il pourrait se sphacéler au contact des pinces ou d'un drain rigide, ou encore, adhérer à la plaie vaginale ; mais ces accidents sont prévenus par le drainage à la gaze.

c. Lésions du rectum. — Au cours de l'opération, l'ouverture du rectum n'a guère lieu qu'en cas d'adhérence de la paroi postérieure de l'utérus avec le rectum (Marchand), ou d'extension, au rectum, d'un cancer utérin. Dans les jours qui la suivent, la pression des pinces à demeure a pu déterminer une large eschare.

Une ouverture de petites dimensions guérit le plus souvent d'elle-même. Si elle se transforme en fistule recto-vaginale, on la traitera ultérieurement comme il convient. En cas d'ouverture large, on tentera la suture, en se guidant sur une sonde molle introduite par l'anus.

d. Lésions de la vessie. — La vessie peut être ouverte avec le bistouri ou même le doigt (Trélat) et, le plus souvent, au cours du décollement, quand la cloison vésico-vaginale est infiltrée par une dégénérescence ou un exsudat paramétritique, ou que le cul-de-sac vésico-utérin est effacé par la périmétrite ou déplacé par un fibrome.

On évitera cet accident en suivant les règles que nous avons déjà tracées : Renoncer à la cure radicale du cancer quand il y a extension du côté de la vessie ; ne jamais procéder au décollement que sous le contrôle de la vue, avec les doigts ou des instruments mousses (écarteurs, valve en *truelle*, ciseaux) et en s'aidant au besoin d'une sonde placée dans la vessie ; ne pas chercher à ouvrir le cul-de-sac péritonéal au début de l'opération s'il ne se présente pas de lui-même aux ciseaux.

Si la perforation a lieu, on en fera immédiatement la suture en s'aidant d'une couronne de pinces à forcipressure placée sur ses bords, et on appliquera, pendant plusieurs jours, une sonde à demeure. Si la réunion échoue, on traitera ultérieurement la fistule persistante.

e. Lésions des uretères. — L'uretère peut être sectionné, ou bien saisi dans une ligature ou les mors d'une pince (Bœckel, Richelot, Statz, Hofmeier) pendant la libération des culs-de-sac antéro-latéraux du vagin ou au cours de l'hémostase des ligaments larges. Le pincement est souvent mortel ou bien il entraîne, comme la section, une fistule uretéro-vaginale. Mais, en soulevant la vessie avec un écarteur, une fois sa libération achevée ou suffisamment avancée, on entraîne en même temps les uretères loin des contacts dangereux.

f. Hémorrhagie. — I. *Hémorrhagie primitive.* — On préviendra l'hémorrhagie, *pendant l'opération :* 1° Si l'on traite les ligaments larges par le procédé des fils (en faisant les ligatures par petits faisceaux on en fera au moins trois pour chaque ligament large) et en sectionnant ceux-ci, à mesure, après s'être bien assuré de leur constriction. Pour plus de sûreté, on pourra placer, *au-dessus et en dehors* de chaque ligature, un deuxième et même un troisième fil (Duret).

2° Si l'on a recours à la forcipressure, en donnant la préférence aux pinces longuettes fortes sur les pinces longues, et à la forcipressure par étages sur la forcipressure en masse.

Si quelques vaisseaux viennent à échapper à l'hémostase préventive, on s'éclaire avec de grands écarteurs de Péan, on tâche d'amener sous ses yeux les points qui saignent, et on les saisit dans des pinces à mors ordinaires et à longues branches.

II. *Hémorrhagie secondaire.* — Si elle ne consiste qu'en un suintement sanguin, on s'en rendra maître par le tamponnement vagino-péritonéal. S'il s'agit d'une hémorrhagie alarmante, comme il arrive après le relâchement d'une ligature ou d'une pince, il faudra recourir, comme pendant l'opération, à la forcipressure directe du vaisseau qui donne.

g. Shock. — Il reconnaît des causes diverses : cachexie de la malade, longueur de l'opération, perte de sang, lésions rénales fréquentes dans le cancer, etc.

h. Septicémie. — Elle est beaucoup moins à craindre que dans la laparotomie, par suite de la déclivité du champ opératoire qui assure le libre écoulement des liquides pendant l'intervention et ses suites.

Choix de la méthode et du procédé opératoire.

1° **Pinces et fils.** — L'hémostase préventive par les fils, d'un emploi encore courant en Allemagne, en Angleterre, en Amérique, est à peu près abandonnée en France. Naguère, elle prévenait, mieux que les pinces, l'hémorrhagie secondaire ; elle est beaucoup mieux supportée par les malades, ne provoque pas de sphacèle, n'expose pas à l'attrition de l'intestin.

Mais la forcipressure, telle qu'on la pratique actuellement, par petites masses et avec quatre ou six pinces n'est guère exposée au dérapage et ne donne que des eschares peu étendues. Quelques injections de morphine et un pansement soigneux atténuent les douleurs de compression, et les lésions de l'intestin ne peuvent être imputées qu'à la maladresse de l'opérateur. D'autre part, le pincement est beaucoup plus commode et plus expéditif que la ligature.

Cependant, ce double avantage n'existant plus quand les ligaments larges sont *facilement* amenés au-dehors après section médiane, rien ne s'oppose à ce qu'on emploie, en ce cas, la ligature en chaine, comme pour un pédicule membraneux quelconque.

Terrillon *déchire* en partie les ligaments larges avec les doigts pour diminuer le nombre des pinces à demeure. Mais cette façon de faire paraît assez peu sûre.

2° **Hystérectomie en bloc et morcellement.** — L'*hystérectomie en bloc* n'est plus guère de mise que pour les utérus *mobiles* et *peu volumineux*, et encore est-elle avantageusement remplacée, dans ces circonstances, par la *section médiane*.

Le *morcellement* constitue un immense progrès qu'il faut attribuer, en bonne justice, à Péan. Il permet d'enlever facilement des utérus qui, auparavant, passaient pour inextirpables, et ses avantages sont assez bien précisés, par ailleurs, au point de vue de la *facilité* et de la *sécurité* opératoires, dans la première des règles qui doivent présider à son exécution : *Ne jamais enlever un fragment que sous le contrôle de la vue et après avoir assuré la prise au-dessus.*

3° **Morcellement de Péan et section ou résection médiane.** — Le *morcellement valvulaire* convient pour *commencer* le morcellement des *utérus adhérents* et peu volumineux, surtout quand le cul-de-sac postérieur n'a pu être ouvert d'emblée.

Mais, pour morceler le corps utérin retenu par des adhérences ou considérablement augmenté de volume par une tumeur, il faut recourir à l'*évidement conoïde* de Péan ou au *morcellement de Doyen*, morcellement *longitudinal* ou par *tranches obliques, interligamentaire, antérieur* ou *postérieur*, suivant que la masse à enlever proémine sur l'une ou l'autre face de l'organe. S'il s'agit de fibrome, on énucléera, entre temps, les noyaux isolés et, à un moment donné, le *culot* formé par le fond de l'utérus et une portion souvent considérable de la tumeur se laisseront amener à la vulve avec les ligaments larges.

L'*hémisection médiane* de Doyen est un procédé très rapide et très sûr, tant au point de vue de l'hémostase que de l'asepsie, car il permet de *plier* l'utérus en deux et en avant, sans porter le col dans le cul-de-sac de Douglas et de façon à mettre les ligaments larges dans la main de l'opérateur.

La section *médiane et totale* de Muller-Quénu facilite encore plus l'hémostase et n'expose pas davantage à l'infection si l'on a soin, comme l'a dit Quénu, de faire tordre chaque fragment sur les pinces correspondantes, de façon à diriger leur face utérine en dehors; elle peut être aussi bien suivie des yeux, si l'on a soin de toujours faire marcher la section antérieure avant la postérieure (Pichevin). Mais elle est d'exécution plus longue que l'*hémisection* et ne doit servir qu'à lui venir en aide quand, par exemple, l'utérus, trop volumineux pour se plier facilement en avant, ne l'est pas assez pour nécessiter le morcellement; quand il s'agit de faciliter l'extraction du culot d'un fibrome.

Méthode mixte. — D'après ce que nous avons déjà dit, on comprend que la *méthode mixte* devienne parfois la *méthode de choix* pour tout opérateur plus soucieux de mener une opération à bien que d'imaginer ou d'employer systématiquement un procédé quelconque.

CHAPITRE III

LAPAROTOMIE POSTÉRIEURE ET LAPAROTOMIE PÉRINÉALE

I. — LAPAROTOMIE POSTÉRIEURE

A. Ouverture de la cavité pelvienne.

Dans la *laparotomie postérieure*, ou *sacro-coccygienne* (1), l'ouverture de la cavité pelvienne comporte deux procédés principaux :

1° L'*incision para-sacrée simple* (E. Zuckerkandl, Wölfler, Küfferath).

2° L'*incision avec résection osseuse*, émanée de la méthode de Kraske pour le cancer du rectum.

La résection est *définitive* et, de plus, limitée au coccyx (Czerny), ou porte sur le coccyx et une petite portion latéro-inférieure du sacrum (Müller, Gersuny, Hochenegg) (fig. 297, n° 1 et 2) ou encore, sur le coccyx et, transversalement, sur le sacrum, au-dessous

(1) Voir pour le détail des divers procédés employés jusqu'ici, Terrier et Hartmann : *Ann. de gynécologie*, août et septembre 1891.

des trois trous sacrés (Bardenhauer, Roux, de Lausanne) (fig. 297, n° 3); ou bien elle est *temporaire* (Heincke, W. Levy, Jeannel, Hegar, Wiedow, Roux, dans ses premières opérations, Terrier, Kni, V. Beck, etc.).

Nous décrirons seulement la technique conseillée par Terrier (1):

TECHNIQUE DE TERRIER. — La malade est dans le décubitus latéral droit. Par une longue incision qui suit le contour du sacrum, depuis l'épine iliaque postéro-inférieure gauche jusqu'au delà du coccyx, on sectionne successivement la peau, le grand fessier et le plan fibreux constitué par la juxtaposition des ligaments sacro-sciatiques, grand et petit, absolument confondus à ce niveau.

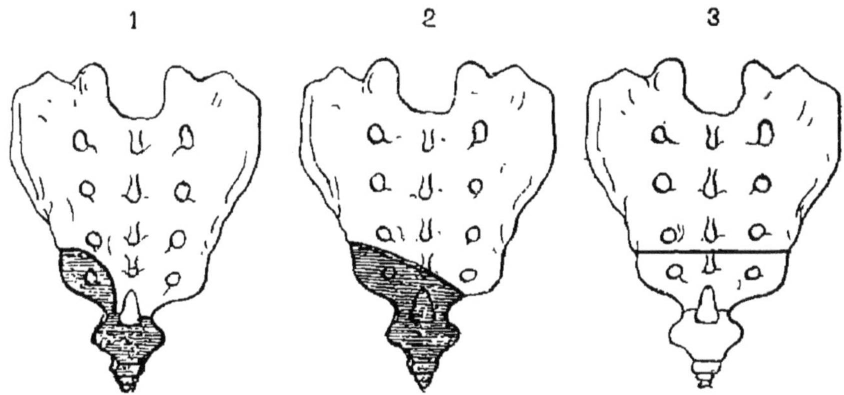

Fig. 297. — Laparotomie par la voie sacrée : tracé des différentes résections osseuses.

On peut alors facilement se rendre compte que le bord du sacrum ainsi mis à nu n'a pas une direction régulièrement oblique en haut et en dehors; mais que, d'abord très oblique en dehors, au voisinage du coccyx, il prend, un peu plus haut, une direction se rapprochant beaucoup de la verticale. Le coude à sommet externe qui résulte de ce changement de direction, facilement reconnaissable au fond de la plaie, est situé un peu au-dessous du quatrième trou sacré.

Plaçant alors un ciseau de Mac Ewen en ce point et perpendiculairement au bord du sacrum, on sectionne l'os entre le troisième et le quatrième trou sacré, puis on rabat le fragment vers la fesse droite.

B. Hystérectomie.

TECHNIQUE DE TERRIER. — Un aide, avec un doigt introduit dans le rectum, indique la situation de cet organe et contribue à le ré-

(1) *Loc. cit.*, p. 192.

cliner à gauche; avec un autre doigt dans le vagin, il permet de reconnaître le cul-de-sac vaginal postérieur et de l'ouvrir. Ceci fait, on saisit le fond de l'utérus avec des pinces et on l'attire dans la plaie extérieure. Des ligatures en faisceaux sont placées, avec l'aiguille de Deschamps, sur les ligaments larges, et l'utérus est libéré jusqu'à leur base. Puis on le détache circulairement du vagin, en saisissant celui-ci, au fur et à mesure de sa section, avec des pinces à forcipressure, et l'on referme le vagin et le péritoine par une série de points séparés à la soie.

On réapplique ensuite le volet ostéo-cutané et on suture, par des sortes de capitons à la soie, le grand fessier et les plans fibreux. Un très gros drain est placé dans la plaie et on termine par la réunion de la peau, au crin de Florence.

Tamponnement iodoformé du vagin.

Technique de Herzfeld. — Herzfeld (de Vienne) (1), après avoir réséqué le coccyx et une partie de la dernière vertèbre sacrée, ouvre le péritoine au niveau du cul-de-sac recto-vaginal, puis au niveau du cul-de-sac vésico-utérin, fait sortir l'utérus du péritoine, réunit les deux incisions péritonéales par des points de suture, et ce n'est qu'après avoir ainsi réalisé l'occlusion de la cavité péritonéale qu'il procède à l'extirpation de l'organe.

Accidents et complications opératoires. — Pour Terrier et Hartmann « l'hystérectomie par la voie sacrée est indiquée dans les cas de cancer volumineux et adhérents, surtout lorsque le vagin est rétréci et scléreux ». Mais c'est une opération délicate, souvent longue et difficile et qui a donné lieu à de nombreux accidents que nous ne ferons qu'énoncer : hémorrhagies des artères præsacrées (Hégar, Müller) et utérines; déchirure, perforation du rectum (Hochenegg, Zinsmeister), de l'intestin grêle (Kni), de la vessie (Hochenegg, Müller, Kni), de l'uretère (Hochenegg, Czerny, Küfferath, Terrier); cellulite pelvienne (Hégar, Kni); pelvi-péritonite suppurée (Terrier); fistules urinaires et stercorales; phlegmatia; eschares; nécrose d'un fragment de sacrum.

II. — LAPAROTOMIE PÉRINÉALE

A. Périnéotomie verticale.

La périnéotomie verticale, de Hégar et Sänger (fig. 298), consiste : 1° à faire une incision, commençant au niveau du tiers postérieur

(1) Herzfeld, *Soc. imp. roy. des médecins de Vienne*, 13 janvier 1893.

de la grande lèvre pour finir à 2 centimètres en dehors de l'anus,

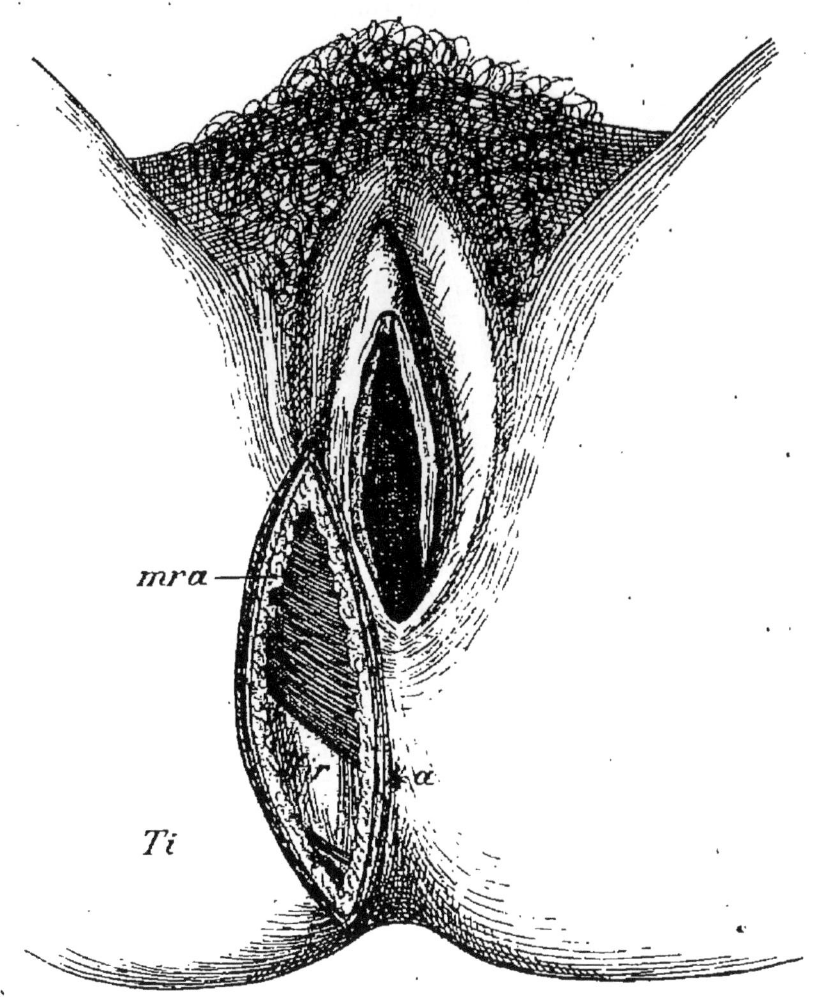

Fig. 298. — Périnéotomie verticale (Hégar et Sänger) : *a*, anus ; *mra*, muscle releveur de l'anus ; *Ti*, tubérosité ischiatique ; *fir*, fosse ischio-rectale.

entre cet orifice et la tubérosité ischiatique ; 2° à pénétrer au-dessus du releveur anal, en l'incisant.

B. Périnéotomie transversale.

Proposé par Otto Zuckerkandl et exécuté par Frommel, ce procédé consiste à inciser les téguments, d'une tubérosité ischiatique à l'autre, à dédoubler la cloison recto-vaginale (fig. 299) et à atteindre le cul-de-sac de Douglas par cette voie. L'incision peut, au besoin, être agrandie par deux prolongements obliques en dehors et en arrière. D'après Willems, de Gand (1), l'hémostase n'aurait

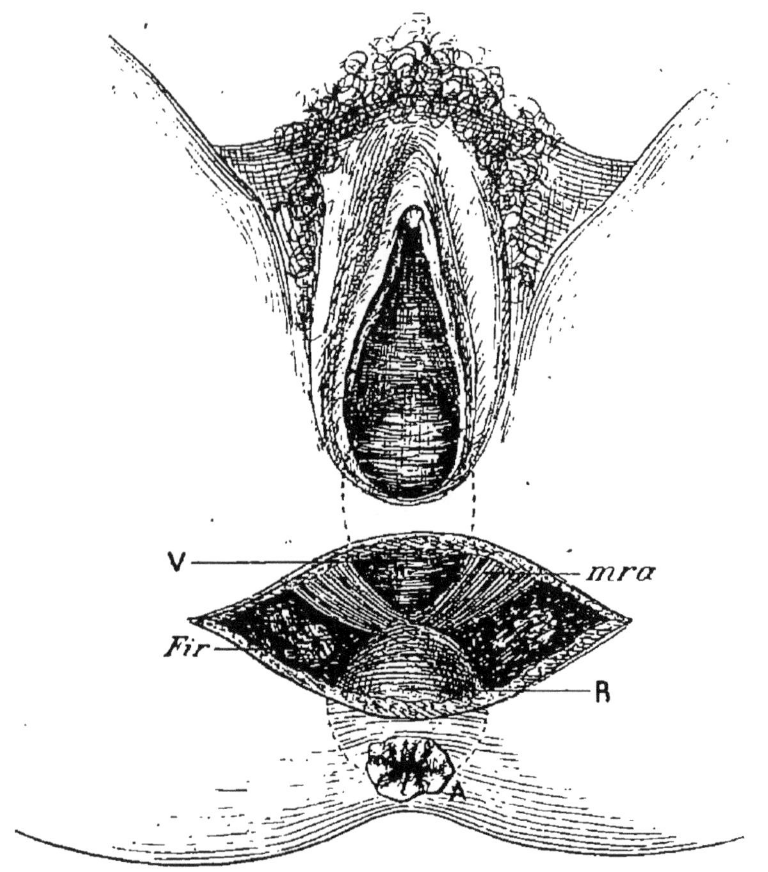

Fig. 299. — Périnéotomie transversale (O. Zuckerkandl) : V, vagin ; A, anus ; R, rectum ; *mra*, muscle releveur de l'anus ; *Fir*, fosse ischio-rectale.

offert aucune difficulté dans plusieurs cas d'utérus carcinomateux et dans un cas de tumeur de la vessie chez l'homme.

(1) Premier Congr. internat. d'obst. et gyn., Bruxelles 1892.

FIN.

TABLE DES MATIÈRES

PREMIÈRE PARTIE

PATHOLOGIE ET INDICATIONS THÉRAPEUTIQUES

DEUXIÈME PARTIE

MANUEL OPÉRATOIRE

FIN DE LA TABLE DES MATIÈRES.

TABLE ALPHABÉTIQUE

A

B

G

H

I

K

L

R

S

T

U

V

FIN DE LA TABLE ALPHABÉTIQUE.

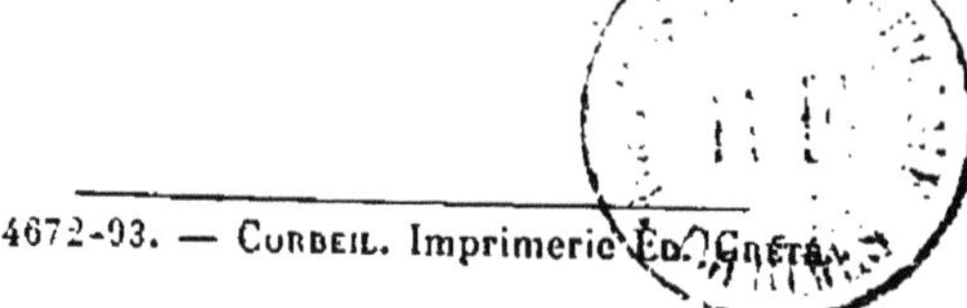

4672-93. — Corbeil. Imprimerie Éd. Crété.

www.ingramcontent.com/pod-product-compliance
Ingram Content Group UK Ltd.
Pitfield, Milton Keynes, MK11 3LW, UK
UKHW020146250726
13967UKWH00002B/902

9 782012 969315